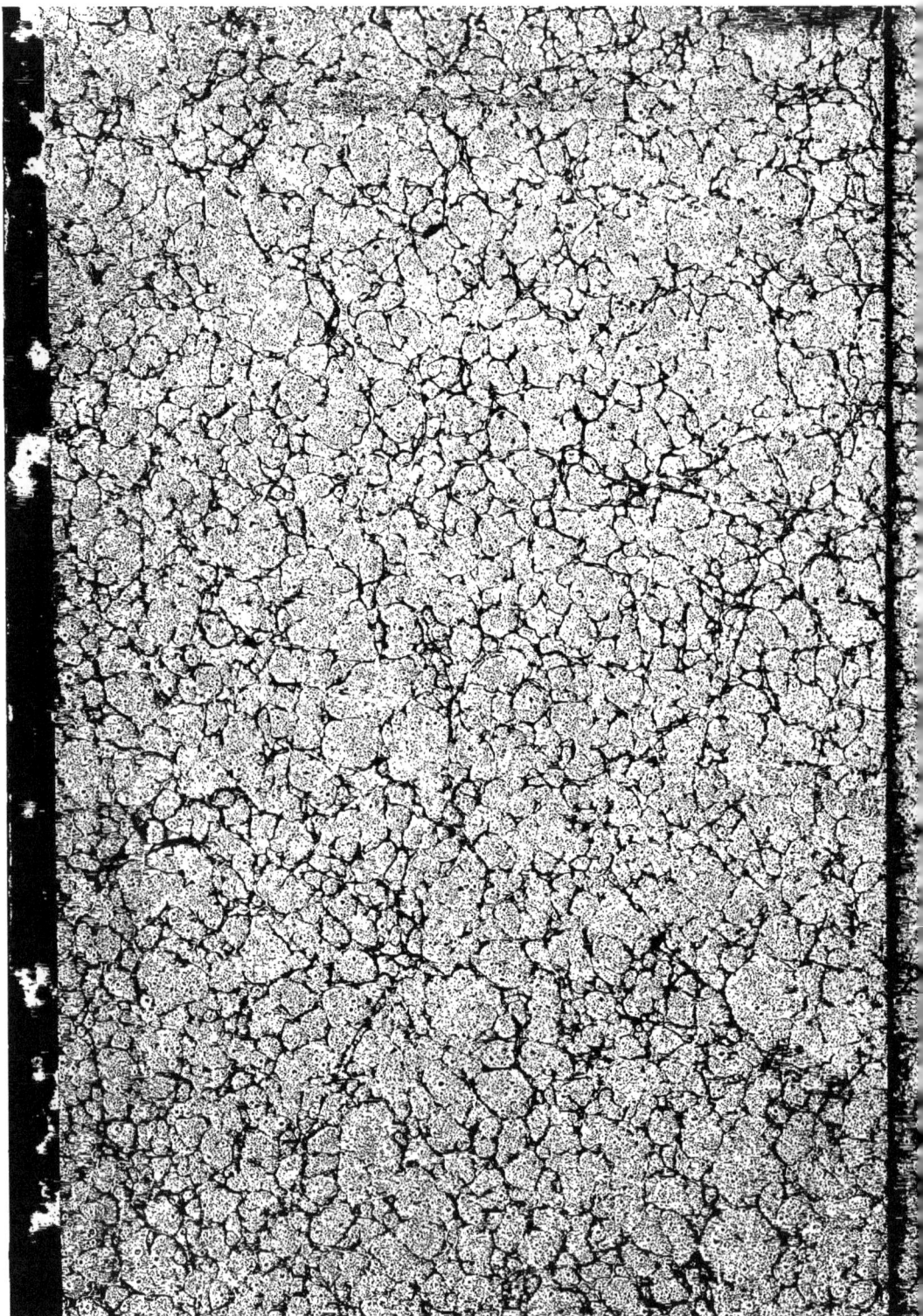

LEÇONS

SUR

LA PHYSIOLOGIE

ET

L'ANATOMIE COMPARÉE

DE L'HOMME ET DES ANIMAUX.

—

TOME TROISIÈME.

Paris. - Imprimerie de L. MARTINET, rue Mignon, 2.

LEÇONS

SUR

LA PHYSIOLOGIE

ET

L'ANATOMIE COMPARÉE

DE L'HOMME ET DES ANIMAUX

FAITES A LA FACULTÉ DES SCIENCES DE PARIS

PAR

H. MILNE EDWARDS

O. L. H., C. L. N.

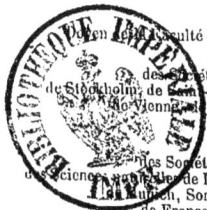

Doyen de la Faculté des sciences de Paris, Professeur au Muséum d'Histoire naturelle ;

Membre de l'Institut (Académie des sciences) ;
des Sociétés royales de Londres et d'Édimbourg ; des Académies
de Stockholm, de Saint-Pétersbourg, de Berlin, de Königsberg, de Copenhague, de Bruxelles,
de Vienne, de Turin et de Naples ; de la Société Hollandaise des sciences ;
de l'Académie Américaine ;

De la Société des Naturalistes de Moscou ;
des Sociétés Linnéenne et Zoologique de Londres ; de l'Académie
des sciences naturelles de Philadelphie ; du Lycéum de New-York ; des Sociétés d'Histoire naturelle
de Londres, Somerset, Montréal, l'île Maurice ; des Sociétés Entomologiques
de France et de Londres ; des Sociétés Ethnologiques d'Angleterre
et d'Amérique, de l'Institut historique du Brésil ;

De l'Académie impériale de Médecine de Paris ;
des Sociétés médicales d'Édimbourg, de Suède et de Bruges ; de la Société des Pharmaciens
de l'Allemagne septentrionale ;

Des Sociétés d'Agriculture de Paris, de New-York, d'Albany, etc.

TOME TROISIÈME

PARIS

LIBRAIRIE DE VICTOR MASSON

PLACE DE L'ÉCOLE-DE-MÉDECINE

M DCCC LVIII

Droit de traduction réservé.

LEÇONS

LA PHYSIOLOGIE

ET

L'ANATOMIE COMPARÉE

DE L'HOMME ET DES ANIMAUX.

VINGTIÈME LEÇON.

DE LA CIRCULATION DU SANG.

Histoire de la découverte de ce phénomène.

§ 1. — La découverte de la circulation du sang date du xvii᷎ siècle, et la gloire en appartient à Guillaume Harvey.

État de la science avant Harvey.

Mais, de même que toutes les autres conquêtes les plus brillantes de la science, cette découverte fut préparée peu à peu par les efforts d'un grand nombre d'observateurs, et l'homme de génie qui y attacha son nom n'avait, pour accomplir son œuvre, qu'à ajouter un petit nombre de faits à ceux constatés par ses devanciers, à en saisir l'enchaînement et à en déduire les conséquences.

Et que l'on ne pense pas qu'en caractérisant de la sorte les services rendus à la physiologie par l'illustre Harvey, je veuille en affaiblir le mérite; loin de là. Je veux faire ressortir ce qui, à mes yeux, élève Harvey bien au-dessus de ses prédécesseurs et de ses contemporains. L'esprit inventif dont

III.

1

la Nature l'avait doué ne manquait pas à plusieurs de ceux qui,
avant lui, s'étaient engagés dans la même voie ; mais ce qu'il
avait à un plus haut degré et ce qui lui a permis d'arriver au
but dont ses devanciers avaient pu tout au plus soupçonner
vaguement l'existence, c'est cette compréhension lucide, ce
jugement prompt et sûr, ce bon sens exquis, qui le guidaient
toujours dans l'appréciation des faits, dans la déduction des conséquences à en tirer et dans le choix des preuves qu'il invoquait
pour étayer ses doctrines. Harvey était une de ces intelligences
d'élite qui, au premier coup d'œil, démêlent le vrai du faux,
qui s'élèvent à des hauteurs assez grandes pour pouvoir embrasser l'ensemble des choses connexes, mais qui n'aiment à
marcher que sur un terrain solide, qui raisonnent toujours juste
et qui savent exprimer clairement les idées qu'ils ont conçues.
Aussi exerça-t-il une grande et heureuse influence sur les
études physiologiques. La découverte de la circulation du sang
n'est pas son seul titre de gloire, et son nom reviendra souvent dans le cours de ces Leçons. Mais, je le répète, cette
importante découverte était un fruit arrivé presque à maturité
lorsqu'il lui fut donné de le cueillir, et, par conséquent, avant
de rendre compte de son œuvre, il me faudra exposer ici l'enchaînement des faits dont la science avait été enrichie successivement par les observateurs qui lui avaient préparé les
voies.

Connaissances
acquises
par les anciens
médecins
de la Grèce.

§ 2. — Les médecins de l'antiquité la plus reculée avaient reconnu que chez l'Homme, ainsi que chez les Animaux, dont ils
étudièrent parfois la structure pour s'éclairer sur la constitution
du corps humain, le sang se trouve contenu dans un vaste système de tubes membraneux, et que ces tubes sont en connexion
avec le cœur, organe charnu dont les battements se succèdent
à de courts intervalles. Des récits qui datent des temps héroïques

Asclépiades.

de la Grèce nous montrent les premiers Asclépiades comme
ayant recours à l'incision des vaisseaux sanguins dans le traite-

ment de quelques maladies (1), et Hippocrate , qui vivait il y a deux mille trois cents ans , n'ignorait pas la direction que plusieurs de ces conduits suivent dans l'intérieur de notre corps. Il savait aussi que dans le voisinage des veines se trouvent d'autres tubes auxquels on a donné depuis lors le nom d'artères, et il enseignait que le cœur est un organe de nature charnue, creusé de cavités ; mais le respect religieux que les Grecs avaient voué aux morts ne permettait ni à Hippocrate ni à ses disciples de se livrer à des recherches anatomiques sur la structure du corps humain, et les notions vagues que l'on possédait à ce sujet n'étaient puisées que dans l'inspection rapide et superficielle des viscères de quelques Animaux immolés devant les autels, ou dans l'étude des formes extérieures de l'Homme. La dissection, ou l'art d'isoler par le couteau les diverses parties constitutives

---

(1) Homère, dont les poëmes constituent une espèce d'encyclopédie de la science que possédaient les Grecs vers le ix⁰ siècle avant Jésus-Christ, ne parle pas de la saignée ; mais, s'il faut en croire un auteur du vᵉ siècle, Étienne de Byzance (a), cette opération aurait été connue des médecins de l'armée d'Agamemnou. En effet, il rapporte que l'un d'eux, Podalire, fils d'Esculape et frère de Machaon, au retour du siége de Troie, l'aurait pratiquée sur une malade dont la guérison lui valut la souveraineté de la Chersonèse. Ce serait la première saignée dont on aurait conservé le souvenir, et, d'après une fable rapportée par Pline, je suis porté à croire que cette pratique avait pris naissance dans la haute Égypte : en effet, ce naturaliste nous dit que les Hippopotames, quand ils sont devenus trop obèses, ont l'habitude de se percer la veine de la cuisse en s'appuyant contre un roseau aigu, et que ces Animaux ont enseigné ainsi aux médecins à pratiquer des opérations analogues (b). Or, ce récit ne s'applique pas au Cheval marin (ou Syngnathe), comme le suppose l'auteur d'un ouvrage estimable sur l'histoire de la médecine (c), mais au grand Pachyderme qui habite les rivières de l'intérieur de l'Afrique et qui se trouve dans la haute Égypte. C'est évidemment une fable ; mais cette fable n'a pu nous arriver que de l'Égypte.

Du temps d'Hippocrate, la saignée se pratiquait sur plusieurs veines différentes dont la position était bien connue.

(a) Stephani Byzantini De urbibus. Trad. lat. par Berkelius, p. 686, art. SYRNA.
(b) Plinii Historiarum mundi liber VIII, chap. XL, 26.
(c) Daniel Leclerc, Histoire de la médecine, in-4, 1702, t. I, p. 50.

de l'organisme, n'existait pas encore, et les observateurs ne pouvaient acquérir que des idées incomplètes et confuses touchant la conformation et les usages des organes intérieurs dont ils devinaient l'existence (1). Aussi Aristote lui-même, dont les connaissances anatomiques étaient bien supérieures à celles d'Hippocrate, n'a-t-il pu jeter que peu de lumières sur les

Aristote.

(1) Les moyens d'étude dont disposaient les Asclépiades ont été très mal appréciés par quelques écrivains modernes, et il est surprenant qu'Hippocrate, tout en commettant beaucoup d'erreurs anatomiques, ait pu acquérir les connaissances qu'il possédait touchant la structure intérieure du corps de l'Homme. Cette question a été très bien traitée par Lauth (a). Je dois faire remarquer cependant que Galien a beaucoup vanté les connaissances anatomiques d'Hippocrate, et ajoute que dans les anciennes familles médicales on exerçait les enfants à l'étude de l'anatomie non-seulement par la lecture et l'écriture, mais encore par les dissections qu'on leur faisait faire (b); mais ce passage me semble être, comme l'éloge des Germains par Tacite, une critique des contemporains de Galien plutôt qu'un tableau de ce qui existait réellement à l'époque dont il parle.

Dans beaucoup d'ouvrages on attribue à Hippocrate la connaissance de divers faits anatomiques importants qui furent introduits dans la science par Aristote, et cette confusion résulte de ce que plusieurs des écrits généralement attribués au père de la médecine ne lui appartiennent pas en réalité, et sont postérieurs même aux livres de ce dernier naturaliste. Tels sont le *Traité sur le cœur* et le *Traité des chairs*, ainsi que divers fragments du *Traité des os*, et ce que l'on y dit du système sanguin est certainement basé sur les observations d'Aristote. Ce point a été très bien établi par les recherches d'un des médecins les plus érudits de l'époque actuelle, M. Littré, dont les travaux sur Hippocrate portent le cachet d'une saine et savante critique (c).

Le mot φλεψ, qui correspond à celui de *veina* (ou *vene*) dans les langues latines, était d'abord employé dans une acception plus large qu'il ne l'est de nos jours. On l'appliquait non-seulement aux vaisseaux sanguins en général, mais aussi à d'autres conduits qui appartiennent au système glandulaire, et αρτηρια signifiait généralement, pour Hippocrate et ses disciples, d'une part le tube aérifère qui va de l'arrière-bouche aux poumons, et qui est connu encore aujourd'hui sous le nom de *trachée-artère*; d'autre part, les artères proprement dites qui partent du cœur et qui longent les veines. Les Asclépiades croyaient que tous ces canaux formaient un seul système de tubes aérifères, et ils n'avaient sur le

(a) Lauth, *Histoire de l'anatomie*, t. I, p. 38 et suiv.
(b) Galien, *De anatomicis administrationibus*, liv. II, chap. I.
(c) Littré, *Œuvres d'Hippocrate*, introduction, 1839, t. 1, p. 382, 384, etc.

questions physiologiques dont l'examen nous occupe en ce moment. On lui doit cependant la connaissance de quelques faits importants. Ainsi il fut le premier à constater que les veines communiquent avec le cœur, ou en naissent, pour me servir d'une expression qui, tout en étant moins juste, rend mieux sa pensée; que des vaisseaux s'étendent aussi du cœur aux poumons, et que les cavités du cœur, de même que les veines, sont remplies de sang (1).

mode de distribution des veines que des notions extrêmement vagues, souvent même très fausses.

Ainsi, Polybe, gendre d'Hippocrate et auteur d'un écrit intercalé dans le *Traité de la nature de l'Homme*, ouvrage dont la première portion seulement appartient à Hippocrate, parle des veines comme venant de la tête, pour descendre le long du dos et se porter jusqu'aux pieds, ou bien encore pour se distribuer, les unes aux viscères de la poitrine et de l'abdomen, les autres aux bras et aux mains (a). Ce passage a été placé aussi dans la compilation connue sous le nom de *Traité de la nature des os*, par Hippocrate.

On voit également, par la description des veines placée dans le deuxième livre des *Épidémies*, qu'Hippocrate lui-même n'avait que des notions très vagues touchant la disposition de ces vaisseaux (b).

La distinction entre les veines et les artères, que l'on attribue généralement à Praxagore (c), paraît avoir

été faite avant le temps d'Hippocrate, par Diogène d'Apollonie et par Euryphon (d).

(1) Aristote, en abordant l'histoire des veines, a fait connaître les opinions de ses devanciers touchant le mode de distribution de ces vaisseaux, et il donne à cette occasion des extraits assez étendus des écrits de Syennesis de Chypre, de Diogène d'Apollonie et de Polybe. Il critique avec raison ce qu'ils avaient dit de l'origine des veines dans la tête, et il établit qu'elles naissent du cœur (e).

« Il y a, dit-il, dans la poitrine, en avant de l'épine du dos, deux veines (ou vaisseaux) dont l'une, plus petite et située plus à gauche et plus en arrière que l'autre, porte le nom d'*aorte* (f). » Il parle aussi de la bifurcation de ces deux vaisseaux vers la partie inférieure de l'abdomen et des principales branches qui en dépendent; mais il suppose que les ramifications de l'aorte deviennent des *nerfs* vers leurs extrémités (g).

La description qu'Aristote donne

(a) *Traité de la nature de l'Homme (Œuvres d'Hippocrate*, édit. de Littré, t. VI, p. 59).
(b) *Op. cit.*, t. V, p. 124.
(c) Voyez Hecker, *Geschichte der Heilkunde*, t. I, p. 219.
(d) Littré, *De quelques points de chronologie médicale*, dans l'introduction aux *Œuvres d'Hippocrate*, p. 202.
(e) Aristote, *Histoire des Animaux*, trad. par Lecamus, t. 1, liv. III, p. 117.
(f) *Op. cit.*, p. 123.
(g) *Op. cit.*, p. 133.

§ 3. — Lorsque, à la suite des conquêtes d'Alexandre de Macédoine, le génie des Grecs vint réveiller l'antique civilisation de l'Égypte, et que les grandes institutions scientifiques fondées par les Ptolémées dans la cité nouvelle d'Alexandrie eurent porté leurs fruits, l'étude anatomique du corps humain cessa d'être réputée un sacrilége et fournit bientôt aux physiologistes d'utiles lumières. Les usages de ce singulier pays devaient contribuer puissamment à y donner aux études médicales cette direction nouvelle, car partout l'image de la mort s'y perpétuait sous mille formes, et l'embaumement des cadavres avait depuis longtemps rendu l'idée des autopsies familière à tous les esprits. Mais ce qui influa davantage sur la marche de la science, ce fut la protection large et éclairée que les successeurs du disciple d'Aristote accordèrent aux philosophes. On raconte que les souverains de l'Égypte ne se contentaient pas de prodiguer leurs trésors dans l'intérêt de la science, mais se plaisaient à entendre les leçons et à partager les travaux des

du cœur est également entachée de quelques erreurs graves. Ainsi il dit que, chez les grands Animaux, le cœur est creusé de trois cavités. Cette assertion a été diversement interprétée par les anatomistes modernes : les uns pensent qu'il a pris pour un ventricule moyen la portion basilaire de l'aorte, d'autres supposent que cette même cavité moyenne n'est autre chose qu'une dépendance du ventricule droit. Mais il me paraît plus probable qu'il faut expliquer ce passage autrement, et que la cavité de droite est l'oreillette veineuse, la cavité moyenne le ventricule droit, et la cavité gauche le ventricule gauche. En effet, Aristote dit positivement que la grande veine, c'est-à-dire la veine cave, naît de la cavité qui occupe à droite la partie supérieure du cœur (a). Or, cela ne peut s'appliquer qu'à l'oreillette droite, et je ne vois aucune raison de supposer qu'Aristote ait cru à l'existence d'un ventricule placé entre les deux cavités auxquelles on donne aujourd'hui les noms de *ventricule droit* et *ventricule gauche*. Au lieu de décrire trois cavités là où il n'y en a que deux, il a omis de faire mention de la quatrième cavité qui existe en réalité et qui paraît avoir échappé à ses investigations, savoir : l'oreillette gauche, que probablement il ne distinguait pas de l'oreillette droite.

(a) Aristote, *Histoire des Animaux*, p. 125.

savants dont ils s'entouraient. Pline nous assure que ces princes allaient même assister aux dissections qui se pratiquaient journellement au Musée, magnifique établissement dont la création restera leur plus beau titre de gloire (1). Là, en effet, était réuni par leurs soins tout ce qui devait assurer la culture et le développement de l'intelligence. Le philosophe y trouvait à la fois le calme, le loisir, le bien-être nécessaires aux travaux de l'esprit, et les instruments d'étude que réclame l'investigation de la Nature. Son existence était assurée ; une riche bibliothèque lui était ouverte, de vastes collections étaient formées pour son usage, et il pouvait aller tour à tour puiser dans les récits des observateurs passés la connaissance des découvertes accomplies, ou interroger la matière pour en arracher de nouveaux secrets (2).

(1) Voyez Sprengel, *Histoire de la médecine*, t. I, p. 427.

(2) La création de l'École d'Alexandrie est due au fondateur de la dynastie des rois grecs de l'Égypte, Ptolémée Lagus, appelé aussi Ptolémée Soter, et elle date d'environ trois siècles avant l'ère chrétienne. Ce souverain aimait beaucoup les sciences, les lettres et les arts ; il orna de magnifiques bâtiments la ville naissante d'Alexandrie, y établit une bibliothèque immense, et y appela un grand nombre de philosophes auxquels il assura une existence honorable dans un palais nommé *Musée*. Son fils et successeur, Ptolémée Philadelphe, se livra avec ardeur à la culture des sciences et s'occupa beaucoup de zoologie ; il forma la première ménagerie connue, et y réunit une multitude d'Animaux rares. Il acheta la bibliothèque formée par Aristote, et ne négligea rien pour accroître ses recherches bibliographiques : ainsi il paya aux Athéniens la valeur d'environ 40 000 francs de notre monnaie actuelle, pour obtenir la permission de faire copier les ouvrages de Sophocle, d'Eschyle et d'Euripide, et l'emplacement de la bibliothèque du musée appelé le *Bruchion* étant devenu insuffisant, il destina au même usage le temple de Sérapis ; enfin il porta à 700 000 le nombre de volumes dont l'École d'Alexandrie se trouva ainsi dotée. Les savants réunis au Musée y vivaient en commun sous la présidence d'un prêtre, et les études anatomiques y excitèrent un grand intérêt. Tous les princes de la dynastie des Lagides accordèrent à cet établissement une généreuse protection ; mais la direction des études ne tarda pas à changer d'une manière fâcheuse, et les discussions s'y substituèrent à l'observation de la Nature. Un autre coup grave porté à la prospérité de l'École d'Alexandrie fut la destruction de sa bibliothèque principale dans l'incendie du Bruchion par Jules César.

L'école d'Alexandrie donna bientôt à la science deux anatomistes illustres dont les noms ne doivent pas être oubliés ici :
Hérophile et Érasistrate. Leurs ouvrages ne sont pas arrivés
jusqu'à nous, mais leurs découvertes n'ont pas eu le même
sort (1).

Hérophile.   Depuis longtemps les médecins avaient remarqué dans diverses parties du corps des pulsations qui ressemblaient aux

Au commencement du IIIᵉ siècle de l'ère chrétienne, Caracalla supprima la réunion scientifique du Musée ; enfin, vers la fin du IVᵉ siècle, l'empereur Théodose ordonna la démolition du temple de Sérapis, et l'on ignore ce que devinrent les débris de l'ancienne bibliothèque fondée par Ptolémée Philadelphe et accrue par l'adjonction de celle de Pergame qu'Antoine y avait fait transporter sous le règne de Cléopâtre. Mais, malgré son état de décadence, l'École d'Alexandrie exerça pendant toute l'antiquité une influence considérable sur les études médicales. Ce fut là que Galien acquit en grande partie les connaissances anatomiques qu'il nous a léguées, et il conseilla à ses contemporains de s'y rendre pour y étudier l'ostéologie. Mais il paraît que la dissection y était tombée en désuétude, car Rufus d'Éphèse, qui vivait au temps de Trajan (ou peut-être d'Auguste), en parle comme d'une chose qui se pratiquait jadis. Sous la domination du Bas-Empire, l'École d'Alexandrie reprit cependant quelque importance, et il paraît qu'au Vᵉ siècle on y fit quelques dissections (a).

Elle jouissait encore de beaucoup de célébrité au commencement du VIIᵉ siècle, et Paul d'Égine, qui paraît avoir vécu vers cette époque, y étudia. Mais en 640, après qu'Alexandrie eut été prise et pillée par Amrou, l'un des lieutenants du calife Omar, tous les livres qui y restaient furent brûlés par l'ordre de ce chef, et à dater de ce jour l'École cessa d'exister (b).

(1) Quelques-uns des écrits qui portent le nom d'Hippocrate, et qui donnent sur la structure du cœur et des vaisseaux sanguins des notions beaucoup plus exactes que celles dont on trouve les traces dans les œuvres authentiques de ce grand médecin, paraissent dater aussi des premiers temps de l'École d'Alexandrie. Tel est le *Traité du cœur*, qui ne figure pas dans la liste des livres d'Hippocrate dressée par Érotien, et qui contient non-seulement l'indication de l'existence des deux oreillettes, mais aussi quelques détails sur les valvules situées à l'embouchure des artères. L'auteur de ce traité suppose du reste que les oreillettes servent, comme les soufflets d'une forge, pour y attirer de l'air.

(a) Lauth, *Histoire de l'anatomie*, p. 118.
(b) Freind, *Histoire de la médecine depuis Galien jusqu'au XVIᵉ siècle*, t. I, p. 4.
— Voyez aussi, au sujet de l'incendie de la bibliothèque d'Alexandrie, les notes de Sylvestre de Sacy, dans sa traduction de la *Relation de l'Égypte*, par Abd-Allatif, p. 240.

battements du cœur. Hippocrate avait plus d'une fois parlé de ce phénomène (1); Aristote avait reconnu qu'il est dû aux mouvements du sang, et qu'il se produit dans tout le corps au même moment (2); mais Hérophile fut le premier à faire une étude attentive du pouls et à constater l'isochronisme des battements du cœur et des artères, fait dont nous verrons bientôt l'importance physiologique. Hérophile signala aussi les différences qui s'observent dans l'épaisseur des parois des veines et des artères; enfin il distingua nettement les deux sortes de vaisseaux qui relient les poumons au cœur (3).

Érasistrate, qui était contemporain d'Hérophile, et qui se livra à l'investigation de la structure du corps humain avec non moins d'ardeur, enrichit la science d'un autre fait dont la connaissance était également un préliminaire nécessaire de la découverte de Harvey. Il constata le jeu des valvules qui dans l'intérieur du cœur séparent les deux étages de cavités dont ce viscère est creusé, et il y a quelque lieu de croire qu'il avait entrevu les vaisseaux chylifères, qui peuvent être considérés comme une dépendance et un complément de l'appareil circulatoire (4).

Érasistrate.

---

(1) Hippocrate paraît avoir été le premier à employer le mot *pouls* (σφυγμος) dans le sens que l'on y donne aujourd'hui; mais, en général, ce terme ne s'appliquait qu'aux battements violents des artères qui s'observent dans divers cas pathologiques.

(2) *Histoire des Animaux*, liv. III, chap. XIX.

(3) HÉROPHILE était disciple de Praxagoras de Cos, un des derniers représentants de la familles des Asclépiades. Il vivait du temps de Ptolémée Ier (ou Soter), et il jouissait d'une très grande célébrité comme anatomiste. Les noms qu'il imposa à plusieurs des parties constitutives du corps humain sont conservés jusqu'à ce jour, et c'est surtout en traitant du système nerveux que nous aurons à parler de ses travaux. Il remarqua la différence de structure qui existe entre les divers vaisseaux qui sont en connexion avec le côté veineux du cœur, et il appela *veine artérieuse* celui qui va du ventricule droit aux poumons, tandis qu'il nomma *artère veineuse* la veine pulmonaire des anatomistes modernes.

(4) Ni les anciens, ni les modernes, ne me semblent avoir rendu justice à ÉRASISTRATE : les uns l'ont calomnié,

L'éclat dont brilla l'école d'Alexandrie sous les premiers Lagides ne tarda pas à se ternir. Le Musée perdit par l'incendie une grande partie de sa riche bibliothèque ; ses professeurs, au lieu d'observer la Nature, s'épuisèrent en vaines argumentations, et l'on y abandonna les dissections ; mais cette institution continua néanmoins à exercer une grande influence sur les études médicales, et elle compta parmi ses élèves le plus grand anatomiste de l'antiquité : Galien (1).

et les autres lui ont fait porter tout le poids d'une erreur dont il n'est pas l'auteur. Celse a prétendu qu'Érasistrate avait eu la cruauté de disséquer vifs des hommes condamnés à mort et livrés à ses investigations par les souverains de l'Égypte (a). Tertullien a accusé Hérophile du même crime (b). Mais ces imputations, que les compilateurs se plaisent à répéter, ne paraissent reposer que sur des bruits populaires dont l'exagération est facile à comprendre, et dont la fausseté semble démontrée par les erreurs mêmes dont ces anatomistes n'ont pas su se préserver touchant la vacuité des artères (c).

Quant à l'idée des fonctions pneumatiques des artères, Érasistrate l'a trouvée enracinée depuis longtemps dans l'esprit de tous les maîtres de la science, et si Galien, pour combattre cette erreur, s'est attaqué à lui plutôt qu'à Aristote, c'est probablement parce qu'il jouissait de plus d'autorité aux yeux des contemporains de l'illustre médecin de Pergame, et qu'il avait développé d'une manière plus nette cette fausse doctrine.

Effectivement, M. Littré a fait voir que l'erreur professée par Érasistrate existait du temps d'Hippocrate. Il en signale même des traces dans les opinions attribuées à Diogène d'Apollonie, qui est antérieur à Hippocrate. Empédocle d'Agrigente, qui vivait cinq cents ans avant Jésus-Christ, admettait aussi que les canaux connus de nos jours sous le nom d'*artères* sont vides de sang et occupés par de l'air.

Érasistrate doit une partie de sa célébrité populaire au rôle qu'il joue dans l'histoire de Stratonice et d'Antiochus, fils de Séleucus Nicanor, roi de Syrie. Il naquit dans l'île de Céos, et selon Pline il était petit-fils d'Aristote. Il étudia la médecine sous Chrysippe le Cnidien, et il paraît avoir terminé ses jours par le poison. Ses ouvrages ne sont pas arrivés jusqu'à nous; mais Galien et Cœlius Aurelianus nous ont transmis quelques-unes de ses opinions, et pendant plus de quatre siècles après sa mort il eut de nombreux sectateurs. Il paraît avoir découvert l'existence des vaisseaux chylifères.

(1) GALIEN naquit à Pergame, ville de l'Asie Mineure, sous le règne de l'empereur Adrien, en 131 de l'ère

(a) Celsus, *De re medica*, lib. I.
(b) Tertullien, *De anima*, c. 10.
(c) Voyez D. Leclerc, *Histoire de la médecine*, t. II, p. 12 et 28.

§ 4. — Nous avons déjà vu qu'Hippocrate, Aristote, Héro-phile et Érasistrate connaissaient l'existence de deux sortes de tubes membraneux et ramifiés, qu'ils distinguaient, ainsi qu'on le fait encore de nos jours, sous les noms d'*artères* et de *veines*. Quand on examine ces organes sur le cadavre, on trouve en général les veines gorgées de sang, tandis que les artères sont presque vides, et cette circonstance avait conduit tous ces phy-siologistes à penser que les veines sont les seuls vaisseaux sanguins et que les artères sont destinées à contenir de l'air. Aristote considérait ces derniers tubes comme formant avec la trachée-artère un vaste système de conduits pneumatiques (1), et Érasistrate paraît avoir insisté davantage encore sur cette doctrine erronée.

Galien, au contraire, découvrit la vérité.

A l'aide de quelques expériences très simples, pratiquées sur des Animaux vivants, Galien établit que les artères, de même que les veines, sont des vaisseaux sanguins.

chrétienne. Il étudia l'anatomie pen-dant plusieurs années à l'École d'A-lexandrie, mais il paraît s'être adonné principalement à la dissection des Animaux dont l'organisation se rap-proche le plus de la nôtre. Il voyagea beaucoup et habita souvent Rome, où il jouissait de la confiance de Marc Aurèle. Après la mort de ce prince il retourna en Asie Mineure, où il mou-rut à un âge très avancé. Ses princi-paux ouvrages sont ceux intitulés : *De usu partium corporis humani,* et *De anatomicis administrationibus libri novem.* Une excellente traduction des œuvres de Galien, accompagnée de notes précieuses par M. Daremberg, est actuellement en voie de publication.

(1) Aristote, après avoir décrit l'ar-tère (ou trachée) qui s'étend de l'ar-rière-bouche aux poumons, ajoute que le cœur y est attaché par des li-gaments creux, et que si l'on souffle dans ce tube, on voit l'air passer jusque dans le cœur ; cette observation, dit-il encore, est à la vérité plus difficile à faire dans certains Animaux ; mais le passage est manifeste dans les grandes espèces (a). Ailleurs il ex-plique davantage sa pensée. « Il part du cœur, dit-il, des vaisseaux qui se portent aux poumons, et dont les rameaux se divisent comme ceux de la trachée-artère..... Ces rameaux n'ont aucune communication avec ces vaisseaux ; mais par le contact réci-

(a) Aristote, *Histoire des Animaux*, liv. I, trad. de Lecamus, t. I, p. 41.

En effet, il vit que les artères laissent échapper du sang quand on les ouvre, et que ce sang ne vient pas d'ailleurs, mais y existe naturellement. Pour s'en assurer, il plaça autour d'un de ces vaisseaux deux ligatures à quelque distance l'une de l'autre, de manière à interrompre toute communication entre une portion de l'artère et le reste du système vasculaire ; puis, ayant fendu longitudinalement le vaisseau ainsi isolé, il reconnut que sa cavité était occupée par du sang et ne contenait pas autre chose (1).

Cette découverte était fondamentale. On sut alors qu'il existe dans toutes les parties du corps de l'Homme et des Animaux supérieurs deux ordres de vaisseaux sanguins qui, d'une part, communiquent avec les cavités du cœur, et, d'autre part, se ramifient jusque dans les parties les plus éloignées de l'organisme.

D'autres observations apprirent aussi à Galien qu'il existe des communications entre ces deux systèmes de vaisseaux, de sorte que le sang peut passer facilement des uns dans les autres, et néanmoins il fut conduit à reconnaître que ce liquide n'est pas identique dans les veines et les artères.

On doit encore à Galien la connaissance de plusieurs faits anatomiques dont nous apprécierons mieux l'importance quand nous serons plus avancés dans l'étude de l'histoire de la circulation du sang. Ses descriptions du cœur et des vaisseaux sanguins sont, il est vrai, entachées de quelques erreurs graves, mais elles sont bien plus complètes que tout ce qui avait été écrit par ses devanciers, et durant le moyen âge elles satisfirent pleinement les physiologistes.

proque, les vaisseaux qui viennent du cœur reçoivent l'air et le font passer au cœur, où leurs troncs s'ouvrent (a). »

(a) *Op. cit.*, p. 45.

(1) Les expériences de Galien sur les fonctions des artères sont exposées dans un petit traité intitulé : *An sanguis in arteriis natura contineatur.*

§ 5. — Pendant plus de treize siècles les opinions de Galien firent loi dans les écoles médicales, et si, de loin en loin, les anatomistes consultaient la Nature, ce n'était pas pour contrôler la parole du maître, mais seulement pour faciliter l'intelligence de ses écrits. Le moyen âge n'ajouta donc rien aux découvertes accomplies par les anciens, et ce fut à l'époque de la renaissance, quand l'esprit de libre examen commença à se répandre partout, que la question dont l'étude nous occupe ici fit de nouveaux progrès (1).

État des études anatomiques pendant le moyen âge.

Époque de la renaissance.

(1) Les Arabes, qui, pendant le moyen âge, furent les principaux dépositaires de la science acquise par les anciens, ne contribuèrent en rien aux progrès de l'anatomie, et l'on comprend qu'il devait en être ainsi, puisque les Mahométans, ainsi que les Juifs, respectent la loi de Moïse, d'après laquelle celui qui touche un cadavre est réputé impur. Ce fut en Italie que les études anatomiques commencèrent à se raviver. L'empereur Frédéric II décréta en 1213 qu'à l'École de médecine de Salerne tout chirurgien devait étudier l'anatomie du corps humain pendant une année au moins, et que chaque année on eût à faire la dissection d'un cadavre (a). Mais en 1300, une bulle de Boniface VIII, relative à l'ensevelissement des morts, vint mettre de nouveau obstacle aux dissections, et une permission expresse émanée du saint-siège devint nécessaire pour tout examen anatomique de cadavre. En 1482, l'université de Tubingue obtint de Sixte IV une autorisation spéciale pour faire des dissections; mais le nombre des sujets dont on pouvait disposer dans l'intérêt des études médicales était très restreint. Ainsi Mundini, qui professa l'anatomie à l'université de Bologne, au commencement du XIVe siècle, ne put, dans l'espace de onze années, disséquer plus de deux ou trois cadavres. Au commencement du XVIe siècle, les dissections commencent à devenir plus fréquentes, et Bérenger de Carpi, qui occupa la chaire d'anatomie à Bologne de 1502 à 1527, eut l'occasion d'étudier plus de cent sujets; mais il devint un objet de l'animadversion publique et fut accusé d'avoir disséqué des hommes vivants. Vers la même époque, on ouvrit des amphithéâtres de dissection à Padoue ainsi qu'à Rome et à Vérone (b). Au commencement du XVIe siècle, Dubois, plus connu sous le nom de *Sylvius*, et Ch. Étienne, l'un des membres de la famille des Étienne, si célèbre dans l'histoire de la typographie, inaugurèrent aussi les études anatomiques à Paris. Mais l'utilité des dissections ne commença à être généralement comprise qu'après la publication des grands travaux anatomiques de Vésale,

(a) *Codex legum antiquarum Lindenbrogi.* Franckfurti, 1613.
(b) Voyez Lauth, *Histoire de l'anatomie*, t. I, p. 291, 298 et suiv., 314, etc.

Vésale. Galien, guidé par des vues théoriques plutôt que par l'observation, avait été conduit à penser que les cavités creusées des deux côtés du cœur, et en continuité les unes avec la veine cave, les autres avec l'artère aorte, communiquaient librement entre elles à l'aide de trous pratiqués dans la cloison charnue qui sépare les ventricules entre eux. Mais lorsque, le scalpel à la main, on commença à vérifier sur le cadavre humain la description des viscères que nous avait léguée l'anatomiste de Pergame, on ne tarda pas à reconnaître que cette disposition n'existe pas; que la cloison médiane du cœur n'est point perforée, et que le sang ne saurait passer ainsi d'un ventricule à l'autre.

Ce premier pas vers la connaissance plus parfaite de l'appa-

qui, le premier, osa contredire Galien. Enfin, en 1564, Charles IX fonda à la Faculté de Paris deux cours publics d'anatomie.

VÉSALE, dont l'influence fut si grande sur cette branche des sciences naturelles, naquit à Bruxelles en 1514, et fit la majeure partie de ses études anatomiques à Paris, où il éprouva beaucoup de difficultés à se procurer des cadavres. Il acquit néanmoins en peu d'années une connaissance si profonde de la structure du corps humain, qu'à l'âge de vingt-neuf ans il put rectifier de nombreuses erreurs commises par Galien, et publia un des plus beaux ouvrages que la science possède. Son livre, intitulé *De humani corporis fabrica libri septem*, et imprimé à Basle en 1543, fait époque dans l'histoire de l'anatomie, et les figures qu'il y joignit sont dessinées avec une si grande perfection, que quelques auteurs les ont attribuées au Titien. En 1537, Vésale, après avoir pratiqué la chi-

rurgie dans les armées de Charles-Quint, devint professeur d'anatomie à l'université de Padoue; il enseigna ensuite cette science à Bologne et à Pise; en 1543, il se rendit auprès de Charles-Quint comme médecin, et il conserva le même emploi auprès du successeur de ce prince, le roi d'Espagne Philippe II. On assure qu'en 1564 un grand malheur le frappa : appelé à faire une autopsie, il s'aperçut, dit-on, que le sujet dont il venait d'ouvrir largement la poitrine n'était pas mort, et, déféré pour ce fait à l'inquisition, il fut obligé d'entreprendre un pèlerinage en terre sainte. Quoi qu'il en soit, il se rendit à Jérusalem, et au retour il fit naufrage sur les côtes de l'île de Zante. Pour plus de détails à ce sujet, je renverrai le lecteur à un ouvrage publié récemment par M. Burgraeve, professeur d'anatomie à l'université de Gand, intitulé : *Etudes sur André Vésale, précédées d'une Notice historique sur sa vie et ses écrits*, in-8, 1841.

reil circulatoire date du milieu du xvi° siècle et a été fait par
l'illustre Vésale, qui porte à bon droit le titre de fondateur de
l'anatomie moderne (1).

§ 6. — En 1553, on alla plus loin. Un contemporain de Michel Servet.
Vésale, Michel Servet, qui avait étudié la médecine à Paris,
mais qui s'occupait de controverses religieuses plus que de
science, et qui périt misérablement sur le bûcher, victime de
la farouche intolérance du réformateur génevois Calvin, émit
alors, au milieu d'une foule d'idées bizarres et fausses sur la
formation de l'âme, une idée vraie et importante sur les mouvements du sang. Il devina que ce fluide va du ventricule droit
au ventricule gauche en passant à travers les poumons, et que
c'est dans les poumons; non dans le cœur, que par son mélange
avec l'air il change de nature.

Je dis que Michel Servet devina ces choses ; car, en lisant
son ouvrage, je ne saurais croire qu'il les ait constatées. En
effet, il n'en fournit aucune preuve; ses écrits portent le cachet
d'un esprit spéculatif et aventureux ; il n'était pas observateur,
et, pour les besoins de son argumentation, il entoure d'une
foule d'assertions extravagantes l'énoncé d'une vérité inaperçue
jusqu'alors. Ainsi, après avoir expliqué comment le sang passe
du côté droit dans le côté gauche du cœur par la voie détournée
des vaisseaux pulmonaires, il explique du même ton de confiance

_____

(1) Un anatomiste célèbre de l'École
de Bologne, Bérenger de Carpi, avait
déjà dit, en 1521, que les trous de la
cloison interventriculaire du cœur,
très distincts chez le Bœuf et les autres grands Animaux, ne se voient
qu'avec beaucoup de difficultés chez
l'Homme (a), et Vésale en admit
d'abord l'existence par déférence pour
les opinions de Galien (b) ; mais il ne
tarda pas à déclarer que le tissu de
cette cloison est ni moins épais ni
moins compacte que le reste du cœur,
et ne saurait livrer passage à une seule
goutte de sang. Il est bon de noter, en
passant, que ces trous n'existent pas
davantage chez le Bœuf ou chez tout
autre Mammifère.

(a) Carpi, *Commentarii cum amplissimis additionibus super anatomia Mundini.* Bologne, 1521,
p. cccxli.
(b) Vésale, *De corporis humani fabrica,* lib. VI, cap. xv (*Opera omnia,* t. I, p. 517 et 519, édit.
de 1725).

comment l'esprit vital ainsi élaboré se transforme en esprit animal dans les petites artères du plexus choroïde ; il admet comme un fait avéré que les nerfs sont la continuation des artères et forment un troisième ordre de vaisseaux ; enfin il décrit avec la même précision apparente les voies par lesquelles l'air arrive du nez jusque dans les ventricules du cerveau, et le démon y pénètre pour y assiéger l'âme.

Le temps a relégué dans un juste oubli la plupart de ces idées physiologiques ; mais l'opinion émise ici pour la première fois au sujet du transvasement du sang des veines dans les artères par l'intermédiaire du poumon est devenue plus tard une vérité démontrée , et sera toujours pour le pauvre Servet un titre de gloire (1).

(1) Michel SERVET naquit en 1509 à Villa-Nueva, dans l'Aragon, et se livra d'abord tout entier à des études théologiques ; mais ayant émis, dans un écrit sur la Trinité, des opinions contraires aux dogmes de la religion catholique, il fut condamné par l'inquisition et obligé de quitter l'Espagne. Il vint alors à Paris, où il étudia la médecine et professa les mathématiques. Vers 1540, il alla s'établir auprès de Lyon, puis il fit divers voyages en France et en Allemagne, se livrant avec ardeur à des prédications qui lui attirèrent sans cesse et de toutes parts des persécutions nouvelles. En 1553, il se trouva à Vienne, en Dauphiné, et y publia, sous le voile de l'anonyme, le livre de controverse qui servit de base aux accusations de Calvin, et qui a valu à son auteur une juste célébrité parmi les physiologistes (a). Calvin, qui était fortement attaqué dans cet écrit dont il connaissait l'auteur, dénonça Servet à l'archevêque de Lyon. Arrêté par l'ordre de ce prélat, Servet parvint à s'évader, et se dirigea sur Genève, ne s'imaginant pas que Calvin, qui venait de réclamer de François 1er la tolérance pour ses coreligionnaires, emploierait lui-même la violence pour assurer le triomphe de ses idées. Mais Calvin, ayant découvert sa retraite, le fit arrêter et fit prononcer contre ce malheureux une sentence barbare. A son instigation, Servet fut brûlé vif à Genève, et l'ouvrage qui servait de prétexte à cette sentence fut jeté dans le bûcher par la main du bourreau. L'exemplaire de ce livre, que la Bibliothèque impériale de Paris possède, porte encore les traces des flammes au milieu desquelles, pour la honte éternelle de

(a) *Christianismi restitutio. Totius Ecclesiæ apostolicæ ad sua limina vocatio in integrum restituta cognitione Dei , fidei Christi, justificationis nostræ, regenerationis baptismi et cœnæ Domini manducationis. Restituto denique nobis regno cælesti, Babylonis impiæ captivitate soluta et Antichristo cum suis penitus destructo. 1 vol. in-8.*

Mais la découverte du phénomène auquel on donne de nos jours le nom de *circulation pulmonaire* ne pouvait exercer aucune influence sur la marche des études physiologiques, car elle resta longtemps ignorée de tous ceux qui cultivaient les

Calvin, Michel Servet termina ses jours le 26 octobre 1553.

Pendant longtemps on n'avait généralement que des notions très incomplètes des vues physiologiques de Servet; car son livre est extrêmement rare (a), et l'on n'en avait donné que des extraits insuffisants. M. Flourens a donc rendu un véritable service à la science en faisant connaître d'une manière complète la portion du *Christianismi restitutio* où se trouvent consignées les idées de cet esprit bizarre au sujet du mouvement du sang et de la formation des esprits. Dans un opuscule écrit avec la clarté et l'élégance qui caractérisent à un haut degré le style de M. Flourens, ce savant a discuté d'une manière approfondie et impartiale les droits de Harvey, de Servet, de Fabricius d'Aquapendente et des autres anatomistes de la même époque, aux préliminaires de la découverte de la circulation ou à cette découverte elle-même. C'est un écrit que tous les naturalistes liront avec plaisir et profit (b).

Le passage dans lequel Servet parle de la communication du ventricule droit du cœur avec le ventricule gauche par l'intermédiaire du poumon est parfaitement clair, et suffisamment explicite pour montrer que ce physiologiste s'était formé une idée juste du

transport du sang du système veineux dans le système artériel, mais prouve aussi qu'il ne connaissait pas la circulation du sang, c'est-à-dire le mouvement rotatoire de ce liquide dans l'organisme. Voici ce passage :

« Vitalis spiritus in sinistro cordis
» ventriculo suam originem habet,
» juvantibus maximè pulmonibus ad
» ipsius generationem. Est spiritus
» tenuis, caloris vi elaboratus, flavo
» colore, ignea potentia, ut sit quasi
» ex puriori sanguine lucidus vapor,
» substantiam in se continens aquæ,
» aeris et ignis. Generatur ex facta in
» pulmonibus mixtione inspirati aeris
» cum elaborato subtili sanguine,
» quem dexter ventriculus cordis si-
» nistro communicat. Fit autem com-
» municatio hæc, non per parietem
» cordis medium, ut vulgò creditur,
» sed magno artificio à dextro cordis
» ventriculo, longo per pulmones
» ductu, agitatur sanguis subtilis : à
» pulmonibus præparatur, flavus effi-
» citur, et à vena arteriosa in arteriam
» venosam transfunditur. Deinde in
» ipsa arteria venosa inspirato aeri
» miscetur et expiratione à fuligine re-
» purgatur. Atque ità tandem à sinis-
» tro cordis ventriculo totum mixtum
» attrahitur, apta supellex, ut fiat spi-
» ritus vitalis.
» Quòd ità per pulmones fiat com-

(a) Il paraît qu'il n'existe aujourd'hui que deux exemplaires de cette édition de l'ouvrage de Servet, l'un à la bibliothèque impériale de Paris, l'autre à la bibliothèque impériale de Vienne en Autriche; mais vers la fin du siècle dernier (en 1791) on en fit, à Nuremberg, une réimpression page pour page et sous la même date.

(b) Flourens, *Histoire de la découverte de la circulation du sang*. 1 vol. in-18, Paris, 1854.

sciences. En effet, l'ouvrage dans lequel Michel Servet en parle est un livre de théologie relatif à la réforme du christianisme, que l'on jeta dans le bûcher où Calvin faisait brûler vif son infortuné rival ; peu d'exemplaires échappèrent aux flammes,

» municatio et præparatio, docet con-» junctio varia et communicatio venæ » arteriosæ cum arteria venosa in » pulmonibus. Confirmat hoc magni-» tudo insignis venæ arteriosæ, quæ » nec talis, nec tanta facta esset, nec » tam à corde ipso vim purissimi san-» guinis in pulmones emitteret, ob » solum eorum nutrimentum, nec cor »-pulmonibus hac ratione serviret ; » cùm præsertim anteà in embryone » solerent pulmones ipsi aliundè nu-» triri, ob membranulas illas, seu » valvulas cordis, usque ad horam » nativitatis nondum opertas, ut docet » Galenus. Ergò ad alium usum effun-» ditur sanguis à corde in pulmones » hora ipsa nativitatis, et tam copio-» sus. Item, à pulmonibus ad cor non » simplex aer, sed mixtus sanguine » mittitur per arteriam venosam : » ergò in pulmonibus fit mixtio. Fla-» vus ille color à pulmonibus datur » sanguini spirituoso, non a corde. » In sinistro ventriculo non est locus » capax tantæ et tam copiosæ mixtio-» nis, nec ad flavum elaboratio illa » sufficiens. Demum, paries ille me-» dius, cum sit vasorum et facultatum » expers, non est aptus ad communi-» cationem et elaborationem illam, » licet aliquid resudare possit. Eodem » artificio, quo in hepate fit trans-» fusio à vena porta ad venam cavam » propter sanguinem, fit etiam pul-» mone transfusio à vena arteriosa ad » arteriam venosam propter spiritum. » Si quis hac conferat cum iis quæ » scribit Galenus lib. VI et VII De usu

» partium, veritatem penitus intelli-» get, ab ipso Galeno non animadver-» sam. Ille itaque spiritus vitalis à si-» nistro cordis ventriculo in arteriis » totius corporis deindè transfunditur, » ità ut qui tenuior est superiora petat, » ubi magis adhuc elaboratur, præ-» cipuè in flexu retiformi, sub basi » cerebri sito, in quo ex vitali fieri in-» cipit animalis, ad propriam rationa-» lis animæ sedem accedens. Iterum » ille fortius mentis ignea vi tenua-» tur, elaboratur, et perficitur, in » tenuissimis vasis seu capillaribus » arteriis, quæ in plexibus choroïdi-» bus sitæ sunt, et ipsissimam mentem » continent. Hi plexus intima omnia » cerebri penetrant, et cerebri ventri-» culos internè succingunt, vasa illa » secum complicata et contexta ser-» vantes, usque ad nervorum origines, » ut in eos sentiendi et movendi fa-» cultas inducatur.

» Vasa illa miraculo magno tenuis-» sime contexta, tametsi arteriæ dican-» tur, sunt tamen fines arteriarum, » tendentes ad originem nervorum, » ministerio meningum. Est novum » quoddam genus vasorum. Nam, si-» cut in transfusio à venis in arterias » est in pulmone novum genus vaso-» rum, ex vena et arteria, ità in trans-» fusione ab arteris in nervos est » novum quoddam genus vasorum, » ex arteriæ tunica et meninge : » cum præsertim meninges ipsæ suas » in nervis tunicas servent. » (Voyez Flourens, *Op. cit.*, p. 203.)

et ils ne devinrent l'objet de quelque attention qu'un siècle plus tard, lorsque les contemporains envieux de l'illustre Harvey, après avoir nié obstinément les vérités mises en lumière par ce grand expérimentateur, s'efforcèrent de prouver que son seul mérite était celui de propagateur des connaissances acquises par ses devanciers, ou, pour me servir des expressions mêmes de l'un de ses détracteurs, « d'avoir fait circuler la découverte de la circulation ».

§ 7.— L'idée heureuse de Michel Servet, touchant le passage du sang d'un ventricule à l'autre par l'intermédiaire des vaisseaux du poumon, s'est présentée aussi à l'esprit de quelques autres anatomistes du XVIe siècle. Vers la même époque, deux professeurs célèbres de l'école italienne, Colombo, de Padoue (1), et Césalpin, de Pise, arrivèrent au même résultat. *Colombo.*

Césalpin alla plus loin encore. Il dit que les veines portent au cœur les matières nutritives, et que les artères les distribuent dans toutes les parties du corps. Il remarqua aussi que les veines se gonflent quand on y applique une ligature, et que ce gonflement a lieu toujours au-dessous du point comprimé, jamais au-dessus (2). *Césalpin.*

(1) Realdus COLUMBUS, de Crémone, était un disciple de Vésale ; il enseigna successivement l'anatomie à Padoue, à Pise, à Rome, et il publia à Venise, en 1559, un traité intitulé : *De re anatomica libri quindecim*, dans lequel il dit que la cloison située entre les ventricules du cœur ne livre point passage au sang, ainsi qu'on le pensait, mais que ce liquide est porté du ventricule droit au poumon par la veine artérieuse, puis passe avec l'air par l'artère veineuse dans le ventricule gauche du cœur.

(2) André CÉSALPIN, d'Arezzo en Toscane, enseigna la médecine à Pise, et résida ensuite à Rome, auprès du pape Clément VIII. C'était un des hommes les plus éminents de son siècle ; il fut le premier à avoir une idée de la méthode naturelle pour la classification des plantes, et l'on peut le considérer comme le créateur de l'anatomie végétale. C'est lui aussi qui a introduit dans la science le mot *circulation du sang* (a), et il a bien décrit la manière dont le sang traverse le système circulatoire pulmonaire ;

(a) Cæsalpinus, *Quæstionum peripateticarum* lib. V, p. 125 (voy. Flourens, *Op. cit.*, p. 19).

Découverte
des valvules
des veines.

§ 8. — Vers la même époque, une autre découverte pré-
paratoire de la grande découverte de Harvey s'accomplit peu
à peu : celle d'une multitude de petits replis membraneux qui,
placés d'espace en espace dans l'intérieur des veines, y constituent des valvules comparables à ces soupapes du cœur dont
Érasistrate avait jadis étudié le jeu.

Une des premières observations sur ces organes est due à

mais je ne puis admettre, avec mon
savant collègue et ami, M. Isidore
Geoffroy-Hilaire, qu'il ait connu
la circulation tout entière (a). Cette
opinion est fondée sur un passage de
son traité *De plantis*, dans lequel il
dit que, chez les Animaux, nous
voyons l'aliment conduit par les veines au cœur comme à l'officine de la
chaleur innée, et ayant acquis là sa
dernière perfection, être, par les artères, distribué dans tout le corps (b).
Mais il n'y parle pas du retour du
sang des organes où ce liquide a été
ainsi distribué, et, par conséquent,
je ne vois dans ce passage que l'idée
d'un phénomène de *distribution* ou
d'*irrigation*, et non pas de *circulation*, tel que nous l'entendons aujour-
d'hui, c'est-à-dire de passage continu
dans un système de vaisseaux formant
un cercle complet. Ailleurs, il est
vrai, Césalpin parle du passage de la
chaleur naturelle des artères dans les
veines et des veines dans le cœur, et
il dit même quelques mots d'un mouvement de flux et de reflux du sang
dans les extrémités. C'est par ce retour du sang vers le cœur qu'il s'ex-

plique le gonflement des veines au-
dessous des ligatures (c) ; mais il ne
lie pas entre elles toutes ces idées, et,
pour apercevoir dans ses écrits l'indication de l'ensemble du phénomène
de la circulation du sang, il faut connaître déjà ce phénomène tel que
Harvey l'a exposé. Césalpin dit nettement que le sang *circule* dans les
poumons pour se rendre du côté
droit au côté gauche du cœur (d),
mais il ne paraît avoir eu qu'une
idée vague de la circulation générale,
et ne pas avoir saisi les relations de
toutes ces choses entre elles : car il
admet encore, avec les anciens, que la
cloison du cœur est perforée et que
le sang passe directement d'un ventricule dans l'autre. D'ailleurs, en supposant même que cet homme de
génie eût réellement deviné l'ensemble du phénomène de la circulation du sang, il n'étaya de preuves
suffisantes aucune de ses conjectures,
et la démonstration scientifique de ce
grand fait physiologique ne fut donnée
qu'un demi-siècle plus tard par l'illustre Harvey.

(a) Isidore Geoffroy Saint-Hilaire, *Histoire naturelle générale des Règnes organiques*, t. 1, p. 44.
(b) Cæsalpinus, *De plantis*, lib. 1, chap. II, p. 3, 1583.
(c) Cæsalpinus, *Quæstionum medicarum* lib. II, p. 234.
(d) Voyez à ce sujet Flourens, *Histoire de la découverte de la circulation du sang*, p. 17.

un chirurgien français également célèbre comme anatomiste et Étienne. comme érudit, Charles Étienne. Il trouva dans quelques rameaux de la veine porte des valvules qu'il appela des *apophyses*, et qu'il compara aux valvules du cœur (1).

Cannanus, professeur d'anatomie à Ferrare, aperçut des Cannanus
et Eustachius. replis valvulaires de même nature dans la veine azygos, qui s'étend entre les deux veines caves (2), et Eustachius fit connaître l'existence, non-seulement de la valvule qui porte aujourd'hui son nom et qui se trouve au débouché des veines caves, mais aussi de soupapes analogues situées à l'orifice des veines propres du cœur, appelées *veines coronaires* (3).

Enfin Fabricius d'Aquapendente, professeur à Padoue, sans Fabricius
d'Aquapendente avoir connaissance de ces faits isolés et imparfaitement observés, fit une étude spéciale du système de valvules dont les veines des membres et de la plupart des organes sont pourvues (4); il remarqua qu'elles sont disposées de façon à empêcher le

---

(1) CH. ÉTIENNE, frère de Robert Étienne, l'un des imprimeurs les plus habiles et des érudits les plus versés dans la connaissance des langues classiques, naquit à Paris vers 1503, et mourut à Genève en 1559. Ses observations sur la structure des veines sont consignées dans l'ouvrage intitulé : *De dissectione partium corporis humani libri tres*, 1545.

(2) CANNANUS communiqua ce fait en 1547 à Amatus Lusitanus, qui le consigna dans un ouvrage intitulé : *Curationum medicinalium centuriœ septem* (1551). Celui-ci ajoute que le sang de la veine azygos ne peut couler que dans un sens, car l'air que l'on insuffle dans ce vaisseau se trouve arrêté par les valvules (*loc. cit.*, cent. 1, cur. 51).

(3) B. EUSTACHI exerça la médecine à Rome, et fit un grand nombre d'observations intéressantes sur la structure

du corps humain. Nous verrons plus tard qu'on lui doit la connaissance du canal thoracique, de diverses parties de l'appareil auditif et des glandes surrénales. Il mourut en 1574. Ses observations sur les valvules des veines sont consignées dans ses *Opuscula anatomica*, publiés en 1563 (p. 289).

(4) FABRICIO, surnommé d'Aquapendente, parce qu'il naquit dans cette petite ville des États romains (en 1537), était disciple de Fallope et professa pendant plus de cinquante ans à l'université de Padoue, où il fit construire à ses frais un amphithéâtre d'anatomie. On lui doit des recherches nombreuses sur la constitution de l'œuf des Mammifères et la connaissance de plusieurs particularités de structure du corps humain. L'étude approfondie qu'il fit des valvules des veines contribua sans aucun doute à

sang de refluer vers le bas, et il pensa qu'elles devaient servir à soutenir ce liquide. Mais il ne fit aucune application de ces découvertes à la théorie générale du mouvement du sang dans l'organisme.

Harvey.   § 9. — Tel était l'état de la science, lorsqu'un jeune disciple de Fabricius d'Aquapendente, imbu des idées anatomiques de l'école de Padoue, mais peu satisfait des doctrines physiologiques qu'on y enseignait, entreprit une série de recherches nouvelles sur les usages du cœur et sur les mouvements du sang.

C'était Guillaume Harvey (1).

préparer les voies pour la découverte de la circulation du sang (a); mais il n'avait que des idées très vagues et très incomplètes sur les usages de ces soupapes. Ainsi que le remarque avec beaucoup de justesse M. Flourens, « les valvules des veines sont la preuve anatomique de la circulation du sang (la preuve qu'il fait circuit, retour, qu'il revient sur lui-même, qu'il *circule*); mais Fabrice ne vit pas cette preuve, il ne vit que le fait, et n'en tira pas la conséquence importante qu'Harvey seul en a su tirer (b). »

Pieresc (c), Walæus (d), Fulgence (e) et quelques autres écrivains (f), ont attribué la découverte des valvules des veines à un contemporain de Fa-

bricius, le père Paul Servite, qui est plus connu sous le nom de Scarpi. Mais cette assertion ne repose sur aucune base solide, et c'est avec moins d'apparence de raison qu'on a voulu lui attribuer aussi l'honneur de la découverte de la circulation du sang. Cette question historique, dont plusieurs écrivains se sont occupés dans ces dernières années, a été très bien discutée par Senac (g), par un des rédacteurs d'une revue anglaise (h), et mieux encore par M. Flourens (i).

(1) WILLIAM HARVEY naquit en 1598, à Folkstone, petite ville de la côte sud de l'Angleterre, voisine de Douvres. Son éducation scientifique fut commencée à l'université de Cam-

(a) Hieronymi Fabrici ab Aquapendente, *De venarum ostiolis* (*Opera omnia anatomica et physiologica*, édit. de 1738, p. 150, pl. 1 à 8).
(b) Flourens, *Op. cit.*, p. 24.
(c) Gassendi, *Viri illust. N. C. T. de Pieresc vita*, 1641, lib. IV, p. 222.
(d) Walæus, *Epistolæ duæ de motu chyli et sanguinis*. Lugd. Batav.; 1645.
(e) *Opere del padre Paolo*, etc., 1687, *vita del Padre*, p. 44.
(f) Daru, *Histoire de Venise*, t. V, p. 632.
— Bianchi Giovani; *Biografia di fra Paolo Scarpi*. 2 vol. in-8, Zurich, 1836.
— Voyez aussi Brullé, *Note pour servir à l'histoire de la circulation du sang* (*Mém. de l'Acad. de Dijon*, 1854).
(g) Senac, *Traité de la structure du cœur*, t. II, p. 21 et suiv.
(h) *London and Westminster Review*, 1838, vol. XXIX, p. 158.
(i) Flourens, *Op. cit.*, p. 24 et p. 109.

« Lorsque je commençai à étudier, non pas dans les livres, mais dans la Nature et à l'aide de vivisections, les mouvements du cœur, la tâche me parut si difficile, nous dit Harvey, que j'étais presque tenté de penser, comme Fracastor, que Dieu seul pouvait les comprendre..... Mais, en y apportant chaque jour plus d'attention et de soins, en multipliant mes vivisections, en employant à ces expériences une grande variété d'Animaux, et en recueillant beaucoup d'observations, j'ai cru enfin être arrivé à la connaissance de la vérité..... Depuis lors je n'ai pas hésité à communiquer mes vues, non-seulement à quelques amis, mais au public, dans mes leçons d'anatomie. Elles ont été accueillies avec faveur par les uns, avec blâme par d'autres : d'un côté, on m'a imputé à crime de m'être écarté des préceptes de mes devanciers ; d'autre part, on a exprimé le désir de me voir développer davantage ces nouveautés qui pourraient bien être dignes d'attention. Enfin, cédant aux conseils de mes amis, je me suis décidé à employer la voie de la presse pour soumettre au jugement de tous mes travaux et moi-même. »

Telles sont à peu près les expressions dont Harvey se sert

---

bridge et achevée à Padoue, où il étudia la médecine pendant cinq années, sous la direction de Fabricius d'Aquapendente, de Casserius et de Minadous. Il exerça ensuite la médecine à Londres ; en 1609, il fut chargé de l'un des grands hôpitaux de cette ville (l'hôpital de Saint-Bartholomé, près Smithfields), et en 1615 il fut nommé professeur d'anatomie et de chirurgie au Collége des médecins. C'est dans cette chaire qu'il commença à exposer ses vues relativement au mouvement du sang. La célébrité qu'il acquit bientôt lui valut le titre de médecin du roi Jacques Ier, et le successeur de ce monarque, Charles Ier, accorda à ses travaux la protection la plus libérale. En 1652, Harvey publia sur la génération un grand travail qui aurait suffi pour le placer en première ligne parmi les physiologistes de son époque, mais qui est loin d'avoir l'importance de son livre sur les mouvements du cœur et du sang.

Il avait préparé aussi un ouvrage sur la génération des Insectes ; mais le manuscrit en fut détruit par la populace de Londres, qui pilla son logement durant la guerre civile. Il mourut en 1657, à l'âge de quatrevingts ans.

pour motiver la publication de son livre (1) ; il s'en excuse presque, et cependant ce livre est un chef-d'œuvre (2). Non-seulement il contient une des découvertes les plus importantes de la physiologie, mais il est écrit avec une méthode si parfaite, que peut-être Bacon songeait-il aux recherches de son modeste et sage compatriote lorsqu'il traçait de main de maître les règles à suivre dans les investigations scientifiques (3).

§ 10. — Harvey étudie d'abord les mouvements du cœur, et ne s'occupe en premier lieu que de la portion principale de cet organe : celle qui correspond aux ventricules (4).

Lorsqu'on ouvre la poitrine d'un Animal vivant et qu'on enlève la capsule dont le cœur est entouré, on voit, dit-il, que cet organe se meut et se repose alternativement. Cela est surtout facile à constater chez les Animaux à sang froid, tels que les Grenouilles, les Serpents, les Poissons, les Crabes, les Colimaçons, ou bien encore chez les Animaux à sang chaud, le

(1) *Exercitatio anatomica de motu cordis et sanguinis in Animalibus.* In-4, Francofurti, 1628, cap. i, p. 20.

(2) « Ce petit livre de cent pages, dit M. Flourens, est le plus beau livre de la physiologie. » (*Op. cit.*, p. 30.)

Néanmoins Aubry, l'un des contemporains de Harvey, nous apprend que la publication de ce chef-d'œuvre fit diminuer énormément la clientèle médicale de son auteur. Il paraît, du reste, que les praticiens de son temps faisaient très peu de cas du jugement de cet homme de génie, dont le bon sens était si remarquable (a).

(3) Le *Novum organum* de Bacon parut en 1620, et le livre de Harvey

en 1628 ; mais ce dernier semble avoir été écrit en 1619, et dès 1616 Harvey avait exposé publiquement dans ses leçons la série d'observations, d'expériences et de déductions qui forment la base de sa théorie. La date de 1616 est donnée par un manuscrit de Harvey, intitulé *De anatomia universa,* qui paraît être perdu aujourd'hui, mais qui existait encore à la bibliothèque du Musée Britannique, à l'époque où le Collége des chirurgiens de Londres fit publier la grande édition des œuvres de ce physiologiste (b).

(4) Caput ii : *Ex vivorum dissectione, qualis sit cordis motus. (Exercitatio anatom. de motu cordis et sanguinis,* p. 21.)

(a) Aubry, *Letters and Lives of Eminent Persons.*
(b) *Opera omnia.*
— Voyez la vie de Harvey placée en tête de ce livre, p. 31.

Chien, par exemple, quand le cœur est déjà affaibli et semble près de mourir.

Le mouvement du cœur est accompagné de trois phénomènes principaux :

1° Au moment de l'action, il se relève, sa pointe frappe contre la poitrine, et son battement se fait sentir au dehors.

2° Il se contracte de toutes parts, mais principalement dans le sens transversal, ainsi qu'on peut facilement s'en convaincre en extirpant le cœur d'une Anguille vivante et en le plaçant sur une table.

3° Il devient dur comme se durcit l'avant-bras quand les tendons tirent sur les doigts pour les faire mouvoir.

Lorsqu'on observe ce phénomène chez les Poissons et les autres Animaux à sang froid, tels que les Grenouilles ou les Serpents, on voit aussi que le cœur devient plus pâle lorsqu'il se meut de la sorte, et qu'il prend au contraire une couleur rouge plus intense pendant le repos.

Harvey en conclut que le battement du cœur est un mouvement de contraction qui détermine le rapetissement des ventricules creusés dans son intérieur et l'expulsion de la charge de sang logée dans ces cavités ; que, pendant le repos, les ventricules se remplissent de nouveau ; et il ajoute que, pour se convaincre mieux encore du rôle de cet organe, il suffit de percer une de ses cavités, car alors on voit le sang être lancé au dehors avec force par la plaie, chaque fois qu'un battement se produit (1).

Depuis l'antiquité, on avait remarqué l'isochronisme des battements du cœur et des pulsations des artères ; mais on ne s'était pas bien rendu compte de la nature de ces mouvements. Galien, se fondant sur les résultats d'une expérience mal faite, supposait que la *diastole*, ou dilatation de ces vaisseaux, dépendait

_____

(1) *Op. cit.*, p. 21 et 22.

d'une puissance qui résiderait dans leurs parois et qui leur viendrait du cœur (1). Harvey fait voir que les choses ne se passent
pas ainsi : que les pulsations du cœur et les pulsations des
artères sont des mouvements de nature différente ; que celles
des artères consistent dans un mouvement de diastole; celles
du cœur, au contraire, dans un mouvement de systole ; que la
diastole des artères ne correspond pas à la diastole du cœur,
mais à la contraction de cet organe ; et qu'il y a antagonisme
entre les mouvements de ces deux portions du système vasculaire. Il établit que c'est au moment où les ventricules se contractent que les artères se gonflent, et que c'est parce que le
cœur, en se contractant, injecte une nouvelle quantité de sang
dans les artères, que celles-ci sont distendues et frappent
contre le doigt de l'observateur.

Ce fait fondamental, qui peut-être avait été vaguement
entrevu par Aristote, mais qui n'avait été nettement expliqué
ni bien compris par aucun des prédécesseurs de Harvey, sert
de point de départ pour de nouvelles expériences dont décou-
leront de nouvelles déductions. Mais, avant d'aller plus loin,
Harvey veut consolider mieux encore les bases de son édifice.

(1) Galien s'appuyait sur une expérience dans laquelle, ayant ouvert longitudinalement une artère sur un
Animal vivant, et y ayant introduit
un tube pour le passage du sang,
il avait vu le vaisseau battre comme
d'ordinaire au-dessous de la plaie, jusqu'à ce qu'il eût serré fortement les
parois artérielles sur le tube, à l'aide
d'une ligature ; ce qui, suivant lui,
détermine la cessation du pouls dans
la portion de l'artère située au delà
du point comprimé (a). Harvey répéta
cette expérience, et constata la persistance des battements de l'artère au-
dessous comme au-dessus de la ligature, pourvu que le sang continue à
couler librement dans le tube à l'aide
duquel la continuité est maintenue
entre les deux portions du vaisseau
séparées par la ligature. Il est à présumer que dans l'expérience de Galien,
le sang s'était coagulé dans le tube
et avait obstrué le passage, accident
qui se produit très souvent dans des
opérations de ce genre.

(a) Galenus, *An sanguis contineatur in arteriis.* (*Opera*, édit. de Venise, 1525, t. 1, p. 60.

Il étudie donc avec plus d'attention les rapports qui existent entre les battements du cœur et les pulsations des artères. Il observe que le pouls s'affaiblit dans les artères quand le ventricule gauche ne bat que faiblement, et s'y arrête quand celui-ci ne se contracte plus. Il fait voir qu'il en est de même pour l'artère veineuse ou artère pulmonaire, quand les mouvements du ventricule droit deviennent languissants ou s'arrêtent. Il rappelle aussi que c'est au moment où le cœur bat que le sang s'échappe avec le plus de force d'une artère ouverte, et il constate par des vivisections que le sang, en sortant d'une blessure faite à l'artère pulmonaire, forme un jet plus violent quand le ventricule droit se contracte. Ce n'est donc pas une dilatation des artères qui appelle le sang dans l'intérieur de ces vaisseaux ; c'est l'arrivée d'une ondée de liquide qui détermine cette dilatation, et la cause de ces deux phénomènes est la même, savoir : la contraction des ventricules du cœur (1).

Mais le cœur ne se compose pas seulement des ventricules ; chez tous les Animaux vertébrés, cet organe renferme aussi une ou deux cavités, que l'on connaît sous le nom d'*oreillettes;* et l'on savait, par les observations de Gaspard Bauhin et de Jean Riolan, que les battements de ces diverses parties n'ont pas lieu en même temps (2). Harvey étudie ces mouvements chez les Poissons, où ils sont plus lents et plus distincts que chez les Animaux des classes supérieures, et il voit qu'il y a toujours alternance entre les contractions du ventricule et les contractions de l'oreillette (3). Il reconnaît que l'oreillette devient pâle et se vide quand elle se contracte, et qu'au moment où le sang est ainsi expulsé de sa cavité, le ventricule situé au-dessous se

(1) Caput III : *Arteriarum motus qualis ex vivorum dissectione.* (P. 24 et 25.)

(2) G. Bauhini *Theatrum anatomicum,* lib. XI, cap. XXI, p. 225

(1621). — J. Riolani filii *Anthropographia,* lib. III, cap. XII, p. 372 (1626).

(3) Caput IV : *Motus cordis et auricularum qualis ex vivorum dissectione.* (P. 25 à 29.)

relâche et se remplit. Enfin, par une expérience très simple, Harvey montre qu'il n'y a pas seulement coïncidence entre ces faits, mais que l'entrée du sang dans le ventricule est déterminée par la systole de l'oreillette. En effet, d'un coup de ciseaux il enlève la pointe du cœur et ouvre largement le ventricule; le sang contenu dans cette poche charnue s'en échappe, mais un nouveau jet se produit chaque fois que l'oreillette se contracte.

Harvey constata aussi que, chez les Animaux dont le cœur est pourvu de deux ventricules et de deux oreillettes, les choses se passent de la même manière : les deux ventricules se contractent à la fois, et, pendant les instants de repos qui suivent ce battement, les deux oreillettes se contractent à leur tour.

Ainsi, ajoute ce grand et prudent physiologiste, tout nous conduit à penser que l'oreillette, abondamment remplie par le sang des veines, dont elle est pour ainsi dire le réservoir, se contracte d'abord et pousse ce liquide dans le ventricule; que celui-ci, rempli à son tour, se contracte aussi et envoie dans les artères le sang qu'il a reçu de l'oreillette; que le ventricule gauche envoie ainsi le sang dans tout le corps par le moyen de l'aorte et de ses branches, et que le ventricule droit l'envoie aux poumons par le vaisseau appelé *veine artérieuse*, lequel, par sa structure et ses fonctions, est en réalité une artère (1).

Vous remarquerez que Harvey ne présente toutes ces vérités que comme des choses probables; et avant d'apporter de nouveaux arguments à l'appui de ses conclusions, il achève l'exposé de ses vues, et examine ce que devient le sang lancé par le cœur dans ces deux systèmes d'artères, question dont la solution, ajoute-t-il, aurait été depuis longtemps résolue si les anatomistes avaient donné à l'organisation des Animaux inférieurs la même attention qu'ils accordent à la structure du corps de l'Homme (2). Et j'insiste sur cette pensée, non-seulement parce qu'elle est

(1) Caput v : *Cordis motus actio et*   (2) *Op. cit.*, p. 32.
functio. (P. 29.)

vraie en elle-même, mais parce qu'elle s'applique également bien à beaucoup d'autres sujets et n'a fait jusqu'à ce jour que peu de progrès.

Aussi est-ce chez les Poissons que Harvey cherche d'abord à se rendre compte du cours du sang. Là, dit-il, aucune difficulté ne se présente, et il suffit de quelques vivisections pour reconnaître que le sang, reçu d'abord dans un sac membraneux analogue à l'oreillette du cœur de l'Homme, est poussé par cet organe dans un ventricule unique qui, à son tour, l'envoie dans un tube ou artère chaque fois qu'il vient à battre, c'est-à-dire à se contracter. Chez les Grenouilles, les Lézards, les Serpents et d'autres Animaux analogues qui ont des poumons, le passage du sang des veines dans les artères est également facile à constater, car les deux ventricules du cœur de l'Homme n'y sont représentés aussi que par un ventricule unique. Le même résultat s'obtient de la même manière chez l'embryon des Animaux supérieurs, car avant la naissance un grand trou de forme ovalaire fait communiquer l'oreillette droite avec l'oreillette gauche, et le sang qui vient du système veineux peut arriver ainsi dans cette dernière cavité sans pouvoir ensuite rebrousser chemin, à cause du jeu d'une valvule membraneuse dont cet orifice est garni. Une autre voie est également ouverte au sang veineux pour arriver dans les artères au moyen d'un vaisseau qui s'étend de l'origine de la veine artérieuse (ou artère pulmonaire) à l'aorte, de sorte que cette grande artère semble naître par deux racines des deux ventricules du cœur. Mais, après la naissance, ces deux routes ne restent pas libres, et il faut alors que le sang de la veine cave passe du ventricule droit dans l'artère pulmonaire, puis traverse ces organes pour revenir ensuite par les veines pulmonaires jusque dans le ventricule gauche, et de là dans l'aorte (1).

(1) Caput VI : *Quibus viis sanguis è vena cava in arterias, vel è dextro ventriculo cordis in sinistrum deferatur.* (P. 32 à 37).

Harvey s'applique donc à prouver que le sang peut effectivement filtrer à travers la substance du poumon pour passer de
l'un des systèmes de vaisseaux pulmonaires dans l'autre ; il
invoque, à l'appui de son opinion, le sentiment du « savant et
habile anatomiste » Columbus, dont j'ai déjà exposé les vues;
et ce qui est plus important, il explique, mieux que ne l'avait
fait Galien, comment les trois valvules sigmoïdes placées à l'entrée de l'artère pulmonaire empêchent le sang qui a été poussé
dans ce vaisseau par la contraction du ventricule de retourner
en arrière pour refluer dans cette cavité, et le forcent de couler
sans cesse vers les poumons (1).

Mais il ne suffisait pas de savoir que du sang est porté de la
sorte de la veine cave jusque dans l'aorte, en suivant la voie
détournée du double système des vaisseaux pulmonaires ; Harvey
dut se demander aussi quelle est la quantité de ce liquide qui
traverse sans cesse le cœur et les poumons, et c'est l'étude de
cette question qui le conduit à trouver qu'il doit nécessairement
y avoir dans l'organisme, non-seulement distribution, mais
circulation du sang (2).

Jusqu'alors on pensait, avec Galien, que le sang se forme
dans le foie, et que les veines naissent de cet organe pour aller
porter ce liquide au cœur. On pouvait donc croire que de nouvelles quantités de liquide arrivaient sans cesse dans le ventricule droit et servaient à entretenir le flux du suc nourricier,
qui, après avoir traversé le poumon et le ventricule gauche
du cœur, se répandait par les artères dans toutes les parties du
corps. C'était là, en effet, l'idée la plus simple et celle que
paraissent avoir eue d'une manière plus ou moins complète

(1) Caput VII : *Sanguinem de dextro ventriculo cordis per pulmonum
parenchyma permeare in arteriam
venosam et sinistrum ventriculum.*
(Op. cit., p. 37 à 40.)

(2) Caput VIII : *De copia sanguinis transeuntis per cor è venis
in arterias, et de circulari motu
sanguinis.* (Op. cit., p. 41.)

tous les prédécesseurs et les contemporains de Harvey. Mais,
en observant la quantité de liquide qui, dans un temps donné,
est lancée dans les artères par les contractions du cœur, Harvey
comprit que les choses ne pouvaient se passer de la sorte ; que
tout ce sang ne saurait être sans cesse fourni par les sucs alimentaires ; que les veines se videraient bientôt si elles ne pui-
saient qu'à cette source, et que, d'autre part, les artères ne
pourraient, sans se rompre, recevoir à chaque instant de nouvelles charges de liquide, si ces tubes membraneux ne le laissaient s'écouler par leur extrémité opposée. Il arriva donc à
penser que le sang des artères devait pouvoir passer dans les
veines, et se mouvoir ainsi sans cesse dans un *cercle* fermé.
Effectivement, il constata bientôt que le sang envoyé du ventricule gauche du cœur dans toutes les parties de l'organisme, par
l'aorte et les branches de ce vaisseau, revient par les veines dans
les cavités droites du cœur, de la même manière que ce liquide
est ensuite transmis du ventricule droit aux poumons et des poumons aux cavités gauches du cœur par les artères et les veines
pulmonaires. Le sang revient donc à son point de départ, pour
parcourir de nouveau la route qu'il a déjà suivie et exécuter un
mouvement circulaire.

§ 11. — L'idée de la circulation du sang se trouvait donc
complétée et exprimée de la manière la plus nette, je dirai
même de la manière la plus poétique ; car, pour mieux rendre
sa pensée, Harvey emprunte à Aristote une grande et belle
comparaison. De même que les planètes circulent dans l'espace
en parcourant toujours la même orbite, qui n'a ni commencement ni fin, l'eau circule entre la terre et le ciel quand, après
être tombée sous la forme de pluie ou de rosée pour humecter
et féconder le sol, elle s'évapore sous l'influence des rayons du
soleil, et va former des vapeurs destinées bientôt à se condenser
et à descendre de nouveau. C'est aussi, dit Harvey, en parcourant
un cercle analogue, que le sang nourricier de l'organisme se

répand du cœur dans toutes les parties du corps pour y porter
la chaleur et la vie, puis, refroidi et vicié par son contact avec
ces parties, il revient au cœur y reprendre ses qualités premières,
et retourne ensuite encore une fois aux organes d'où il était
venu. Pour compléter ce tableau, il manquait à Harvey de
connaître le rôle des poumons et l'influence de l'air dans cette
restauration des propriétés excitantes du sang ; il attribue à tort
cette action au cœur, qu'il considère comme la source de la
vie ; mais néanmoins l'image qu'il nous offre du mouvement
des fluides nourriciers dans l'intérieur de l'économie animale
est vraie, complète et saisissante.

Cependant cette idée d'une circulation du sang n'était encore
qu'une vue de l'esprit, et, pour l'élever au rang d'une vérité
scientifique, il fallait démontrer qu'en effet le fluide nourricier
coule sans cesse du cœur aux organes, puis des artères dans les
veines, et des veines dans les artères, en passant de nouveau
par le cœur et les poumons. C'est ce que Harvey ne manqua
pas de faire, et ici encore l'excellence de sa méthode et la droi-
ture de son jugement se révèlent à chaque pas.

Aujourd'hui il serait inutile de développer tous les arguments
dont ce grand physiologiste fit usage pour étayer sa doctrine ;
mais, pour prouver que le sang circule, en effet, comme Harvey
le dit, je crois devoir citer quelques-unes des expériences
auxquelles il eut recours.

§ 12. — Les Reptiles peuvent vivre très longtemps après
qu'on leur a ouvert largement le corps et qu'on a mis leur
cœur à nu. Harvey profita de cette circonstance pour étudier
expérimentalement la marche du sang dans les gros vaisseaux
qui avoisinent cet organe. Il ouvrit donc la cavité viscérale d'un
Serpent vivant, et observa les mouvements du cœur ; puis il
comprima avec des pinces, à quelque distance au-dessous de
cet organe, la veine cave qui va y déboucher, et il vit qu'au
bout de quelques instants la portion du vaisseau située au-dessus

du point ainsi oblitéré devint vide de sang ; le cœur perdit en même temps sa couleur rouge intense et ses mouvements s'affaiblirent; mais, en faisant cesser l'obstacle qui s'opposait au cours du sang veineux vers le cœur, tous ces accidents cessèrent, et les phénomènes de la circulation se produisirent de la manière ordinaire. Ensuite il comprima de la même façon l'artère aorte à quelque distance du cœur, et vit que ce vaisseau, au lieu de se vider comme l'avait fait la veine, se gonfla beaucoup au-dessus du point oblitéré ; enfin, le cœur prit en même temps une teinte plus foncée, et parut comme surchargé du sang qui s'accumulait dans son intérieur.

D'autres expériences firent voir que le sang arrivait dans les membres par les artères et retournait au cœur par les veines.

Si l'on place une ligature autour du bras d'un Homme et qu'on la serre fortement, le pouls cesse de se faire sentir au poignet et dans toutes les artères situées au-dessous du point comprimé; mais, immédiatement au-dessus de ce point, c'est-à-dire du côté du cœur, il en est tout autrement; les artères battent avec plus de force que d'ordinaire, et se gonflent comme si le flux du sang dans leur intérieur venait heurter l'obstacle qui s'oppose à son passage. La main et l'avant-bras conservent leur couleur ordinaire, ne se gonflent pas, et semblent seulement s'engourdir et se refroidir. Mais si l'on vient alors à relâcher un peu la ligature, cet état de choses change complétement : le pouls se rétablit au-dessous du lien et cesse d'avoir une intensité insolite au-dessus; le sang reprend évidemment son cours dans ces vaisseaux, qui sont logés profondément dans le membre, et il se distribue dans l'avant-bras et dans la main, comme d'ordinaire. Mais les veines superficielles du bras sont encore comprimées par la ligature, et le sang qui arrive dans le membre par les artères, ne pouvant plus retourner au cœur par l'intermédiaire de ces mêmes veines, s'accumule en partie au-dessus du lien; la main se gonfle et ces derniers vaisseaux deviennent saillants et gorgés

de sang. Entre la ligature et le cœur rien de semblable ne se
voit. Enfin, vient-on à enlever le lien qui oblitérait ces veines,
on les voit se dégorger aussitôt, et tout signe de tuméfaction
disparaît dans les parties inférieures du membre (1).

Ainsi l'oblitération de ces deux ordres de vaisseaux détermine des phénomènes inverses. Dans l'artère, le sang s'accumule entre le cœur et l'obstacle ; dans la veine, c'est du côté
opposé, c'est-à-dire au delà du point obstrué, que le sang
s'amasse. On en peut donc conclure que dans les artères le
sang coule du cœur vers les extrémités ; dans les veines, des
extrémités vers le cœur.

Enfin, l'anatomie vint fournir à Harvey une dernière preuve
de la direction constante et nécessaire du sang des extrémités
vers le cœur, dans l'intérieur de ces vaisseaux. Il étudia le jeu
des valvules, dont son maître, Fabricius d'Aquapendente,
avait fait connaître l'existence dans la plupart des veines, et il
vit que ces replis membraneux étaient toujours disposés de
façon à permettre le passage du sang vers le cœur, mais à
empêcher le reflux de ce liquide en sens contraire. Pour en
fournir la preuve, dit Harvey, il suffit de serrer médiocrement
le bras d'un Homme, ainsi que cela se pratique pour l'opération de la saignée ; les veines de l'avant-bras se gonflent et leurs
valvules y produisent l'apparence de nœuds. Si alors on presse
avec les doigts sur la portion d'une de ces veines sous-cutanées
comprises entre deux de ces étranglements, de manière à la
vider, et si l'on maintient la pression sur l'extrémité inférieure
de l'espace ainsi déprimé, on voit que le sang ne rentre pas
dans la veine restée vide, bien que l'entre-deux des valvules
suivantes soit gorgé de liquide ; mais le vaisseau se remplit dès
qu'on permet au sang de remonter par le bas (2). Il est facile
de se convaincre aussi, par des expériences du même genre,

_____

(1) Harvey, *Op. cit.*, cap. XI.   (2) *Op. cit.*, cap. XIII.

qu'on peut faire marcher le sang de bas en haut dans une veine, mais que les valvules arrêtent le liquide quand on cherche à le pousser en sens contraire, c'est-à-dire du cœur vers les extrémités. J'ajouterai que, dans une publication subséquente, Harvey rendit compte d'une autre expérience encore plus décisive. Quand sur un Animal vivant on coupe en travers une artère, la carotide, par exemple, le sang continue à couler avec force de la portion des vaisseaux qui est en communication avec le cœur, mais cesse presque aussitôt de sortir du tronçon qui a été de la sorte séparé de cet organe d'impulsion. Vient-on à couper de la même manière une veine, le sang coule au contraire pendant longtemps de la portion inférieure du vaisseau, et le tronçon situé du côté du cœur n'en fournit que peu ou point (1).

Ainsi, quelle que soit la manière dont on attaque la question, on arrive toujours au même résultat : toujours on voit que, dans les artères, le sang va du cœur aux membres ; dans les veines, des membres vers le cœur.

§ 13. — Si j'avais à faire ici l'histoire des erreurs de la science, tâche qui serait aussi fatigante qu'inutile, il me faudrait parler de l'opposition vive et opiniâtre que la doctrine de la circulation rencontra pendant longtemps. On nia d'abord le fait ; puis, quand la vérité ne pouvait plus être voilée par les sophismes, on chercha à dépouiller l'illustre Harvey de la gloire que lui donnait sa découverte : on l'accusa de plagiat. Mais, ainsi que l'observe avec raison un des historiens de cette découverte, le grand mérite est toujours probe, et le nom de Harvey est sorti pur de tous ces débats. La faculté de médecine de Paris se montra particulièrement contraire à ces idées nouvelles, mais elles eurent pour défenseurs Descartes, qui les approuva (2), et Louis XIV, qui, pour les propager, institua au

(1) Harvey, *Exercitatio altera ad J. Riolanum.* (*Opera omnia*, p. 120.)

(2) En 1644, Descartes écrivait à Beverwick : « Je suis entièrement

Jardin des plantes médicinales une chaire spéciale (1) ; aussi ne tardèrent-elles pas à être généralement reçues. Aujourd'hui il peut sembler presque oiseux d'en discuter les bases (2).

» d'accord avec Harvæius touchant la
» circulation du sang, et je le regarde
» comme le premier qui ait fait cette
» admirable découverte des petits pas-
» sages par où le sang coule des ar-
» tères dans les veines, qui est, à mon
» sens, la plus belle et la plus utile
» que l'on pust faire en médecine. »
(*Lettres de M. Descartes*, in-4, Paris, 1657, p. 438.) Pour la date de cette lettre, voyez l'édition de M. Cousin, t. IX, p. 158.

(1) Cet établissement scientifique, appelé aujourd'hui le *Muséum d'histoire naturelle*, fut fondé en 1635, et la chaire d'anatomie instituée spéciallement *pour la propagation des découvertes nouvelles* date de 1673; elle fut occupée par Dionis, dont les leçons eurent un grand succès et constituèrent la base d'un ouvrage publié sous le titre d'*Anatomie de l'Homme suivant la circulation, etc.*

(2) Lorsque la découverte de la circulation du sang fut annoncée au public, elle fut qualifiée d'absurdité par presque tous les médecins, et bientôt un des disciples du célèbre anatomiste de Paris, J. Riolan, se rendit l'écho des critiques dont elle était l'objet (a). D'autres ouvrages, tombés depuis longtemps dans un juste oubli, parurent aussi contre les idées de Harvey (b) ; mais sa doctrine ne tarda pas à avoir des partisans, parmi lesquels on doit citer en première ligne Ent à Londres (c), Rolfink à Iéna (d), et Slegel à Hambourg (e). Harvey lui-même prit aussi la plume pour défendre ses opinions (f), et peu à peu la vérité se fit jour. Enfin, l'illustre Descartes vint déclarer que la circulation du sang avait été si clairement prouvée par Harvey, qu'elle ne pouvait plus être mise en doute « que par ceux » qui sont si attachés à leurs préjugés » ou si accoutumés à mettre tout en » dispute, qu'ils ne savent pas dis- » tinguer les raisons vraies et cer- » taines d'avec celles qui sont fausses » et probables (g). »

Mais alors était déjà commencée la

(a) Primirose, *Exercitationes et animadversiones in librum Harvei de motu cordis et circulatione sanguinis*. In-4, Londini, 1630.

(b) Æmylius Parisanus, *Lapis Lydius de motu cordis et sanguinis*. Venetiis, 1635.

— Veslingius, *Observ. anatom. et epist. med.* Hafniæ, 1664.

— J. Riolan, *Enchiridium anatomicum et pathologicum*, 1648, et *Manuel anatomique et pathologique*, Paris, 1653.

Pour plus de détails au sujet de cette discussion, on peut consulter le chapitre relatif à la découverte de la circulation dans l'*Histoire de la médecine* par Sprengel, trad. franç., t. IV, p. 85.

(c) Ent, *Apologia pro circulatione sanguinis*. In-8, Londini, 1641.

(d) Rolfinkius, *Epist. duæ ad Th. Bartholinum de motu chyli et sanguinis*, 1641.

(e) Slegel, *De sanguinis motu commentarius*. In-4, Hamburgi, 1650.

(f) Descartes, *De la formation du fœtus* (*Œuvres*, édit. de M. Cousin, t. IV, p. 451).

Cet ouvrage ne fut publié qu'après la mort de Harvey, en 1644 ; mais, ainsi que Cuvier l'a fait remarquer dans ses *Leçons sur l'histoire des sciences*, Harvey eut le bonheur de voir ses idées adoptées de son vivant par ce grand philosophe, car, dès 1644, dans une lettre adressée à Jean de Beverwick, il s'était prononcé nettement à cet égard (*Lettres*, n° 76, p. 438).

(g) Harvey, *Exercitationes duæ anatomicæ de circulatione sanguinis ad Johannem Riolanum fil.* Roterodami, 1649, 1671.

Je ne. m'arrêterai donc pas davantage sur ce point ; mais Passage du sang dans les capillaires. je ferai remarquer qu'il manquait une chose importante à la démonstration de la grande vérité découverte par Harvey : c'était une preuve directe du passage du sang des artères dans les veines.

§ 14. — Du reste, cette preuve ne manqua pas longtemps, Observations de Malpighi. et nous la devons à Malpighi. En examinant au microscope le poumon d'une Grenouille vivante, il vit le sang circuler dans les vaisseaux de cet organe, et passer des artères dans les veines par une multitude de canaux d'une ténuité extrême qui sont

seconde phase de la discussion : ne pouvant plus nier le fait, les adversaires de Harvey prétendirent qu'il n'avait rien de nouveau, et l'on tortura de toutes les manières les écrits des anciens ou des prédécesseurs immédiats de ce grand physiologiste pour en faire sortir l'idée d'une circulation du sang. Les uns prétendirent la trouver dans les ouvrages d'Hippocrate, d'autres dans les écrits de Salomon ou de Platon ; d'autres encore l'attribuent à un auteur du IVe siècle de l'ère chrétienne, Nemesius, évêque d'Émèse ; à Michel Servet, à Césalpin, ou à Scarpi (a) ; on a argué de quelques passages de pièces de Shakespeare pour prouver que c'était du domaine public (b), et, de nos jours encore, l'auteur d'une histoire de l'anatomie, Portal, affirma que l'un des disciples de Vésale, Vasseur (ou le Vasseur), en savait presque autant que nous au sujet de ce phénomène (c). Mais tous ces dires ne sauraient résister à un examen impartial et approfondi. Sénac fit justice des prétentions de plu-

sieurs des détracteurs de Harvey, et les historiens les plus récents de la science, tout en faisant à Servet et à Césalpin une large part de gloire, reconnaissent que Harvey fut le premier à prouver que le sang circule. « Lorsque Harvey parut, dit M. Flourens, tout, relativement à la circulation, avait été indiqué ou soupçonné, rien n'était établi. » J'ajouterai : Oui ! tout avait été indiqué ou soupçonné, mais rien n'avait été compris. En effet, si Michel Servet avait compris ce qu'est la circulation du sang, il n'aurait pas imaginé que les artères, en se terminant, deviennent des nerfs, disposition qui aurait rendu toute circulation impossible ; et Césalpin, qui faisait aller la chaleur des artères dans les veines, supposait que les veines portent le sang au foie et aux intestins. M. Flourens fait remarquer aussi avec raison que Fabricius d'Aquapendente, qui est venu longtemps après Césalpin, et qui a si bien étudié la structure des valvules veineuses, ne connaissait cependant pas la circulation du sang.

(a) Voyez Haller, *Elementa physiologiæ*, t. II, p. 240 et suiv.
(b) T. Ninimo, *In the Shakespeare Society's Papers*, vol. II, p. 109.
(c) Voyez Flourens, *Histoire de la découverte de la circulation du sang*, p. 26.

tout à la fois les ramuscules terminaux des premiers et les
racines des seconds. Il fut témoin du même spectacle en observant le mésentère de ces Animaux, et peu de temps après,
Leeuwenhoek, en se servant également du microscope, vit le
sang circuler comme un torrent rapide dans les vaisseaux
de l'aile de la Chauve-Souris, de la queue des Têtards et de
la nageoire de divers Poissons (1).

La circulation du sang, que Harvey n'avait pu apercevoir
qu'avec les yeux de l'esprit, est devenue dès lors visible pour
les yeux du corps, et la découverte de Malpighi est venue cou-
ronner dignement l'œuvre de son illustre devancier. Le mouvement impétueux du sang, qui, poussé sans relâche par les
battements du cœur, parcourt les artères et se précipite ensuite
dans les veines, pour retourner à son point de départ et recommencer bientôt après le même trajet, est un des phénomènes
physiologiques les plus beaux à contempler. Il faut le voir pour
se former une idée de la grandeur du spectacle que nous offrent
ainsi des organes trop petits pour être aperçus à l'œil nu, et,
en l'observant, on est tenté de répéter ces mots que les entomologistes ont pris pour devise : *Natura maxime miranda in
minimis.*

Ainsi, dès lors, il fut établi de la manière la plus évidente que

(1) La découverte de la circulation capillaire, par Malpighi (a), date de 1661. Les premières observations de Leeuwenhoek paraissent avoir été faites en 1669, mais furent multipliées surtout de 1700 à 1709 (b). Le spectacle de la circulation du sang, vu au microscope, fut ensuite vulgarisé par Molyneux (c), Cowper (d), Cheselden (e), Baker (f), etc.

(a) Malpighi, *De pulmonibus epistola II* (*Opera omnia*, t. II, p. 141).
(b) Leeuwenhoek, *Letter concerning the Circulation of the Blood in Tadpoles* (*Philos. Trans* 1700, t. XXII, p. 447).
— *Circulation of the Blood in Butts* (*loc. cit.*, p. 552).
— *Circulation of the Blood in Fishes* (*Op. cit.*, t. XXVI, p. 250 et 444).
— Voyez aussi *Arcana Naturæ*, t. IV, epist. 65 et 67.
(c) W. Molyneux, *A Letter concerning the Circulation of the Blood* (*Philos. Trans.*, 1685, t. III, p. 1236).
(d) W. Cowper, *An Account of diverse Schemes of Arteries and Veins*, etc. (*Philos. Trans.*, 1702, t. XXIII, p. 1182).
(e) Cheselden, *Anatomy of the Human Body*, pl. 30, fig. 3.
(f) Baker, *The Microscope made easy*, 1742, p. 120 et suiv.

chez l'Homme et tous les Animaux qui s'en rapprochent le plus par leur organisation, c'est-à-dire chez tous les Vertébrés, le sang circule dans un système de vaisseaux qui le portent tour à tour dans les organes de la respiration, où ce fluide entre en relation avec l'atmosphère, et dans les diverses parties de l'économie, où siégent la nutrition, la sensibilité et le mouvement ; que le cœur est l'agent moteur qui détermine cette circulation ; que les artères servent à conduire le sang des cavités du cœur dans les diverses parties du corps ; que les veines le ramènent au cœur ; que ces deux ordres de vaisseaux se continuent les uns avec les autres à l'aide de canalicules d'une grande ténuité qui se trouvent dans la substance de tous les organes, et que l'on nomme des *vaisseaux capillaires ;* enfin, que le cœur, les artères, les capillaires et les veines, ne forment qu'un seul et même système de conduits qui représente un cercle, car il fait retour sur lui-même et n'a ni commencement ni fin.

§ 15. — A l'époque dont je viens de parler, l'étude anatomique de ce vaste assemblage de tubes irrigatoires présentait de grandes difficultés. Effectivement, après la mort les artères se vident, et lorsqu'en disséquant les veines on vient à couper les ramuscules qui en dépendent, le sang dont elles sont remplies s'écoule, et alors elles s'affaissent, de façon qu'elles deviennent, de même que les petites artères, peu distinctes des parties molles circonvoisines. Mais, vers la fin du xviie siècle, on inventa des procédés de démonstration qui permirent de suivre tous ces vaisseaux jusque dans leurs plus petites divisions, et de rendre bien visibles sur le cadavre les communications capillaires qui les relient entre eux. Depuis longtemps, on avait imaginé de pousser de l'eau ou d'insuffler de l'air dans le système vasculaire de diverses parties dont on voulait examiner la structure, et quelques anatomistes contemporains de Malpighi substituèrent à ces fluides des matières qui, liquéfiées par la chaleur, peuvent être introduites de la même manière

Preuves fournies par les injections angiologiques.

dans les canaux sanguifères, mais qui, en se refroidissant ensuite, reprennent leur état solide, et maintiennent par conséquent les vaisseaux distendus : de la cire, par exemple ; et, afin de rendre la détermination des diverses parties de l'appareil circulatoire plus facile, on eut soin de colorer diversement les matières dont on remplissait ainsi les artères et les veines. Bientôt l'art des injections anatomiques fut porté très loin par Swammerdam et par Ruysch (1) ; on en fit usage journellement dans les écoles, et l'on s'en servit même pour démontrer la continuation directe

(1) Ces deux anatomistes, dont j'ai déjà eu l'occasion de parler dans le cours de ces Leçons (a), portèrent à un haut degré de perfection l'art des injections angiologiques, qui était presque ignoré avant eux ; mais quelques-uns de leurs prédécesseurs avaient fait utilement usage de procédés analogues (b). Ainsi Galien paraît s'en être servi dans ses études sur la structure du foie, et Bérenger de Carpi, qui vivait au commencement du XVIᵉ siècle, avait eu recours à l'injection de l'eau au moyen d'une seringue, pour mieux observer la disposition des veines des reins. Eustachi, Willis, Glisson, de Graaf, et quelques autres anatomistes du XVIIᵉ siècle, employèrent aussi des liquides diversement colorés pour en remplir certaines veines dont ils voulaient suivre le trajet, et J. Riolan, le contemporain de Harvey,

avait su tirer un bon parti de l'insufflation de ces vaisseaux. Bellini paraît s'être servi de matières fusibles pour les injections, et vers la même époque (c'est-à-dire 1660), de Graaf employa le mercure à des recherches analogues. Mais Swammerdam fut le premier à faire avec habileté des pièces de démonstration à l'aide des injections colorées ; il se servait de cire, et ses préparations excitèrent à un haut degré la curiosité et l'admiration parmi ses contemporains. Son compatriote Ruysch acquit dans cet art une habileté plus grande encore, et contribua davantage à mettre en honneur ce procédé d'investigation (c). Depuis lors, tous les anatomistes en ont fait usage, et, parmi les auteurs dont les injections fines ont contribué à nous faire connaître la disposition des vaisseaux capillaires

(a) Voyez tome I, p. 42 et p. 115.
(b) Voyez Fontenelle, *Éloge de Ruysch* (*Hist. de l'Acad. des sciences*, 1731, p. 102).
— Haller, *Methodus studii medici, Hermani Boerhaave*, 1751, t. I, p. 251 et 433.
— Portal, *Hist. de l'anatomie*, t. III, p. 265.
(c) Fréd. Ruysch naquit à la Haye en 1638, et professa l'anatomie à Amsterdam ; il mourut en 1731. Ses préparations anatomiques étaient si bien faites et conservées avec tant d'art, que Fontenelle en parla dans les termes suivants : « Tous ces morts, sans dessèchement apparent, sans rides, avec » un teint fleuri et des membres souples, étaient presque des ressuscités ; ils ne paraissaient qu'endor- » mis, tout prêts à parler quand ils se réveilleraient. Les momies de M. Ruysch prolongeaient en quelque » sorte la vie, tandis que celles de l'ancienne Égypte ne prolongeaient que la mort. » (Fontenelle, *Éloge de Ruysch*, dans *Hist. de l'Acad. des sciences*, 1731, p. 103.) Malheureusement Ruysch fit de ses procédés d'injection un secret qui n'a pas été révélé.

des artères dans les veines. En effet, si l'on pousse dans une artère une de ces injections convenablement préparée, on fait parvenir celle-ci non-seulement dans les divisions capillaires qui terminent les ramifications de ce vaisseau, mais aussi dans les veines qui naissent de ces capillaires, et qui se réunissent successivement entre elles comme les racines d'un arbre se réunissent pour en constituer le tronc. A l'aide de ce procédé d'investigation, on arriva peu à peu à constater que les artères

sanguins, je dois citer surtout Albinus, Lieberkühn, Prochaska et Berres (a). Les préparations de Ruysch ont été achetées par le czar Pierre Ier et transportées à Saint-Pétersbourg; celles de Lieberkühn et de Prochaska sont conservées dans le cabinet de Vienne, et sont si parfaites, que, dans ces dernières années, elles ont pu servir aux recherches histologiques de M. Henle (b).

Divers écrits ont été publiés sur l'art des injections angiologiques (c). Les procédés à employer doivent varier suivant qu'on veut faire des préparations destinées à être conservées, ou bien que l'on ne cherche qu'à mettre en évidence sur des pièces

fraîches la disposition des petits vaisseaux. Dans le premier cas, on emploie généralement de la cire mêlée à de la graisse en diverses proportions, ainsi qu'à de l'essence de térébenthine, et colorée par du vermillon ou du bleu de Prusse parfaitement broyés; mais pour remplir les capillaires, le vernis donne de meilleurs résultats. L'immersion des petites pièces ainsi injectées dans du baume de Canada, ou dans quelque autre liquide résineux, donne aux tissus de la transparence, et permet de mieux voir, sous le microscope, le trajet des capillaires. Pour les travaux de recherches, les injections à la gélatine ou au saindoux sont plus commodes, et quand il s'agit

(a) Albinus, *Academicarum annotationum liber tertius*, 1756.
— Lieberkühn, *Dissert. de fabrica et actione villorum intestinorum tenuium*, 1760.
— Prochaska, *Disquisitio anatomico-physiologica organismi corporis humani ejusque processus vitalis*. Vienne, 1812, chap. IX, p. 92 et suiv.
— Berres, *Anatomia microscopica corporis humani*. Vienne, 1837, in-fol.
(b) Voyez Henle, *Traité d'anatomie générale*, trad. par Jourdan, t. II, p. 3.
(c) Homberg, *Sur les injections anatomiques (Hist. de l'Acad. des sciences*, 1699, p. 38).
— Rouhault, *Sur les injections anatomiques (Mém. de l'Acad. des sciences*, 1718, p. 219).
— Vater, *De inject. ceræ coloratæ utilit. ad viscerum struct. genuinam deteg.*, 1731.
— Monro, *An Essay on the Art of Injecting (Edinb. Med. Essays*, t. I), et *Tentamina circa methodum partes animantium affabre injiciendi*, 1741.
— Lieberkühn, *Sur les moyens propres à découvrir la construction des viscères (Mém. de l'Acad. de Berlin*, 1748, p. 28).
— Duméril, *Essai sur les moyens de perfectionner l'art de l'anatomiste*. Paris, 1803.
— Bogros, *Quelques considérations sur la squelettopée; des injections et de leurs divers procédés*. Thèse de concours, 1819.
— Lauth, *Nouveau Manuel de l'anatomiste*, 1827, 8e sect., chap. V, p. 693 et suiv.
— Voyez aussi, à ce sujet, Berres, *Op. cit.*, p. 17 et suiv.
— Straus, *Traité d'anatomie comparative*, t. I, p. 90.
— Harting, *Het Mikroscoop*, t. II, p. 171, et *Monthly Journ. of Med. Sciences*, 1852, 3e série, t. XIV, p. 245.

se distribuent dans toutes les parties du corps humain, sauf quelques couches membraniformes dont la vitalité est obscure, telles que l'épiderme, et que partout elles s'y résolvent en un système de tubes capillaires dont naissent les veines ; de sorte que dans tous les points de l'organisme il y a continuité directe entre les vaisseaux qui apportent le sang du cœur et ceux qui sont chargés d'effectuer le retour de ce liquide (1).

Observations sur les Animaux inférieurs.

Les travaux accomplis de la sorte sur la constitution de l'appareil circulatoire portèrent d'abord presque exclusivement sur l'Homme et les Quadrupèdes qui s'en rapprochent le plus. Déjà dans le xviiᵉ siècle, Swammerdam, Willis (2) et quelques autres anatomistes étendirent, il est vrai, leurs recherches aux Animaux inférieurs. Leurs successeurs multiplièrent les investigations de ce genre ; mais c'est de nos jours seulement, et

de mettre en évidence les vaisseaux d'un petit calibre, on obtient souvent d'excellents résultats en employant, soit de la peinture à l'huile bien broyée avec une certaine quantité d'essence de térébenthine, soit un précipité de chromate de plomb récemment formé : car la matière colorante tenue ainsi en suspension dans l'eau est d'une grande ténuité et pénètre très bien dans les capillaires ; mais, par le repos, les particules salines s'agglomèrent entre elles, et le précipité ne peut plus servir aussi utilement. Dans ces dernières années, quelques anatomistes ont eu recours aussi à l'injection successive de deux dissolutions salines dont le mélange, dans l'intérieur des vaisseaux, donne naissance à un précipité : par exemple, le chromate de potasse et l'acétate de plomb (a).

(1) Un anatomiste hollandais, E. Blancard, de Middelbourg, paraît avoir été le premier à prouver, au moyen des injections, que les dernières artérioles communiquent avec les premières veinules (b). Des résultats analogues furent obtenus par J.-C. Lange (c), W. Cowper (d), Jankins (e) et plusieurs autres anatomistes.

(2) Th. WILLIS, médecin anglais d'une grande célébrité, naquit en 1622,

(a) Krause. Voyez Mandl, *Manuel d'anatomie générale*, p. 193.
— Doyère, *Sur un nouveau procédé d'injections anatomiques* (*Comptes rendus de l'Acad. des sciences*, 1841, t. XIII, p. 75).
(b) Blancard, *De circulatione sanguinis per fibras*, 1667 (voyez Sprengel, *Hist. de la médecine*, t. IV, p. 134).
(c) Langii *Dissert. de circulatione sanguinis*. Lipsiæ, 1680.
(d) W. Cowper, *Anatomy of Human Bodies*, 1697.
(e) G. Jankins, *De ratione venas corporis humani angustiores in primis cutaneas ostendendi*, 1762 (E. Sandifort, *Thesaurus dissertationum*, t. II, p. 237, pl. 4).

sous l'influence de la puissante impulsion imprimée aux études zootomiques par le génie de Cuvier, que l'on est arrivé à connaître la manière dont la circulation du sang s'effectue chez les Mollusques, les Vers, les Crustacés et les Insectes, qui forment à eux seuls plus des neuf dixièmes du Règne animal. Cependant, pour acquérir une idée complète de la circulation et de ses instruments, il ne suffit pas de connaître l'anatomie et la physiologie de l'Homme, il faut avoir étudié de la même manière tout le vaste ensemble des Êtres animés.

§ 16. — Jusque dans ces derniers temps, on admettait généralement qu'il existe une dépendance nécessaire entre toute fonction physiologique et l'organe à l'aide duquel cette fonction s'exerce ; de telle sorte que la présence de la faculté suppose l'existence de l'organe, et que l'absence de l'organe entraîne la disparition de la faculté. Or, le cœur, les artères et les veines étant, comme nous venons de le voir, les instruments de la circulation, les physiologistes devaient donc penser que là où ces organes viennent à manquer en totalité ou en partie, la circulation ne doit plus avoir lieu.

Chez divers Animaux invertébrés, les Insectes, par exemple, les recherches les plus attentives faites par les anatomistes les plus habiles n'ont amené la découverte ni de veines ni d'artères. On en a conclu d'abord que chez ces êtres il ne pouvait y avoir une circulation de sang, et que les fluides nourriciers devaient être en repos dans l'organisme ou ne s'y mouvoir que par un phénomène d'imbition lent et incomplet.

Cette opinion a été professée par Cuvier (1), et chez tous les

---

et publia en 1672 un ouvrage intitulé De anima brutorum, contenant les résultats de ses recherches sur l'appareil circulatoire de l'Écrevisse, de l'Huître et de quelques autres Animaux inférieurs. On lui doit aussi des

travaux importants sur l'anatomie du cerveau. Il mourut à Londres en 1675, et, quelques années après, une édition complète de ses œuvres fut publiée à Genève par les soins de Blasius.

(1) *Mémoire sur la manière dont*

Animaux où l'existence d'une circulation ne pouvait être révoquée en doute, les anatomistes ont supposé qu'ils devaient nécessairement découvrir des veines et des artères aussi bien qu'un cœur.

Mais il me sera facile de montrer que la Nature ne s'astreint pas à ces règles, et que le grand phénomène physiologique découvert par Harvey est plus général qu'on ne le supposait; que la circulation du sang peut avoir lieu dans des organismes où les veines, les artères et le cœur lui-même viennent à manquer successivement; que l'appareil circulatoire peut s'obtenir à moins de frais, et que les fonctions dévolues à ces divers agents peuvent être remplies à l'aide d'instruments d'emprunt d'une grande simplicité.

Circulation lacunaire.

Je démontrerai, en effet, que chez des Animaux d'une structure moins parfaite que ceux étudiés par Harvey, les espaces ou *lacunes* qui existent entre les diverses parties solides de l'économie tiennent souvent lieu de vaisseaux sanguins, et que les seules conditions à remplir pour l'établissement de la circulation sont, d'une part, la communication libre entre toutes les parties du système de cavités où le fluide nourricier se trouve logé, et, d'autre part, la présence d'un organe moteur quelconque susceptible de déterminer dans ce liquide des courants généraux.

Lorsque mes études sur les Crustacés, les Insectes et les Mollusques m'eurent conduit à émettre pour la première fois cette opinion, je la vis repoussée de toutes parts (1); on la

se fait la nutrition dans les Insectes (*Mém. de la Soc. d'hist. nat. de Paris*, an VII (1798), p. 34).

(1) Voyez, à ce sujet, les Mémoires

que j'ai publiés en 1845 sur la circulation (a); pour la critique de mes opinions, on peut consulter divers articles insérés dans le journal de

(a) Milne Edwards, *Du mode de distribution des fluides nourriciers dans l'économie animale* (*Ann. des sciences nat.*, 3e série, t. III, p. 257).
— *Observations et expériences sur la circulation chez les Mollusques* (loc. cit., p. 289).
— Milne Edwards et Valenciennes, *Nouvelles observations sur la constitution de l'appareil circulatoire chez les Mollusques* (loc. cit., p. 307).

disait d'abord contraire à tous les principes d'une saine physiologie, et aujourd'hui encore, bien qu'elle soit adoptée par la
plupart des naturalistes qui ont fait des Animaux inférieurs une
étude spéciale, elle semble inadmissible aux yeux des anatomistes qui ont borné leurs investigations à la structure du corps
de l'Homme ou des Animaux les plus rapprochés de nous par
leur mode d'organisation. Mais je ne crains pas d'affirmer que
c'est l'expression de la vérité, et en ce moment je ne m'arrêterai pas à réfuter les arguments dont on a fait usage
pour me combattre, soit directement, soit d'une manière détournée.

Un simple exposé des faits suffira, je pense, pour convaincre
tous ceux qui veulent voir, et ce serait, messieurs, faire un
mauvais usage de votre temps et du mien que d'entrer dans
des discussions qui aujourd'hui portent sur les mots plutôt que
sur les choses. En effet, on ne dit plus que l'appareil circulatoire se compose toujours, et nécessairement, d'un double système de tubes membraneux et ramifiés, tels que le sont nos
veines et nos artères, et l'on reconnaît que chez les Animaux
inférieurs le sang peut se mouvoir dans de grandes cavités où
se trouvent également inclus les viscères, les muscles, les
nerfs, etc., cavités qui se prolongent dans tous les interstices
que les lamelles ou les fibres constitutives de ces organes
laissent entre elles ; mais on dit que ces cavités ne sont autre
chose que des veines ou des artères d'une forme particulière,
des sinus, et que par conséquent les faits dont j'arguë n'ont

M. Guérin (a), et un rapport très étendu fait par M. Robin sur le phlébentérisme, sujet du reste tout à fait étran-
ger à l'objet qui nous occupe ici (b).

Je discuterai les points en litige à
mesure qu'ils se présenteront dans le
cours de ces Leçons.

(a) Revue Cuviérienne, 1844, p. 418 et suiv. ; 1845, n° 2, p. 69, etc.
(b) Robin, Rapport sur les communications de M. Souleyet, relatives à la question désignée
sous le nom de phlébentérisme (Mém. de la Soc. de biologie, 1852, t. IV, p. 167 et suiv.).

rien de nouveau. C'est là, comme on le voit, une simple dispute sur les mots; pour l'écarter, il me suffira, je le répète,
d'exposer les faits, et c'est ce que je commencerai à faire dans
la prochaine Leçon.

VINGT ET UNIÈME LEÇON.

De l'irrigation physiologique chez les Zoophytes; appareil gastro-vasculaire des Acalèphes et des Coralliaires. — Circulation cavitaire chez les Molluscoïdes de la classe des Bryozoaires. — Circulation semi-vasculaire chez les Tuniciers.

§ 1. — Lorsqu'on réfléchit aux phénomènes généraux de la nutrition, à l'accroissement de volume que subit tout corps vivant pendant une période considérable de son existence, et à la nécessité où sont tous les êtres animés d'introduire du dehors et d'incorporer à leurs organes des matériaux nouveaux, assimilation qui est une condition de cet accroissement, on comprend aussitôt la nécessité non moins impérieuse d'un fluide nourricier pour tous les Animaux, ne fût-ce que pour distribuer dans les diverses parties de l'économie les matières que celles-ci doivent s'assimiler, car les fluides seuls jouissent de la mobilité indispensable à une translation de ce genre.

Nécessité d'une irrigation physiologique.

Toujours, en effet, la nutrition s'exerce à l'aide d'un liquide qui tient en dissolution ou en suspension des matières assimilables, et nous avons déjà vu que ce liquide est aussi le véhicule à l'aide duquel l'oxygène nécessaire à l'entretien de la combustion respiratoire est introduit dans les profondeurs de l'organisme. Chez tous les Animaux il y a un liquide nourricier, mais cet agent physiologique n'est pas toujours de même nature : tantôt c'est l'eau qui arrive directement du dehors dans les cavités intérieures de l'organisme, et qui est chargé seulement de matières alimentaires plus ou moins élaborées par le travail digestif; d'autres fois, au contraire, c'est un suc particulier dont la composition et les propriétés nous sont déjà connues : c'est le sang.

Sous le rapport qui nous occupe ici, il y a donc une première distinction à établir entre les Animaux dont l'irrigation physio-

Différences dans le mode d'irrigation.

logique s'établit directement à l'aide des liquides alimentaires, et ceux où elle s'effectue au moyen du liquide spécial qui porte le nom de *sang* ; et à cette différence en correspond une autre qui dépend de la nature des organes ou instruments affectés au service de cette portion du travail nutritif. Dans le premier cas, l'appareil d'irrigation n'est autre que l'appareil digestif lui-même ; dans le second, c'est un système de cavités qui ne communique pas directement au dehors, et qui reçoit les matières nutritives par l'intermédiaire des organes de la digestion.

Irrigation gastrique. Occupons-nous d'abord du premier de ces deux modes de distribution des sucs nourriciers, de celui que j'appellerai l'*irrigation gastrique*.

Le moment n'est pas encore venu pour nous d'étudier l'appareil digestif considéré dans ses rapports avec ses fonctions principales, qui sont l'élaboration des matières alimentaires ; mais il nous faut l'examiner ici comme servant de réservoir au fluide nourricier et effectuant le renouvellement de ce fluide dans les diverses parties de l'organisme.

Zoophytes Cœlentérés. § 2. — C'est dans l'embranchement des Zoophytes seulement que la cavité gastrique et ses dépendances cumulent les fonctions digestives et irrigatoires, et ce caractère d'infériorité physiologique ne se rencontre même pas chez tous ces Animaux, mais est général dans la grande division des *Cœlentérés*, qui comprend la classe des Coralliaires et celle des Acalèphes (1).

Le nom d'*Animaux parenchymateux*, que Cuvier appliquait à tort à certains Vers, conviendrait parfaitement à ces Zoophytes, car leur cavité digestive est creusée directement dans la sub-

---

(1) Cette division a été établie par MM. Frey et Leuckart (a), et j'ai exposé ailleurs les raisons qui me portent à l'adopter (b).

(a) *Beiträge zur Kenntniss Wirbelloser Thiere des Norddeutschen Meeres*, 1847, p. 37.
(b) Milne Edwards, *Histoire naturelle des Coralliaires*, t. 1, p. 3.

stance de leur corps; il n'existe autour des parois de ce réservoir aucun espace vide où les liquides de l'organisme puissent s'accumuler, et c'est par un phénomène d'imbibition seulement que ces substances peuvent pénétrer de son intérieur dans la profondeur des tissus voisins. Aussi occupe-t-elle presque tout le corps, et l'épaisseur des parties solides qui l'entourent n'est jamais considérable. Du reste, sa disposition varie, et les modifications qui s'y remarquent entraînent des différences importantes dans la manière dont s'opère l'irrigation nutritive.

La forme la plus simple de cet appareil à double fonction se voit chez ces Animaux singuliers, que depuis longtemps les zoologistes connaissaient sous le nom de *Sertulariens*, et que l'on rangeait dans la classe des Polypes, mais que l'on sait aujourd'hui être les individus nourriciers ou représentants agames du type Acalèphe. Une cavité cylindrique occupe toute la longueur de leur corps et communique librement au dehors par la bouche, qui est située au centre de la couronne de tentacules dont leur extrémité antérieure et contractile est garnie. L'eau de la mer, où ces Zoophytes vivent, pénètre dans cette cavité, et y porte des matières alimentaires qui paraissent y être digérées, car elles s'y réduisent en particules fort ténues; d'autres corpuscules qui semblent provenir des parois de la cavité y flottent également, et le liquide nourricier ainsi constitué est agité par des courants rapides. On le voit monter d'un côté pendant qu'il descend de l'autre, et circuler ou plutôt tourbillonner dans toutes les parties du corps.

Cavolini, zoologiste napolitain, à qui l'on doit beaucoup de recherches intéressantes sur la physiologie des Zoophytes, fut le premier à étudier ce mode d'irrigation (1). Spallanzani

Sertulariens.

(1) Ces courants paraissent avoir été vaguement aperçus dès 1755 par Loeffling (*a*) et par Ellis (*b*); mais Cavolini fut le premier à les faire réelle-

(*a*) Loeffling, *Beschreib. Zwoer zarten Corallen (Abhandlungen der Schwedischen Akad.*, 1752, t. XIV, p. 122).

(*b*) Ellis, *Essai sur l'histoire naturelle des Corallines*, trad. franç., 1756, p. 117.

l'observa vers la même époque, et depuis lors un grand nombre d'autres naturalistes en ont été témoins ; mais on n'est pas encore bien fixé sur la cause de ces courants. M. Grant les

ment connaître. Voici comment il s'exprime à ce sujet : « Un fenomeno » assai singolare nella economia delle » Sertolare si è un movimento che si » osserva nel interiore del corpe come » in un proprio tubo. L'esteriore cor- » neo involglio ordinariamente trans- » parente chieude e veste il corpo » molle dell' animale, il quale si vede » essere formato come di un ammasso » granelloso. In mezzo di questo cor- » pore per una linea a lungo si vede » che una simile granellatura venga » transportata con motto vorticoso da » un fluido, che non si arriva a dis- » tinguere : mercè di questa agitazione » se vede che quelle bricciolette di » materia ora vengono portate in » giro , ora in una corrente salgono. » in sopra, or discendono : e questo » fenomeno accade cosi nel tronco » principale, che nei rami, fino a toc- » care gli organi polipiformi : e dura » ciò finchè viva la Sertolara, ancor- » chè i suoi organi siano strettamente » retirati. Io primo pensava poter » questo essere il cibo, che per questa » agitazione si rompa e deverisca per » distribuirsi in alimento al Polipo, » sicome nel suo Polipo vede il Trem- » blay. Ma ora son portato a credere

» essere quello canale un posto a lungo » del corpore, che faccia l'ufficio di » cuore, siccome cora di semigliante » nelle ruche si osserva : c nel salire » e scendere di quel fluido, salgono e » discendono ancora quelle briccio- » lette, le quale sono il materiale da » servire per l'accrescimento del cor- » pore dell' animale (a). »

Spallanzani n'a ajouté rien d'impor- tant aux faits constatés par Cavolini (b). Mais depuis une vingtaine d'années, ce curieux phénomène a été étudié d'une manière plus complète, et l'on a pu re- dresser quelques erreurs commises à ce sujet par ce dernier observateur.

En effet, Cavolini pensait que la cavité cylindrique où ces courants ont leur siégé ne communiquait pas avec la bouche (c), et un voyageur allemand, à qui l'on doit la connaissance de beaucoup de faits curieux, M. Meyen, a adopté la même manière de voir (d); mais, ainsi que MM. Fleming (e), Ehrenberg (f) et Lister s'en sont con- vaincus (g), cela n'est certainement pas, et c'est une seule et même cavité qui fait office d'estomac et de système irrigatoire en même temps qu'elle sert à la respiration (h).

M. Van Beneden résume, dans les

(a) Cavolini, *Memorie per servire alla storia de' Polipi marini.* In-4, Napoli, 1785, p. 120.
(b) Spallanzani, *Viaggi alle Due-Sicilie*, t. IV, p, 269.
(c) Cavolini, *Op. cit.*, p. 197.
(d) Meyen, *Ueber Polypen* (*Nov. Act. Acad. Cæs. Leop. Car. Naturæ curiosorum*, 1834, t. XVI, Suppl. 1, p. 187 et suiv.).
(e) Fleming, *Observ. on the Natural History of the* Sertularia gelatinosa *of Pallas* (*Edinb. Philos. Journ.*, 1820, vol. II, p. 82).
(f) Ehrenberg, *Die Corallenthiere des Rothen Meeres*, p. 75. Berlin, 1834.
(g) Lister, *Some Observations on the Structure and Functions of Tubular and Cellular Polype and of Ascidiæ* (*Philos. Trans.*, 1834, p. 365).
(h) Milne Edwards, *Observ. sur la circulation* (*Ann. des sciences nat.*, 1845, 3ᵉ série, t. III, p. 266, et *Voyage en Sicile*, t. I, p. 67).

attribue à la présence de cils vibratiles sur quelques parties de
la surface interne de l'espèce de tube organisé qui constitue
le corps de ces Animaux, et il me semble très probable
qu'il en est ainsi, car nous verrons bientôt que, chez d'autres

termes suivants, l'état de nos connaissances à ce sujet :

« Pour peu que l'on observe de ces
Polypes en vie, on voit distinctement
cette communication. Cavolini a donc
eu tort, dans ce sens, de comparer ce
liquide au sang des Animaux supérieurs, et M. Lister n'a pas été plus
heureux en le comparant à la circulation des Chara. Pour qu'il y ait analogie avec la circulation des Chara, il
aurait fallu que la cavité fût close de
toutes parts, et M. Lister savait cependant que cela n'est point. Du
reste, c'est une question très difficile
à résoudre que celle de la signification du liquide charrié dans la substance commune. La cavité qui contient le liquide est en communication
directe avec l'estomac, et le liquide
peut passer de l'estomac dans la cavité et retourner dans l'estomac, et
même ressortir par la bouche.

» D'après cela, la cavité serait plutôt une dépendance de l'estomac, ou
plutôt un appareil digestif commun,
comme le pense M. Milne Edwards.
Mais, d'un autre côté, le liquide est
chargé de globules comme le sang des
Animaux supérieurs. Ces globules
ont à peu près la même forme et le
même volume. Quand on les voit en
mouvement pour la première fois, on
croit avoir sous les yeux un vaisseau
d'un Animal vertébré. On voit quel-

quefois le sang dans les capillaires
des Animaux supérieurs, après avoir
coulé dans tel sens, s'arrêter tout à
coup ou rebrousser chemin, ce qui se
produit de même dans ces tiges de
Polypes ; seulement les globules, dans
les Polypes, semblent doués d'une
activité propre beaucoup plus prononcée que celle que l'on observe
chez les Vertébrés. Nous ne pouvons
attribuer le mouvement de ce liquide
à l'action péristaltique, les parois restant dans une immobilité absolue.
Nous n'avons pas remarqué que le
mouvement du liquide fût régulier,
comme le dit M. Lister : il est, au contraire, sujet à de grandes irrégularités.

» Ce sont donc là les principaux
phénomènes de la circulation qui se
produisent ici dans les Polypes, et l'on
ne doit pas s'étonner que Cavolini ait
comparé le liquide en mouvement des
Polypes au sang rouge des Vertébrés.
D'après ce que nous venons de dire,
ce mouvement circulatoire représente
à la fois, et le cours des aliments, et la
circulation du sang. Aussi est-ce là la
signification que nous croyons devoir
lui donner. Nous voyons les divers
appareils se fondre, si l'on peut s'exprimer ainsi, les uns dans les autres
chez les Animaux inférieurs, et il
n'est pas étonnant de voir ceux-ci
conserver des caractères de l'un et de
l'autre appareil (a). »

(a) Van Beneden, Mém. sur les Campanulaires des côtes d'Ostende, p. 17 (Mém. de l'Acad. de
Bruxelles, t. XVII).

Zoophytes , tels sont en effet les agents moteurs des fluides nourriciers ; mais jusqu'ici on n'est point parvenu à bien démontrer l'existence de ces cils (1).

Dans la plupart des Sertulariens , où les individus se multiplient par bourgeonnement et restent unis entre eux de façon à constituer des touffes ou des ramuscules , la cavité gastro-irrigatoire du Polype souche se continue dans l'axe du corps de tous les Polypes qui en dérivent , et le fluide nourricier qui s'y trouve est commun à tous les membres de ces singulières associations. Les courants irrigatoires passent librement d'un individu à un autre , et par conséquent il y a non-seulement un transport rapide des sucs nourriciers dans toutes les parties de l'organisme de chacun de ces petits Zoophytes , mais une sorte de circulation générale pour tout le groupe formé par ces Animaux agrégés , et les matières alimentaires ingérées dans l'estomac de l'un d'eux profitent à toute la colonie.

Je dis *une sorte de circulation.* En effet, le phénomène qui s'observe dans le fluide nourricier des Sertulariens ne mérite pas tout à fait le nom de *mouvement circulatoire :* c'est plutôt un tourbillonnement qui tantôt s'établit sur un point assez limité , d'autres fois devient général, et donne naissance à des courants circulaires comme ceux que l'on détermine dans l'eau d'un vase en y imprimant une impulsion rotatoire. En général,

---

(1) Quelques observateurs attribuent ces courants à des contractions des parois molles de la cavité irrigatoire des Sertulariens : MM. Ehrenberg (*a*) et Löven, par exemple (*b*). Mais je ne partage pas cette opinion ; les parois de la portion non protractile du corps de ces Zoophytes m'ont toujours paru peu ou point contractiles ; et bien qu'il m'ait été impossible de voir des cils vibratiles dans l'intérieur de la cavité gastrique, je suis persuadé qu'ils y existent , ainsi que M. Grant le suppose (*c*).

(*a*) Ehrenberg, *loc. cit.*
(*b*) Löven, *Bidrag till Kännedomen af Slägtena Campanularia och Syncoryna* (*Vetenskaps-Academiens Handlingar*, 1835, p. 265), et trad. dans les *Annales des sciences naturelles,* 1841, 2ᵉ série, t. XVIII, p. 160.
(*c*) Grant, *Outlines of Comparative Anatomy,* 1841, p. 314.

le courant monte d'un côté du tube gastrique et redescend de l'autre côté ; mais les particules en mouvement ne reviennent pas nécessairement à leur point de départ, et il n'y a rien de fixe, ni dans la direction suivie par le liquide, ni dans le trajet qu'il parcourt (1).

Ce tourbillonnement irrigatoire a été observé chez la plupart des Sertulariens (2), mais paraît manquer dans quelques espèces où les cavités digestives des divers individus d'une même colonie ne communiquent pas librement entre elles : ainsi M. Van Beneden, qui a fait une étude attentive de ces Animaux, n'a aperçu aucun phénomène de ce genre chez les Corynes et les Hydractinies (3).

(1) M. Löven a insisté avec raison sur le caractère irrégulier de ces courants, et a observé aussi que les particules qui flottent dans le fluide nourricier semblent parfois être animées d'un mouvement propre (a). M. Van Beneden a constaté la persistance de ces mouvements dans les globules après leur sortie du corps des Campanulaires (b), et il me paraît probable qu'ils sont produits par des portions de l'épithélium vibratile détachées des parois de la cavité irrigatoire de ces Zoophytes.

M. Meyen, qui a étudié ce mouvement chez les Campanulaires, le considère comme étant une oscillation comparable à la circulation alternante des Salpa, dont il sera bientôt question ; mais cette opinion n'est pas admissible (c).

(2) La disposition de la cavité tubulaire où ces courants s'observent a été très bien représentée par M. Lister chez les Tubulaires et les Sertulaires (d), et se voit mieux encore dans les planches qui accompagnent les Mémoires de M. Van Beneden. Ce dernier a étudié cette circulation avec beaucoup d'attention dans les Tubulaires proprement dits, les *Eudendrium* et les Campanulaires (e).

M. Allman a observé le même phénomène dans une espèce d'eau douce à laquelle il a donné le nom de *Cordylophora lacustris* (f).

(3) M. Van Beneden n'a pas observé

(a) Löven, *Observations sur le développement et les métamorphoses des genres Campanulaire et Syncoryne* (Ann. des sciences nat., 1841, 2ᵉ série, t. XV, p. 161).
(b) Van Beneden, *Mém. sur les Campanulaires*, p. 19.
(c) Meyen, *Beiträge zur Zoologie gesammelt auf einer Reise um die Erde* (Nova Acta Acad. Cæs. Leop. Carol. Naturæ curiosorum, vol. XVI, Suppl. 1, 1834, p. 192).
(d) Lister, *Op. cit.* (Philos. Trans., 1834, pl. 8, fig. 1 ; pl. 9, fig. c 2.
(e) Van Beneden, *Recherches sur l'embryologie des Tubulaires* (Mém. de l'Acad. de Bruxelles, t. XVII, pl. 1, fig. 2 et 7 ; pl. 4, fig. 7).
— *Mém. sur les Campanulaires* (loc. cit., pl. 1, fig. 3, 4).
(f) Allman , *On the Anatomy and Physiology of Cordylophora* (Philos. Trans., 1853, p. 367, pl. 25, fig. 2 et 3).

§ 3. — Dans les Stéphanomies, les Physophores et les autres Acalèphes que Cuvier désignait sous le nom d'*Hydrostatiques*, mais que la plupart des naturalistes actuels considèrent comme étant des colonies ou agrégats de petits Zoophytes fort voisins des Sertulariens, la disposition du système irrigatoire ne diffère que peu de celui dont je viens de parler (1). L'estomac de chaque individu se prolonge en

de courants dans le liquide nourricier dans ces deux genres (a).

(1) Les individus astomes (que je désignais jadis sous le nom d'*organes pyriformes*) communiquent avec le canal commun de la même manière que le font les individus nourriciers (ou *organes proboscidiformes*), et c'est principalement à l'extrémité de la grande cavité dont ils sont creusés que les cils vibratiles destinés à mettre le fluide nourricier en mouvement sont très développés. La disposition générale de ce système gastro-vasculaire se trouve indiquée dans le Mémoire que j'ai publié en 1841 sur la *Stephanomia contorta* (b), et dans l'ouvrage plus récent de M. Sars (c), mais a été étudiée d'une manière beaucoup plus complète par M. Vogt, dans son beau travail sur les Siphonophores de la mer de Nice (d).

Chez les Physalies, la disposition de cet ensemble de cavités est encore à peu près la même, si ce n'est que le canal commun des Stéphonomies est remplacé par un vaste réservoir compris entre les deux lames de la grande vessie hydrostatique, à la face inférieure duquel tous les individus polypiformes prennent naissance. La communication entre les estomacs ou suçoirs et l'espace qui entoure la vessie aérienne avait été indiquée par Olfers (e) et Eschwald (f), et a été observée de nouveau par M. de Quatrefages (g). Lesson dit avoir souvent vu ce réservoir du fluide nourricier rempli d'une matière d'apparence chymeuse, de couleur rouge (h).

(a) Van Beneden, *Recherches sur l'embryologie des Tubulaires* (*Mém. de l'Acad. de Bruxelles*, t. XVII).

(b) Milne Edwards, *Observations sur la structure et les fonctions de quelques Zoophytes*, etc. (*Ann. des sciences nat.*, 1841, 2ᵉ série, t. XVI, p. 217).

(c) Sars, *Fauna littoralis Norvegiæ*, 1846, p. 33 et suiv.

(d) Vogt, *Recherches sur les Animaux inférieurs de la Méditerranée*, 1854, 1ʳᵉ partie, p. 45, 64, 70, 81, 89, etc., pl. 11, 14, etc.

— Voyez aussi Leuckart, *Zoologische Untersuchungen; erstes Heft. Siphonophoren*, 1853, p. 13.

(e) Olfers, *Ueber die grosse Seeblase* (*Mém. de l'Académie de Berlin*, 1831, p. 159).

(f) Eschwald, *Observ. nonnullæ circa fabricam Physaliæ* (*Mém. de l'Acad. de Saint-Pétersbourg*, 1824, t. IX, p. 433).

(g) Quatrefages, *Mémoire sur l'organisation des Physalies* (*Ann. des sciences nat.*, 1854, 4ᵉ série, t. II, p. 122 et 134, pl. 3, fig. 1).

— Voyez aussi Leuckart, *Ueber den Bau der Physalien* (*Zeitschrift für wissenschaftliche Zoologie*, 1851, Bd. III, p. 189), et *Annales des sciences naturelles*, 1852, 3ᵉ série, t. XVIII, p. 202).

(h) Lesson, *Voyage de la Coquille*, t. II, p. 17, et *Histoire des Acalèphes*, p. 541.

manière de tube, pénètre dans la tige commune à laquelle tous ces individus sont suspendus, et s'y continue avec un canal commun situé dans l'épaisseur de cette tige ; et ici, de même que chez les Sertulariens, on distingue un fluide en mouvement qui charrie des corpuscules d'une grande ténuité.

§ 4. — Mais chez les Zoophytes qui naissent des Sertulariens, Acalèphes. et qui constituent les représentants parfaits ou sexués du type Acalèphe, le système cavitaire se complique davantage, et la division du travail tend à s'y introduire quant aux fonctions digestives et irrigatoires. Une portion vestibulaire et centrale de l'appareil devient plus spécialement chargée de l'élaboration des matières alimentaires et constitue un estomac bien délimité, tandis que la portion périphérique devient inapte à recevoir des matières solides d'un volume un peu considérable, et ne laisse passer que les liquides plus ou moins nourriciers qui ont été préparés dans la cavité digestive.

Le premier pas vers cette séparation entre la portion gastrique et la portion irrigatoire de cette cavité à fonctions multiples résulte du développement d'un certain nombre de cloisons membraneuses dans son intérieur. Ces cloisons se portent, comme autant de rayons, de la circonférence de la cavité commune vers le centre, de façon à diviser sa portion périphérique en autant de loges ; mais elles ne s'étendent pas jusqu'à l'axe du corps, et laissent au-dessus de la bouche un espace libre dans lequel les aliments pénètrent facilement du dehors. Lorsqu'il n'y a que peu de ces cloisons, les loges qui entourent l'estomac central sont très grandes, et les substances alimentaires non digérées peuvent y arriver aussi bien que les sucs déjà élaborés ; mais, à mesure que le nombre des divisions augmente, les parties reculées du système cavitaire se rétrécissent de plus en plus, et, tout en se laissant pénétrer par les liquides renfermés dans l'estomac et par les particules solides de petites dimensions que ces liquides peuvent charrier, elles se refusent au passage des aliments dont le volume serait plus considérable.

Comme exemple de ce mode d'organisation, je citerai d'abord la *Carybdée marsupiale*, Médusaire en forme de cloche, où la cavité digestive occupe toute l'étendue du corps, mais se trouve divisée en deux portions : l'une, centrale et libre, qui communique directement avec le dehors par l'intermédiaire de la bouche; l'autre périphérique et subdivisée en quatre loges de moindre capacité qui entourent l'estomac vestibulaire dont elles sont la continuation, et ne reçoivent guère que des matières liquides ou pulpeuses dans leur intérieur (1).

Chez les Pélagies, cette disposition se perfectionne davan-

(1) Pendant mon séjour à Nice, en 1840, j'ai eu l'occasion de disséquer de nouveau quelques Carybdées, et de reconnaître que, chez les individus adultes, la portion périgastrique de la cavité digestive occupe toute la largeur de l'ombrelle de ces Méduses, et se trouve séparée seulement en quatre grandes loges par autant de lignes d'adhérence de la paroi inférieure de cette cavité avec sa paroi supérieure. Ces loges ont par conséquent une grande largeur, et c'est du milieu de leur bord externe ou inférieur que naît le canal dont est creusé le centre de chacun des tentacules marginaux du disque. Dans un individu que j'avais observé à Naples en 1827, il m'avait semblé que ces quatre loges périgastriques étaient beaucoup plus étroites et laissaient entre elles un espace plein assez con-sidérable, comme on peut le voir dans la figure jointe à ma note sur la structure de ces Médusaires (*a*). Cette particularité dépendait peut-être d'une différence d'âge ou d'espèce ; mais je n'oserais pas affirmer qu'il n'y ait pas eu à ce sujet quelque erreur de ma part.

Le mode d'organisation décrit ci-dessus ressemble beaucoup à ce qui existe dans les *Cunina*, Esch., et les autres genres dont M. Gegenbauer, d'Iéna, a formé la petite famille des *Æginidæ*. Chez ces Médusaires, l'estomac central est très grand et se prolonge tout autour de sa circonférence, sous la forme de six, huit ou même seize loges radiaires dont la cavité communique avec les canaux creusés dans l'axe des tentacules marginaux (*b*).

(*a*) Milne Edwards, *Observ. sur la structure de la Méduse marsupiale* (*Ann. des sciences nat.*, 1833, t. XXVIII, p. 253, pl. 12, fig. 1, et *Règne animal* de Cuvier, ZOOPHYTES, pl. 55, fig. 1 *a*.
(*b*) Gegenbauer, *Versuch eines Systems der Medusen* (*Zeitschr. für wissenschaft. Zoologie*, 1856, Bd. VIII, p. 259, pl. 10).

tage; car les cloisons qui divisent de la sorte les parties profondes du système cavitaire commun se multiplient, et autour de l'estomac central, situé au-dessus de la bouche, il existe seize loges longues et étroites qui conduisent le fluide nourricier jusqu'au pourtour de l'espèce de disque formé par le corps de ces Acalèphes, et le transmettent même à des canaux creusés dans l'épaisseur des filaments tentaculaires dont le bord de ce disque est garni (1).

Chez d'autres Médusaires, la délimitation entre la portion digestive et la portion irrigatoire de ce système de cavités se prononce davantage; la multiplicité de ces divisions loculaires est portée si loin, que l'estomac central semble être entouré par un système de canaux radiaires plutôt que par des chambres périphériques, comme chez les Acalèphes dont il vient d'être question. Ainsi, chez les Équorées, la portion centrale demeure libre et reçoit les aliments non digérés, comme chez les espèces précédentes; mais la portion périphérique affecte la

(1) J'ai représenté cette disposition avec beaucoup de détails dans des planches relatives à l'anatomie de la *Pelagia noctiluca*, Pér. et Les., qui font partie de l'atlas de la grande édition du *Règne animal* de Cuvier. Chacune des loges périgastriques se termine par deux prolongements coniques, et, dans l'angle formé par la réunion de ces deux branches, il y a, de deux en deux loges, un orifice servant d'entrée à un canal creusé dans l'axe du filament tentaculaire qui naît de ce point (a). Il en résulte qu'un liquide coloré injecté dans l'estomac par la bouche se répand aussitôt dans les cellules périgastriques jusqu'au bord de l'ombrelle, et pénètre jusqu'à l'extrémité des huit tentacules marginaux.

Dans les Cyanées, la disposition de l'appareil gastro-vasculaire est à peu près la même que chez les Pélagies (b).

Dans le genre *Polyxenia*, d'Eschscholtz, l'appareil gastro-vasculaire paraît être également disposé comme chez les Pélagies (c).

(a) ZOOPHYTES du *Règne animal* de Cuvier (édition Masson), pl. 45, fig. 1 et 46, fig. 1, 1 a et 1 b.

— Voyez aussi mon *Voyage en Sicile*, t. I, p. 69, pl. 1, fig. 1, représentant le système cavitaire injecté en rouge.

(b) Milne Edwards, *Atlas du Règne animal* de Cuvier, ZOOPHYTES, pl. 47, fig. 1 a.

(c) Eschscholtz, *System der Acalephen*, 1829, p. 118.

— Forbes, *Op. cit.*, p. 32, pl. 4, fig. 2.

formé de canaux étroits propres seulement au passage de l'eau plus ou moins chargée de matières nutritives, et constitue un appareil vasculaire plus ou moins bien développé (1).

Enfin la séparation entre la portion gastrique et la portion irrigatoire de la cavité commune des Acalèphes devient encore plus distincte chez un grand nombre d'autres espèces où l'estomac central, au lieu de se prolonger vers le bord de l'ombrelle en forme de loges ou de cæcums, est en communication avec un système de vaisseaux parfaitement caractérisés. Ces canaux prennent toujours naissance tout autour de l'estomac central, et se portent vers le bord du disque, où ils communiquent entre eux. Leur disposition varie, du reste : tantôt elle est très simple ; d'autres fois elle se complique davantage, et permet une véritable circulation des liquides nourriciers.

Dans sa forme la plus simple, cet appareil gastro-vasculaire consiste en un réservoir central qui n'est autre chose que l'estomac, et en quatre canaux centrifuges disposés en croix et allant déboucher dans un canal circulaire situé près du bord du disque, et donnant à son tour naissance à une série de petits canaux creusés dans l'axe des tentacules marginaux. Les Océanies, les Sarsies et les Thaumantias nous offrent ce mode d'organisation (2).

(1) Dans l'*Équorée violacée* de la Méditerranée, j'ai compté soixante-quatorze de ces canaux radiaires qui partent de l'estomac et se dirigent vers le pourtour du corps en suivant la face inférieure du disque ou ombrelle. C'est le long de la paroi inférieure de ces loges tubulaires que sont suspendus les organes reproducteurs. A leur extrémité, elles m'ont paru s'anasto-moser entre elles de façon à constituer un canal marginal annulaire (a).

M. Huxley a fait connaître un mode de structure très analogue chez les Médusaires du genre *Oceania*, et il a remarqué que chez les jeunes individus les canaux radiaires sont étroits, mais s'élargissent par les progrès de l'âge (b).

(2) La disposition de ce système

(a) Milne Edwards, *Observations sur la structure et les fonctions de quelques Zoophytes*, etc. (*Ann. des sciences nat.*, 1841, 3ᵉ série, t. XVI, p. 196, pl. 1, fig. 1 a, 1 b).
(b) Huxley, *On the Anatomy and Affinities of the Family of the Medusæ* (*Philos. Trans.*, 1849, p. 421, pl. 37, fig. 11, 12 et 15).

Chez les Bérénices de Péron et Lesueur (1), et chez les Médusaires dont Forbes a formé le genre *Willsia*, cet appareil se complique un peu plus : les canaux périgastriques sont au

gastro-vasculaire, très simple, a été fort bien représentée chez les *Sarsies* et les *Tiaropsis* par M. Agassiz (*a*), et chez les *Thaumantias*, etc., par E. Forbes, naturaliste très distingué d'Edimbourg, qui est mort récemment (*b*). Dans le genre *Circé*, de Mertens (*c*), le nombre de ces vaisseaux radiaires est de huit, et ils naissent vers la partie inférieure de la cavité gastrique centrale, de façon à remonter le long des parois du pédoncule central pour gagner la face inférieure du disque (*d*).

La conformation du système gastro-vasculaire paraît être, sous ce dernier rapport, à peu près la même chez l'Acalèphe que M. Delle Chiaje a figuré sous le nom de *Dianaea luculana*; seulement cet anatomiste a représenté chacun des canaux radiaires, ainsi que le canal marginal, comme étant formé de deux tubes parallèles, disposition qui, probablement, n'existe pas (*e*). Une forme intermédiaire entre

celle de l'appareil gastro-vasculaire des Circés et des Thaumantias, etc., se voit dans le genre *Hippocrene* de M. Agassiz (*f*).

Dans le genre *Stomobrachium*, de M. Brandt, les canaux périgastriques naissent, comme chez les Thaumantias, immédiatement sous le disque, mais sont au nombre de huit, ainsi que cela a été constaté par M. Sars chez son *Oceania octocostata* (*g*), espèce que M. Ehrenberg a décrite ensuite sous le nom de *Melicertum complanulatum* (*h*), et que Forbes a appelée *Stomobrachium octocostatum* (*i*), ou de douze, comme cela se voit chez le *Stomobrachium lenticulare* (*j*).

On compte six de ces rayons gastro-vasculaires dans une espèce que M. Agassiz a considérée comme une variété de son *Sarsia mirabilis* (*k*).

(1) Péron et Lesueur, *Tabl. des caract. gén. des Méduses* (*Arch. du Muséum*, 1809, t. XIV, p. 326).

(*a*) Agassiz, *Contributions to the Natural History of the Acalephæ of North America* (*Mem. of the American Acad. of Arts and Science*, 1850, t. IV, p. 239, pl. 4, fig. 1, 2 ; pl. 6, fig. 4).

(*b*) Forbes, *A Monograph of the British Naked-Eyed Medusæ*, p. 4, p. 15, fig. 1, pl. 8, fig. 2 *a*, etc.

(*c*) Brandt, *Ausführliche Beschreibung der von C. H. Mertens, auf seiner Weltumsegelung beobachteten Schirmquallen* (*Mém. de l'Acad. de Saint-Pétersbourg*, 1838, 6ᵉ série, t. II, p. 358, pl. 3, fig. 7).

(*d*) Forbes, *Op. cit.*, p. 34, pl. 1, fig. 2.

(*e*) Delle Chiaje, *Descrizione e natomia degli Animali invertebrati della Sicilia citeriore*, pl. 142, fig. 1 et 2.

(*f*) Agassiz, *loc. cit.*, p. 262, pl. 1, fig. 1.

(*g*) Sars, *Deskrivelser og iagttagelser over nogle markelige eller nye i havet ved den Bergenske kyst levende Dyr.* In-4, Bergen, 1835, p. 24, pl. 4, fig. 9 *a*, 9 *b*.

(*h*) Ehrenberg, *Ueber die Akalephen des Rothen Meeres* (*Mém. de l'Académie de Berlin*, 1835, t. XXII, p. 255, pl. 8, fig. 6).

(*i*) Forbes, *loc. cit.*, p. 31, pl. 4, fig. 1 *a*, 1 *b*.

(*j*) Forbes, *Op. cit.*, pl. 20, fig. 1 *a*, 1 *b*, 1 *c*.

(*k*) Agassiz, *loc. cit.*, pl. 4, fig. 1.

nombre de six et se dichotomisent deux fois, de sorte que vers le bord de l'ombrelle ils constituent trente-deux branches qui vont déboucher dans le canal marginal (1).

Chez d'autres Médusaires, les ramifications de la portion périphérique du système gastro-vasculaire deviennent beaucoup plus nombreuses, et s'anastomosent entre elles de façon à constituer dans le voisinage du bord de l'ombrelle un réseau à mailles assez serrées (2). Cette disposition est très remarquable chez une espèce de Médusaire très commune sur nos côtes, que Cuvier a désignée sous le nom de *Rhizostome*, à raison

---

(1) Forbes, *Op. cit.*, p. 20, pl. 1, fig. 1^a, 1^b, 1^c.

(2) Les Géronies présentent une structure intermédiaire entre ces deux formes. Dans le jeune âge leur appareil gastro-vasculaire est organisé comme chez les Thaumantias, etc. Six canaux radiaires simples se rendent de la cavité centrale au canal annulaire du bord de l'ombrelle; mais M. Gegenbauer vient de constater que, par les progrès de l'âge, il part de ce dernier canal un certain nombre de vaisseaux centripètes qui s'avancent dans l'épaisseur de l'ombrelle, au milieu de l'espace compris entre les canaux radiaires primitifs (a). Dans les individus observés par ce naturaliste, ces canaux secondaires étaient terminés en cul-de-sac; mais il est probable que par les progrès du développement, ils s'anastomosent entre eux, et que le tronc principal de chaque groupe va déboucher dans l'estomac ou cavité centrale, de façon à ressembler alors en tout à l'appareil gastro-vasculaire des Aurélies.

Ces canaux centrifuges se voient très bien dans la figure que Péron et Lesueur ont donnée de la *Geronia hexaphylla* (b); mais la nature n'en a été bien connue que depuis la publication des recherches de M. Gegenbauer.

Il est à noter, du reste, que des transformations analogues s'observent dans l'appareil gastro-vasculaire des Aurélies pendant le très jeune âge, comme on peut le voir par les figures dont M. Sars a accompagné son Mémoire sur le développement de ces Animaux (c), et je ne comprends pas comment l'existence de tous ces vaisseaux ait pu être révoquée en doute par un naturaliste d'Édimbourg, M. Reid (d).

(a) Gegenbauer, *Versuch eines Systems der Medusen* (*Zeitschr. für wissench. Zool.*, 1856, Bd. VIII, p. 255, pl. 8, fig. 16).

(b) Voyez l'*Atlas* de la grande édition du *Règne animal*, ZOOPHYTES, pl. 52, fig. 3.

(c) Sars, *Ueber die Entwickelung der* Medusa aurita *und der* Cyanea capillata (*Archiv für Naturgeschichte*, 1841, Bd. I, 9e série, tab. 2 et 3).

(d) Reid, *Observ. on the Development of the Medusæ* (*Ann. and Mag. of Nat. Hist.*, 1848, 2e série, vol. I, p. 32).

d'une anomalie singulière de l'appareil digestif dont nous aurons à nous occuper plus tard (1).

Enfin, chez les Aurélies, qui abondent aussi sur quelques parties de notre littoral, les canaux périgastriques forment également un lacis vasculaire assez riche dans toute la portion périphérique de l'ombrelle, et il y a un degré de plus dans la division du travail irrigatoire. En effet, chez les divers Acalèphes dont j'ai parlé jusqu'ici, ce sont les mêmes canaux qui paraissent servir indifféremment pour l'aller et le retour du fluide nourricier, et l'irrigation physiologique semble s'effectuer par des mouvements de fluctuation irréguliers plutôt que par une véritable circulation. Mais chez les Aurélies, on voit partir de la cavité centrale du système gastro-vasculaire deux ordres de canaux qui communiquent entre eux à leur extrémité périphérique par l'intermédiaire du canal marginal. Les uns se ramifient et forment par l'anastomose de leurs branches un lacis de vaisseaux presque capillaires qui se terminent tous dans le

(1) Bien qu'il n'y ait pas, comme d'ordinaire, une bouche centrale entre les bras du Rhizostome, l'estomac est situé de la même manière que chez les autres Médusaires, dans l'axe du corps, et constitue une grande cavité qui se prolonge en forme de quatre loges au-dessus des racines des bras, et donne naissance à seize canaux périphériques qui occupent la face inférieure du disque et irradient vers le bord de cet organe. Un de ces canaux naît assez près de l'axe du corps, au-dessus de chacun des quatre ovaires; et trois autres du bord externe de chacun des prolongements de la cavité gastrique centrale; tous sont simples dans la première moitié de leur étendue, mais donnent ensuite naissance à une foule de branches latérales qui s'anastomosent irrégulièrement entre elles et constituent un réseau vasculaire dont les mailles sont d'autant plus serrées qu'elles sont situées plus près du bord de l'ombrelle. D'autres canaux, au nombre de huit, naissent de la partie inférieure de la cavité gastrique, autour du point où se trouve d'ordinaire la bouche, et descendent, en se ramifiant, dans les bras où tentacules labiaux, où plusieurs de leurs branches se terminent par des orifices buccaux, disposition qui a valu à ces Zoophytes le nom de *Rhizostomes* (a).

(a) Milne Edwards, *Voyage en Sicile*, pl. 9, fig. 1, et ZOOPHYTES du *Règne animal* de Cuvier, pl. 50, représentant un Rhizostome injecté.

canal circulatoire creusé dans le bord du disque ; les autres se
portent en ligne droite, et sans se diviser, de ce canal marginal
à l'estomac central, et paraissent servir de préférence au transport des sucs qui de l'estomac se rendent dans les diverses
parties de l'organisme , tandis que les canaux rameux semblent destinés à opérer le retour du fluide nourricier vers cette
cavité.

Dans la famille des Béroïdiens, ou Acalèphes Ciliobran-
ches (1), on trouve des représentants des principales formes
du système irrigatoire dont les Médusaires viennent de nous
offrir des exemples ; mais chez quelques espèces cet appareil se
perfectionne davantage, et le perfectionnement porte tantôt sur
la distinction des rôles entre les canaux efférents et afférents
au réservoir central constitué par l'estomac, d'autres fois sur
la division plus complète du travail entre la portion digestive et
la portion vasculaire de l'ensemble de cavités dont le corps de
ces Zoophytes se trouve creusé.

Comme exemple de la première de ces modifications, je citerai

(1) Ces deux sortes de canaux périgastriques alternent entre eux. Les
canaux simples sont au nombre de
huit, et naissent des angles des loges
de la cavité gastrique qui sont situées
entre les racines des bras et qui correspondent aux ovaires. Les autres,
en même nombre, sont également
simples à leur origine, mais ne tardent
pas à donner naissance latéralement à
deux grosses branches rameuses, puis
à quelques ramuscules de moindre
importance. Quatre de ces canaux rameux naissent du milieu des loges
gastriques dont il vient d'être question, entre les deux canaux simples
dépendants de chacune de ces cavités ;
les quatre autres partent de la portion
centrale de l'estomac, au-dessus de
l'origine des tentacules labiaux et entre les bras de l'espèce de croix formée
par l'origine des quatre loges périgastriques. Le tronc médian de chacun
de ces huit systèmes rameux va déboucher dans le canal marginal, en face
du point oculiforme. Enfin, ce canal
marginal donne à son tour naissance
à une multitude de canaux simples et
capillaires qui occupent l'axe des filaments marginaux dont le disque est
garni (a). M. Ehrenberg, qui a fait un
excellent travail sur l'organisation de

(a) Milne Edwards, *Voyage en Sicile*, t. 1, p. 70, pl. 10, fig. 1 a, et ZOOPHYTES du *Règne animal*
de Cuvier, pl. 48, fig. 1 a.

les Béroés proprement dits, dont j'ai fait connaître le mode d'organisation il y a environ quinze ans (1). Chez ces Acalèphes, l'estomac est situé au sommet de l'espèce de bourse ovalaire formée par le disque ou corps de l'Animal, et donne naissance, comme chez les Médusaires, à des canaux radiaires qui, au nombre de huit, suivent les huit ambulacres ou côtes frangées dont la surface du disque est garnie. Ces canaux vont déboucher dans un vaisseau marginal annulaire, et, chemin faisant, ils fournissent de chaque côté une multitude de branches transversales qui, chez les jeunes individus, sont peu ramifiées et se terminent en cul-de-sac, mais qui, par les progrès du développement, s'avancent de plus en plus dans les espaces intercostaux et s'y anastomosent entre elles de façon à constituer un réseau capillaire très riche. Deux autres canaux, que j'appelle des *vaisseaux périgastriques inférieurs*, naissent également de l'estomac et vont se terminer dans le vaisseau annulaire du bord du disque ; mais ils suivent la face interne ou inférieure de l'espèce de cloche formée par celui-ci, et ils fournissent latéralement un grand nombre de branches transversales dont

ces Médusaires, a vu que chez les jeunes individus les ramifications des canaux périphériques sont beaucoup moins nombreuses que chez les individus plus avancés en âge. On lui doit aussi de très bonnes figures de l'appareil gastro-vasculaire (a).

La disposition de ces canaux périgastriques paraît être à peu près la même dans le genre *Sthenonia* d'Eschscholtz, si ce n'est que les vaisseaux simples qui, chez les Aurélies, alter-

nent avec les vaisseaux rameux, seraient bifurqués vers le bout (b).

Dans l'*Aurelia limbata*, observée par Mertens, le système gastro-vasculaire offre les mêmes caractères que chez l'*Aurelia aurita* ; mais le réseau formé par les anastomoses des canaux ramifiés est beaucoup plus riche (c).

(1) Milne Edwards, *Observations sur la structure et les fonctions de quelques Zoophytes, etc. (Ann. des sc. nat.*, 1841, 2e série, t. XVI, p. 207).

(a) Ehrenberg, *Ueber die Akalephen des Rothen Meeres und den Organismus der Medusen des Ostsee (Abhandlungen der K. Akad. der Wissenchaften zu Berlin*, 1835, p. 181, pl. 1, fig. 1 ; pl. 2, fig. 1 à 12 ; pl. 3, fig. 1 à 5).
(b) Eschscholtz, *System der Akalephen*, p. 59, pl. 4, fig. 1.
(c) Brande, *Op. cit. (Mém. de l'Académie de Saint-Pétersbourg*, 1838, 6e série, t. II, pl. 10, fig. 2).

les ramuscules s'anastomosent avec le réseau capillaire superficiel dépendant des vaisseaux costaux ou périgastriques supérieurs (1).

Ces Béroés, de même que les autres Acalèphes, sont d'une
transparence si parfaite, qu'en les observant à l'état vivant, il
est facile de voir tout ce qui se passe dans l'intérieur de leur
corps, et, en les étudiant de la sorte, j'ai eu souvent l'occasion de constater l'existence de courants rapides dans les
diverses parties de ce système irrigatoire et d'y reconnaître
une véritable circulation du fluide nourricier, marquée par le
déplacement des globules que ce fluide tient en suspension. Je
voyais le courant se diriger de l'estomac vers les diverses parties du corps dans les deux canaux profonds, et remonter en
sens inverse du vaisseau annulaire jusque dans l'estomac, par
les huit canaux sous-costaux. L'estomac est donc ici le réservoir
central de l'appareil irrigatoire, et le fluide nourricier circule
dans le double système de canaux qui est en communication
avec cette cavité.

Chez les autres Acalèphes Cténophores, l'appareil irrigatoire
ne présente plus les réseaux capillaires dont les Béroés sont
pourvus, et se trouve réduit aux gros troncs qui naissent de
l'estomac ou qui longent les bords des parties analogues au
disque; mais, sous un autre rapport, il est au contraire plus
parfait, car il est disposé de façon à pouvoir fonctionner sans
le concours de l'estomac. En effet, la partie centrale du système
gastro-vasculaire se trouve divisée en deux portions par un
étranglement contractile; une première portion vestibulaire reçoit les aliments et les digère, puis les fait passer dans la portion
profonde ou post-stomacale qui est en communication directe
avec les canaux irrigatoires.

_____

(1) *Loc. cit.*, pl. 6, fig. 1 et 4, et Zoophytes du *Règne animal* de Cuvier,
pl. 56, fig. 1.

Ce mode d'organisation, que j'ai rencontré d'abord dans un petit Acalèphe de la Méditerranée, dont j'ai formé le genre *Lesueuria*, se retrouve, à peu de chose près, non-seulement dans les genres *Eucharis* et *Chiaia*, mais aussi chez les Cestes (1). Dans les Cydippes (ou Pleurobrachies), la démar-

(1) Dans les *Lesueuria* (a), la première portion du système gastro-vasculaire, ou chambre pharyngienne, qui communique librement au dehors par la bouche, située à son extrémité inférieure, est très grande et occupe l'axe du corps. Elle fait l'office d'un estomac, et communique par son extrémité supérieure avec une seconde chambre que je désigne sous le nom de *ventricule chylifère*. Cette cavité s'élève verticalement jusqu'à la face supérieure du corps où se trouve le système nerveux central; elle s'y termine en cul-de-sac, et son entrée est garnie de cils vibratiles. Deux ordres de canaux naissent de sa partie inférieure: les uns, au nombre de quatre, s'élèvent en divergeant, et ne tardent pas à se bifurquer pour former les huit canaux costaux dont la disposition est à peu près la même que chez les Béroés, sauf qu'ils ne donnent pas naissance à un réseau intermédiaire. À leur extrémité inférieure, ces vaisseaux verticaux contournent le bord des lobes dont le corps est garni latéralement, et se réunissent deux à deux près du point d'insertion des quatre tentacules situés à la base de ces appendices. Là ils donnent chacun naissance à un petit vaisseau qui longe en dessous le tentacule correspondant, et

à un vaisseau marginal qui suit le bord inférieur du corps et communique à son tour avec les canaux périgastriques inférieurs. Enfin, ces derniers, au nombre de deux paires, remontent en longeant l'estomac, et vont déboucher à la partie inférieure du ventricule chylifère, de façon à constituer le second ordre de canaux dont il a été question ci-dessus comme dépendant de ce réservoir central. Les courants ne sont pas réguliers dans ce système irrigatoire, mais ils m'ont paru avoir la même direction que chez les Béroés.

La disposition de l'appareil gastro-vasculaire est à peu près la même dans le genre *Chiaia*. La figure que M. Delle Chiaje a donnée d'un de ces Acalèphes sous le nom d'*Alcinoe papillosa* manque d'exactitude (b). Les principales différences, comparativement à ce qui se voit chez le *Lesueuria*, tiennent: 1° au mode d'origine des canaux costaux intermédiaires qui appartiennent aux petites côtes ambulacraires, et qui naissent d'un tronc périgastrique situé vers le tiers de leur longueur, tandis que les canaux costaux externes, de même que tous ceux des *Lesueuria*, se continuent avec les troncs périgastriques par leur extrémité supérieure; 2° à l'existence d'une multitude de petites branches latérales qui se terminent

(a) Milne Edwards, *Observations sur la structure et les fonctions de quelques Zoophytes* (*Ann. des sciences nat.*, 2ᵉ série, t. XVI, p. 208, pl. 3 et 4, fig. 1).
(b) Delle Chiaje, *Memoria sulla storia e notomia degli Animali senza vertebre del regno di Napoli*, t. IV, p. 7, pl. 51, fig. 1 et 2, et *Descriz. e notom. degli Anim. invert.*, pl. 150, fig. 1 et 2.

cation entre l'estomac et la portion irrigatoire du système gastro-vasculaire est encore plus prononcée. Mais la portion vasculaire de ce système est moins développée, et le mouvement de va-et-vient du fluide nourricier s'effectue à la fois dans chaque canal.

Chez les Vélelles, que les recherches récentes de plusieurs naturalistes tendent à faire considérer comme des Acalèphes composés dont l'individu central aurait seul un appareil digestif, et les autres ne serviraient qu'à la reproduction, le système

en cæcums, et qui correspondent aux lignes d'insertion des rangées transversales de filaments locomoteurs (a).

Dans les Acalèphes que M. Agassiz a décrits sous le nom de *Bolina alata*, la conformation du système gastro-vasculaire paraît être la même que chez le *Lesueuria*, bien que ce naturaliste ne fasse pas mention des deux paires de canaux longitudinaux intermédiaires qui existent chez ce dernier (b). Il paraît que M. Agassiz ne connaissait pas les observations dont ce Zoophyte avait été l'objet ; car il dit qu'avant lui on ignorait complétement la disposition de ces vaisseaux (c).

Si l'on jugeait de l'organisation des *Cestes* par les figures que MM. Eschscholtz (d) et Delle Chiaje (e) en ont données, on croirait que l'appareil gastro-vasculaire de ces Acalèphes diffère beaucoup de celui des Lesueuries et des Chiaies ; mais il n'en

est pas ainsi. La disposition de la cavité gastrique, du ventricule chylifère et des deux ordres de canaux périgastriques est essentiellement la même. (f) En effet, le sommet de la cavité stomacale qui occupe l'axe du corps se continue avec une cavité cylindrique grêle et verticale qui va se terminer en cul-de-sac sous la fossette dorsale, et qui donne naissance inférieurement à quatre canaux périgastriques ascendants. Ceux-ci s'élèvent en divergeant de façon à simuler les quatre côtés d'une pyramide renversée, et se divisent chacun en deux branches, dont l'une monte jusqu'au bord supérieur du corps, et se recourbe ensuite en dehors pour suivre en dessous l'ambulacre ou rangée de franges ciliaires dont ce bord est garni ; l'autre se recourbe en bas, et descend jusque vers les deux tiers de la face latérale du corps, où il se recourbe brusquement en dehors pour marcher

---

(a) Milne Edwards, *Note sur l'appareil gastro-vasculaire de quelques Acalèphes Cténophorés* (*Ann. des sciences nat.*, 1857, 4ᵉ série, t. VII, pl. 14).

(b) Agassiz, *Contributions to the Natural History of the Acalephæ of North America*, part. 2, p. 357, pl. 7 et 8 (*Mem. of the American Acad.*, t. II, 1850).

(c) *Loc. cit.*, p. 356.

(d) Eschscholtz, *System der Acalephen*, p. 14, pl. 1, fig. 1 a, 1 b.

(e) Delle Chiaje, *Memorie sulla storia e notomia degli Animali senza Vertebre di Napoli*, t. IV, p. 14, pl. 52, fig. 2.

(f) Milne Edwards, *Op. cit.* (*Ann. des sciences nat.*, 1857, t. VII, pl. 15).

irrigatoire est également une dépendance de l'estomac, mais toute sa portion vasculaire acquiert un développement sans exemple chez les Zoophytes que nous venons de passer en revue. Un des naturalistes les plus habiles de la Suisse, M. Vogt, en a fait récemment une étude approfondie, et a trouvé que les canaux rameux qui partent de l'estomac se répandent dans les diverses parties du disque commun, et font communiquer entre eux tous les individus agastriques, ou organes reproducteurs de ces singuliers Zoophytes (1).

parallèlement à la précédente jusqu'à l'extrémité des lobes latéraux ou ailes, bien qu'il n'y ait sur son trajet aucune trace d'ambulacres. Parvenus à l'extrémité pointue des ailes qui, en s'allongeant excessivement, donnent à ces Acalèphes la forme d'un ruban, ces deux vaisseaux se réunissent et débouchent dans un vaisseau marginal inférieur qui longe le bord frangé inférieur et se réunit à son congénère sur le devant de la bouche. Enfin, un canal vertical, appelé vaisseau périgastrique inférieur, se dirige de ce point vers la base du ventricule chylifère en longeant l'estomac, et complète sur chaque face du corps le cercle circulatoire.

Dans le genre Pleurobrachie de Fleming (ou Cydippe d'Eschscholtz), la cavité centrale donne également naissance à deux séries de vaisseaux dont les uns sont ascendants et vont s'ouvrir dans les huit canaux costaux ou ambulacraires, et dont les autres, au nombre de deux seulement, descendent le long des organes appendiculifères et représentent les vaisseaux périgastriques inférieurs des Béroïdiens ordinaires; mais il n'existe pas de canal marginal inférieur pour relier entre elles les extrémités inférieures de tous ces vaisseaux verticaux, qui se terminent par conséquent en culs-de-sac. Il est aussi à noter que tous ces vaisseaux, au lieu d'être étroits et cylindriques comme dans les espèces précédentes, sont très larges, et que dans l'intérieur de chacun d'eux, on voit à la fois deux courants en sens contraire, dirigés l'un du centre à la circonférence du système irrigatoire, l'autre de la circonférence vers la cavité centrale (a).

(1) Ces divers canaux périgastriques sont tapissés d'un tissu qui a tous les caractères d'un organe sécréteur, et qui pourrait bien remplir les fonctions d'un appareil hépatique. Nous reviendrons avec plus de détail sur ce su-

(a) Voyez, au sujet de l'appareil gastro-vasculaire de ces Animaux : Audouin et Milne Edwards, *Observ. sur le Beroe pileus*, insérées par Cuvier dans la 2ᵉ édition de son *Règne animal*, 1830, t. III, p. 281. — Milne Edwards, ZOOPHYTES de l'Atlas de la grande édition du *Règne animal*, pl. 56, fig. 3 b, et *Note sur l'appareil gastro-vasculaire de quelques Acalèphes Cténophores* (Ann. des sciences nat., 1857, 4ᵉ série, t. VII, pl. 16, fig. 2). — Agassiz, *Contributions to the Nat. Hist. of the Acalephæ of North America*, p. 313, pl. 2 à 4.

Les organes moteurs qui déterminent les courants irriga-toires chez les Acalèphes sont faciles à découvrir chez beaucoup d'espèces et paraissent être partout les mêmes. Ce sont des cils vibratiles qui garnissent la surface interne d'une portion plus ou moins considérable des canaux gastro-vasculaires. Chez les Béroés, par exemple, ces filaments épithéliques se trouvent en grand nombre dans le canal marginal et dans les parties voisines du lacis vasculaire (1). On les distingue également chez les Lesueuries et les Cydippes, mais ici les contractions générales du corps viennent aussi en aide à la circulation, et je suis porté à croire que les mouvements de systole et de diastole qui se remarquent dans le disque des Médusaires et qui servent à la natation concourent au même but (2).

jet, lorsque nous étudierons les or-ganes de la digestion, et je me borne-rai à ajouter ici quelques mots relatifs à la disposition de ces canaux.

On trouve au fond du sac fusiforme central qui constitue l'estomac de la *Vélelle* deux rangées d'ouvertures qui conduisent dans des canaux larges et sinueux. Ceux-ci se dirigent vers le bord du disque en se ramifiant et en s'anastomosant entre eux, de façon à former un réseau épais et serré sous sa face inférieure. La masse brune et spongieuse ainsi constituée sur-monte les individus astomes qui en-tourent l'individu nourricier, et ces canaux sont en communication directe avec la cavité dont chacun de ces corps polypiforme est creusé. Enfin,

le réseau vasculaire se prolonge dans le limbe du disque, et ses rameaux remontent jusque sur les côtés de la lame verticale dont ce disque est sur-monté. MM. Delle Chiaje, Hollard et Kröhn, n'ont connu que la portion centrale de ce système gastro-vascu-laire, et l'ont considérée comme étant le foie ; M. Vogt l'a fait connaître d'une manière plus complète (a).

(1) Milne Edwards, *Observations sur la structure de quelques Acalè-phes (Ann. des sc. nat.*, 1841, 2ᵉ sér., t. XVI, p. 213).

(2) C'est par des contractions péri-staltiques de la membrane dont les canaux gastro-vasculaires sont ta-pissés que M. Ehrenberg explique les courants non-seulement chez les

(a) Delle Chiaje, *Descriz. e Notomia degli Anim. senza vertebre*, t. IV, p. 106.
— Hollard, *Recherches sur l'organisation des Vélelles (Ann. des sciences nat.*, 1845, 3ᵉ série, t. III, p. 251).
— Kröhn, *Notiz über die Anwesenheit eigenthümlicher Luftkanäle bei Velella und Porpita* (Erichson's *Archiv für Naturgeschichte*, 1848, Bd. I, p. 30).
— Vogt, *Recherches sur les Animaux inférieurs de la Méditerrańée*, 1ʳᵉ partie, Genève, 1854, p. 17 et suiv., pl. 1, fig. 4, 8 et 9; pl. 2, fig. 12, 15 et 16.

Je dois ajouter qu'un naturaliste allemand, M. Will, pense que tous les vaisseaux en communication avec la cavité digestive sont renfermés dans un autre système de canaux qui les accompagneraient partout et qui serviraient à contenir un fluide nourricier spécial ; mais cette opinion paraît être dénuée de fondement, et l'appareil gastro-vasculaire est le seul qui, chez les Acalèphes, semble pouvoir servir à l'irrigation nutritive de l'organisme (1).

§ 5. — La classe des Coralliaires (ou Polypes proprement dits) nous offre une série de termes correspondants aux principales formes de l'appareil irrigatoire que nous venons de passer en revue chez les Acalèphes.

Classe des Coralliaires.

Ainsi le mode d'organisation que nous avons rencontré dans

Aurélies, mais aussi chez les Béroés, etc. (a). J'avouerai n'avoir jamais pu voir ces mouvements péristaltiques, et je suis au contraire certain du rôle actif des cils vibratiles dont j'ai eu souvent l'occasion d'étudier le jeu chez les Béroés.

M. Busch a vu aussi les courants du liquide nourricier être produits par l'action de cils vibratiles chez les Médusaires du genre *Sarsia* ; mais il y a, indépendamment de cela, des mouvements irréguliers qui dépendent, soit de l'injection d'une nouvelle quantité de liquide de l'estomac dans les vaisseaux, soit des contractions partielles du corps. D'après M. Busch,

la direction des courants irrigatoires se renverserait d'une manière périodique, à peu près comme chez les *Tuniciers* (b).

(1) Suivant Will, les vaisseaux gastro-vasculaires des Béroés et des Méduses seraient bordés par un espace libre contenant un liquide, ou plutôt se trouveraient logés dans un canal que cet auteur considère comme étant un véritable vaisseau sanguin (c) ; mais il n'a pu jamais y apercevoir de courant, et les anatomistes qui ont cherché à vérifier ses observations sont tous arrivés à des résultats négatifs (d).

(a) Ehrenberg, *Ueber die Akalephen des Rothes Meeres* (Acad. de Berlin, 1835, et Ann. des sciences nat., 2ᵉ série, t. IV, p. 295).
(b) Busch, *Beobachtungen über Anatomie und Entwickelung einiger Wirbellosen Seethiere*, 1852, p. 3.
(c) Will, *Horæ Tergestinæ*, p. 34.
— Siebold et Stannius, *Nouveau Manuel d'anatomie comparée*, t. I, p. 64.
(d) Voyez Frey et Leuckart, *Beiträge zur Kenntniss Wirbelloser Thiere*, mit besonderer Berücksichtigung der Fauna des Norddeutschen Meeres, 1847, p. 38.
— Forbes, *A Monogr. of the Brit. Naked-Eyed Medusæ*, p. 6.
— Milne Edwards, *Note sur l'appareil gastro-vasculaire de quelques Acalèphes* (Ann. des sciences nat., 1857, 3ᵉ série, t. VII).

les générations sertulariennes des Acalèphes se retrouve chez l'Hydre d'eau douce, devenue célèbre par les expériences curieuses de Tremblay.

La disposition dont les Médusaires du genre Pélagie nous ont offert un exemple existe, à peu de chose près, chez les Lucernaires, les Actinies et la plupart des autres Zoanthaires.

Enfin la ressemblance est également frappante entre l'appareil gastro-vasculaire des Aurélies ou des Rhizostomes, et le système à la fois digestif et irrigatoire de presque tous les Alcyonaires.

Effectivement, chez l'Hydre, que la plupart des zoologistes rangent dans cette classe (1), le corps de l'animal est transformé en une sorte de gaîne cylindrique, et la cavité stomacale qui en occupe tout l'intérieur sert à la fois à la digestion des

---

(1) La cavité stomacale de l'Hydre se rétrécit inférieurement, mais s'étend jusque dans le pied de l'animal, et envoie des prolongements cylindriques dans l'intérieur des bras ou tentacules dont la bouche est entourée. Corda (a), Laurent (b), Erdl (c) et plusieurs autres naturalistes avaient remarqué des mouvements oscillatoires dans le liquide dont ces canaux tentaculaires sont remplis, mais n'avaient aperçu aucun phénomène analogue dans l'estomac, ni aucune communication directe entre ces parties. Gruithuisen avait même supposé que les canaux tentaculaires se terminaient dans un anneau vasculaire placé autour de la bouche (d). Mais M. Ehrenberg a trouvé qu'ils débouchent directement dans la cavité stomacale, et a donné une très belle figure où cette disposition se voit (e). Les observations de M. Siebold confirment celles de M. Ehrenberg, et le premier de ces naturalistes, dont l'habileté comme micrographe est bien connue, assure que le mouvement du liquide n'est pas dû seulement aux contractions générales du corps, et dépend en partie de l'action de cils vibratiles d'une grande ténuité (f).

(a) Corda, *Anatome Hydræ fuscæ* (*Acta Academiæ Cæsareæ Leopoldino-Carolinæ Naturæ curiosorum*, t. XVIII, et *Ann. des sciences nat.*, 1837, 2ᵉ série, t. VIII, p. 364).

(b) Laurent, *Recherches sur l'Hydre et l'Éponge d'eau douce* (*Voyage de la Bonite, Hist. nat.*, 1844, Zoophytologie, p. 55).

(c) Erdl, *Ueber die Organisation der Fangarme der Polypen* (*Müller's Archiv für Anat. und Physiol.*, 1841, p. 431).

(d) Gruithuisen, *Einleitung in das Studium der Arzneykunde*, 1824, p. 154 (*Isis*, 1828, t. XXI, p. 506).

(e) Ehrenberg, *Ueber das Massenverhältniss der jetzt lebenden Kiesel-Infusorien*, etc. (*Mém. de l'Acad. de Berlin pour* 1836, p. 154, pl. 2, fig. 1).

(f) Siebold et Stannius, *Nouveau Manuel d'anatomie comparée*, t. I, p. 42.

matières alimentaires et à la distribution des fluides nourriciers dans l'ensemble de l'organisme (1).

Chez les Lucernaires, la bouche, qui est entourée d'un voile labial prolongé en manière de trompe, donne dans une grande cavité digestive, dont la partie supérieure se prolonge dans le disque oral jusqu'à l'extrémité des bras, mais s'y trouve divisée en quatre loges par autant de cloisons périgastriques radiaires; disposition qui rappelle tout à fait ce qui existe chez les Pélagies (2).

Chez les Actinies ou Anémones de mer, ainsi que chez les autres Zoanthaires, le bord labial de la cavité générale du corps

---

(1) D'après son mode d'organisation, ce Zoophyte semble cependant avoir plus d'analogie avec la forme sertularienne du type Acalèphe, et devoir, par conséquent, prendre place dans la classe précédente ; mais cette question d'appréciation des affinités zoologiques ne saurait être traitée ici (a).

(2) Les figures que j'ai données de la structure interne de la *Lucernaria auriculata* (b) s'accordent très bien, sous ce rapport, avec les observations publiées quelque temps après par M. Sars sur le *Lucernaria quadricornis* (c).

Plus récemment, M. Owen a décrit un système de canaux qui longeraient la cavité digestive et se bifurqueraient dans les bras ; mais les parties que cet anatomiste a prises pour des tubes sont, suivant toute apparence, les quatre pilastres qui garnissent les parois de la cavité générale et font saillie dans l'intérieur de celle-ci (d). Depuis la publication de la note de M. Owen, j'ai eu l'occasion d'examiner de nouveau la structure des Lucernaires, et je me suis assuré de l'exactitude des figures que j'avais publiées quelques années auparavant.

Il est aussi à noter que la description que MM. Frey et Leuckart ont donnée des loges périgastriques du disque des Lucernaires n'est pas exacte. Ils pensent que les cloisons qui séparent entre elles ces loges correspondent au milieu de chaque bras ou lobe tentaculaire, et qu'il y a huit de ces loges en forme de cæcums (e), tandis qu'en réalité le nombre de ces prolongements de la cavité générale n'est que de quatre, et les cloisons radiaires qui les séparent correspondent à la base des angles rentrants formés par la réunion de deux tentacules conjugués avec leurs voisins.

(a) Voyez Milne Edwards, *Histoire naturelle des Coralliaires*, t. I, p. 3.
(b) Milne Edwards, ZOOPHYTES de l'*Atlas du Règne animal*, pl. 63, fig. 1 a, 1 c.
(c) Sars, *Fauna littoralis Norwegiæ*, 1846, p. 22.
(d) Owen, *On Lucernaria inauriculata* (*Report of the 19th Meeting of the Brit. Assoc. for the Advanc. of Science*, 1849, *Trans.*, p. 78).
(e) Frey et Leuckart, *Beiträge zur Kenntniss Wirbelloser Thiere*, 1847, p. 11.

se renverse au contraire en dedans, à peu près comme nous l'avons vu chez les Pleurobrachies, et forme une sorte de vestibule gastrique tubulaire suspendu au centre de cette cavité. La digestion tend à se localiser dans ce premier estomac, et ce sont principalement les sucs nourriciers, mêlés à de l'eau de mer, qui pénètrent plus loin dans la seconde chambre. Celle-ci peut donc être comparée au ventricule chylifère des Béroïdiens, mais son mode de conformation rappelle davantage celui de l'estomac des Équorées. En effet, une multitude de cloisons partent de ses parois pour se diriger vers l'axe du corps, mais n'y arrivent pas et laissent au-dessous de l'estomac un espace libre, tandis que tout à l'entour elles divisent la cavité commune en une série de loges étoilées dont le fond se prolonge en forme de tube dans l'intérieur des tentacules correspondants (1). Nous étudierons plus en détail la structure de cet appareil, lorsque nous nous occuperons des organes de la digestion, et je me bornerai à ajouter ici que les parois de ce système de cavités sont garnies de cils vibratiles qui font naître des courants dans les fluides nourriciers dont il est rempli. Mais ces courants ne constituent pas, à proprement parler, une circulation, et déterminent plutôt des tourbillonnements partiels (2).

(1) A ce sujet, on peut consulter les recherches de Lesueur, MM. Teale, Delle Chiaje, Dana, Hollard, Haime, etc. (a).

(2) La découverte de ces cils vibratiles chez les Actinies est due au professeur Sharpey, de l'université de Londres (b), et ce physiologiste a

(a) Lesueur, Obs. on Several Species of the Genus ACTINIA (Journ. of the Acad. of Nat. Sciences of Philadelphia, vol. I, p. 180, pl. 8, fig. 1, 4, 5, 8).
— Teale, On the Anatomy of Actinia coriacea (Trans. of the Leeds Philos. Soc., vol. I). Voyez Johnston, Hist. of the British Zoophytes, 1847, vol. I, p. 184).
— Delle Chiaje, Descrizione e Notomia degli Anim. Invert. della Sicilia citeriore, t. IV, p. 127 et 130, pl. 152, fig. 11, et pl. 154, fig. 1).
— Dana, ZOOPHYTES, p. 34 (United States Exploring Expedition under Capt. Wilkes, 1846).
— Hollard, Monographie anatomique du genre ACTINIA (Ann. des sciences nat., 3ᵉ série, t. XV, p. 256).
— Haime, Mémoire sur le Cérianthe (Ann. des sciences nat., 4ᵉ série, t. I, p. 371, etc.).
(b) Sharpey, Edinburgh Medical and Surgical Journal, vol. XXXIV.

Ce mode d'organisation est plus facile à comprendre chez les Alcyonaires, parce que là les diverses parties de l'appareil gastro-irrigatoire sont plus nettement séparées ; mais en général cet appareil s'y complique aussi davantage.

Prenons pour exemple l'un des Polypes de ces Zoophytes agrégés que j'ai trouvés sur les côtes de l'Algérie et que j'ai désignés sous le nom d'*Alcyonides* (1). Le corps presque cylindrique et très allongé de l'Animal est creusé dans toute son étendue d'une grande cavité au sommet de laquelle se trouve suspendu le tube gastrique, formé par le renversement en dedans du bord labial de la bouche. Cet estomac communique directement avec la cavité générale par son extrémité inférieure, mais cette extrémité est garnie d'un sphincter ou anneau musculaire, qui, en se resserrant, la transforme temporairement en un sac lorsque les aliments y arrivent du dehors et doivent y être digérés, mais qui se relâche et rend le passage libre quand ces matières ont été désagrégées par le travail digestif et doivent pénétrer dans la cavité située au-dessous (2). La portion centrale de celle-ci est libre et constitue un vaste réservoir analogue

donné également une très bonne description du système cavitaire de ces Animaux (a). Il a vu aussi que des courants rotatoires s'établissent parfois d'une manière indépendante dans les tentacules et dans l'estomac central. Des phénomènes du même genre ont été observés avec plus de détail par M. de Quatrefages chez les Edwardsies, Actiniens dont presque toutes les parties sont assez transparentes pour

que l'on puisse suivre au microscope les mouvements du fluide nourricier dans leur intérieur (b).

(1) Ce nom, ayant été employé précédemment dans une autre acception, n'a pu être conservé, et j'y ai substitué celui de *Paralcyonium* (c).

(2) Pour suivre cette description, il serait utile d'avoir sous les yeux les figures que j'ai données de l'organisation des Alcyonides (d), ou d'y substi-

(a) Sharpey, article CILIA (Todd's *Cyclopœdia of Anatomy and Physiology*, 1836, t. I, p. 614, fig. 297).

(b) Quatrefages, *Mém. sur les Edwardsies, nouveau genre de la famille des Actinies* (*Ann. des sciences nat.*, 2ᵉ série, t. XVIII, p. 99, pl. 2, fig. 12, etc.).

(c) Milne Edwards, *Histoire des Coralliaires*, t. I, p. 129.

(d) Milne Edwards, *Mém. sur un nouveau genre de la famille des Alcyoniens, le genre* ALCYONIDE (*Ann. des sciences nat.*, 1835, 2ᵉ série, t. IV, p. 323, pl. 12, fig. 3 et 4).

au ventricule chylifère des Béroïdiens; mais, vers le dehors, elle est subdivisée en huit loges ou gouttières longitudinales par autant de cloisons membraneuses qui donnent attache aux organes génitaux, et qui, dans leur portion supérieure, vont se fixer tout autour de l'estomac tubulaire dont il a été déjà question. Les espaces intercloisonnaires ainsi circonscrits forment donc autour de l'estomac huit canaux verticaux disposés en un faisceau, et l'extrémité de chacune de ces loges périgastriques se prolonge non-seulement dans l'intérieur du tentacule circum-buccal correspondant, mais jusqu'à l'extrémité de chacun des appendices digitiformes ou franges dont ces tentacules sont garnis. Il en résulte donc que, pendant la contraction de l'orifice inférieur de l'estomac, le corps de ces Animaux est occupé par un vaste système de cavités closes qui renferme le fluide nourricier en mouvement et qui se compose d'une chambre centrale ou réservoir principal (le ventricule chylifère), et de huit loges périphériques dont la partie supérieure se continue en forme de canal autour de l'estomac et jusque dans l'intérieur des tentacules. C'est donc là un appareil irrigatoire bien complet, mais qui est en continuité avec l'estomac, et communique librement avec le dehors par l'intermédiaire de cet organe, quand le sphincter pylorique vient à se relâcher (1).

Ce mode d'organisation est, pour ainsi dire, la reproduction

tuer celle d'un des polypes du Corail (a) ou du genre Gorgone (b), ou bien encore une Cornulaire (c).

(1) Chez les Vérétilles, où l'organisation de l'appareil gastro-vasculaire est à peu près le même que chez les Alcyonaires cités ci-dessus, le mouvement circulatoire du fluide nourricier a été observé dans l'intérieur des canaux périgastriques par M. Erdl, qui le considère comme étant produit uniquement par l'action de cils vibratiles situés sur les parois de ces cavités (d).

(a) Milne Edwards, ZOOPHYTES du *Règne animal* de Cuvier, pl. 80, fig. 1 *b*.
(b) Idem (*loc. cit.*, pl. 79, fig. 1 *a*, 1 *b*).
(c) Idem (*loc. cit.*, pl. 65, fig. 3 *b*).
(d) Erdl, *Ueber die Organisation der Fangarme der Polypen* (Müller's *Archiv für Anat. und Physiol.*, 1841, p. 425).

de ce que nous avons vu chez les Béroïdiens du genre Pleuro-brachie ; mais chez la plupart des Alcyonaires l'appareil gastro-vasculaire se complique davantage, afin de mieux assurer la distribution du fluide nourricier dans l'épaisseur de la portion basilaire du corps dont le développement donne lieu à la formation de ce que l'on nomme un *Polypier*. Effectivement, chez tous ces Coralliaires, le système gastro-vasculaire ne se compose pas seulement du réservoir central et des canaux périgastriques simples dont il vient d'être question, mais, de même que chez les Béroés, se prolonge sous la forme de vaisseaux rameux dont les branches se répandent partout dans la substance du tissu sclérenchymateux et y constituent, par leurs anastomoses, un lacis capillaire très serré (1).

(1) J'ai étudié ce système vasculaire avec beaucoup d'attention chez les Alcyons ou Lobulaires. On trouve sur les parois de la cavité commune, ou ventricule chylifère (surtout vers le fond), un nombre assez considérable de petits orifices distribués irrégulièrement, qui sont l'origine d'autant de tubes capillaires, et ceux-ci se ramifient dans la substance du sclérenchyme, et s'anastomosent fréquemment entre eux, de façon à établir un réseau intermédiaire percé de quelques pores et commun à tous les individus agrégés dont se compose une même colonie (a). Un mode d'organisation analogue se voit chez le Corail proprement dit (b), les Gorgones (c), les Cornulaires (d), etc., et semble avoir été vaguement indiqué par M. Delle Chiaje dans son Mémoire sur le système aquifère des Animaux invertébrés ; mais presque tous les canaux dont cet anatomiste parle ne sont évidemment autre chose que le réservoir central et les conduits périgastriques des Polypes (e). Le même auteur en dit aussi quelque chose dans un ouvrage plus récent (f). Enfin Will a publié également quelques observations à ce sujet, et a découvert des cils vibratiles dans l'intérieur des canaux gastro-vasculaires des Alcyons ; mais je ne saurais expliquer que par des erreurs d'obser-

(a) Milne Edwards, *Observ. sur les Alcyons proprement dits* (*Ann. des sciences nat.*, 1835, 2ᵉ série, t. IV, p. 338, pl. 15, fig. 7 et 9 ; pl. 16, fig. 4 et 6).
(b) Milne Edwards, *Notes de la deuxième édition de l'Histoire des Animaux sans vertèbres*, par Lamarck, 1836, t. II, p. 469, et ZOOPHYTES de l'*Atlas du Règne animal*, 1838, pl. 8, fig. 1, 1 a et 1 b.
(c) Annot. de l'ouvrage de Lamarck, *Hist. des Anim. sans vertèbres*, t. II, p. 464.
(d) Milne Edwards, ZOOPHYTES de l'*Atlas du Règne animal*, pl. 65, fig. 3 b.
(e) Delle Chiaje, *Memorie sulla storia e notomia degli Animali senza vertebre del regno di Napoli*, 1828, t. II, p. 273.
(f) Delle Chiaje, *Descriz. e notomia degli Anim. invertebrati della Sicilia citeriore*, 1841, ou plutôt 1846, t. IV, p. 32, etc.

On voit, par tout ce qui précède, que chez les Alcyonaires la division du travail est bien près de s'établir entre la portion digestive et la portion irrigatoire du système de cavités communes qui, chez les Zoophytes inférieurs, tient lieu à la fois d'un estomac et d'un appareil circulatoire. Pour que la séparation soit complète, il suffirait de l'occlusion permanente de l'orifice inférieur du vestibule gastrique ; car ce système de cavités se trouverait alors divisé en deux parties : une poche digestive et une chambre viscérale servant à loger cette poche, ainsi que les autres viscères, et renfermant le fluide nourricier qui, déjà élaboré par l'action de l'estomac, doit être distribué dans toutes les parties de l'organisme.

Cette disposition ne se réalise jamais chez les Zoophytes des deux classes dont je viens de parler, mais se rencontre chez une foule d'autres Animaux invertébrés.

§ 6. — Afin de ne pas interrompre ici l'enchaînement naturel de ces modifications organiques, je laisserai de côté, pour le moment, les Zoophytes supérieurs dont se compose la division des Échinodermes, et je choisirai mes exemples dans l'embranchement des Mollusques.

Chez tous les animaux de cette grande division zoologique, de même que chez les Échinodermes, les Annelés et les Vertébrés, la cavité digestive est distincte de la cavité générale ou viscérale et n'y débouche plus.

Embranchement des Mollusques.

---

vation ce que ce dernier naturaliste dit d'un système de vaisseaux qui, par le bas, seraient en communication avec le réseau vasculaire du sclérenchyme et suivraient les deux bords des cloisons périgastriques pour gagner la base des tentacules et s'y ramifier. Ce qu'il a pris pour les vaisseaux verticaux externes n'est probablement pas autre chose que la ligne de rencontre du bord externe de ces cloisons avec les parois cylindriques du corps, et ses vaisseaux internes sont, suivant toute apparence, des dépendances de l'appareil de la génération (a).

(a) Will, *Blutgefässsystem von* Alcyonium palmatum (Froriep's *Neue Notizen*, 1843, Bd. XXVIII, n° 599, p. 68).

Les Bryozoaires (1), animaux qui ont été jusque dans ces derniers temps confondus avec les Coralliaires, sous le nom de *Polypes*, mais qui doivent occuper les rangs inférieurs de la division des Mollusques, nous offrent ce mode d'organisation réduit à sa plus grande simplicité. Le tube intestinal, en forme d'anse, est suspendu par ses deux extrémités au milieu d'une grande cavité viscérale qui est remplie d'un liquide nourricier en mouvement, et ici, de même que chez les Coralliaires, ce sont principalement des cils vibratiles fixés aux parois de ce réservoir commun qui déterminent les courants dont ce liquide est agité (2). Il existe donc chez ces Animaux un

Classe
des
Bryozoaires.

(1) Les zoologistes anglais désignent cette classe de Molluscoïdes sous le nom de *Polyzoa*, parce que cette expression avait été introduite dans la science par Thompson (a), plusieurs années avant la publication du Mémoire dans lequel M. Ehrenberg fit usage pour la première fois du terme *Bryozoa* (b). Les dates ont été très bien établies par M. Busk (c), et l'on est généralement d'accord aujourd'hui pour admettre que les questions de ce genre doivent être décidées par la chronologie; de telle sorte que pour les classes et les familles, aussi bien que pour les espèces, le nom le plus ancien doit toujours prévaloir. On pourrait donc croire que j'ai tort de persister dans l'emploi du nom donné à ma division des Polypiers tuniciens par M. Ehrenberg; mais les auteurs qui y substituent le mot *Polyzoa* n'ont pas remarqué que Thompson n'a jamais

donné ce nom à une classe, mais à un animal (ou tout au plus à un genre), et que ce naturaliste n'a jamais songé à l'appliquer aux Flustres, aux Eschares, aux Cristatelles, etc. Pour s'en convaincre, il suffit de lire le titre du Mémoire de Thompson : *On Polyzoa, a new Animal discovered as an inhabitant of some Zoophytes ; with the Description of the newly instituted Genera Pedicellaria, Vesicularia and their Species*. C'est donc un nom générique que l'on a transformé en un nom de classe, et cette transformation n'ayant été faite que postérieurement à l'introduction du nom *Bryozoa* pour désigner la classe comprenant les *Polyzoa* de Thompson, ainsi que les Polypes à panaches des anciens naturalistes, les Eschares, etc., n'a aucun droit d'ancienneté sur celui dont je me sers ici.

(2) Les courants qui s'établissent

(a) Thompson, *Zoological Researches and Illustrations*. Cork, 1830, cart. 5.
(b) Ehrenberg, *Beiträge zur Kenntniss der Corallenthiere des Rothen Meeres*, 1833, et *Symbolæ physicæ, Animalia evertebrata*, 1831.
(c) Busk, *On the Priority of the Term Polyzoa for the Ascidian Polypes* (*Ann. and Mag. of Nat. Hist.*, 1852, 2ᵉ série, t. X, p. 352).

système particulier de cavités interorganiques pour servir à l'irrigation nutritive ; mais cette cavité n'est autre chose que l'analogue de la chambre viscérale, ou abdomen des Animaux supérieurs.

L'appareil digestif flotte au milieu du liquide nourricier, qui baigne directement aussi les muscles, les téguments et les autres

dans le liquide cavitaire chez ces Animaux n'avaient pas échappé à l'attention des anciens micrographes. Tremblay fait mention des mouvements que révèlent les corpuscules tenus en suspension dans ce liquide chez le Polype à panaches des eaux douces, ou *Lophopus cristallinus* (a) ; mais ces courants n'ont été réellement décrits que dans ces dernières années par Dumortier, de Bruxelles. Ce zoologiste, en parlant de ces Bryozoaires, s'exprime dans les termes suivants :

« Il n'existe dans les Lophopes ni cœur, ni artères, ni vaisseaux, et cependant la circulation y est aussi réelle que dans les Animaux supérieurs. L'espace contenu entre le système cutané et les intestins de chaque individu forme une grande cavité communiquant avec la cavité générale et remplie d'un liquide incolore : ce liquide est le sang, qui occupe, par conséquent, tout le vide laissé par les viscères. Dans le sang sont contenus des globules de forme et de grandeur différentes déjà observés par Tremblay et par Carus (b), et des globules de mucus qui, entraînés par le sang, en montrent la circulation. En examinant

au microscope un Polype bien développé, on voit le sang monter dans la cavité individuelle, se porter vers les bras et redescendre de l'autre côté, tandis qu'une partie entre dans les bras, s'y met en contact avec le système respiratoire, s'y oxygène, et redescend ensuite dans le torrent de la circulation. Cette circulation ne ressemble en rien au phénomène de la circulation animale, telle que nous l'observons dans les Animaux supérieurs, puisqu'elle a lieu dans la cavité générale, et elle rappelle entièrement la cyclose des végétaux aquatiques; comme chez ces derniers, c'est un mouvement de rotation imprimé au fluide respiratoire. Mais ce qui est encore bien plus remarquable, c'est que la circulation est commune à tous les Polypes formant le Polypier, et que le sang élaboré par l'un d'eux profite à tous les autres. C'est ce qu'il est facile de déterminer avec certitude, en suivant attentivement les globules contenus dans le sang ; alors on verra que le sang se porte d'un individu dans l'enveloppe générale, et ensuite dans tous les autres (c). »

Une circulation analogue a été con-

(a) Tremblay, *Mém. pour servir à l'histoire d'un genre de Polypes à bras*, 1744, 3e mémoire, t. II, p. 146.
— Pour la synonymie très embrouillée de ces Animaux, voyez Van Beneden, *Recherches sur les Bryozoaires fluviatiles de la Belgique* (*Mém. de l'Académie de Bruxelles*, 1848, t. XXI, p. 23).
(b) Carus, *Anatomie comparée*, t. II, p. 304, et *Tab. illustr.*, fasc. 3, p. 8.
(c) Dumortier, *Recherches sur l'anatomie et la physiologie des Polypes composés d'eau douce* (*Bulletin de l'Académie de Bruxelles*, 1835, t. II, p. 435).

organes, et qui se répand dans tous les interstices ou lacunes que les fibres ou les lamelles constitutives de ces parties laissent entre elles.

§ 7. — Dans la classe des Tuniciers, et chez les Mollusques proprement dits, de même que chez tous les Animaux supérieurs des deux embranchements dont nous aurons bientôt à

Classe
des
Tuniciers.

statée dans les autres genres de Bryozoaires d'eau douce dont se compose l'ordre des *Hyppocrepes* de M. Gervais (*a*), soit par MM. Van Beneden et Dumortier, soit par d'autres naturalistes (*b*), et des phénomènes du même ordre ont été observés chez divers Bryozoaires infundibulaires, tels que les Flustres, les Tendras, les Vésiculaires, les Pédicellines, etc., par MM. Farre, Nordmann, Van Beneden, etc. (*c*).

Les cils vibratoires qui remplissent le rôle d'organes moteurs dans ce système d'irrigation sont difficiles à distinguer, et ont échappé aux investigations de la plupart des naturalistes, de M. Nordmann, par exemple (*d*); mais leur existence a été constatée par M. Van Beneden (*e*). Cet observateur

pense qu'il en existe sur la face externe du tube digestif aussi bien que sur la face interne de la cavité viscérale. Mais M. Allman, qui vient de publier un travail très étendu sur les Bryozoaires d'eau douce de la Grande-Bretagne, pense que ces appendices épithéliales ne se trouvent que sur cette dernière surface (*f*).

Divers faits ont porté quelques naturalistes à penser que cette cavité périgastrique peut communiquer directement au dehors par l'intermédiaire d'une ou de plusieurs petites ouvertures (*g*), et l'on en a conclu qu'ici, de même que chez les Coralliaires et les Acalèphes, l'eau doit pouvoir y arriver directement de l'extérieur et s'y mêler au fluide nourricier. Mais les choses ne paraîs-

---

(*a*) Gervais, *Recherches sur les Polypes d'eau douce* (*Ann. des sciences nat.*, 1837, t. VII, p. 77).
(*b*) Gruithuisen, *Einleitung in das Studium der Arzneykunde*, 1824, p. 154 (*Isis*, 1828, t. XXI, p. 506).
— Von Heyden, *Beobachtungen über den Kreislauf in den Fangarmen der* Plumatella cristata (*Isis*, 1828, t. XXI, p. 505).
— Nordmann, *Mikrographische Beiträge zur Naturgesch. der Wirbellosen Thiere*, 1832, Bd. II, p. 75. — *Recherches microscopiques sur l'anatomie et le développement de la* Plumatella campanulata (*Voyage dans la Russie méridionale*, par M. A. de Demidoff, 1840, t. III, p. 721).
(*c*) Farre, *Obs. on the Minute Structure of some of the Higher Formes of Polypi* (*Philos. Trans.*, 1837, p. 387, dans le *Valkeria cuscuta*, Flem., p. 403).
— Nordmann, *Voyage de Demidoff*, t. III, p. 699, et p. 723.
— Van Beneden, *Recherches sur l'anatomie, la physiologie et le développement des Bryozoaires qui habitent la côte d'Ostende*, p. 10 (extrait des *Mém. de l'Acad. de Bruxelles*, t. XVIII, dans le genre Laguncula et dans le genre Pedicellina, p. 74. *Mém.*, t. XIX).
(*d*) Nordmann, *Op. cit.* (*Voyage*, t. III, p. 722).
(*e*) Van Beneden, *Quelques observations sur les Polypes d'eau douce* (*Bulletin de l'Académie des sciences de Bruxelles*, 1839, t. VI, p. 276, et *Ann. des sc. nat.*, 2e série, t. XIV, p. 222).
— Dumortier et Van Beneden, *Histoire naturelle des Polypes composés d'eau douce* (extrait des *Mém. de l'Acad. de Bruxelles*, 1850, t. XVI, p. 84).
(*f*) Allman, *A Monograph of the Fresh-Water Polyzoa* (*Ray Society*, 1856).
(*g*) Siebold, *Nouveau Manuel d'anatomie comparée*, t. I, p. 43.

nous occuper, la division du travail physiologique fait un pas de plus : les canaux d'irrigation ne sont pas chargés à la fois de conduire le fluide nourricier et de le mettre en mouvement ; leur rôle est borné à la première de ces fonctions, et un agent moteur spécial détermine le courant circulatoire. Nous verrons ailleurs que la Nature constitue parfois l'organe moteur en empruntant aux canaux conducteurs un tronçon de tube qu'elle élargit et qu'elle rend contractile ; mais, chez les Tuniciers, ce n'est point par adaptation ou par voie d'emprunt que cet instrument est obtenu ; c'est une création spéciale, une partie de l'organisme qui n'avait pas de représentant chez les Molluscoïdes inférieurs. Un tissu nouveau, que l'on appelle *musculaire,* concourt alors à la formation de l'appareil circulatoire, et y constitue une espèce de pompe foulante qui remplace avec avantage les batteurs représentés par les cils vibratiles.

En effet, on trouve chez les Tuniciers un réservoir spécial à parois contractiles qui communique avec les canaux d'irrigation ; qui, en se remplissant, reçoit une portion du sang contenu dans une partie de ce système, et qui, en se vidant, lance ce liquide dans une direction opposée ; ou, en d'autres mots, un *cœur* proprement dit.

Les premières conséquences de ce perfectionnement sont faciles à prévoir. L'action des cils vibratiles, qui sont les prin-

sent point se passer de la sorte, et les orifices destinés à livrer passage aux œufs, dont nous aurons à parler plus tard, ne semblent pas permettre l'entrée des fluides ambiants dans l'intérieur du système cavitaire. En effet, Dumortier a fait vivre des Alcyonelles dans de l'eau chargée de diverses matières colorantes qui pénétraient facilement dans l'estomac, mais dont aucune parcelle n'arrivait dans la cavité périgastrique (a). Le même résultat a été obtenu par M. Van Beneden (b). M. Allman a répété ces expériences, et il pense que les orifices dont MM. Mayen (c) et Van Beneden font mention étaient accidentels (d).

(a) Dumortier, *Op. cit.* (*Bulletin de l'Acad. de Bruxelles,* t. II, p. 438).
(b) Dumortier et Van Beneden, *Hist. nat. des Polypes composés d'eau douce,* p. 107.
(c) Mayen, *Naturgeschichte der Polypen* (Isis, 1828, p. 1225).
(d) Allman, *Op. cit.,* p. 23.

cipaux agents moteurs de l'appareil d'irrigation chez les Coralliaires, les Acalèphes et les Bryozoaires, ne peut être que très
faible, et les courants excités de la sorte sont vagues et irréguliers. Le cœur, à raison de la grandeur de sa capacité et de la
rapidité de ses mouvements de systole et de diastole, lance le
liquide avec bien plus de force et imprime aux courants qu'il
produit des directions constantes. Mais ces améliorations ne
sont pas les seuls changements que la création d'un cœur
entraîne à sa suite, et pour bien saisir la série de modifications
qui vont se dérouler sous nos yeux dans la structure du système
circulatoire, il est nécessaire de tenir compte de l'influence
exercée par tout le liquide en mouvement sur les parties voisines de l'organisme, et dans cette étude la pathologie viendra
à notre aide.

§ 8. — Les chirurgiens ont remarqué depuis long- *Vues*
temps que dans les cas où, chez l'Homme, un liquide *théoriques sur la formation*
irritant, du pus ou de l'urine, par exemple, se fraye acci- *des*
dentellement une route entre les organes pour se porter au *vaisseaux.*
dehors, la voie qu'il parcourt consiste d'abord en une série
de lacunes irrégulières préexistantes dans le tissu conjonctif
interorganique ; mais que, sous l'influence du liquide en mouvement, ce tissu ne tarde pas à se condenser tout à l'entour, à
endiguer pour ainsi dire le courant et à se transformer en une
membrane adventive tout à fait distincte des parties voisines.
Dans les fistules anciennes le trajet parcouru par le liquide
irritant se trouve ainsi régularisé et transformé en un canal à
parois propres, ou tube excréteur accidentel.

Les phénomènes pathologiques sont des phénomènes du
même ordre que les phénomènes physiologiques normaux, et
par conséquent nous devons nous attendre à voir apparaître
quelque chose d'analogue aux conduits tubulaires de ces fistules chez les Animaux où le fluide nourricier répandu dans
l'ensemble de lacunes ou espaces que les divers organes

III.   6

laissent entre eux, se trouve mis en mouvement par un organe
d'impulsion puissant et à effet constant. Nous devons nous
attendre, dis-je, à voir les courants s'endiguer ; les lacunes
que ces courants traversent, se régulariser et se transformer
en canaux à parois propres ; en un mot, le système irrigatoire
se constituer en un vaste ensemble de vaisseaux sanguins ayant
une existence indépendante des parties voisines et pourvus
de tuniques particulières. Ce ne seront plus des réservoirs
dont la forme est déterminée par les organes d'alentour ; ce
seront des tubes qui s'isoleront de plus en plus. Mais si les
choses se passent de la sorte, la transformation du système
lacunaire en un système vasculaire ne doit pas s'effectuer partout avec la même facilité, et nous devons trouver entre ces
deux formes extrêmes une multitude d'états intermédiaires
dans lesquels le cercle circulatoire sera constitué en partie
par des lacunes, en partie par des vaisseaux à parois indépendantes ; nous pourrons prévoir aussi quelles sont les portions
de la route suivie par le sang qui doit subir d'abord cette
transformation, et quelles sont les parties où le caractère primitif et imparfait de l'appareil irrigatoire se conserveront le
plus longtemps.

Or les faits fournis par l'anatomie comparée sont en parfait
accord avec ces vues théoriques. La Nature ne s'est pas
astreinte à ne produire des vaisseaux sanguins qu'à l'aide de
procédés de ce genre, et je montrerai plus tard que souvent
elle en crée de toutes pièces ; mais dans les organismes nais-
sants, et dans la plupart des Animaux inférieurs, tout se présente
à nous comme si le système irrigatoire était formé par l'ensemble des cavités ou lacunes interorganiques dont une portion
de plus en plus considérable subirait des modifications analogues à celles dont je viens de parler, et se transformerait en
vaisseaux par le fait du développement d'une tunique membraneuse particulière dans les points de contact des courants avec

les tissus d'alentour, túnique qui ne serait d'abord représentée que par une lamelle de tissu hyalin revêtue d'une simple couche d'épithélium plus ou moins rudimentaire, mais qui se perfectionnerait peu à peu et finirait par constituer un tube indépendant des parties circonvoisines.

§ 9. — J'ignore si c'est réellement par un mécanisme de ce genre que les vaisseaux sanguins se constituent chez la plupart de ces Animaux, et c'est seulement en traitant de leur embryologie que nous pourrons discuter cette question ; mais quoi qu'il en soit à cet égard, l'état final du système irrigatoire se présente tel qu'il devrait être si l'hypothèse que je viens d'exposer était l'expression de la vérité, et cette hypothèse nous permet non-seulement de coordonner les faits et les relier entre eux, mais de prévoir ce que l'observation va nous révéler. Elle présente donc tous les caractères qu'on est en droit de demander à une théorie scientifique, et en la prenant ici pour guide, nous faciliterons singulièrement l'étude des modifications nombreuses dont l'appareil circulatoire des Mollusques, des Insectes et des Crustacés va nous fournir des exemples.

D'après cette théorie de la formation des vaisseaux sanguins aux dépens des lacunes interorganiques, il faut admettre que la facilité plus ou moins grande avec laquelle cette métamorphose pourra s'effectuer sera subordonnée à trois conditions variables suivant les espèces et suivant les parties de l'organisme : 1° la rapidité et la régularité du courant sanguin dans un point donné ; 2° le degré de la puissance excitante du liquide en mouvement ; 3° le degré d'excitabilité des tissus que le courant traverse.

Toutes choses étant égales d'ailleurs, ce sera donc dans le voisinage du cœur et autour des courants formés par le liquide nourricier lancé de cet organe vers les dernières parties du corps, que les vaisseaux devront commencer à se substituer aux lacunes. Le système artériel devra donc précéder le système

Conséquences de cette théorie.

veineux dans la série des perfectionnements successifs introduits dans l'appareil irrigatoire des Animaux. Les parois des artères devront aussi arriver partout à un plus haut degré de développement que les parois des canaux par lesquels le sang revient lentement au cœur.

Si l'intensité du courant était la même dans tout le cercle circulatoire, et si les tissus parcourus par ce courant étaient partout également aptes à donner naissance à des membranes nouvelles, ce serait dans le segment de ce cercle occupé par le sang fraîchement chargé d'oxygène, que le développement des parois vasculaires devrait s'effectuer de préférence; car nous savons que le sang qui a respiré jouit d'une puissance vivifiante bien plus grande que le sang veineux, à l'aide duquel la nutrition des organes s'est déjà effectuée. Ce seraient donc les canaux sanguins de l'appareil respiratoire et ceux par lesquels le sang artérialisé sort de cet appareil, qui revêtiraient les caractères de vaisseaux tubulaires, avant que les portions du cercle circulatoire, occupées par le sang veineux, eussent éprouvé des modifications du même ordre.

Ainsi, imaginons pour un instant un système irrigatoire constitué à l'aide des espaces ou lacunes interorganiques, et dans lequel le courant sanguin, tout en suivant la même route, changerait périodiquement de direction, et, en partant du cœur, irait tantôt dans un sens, tantôt en sens inverse, mais où la respiration serait localisée, les vaisseaux devraient se constituer d'abord dans l'appareil respiratoire tant cutané qu'interne, et pourraient exister sans qu'il y eût ni artères ni veines. Mais si le courant se dirigeait toujours dans le même sens et allait des branchies au cœur, par exemple, ce serait les artères et les canaux branchio-cardiaques qui acquerraient des parois propres avant les canaux veineux. Enfin, lorsque cette dernière portion du cercle circulatoire se canaliserait à son tour et affecterait la forme de vaisseaux, ce serait la grande lacune périgastrique ou cavité viscérale qui persisterait le plus longtemps sous sa forme primitive de réservoir du fluide nourricier.

Or ce sont précisément là les divers degrés par lesquels nous allons voir passer l'appareil de la circulation à mesure que nous nous élèverons des Bryozoaires vers les Mollusques les plus parfaits, ou bien encore des Insectes aux Animaux articulés, qui, sous ce rapport, sont les mieux organisés.

§ 10. — En effet, la première forme de l'appareil irriga- toire, moitié lacunaire, moitié vasculaire, que nous avons imaginé il y a un instant, se trouve réalisée chez les Mollus- coïdes de la classe des Tuniciers. Là, en effet, il y a un cœur; mais le courant circulatoire que cet organe détermine se ren- verse périodiquement à des intervalles très courts, et le sang, qui change alternativement de direction, est contenu dans des vaisseaux tubulaires près de la surface du corps, ainsi que dans l'appareil branchial; mais dans le reste de l'économie il circule dans la cavité abdominale et dans les lacunes interorganiques.

Circulation alternante chez les Tuniciers.

Ce curieux phénomène du changement périodique dans la direction du courant circulatoire a été observé d'abord chez les Biphores ou *Salpa*, par un voyageur hollandais, Van Hasselt, et se voit chez tous les Tuniciers (1); mais c'est chez quel-

---

(1) C'est en 1821, étant dans les mers de l'Inde, que Van Hasselt fit connaître ces singuliers changements dans la direction du courant circula- toire chez les *Salpa*; il en donna une bonne description, mais ne comprit pas bien le mode de constitution du système irrigatoire (a). Peu d'années après, Eschscholtz, sans avoir eu com- munication des observations de ce naturaliste, constata le même fait (b). MM. Quoy et Gaimard l'observent aussi chez quelques Animaux de la même famille pendant leur deuxième voyage de circumnavigation (c); Meyen également (d). M. Lister a aperçu un

(a) Extrait d'une lettre de Van Hasselt, datée de Buitenzorg, Java, le 12 août 1821, et publiée dans l'*Algemeene Konst-en-Letterbode* (*Bulletin des sciences naturelles* de Férussac, 1824, t. II, p. 212, et *Ann. des sciences nat.*, t. III, p. 78).
(b) Eschscholtz, *Bericht über die zoologische Ausbeute während der Reise von Kronstadt bis S. Peter und S. Paul* (*Isis*, 1825, t. XVI, p. 738).
(c) Quoy et Gaimard, *Voyage de l'Astrolabe*, part. zool., 1834, t. III, p. 561.
(d) Meyen, *Beiträge zur Zoologie gesammelt auf einer Reise um die Erde. Erste Abth. über die Salpen* (*Nova Acta Naturæ curiosorum*, 1832, p. XVI, p. 376).

ques Ascidies dont la portion abdominale du corps prend un plus grand développement, les Clavelines de nos côtes, par exemple, qu'il est le plus facile à étudier. Je choisirai donc une de ces Ascidies à long pédoncule pour en faire ici la démonstration.

§ 11. — Le cœur des Clavelines (1) est situé à la partie

phénomène du même ordre chez une Ascidie composée dont on a formé plus récemment le genre *Pérophore* (a). Enfin je l'ai constaté chez les Ascidies simples aussi bien que chez les Clavelines, les Botrylles, etc., et chez les Pyrosomes (b).

Plus récemment, la circulation alternante a été observée chez le *Salpa* par MM. Krohn (c), Van Beneden, Huxley (d). J'en ai été souvent témoin. Enfin, M. Vogt en a fait une étude très approfondie (e).

(1) L'existence d'un cœur chez les Ascidies simples a été constatée par Cuvier (f); et Savigny a entrevu cet organe chez quelques Ascidies composées (g) ; mais ces anatomistes éminents, n'ayant étudié la structure de ces Animaux que sur des individus conservés dans l'alcool, n'ont pu en connaître l'appareil circulatoire que

d'une manière très imparfaite, et guidés par les idées régnantes à cette époque, ils ont cru apercevoir des artères et des veines qui n'existent pas. Carus (h) a pris le sillon du sac branchial pour une aorte, et M. Delle Chiaje, qui avait peut-être mieux observé que ses devanciers la disposition du réseau vasculaire du sac branchial, est tombé dans des erreurs non moins graves touchant les vaisseaux qu'il suppose partir du cœur. Je crois même devoir dire que la figure qu'il donne du système circulatoire d'une Ascidie simple de nos mers (le *Cynthia microcosmus*, Sav.) est tout à fait fantastique (i). Des injections faites au mercure lui avaient fait croire aussi à l'existence de valvules qui permettaient le passage du sang dans une direction seulement, disposition qui ne saurait exister chez des Animaux

(a) Lister, *Some Observ. on the Structure and Functions of Tubular and Cellular Polypi and of Ascidiæ* (Philos. Trans., 1834, p. 381).

(b) Milne Edwards, *Observ. sur les Ascidies composées des côtes de la Manche*, 1841, p. 6 et suivantes (extrait des *Mém. de l'Acad. des. sciences*, t. XVIII, et *Ann. des sciences nat.*, 1840, 2ᵉ série, t. XIII, p. 76).

— *Sur la circulation du sang chez les Pyrosomes* (Ann. des sciences nat., 1839, 2ᵉ série, t. XII, p. 375).

(c) Krohn, *Observ. sur la génération des Biphores* (Ann. des sciences nat., 1846, 3ᵉ série, t. VI, p. 128).

(d) Huxley, *Observ. on the Anat. and Physiol. of Salpa and Pyrosoma* (Philos. Trans., 1851, p. 572).

(e) Vogt, *Recherches sur les Animaux inférieurs de la Méditerrande*, 2ᵉ mémoire, p. 32.

(f) Cuvier, *Mém. sur les Ascidies et leur anatomie* (Mém. du Muséum, 1815, t. II, p. 10, et *Mém. pour servir à l'histoire des Mollusques*, in-4, 1817).

(g) Savigny, *Mém. sur les Animaux sans vertèbres*, 1816, 2ᵉ partie.

(h) Carus, *Beiträge zur Anatomie und Physiologie der Seescheiden (Ascidiæ)* (Meckel's *Deutsches Archiv für die Physiologie*, 1816, Bd. II, p. 578).

(i) Delle Chiaje, *Mem. sulla storia e notomia degli Animali senza vertebre del regno di Napoli*, 1828?, t. III, p. 193, pl. 46, fig. 13.

inférieure de la masse viscérale, et se trouve renfermé, de même que l'estomac, l'intestin et les organes générateurs, dans l'espèce de sac formé par la tunique interne ou *péritonéale* (1). C'est un tube musculaire, élastique, recourbé en forme d'anse et ouvert près de chacune de ses extrémités. Ses fibres, disposées comme autant d'anneaux, se contractent successivement et produisent ainsi une série de rétrécissements ou étranglements qui commencent à une des extrémités de l'organe, et s'avancent rapidement vers l'extrémité opposée, de manière à rappeler les contractions vermiculaires d'un Lombric, ou mieux encore les mouvements péristaltiques de l'intestin grêle d'un Mammifère. Chacune de ces constrictions ambulatoires pousse devant elle le liquide dont la cavité du cœur est remplie, et l'expulse au dehors par l'extrémité à laquelle ces mouvements vont aboutir; puis la portion du tube située en arrière reprend sa forme première et se remplit de nouveau par son extrémité opposée. Pendant un certain temps les contractions se succèdent dans le même sens, d'arrière en avant, par exemple, et chaque étranglement pousse une nouvelle ondée de sang dans la portion du cercle irrigatoire où la première est déjà arrivée, de façon à produire un courant assez rapide dans toutes les parties de l'organisme. Mais, après quelque temps, ce mouvement péristal-

où le courant circulatoire se renverse périodiquement, ainsi que cela se voit chez tous les Tuniciers. C'est en étudiant ces Molluscoïdes à l'état vivant, que j'ai pu découvrir la véritable nature de leur appareil circulatoire (a), et les observations faites plus récemment sur le même sujet par M. Van Beneden (b) et quelques autres zoologistes ont pleinement con-

firmé les résultats auxquels j'étais arrivé.

(1) Voyez les figures anatomiques de la *Claveline lépadiforme* que j'ai données dans mon Mémoire sur les Ascidies composées des côtes de la Manche (pl. 2, fig. 1), et dans l'Atlas des Mollusques de la grande édition du *Règne animal* de Cuvier (pl. 127, fig. 2a).

(a) Milne Edwards, *Observations sur les Ascidies composées des côtes de la Manche*, in-4, 1841 (*Mém. de l'Acad. des sciences*, t. XVIII).

(b) Van Beneden, *Recherches sur l'embryologie, l'anatomie et la physiologie des Ascidies simples* (*Mém. de l'Acad. de Bruxelles*, 1847, t. XX, p. 22).

tique s'alanguit, puis s'arrête complétement, et la circulation se
trouve interrompue; bientôt cependant il se ranime de nouveau, mais en sens inverse, c'est-à-dire en commençant à l'extrémité du cœur, où il allait se terminer, et en se propageant vers
l'extrémité opposée. Le sang est alors poussé d'avant en arrière,
et la circulation se rétablit inversement à ce qui se voyait
l'instant d'avant : le courant qui partait du cœur, et que l'on
aurait appelé un courant *artériel*, est remplacé par un courant
afférent ou *veineux*, et la portion du cercle irrigatoire qui
envoyait le fluide nourricier au cœur représente maintenant le
système efférent ou artériel. Puis les contractions vermiculaires qui se dirigent ainsi d'avant en arrière s'arrêtent, pour
être suivies d'une nouvelle série de contractions s'effectuant
d'arrière en avant, et à chacun de ces changements de direction correspond un changement semblable dans toutes les
parties du flux circulatoire, de façon que périodiquement le
sens du courant se renverse.

Ce cœur tubulaire est suspendu, comme je l'ai déjà dit, au
fond de la cavité abdominale, et ses deux extrémités correspondent aux deux côtés opposés de cette cavité qui est occupée
par le sang, ainsi que par les viscères. Il en résulte que les
contractions péristaltiques du cœur, lorsqu'elles se dirigent
d'arrière en avant, déterminent, dans l'espace compris entre
la masse viscérale et la paroi ventrale du corps, un courant
ascendant et font naître par voie d'appel, du côté dorsal de la
même cavité, un courant descendant. Or la cavité viscérale qui
est le siége de ces courants se continue supérieurement avec
deux larges canaux situés sur les deux faces opposées du sac
pharyngien ou respiratoire dont la structure nous est déjà
connue, et ces sinus communiquent entre eux par les canaux
transversaux et les autres vaisseaux dont les parois de cet
appareil branchial sont garnies (1). Il en résulte donc que le

(1) Voyez tome II, p. 19.

courant circulatoire, en partant de l'extrémité antérieure du cœur, remonte par la partie antérieure de la cavité abdominale dans le sinus branchial antérieur, traverse l'appareil respiratoire d'avant en arrière, puis redescend dans la cavité abdominale dont il longe la face dorsale, et rentre dans le cœur par l'extrémité opposée à celle dont nous l'avions vu sortir. Mais, ainsi que je l'ai déjà dit, cette circulation s'arrête bientôt et ne tarde pas à s'établir en sens inverse, c'est-à-dire que le courant monte le long de la partie dorsale de la grande lacune périgastrique, traverse l'appareil branchial d'arrière en avant, et descend par le sinus antérieur et la portion correspondante de la cavité viscérale jusqu'au cœur (1).

§ 12. — La circulation régulière du fluide nourricier dans l'intérieur de la grande chambre viscérale, et sans le concours d'aucun vaisseau ni artériel, ni veineux, est facile à constater chez les Ascidiens dont je viens de parler, car il existe un espace considérable entre la masse viscérale et les parois de la cavité où le sang se trouve répandu, et, à raison de la transparence parfaite des téguments, on peut voir au microscope les mouvements du liquide et suivre de l'œil les globules dans tout le trajet que je viens d'indiquer (2).

§ 13. — Chez beaucoup d'Ascidies composées, telles que les

(1) Si les observations de Mertens sur la circulation chez les Appendiculaires qu'il a décrits sous le nom d'*Eikopleura* sont exactes, le renversement périodique du courant sanguin n'existerait pas chez tous les Tuniciers (a); mais il paraît que les mouvements du liquide nourricier sont difficiles à bien voir chez ces Animaux (b), et il est probable que, sous

ce rapport, ils ne diffèrent pas des Ascidiens ordinaires.

(2) Il y a aussi une autre circonstance qui facilite singulièrement la constatation du fait important de la circulation lacunaire dans toute la région abdominale du corps chez ces Molluscoïdes : c'est que le sac péritonéal qui limite la cavité abdominale donne souvent naissance à des prolonge-

(a) Mertens, *Beschreibung der Eikopleura* (Mém. de l'Académie de Saint-Pétersbourg, 6ᵉ série, Sciences math. phys. nat., 1831, t. I, p. 213).
(b) Vogt, *Recherches sur les Animaux inférieurs de la Méditerranée*, 2ᵉ mémoire, p. 79.

Amourouques et les autres Polycliniens, la disposition de l'appareil irrigatoire est la même que chez les Clavelines ; mais, dans quelques genres voisins, l'abdomen se raccourcit et se confond davantage avec la portion thoracique du corps où se trouve l'appareil respiratoire, et il en résulte quelques légères diffé-

ments comparables à des doigts de gant, et ces appendices, en se développant, constituent des tubes membraneux qui occupent l'axe des filaments radiciformes ou stolons par lesquels ces Animaux adhèrent à leur base de sustentation et se multiplient par bourgeonnement. Or, le sang passe librement de la cavité abdominale dans chacun de ces cæcums et y circule comme dans le reste du corps, en changeant de direction chaque fois que les contractions péristaltiques se renversent (a). Le phénomène de la circulation extra-vasculaire est là d'une telle évidence, que si les physiologistes de cabinet, qui se refusent encore à admettre mes vues à ce sujet, voulaient étudier avec un peu d'attention les Clavelines dont on trouve un grand nombre sur les côtes de la Bretagne ainsi que sur le littoral de la Méditerranée, ils cesseraient, je présume, de discuter sur ce point.

La connaissance de ce mode de circulation lacunaire permet de comprendre facilement un phénomène fort curieux que M. Lister avait observé chez les Pérophores quelque temps avant la publication des faits dont je viens de parler, mais qu'il avait expliqués d'une manière erronée : c'est le passage du sang d'un individu à un autre de la même colonie par l'intermédiaire des stolons radiciformes sur lesquels ces Ascidiens sociaux prennent naissance. M. Lister avait constaté l'existence de deux courants en sens contraires dans l'intérieur de ces prolongements, et il avait supposé que des vaisseaux partant du cœur se portaient d'un individu à un autre pour servir à cette circulation commune (b). Mais une étude attentive de l'organisation de ces Ascidiens m'a convaincu que ces canaux sont simplement les cæcums péritonéaux qui se prolongent dans les stolons, et qui, au lieu de s'oblitérer par les progrès du développement des jeunes individus naissant à leur extrémité, restent perméables, et établissent ainsi une communication permanente entre les cavités viscérales de tous les individus provenant d'une même souche, à peu près comme cela se voit chez les Sertulariens et chez les Coralliaires du genre *Paralcyonium* (c). Or la cavité viscérale étant elle-même un réservoir du fluide nourricier, et ce fluide circulant dans toutes les parties inoccupées de cette chambre, on comprend facilement que celui-ci doit pénétrer non-seulement dans les prolongements tubuliformes qui naissent de la poche péritonéale, comme cela se

(a) Milne Edwards, *Observations sur les Ascidies composées des côtes de la Manche*, p. 10, 45, etc.
(b) Lister, *Op. cit.* (*Philos. Trans.*, 1834, p. 380, pl. XI, fig. 2 et 3).
(c) Voyez ci-dessus, page 73.

rences dans la position du cœur et dans la direction des espaces interorganiques qui servent de canaux pour le passage du sang entre ce réservoir contractile et les vaisseaux de l'appareil respiratoire (1).

Je dis vaisseaux de l'appareil respiratoire. En effet, là les

voit chez les Clavelines, mais doit passer dans les dilatations terminales de ces tubes qui constituent la cavité abdominale d'autres individus.

(1) Le cœur est logé dans un péricarde mince et transparent. Chez les Polycliniens, il est très allongé et se trouve au-dessous de l'intestin et de l'ovaire, à l'extrémité inférieure de l'abdomen. Chez les Didémiens, il est logé, avec l'ovaire, dans l'anse formée par l'intestin, et chez les Botrylliens il est remonté auprès de l'estomac, contre le fond du sac branchial.

Chez les Ascidies simples, il occupe aussi une position analogue et se compose d'un long tube fusiforme, légèrement courbé, qui se contracte d'arrière en avant, assez souvent de suite, quelquefois cent quatre-vingts fois (a), puis se repose et recommence bientôt ses contractions en sens inverse. Lorsque le mouvement péristaltique se dirige de la bouche vers l'anus, le sang m'a paru entrer dans le cœur principalement par une fente située vers les deux tiers antérieurs du sac respiratoire et y arriver du sinus branchial antérieur, ainsi que des vaisseaux voisins du système tégumentaire, puis remonter à côté de la masse viscérale et de l'anus dans le

sinus dorsal, pour traverser ensuite les canaux branchiaux ainsi que le réseau de l'enveloppe tégumentaire, et rentrer dans le sinus ventral. Il m'a semblé aussi que, lors du renversement du mouvement circulatoire, le courant suivait partout une direction inverse, comme cela se voit chez les Clavelines ; mais M. Van Beneden pense que chez les espèces d'Ascidies simples dont il a étudié la circulation, ce renversement détermine seulement dans les canaux du sac branchial un mouvement de va-et-vient, et que pendant les contractions d'avant en arrière le sang traversait cette portion de l'appareil irrigatoire d'avant en arrière pour aller s'accumuler dans les franges tentaculiformes situées du côté opposé du sac branchial (b). C'est un point qui me paraîtrait devoir être examiné de nouveau.

Dans l'espèce d'Ascidie simple voisine des Boltenies dont M. W. Macleay a formé le genre *Cystingia*, il paraît que le cœur présente quatre orifices (c).

D'après les observations de M. Busch, on aurait pu croire que dans le genre Appendiculaire (dont il a décrit une espèce sous le nom d'*Eurycercus pellucidus*) le cœur serait

(a) Milne Edwards, *Sur les Ascidies composées*, p. 6, pl. 3, fig. 1 ; pl. 7, fig. 1.
(b) Van Beneden, *Recherches sur l'embryologie, l'anatomie et la physiologie des Ascidies simples* (*Mém. de l'Acad. de Bruxelles*, 1847, t. XX, p. 23).
(c) W. Macleay, *Anatomical Observations on the Natural Group of Tunicata* (*Trans. of the Linnean Soc.*, 1825, vol. XIV, p. 545).

canaux ne paraissent pas être de simples lacunes ménagées entre les parties voisines, mais des tubes réguliers constitués par une tunique membraneuse. Nous en avons déjà étudié le mode de distribution, et par conséquent je ne m'arrêterai pas davantage sur ce sujet ; mais je dois ajouter que chez les Ascidies simples, où l'organisme semble se perfectionner davantage, les canaux par lesquels le sang se distribue dans les téguments près de la surface extérieure du corps paraissent avoir acquis également des parois membraneuses et constituer des tubes vasculaires indépendants (1). Là où nous pouvons supposer l'existence d'une respiration diffuse accessoire, nous voyons donc l'organisation de l'appareil d'irrigation se modifier comme dans l'appareil branchial, tandis que dans les parties profondes où les tissus doivent être moins vivement excités par l'influence vivifiante de l'oxygène absorbé, les cavités parcourues par le sang conservent le caractère de simples lacunes comme chez les Molluscoïdes les plus dégradés.

Circulation chez les Pyrosomes et les Biphores.

§ 14. — La disposition de l'appareil circulatoire est à peu près la même chez les Pyrosomes (2) ; mais chez les Biphores (3) elle diffère davantage de ce que nous venons de voir chez les Ascidiens, ce qui du reste était facile à prévoir, d'après ce que nous savons déjà du mode d'organisation de l'ap-

traversé par l'œsophage à peu près comme il l'est par le rectum chez les Acéphales (a) ; mais M. Vogt a reconnu que cette disposition n'existe pas (b).

(1) M. Delle Chiaje a très bien représenté ces vaisseaux sous-cutanés chez l'*Ascidia mentula* ou *Phallusia mamillata*, Sav. (c).

(2) Voyez Huxley, *On the Anat. of Salpa and Pyrosoma* (*Phil. Trans.*, 1851, p. 582, pl. 17, fig. 1).

(3) Voyez les figures de l'appareil circulatoire des Biphores que j'ai dessinées à Nice en 1840, et que j'ai publiées dans la grande édition du *Règne animal* de Cuvier (MOLLUSQUES, pl. 122, fig. 1, 23).

(a) Busch, *Beobacht. über Anat. und Entwick. einiger Wirbellosen Seethiere*, p. 118, pl. 10, fig. 9.
(b) Vogt, *Recherches sur les Animaux inférieurs de la Méditerranée*, 2e mémoire, p. 77.
(c) Delle Chiaje, *Descriz. e notom. degli Anim. invertebr.*, pl. 84, fig. 2.

pareil respiratoire de ces Animaux (1). Effectivement, le cœur est situé, comme d'ordinaire, au-dessous de la masse viscérale, et son extrémité antérieure communique directement avec un grand sinus longitudinal qui occupe la ligne médiane inférieure du corps, tandis que son extrémité opposée débouche dans le sac péritonéal ou cavité de l'abdomen (2). Des canaux transversaux qui simulent les vaisseaux branchiaux des Ascidies vont de ce sinus inférieur à un sinus analogue qui est situé du côté opposé de la grande cavité pharyngienne, et celui-ci communique à son tour avec les canaux dont la branchie est creusée (3). Enfin ces derniers débouchent postérieurement dans la

---

(1) Voyez tome II, p. 21.

(2) Cet organe est tubulaire comme chez les autres Tuniciers, mais se trouve divisé en trois ou un plus grand nombre de chambres par des étranglements, de façon à ressembler beaucoup à ces petits instruments de verre composés de trois boules que l'on emploie dans les analyses organiques pour faire barboter les gaz dans un liquide absorbant, et que l'on appelle *laveurs de Liebig*. Ce cœur est logé dans un sac ou repli membraneux que l'on doit considérer comme un péricarde et y est suspendu par une membrane qui en occupe un des côtés. Meyen a décrit deux de ces rétrécissements chez le *Salpa micronata* (a); M. Eschricht en a trouvé trois chez le *Salpa cordiformis* (b). Je dois faire remarquer ici que j'appelle côté dorsal du corps des Biphores celui où se trouve le ganglion

nerveux central qui est surmonté d'un organe oculiforme, et qui peut, par conséquent, être considéré comme l'analogue du cerveau des Mollusques proprement dits. Mais divers zoologistes, se fondant sur d'autres considérations, appelaient cette partie du corps la face ventrale : M. Huxley, par exemple.

(3) M. Huxley pense que la branchie n'est creusée que par un grand sinus simple régnant dans toute sa longueur (*Op. cit.*, p. 570); cela paraît être chez les jeunes individus. Mais, chez l'adulte, j'ai constaté l'existence d'une disposition plus complexe, et mes observations ont été confirmées par celles de M. Vogt. Il existe dans la bande branchiale, outre le sinus médian, deux canaux marginaux, et toutes ces cavités communiquent entre elles par des branches verticales (c).

(a) Meyen, *Ueber die Salpen* (*Nova Acta Acad. Nat. curios.*, t. XVI, p. 376).
(b) Eschricht, *Anatomisk-Physiologiske Undersögelser over Salperne*, 1840, p. 26 (*Mém. de l'Acad. de Copenhague*, t. VIII).
(c) Voyez mes planches dans le *Règne animal* de Cuvier, MOLLUSQUES, pl. 122, fig. 1, et la description que M. Vogt donne dans son deuxième Mémoire, p. 34.

cavité abdominale, de façon que lorsque les contractions du
cœur s'établissent d'arrière en avant, c'est en passant par ces
dernières voies que le sang expulsé de cet organe y revient (1);
et, quand les contractions se dirigent en sens contraire, ce
liquide se répand d'abord dans l'espace compris entre les viscères et les parois membraneuses de la cavité abdominale,
pour aller de là dans la branchie, puis gagne l'extrémité
antérieure du sinus dorsal, descend par les canaux transversaux dans le sinus inférieur, et rentre dans le cœur par l'extrémité antérieure de cet organe (2). Mais, indépendamment de
ces canaux principaux, il y en a de secondaires, et les uns et
les autres donnent naissance à une multitude de branches dont
les anastomoses forment un lacis capillaire très riche dans toute

(1) Dans les Biphores observés par
Meyen, le nombre des pulsations qui
se succédaient dans un même sens
était de douze (a).

M. Vogt a vu le changement de direction se faire avec une grande régularité de deux minutes en deux minutes (b).

(2) La présence du sang dans la
cavité abdominale des Biphores est
surtout facile à constater chez les
espèces où le corps est garni postérieurement de grands prolongements
spiniformes, et où la poche péritonéale
forme dans la base de ces prolongements des culs-de-sac ; car les viscères
ne pénètrent pas dans ces portions
appendiculaires de la chambre viscérale, et le sang circule seul dans leur
intérieur, où il forme deux grands
courants.

Les canaux transversaux qui unissent les deux sinus longitudinaux
entre eux correspondent pour la plupart aux bandes musculaires dont la
chambre pharyngienne est entourée,
et leur direction varie un peu suivant
que ces bandes sont parallèles et peu
distantes, ou bien que celles des deux
ou trois paires antérieures se réunissent supérieurement vers le sommet
de la branchie. M. Huxley pense que
ces canaux sont tous des lacunes produites par la non-adhérence des deux
tuniques entre elles sur certains points
et leur soudure sur d'autres (c). Mais
M. Vogt combat cette opinion, et a reconnu que c'est dans l'épaisseur même
de la tunique interne qu'ils sont creusés (d). Du reste, ces deux zoologistes,
ainsi que M. Leuckart (e), s'accordent
à considérer ces canaux comme étant

(a) Meyen, Op. cit. (Nova Acta Nat. cur., t. XVI, p. 377).
(b) Vogt, Recherches sur les Animaux inférieurs de la Méditerranée, 2e mémoire, p. 32.
(c) Huxley, Observ. on the Anat. and Physiol. of Salpa, etc. (Philos. Trans., 1851, p. 570).
(d) Vogt, Recherches sur les Animaux inférieurs de la Méditerranée, 2e mémoire, p. 32.
(e) R. Leuckart, Zoologische Untersuchungen, 1854, Bd. II.

l'étendue de la surface du corps (1). Quant à la nature de ces canaux, ils paraissent être des cavités creusées dans le tissu de la tunique du corps, et ne pas avoir de tuniques propres bien distinctes des tissus voisins. Du reste, quoi qu'il en soit de ce dernier point, nous voyons donc que chez les Biphores, de même que chez les autres Tuniciens, l'appareil circulatoire se compose en totalité ou en partie de simples lacunes, et que toujours la grande lacune périgastrique, ou cavité abdominale, forme ici, comme chez les Bryozoaires, le principal réservoir du fluide nourricier.

dépourvus d'une tunique propre, et comme étant, par conséquent, des lacunes simples, mais non des vaisseaux proprement dits. Cela me paraît évident pour plusieurs ; mais quelques-uns sont si réguliers et si nettement définis, que je suis porté à croire que leurs parois sont revêtues d'une membrane indépendante des parties voisines.

(1) M. Leuckart a trouvé que chez les Biphores très jeunes ce réseau est beaucoup plus simple (a).

(a) Rud. Leuckart, *Zoologische Untersuchungen*, 2 Heft, p. 43.

VINGT-DEUXIÈME LEÇON.

De la circulation du sang chez les Mollusques.

Considérations
générales. § 1. — Dans la dernière leçon, nous avons vu que le système irrigatoire, confondu avec l'appareil digestif chez la plupart des Zoophytes, en devient distinct chez les Malacozoaires inférieurs, et présente chez les Tuniciers quelques perfectionnements ultérieurs.

En effet, chez les Bryozoaires, qui constituent la première classe de la division des Molluscoïdes, nous avons vu les mêmes organes servir à contenir le fluide nourricier et à le mettre en mouvement, tandis que chez les Tuniciers l'impulsion circulatoire est donnée par un organe spécial ; mais la direction du courant ainsi déterminée n'est pas constante, et chaque portion du système de cavités que le sang traverse remplit tour à tour les fonctions d'une artère et celles d'une veine.

Mais dans le sous-embranchement des Mollusques proprement dits dont l'étude va maintenant nous occuper, on trouve d'ordinaire un degré de plus dans la division du travail irrigatoire ; ce ne sont plus les mêmes canaux qui servent tour à tour à la distribution du fluide nourricier mis en mouvement par le cœur, et au retour de ce fluide des diverses parties du corps à l'organe central d'impulsion ; il y a partage des rôles : le cercle circulatoire se divise en deux moitiés distinctes, l'une artérielle, l'autre veineuse, et ce résultat important est obtenu par l'introduction de quelques replis membraneux disposés en manière de soupapes autour des orifices du cœur. Mais ce n'est pas tout. Ces valvules, en ne permettant au sang de se mouvoir que dans une direction donnée, paraissent augmenter l'influence excitante des courants afférents sur les tissus que ces courants traversent, car on voit en même temps ceux-ci s'endiguer, et les canaux qu'ils parcourent se revêtir de parois membraneuses dont l'existence est parfaitement indépendante de celle des organes circonvoisins.

Ainsi se trouve réalisé un nouveau perfectionnement que la théorie nous avait conduit à prédire : le système circulatoire se compose en grande partie de tubes ou vaisseaux propres qui servent à la distribution du fluide nourricier, tandis que le retour de ce liquide ne s'effectue encore en totalité ou en partie que par l'intermédiaire de voies empruntées aux parties voisines, c'est-à-dire à l'aide des espaces ou lacunes interorganiques revêtues seulement d'une légère couche membraniforme dont la formation semble être partout une conséquence du contact du fluide nourricier avec les tissus vivants.

Chez les Mollusques proprement dits, il existe, en effet, des artères qui reçoivent le sang mis en mouvement par le cœur; mais, ainsi que nous le verrons bientôt, ces tubes ne se constituent parfois que dans le voisinage de cet organe d'impulsion, et, dans certaines parties éloignées de l'économie, ce sont encore des lacunes irrégulières qui en tiennent lieu. Cet état imparfait de la portion artérielle du cercle circulatoire est, en effet, facile à constater chez quelques grosses espèces de Gastéropodes de nos côtes, les Haliotides, par exemple, et donne, ce me semble, un nouveau degré d'intérêt aux vues théoriques qui nous guident en ce moment.

Nous rencontrerons aussi chez les Mollusques une multitude de nuances analogues dans l'état de la portion veineuse du cercle circulatoire : tantôt elle ne se composera que de lacunes interorganiques, et, d'autres fois, une portion plus ou moins considérable de ce système de cavités se sera canalisée d'une manière régulière et revêtue même d'une tunique membraneuse bien distincte des parties environvoisines, de façon à constituer des

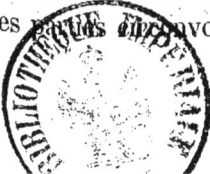

III.   7

tubes ou vaisseaux sanguins ; mais je ne connais pas encore d'exemple d'une transformation complète de ces trajets veineux en veines proprement dites, et toujours dans ce grand embranchement le système veineux est constitué en partie par les lacunes ou espaces interorganiques.

Pour bien saisir l'enchaînement des faits anatomiques que nous allons passer en revue, il est nécessaire de tenir également compte d'une autre tendance de la Nature dans le perfectionnement des organismes, savoir, la centralisation des forces ou la substitution d'un instrument unique et puissant à deux ou plusieurs instruments similaires et faibles.

Ces principes posés, faisons-en l'application à l'étude de l'appareil circulatoire dans chacune des grandes divisions ou classes du sous-embranchement des Mollusques, et occupons-nous d'abord du type le moins parfait, celui des Acéphales (1).

Circulation
chez
les Acéphales
abranches.

§ 2. — Cette classe, comme nous l'avons déjà vu en faisant l'histoire des organes de la respiration, se compose de deux groupes principaux, les Brachiopodes et les Lamellibranches. Mais il faut y rapporter aussi un petit groupe de Mollusques qui ne peut prendre place ni dans l'une ni dans l'autre de ces divisions naturelles, et qui mérite cependant de fixer un instant notre attention : c'est le genre Dentale. On y trouve un état de

(1) Willis, médecin anglais du XVIIe siècle, a fait connaître d'une manière passablement exacte la disposition du cœur et des gros troncs artériels chez l'Huître (a) ; mais c'est à Poli, habile anatomiste napolitain de la fin du siècle dernier, que la science est redevable de presque tout ce que nous savons touchant le mode de conformation de cette portion de l'appareil circulatoire chez la plupart des Mol-

lusques de la classe des Acéphales. Son ouvrage (b) est accompagné de magnifiques planches ; seulement il est à regretter que les figures anatomiques qu'il donne aient été dessinées d'après des modèles en cire, au lieu d'être faites d'après nature. La plupart de ces pièces anatomiques se trouvent dans les collections du Muséum d'histoire naturelle à Paris.

(a) Willis, De anima Brutorum. In-4, 1672, p. 39, pl. 2, fig. 1.
(b) Poli, Testacea utriusque Siciliæ eorumque historia et anatome, tabulis æneis illustrata, 1791-5, 2 vol. in-folio; suivi d'un fascicule posthume formant le commencement du tome III, publié par M. Delle Chiaje avec la date de 1826, et resté inachevé.

dégradation de l'appareil circulatoire dont je ne connais pas d'autre exemple chez les Mollusques proprement dits, et c'est par voie d'emprunt seulement que la Nature paraît y avoir pourvu aux instruments mécaniques destinés à donner l'impulsion au courant circulatoire. En effet, les recherches récentes de M. Lacaze, professeur à la faculté des sciences de Lille, nous ont appris que les Dentales n'ont pas de cœur proprement dit; mais, dans la région anale, vers le point où cet organe contractile se trouve chez les autres Acéphales, on voit un réservoir ou sinus sanguin qui est traversé par le rectum, et cette portion terminale du tube digestif est animée de mouvements pulsatiles qui doivent avoir pour conséquence de dilater ou de rétrécir l'espace circonvoisin occupé par le sang. Par conséquent, ce sinus anal, quoique privé de mouvements propres, doit être apte à remplir les fonctions d'un cœur et à pousser le fluide nourricier dans le vaste système de cavités où la circulation doit s'effectuer (1).

(1) Les DENTALES, comme nous l'avons déjà vu, sont des Mollusques Acéphales abranches qui respirent principalement au moyen du manteau cutané dans lequel corps est engaîné, en partie à l'aide de l'eau introduite dans le rectum (a); et c'est autour de la poche formée par cet instrument accessoire de respiration que se trouve le sinus sanguin tenant lieu du cœur des Acéphales lamellibranches ordinaires (b). La portion dilatée et pulsatile de l'intestin ainsi disposée avait été prise pour un véritable cœur par quelques conchyliologistes (c). En arrière, ce sinus anal (ou péri-anal, Lacaze) communique avec un grand sinus abdominal qui occupe la ligne médiane, et qui me semble pouvoir être comparé à une immense oreillette impaire dans laquelle une multitude de canaux latéraux viendraient aboutir.

Antérieurement le sinus anal communique avec un grand sinus pédieux; et sur les côtés, il est en continuité avec deux gros vaisseaux qui se rendent au manteau et s'y réunissent sur la ligne médiane pour constituer un tronc impair, lequel s'étend jusqu'à l'extrémité postérieure du corps, et a reçu le nom de vaisseau palléal inférieur.

Un autre vaisseau médian, relié au précédent par un réseau intermé-

(a) Voyez tome II, p. 92.
(b) Lacaze-Duthiers, Histoire de l'organisation et du développement du Dentale, vie partie (Ann. des sciences nat., 1857, 4e série, t. VII, p. 8, pl. 2, fig. 1, 2 et 4).
(c) Clark, On the Animal of Dentalium Tarentinum (Ann. of Nat. Hist., 1849, 2e série, vol. IV, p. 323 et suiv.)

L'appareil irrigatoire des Dentales offre une autre particularité dont nous trouverons quelques exemples chez les Mollusques plus élevés en organisation, mais dont l'existence est également un indice d'imperfection physiologique. Le système de cavités dont se compose l'appareil irrigatoire n'est pas complétement fermé, et communique en dehors à l'aide de certains orifices à lèvres contractiles. Il en résulte que l'eau ambiante peut y pénétrer directement, et se mêler au sang quand, pour le service de la locomotion, l'Animal a besoin de gonfler la portion abdominale ou pédieuse de son corps, et qu'une partie

diaire, occupe la face dorsale de la portion antérieure du manteau, et va déboucher dans un *sinus sus-pharyngien* qui se trouve entre les tentacules et qui renferme dans son intérieur les ganglions cérébroïdes. Ce réservoir, de petite dimension, communique à son tour avec le sinus anal par deux canaux latéraux (*a*).

Enfin il existe aussi un grand sinus sanguin qui entoure la masse linguale, et qui communique en arrière avec une série de lacunes comprises entre les lobules du foie, et, par leur intermédiaire, avec le sinus abdominal.

Tous ces vaisseaux et sinus sont en connexion avec des cavités intermédiaires plus étroites qui forment par leur réunion un réseau, mais qui sont de simples lacunes interorganiques plutôt que des vaisseaux proprement dits, ainsi que l'a fort bien établi M. Lacaze.

Dans l'état actuel de la science, il serait difficile de se former une idée nette du trajet suivi par le sang dans cet appareil irrigatoire, car la direc-

tion des courants n'a pas été constatée. M. Lacaze a vu chez l'embryon des contractions brusques se déclarer dans la portion postérieure du sinus pédieux, ainsi que dans le sinus abdominal et le sinus anal, mais il n'a aperçu aucun vestige de valvules; de sorte que le mouvement des liquides est probablement oscillatoire.

C'est sur la face inférieure du sinus anal que M. Lacaze a trouvé de chaque côté un petit orifice en forme de boutonnière, qui est pourvu de muscles dilatateurs et qui établit une communication directe entre ce réservoir sanguin et l'extérieur (*b*). Cet anatomiste m'a rendu témoin des expériences dans lesquelles, en introduisant quelques gouttes d'un liquide coloré par une de ces ouvertures, il fait passer l'injection dans les sinus sanguins.

Je dois ajouter que l'organe signalé plus anciennement par M. Deshayes comme étant le cœur du Dentale paraît être une dilatation pharyngienne du tube digestif (*c*).

(*a*) Lacaze, *Histoire du Dentale* (loc. cit., pl. 3, fig. 1 et 2; pl. 4, fig. 1 et 2).
(*b*) Lacaze, loc. cit., pl 2, fig. 1, 2 et 3.
(*c*) Deshayes, *Anat. et Monogr. du genre Dentale* (*Mém. de la Soc. d'hist. nat. de Paris*, 1825, t. II, p. 333).

du fluide nourricier ainsi étendue peut s'écouler à l'extérieur quand l'Animal est obligé de diminuer considérablement de volume. Cette disposition rappelle ce que nous avons déjà vu chez un grand nombre de Zoophytes, et montre que chez les Dentales la valeur physiologique du sang doit être beaucoup moindre que chez les Mollusques ordinaires ; mais, lorsque nous étudierons le mécanisme des mouvements dans cette grande division zoologique, nous verrons que les forces mises en jeu pour l'accomplissement de ces actes sont très souvent empruntées à l'appareil circulatoire.

§ 3. — Je ne m'arrêterai que peu sur l'histoire des BRACHIO- PODES, parce que nous ne connaissons encore que d'une manière très imparfaite la structure de leur appareil circulatoire. En effet, c'est principalement sur des individus conservés dans l'alcool que l'anatomie de ces petits Mollusques a été faite, et dans ces circonstances il est très difficile d'arriver à des résultats certains, relatifs au mode de distribution des canaux que l'on rencontre ou à la détermination des fonctions des réservoirs en communication avec ces conduits. Aussi les zoologistes sont-ils fort divisés d'opinion sur ce sujet, et je ne saurais résoudre la question en litige, n'ayant jamais eu l'occasion de disséquer un de ces Animaux. Je me bornerai donc à dire que chez ces Mollusques, ainsi que Cuvier l'a découvert chez les Lingules (1), et que M. Owen l'a constaté ensuite chez les Orbicules (2) et chez les Térébratules (3), il existe de chaque

Ordre
des
Brachiopodes.

(1) Cuvier, *Mémoire sur l'anatomie de la Lingule* (*Mémoire sur les Mollusques*, et *Ann. du Mus.*, t. I, 1802).

(2) Owen, *On the Anatomy of Brachiopoda and more especially of the Genera Terebratula and Orbicula* (*Trans. of the Zool. Soc. of London*, 1835, vol. I, p. 145, pl. 22 et 23 ; — *Ann. des sciences naturelles*, 2e sér., 1835, t. III, p. 52).

(3) Owen, *Lettre sur l'appareil de la circulation chez les Mollusques de la classe des Brachiopodes* (*Ann. des sc. nat.*, 3e sér., 1845, t. III, p. 315).

— *On the Anatomy of Terebratula*, in Davidson's *British fossil Brachiopoda* (*Palæontological Society of London*, 1853, p. 14).

côté du corps une poche d'apparence charnue qui a été considérée par ces anatomistes comme étant un cœur. On y distingue une portion principale nommée *ventricule*, et une portion accessoire ou vestibulaire qu'on appelle l'*oreillette*. On admet assez généralement aussi que le sang veineux, répandu dans un vaste système de cavités de forme irrégulière, dont la portion principale entoure les viscères, pénètre dans ces oreillettes, puis dans les ventricules qui, par leur extrémité antérieure, donneraient naissance à une artère dont les branches se distribueraient d'une part dans l'épaisseur du manteau, d'autre part dans les muscles et les viscères, d'où ce fluide reviendrait par des canaux veineux vers les oreillettes. Mais je dois ajouter que les observations les plus récentes tendent à faire donner une autre interprétation à ces dispositions organiques. Suivant M. Hancock, dont j'ai eu souvent à citer avec éloge les travaux sur l'anatomie des Mollusques, les organes considérés jusqu'ici comme des cœurs n'appartiendraient pas à l'appareil circulatoire, et le principal organe moteur du sang serait une vésicule appendue au tube digestif et assez semblable au cœur des Tuniciers. Mais cela me paraît peu probable (1).

(1) M. Owen, dont j'examinerai plus tard les opinions touchant la nature des cavités veineuses chez les Brachiopodes, décrit de la manière suivante l'appareil circulatoire des *Térébratules* :

Chaque ventricule fournit deux artères, dont l'une, la plus petite, se distribue aux viscères et aux muscles, et l'autre répand ses branches sur la moitié voisine des deux lobes du manteau, où ces vaisseaux vont se terminer dans un sinus veineux marginal dont les branches centripètes, en se réunissant, concourent à former de chaque côté du corps un grand sinus palléal; ceux-ci se réunissent à leur tour pour constituer une cavité veineuse dorsale, qui communique aussi avec une autre série de sinus veineux, lesquels occupent la chambre abdominale et ressemblent à la cavité péritonéale des autres animaux. Enfin le sinus commun ainsi formé communique avec les oreillettes, qui présentent l'apparence de deux entonnoirs à parois plissées et débouchent dans les ventricules correspondants par leur sommet. Les parois de toutes ces cavités paraissent être revêtues d'une tunique membraneuse d'une délicatesse extrême, qui remplirait à la fois les

§ 4. — Du reste, la duplicité des organes moteurs et des Ordre
des Acéphales
lamellibranches. vaisseaux distributeurs du sang, qui, suivant Cuvier et M. Owen, serait générale dans l'ordre des Brachiopodes, se rencontre indubitablement chez certains Acéphales lamellibranches ; mais, dans cette grande division zoologique, elle ne se présente que d'une manière exceptionnelle, et la tendance évidente de la Nature dans la constitution de ce dernier type de Mollusques, est de centraliser, de fondre ces parties similaires sur la ligne médiane, de façon à remplacer par un instrument unique ces instruments pairs qui, chez les Brachiopodes, semblent se répéter à droite et à gauche du corps de l'animal.

Le Lamellibranche qui présente ce mode d'organisation se

fonctions d'un péritoine et d'une poche veineuse (a). M. Owen a vu aussi que ce sinus abdominal se continue entre les lobes du foie et les masses glandulaires de l'appareil reproducteur, et il ajoute que les œufs, ainsi que les cellules spermatiques, se développent le long des canaux veineux formés par des prolongements du sinus viscéral ; de sorte que les produits du travail reproducteur sont baignés par le sang dans l'intérieur de ces dépendances des réservoirs péritonéaux ou grands sinus veineux, comme la première portion de l'appareil reproducteur l'est dans cette cavité elle-même (b). Chez les *Lingules*, la disposition des cavités veineuses est à peu près la même (c). Je dois ajouter que M. Gratiolet n'est pas d'accord avec M. Owen sur

la disposition des sinus qui, chez les Térébratules, conduirait le sang aux oreillettes ; il pense que ces cavités ne reçoivent que le sang artérialisé dans les lobes du manteau, mais il n'explique pas comment, dans cette hypothèse, la circulation s'accomplirait dans le reste de l'organisme (d).

Tel était l'état de nos connaissances à ce sujet, lorsque M. Huxley entreprit de nouvelles recherches sur la structure des Brachiopodes, et émit des doutes sur la nature des organes qui sont généralement considérés comme étant les cœurs de ces Mollusques. Il a cru voir que ces poches s'ouvrent au dehors par un petit orifice et ne sont pas en continuité avec des vaisseaux artériels, comme le pense M. Owen. Enfin M. Huxley, dans un des genres de la

(a) Owen, *On the Anatomy of Terebratula* (Davidson's *British fossil Brachiopoda*, p. 15).
(b) Owen, *Lettre sur la circulation chez les Mollusques Brachiopodes* (*Ann. des sciences nat.*, 1845, 3ᵉ série, t. III, p. 316).
(c) Vogt, *Anat. der* Lingula anatina (*Neue Denkschr. der Allgem. Schweizer Gesellsch.*, 1843, t. VII).
(d) Gratiolet, *Recherches sur l'anatomie de la Térébratule australe, pour servir à l'histoire des Brachiopodes* (*Comptes rendus de l'Acad. des sciences*, 1853, t. XXVII, p. 47).

trouve très communément dans la Méditerranée, et les zoologistes le désignent sous le nom d'*Arche de Noé*. Poli nous en fait connaître la structure, et il nous apprend que deux cœurs latéraux, composés l'un et l'autre d'une oreillette et d'un ventricule, donnent chacun naissance à une artère principale qu'il appelle une *aorte*, mais que ces deux troncs, avant de distri-

famille des Térébratules, nommé *Rhynchonella*, a trouvé deux paires de ces mêmes parties latérales en communication avec les cavités périgastriques (a).

Au moment de mettre cette feuille sous presse, je reçois l'analyse d'un Mémoire de M. Hancock (b) sur le même sujet, et, si les observations de cet anatomiste sont exactes, on sera conduit à modifier beaucoup les idées que l'on avait touchant la structure de l'appareil circulatoire de ces Animaux. En effet, d'après M. Hancock, le véritable cœur des Brachiopodes serait une vésicule pyriforme et musculaire attachée à la face dorsale de l'estomac et en communication avec deux ordres de canaux; quatre de ceux-ci, faisant fonctions d'artères, conduiraient le sang aux organes de la reproduction, au manteau et au tube alimentaire, et le cours du fluide y serait accéléré par l'action d'un certain nombre de vésicules pulsatiles en connexion avec leur tronc. Une partie de ce sang passerait ensuite dans un système de lacunes superficielles logées dans les lobes du manteau ainsi que dans les parois de la chambre viscérale, puis reviendrait par deux canaux particuliers dans un

autre système de lacunes interviscérales, qui la transmettrait au cœur par l'intermédiaire des lacunes dont l'œsophage est entouré. Une autre portion du sang arriverait également des canaux artériels par des lacunes situées dans l'intérieur des bras, et reviendrait aussi au cœur par les grands sinus péri-œsophagiens. Quant aux réservoirs qui entourent la masse viscérale, et qui sont en communication avec les sinus rameux du manteau, ainsi qu'avec les organes considérés généralement comme étant les cœurs latéraux, M. Hancock pense que ce sont des cavités aquifères comparables aux poches membraneuses en communication avec la chambre respiratoire des Céphalopodes et servant probablement à l'excrétion des produits urinaires. Le travail de M. Hancock n'a pas encore été publié d'une manière complète, et, dans l'état actuel de la question, il me semblerait téméraire de se prononcer sur les questions qu'il soulève. Mais, quoi qu'il en soit, le caractère général de l'appareil circulatoire des Brachiopodes paraît être toujours à peu près le même que chez les autres Mollusques, et s'accorder très bien avec les vues développées dans le texte de ces Leçons.

(a) Huxley, *Contributions to the Anatomy of the Brachiopoda* (*Proceedings of the Roy. Soc. of London*, 1854, t. VII, p. 106).
(b) Hancock, *On the Organisation of Brachiopoda* (*Proceed. of the Roy. Soc.*, 1857, t. VIII, p. 467).

buer leurs branches aux organes où ils doivent porter le fluide nourricier, se réunissent entre elles, sur la ligne médiane du dos, pour constituer un système de vaisseaux médians et impairs (1).

Chez tous les autres Mollusques du même ordre, la centralisation est portée plus loin et atteint les ventricules du cœur aussi bien que les artères. On leur trouve, en effet, un ventricule unique donnant naissance à un système de vaisseaux artériels impairs. Mais, ici encore, ce ventricule médian semble résulter du rapprochement et de la fusion de deux cavités latérales qui auraient rencontré sur leur route une portion de l'intestin ; car, chez presque tous les Lamellibranches, la cavité du cœur est traversée d'avant en arrière par le rectum, disposition dont on se rendrait difficilement compte, si l'on supposait que cet organe d'impulsion était, dès le premier moment de sa création dans l'embryon, une poche simple et impaire (2).

Rapports du cœur avec le rectum.

---

(1) Poli, *Testacea utriusque Siciliæ*, 1795, t. II, p. 132, pl. 25, fig. 2.

(2) Pour faire bien saisir ce résultat, il est bon de se rappeler non-seulement les deux états extrêmes dont je viens de parler, mais aussi quelques formes intermédiaires, et notamment la disposition que j'ai fait connaître chez la Pinne marine.

Il est bien évident que si les déterminations de Cuvier, de M. Owen et de M. Vogt sont exactes, les deux cœurs latéraux de l'Arche doivent correspondre aux deux cœurs qui occuperaient également les côtés du corps chez les Brachiopodes, et que l'artère principale qui se dirige en avant, ou aorte antérieure, avec ses deux racines venant de ces deux cœurs, quoique simple et impaire dans la plus grande partie de sa longueur,

représente les deux vaisseaux latéraux qui, en partant des organes en forme de cœur, se dirigent également en avant chez ces mêmes Brachiopodes. Sous ce rapport, il y aurait donc dans ces deux types unité de plan en ce qui est fondamental, et les différences dépendraient seulement d'un commencement de centralisation des deux moitiés du système irrigatoire chez l'Arche.

Mais les deux racines de l'aorte qui se réunissent ainsi sur la ligne médiane du dos de l'Arche passent sur la face supérieure de l'intestin, et constituent, par conséquent, une sorte de pont au-dessus de cet organe. Les deux aortes postérieures qui naissent de l'extrémité opposée des cœurs de ce Mollusque se réunissent de la même manière sur un plan moins élevé, et elles constituent ainsi, avec les aortes

Dans la grande majorité des cas, le ventricule du cœur ainsi constitué se trouve au milieu de la région dorsale du corps, directement sous la charnière qui réunit les deux valves de la

antérieures, une sorte de cadre ou d'anneau au milieu duquel se trouve comprise la portion postérieure de l'intestin.

Maintenant, si l'on imagine un degré de centralisation de plus, ces quatre racines aortiques se raccourciront, les cœurs viendront se placer de chaque côté de l'intestin, et les racines aortiques antérieures passant au-dessus de cet organe, tandis que les racines aortiques postérieures passent au-dessous, le rectum se trouvera serré dans un anneau vasculaire. Puis la centralisation faisant de nouveaux progrès dans la moitié inférieure de cet anneau, les deux racines aortiques postérieures se trouveront remplacées par un tronc médian impair, et les deux ventricules réunis entre eux au-dessous du rectum, tandis que l'anneau vasculaire dont cet intestin est ceint continuera à être formé supérieurement par les racines aortiques antérieures.

Enfin, si la centralisation fait encore un pas de plus, ces racines se confondront avec le ventricule unique dont elles proviennent, celui-ci les absorbera pour ainsi dire, et ne donnera plus naissance qu'à une aorte antérieure impaire et médiane; mais ce vaisseau restera toujours au-dessus du rectum, et par conséquent l'anneau cardiaque, tout en se resserrant, ne pourra pas s'effacer, et une portion de l'intestin se trouvera entourée par

le cœur dont la paroi interne ne tardera pas à s'amincir et se souder à sa surface, de façon à cesser d'en être distinct, ce qui complétera le mode d'organisation propre à la plupart des Lamellibranches.

Or, l'état intermédiaire dont la théorie nous fait prévoir la possibilité se trouve réalisé chez la Pinne marine (a). Le cœur proprement dit se trouve à la face inférieure du rectum, et c'est de la partie postérieure du ventricule médian ainsi placé que naît l'artère aorte postérieure dont le tronc d'origine marche pendant quelque temps sous cet intestin. Mais ce ventricule unique donne naissance en avant à deux aortes très grosses et très courtes qui remontent au-dessus du rectum et s'anastomosent aussitôt pour former une aorte antérieure impaire : par conséquent, le rectum ne passe pas encore dans la cavité du ventricule, mais se trouve embrassé par un cercle vasculaire dont le segment inférieur est constitué par le ventricule et le segment supérieur par les deux racines aortiques.

De là au mode d'organisation en apparence si singulier de la plupart des Lamellibranches, il n'y a qu'une nuance, savoir, l'élargissement des racines aortiques, et leur envahissement par le ventricule dont elles proviennent.

Cette théorie nous permet aussi de ramener au type commun une dispo-

---

(a) Milne Edwards, *Recherches faites pendant un voyage en Sicile*, t. I, pl. 28.

coquille, et il reçoit le sang de deux oreillettes qui en occupent les côtés ; mais il est quelques espèces où la tendance à la concentration modifie davantage la forme de cet organe, en déterminant

sition anormale du cœur chez quelques Lamellibranches où cet organe n'est plus traversé par le rectum et se trouve placé au-dessus de cet organe.

Effectivement, si la centralisation dont nous venons de parler était accompagnée de la disparition des aortes postérieures ou seulement de l'atrophie de l'une des racines de cette portion du système artériel, il est évident que le rectum ne se trouverait plus embrassé par un anneau vasculaire, et que les ventricules, cédant au mouvement qui les rapproche à la fois de l'aorte antérieure et de la ligne médiane, viendraient se joindre à la face supérieure de l'intestin pour y constituer un ventricule unique à cavité libre.

Or, c'est là précisément ce qui s'observe chez le Taret. Le cœur de ce Mollusque n'est pas traversé par le rectum, comme l'est celui de presque tous les Lamellibranches ; mais aussi il ne fournit pas d'aorte postérieure (a).

Les Anomies forment également une exception à la règle dominante touchant le passage du rectum à travers le cœur des Lamellibranches, et ici encore les artères aortiques postérieures manquent (b).

Chez l'Huître (c), le cœur ne se trouve plus dans la même région du corps que le rectum, et la centralisation de ses diverses parties peut s'effectuer sans qu'aucun obstacle mécanique du même genre s'y oppose. Aussi, chez ce Mollusque, la cavité du ventricule est libre comme dans les deux genres précédens.

Ainsi, toutes ces anomalies apparentes rentrent dans la loi générale.

Le passage du rectum dans l'intérieur du ventricule se voit très bien dans les figures que Poli a données de cet organe chez la Pholade (d), la Moulette des peintres (e), les Solécurtes (f), les Vénus (g), les Pétoncles (h), les Pectens (i) et les Moules (j).

(a) Poli, *Testacea utriusque Siciliæ*, t. II, pl. 29, fig. 3 et 7.
(b) M. Deshayes, dans son *Traité de conchyliologie*, t. I, p. 54, a dit que le cœur des Tarets est traversé par le rectum ; mais il a été, je crois, le premier à rectifier cette erreur dans son *Hist. nat. des Mollusques de l'Algérie*, 1846, t. I, p. 64, pl. 8, fig. 1 et 2.
— Frey et Leuckart, *Beiträge zur Kenntniss Wirbelloser Thiere*, 1847, p. 51.
— Quatrefages, *Mém. sur le genre Taret* (*Annales des sciences naturelles*, 1849, 3e série, t. II, p. 47, pl. 2, fig. 4).
(c) Poli, *Testacea utriusque Siciliæ*, t. II, p. 194.
— Garner, *On the Anatomy of Lamellibranchiate Mollusca* (*Trans. of the Zoological Soc. of London*, 1841, vol. II, p. 94).
— Lacaze-Duthiers, *Mém. sur l'organisation de l'Anomie* (*Ann. des sciences nat.*, 1854, 4e série, t. II, p. 16, pl. 2, fig. 2).
(d) Poli, *Op. cit.*, t. I, pl. 7, fig. 8, et pl. 8, fig. 7 et 8.
(e) Idem, *ibid.*, pl. 9, fig. 11 et 12.
(f) Idem, *ibid.*, pl. 13, fig. 7.
(g) Idem, *ibid.*, pl. 20, fig. 10.
(h) *Arca pilosa* (Poli, *Op. cit.*, pl. 26, fig. 11).
(i) Poli, *Op. cit.*, pl. 27, fig. 12.
(j) Idem, *ibid.*, pl. 31, fig. 7.

le rapprochement des deux oreillettes. Ainsi, chez le Pétoncle poilu, ces deux poches sont latérales et bien distinctes entre elles à la partie postérieure du ventricule, mais en avant elles se rencontrent et se confondent sur la ligne médiane (1). Enfin, chez les Huîtres, la fusion des oreillettes est encore plus complète, et, au lieu d'occuper les côtés du ventricule, elles sont refoulées au-dessus et en arrière de cet organe, où il est facile de les reconnaître à raison de leur couleur brune (2).

Tuniques du cœur.

La position du cœur peut varier un peu, mais il est toujours placé au-dessus de la base des branchies, et logé dans une cavité dont les parois présentent la disposition qui s'observe d'ordinaire dans les points de l'économie animale où des parties

(1) Poli, qui a fait connaître cette disposition chez le Pétoncle auquel il conserve le nom linnéen d'*Arca pilosa*, représente l'oreillette commune s'avançant beaucoup sous l'aorte antérieure, et se prolongeant en arrière du ventricule, sous la forme de deux grosses cornes (*a*).

(2) Le cœur de l'Huître se trouve refoulé vers le milieu du corps, entre la masse viscérale de l'abdomen et le grand muscle abducteur des valves (*b*). Au premier abord, on pourrait penser que ce déplacement doit tenir à quelque changement important dans le plan général de l'organisme de ces Mollusques comparés aux autres Lamellibranches ; mais cela n'est pas, et l'anomalie est facile à expliquer. En effet, les particularités de structure que présentent les Huîtres comparées aux Pinnes, ou même aux Mactres, aux Anodontes, etc., tiennent en partie à la disparition du muscle abducteur antérieur des valves, qui se trouve déjà fort réduit chez les Pinnes, et en partie à une courbure ou reploiement du corps du côté dorsal, disposition qui fait chevaucher le muscle postérieur au-dessus de la face supérieure de l'abdomen, et transforme la région cardiaque en une espèce de fosse au fond de laquelle le cœur se trouve entraîné par la descente des branchies vers le bord inférieur du corps. L'intestin, il est vrai, ne suit pas le cœur dans ce déplacement ; mais, pour expliquer la séparation entre ces deux organes, il suffit de supposer que l'une des deux racines aortiques qui, chez la Pinne, s'étendent en manière de pont au-dessus du rectum, et maintiennent le ventricule suspendu au-dessous de ce tube, ait avorté ; car alors le cœur pourra s'éloigner plus ou moins de la face inférieure de l'intestin, sans que la loi des connexions soit violée.

(*a*) Poli, *Testacea utriusque Siciliæ*, t. II, p. 142, pl. 26, fig. 13 et 14.
(*b*) Idem, *ibid.*, pl. 29, fig. 7 et 8.

mobiles frottent souvent les unes contre les autres, soit par le jeu normal des organes, soit par l'effet d'un état pathologique. En effet, les surfaces en contact se revêtent alors d'une membrane mince et lisse qui se continue de l'une à l'autre de façon à constituer une poche où se trouve emprisonnée une certaine quantité de liquide. Lorsque ce sont deux surfaces presque planes qui frottent l'une contre l'autre, comme dans les articulations des os de nos membres, il en résulte une poche simple dont une moitié adhère à chacune de ces surfaces ; mais lorsque la friction a lieu entre la surface extérieure d'un organe arrondi ou cylindrique qui se meut dans une cavité où il est suspendu, le revêtement membraneux se complique davantage et constitue une double tunique ou plutôt un sac dont une moitié, repliée en dedans, encapuchonne l'organe et y adhère, tandis que l'autre moitié l'entoure à distance et adhère aux parties circonvoisines. C'est une disposition analogue en tout à celle dont j'ai déjà eu l'occasion de parler en décrivant la plèvre dont les poumons sont entourés (1), et que nous allons rencontrer maintenant autour du cœur, chez tous les Animaux où cet organe est conformé de la manière ordinaire.

La tunique ainsi constituée porte le nom de *péricarde* (2) ; son feuillet interne adhère à la surface externe du cœur, et son feuillet externe constitue une capsule lâche tout autour de cet organe. Chez les Acéphales lamellibranches elle est bien développée (3), mais sa cavité n'est pas toujours parfaitement close, et se continue parfois avec des espèces de cavernes dont un

(1) Voyez tome II, p. 409.

(2) En général, quand on parle du péricarde, on ne fait allusion qu'au sac formé par le repli externe de cette double tunique, sac dans l'intérieur duquel le cœur semble être suspendu, bien qu'en réalité il soit logé dans une duplicature de la membrane dont les

parois du sac péricardique sont formées.

(3) Les ANOMIES font exception à cette règle. Le cœur de ces singuliers Mollusques, au lieu d'être logé, comme d'ordinaire, dans une chambre particulière ménagée entre la base des branchies, fait saillie au dehors et se

organe voisin est creusé, et, par l'intermédiaire de celui-ci, communique même avec le dehors (1).

La structure intérieure du cœur a été étudiée avec soin chez plusieurs Lamellibranches. Le ventricule est une poche, en général pyriforme, dont les parois, d'une délicatesse extrême, renferment dans leur épaisseur un grand nombre de faisceaux musculaires (2) qui souvent font saillie et s'entrecroisent dans sa cavité. Il communique avec les ventricules par deux orifices qui, en général, sont situés latéralement, et ont la forme de fentes ou de boutonnières dont les bords seraient disposés de façon à se tendre et à se rapprocher, quand ils sont poussés de dedans en dehors, et à s'écarter, au contraire, quand ils

voit à nu au fond de la concavité dorsale résultant de la courbure du corps (a). M. Lacaze, qui a fait bien connaître cette disposition curieuse, pense que le péricarde s'est peut-être soudé au cœur, de façon à se confondre avec cet organe (b); mais je suis porté à croire qu'il manque complètement, et que c'est un prolongement de la peau seulement qui constitue ici la tunique externe du cœur.

Je dois ajouter que M. Deshayes considère le péricarde des Acéphales comme étant, pour ainsi dire, une dépression sacciforme du manteau. Mais cette opinion ne repose sur aucun raisonnement plausible (o).

En général, les oreillettes, aussi bien que le ventricule, sont logées dans le péricarde; mais, chez les Huîtres, ce sac n'entoure que le ventricule.

(1) Cette communication entre le péricarde et la cavité de l'appareil urinaire, ou organe de Bojanus, a été brièvement indiquée chez l'Anodonte par Garner (d), mais n'a été bien démontrée que tout récemment par les recherches de M. Lacaze, qui l'a étudiée principalement chez l'Anodonte, la Lutraire solénoïde, la Pholade, les Bucardes, les Corbules, etc. Il ne l'a pas trouvée chez les Pectens, les Spondyles, la Moule et la Pinne (e).

(2) M. Deshayes dit que les parois du cœur sont garnies de tissu fibreux; je n'en ai pu apercevoir aucune trace, et je présume que ce sont les muscles propres de cet organe que ce conchyliologiste appelle des *faisceaux fibreux*, expression qui, dans le langage anatomique, a une tout autre signification (f).

(a) Poli, *Testacea utriusque Siciliæ*, t. II, p. 148.
(b) Lacaze-Duthiers, *Mém. sur l'Anomie* (Ann. des sciences nat., 1854, t. II, p. 16).
(c) Deshayes, *Mollusques de l'Algérie*, t. I, p. 322, etc.
(d) Garner, *On the Anat. of Lamellibr. Conchifera* (Trans. of the Zool. Soc., 1841, t. II, p. 92).
(e) Lacaze-Duthiers, *Mémoire sur l'organe de Bojanus* (Ann. des sciences nat., 4ᵉ série, 1855, t. IV, p. 273, pl. 6, fig, 3, etc.).
(f) Deshayes, *Mollusques de l'Algérie*, t. I, p. 155, etc.

supportent une pression même très légère en sens contraire. Cette disposition est facile à constater par l'injection d'un liquide coloré : si l'on pousse l'injection dans l'oreillette, on la voit pénétrer aussitôt dans le ventricule par la voie que je viens d'indiquer; mais si l'on cherche à faire passer le liquide du ventricule dans l'oreillette, on n'y parvient pas.

Les deux oreillettes, qui d'ordinaire sont parfaitement symé- *Conformation des oreillettes.* triques et longent le ventricule comme une paire d'ailes, ont des parois encore plus minces, mais sont également pourvues de fibres musculaires, de façon à pouvoir se contracter et à se relâcher alternativement, et, lorsqu'on observe ces mouvements chez des animaux vivants, on voit qu'ils alternent avec ceux du ventricule. Les oreillettes se resserrent donc quand le ventricule devient flasque et y envoie une ondée de sang; puis le ventricule se contracte à son tour et expulse ce liquide, mais ne saurait le renvoyer dans les oreillettes, à cause des valvules dont il vient d'être question, et ne peut que le lancer dans les artères qui sont également en communication avec sa cavité.

§ 5. — Le système artériel naît ordinairement du ventricule *Système artériel.* par deux troncs impairs qui sont situés sur la ligne médiane du dos et qui se dirigent l'un en avant, l'autre en arrière. Pour les désigner, on emprunte en général à l'anatomie humaine le nom d'*aorte;* mais quelques naturalistes, peut-être avec raison, préfèrent les appeler seulement *artères principales.*

Le tronc antérieur, que je nommerais *artère céphalique*, si ces Mollusques n'étaient pas dépourvus d'une tête distincte, est toujours le plus gros, et présente souvent à sa base une petite dilatation que l'on a comparée au bulbe aortique des Vertébrés inférieurs, mais qui, en général, ne paraît pas être un organe d'impulsion (1). Ce vaisseau médian se dirige horizon-

(1) Poli a observé chez la *Venus Chione* un renflement plus considé-   rable de l'aorte antérieure, situé à une assez grande distance du ventri-

talement en avant jusque auprès de la bouche, et, chemin faisant, donne naissance à plusieurs branches dont les plus importantes sont : 1° une artère abdominale postérieure, qui descend vers la partie postérieure de la masse viscérale ; 2° une grande artère gastrique, qui distribue ses rameaux à l'estomac, au foie et aux parties voisines ; 2° une artère pédieuse antérieure, qui, chez les espèces dont le pied est très développé, les Mactres et les Bucardes, par exemple, est la plus grosse de toutes ; 4° les artères tentaculaires, qui se distribuent aux appendices labiaux et envoient également des rameaux à la partie antérieure du manteau. Enfin, arrivée au-dessus du muscle abducteur antérieur de la coquille, cette aorte antérieure fournit des branches à cet organe, et se divise en deux troncs pour descendre le long du bord libre du manteau. Le tronc aortique postérieur longe l'intestin rectum, donne des branches au muscle abducteur postérieur et aux muscles rétracteurs du pied, puis se bifurque, pour embrasser la base des siphons et y distribuer des branches chez les espèces qui sont pourvues de ces organes, et, dans tous les cas, pour longer le bord postérieur et inférieur des deux lobes du manteau et s'y ramifier d'une manière variable, suivant les espèces (1).

cule, et qu'il appelle un *cœur accessoire* (a). La *V. florida* lui a présenté le même mode d'organisation (b), mais il n'a trouvé rien de semblable dans d'autres espèces du même genre, savoir : les *V. verrucosa*, *V. gallina*, *V. læta*.

(1) J'ajouterai que, chez la MACTRE, l'aorte antérieure fournit d'abord deux petites branches ascendantes qui se dirigent vers la charnière, et que j'appellerai les *artères tergales moyennes* ; elles se distribuent principalement dans la portion supérieure du manteau qui tapisse la partie renflée de la coquille nommée le *crochet*. Chez les Bucardes, ces artères sont très grosses, et chez les Pinnes (c) elles sont remplacées par une série de quatre vaisseaux de moyenne grandeur. Une *artère tergale antérieure* naît du même tronc, au-dessus du

(a) Poli, *Testacca utriusque Siciliæ*, t. II, p. 89, pl. 20, fig. 10.
(b) Idem, *ibid.*, t. II, p. 98.
(c) Voyez Milne Edwards, *Voyage en Sicile*, t. 1, pl. 28.

§ 6. — Le sang qui part du cœur se trouve ainsi distribué dans toutes les parties du corps, et, à l'aide d'injections fines, on peut suivre les vaisseaux artériels jusqu'à ce qu'ils se soient

Terminaison des artères.

muscle antérieur, et se distribue de la même manière dans la portion voisine du manteau.

L'*artère abdominale postérieure* qui naît de la face inférieure de l'aorte antérieure, à peu de distance du cœur, n'est que peu développée chez la Mactre et chez la Pinne, où elle ne m'a paru se distribuer qu'aux parois de la cavité viscérale ; mais chez la Bucarde elle est plus grosse et donne des branches aux parties voisines de l'appareil digestif. Enfin, chez la Pholade, elle prend un développement très considérable, et répand ses branches dans toute la portion postérieure du pied, comme on peut le voir dans la belle figure de l'appareil circulatoire de ce Mollusque, publiée par M. Blanchard. Chez les Bucardes, il y a aussi une petite artère abdominale accessoire qui naît un peu plus en avant et se distribue de la même manière.

L'*artère gastrique* est beaucoup plus grosse que toutes les précédentes. Chez les Bucardes, elle se divise en trois branches principales qui se recourbent diversement entre les circonvolutions du tube intestinal, pour se répandre dans la masse viscérale. Chez la Mactre, deux de ses branches seulement sont remarquables par leur volume, et l'une suit le bord inférieur de l'estomac jusqu'à l'extrémité du cul-de-sac de cet organe, tandis que l'autre plonge entre les intestins et les lobes du foie. Chez la Pholade, la disposition de l'artère

gastrique paraît être à peu près la même que chez les Bucardes. Chez la Pinne marine, ce vaisseau est plus grêle, et l'aorte antérieure fournit plus en avant plusieurs petites artères gastriques accessoires qui semblent tenir lieu de quelques-unes de ses branches.

Chez la Mactre et la Bucarde, l'*artère pédieuse* est très grosse et semble être la continuation du tronc aortique, dont elle n'est cependant qu'une branche. Elle descend le long du bord antérieur de l'abdomen, puis se recourbe en avant pour gagner l'extrémité du pied. Pendant ce trajet, elle donne aux faisceaux musculaires de cette région du corps et aux organes génitaux un grand nombre de branches, dont une, plus grosse que les autres, peut être distinguée sous le nom d'*artère pédieuse postérieure* ; celle-ci se recourbe en arrière et se distribue dans toute la portion inférieure et postérieure du pied. Chez la Pinne, cette dernière constitue même la continuation du tronc principal, la partie antérieure du pied étant presque rudimentaire. Cette disposition se voit aussi chez l'Anodonte, où l'artère abdominale antérieure fournit presque tout le sang qui se distribue à la masse viscérale ainsi qu'au pied (a).

Les *artères tentaculaires* naissent de l'aorte antérieure, vers le même point que la pédieuse ; elles suivent la face interne de ces appendices et donnent des branches à chacune des

(a) Voyez Langer, *Das Gefäss-System der Teichmuschel* (*Mém. de l'Acad. de Vienne*, 1855, t. VIII, pl. 1, fig. 1).

III. 8

divisés en ramuscules d'une grande ténuité. Mais les parois de ces tubes membraneux deviennent d'une texture de plus en plus lâche, et le réseau capillaire par lequel ils se terminent semble ne plus avoir de parois propres et être limité seulement par les brides du tissu connectif qui unit entre elles les diverses lames ou fibres constitutives des organes, et qui se revêt d'une couche extrêmement mince de tissu épithélique. Ainsi, dans le manteau, par exemple, on voit les canaux artériels se résoudre peu à peu en un réseau de lacunes vasculiformes, et tous les trajets artériels constituer de la sorte un lacis de canaux sans parois tubulaires.

Système veineux.

En introduisant un liquide coloré dans les espaces étroits qui existent entre les faisceaux musculaires du pied d'une Mactre ou d'une Bucarde, ou bien encore dans les petites cavités irrégulières rides transversales dont ceux-ci sont garnis.

Enfin l'aorte antérieure se termine par plusieurs petites branches dont les unes pénètrent dans le muscle adducteur antérieur, et les autres se ramifient dans les parties voisines du manteau.

L'*artère aorte postérieure* naît de la partie inférieure et postérieure du ventricule. Chez la Pinne marine, elle se trouve directement au-dessous du rectum; mais, chez la Mactre, elle se place un peu latéralement par rapport à ce dernier organe, et d'autres fois, chez la Pholade, par exemple, elle remonte au-dessus; ce qui du reste arrive toujours à une distance plus ou moins considérable du cœur. Il est aussi à noter qu'immédiatement après sa sortie de la poche péricardique, ce tronc présente un élargissement pyriforme, semblable au bulbe qui se voit à l'origine de l'aorte antérieure chez d'autres espèces, telles que la Pholade (a).

Chez la Pinne, ce vaisseau est grêle et donne bientôt naissance à l'artère du muscle adducteur postérieur et à l'artère anale qui longe la face inférieure de l'intestin jusqu'à l'anus; puis il se recourbe en haut, et gagne le bord dorsal du manteau, où il se bifurque pour donner à chaque lobe palléal une de ses branches. Enfin, chacune des *artères palléales postérieures* ainsi constituées fournit une branche marginale qui suit le bord postérieur du manteau, et une branche inférieure qui descend derrière le muscle adducteur et se distribue dans la plus grande partie du manteau. Chez la Mactre, l'aorte postérieure est beaucoup plus grosse, et les branches descendantes des deux artères palléales postérieures contournent la base

(a) Blanchard, *Op. cit.*, pl. 4, fig. 1 et 3.

qui entourent les viscères, et qui correspondent par conséquent à l'espace périgastrique ou chambre abdominale des Molluscoïdes, on voit que l'injection pénètre également dans le réseau capillaire dont il vient d'être question, soit directement, soit par l'intermédiaire de canaux rameux et régulièrement tracés. On voit aussi que ce même liquide, après avoir traversé divers canaux ou sinus dont je parlerai avec plus de détail dans un instant, pénètre d'autre part dans un système de vaisseaux dont les branchies sont pourvues, et que ces vaisseaux, à leur tour, après s'être divisés en une multitude de branches, continuent leur route vers les oreillettes du cœur en se réunissant, comme les racines d'un arbre, et débouchent enfin dans ces réservoirs, de sorte que le cercle circulatoire se trouve complété (1).

D'après les résultats de cette expérience et d'après un grand

des siphons pour gagner le bord inférieur du manteau ; chemin faisant, elles donnent naissance à des branches qui s'avancent jusqu'à l'extrémité de ces tubes, et qui, chez les Pholades, offrent un très grand développement. Enfin, chez la Mactre, ce sont les branches terminales de l'aorte postérieure qui envoient leurs ramuscules dans toute la partie inférieure du manteau, tandis que chez les Pholades cette portion du manteau reçoit le sang par l'intermédiaire des branches de l'aorte antérieure.

Dans les Tarets, où l'aorte postérieure manque, les artères palléales postérieures naissent de l'aorte antérieure, à peu de distance de l'artère gastrique, et leurs branches marginales, qui sont extrêmement longues, se dirigent directement en arrière en passant au-dessus du cœur (a).

On remarquera peut-être que dans cette description du mode de distribution des artères chez les Lamellibranches, je ne renvoie pas aux travaux que M. Deshayes a publiés sur l'anatomie de ces Mollusques, dans le grand ouvrage sur l'Algérie publié aux frais de l'État. La raison en est que M. Deshayes ne paraît avoir jamais disséqué une portion quelconque de ce système vasculaire ; il s'est borné à représenter des fragments de l'organisme dans diverses positions, et d'ordinaire il ne fait voir ni d'où viennent les branches artérielles que son peintre a dessinées, ni où elles vont. Les nombreuses figures qu'il a données ne me semblent donc pouvoir être, sous ce rapport, d'aucune utilité aux anatomistes.

(1) Mes premières expériences à ce sujet portèrent sur la Pinne marine, la

(a) Quatrefages, *Mém. sur les Tarets* (*Ann. des sciences nat.*, 1849, 3ᵉ série, t. XI, pl. 2, fig. 1).

nombre d'autres faits qu'il serait trop long d'exposer ici, je conclus
que chez ces Mollusques la portion veineuse du système irrigatoire est encore dans un état d'imperfection analogue à celui que
nous avons déjà reconnu chez les Tuniciers et chez les Dentales;
qu'il est constitué essentiellement par les lacunes ou espaces
que les organes ou les éléments constitutifs des organes laissent
entre eux ; que ces espaces tendent à se régulariser de plus
en plus sous la forme de canaux arborescents et que ces canaux
tendent à s'endiguer, pour ainsi dire, par suite de la consolida-
tion croissante du tissu connectif qui les entoure et du développement d'une membrane tubulaire qui revêt leurs parois; mais
que cette transformation n'est jamais complète, et que les
vides interorganiques de diverses parties du corps constituent
toujours une portion importante du système de cavités que le sang
traverse pour retourner des branches terminales des artères
jusqu'aux organes de la respiration, qui, à leur tour, le ren-
voient au cœur. Je sais que tous les physiologistes ne partagent
pas ma manière de voir à cet égard : les uns nient les faits dont
j'arguë, les autres y donnent une interprétation différente ; cependant j'ai la conviction que je suis dans le vrai (1). La ques-

Mactre et l'Huître (a); celles que j'ai faites ensuite avec M. Valenciennes avaient pour objet les Bucardes, les Vénus et les Solens (b).

(1) L'étude de cette question pré-sente chez les Lamellibranches beau-coup plus de difficultés que chez la plupart des autres Mollusques, parce que la chambre viscérale n'est pas libre, et qu'il existe dans le pied, ainsi que dans l'épaisseur du manteau et des autres parties du corps, un tissu conjonctif qui ne laisse subsister que des lacunes très étroites, et qui res-semble à une substance spongieuse.

Ces cavités irrégulières sont occu-pées par le sang, et servent d'intermé-diaire entre les ramuscules terminaux des artères et les canaux plus ou moins vastes qui conduisent ce liquide vers des réservoirs, d'où il passe dans le cœur, soit directement, soit par

(a) Milne Edwards, *Rapport sur des recherches faites en Sicile* (*Moniteur universel* du 17 no-vembre 1844, et *Observ. et expériences sur la circulation chez les Mollusques* (*Ann. des sciences nat.*, 1845, 3ᵉ série, t. III, p. 304).
(b) Milne Edwards et Valenciennes, *Nouvelles observations sur la constitution de l'appareil cir-culatoire chez les Mollusques* (*Comptes rendus de l'Académie des sciences*, 1845, t. XX, p. 760, et *Ann. des sciences nat.*, 3ᵉ série, t. III, p. 307).

tion me semble assez importante pour devoir être discutée à
fond dans ces Leçons; mais, pour pouvoir juger sainement de la
valeur des raisons alléguées de part et d'autre, il est nécessaire

l'intermédiaire de l'appareil rénal et des appendices branchiaux. La question en litige est donc celle-ci : Faut-il considérer ces cavités comme des veines proprement dites qui se seraient développées d'une manière énorme et qui auraient perdu en même temps la forme de tubes pour emprunter celle des lacunes interorganiques, ou bien doit-on les regarder comme étant formées essentiellement par ces lacunes dont les parois, constituées à l'aide des organes ou portions d'organes circonvoisins, seraient restées à nu ou se seraient revêtues d'une couche mince de tissu hyalin ou même épithélique ?

M. Robin a adopté la première de ces interprétations, et il se fonde principalement sur l'existence d'une couche mince de tissu homogène qui, dans les branchies de l'Anodonte, tapisse les capillaires, mais qu'il reconnaît ne pas être isolable des parties voisines (a), et qu'il appelle « une sorte de vernis » (b).

Les conclusions que M. Keber a tirées de ses recherches intéressantes sur la structure de l'appareil circulatoire de l'Anodonte sont également en opposition avec ce que je dis ici touchant la nature lacunaire du système veineux des Lamellibranches; mais les faits qu'il a observés me semblent, au contraire, venir à l'ap-

pui de l'opinion que je soutiens. En effet, chez l'Anodonte, il n'y a pas de cavité viscérale libre, et les faisceaux musculaires du pied sont unis à la surface externe du tube alimentaire et des glandes adjacentes par un tissu spongieux de couleur jaunâtre, qui se continue avec la tunique interne des vaisseaux tubulaires ; un tissu analogue se trouve dans l'épaisseur du manteau et tapisse toutes les cavités occupées par le sang veineux. M. Keber en conclut que ces cavités sont des veines ordinaires à parois propres (c). Mais elles ne me paraissent pas avoir ce caractère, et cet anatomiste reconnaît qu'elles vont déboucher dans un sinus situé à la partie supérieure de l'abdomen, et renferment les principaux centres nerveux, de façon que les ganglions et leurs connectifs baignent dans le sang veineux. Il a trouvé aussi que le réservoir ainsi constitué est en continuité avec les gaînes des principaux nerfs. Quant au tissu jaunâtre dont tout ce système de cavités est tapissé, il est extrêmement mince et adhère intimement aux parties circonvoisines, de façon qu'il n'affecte que rarement la forme tubulaire. La plupart des espaces occupés par le sang veineux me paraissent donc être chez l'Anodonte, comme chez les autres Mollusques, des lacunes interorganiques, sur les

(a) Robin, *Rapport sur le phlébentérisme*, p. 120 (*Mém. de la Soc. de biologie*, 1851, t. III).
(b) *Loc. cit.*, p. 122.
(c) Keber, *Beiträge zur Anatomie und Physiologie der Weichthiere*. Königsberg, 1851, p. 27 et suivantes.

d'avoir sous les yeux l'ensemble des faits, et cet ensemble nous manque encore : nous ne le posséderons que lorsque nous aurons étudié le mode de circulation chez les autres Mollusques, ainsi que chez les Insectes et chez les Crustacés, et par conséquent je renverrai cette discussion à une de nos prochaines leçons.

§ 7. — Du reste, quels que soient les noms que l'on donne aux réservoirs et aux canaux par lesquels le sang veineux revient des artères vers le cœur, qu'on les appelle des *lacunes* ou des *sinus*, on est assez généralement d'accord pour admettre que chez tous les Mollusques Acéphales dont l'étude nous occupe en ce moment, les espaces qui entourent les viscères reçoivent le sang veineux et le transmettent, soit directement aux oreillettes, quand il n'y a pas d'appareil spécial pour la respiration, comme cela a lieu chez les Brachiopodes, soit par

parois desquelles une couche de tissu épithélique s'est constituée comme dans l'intérieur des gros troncs vasculaires, plutôt que des vaisseaux proprement dits, qui se seraient développés de façon à revêtir tous les organes et à renfermer dans leur intérieur le système nerveux.

Quoi qu'il en soit, M. Keber a trouvé aussi que, dans le point où les principaux canaux veineux débouchent dans le sinus situé vers le haut de l'abdomen, près de la base des branchies, il y a un petit appareil musculaire disposé de façon à pouvoir empêcher le passage du sang et à déterminer la turgescence du pied et des bords du manteau.

La structure de l'appareil circulatoire de l'Anodonte a été étudiée aussi dans ces derniers temps par un naturaliste autrichien, M. Langer. Cet auteur a constaté beaucoup de faits inté-

ressants relatifs à la disposition des canaux veineux qui se ramifient dans les glandes de Bojanus avant de verser le sang dans les oreillettes du cœur, et il a trouvé sur les parois des intestins un certain nombre de veines proprement dites qui se rendent au sinus médian ; mais il n'a ajouté que peu de choses aux observations de M. Keber sur les autres parties du système veineux. Il considère, il est vrai, la substance spongieuse, dont les interstices servent au passage du sang veineux, soit dans l'épaisseur du manteau, soit dans le pied, comme étant un tissu vasculaire particulier auquel il applique, comme l'avait déjà fait M. Robin, le nom de *tissu érectile* ; mais la description et les figures qu'il en donne prouvent que, loin d'être des tubes capillaires anastomosés entre eux, et indépendants des parties voisines, c'est un assem-

l'intermédiaire des branchies, lorsque ces organes existent, comme chez tous les Lamellibranches.

Je ne pourrais, sans entrer dans une multitude de détails fatigants à suivre, décrire ici la disposition de toutes les cavités irrégulières qui constituent ainsi le système veineux de ces Mollusques ; mais il est deux points sur lesquels je crois devoir insister avant de passer à l'examen des vaisseaux branchiaux : le premier est relatif aux voies par lesquelles une portion du fluide nourricier retourne au cœur sans traverser les branchies ; le second touche à la manière dont le sang se distribue dans l'appareil rénal en se rendant des principaux réservoirs veineux vers le système des vaisseaux branchiaux.

Communication directe du système veineux avec le cœur.

Chez les Brachiopodes, où la respiration est cutanée et s'effectue principalement à la face interne du manteau, la plus grande partie du sang traverse cet organe, et, en rentrant dans blage confus de cavités polymorphes, irrégulières, comparable aux mailles du tissu conjonctif ou cellulaire des Animaux supérieurs, et dont les parois se confondent avec la substance des organes adjacents. La plupart des canaux veineux que M. Langer a décrits ne ressemblent guère davantage à des vaisseaux proprement dits. Ce sont des sinus plus ou moins dendriformes dans lesquels les lacunes d'alentour débouchent directement et dans lesquels on n'aperçoit pas de paroi tubulaire indépendante du tissu spongieux sanguifère qui se continue dans l'épaisseur de tous les organes (a). Quant à la continuité d'une couche épithélique, depuis l'intérieur des vaisseaux proprement dits jusque sur la paroi de toutes les petites cavités veineuses microscopiques dont se compose ce système intermédiaire, je n'en vois aucune preuve suffisante, et lors même que tous ces méats se tapisseraient de la sorte, je n'y verrai pas moins les représentants des espaces interorganiques ordinaires, car nous savons que ces espaces acquièrent un revêtement de ce genre partout où ils doivent servir à contenir des liquides et à être le siége de frottements : autour du cœur et des poumons, par exemple.

Les points en discussion ici ont été discutés récemment avec beaucoup de soin par M. Lacaze, à l'occasion de ses recherches sur l'organisation du Dentale, et cet anatomiste partage complétement mon opinion à ce sujet (b).

(a) Langer, *Das Gefäss-System der Teichmuschel*, II Abth., p. 2, pl. 1, fig. 1 ; pl. 2, fig. 16 (extrait des *Mém. de l'Acad. de Vienne*, 1856, t. XII).
(b) Voyez *Annales des sciences naturelles*, 1857, 4e série, t. VII, p. 14 et suiv.

les oreillettes, s'y mêle avec le sang veineux qui a circulé dans les parties intérieures du corps et qui n'a pas reçu le contact du fluide respirable ; puis une portion de ce mélange retourne aux organes par les artères, et une autre portion passe de nouveau dans le manteau pour se mettre encore une fois en rapport avec l'oxygène (1).

Conduits veineux du manteau.

Chez les Lamellibranches, une grande partie du sang qui a circulé dans le manteau revient aussi d'une manière directe dans les oreillettes par des canaux particuliers (2) ; mais ici le manteau n'est plus l'organe principal de la respiration, ce sont les branchies ; une portion du fluide nourricier accomplit donc le cercle circulatoire et rentre dans le cœur sans passer par ces organes ; tandis que l'autre portion, celle qui se rend aux viscères et qui reste à l'état de sang veineux chez les Brachiopodes, suit une autre route, et, en passant par les branchies pour aller au cœur, s'y artérialise d'une manière complète. Par conséquent, il y a encore ici quelque chose de très analogue au fait physio-

(1) Voyez ci-dessus, page 102.

(2) M. Garner a été le premier à annoncer qu'une partie du sang veineux rentre dans les oreillettes sans avoir traversé les branchies, mais il n'indique pas quelle est la partie de l'organisme qui la fournit (a), et ce fait, dont la connaissance était nécessaire pour arriver à des idées justes, touchant le mode de circulation chez ces Mollusques, a été nettement établi par les injections que j'ai pratiquées il y a une quinzaine d'années sur la Pinne marine. J'ai fait voir que le tronc formé de chaque côté du corps par les principales veines du manteau va déboucher dans le vaisseau branchio-cardiaque, dans le voisinage du cœur (b). Chez la Mactre, je n'ai pas trouvé d'anastomoses de ce genre, mais j'ai vu un tronc veineux qui vient directement de l'organe de Bojanus déboucher de la même manière dans les canaux branchio-cardiaques, entre les branchies et les oreillettes. Dernièrement, M. Langer a vu aussi que, chez l'Anodonte, une portion considérable du sang qui a circulé dans le manteau arrive aux oreillettes du cœur sans avoir traversé l'appareil branchial (c).

(a) Garner, On the Anatomy of Lamellibranchiate Mollusca (Trans. of the Zool. Soc. of London, 1841, vol. II, p. 91).
(b) Milne Edwards, Voyage en Sicile, t. I, pl. 28.
(c) Langer, Das Gefäss-System der Teichmuschel, II Abtheil., pl. 1, fig. 2, pl. 2 (extrait des Mém. de l'Acad. de Vienne, 1856, t. XII).

logique que nous offrent les Brachiopodes ; si ce n'est que ce résultat est obtenu d'une manière inverse. Le sang qui arrive au cœur est toujours un mélange de sang qui a traversé l'appareil respiratoire et de sang qui provient directement des veines ; mais, dans cet ordre, c'est le sang des viscères qui s'artérialise complétement au lieu de rester veineux, et c'est le sang du manteau qui, au lieu d'être devenu essentiellement artériel, échappe à l'action des instruments spéciaux de la respiration (1).

§ 8. — Il est également essentiel de noter que chez les Lamellibranches la plus grande partie du sang qui revient des viscères et des autres parties de la région abdominale du corps ne se rend pas directement aux branchies, mais traverse d'abord un organe sécréteur qui paraît remplir les fonctions d'un appareil urinaire. On doit la connaissance de ce fait important à un anatomiste de Wilna, Bojanus (2), et l'on donne souvent le nom

Passage du sang dans l'organe de Bojanus.

(1) Pour se rendre compte de la manière dont le retour du sang s'effectue, je renverrai à la figure du système circulatoire de la Pinne marine que j'ai dessinée pendant mon voyage en Sicile (a) : on y voit que, sur la partie postérieure de chacun des lobes du manteau, les branches de l'artère palléale sont accompagnées d'une veine qui, dans le voisinage du cœur, reçoit une branche venant de la portion antérieure du manteau, et que le tronc commun ainsi constitué, après avoir côtoyé pendant quelque temps le vaisseau branchio-cardiaque correspondant, y débouche tout près de sa terminaison dans l'oreillette.

Chez l'Anodonte, les canaux veineux du manteau sont moins bien caractérisés, et le sang veineux passe directement des cavités du tissu spongieux qui occupe toute l'étendue de cet organe tégumentaire dans les oreillettes du cœur (b).

(2) Bojanus, dont j'ai déjà eu l'occasion de citer le beau travail sur l'anatomie de la Tortue, pensait que l'organe urinaire des Anodontes était un poumon, et c'est à l'appui de cette singulière opinion qu'il a fait connaître le passage du sang veineux dans cette glande. Son Mémoire sur la circulation chez ces Mollusques fut publié d'abord en allemand, mais reproduit en français avec des commentaires par Blainville (c).

(a) Milne Edwards, *Recherches anatomiques et physiologiques faites pendant un voyage en Sicile*, t. I, pl. 28.
(b) Langer, *Op. cit.*, pl. 2, fig. 8.
(c) Bojanus, *Mém. sur les organes respiratoires et circulatoires des Coquillages bivalves en général, et spécialement sur ceux de l'Anodonte des cygnes (Journ. de phys., de chim. et d'hist. nat.*, 1819, p. 108, pl.).

de ce savant à la glande dont je viens de parler ; mais c'est surtout par les recherches récentes d'un des anciens disciples de cette école, de M. Lacaze, que ce point de l'histoire physiologique des Mollusques a été bien fixé.

M. Lacaze a vu que chez la Lutraire le sang veineux venant de la masse viscérale par les canaux ou les lacunes qui existent entre les diverses parties renfermées dans l'abdomen, se rend dans des canaux veineux dont la réunion constitue un gros vaisseau impair placé entre les deux muscles postérieurs du pied, et appelé *sinus médian inférieur*. Cette cavité est surmontée par l'organe de Bojanus ; et, quand on l'ouvre, on voit que ses parois sont criblées d'une multitude de pertuis qui débouchent dans les parties voisines de cet appareil sécréteur. Enfin, vers son extrémité postérieure, le sinus médian se continue sous la forme de quatre branches qui se contournent vers le haut pour aller se ramifier dans d'autres portions de l'organe de Bojanus. Là tous ces canaux veineux se résolvent en capillaires qui, peu à peu, se réunissent entre eux pour former, vers la surface de la glande, des canaux efférents dont deux principaux, situés latéralement, communiquent d'autre part avec les vaisseaux des branchies et peuvent être désignés sous le nom de *sinus branchiaux* (1).

La disposition de ce système de canaux est à peu près la même chez les autres Mollusques Lamellibranches (2), et elle

---

(1) Souvent on donne à ces canaux le nom d'*artères branchiales*, en y étendant l'expression empruntée à l'anatomie humaine et employée pour désigner les vaisseaux qui portent le sang du cœur aux branchies des Poissons. Mais l'emploi de ces termes ne peut donner ici que des idées fausses, et je préfère le nom de *sinus branchial* employé par M. Lacaze (a).

(2) Chez les Pectens, le résultat physiologique est le même, mais la disposition des voies par lesquelles le sang arrive des viscères à l'organe de Bojanus est un peu différente ; les lacunes interlobulaires du foie donnent

(a) Lacaze, *Mém. sur l'organe de Bojanus* (*Ann. des sciences nat.*, 1855, 4ᵉ série, t. IV, pl. 6, fig. 2).

ressemble d'une manière frappante à celle que nous aurons bientôt à étudier dans la portion de l'appareil circulatoire des Vertébrés, et que l'on connaît sous le nom de *système de la veine porte*.

Mais la totalité du sang veineux de la masse viscérale ne traverse pas l'organe de Bojanus. Les lacunes veineuses, situées près des muscles abducteurs des valves, donnent naissance à des canaux qui communiquent directement avec les sinus branchiaux (1).

Cet ensemble de canaux veineux ne revêt jamais d'une manière complète le caractère vasculaire, et dans une portion plus

naissance à deux veines bien constituées qui gagnent la base de la partie inférieure du pied, puis plongent dans la substance du corps de Bojanus et s'y ramifient. Le sang venant de la portion postérieure de l'abdomen, où se trouvent les organes génitaux, est recueilli aussi par des veines arborescentes qui le versent dans la glande de Bojanus (*a*).

Chez l'Anodonte, le sinus médian, dont MM. Keber et Langer ont fait connaître la disposition (*b*), reçoit le sang de la masse intestinale par des veines tubulaires et dendriformes très bien constituées (*c*). C'est un réceptacle cylindrique situé sous le péricarde, entre les deux corps de Bojanus, auxquels il envoie des branches. Celles-ci se ramifient dans les parois de ces organes à la manière des lacis vasculaires que l'on désigne communément

sous le nom de *rete mirabile*, et les canaux efférents de ce système vont déboucher dans les oreillettes du cœur (*d*).

(1) Cette communication directe des cavités veineuses d'une portion du manteau et des muscles avec les sinus veineux des branchies est facile à constater chez la Pinne marine, où je l'ai signalée en 1845 (*e*). Plus récemment M. Lacaze a constaté des faits du même ordre chez la plupart des Mollusques lamellibranches (*f*), et M. Langer a très bien représenté ces communications entre les sinus branchiaux et les cavités lacunaires dépendantes de ce qu'il appelle le *réseau érectile du manteau* (*g*) ; mais, d'après les recherches de M. Lacaze, il paraît y avoir des variations assez grandes dans la disposition de ces canaux suivant les espèces.

(*a*) Lacaze, *Mém. sur l'organe de Bojanus* (*Ann. des sciences nat.*, 1855, t. IV, pl. 6, fig. 1).
(*b*) Voyez ci-dessus, page 117.
(*c*) Langer, *Das Gefäss-System der Teichmuschel*, 2ᵉ partie, pl. 1, fig. 1.
(*d*) Langer, *loc. cit.*, pl. 1, fig. 2, et pl. 2, fig. 7.
(*e*) Milne Edwards, *Voyage en Sicile*, t. I, p. 159.
(*f*) Lacaze, *Op. cit.* (*Ann. des sciences nat.*, 1855, t. IV, p. 282 et suiv.).
(*g*) Langer, *Op. cit.*, pl. 2, fig. 8.

ou moins étendue de son parcours il est constitué par les lacunes ou espaces qui existent entre les muscles du pied, les circonvolutions des intestins, les lobes du foie, ou qui entourent ces viscères, de sorte qu'en poussant au hasard un liquide coloré dans une partie quelconque de la cavité abdominale, on est presque sûr de voir l'injection pénétrer jusque dans les sinus qui conduisent vers les branchies. Ce fait a été établi par les expériences que j'ai publiées il y a une dizaine d'années ou que j'ai faites peu de temps après, en commun avec M. Valenciennes (1). Le même résultat ressort pleinement aussi des recherches entreprises plus récemment par M. Quatrefages sur les Tarets (2), et par M. Lacaze sur un grand nombre des Acéphales de nos côtes (3). Quelquefois même la totalité du système

---

(1) Voyez ci-dessus, page 116.

(2) Voici en quels termes M. Quatrefages s'est exprimé à ce sujet : « En injectant un Taret par le cœur, on voit les artères se dessiner nettement, et sur quelques-unes de mes préparations j'ai injecté des ramuscules qui avaient certainement 1/50 de millimètre au plus. Mais si l'on continue de pousser, quelque faible que soit la pression employée, on voit bientôt la matière à injection se répandre dans les intervalles (*lacunes*) qui séparent les organes. Nulle part on n'aperçoit rien qui ressemble à des vaisseaux veineux nettement circonscrits. Je n'oserais dire d'une manière absolue qu'il n'existe pas une seule veine proprement dite dans les Tarets, c'est-à-dire pas un seul vaisseau apportant du sang veineux des organes vers l'artère branchiale. Toutefois des expériences très nombreuses, faites en variant le mode d'injection autant que possible,

m'autorisent jusqu'à présent à penser qu'il en est ainsi. En injectant par le cœur, avec tous les ménagements possibles, j'ai rempli toutes les lacunes de la masse viscérale. En injectant d'arrière en avant par l'artère branchiale, j'ai rempli de même toutes les lacunes de ces mêmes organes. En injectant dans une des lacunes elles-mêmes, je remplissais le système entier et j'arrivais dans l'artère branchiale (*a*). »

(3) Les passages suivants suffisent pour faire connaître les résultats obtenus à ce sujet par M. Lacaze :

« Dans la Lutraire, comme dans l'Anodonte, la Mulette des peintres et beaucoup d'autres, on trouve, en injectant et poussant un liquide au hasard dans la masse splanchnique, un système de lacunes qui finit par se résoudre en quelques veines, lesquelles, par leur réunion, donnent naissance à quelques gros troncs, dont la fusion

---

(*a*) Quatrefages, *Mém. sur les Tarets* (*Ann. des sciences nat.*, 1849, 3ᵉ série, t. XI, p. 54).

veineux ne semble être formée ainsi que par des lacunes irrégulières. Mais, d'autres fois, les principaux canaux efférents, soit aux branchies, soit aux organes de Bojanus, se canalisent, et se revêtent même d'une tunique tubulaire, de façon à constituer de véritables vaisseaux. Il y a donc ici divers degrés de perfectionnement dans la constitution du système veineux, mais les espaces périgastriques et d'autres lacunes interorganiques concourent toujours à le former.

Cette portion veineuse de l'appareil circulatoire des Lamellibranches paraît offrir aussi parfois, sinon toujours, une autre particularité remarquable analogue à celle que j'ai déjà signalée chez les Dentales, et que l'on assure exister également chez les Térébratules (1) : savoir, des communications plus ou moins directes avec l'extérieur par des orifices au moyen desquels ce liquide peut venir se mêler au sang, ou bien une portion de celui-ci être évacuée au dehors. En effet, nous avons déjà vu que chez beaucoup d'autres Mollusques Acéphales l'espèce de caverne ou de vestibule logé dans chacun des corps de Bojanus communique non-seulement avec l'extérieur par des orifices situés sur le trajet du courant branchial efférent, mais aussi avec la cavité du péricarde (2). Or, M. Langer assure avoir bien constaté l'existence d'autres orifices qui de cette même cavité péricardique conduiraient dans la partie voisine du système vasculaire, et il pense que c'est à l'aide de l'eau introduite par cette voie dans la portion spongieuse ou érectile de l'appareil circulatoire que le pied de ces Animaux se gonfle quand cet organe est

(marginal note: Communication avec l'extérieur.)

produit bientôt un dernier vaisseau médian, c'est-à-dire le sinus médian (a).

» En poussant le liquide par les lacunes périjécorales, il est facile d'injecter les vaisseaux veineux, qui se ramifient à la manière habituelle au milieu des lobules du foie. » (*Loc. cit.,* p. 288.)

(1) Voyez ci-dessus, pages 100 et 104.

(2) Voyez ci-dessus, page 110.

(a) Lacaze, *Mém. sur l'organe de Bojanus* (*Ann. des sciences nat.*, 4e série, t. IV, p. 283).

appelé à agir comme instrument de locomotion. Quelques anatomistes avaient attribué ces phénomènes de turgescence à l'action d'un système particulier de vaisseaux aquifères ; mais j'ai depuis longtemps constaté que les canaux décrits sous ce nom ne sont en réalité qu'une portion du système des lacunes veineuses. Si les observations de M. Langer sont exactes (et je suis disposé à croire qu'il n'a pu se tromper à cet égard), il en résulterait donc que chez les Mollusques Acéphales l'appareil irrigatoire ne serait pas fermé et communiquerait directement avec le milieu ambiant, ainsi que cela a lieu chez la plupart des Zoophytes, où cet appareil ne se compose que d'instruments d'emprunt (1).

(1) On sait depuis longtemps que la plupart des Mollusques Acéphales ont la faculté de gonfler très rapidement leur pied, et, lorsqu'on comprime cet organe pendant qu'il est dans cet état de turgescence, on voit souvent s'échapper de sa surface des gouttelettes ou même des petits jets de liquide. M. Delle Chiaje a attribué ce phénomène à l'existence d'un système de vaisseaux aquifères analogues à ceux dont il croyait avoir constaté la présence chez les Mollusques supérieurs ; mais il ne donna aucune description anatomique de ces canaux (a). Vers la même époque, M. Baer remarqua sur le pied des Anodontes et des Moulettes des pores qui paraissaient servir à l'entrée de l'eau dans les cavités dont le pied est creusé (b). M. Delle Chiaje a représenté aussi plus récemment une série de petits pores à l'extrémité de cet organe chez le Solen siliqua et le Solecurtus strigulatus (c). Garner a observé aussi un orifice analogue chez les Psammobies et les Bucardes (d). Enfin M. Siebold considère comme des vaisseaux aquifères en communication avec ces orifices certains canaux sous - cutanés qu'il a insufflés chez la Pinna nobilis (e), et une cavité dont Treviranus avait mentionné l'existence dans le pied du Solen ensis (f). Les recherches que je fis sur le système circulatoire des Mollusques, en 1844, me parurent décisives pour établir que les canaux dits aquifères de ces

(a) Delle Chiaje, Descrizione di un nuovo apparato di canali acquasi scoperto negli Animali invertebrati (Mem. sulla storia e notom. degli Anim. senza verteb., t. II, p. 268).
(b) Baer, Bemerk. über die Entwickel. der Muscheln und über ein System von Wassergefässen in diesen Thieren (Froriep's Notizen, 1827, t. XIII, p. 5).
(c) Delle Chiaje, Descriz. e notom. degli Anim. inverteb., t. III, p. 60, pl. 90, fig. 1 et 2.
(d) Garner, On the Anat. of the Lamellibranchiate Conchifera (Trans. of the Zool. Soc., t. II, p. 100, pl. 48, fig. 2 et 3).
(e) Siebold et Stannius, Nouveau Manuel d'anat. comp., t. I, p. 277.
(f) Treviranus, Die Erscheinungen und Gesetze des Organischen Lebens, 1831, t. I, p. 276.

Les sinus veineux des branchies, dans lesquels le sang de la région abdominale arrive après avoir traversé les glandes de Bojanus, sont situés parallèlement de chaque côté du corps et longent la base de l'appareil respiratoire. Ils offrent en général la structure de vaisseaux proprement dits, et envoient à chacun des replis verticaux des branchies un canal afférent qui y porte le sang destiné à subir l'influence de la respiration (1). Des ramuscules qui se détachent à angles droits de ces vaisseaux veineux vont s'anastomoser avec d'autres tubes capillaires dirigés en sens inverse, c'est-à-dire du bord libre vers le bord adhérent ou base de la branchie, et là ces canaux afférents ou *vaisseaux branchio-cardiaques* s'ouvrent à leur tour dans un grand vaisseau placé parallèlement au sinus

Vaisseaux branchiaux.

Animaux ne sont en réalité qu'une portion du système veineux général; et depuis lors ce résultat a été démontré de nouveau par les expériences de M. Agassiz sur les Mactres, et les recherches récentes de M. Langer sur les Anodontes. Mais M. Agassiz a vu sur les côtés du pied des Mactres une rangée de pores qui lui ont paru s'ouvrir dans ces cavités, et non-seulement livrer passage à l'eau que l'animal introduit dans cet organe de locomotion, mais aussi laisser échapper cette eau mêlée de sang, quand le pied se contracte avec violence (a). M. Langer pense que ces orifices étaient accidentels et le résultat de ruptures (b); mais si ses observations relatives à la communication du système circulatoire avec l'extérieur, par l'intermédiaire du péricarde et de la cavité de l'organe de Bojanus, chez l'Anodonte, sont exactes, il n'y aurait

rien d'improbable dans l'existence d'orifices analogues dans d'autres parties du corps. A l'époque où je faisais mes recherches sur la circulation des Mollusques, j'ai été souvent frappé de la rapidité avec laquelle le liquide aqueux accumulé dans le pied des Pholades s'en échappe; mais il me semblait que c'était un phénomène de transsudation dû au relâchement des tissus, et analogue à ce que l'on obtient sur le cadavre humain dans des expériences d'hydrotomie suivant le procédé de Lacauchie, plutôt qu'une évacuation localisée et s'effectuant par des ouvertures particulières. Nous aurons bientôt à revenir sur ce sujet à l'occasion du prétendu système aquifère des Gastéropodes.

(1) Ce système de vaisseaux afférents de l'appareil respiratoire atteint son plus haut degré de développement chez les espèces où les deux feuillets

(a) Agassiz, *Ueber das Wassergefässsystem der Mollusken (Zeitschr. für wissenschaft. Zool.* von Siebold und Kölliker, 1856, t. VII, p. 176).
(b) Langer, *Das Gefäss-System der Teichmuschel,* 2 Abth., p. 19 et suiv.

veineux de la branchie de chaque côté du corps, et communiquant par sa face interne avec l'oreillette correspondante.

Ainsi se trouve complété le cercle circulatoire. En effet, le
sang, poussé par les contractions des ventricules du cœur, pé-

de chaque branchie sont écartés entre
eux pour fournir à l'appareil reproducteur des chambres incubatrices,
comme cela se voit chez les Anodontes, les Pinnes, etc.

Chez ces derniers, chacune des
quatre branchies est pourvue d'un
grand vaisseau longitudinal qui occupe
le bord correspondant de la face supérieure ou basilaire de l'appareil, et qui
donne naissance non-seulement aux
veines branchiales descendantes qui se
ramifient pour constituer le réseau
respiratoire, mais à un égal nombre de
branches transversales qui longent le
bord des cloisons interloculaires et vont
s'anastomoser avec leurs congénères
provenant de la branche voisine, ou
bien débouchent dans un sinus veineux
prébranchial qui, dans toute la moitié
postérieure de l'appareil respiratoire,
marche entre les deux grands canaux
veineux disposés ainsi de chaque côté
du corps et recouvre le vaisseau efférent ou canal branchio-cardiaque (a).

Chez les Anodontes, la disposition
de ces vaisseaux est un peu différente
et se complique davantage. Les troncs
veineux qui sortent du corps de Bojanus forment de chaque côté un tronc
longitudinal qui suit le bord supérieur
de la ligne de soudure des feuillets
adjacents des deux branchies entre
elles, et donne naissance à une série
de branches descendantes comparables
à des dents de peigne; celles-ci se

dirigent vers le bord inférieur de la
branchie et fournissent, chemin faisant, une foule de ramuscules qui
s'en détachent à angles droits et s'anastomosent entre eux par des capillaires verticaux, de façon à constituer
un treillis vasculaire à la face interne
des loges ménagées entre les deux
feuillets de chaque branchie. Un autre
vaisseau longitudinal situé au-dessous
du précédent reçoit des branches qui
naissent d'un réseau superficiel étendu
sur les surfaces adjacentes des deux
branchies (par conséquent, la face
externe de la branchie interne et la
face interne de la branchie externe).
Ce tronc longitudinal profond est un
vaisseau efférent ou branchio-cardiaque et se déverse dans l'oreillette
correspondante du cœur. Un autre
tronc efférent, dont les branches pectiniformes sont disposées de la même
manière à la surface du feuillet intérieur de la branchie interne, longe le
bord supérieur de celui-ci et va déboucher dans la partie antérieure de
l'oreillette correspondante. Enfin un
troisième vaisseau efférent reçoit les
branches ascendantes du réseau superficiel du feuillet externe de la branchie externe et longe la ligne d'attache
de cette branchie au manteau. Il
communique librement avec le réseau
veineux du manteau, ainsi qu'avec
l'oreillette. Cette partie de l'appareil
circulatoire, dont une portion seule-

(a) Milne Edwards, *Voyage en Sicile*, t. I, pl. 28.

nètre dans les artères et se distribue à toutes les parties du corps, puis passe dans le réseau lacunaire général, d'où il revient, par les méats ou canaux interorganiques plus larges, vers le cœur, en suivant à la fois trois routes principales. La plus grande partie est versée par des sinus ou par des veines dans le réseau capillaire de l'appareil urinaire, pour aller de là aux branchies; une seconde portion se rend directement aux organes respiratoires, et, de même que la portion précédente, traverse les réseaux capillaires de cet appareil qui le déversent à leur tour dans les canaux branchio-cardiaques; enfin, la troisième portion du sang veineux, après avoir passé dans le manteau, arrive également dans les vaisseaux branchio-cardiaques, et s'y mêle au sang artériel qui vient des branchies, puis le tout entre dans l'oreillette correspondante qui le rend au ventricule, d'où nous l'avions vu partir.

§ 9. — Dans la classe des GASTÉROPODES, le mode de constitution de l'appareil circulatoire est, au fond, le même que chez les Acéphales, mais revêt le plus souvent des caractères secondaires un peu différents (1). Ainsi, nous n'y trouvons

Classe
des
Gastéropodes.

---

ment avait été vue par Bojanus et par M. Robin (a), a été étudiée dernièrement avec beaucoup de soin par M. Langer (b).

Chez les Tarets, au contraire, le système des canaux afférents est fort simplifié, et consiste en deux sinus qui longent les côtés de l'abdomen, puis, plus en arrière, se réunissent entre eux pour constituer un vaisseau branchial impair et médian (c).

(1) Dans quelques petites espèces d'Éolidiens, on n'a pu jusqu'ici apercevoir aucune trace de l'existence d'un cœur, et chez les larves des Gastéropodes, en général, cet organe n'apparaît qu'assez tard. Il serait donc possible qu'il y eût dans cette classe une dégradation plus grande de l'appareil circulatoire, qu'on ne l'admet généralement; mais, d'après l'ensemble des faits connus aujourd'hui, il me paraît peu probable que le cœur puisse manquer complétement chez aucun Gasté-

(a) Bojanus, Op. cit. (Isis, 1819, et Journal de physique, 1819, p. 116, fig. 3 et 4). — Robin, Rapport sur le phlébentérisme, p. 120 (Mémoires de la Société de biologie, 1851, t. III).
(b) Langer, Das Gefäss-System der Teichmuschel, 11 Abth., p. 10 et suiv., pl. 1, fig. 2; pl. 2, fig. 7 à 11 (extr. des Mém. de l'Acad. de Vienne, t. XII). — Voyez Carus, Icones zootomicæ, pl. 19, fig. 6.
(c) Quatrefages, Op. cit. (Ann. des sciences nat., 3e série, t. XI, pl. 2).

III.   9

aucun exemple de cette dispersion des forces motrices qui existe chez les Acéphales inférieurs, où deux cœurs semblables en tout entre eux, mais situés sur les côtés du corps, concourent à pousser le sang dans un même système d'artères. Ici le cœur est toujours centralisé et ne présente qu'un ventricule unique qui, d'ailleurs, n'est presque jamais traversé par l'intestin ou par aucun autre organe. Quant aux oreillettes, nous retrouverons les mêmes modifications que dans la classe précédente; seulement la disjonction et la duplicité, qui étaient le cas le plus ordinaire chez les Acéphales, ne se présenteront que rarement à notre observation chez les Gastéropodes, et la fusion de ces organes en une oreillette unique sera le cas le plus ordinaire.

ropode adulte. Quoi qu'il en soit, parmi les espèces chez lesquelles la recherche en a été jusqu'ici infructueuse, je citerai les Amphorines et les Zéphirines de M. de Quatrefages (a), ainsi que le *Rhodope Veranii* décrit par M. Kölliker (b). Quant aux petits Mollusques appelés *Actéonies*, chez lesquels le cœur a échappé aux recherches de M. de Quatrefages, je considère la question comme résolue par les observations de Souleyet sur un genre très voisin nommé *Actéon* par Oken et *Élysie* par Risso. Chez ce dernier Gastéropode, le cœur est facile à reconnaître et ne présente aucun indice de dégradation (c).

Il est aussi à noter que chez les *Limnopontia* de Johnston (ou *Chalais* de Quatrefages), qui paraissent ne différer que très peu des précédents, le cœur est conformé comme d'ordinaire (d).

Le *Sagitta bipunctata*, que la plupart des zoologistes rangent dans l'ordre des Mollusques Gastéropodes, mais que d'autres considèrent comme étant un Annélide, paraît être dépourvu de tout organe comparable à un cœur (e).

(a) Quatrefages, *Mém. sur les Gastéropodes phlébentérés* (*Ann. des sciences nat.*, 1844, 2e série, t. I, p. 136, 150, 167, etc.).
(b) Kölliker, *Rhopode, nuovo genere di Gasteropodi* (*Giornale dell' Instituto Lombardo*, 1847, t. XVI).
(c) Allmann, *On the Anatomy of Actæon* (*Ann. of Nat. Hist.*, 1845, vol. XVI, p. 148).
— Souleyet, *Voyage de la Bonite* (*Hist. nat.*, t. II, p. 485, pl. 24 D, fig. 4).
— Idem, *Mém. sur le genre Actéon* (*Journal de conchyliologie*, 1850, t. I, p. 5).
(d) Alder et Hancock, *On a Proposed New Order of Gasteropodous Mollusca* (*Ann. of Nat. Hist.*, 2e série, vol. I, p. 413, pl. 20, fig. 7).
(e) Darwin, *Observ. sur la structure et sur la reproduction du genre* SAGITTA (*Ann. des sciences nat.*, 1844, 3e série, t. I, p. 362).
— Krohn, *Anat. Beobacht. über die Sagitta bipunctata*, p. 8, et *Observations anatomiques et physiologiques sur le Sagitta* (*Ann. des sciences nat.*, 1845, 3e série, t. III, p. 108).

De même que chez les Acéphales, le cœur des Gastéropodes est placé dans la région dorsale de l'abdomen, mais il n'occupe que très rarement la ligne médiane du corps et se trouve d'ordinaire rejeté obliquement vers le côté, soit à droite, soit à gauche, suivant la position des branchies. Le ventricule a des parois charnues d'une épaisseur assez grande et bat avec rapidité (1). Les ouvertures qu'il présente sont toutes garnies de valvules, de façon que le sang ne peut en sortir que pour aller dans l'aorte et ne saurait y rentrer par la même voie. Enfin le péricarde est en général complétement fermé, mais ici encore sa cavité communique parfois avec une poche membraneuse qui me paraît correspondre à la cavité dont l'organe de Bojanus est creusé chez les Lamellibranches (2).

§ 10. — C'est chez les Ormiers ou Haliotides que la conformation du cœur des Gastéropodes se rapproche le plus de ce qui existe d'ordinaire chez les Acéphales. Effectivement, chez ces Gastéropodes on trouve deux oreillettes placées symétriquement sur les côtés du ventricule, et celui-ci embrasse le rectum (3). Il est situé un peu à gauche, au-dessus du fond de la chambre respiratoire, près de la base des deux branchies que

Système artériel des Haliotides.

(1) M. Troschel a compté de 30 à 40 battements du cœur par minute chez les Limnées (a).

Büiny évalue le nombre de ces pulsations à environ 55 chez les Colimaçons lorsque le temps est chaud, et y a remarqué une diminution quand il irritait l'animal (b).

(2) C'est principalement dans la famille des Doris et chez les Hétéropodes

que le péricarde est ouvert de la sorte; et nous reviendrons bientôt sur l'interprétation qu'il convient de donner à ce fait.

(3) Cette disposition a été constatée par Cuvier (c); mais tout ce qui suit est tiré de mon travail sur la circulation du sang chez les Mollusques (d).

(a) Troschel, *De Limnaecis seu Gasteropodis pulmonatis quae nostris in aquis vivunt*, Dissert. inaug. Berol., 1834, p. 48.
(b) Amos Binny, *The terrestrial Air Breathing Mollusks of the United States*, vol. 1, p. 238.
(c) Cuvier, *Mém. sur l'Haliotide, ou Oreille de mer (Mém. sur les Mollusques).*
(d) Milne Edwards, *Mém. sur la dégradation des organes de la circulation chez les Patelles et les Haliotides (Voyage en Sicile, t. I, p. 163, pl. 26 et 27, et Ann. des sciences nat., 1847; 3ᵉ série, t. VIII, p. 37).*

nous avons vues garnir la voûte de cette cavité (1). Un tronc artériel principal naît de ce ventricule et correspond à l'aorte antérieure des Lamellibranches; mais il se dirige d'abord en arrière vers la paroi postérieure et inférieure du péricarde. Presque aussitôt son passage en dehors de cette poche, il se recourbe en avant et fournit une grosse artère viscérale qui envoie ses branches aux divers organes contenus dans l'abdomen (2). L'aorte donne ensuite au manteau, à l'estomac et aux parties voisines divers rameaux d'une moindre importance, mais ne change pas notablement de diamètre jusqu'à son arrivée au-dessus de la masse charnue de la bouche. Jusque-là ses parois membraneuses sont bien constituées, sa forme est cylindrique comme d'ordinaire, et sa structure ne diffère en rien de celle de tout autre vaisseau sanguin bien conformé; mais dès son passage à travers une cloison qui sépare la cavité abdominale de la région céphalique du corps, elle change complétement de caractère; ses parois se confondent avec la couche membraniforme dont est tapissée la grande cavité qui occupe la portion postérieure de cette région et qui loge le pharynx, les muscles de la langue et même le cerveau. Le sang artériel se répand donc dans cette cavité, baigne tous ces organes, pénètre dans les lacunes qu'ils laissent entre eux, et s'avance, entre les parois de la bouche et celles de la chambre péristomienne, jusque dans les lèvres.

(1) Voyez tome II, page 64.

(2) L'aorte postérieure des Lamellibranches me paraît être représentée par un vaisseau grêle qui se dirige en avant, donne des branches au rectum, et s'avance dans l'épaisseur du manteau jusqu'à la fente interbranchiale qui sépare cet organe en deux lobes. Là cette artère palléale se bifurque pour longer les bords de ces deux lobes, et donne naissance à de nombreux rameaux (a). Ainsi les principales différences entre la disposition du cœur et des gros vaisseaux chez les Haliotides comparées aux Lamellibranches semblent dépendre du renversement de la portion postérieure du tube intestinal et du cœur en avant et au-dessus de la portion antérieure du dos.

(a) Milne Edwards, *Voyage en Sicile*, pl. 26, fig. 1.

Dans la tête de l'Haliotide, le tronc aortique se trouve donc remplacé par les méats interorganiques qui entourent l'extrémité antérieure du tube digestif et qui deviennent ainsi un réservoir sanguin (1). Mais si le système artériel emprunte de la sorte à l'appareil de la digestion des cavités pour le passage du sang, il fournit à son tour un lieu de refuge à une partie des organes dont cet appareil se compose. En effet, si l'on ouvre longitudinalement la portion antérieure du tronc aortique, on voit que ce vaisseau sert de gaîne à la base de la langue lorsque celle-ci se rétracte. Je reviendrai plus tard sur cette disposition, quand je ferai connaître le mode d'organisation de l'appareil buccal des Mollusques ; mais j'insiste dès aujourd'hui sur ce fait anatomique, car il nous fournit un nouvel exemple de la tendance de la Nature à satisfaire aux besoins nouveaux des organismes en voie de perfectionnement à l'aide d'emprunts avant que d'avoir recours à des créations spéciales.

C'est par l'intermédiaire du grand sinus céphalique que le sang artériel parvient de l'aorte dans le canal sanguin, qui se dirige d'avant en arrière dans l'épaisseur du pied charnu de l'Haliotide, et qui représente l'artère pédieuse des Lamellibranches, mais qui n'a pour parois qu'un tissu membraniforme très mince, et qui, dans la plupart de ses divisions, mérite à peine le nom de *vaisseau proprement dit*.

Lorsqu'en poussant un liquide coloré dans le cœur d'une Haliotide vivante, je vis pour la première fois l'injection remplir le tronc aortique, ses branches, et jusqu'à des capillaires d'une grande délicatesse dont les parois de l'estomac, des intestins et du manteau sont pourvues, puis se répandre tout à coup dans toutes les lacunes interorganiques dont le cerveau et le pharynx sont entourés, je pensai que quelque rupture de

(1) Voyez les figures 2, pl. 26, et 1, pl. 27, de mon *Mémoire sur l'appa-* *reil circulatoire des Haliotides*, cité ci-dessus.

vaisseau avait déterminé un épanchement accidentel. Mais en renouvelant mes injections avec les précautions nécessaires pour éviter toute déchirure des parois vasculaires, j'arrivai toujours au même résultat : toujours le liquide coloré se répandait dans les espaces irréguliers dont je viens de parler et allait baigner les muscles du pharynx, le cerveau et les parties voisines, et, en faisant alors une autre expérience, je vis que ce singulier phénomène ne dépendait d'aucun accident, mais représentait au contraire ce qui doit avoir lieu dans la circulation normale du sang artériel de ce Mollusque. Effectivement, en poussant l'injection au hasard dans une des lacunes situées autour de l'arrière-bouche, je vis avec non moins de régularité le liquide coloré continuer, d'une part, sa route ordinaire pour remplir les canaux artériels du pied, et remonter, d'autre part, dans l'aorte jusqu'au cœur, ainsi que dans les branches latérales de ce grand vaisseau sanguin. Or, un résultat semblable ne saurait s'expliquer par l'hypothèse d'une déchirure des parois des méats dans lesquels l'injection était introduite, et d'ailleurs le fait de la présence de l'appareil lingual dans la cavité du tronc aortique, dont j'ai déjà fait mention, ne pouvait laisser aucun doute touchant l'existence d'une communication normale et libre entre la portion vasculaire et la portion lacunaire du système de cavités ainsi injectées. J'en conclus donc que dans la région céphalique du corps, qui n'existait pas chez les Mollusques inférieurs et qui commence à se développer chez les Haliotides, le système artériel est dans un état d'imperfection comparable à celui que le système veineux nous a offert chez les Acéphales et que le système irrigatoire presque tout entier nous présente chez les Tuniciens ; qu'il ne s'est pas encore constitué sous la forme de vaisseaux ou tubes membraneux, et que c'est par l'intermédiaire des lacunes ou espaces interorganiques que la distribution du sang s'effectue.

Il paraît que quelques anatomistes préfèrent expliquer autrement cet état de choses, et supposent que le vaisseau artériel, en arrivant dans la tête de l'Haliotide, au lieu de se résoudre en lacunes interorganiques, se dilate et se complique de façon à former un vaste sinus à parois membraneuses, dont les branches se prolongeraient dans tous les interstices que les organes circumbuccaux laissent entre eux ou que les faisceaux constitutifs des muscles pharyngiens circonscrivent. Mais c'est là une hypothèse qui ne me semble guère admissible, et qui, de proche en proche, nous conduirait à ne voir dans tout le système cavitaire des Bryozoaires ou des Zoophytes qu'une aorte arrivée au maximum de son développement et servant à loger dans sa cavité tous les viscères. Ce singulier abus de mots ferait donc naître les idées les plus fausses touchant la structure des Animaux inférieurs; mais c'est m'arrêter trop longtemps sur des discussions de ce genre, et je me hâte de revenir à l'exposé pur et simple des faits que nous offre l'étude anatomique et physiologique des Mollusques Gastéropodes.

Pour ne pas interrompre l'examen des parties dont la comparaison me semble nécessaire à faire, je laisserai de côté pour le moment l'histoire du système veineux de l'Haliotide, et je passerai tout de suite à l'étude des canaux artériels chez les autres Gastéropodes.

§ 11. — Par la conformation du cœur, ainsi que par plusieurs autres particularités de structure, les Fissurelles ressemblent beaucoup aux Haliotides, et il est probable que leur système artériel présente les mêmes caractères; mais c'est là un point que l'observation n'a pas encore décidé. Fissurelles.

Les Patelles, que Cuvier rangeait dans un autre ordre, mais que l'on devrait rapprocher davantage des Haliotides dans nos classifications zoologiques, ressemblent aussi à ces dernières par l'état de dégradation de leur système artériel; leur aorte est même plus incomplète, car presque aussitôt après sa naissance elle perd le caractère vasculaire, et sa cavité se confond avec Système artériel des Patelles.

les lacunes péripharyngiennes avant qu'il ait donné naissance
à la grande artère viscérale. La disposition de ces méats interorganiques est, du reste, essentiellement la même que chez l'Haliotide, seulement ils sont plus vastes, et la cloison qui les sépare
de la cavité abdominale, au lieu d'être simplement bombée, se
prolonge en arrière, de façon à constituer une longue poche terminée en cul-de-sac et servant de gaîne à la base de l'appareil
lingual, lequel, au lieu de se loger dans l'intérieur de l'aorte,
comme dans le genre précédent, est pourvu d'un organe pro-
tecteur spécial. Mais cette gaîne linguale vient à son tour en
aide au système artériel, et constitue un vaste réservoir sanguin
dont naissent non-seulement les artères du pied, mais aussi
l'artère gastrique. C'est même par cette voie qu'on arrive le
plus facilement à injecter la totalité du système artériel de ces
Mollusques, tant sont libres et faciles les communications entre
la chambre céphalique et les vaisseaux destinés à porter le sang
du cœur à tous les organes (1).

Système artériel des Oscabrions, etc. — L'état d'imperfection du système artériel que j'ai fait connaître chez les Haliotides et les Patelles a été retrouvé aussi,
quoique à un moindre degré, chez les Oscabrions et chez
divers Hétéropodes (2); mais chez tous les autres Gastéropodes

(1) Chez ce Mollusque, le cœur se trouve sur la région dorsale, immédiatement derrière la chambre pal-
léale, du côté gauche. Le ventricule est placé obliquement en travers derrière l'oreillette, et l'aorte qui en part plonge immédiatement dans la cavité abdominale située au-dessous, fournit une petite branche viscérale, et va débou-
cher dans la cavité péripharyngienne sur le côté de la base de la gaîne linguale. C'est du côté opposé de cette même gaîne que naissent les artères gastrique et pédieuse (a).

(2) Chez les FIROLES, ce mode de terminaison des troncs artériels s'observe non-seulement dans la tête, comme chez les Haliotides, les Pa-
telles et les Oscabrions, mais aussi dans le pied et dans la région caudale du corps. Ces Mollusques sont d'une transparence hyaline si grande, que partout, excepté dans le petit sac pyriforme logeant l'appareil hépatique,

(a) Milne Edwards, Voyage en Sicile, pl. 27, fig. 4.

dont la structure est suffisamment connue (1), il en est autrement, et l'aorte revêt la forme d'un tube à parois propres jusque dans ses dernières divisions.

Les Oscabrions, qui, par l'ensemble de leur organisation, s'éloignent beaucoup des précédents, et même de tous les autres Gastéropodes, ressemblent cependant encore aux Haliotides par le nombre et la position des oreillettes dont le cœur est pourvu ; mais ils offrent dans la disposition de ces cavités

l'estomac, etc., et appelé *nucléus abdominal*, on peut voir à travers les téguments la disposition des organes intérieurs ainsi que les mouvements du fluide nourricier. Or, M. Huxley a constaté de la sorte que la grande artère aorte, en traversant d'arrière en avant la cavité générale du corps, donne naissance à une artère pédieuse qui, après avoir fourni à la rame caudale une branche dite *métapodiale*, pénètre dans la nageoire pédieuse et s'y termine brusquement par un orifice béant (*a*). M. R. Leuckart a confirmé l'exactitude de cette observation, et a reconnu de plus que l'artère métapodiale se termine d'une manière analogue, et que l'aorte céphalique, parvenue sous la masse buccale, s'élargit en forme de trompette et perd ses parois propres en se confondant avec celles de la lacune péripharyngienne. Des fibres musculaires disposées en manière de sphincters garnissent ces embouchures, et c'est seulement avec des espaces interorganiques ou un réseau lacunaire que ces vaisseaux se continuent (*b*).

Je suis porté à croire que chez la Carinaire l'aorte céphalique se perd aussi dans un sinus péripharyngien.

(1) Peut-être cependant serait-ce d'une disposition de ce genre, moins étendue que chez les trois Gastéropodes dont il vient d'être question, que dépendrait une particularité anatomique observée chez les Doris par MM. Alder et Hancock. On lit en effet dans le bel ouvrage de ces auteurs sur les Mollusques Nudibranches de l'Angleterre, que chez les Doridiens il existe au-dessus de la masse buccale un organe d'apparence glandulaire qui reçoit souvent beaucoup de sang de l'aorte, et qui semblerait être analogue à une des glandes vasculaires sans canal excréteur, telles qu'on en trouve chez les Animaux supérieurs. Cette dernière supposition me paraît peu probable, et je suis d'autant plus porté à croire à l'existence d'un réservoir lacunaire dans ce point, que MM. Alder et Hancock ne paraissent pas avoir eu recours à des injections pour s'éclairer sur la nature de la partie dont ils ont signalé la présence (*c*).

(*a*) Huxley, *On the Morphology of Cephalous Mollusca, as illustrated by the Anatomy of certain Heteropoda and Pteropoda* (Philos. Trans., 1853, p. 32, pl. 2, fig. 1 et 6).
(*b*) Rud. Leuckart, *Der Bau der Heteropoden* (Zoologische Untersuchungen, Heft III, p. 5, pl. 1, fig. 1).
(*c*) Alder et Hancock, *Monogr. of the British Nudibranchiate Mollusca*, p. 16.

une anomalie singulière : savoir, une double communication
avec le ventricule (1).

§ 12. — Chez les autres Gastéropodes, le système artériel ne
présente aucune particularité assez importante pour que nous
nous y arrêtions ici. L'aorte antérieure fournit toutes les branches
destinées aux divers organes ; sa structure est partout tubulaire
et son mode de distribution ne varie que peu : aussitôt après sa
sortie du péricarde, elle donne naissance à une grande artère
viscérale qui se ramifie dans le foie, les organes reproducteurs
et les parois de l'intestin. L'aorte traverse ensuite d'arrière en
avant la portion antérieure et libre de la cavité abdominale ;
fournit, chemin faisant, des branches aux parois de cette cavité
et au manteau, ainsi qu'à l'estomac et aux organes voisins ;
donne naissance aux artères pédieuses dont la marche est toujours récurrente ; enfin va se terminer sous la masse buccale
par des ramifications destinées soit à l'appareil pharyngien, soit

En marge : Système artériel des Gastéropodes ordinaires.

---

(1) L'appareil circulatoire des Oscabrions, ainsi que Cuvier l'a constaté,
diffère beaucoup, sous certains rapports, de celui des autres Mollusques.
Le cœur, parfaitement symétrique et
situé sur la ligne médiane, à la partie
postérieure du dos, se compose d'un
ventricule et de deux oreillettes,
comme chez la plupart des Mollusques
inférieurs. Ces oreillettes débouchent
chacune dans la première de ces cavités par deux orifices (a). Dans l'état
de contraction, la portion du ventricule située entre ces paires d'orifices
se resserre de façon à ressembler à un
vaisseau, et il part de l'extrémité antérieure du cœur une artère principale
ou aorte qui se porte en ligne droite
jusque dans la région céphalique.

M. Middendorff, naturaliste russe,
à qui l'on doit une très bonne monographie anatomique d'une grande espèce d'Oscabrion nommée *Chiton Stel-
leri*, a constaté que, dans le voisinage
de la masse buccale, l'aorte se termine
dans un grand sinus péripharyngien
qui est évidemment analogue au sinus
céphalique des Haliotides et des Patelles. C'est de ce sinus que naissent la
grande artère viscérale dont la direction
est récurrente, et une paire de canaux
latéraux qui entourent la base du pied
et me paraissent tenir lieu d'artères
pédieuses. Le sinus artériel de la tête
communique aussi, comme nous le
verrons bientôt, avec les canaux afférents de l'appareil branchial (b).

(a) Cuvier, *Mém. sur l'Haliotide*, etc., pl. 5, fig. 10 et 14 (*Mém. sur les Mollusques*).
(b) Middendorff, *Beiträge zu einer Malacozoologia Rossica* (*Mém. de l'Acad. des sciences de
Saint-Pétersbourg*, 6e série, Sciences nat., t. VI, p. 132, pl. 8, fig. 5, etc.).

aux téguments de la région céphalique du corps (1). Le ventricule du cœur n'offre aussi dans sa structure et sa forme que peu
de variations ; mais il n'en est pas de même pour l'oreillette.

§ 13. — Je ferai remarquer d'abord que la position de cet
organe relativement au ventricule varie. Chez les Gastéropodes
que j'ai réunis dans l'ordre des Prosobranches, de même que

Système
branchio-car-
diaque.

(1) Cette description sommaire s'applique surtout au Buccin et aux genres
voisins, ainsi qu'au Colimaçon, dont
j'ai représenté avec beaucoup de détails l'appareil circulatoire dans les
planches d'un de mes ouvrages (a).
L'arbre aortique se divise à peu près
de même aussi chez les Limaces (b) ;
mais chez quelques autres Gastéropodes, la disposition du système artériel est un peu différente.

Ainsi, chez l'APLYSIE (c), l'artère
gastrique provient, comme d'ordinaire,
de l'origine de l'aorte, fournit non-
seulement des branches à l'intestin,
au foie, etc., mais donne naissance,
dans le même point, à une grande
artère œsophagienne dont les ramuscules forment un riche réseau sur
les parois de l'estomac et de l'œsophage, où elles tiennent lieu des artères que ces parties reçoivent directement de l'aorte chez les genres décrits ci-dessus. Aussitôt après avoir
fourni ce vaisseau, et avant de sortir du péricarde, l'aorte se courbe
brusquement sur elle-même et se dilate latéralement pour constituer une
poche en forme de crête, dont les
usages ne sont pas connus. Aussitôt
après être sortie du péricarde, l'aorte

donne naissance à plusieurs petites
artères destinées au rectum et aux
parties voisines ; puis elle traverse la
cavité abdominale sans fournir aucune
branche, jusqu'à ce qu'elle soit arrivée près du cerveau. Là elle donne à
droite et à gauche une paire d'artères
pédieuses situées l'une au-devant de
l'autre, et elle traverse, de concert
avec l'œsophage, l'anneau nerveux,
pour aller se ramifier dans les organes copulateurs aussi bien que dans
les diverses parties de la tête. Il est
aussi à noter que les deux grandes
artères pédieuses, en se portant en
arrière sur les côtés de la cavité
abdominale, fournissent chacune une
grosse branche aux lobes latéraux du
corps qui, chez les Aplysiens, tient
lieu de manteau.

Le développement énorme du voile
céphalique, chez les TÉTHYS, a amené
aussi une modification correspondante
dans les branches céphaliques du système artériel chez ce Mollusque. Une
artère médiane, qui se ramifie dans la
portion inférieure de ce voile, représente l'aorte céphalique de l'Aplysie,
et une paire de gros vaisseaux, qui
se distribuent dans la portion frontale
de ce même voile, paraissent corres-

(a) *Recherches faites pendant un voyage en Sicile*, t. I. (La planche 25 représente l'appareil
circulatoire du Triton, et les planches 20, 21, celui du Colimaçon.)
(b) Pouchet, *Recherches sur l'anatomie et la physiologie des Mollusques*. In-4, 1842, 1re livr.,
p. 14.
(c) Milne Edwards, *Voyage en Sicile*, t. I, pl. 23.

chez les Pulmonés et les Hétéropodes, l'oreillette est située devant le ventricule, tandis que chez ceux dont j'ai formé le groupe naturel des Opisthobranches, c'est d'arrière en avant que le sang arrive de l'oreillette dans le ventricule, et cela quelle que soit la position de l'appareil respiratoire par rapport au cœur (1).

pondre aux petites artères tentaculaires de ce dernier Gastéropode (a).

Dans le genre JANUS, dont M. Blanchard a fait connaître l'organisation, les artères sont distribuées à peu près comme chez les Aplysies; mais l'aorte ne présente à sa base ni courbure ni dilatation cristiforme (b). La même disposition se voit chez les Éolides proprement dits (c).

Chez les Carinaires (d), le même plan préside encore à la distribution des vaisseaux artériels ; seulement l'artère gastrique est très courte et l'aorte d'une longueur remarquable. L'artère pédieuse, après s'être bifurquée, va se terminer dans la portion postérieure du corps, qui me paraît être l'analogue du pied des Gastéropodes ordinaires, et fournit près de son origine une branche impaire pour la nageoire ventrale, que l'on compare généralement à ce pied, mais qui me paraît correspondre plutôt à une portion du voile labial des Téthys et des larves de la plupart des Gastéropodes. Du reste, il est probable que chez les

Carinaires, de même que chez les Firoles, dont il a déjà été question (e), la portion terminale du système artériel est constituée par des trajets lacunaires seulement.

Je dois ajouter que si la figure que M. Delle Chiaje a donnée du système artériel du *Pleurobranchidium Meckelii* est exacte, il y aurait chez ce Mollusque une aorte postérieure qui fournirait des branches aux tentacules aussi bien qu'aux deux côtés de toute la région abdominale du corps (f). Mais je crois qu'il doit y avoir là quelque erreur d'observation.

D'après le peu de mots que Berkeley et Hoffmann ont dits du système circulatoire chez les Cérithes, on voit que la disposition du cœur et des artères doit être à peu près la même que chez le Triton (g).

(1) Ce caractère anatomique permet de classer les Mollusques Gastéropodes d'une manière bien plus naturelle que ne l'avait fait Cuvier, en se fondant sur les modifications de l'appareil branchial (h).

(a) Milne Edwards, *Op. cit.*, pl. 24, fig. 2.
(b) Blanchard, *Recherches sur l'organisation des Mollusques Gastéropodes de l'ordre des Opisthobranches* (*Ann. des sciences nat.*, 1849, 3e série, t. XI, p. 84, pl. 3, fig. 2).
(c) Alder et Hancock, *Monogr. of the British Nudibranchiate Mollusca*, Fam. 3, pl. 8, fig. 4.
(d) Milne Edwards, *Observations sur la structure et les fonctions de quelques Zoophytes, Mollusques et Crustacés des côtes de la France* (*Ann. des sciences nat.*, 1842, 2e série, t. XVIII, p. 325, pl. 11, fig. 1).
(e) Voyez ci-dessus, page 136.
(f) Delle Chiaje, *Descriz. e notom. degli Anim. senza vertebre*, pl. 52, fig. 14.
(g) Berkeley et Hoffmann, *Descript. of the Anat. Structure of Corithium telescopium* (*Zoolog. Journal*, vol. V, p. 433).
(h) Milne Edwards, *Note sur la classification naturelle des Mollusques Gastéropodes* (*Ann. des sciences nat.*, 1848, 3e série, t. IX, p. 102, et *Voyage en Sicile*, t. I, p. 181).

L'oreillette des Gastéropodes peut être définie par sa position à l'intérieur du péricarde, mais parfois ce vestibule du cœur se confond presque avec les cavités qui y amènent le sang de l'appareil respiratoire. Ce caractère d'infériorité organique se rencontre, par exemple, chez beaucoup d'Éolidiens, où un grand canal branchio-cardiaque en forme de poche membraneuse, atténué postérieurement et élargi en avant, occupe la ligne médiane du dos et se continue avec l'oreillette unique située à son tour derrière le ventricule (1). Une disposition

(1) Cette disposition a été constatée par Souleyet, chez l'*Éolide de Cuvier*, où les angles antérieurs de l'oreillette se continuent également avec une paire de sinus branchio - cardiaques antérieurs. Il en résulte que l'oreillette est ici en quelque sorte le carrefour où les trois canaux branchio-cardiaques se réunissent pour constituer le vestibule du cœur (a).

Il est probable que les portions de l'appareil circulatoire que M. Quatrefages a décrites chez son Éolidine, et qu'il a considérées comme étant deux oreillettes en forme d'entonnoir s'ouvrant dans la cavité générale du corps, ne sont autre chose que les parties latérales du fond de la poche membraneuse constituant le sinus branchio-cardiaque médio - dorsal et l'oreillette (b).

Dans d'autres espèces où le sinus branchio-cardiaque est disposé de la même manière sur la partie médiane du dos, un étranglement correspondant au point de rencontre de ce système avec le péricarde sépare ce réservoir de l'oreillette, qui est alors arrondie, disposition qui a été très bien constatée par MM. Hancock et Embleton chez l'*Eolis papillosa* (c).

Il est aussi à noter que chez les Phyllirhoés, l'oreillette, qui est unique et en forme d'entonnoir, paraît se confondre avec les cavités que le sang traverse pour rentrer dans le cœur ; mais la respiration n'étant pas localisée chez ces Gastéropodes Abranches, il n'y a pas de sinus branchio-cardiaque (d).

J'ajouterai que chez d'autres Hétéropodes, notamment chez les Firoles, l'oreillette paraît avoir des parois incomplètes, de façon que le sang répandu dans la chambre péricardique pénétrerait directement dans sa cavité par des pertuis situés entre ses faisceaux charnus (e).

(a) Souleyet, *Voyage de la Bonite*, Zool., t. II, p. 427, Atlas, MOLLUSQUES, pl. 24 B, fig. 1.
(b) Quatrefages , *Mém. sur l'Éolidine paradoxale* (Ann. des sciences nat., 1843, 2ᵉ série, t. XIX, p. 290, pl. 11, fig. 3).
(c) Hancock et Embleton, *On the Anat. of Eolis* (Ann. of Nat. Hist., new series, 1848, vol. 1, p. 99, pl. IV, fig. 4).
(d) H. Müller et Gegenbaur, *Ueber Phyllirhoe bucephalum* (Zeitschr. für wissenschaftl. Zoologie, 1854, t. V, p. 365).
(e) R. Leuckart, *Op. cit.* (Zoologische Untersuchungen, Heft III, p. 5).

très analogue se voit chez les Téthys, où un vaste sinus branchio-cardiaque pyriforme s'étend sur tout le milieu du dos, depuis le cœur jusqu'à l'extrémité postérieure du corps (1).

Mais, chez d'autres espèces de la même famille, les canaux branchio-cardiaques ne se réunissent pas en un sinus commun derrière le cœur, et arrivent séparément à l'oreillette, qui alors est mieux délimitée (2).

Enfin la distinction entre l'oreillette et les cavités qui y versent le sang devient tout à fait nette chez les Tritons, les Hélices et les autres Gastéropodes où l'appareil respiratoire se localise le plus et où le canal branchio-cardiaque revêt la forme d'un

---

(1) Chez les Téthys, les branchies ne se prolongent pas sur la région céphalique du corps, ainsi que cela a lieu chez les Éolidiens, dont je viens de parler, mais s'arrêtent au niveau du cœur ; aussi le sinus branchio-cardiaque n'offre pas les deux prolongements antérieurs en forme de cornes qui, chez les précédents, s'avancent de chaque côté du ventricule, et il n'est représenté que par le sac situé en arrière de l'oreillette (a).

(2) Ainsi, dans le Janus, M. Blanchard a trouvé que les vaisseaux efférents des branchies se réunissent entre eux pour constituer un nombre considérable de canaux branchio-cardiaques, et, en définitif, quatre troncs, dont deux postérieurs, qui ramènent le sang du tiers postérieur de l'appareil respiratoire, et pénètrent dans la partie postérieure de l'oreillette, et

deux antérieurs qui reçoivent le sang de toutes les branches répandues sur la portion moyenne et antérieure du corps ; ces troncs débouchent sur les côtés de l'oreillette, et s'y confondent avec ce réservoir, de façon à lui donner la forme d'un croissant (b).

Chez les Tritonies, cet organe ne reçoit plus que deux sinus branchio-cardiaques qui sont très larges, et il se confond avec eux, de façon à ressembler à une besace placée en travers sur le dos de ces Mollusques, et tenant au cœur par le milieu de son bord antérieur. Chacun de ces sinus vestibulaires se continue à son tour avec deux canaux branchio-cardiaques qui longent les côtés du dos, l'un en avant, l'autre en arrière, et reçoivent le sang apporté par les vaisseaux efférents des branchies. Cuvier a donné une très bonne figure de l'appareil circulatoire des Tritonies (c).

(a) Milne Edwards, *Voyage en Sicile*, t. 1, pl. 24, fig. 2.
(b) Blanchard, *Recherches sur l'organisation des Opisthobranches* (Ann. des sciences nat., 1849, 3ᵉ série, t. XI, p. 85, pl. 3, fig. 1).
(c) Cuvier, *Mém. sur le genre* TRITONIA (Ann. du Muséum, 1802, t. I, p. 480).
— Voyez aussi Alder et Hancock, *Brit. Nudibr. Mollusc.*, Fam. 2, pl. 1, fig. 1.

vaisseau tubulaire jusqu'à son entrée dans l'oreillette, dont le volume est cependant très considérable (1).

§ 14. — Les voies par lesquelles le sang revient des ramuscules terminaux du système artériel vers les organes respiratoires, ou bien directement vers le cœur, varient également, mais sont toujours fournies principalement par les espaces interorganiques dont les parois se revêtent peu à peu d'une couche membraniforme de plus en plus complète, et tendent à se transformer ainsi en tubes indépendants des organes voisins. Une partie de ce système de cavités veineuses est formée par la chambre viscérale, et, comme la portion antérieure de cette chambre est d'ordinaire beaucoup plus grande que les viscères qui s'y logent, elle forme un réservoir veineux d'une capacité considérable. La portion postérieure de cette même chambre est au contraire si complétement garnie par l'intestin, le foie et les glandes génératrices, que le sang ne trouve inoccupés que des espaces étroits, sinueux et canaliculiformes, entre les bords de ces organes, et que, pour donner à ces lacunes la forme de vaisseaux proprement dits, il suffit du développe-

Système veineux des Gastéropodes.

---

(1) Chez les Haliotides, où le cœur est pourvu de deux oreillettes, les deux branchies portent chacune à leur face externe un vaisseau branchio-cardiaque qui se rend directement à cet organe (a); mais chez les Gastéropodes à une seule oreillette, tels que le Triton (b), il n'y a aussi qu'un seul tronc branchio-cardiaque. Chez le Colimaçon, ce vaisseau naît d'un réseau pulmonaire très beau dont les branches principales, au nombre de trois, sont disposées comme les barbules et les barbes d'une plume, et se réunissent en un tronc commun où aboutissent beaucoup d'autres ramuscules venant soit de la voûte de la cavité pulmonaire, soit de l'organe sécréteur qui est situé au fond de cet appareil près du cœur, et qui me semble être l'analogue de l'organe de Bojanus. La disposition générale du réseau vasculaire du poumon de ces Gastéropodes a été assez bien représentée par Treviranus (c), mais se voit plus distinctement dans les figures que j'en ai données (d).

(a) Milne Edwards, Voyage en Sicile, t. I, pl. 26, fig. 1 et 2.
(b) Milne Edwards, Op. cit., pl. 25.
(c) Treviranus, Beobachtungen aus der Zootomie und Physiologie, t. I, pl. 8, fig. 58.
(d) Milne Edwards, Voyage en Sicile, t. I, pl. 20, fig. 1 et 2; pl. 21, fig. 1 et 2.

ment d'une tunique membraneuse aux dépens du tissu connectif d'alentour.

Il n'est aucun Gastéropode où ce mode de constitution du système veineux soit plus facile à constater que chez l'Aplysie. Là, excepté peut-être dans la masse assez compacte formée par le foie et les autres viscères vers l'arrière de l'abdomen, il n'existe aucun trajet veineux ayant la forme tubulaire, et c'est par des lacunes irrégulières ménagées entre les faisceaux musculaires du pied ou du manteau que la plus grande partie du sang revient des branches terminales des artères dans la cavité abdominale. Lorsqu'on dissèque seulement des individus qui ont séjourné longtemps dans de l'alcool ou quelque autre liqueur conservatrice, cette grande chambre périgastrique qui s'étend des bords de la bouche jusque vers les deux tiers postérieurs du corps semble être tapissée par une membrane péritonéale parfaitement continue ; mais quand on examine des individus frais, on voit que le tissu de cette tunique est très lâche et se compose d'une multitude de brides ou de filaments entrecroisés dans toutes les directions, de façon à constituer une couche feutrée dont les vides disparaissent par la pression, mais livrent facilement passage aux liquides. Le vaste réservoir veineux ainsi formé se continue postérieurement sous la forme d'un canal qui contourne le côté gauche de la masse viscérale resserrée sous la coquille de l'animal, et qui va déboucher dans le vaisseau afférent de la branchie.

Ce sinus branchial, que les anatomistes ont comparé tantôt à une veine cave, d'autres fois à une artère branchiale, est tapissé d'une tunique membraniforme plus parfaite que dans le reste du système de cavités veineuses ; mais ses parois sont encore criblées d'une multitude de pertuis qui établissent autant de communications avec les lacunes sous-cutanées ou interfibrillaires des parties voisines. L'existence de ces ouvertures et des communications entre l'abdomen et la branchie par l'intermé-

diaire de ce canal n'avait pas échappé à Cuvier; mais cet anatomiste illustre ne soupçonnait pas que le sang y arrivait par la
cavité générale du corps, et pensait que les pertuis dont je viens
de parler servaient seulement à l'absorption des liquides épanchés et au mélange de ces liquides avec la masse du sang en
circulation dans les veines (1). Le fait est cependant que les

(1) Je fais mention ici des observations de Cuvier et de l'interprétation
qu'il donnait à ces faits anatomiques,
parce que plusieurs auteurs, après
avoir repoussé sans examen préalable
mes vues touchant le mode de constitution de l'appareil circulatoire des
Mollusques, ont voulu, lorsqu'ils se
trouvaient obligés d'en reconnaître
la justesse, les attribuer à d'autres.
Ainsi, on a dit que la circulation
veineuse extra-vasculaire, chez les
Aplysies, était connue de Cuvier ;
mais tous ceux qui examineront d'une
manière impartiale la question, recon-
naîtront que cela n'est pas; que Cuvier
pensait que les pertuis dont il avait
constaté l'existence dans les parois du
grand canal afférent à la branchie
étaient des espèces de bouches absor-
bantes à l'aide desquelles ces canaux
pouvaient recevoir de la cavité abdominale, non pas du sang, mais les
liquides épanchés destinés à être mêlés au sang; de sorte, ajoute-t-il, que
les veines font ici l'office de vaisseaux
absorbants ; enfin, pour rendre sa
pensée plus clairement encore, il termine en disant : « C'est d'après ces
» faits que j'ai pensé que le système
» absorbant cesse entièrement dans
» les Mollusques (a). »

Duvernoy s'est expliqué non moins
nettement dans le passage suivant,
dans les *Leçons d'anatomie comparée*
de Cuvier : « Nous rappellerons en-
» core ici ces parties centrales de
» l'arbre dépurateur qui, dans l'Aply-
» sie, sont percées d'ouvertures très
» sensibles dans la portion qui tra-
» verse la cavité viscérale, *ouvertures*
» *qui permettent l'absorption par le*
» *tronc ou la souche de l'arbre nu-*
» *tritif.* Cependant on peut dire que,
» dans ce type, le système vasculaire
» sanguin est complet, que les deux
» arbres nutritifs et dépurateurs » (expression que Duvernoy emploie pour
désigner le système artériel et le
système veineux) « *sont liés par un*
» *réseau capillaire, et que le fluide ne*
» *s'épanche point dans les lacunes ;*
» il reste renfermé et circule dans
» l'ensemble de ses réservoirs, *qui*
» *forment encore ici un système de*
» *vaisseaux clos (b).* »

M. Van Beneden était probablement
arrivé plus près de la connaissance de
la vérité, car, en 1835, il a dit :
« Après des recherches minutieuses
» sur les organes de la circulation
» dans les Aplysies, je crois avoir
» reconnu une véritable fusion avec le
» système aquifère de Delle Chiaje (c). »

(a) Cuvier, *Mém. sur le genre Aplysie*, p. 14 et 15 (*Mém. sur les Mollusques*, et *Ann. du Muséum*, 1802, t. I).
(b) Duvernoy, Additions aux *Leçons d'anatomie comparée* de Cuvier, 2ᵉ édition, 1839, t. VI, p. 538.
(c) Van Beneden, *Résultats d'un voyage fait sur les bords de la Méditerranée* (*Comptes rendus de l'Académie des sciences*, 1835, t. I, p. 230).

veines proprement dites manquent partout ou presque partout
dans le corps de l'Aplysie, et que c'est par le moyen des
méats interorganiques, méats au nombre desquels il faut ranger
la cavité abdominale elle-même, que le sang arrive à la branchie
pour y subir le contact de l'air, et après avoir traversé les
canaux capillaires dont cet organe est pourvu, regagner le cœur
par l'intermédiaire du vaisseau branchio-cardiaque.

Système veineux des Colimaçons. — Une expérience très facile à faire, et que je répète souvent
dans mes leçons publiques, prouve qu'il en est à peu près de
même chez le Colimaçon (1). En effet, si l'on détermine un
commencement d'asphyxie chez un de ces Mollusques, afin de
l'empêcher de contracter son corps d'une manière fâcheuse, et
qu'ensuite on injecte un liquide coloré dans la grande cavité
viscérale où flottent l'estomac, les organes copulateurs, les
principaux nerfs et beaucoup d'autres organes, on verra bientôt
ce liquide pénétrer dans les lacunes qui avoisinent le manteau,

Mais il m'est impossible de voir dans cette conclusion, restée dix ans sans autre développement, un titre sérieux à la découverte de la circulation lacunaire, ni chez l'Aplysie ni chez aucun autre Mollusque.

Je ferai voir aussi, dans quelques instants, que les droits de M. Pouchet à cette découverte ne sont pas mieux établis, et, lorsqu'en 1843, M. Quatrefages annonça que chez les Éolidiens le sang circule dans la cavité abdominale (*a*), ainsi que je l'avais constaté quelques années auparavant chez beaucoup de Molluscoïdes (*b*), on nia généralement le fait, ou bien on le considéra comme une anomalie des plus singulières. J'ai prouvé, au contraire, que la prétendue exception est la règle commune pour tout l'embranchement des Mollusques.

(1) Pour plus de détails au sujet de ces expériences, voyez mon *Mémoire sur la circulation*, inséré au *Compte rendu des séances de l'Académie des sciences* du 3 février 1845, et publié aussi dans les *Annales des sciences naturelles* (*c*). J'ai fait voir que les communications en question entre les vaisseaux sanguins et les cavités lacunaires sont assez libres pour laisser passer des matières solides aussi bien que des liquides.

(a) Quatrefages, *Mém. sur l'Éolidina* (*Ann. des scienc. nat.*, 1843, 2ᵉ série, t. XIX, p. 199).
(b) Milne Edwards, *Observations sur les Ascidies* (*Mém. de l'Acad. des sciences*, t. XVIII, et *Comptes rendus*, 1839, t. IX, p. 591).
(c) *Observations et expériences sur la circulation chez les Mollusques* (*Ann. des sciences nat.*, 3ᵉ série, t. III, p. 289, et *Voyage en Sicile*, t. I, p. 80).

puis arriver dans les vaisseaux pulmonaires, les remplir et passer souvent dans les conduits afférents de l'appareil respiratoire, peut-être même jusque dans le cœur (1). A l'aide d'injections pratiquées de la sorte, on voit aussi que le grand réservoir veineux formé par la cavité périgastrique communique en arrière avec les espaces qui existent entre les lobules du foie et les autres organes resserrés dans la portion postérieure du sac péritonéal et occupant la région du corps appelée, à raison de sa forme, le *tortillon*. Ces espaces figurent souvent des arborisations, et on les prendrait volontiers pour des vaisseaux rameux, si la dissection ne venait montrer que ce ne sont pas des tubes à parois indépendantes des parties voisines, mais de simples lacunes limitées par la lame péritonéale à tissu lâche dont les viscères voisins sont revêtus (2).

(1) L'existence de communications entre le système vasculaire et la cavité abdominale avait été aperçue chez la Limace, en 1842, par M. Pouchet, professeur de zoologie à Rouen ; mais ce naturaliste supposait que les pertuis en question constituaient un système absorbant, et servaient à l'entrée des liquides extravasés dans les veines aussi bien qu'à l'exhalation opérée par les artères (a). D'après sa manière de voir, le passage des liquides dans la cavité générale du corps était un phénomène collatéral au mouvement circulatoire, à peu près comme l'épanchement de la sérosité dans le tissu cellulaire d'un membre et sa résorp-

tion par les vaisseaux lymphatiques chez les Animaux vertébrés. Aussi M. Pouchet n'a-t-il jamais revendiqué l'idée que je crois m'appartenir, et ce sont seulement quelques commentateurs qui ont voulu la lui attribuer. Je crois devoir ajouter que des faits du même ordre avaient été aperçus, mais d'une manière moins complète, en 1816, par Erman (b).

(2) M. Erdl a décrit un réseau veineux dans l'appareil digestif du Colimaçon (c), et la figure qu'il en donne a été reproduite par Carus et Otto (d) ; mais, ainsi que le fait remarquer M. Siebold, les vaisseaux en question paraissent être des artères (e).

(a) Pouchet, *Recherches sur l'anatomie et la physiologie des Mollusques.* In-4, Paris, 1842. Cet ouvrage a été interrompu à la page 24, à l'endroit où l'auteur aborde la description du système veineux.
(b) Erman, *Wahrnehmungen über das Blut einiger Mollusken.* (*Mém. de l'Acad. de Berlin*, 1819, t. VI, p. 199).
(c) Erdl, *Dissert. inaug. de Helicis Algiræ vasis sanguiferis*, 1840 (d'après Siebold).
(d) Carus et Otto, *Tab. Anat. comp. illustr.*, pars VI, pl. 2, fig. 5.
(e) Siebold et Stannius, *Nouveau Manuel d'anatomie comparée*, t. I, p. 325.

Un canal qui longe le bord concave de l'abdomen est mieux endigué et conduit beaucoup de sang vers la branchie; mais tout en ayant la forme d'un vaisseau tubulaire, il en mérite à peine le nom, tant sont faciles les communications de sa cavité avec les lacunes d'alentour (1). Enfin on voit aussi par ces mêmes injections, poussées au hasard dans la cavité abdominale, que tout le sang n'est pas obligé de traverser l'appareil respiratoire pour retourner au cœur, car une partie peut y arriver par un système de canaux et de vaisseaux disposés comme ceux de l'organe de Bojanus, chez les Lamellibranches (2).

Une observation qui date de 1822 et qui est due à Gaspard, mais qui avait complétement échappé à l'attention des physiologistes jusqu'au moment où la discussion des expériences dont je viens de parler eut occupé divers écrivains, trouve ainsi une explication facile. Gaspard avait vu que lorsque le Colimaçon étend le pied pour ramper, le sang s'épanche librement dans la cavité abdominale et vient baigner les viscères (3). En effet, ce liquide y afflue alors en plus grande quantité que d'ordinaire; mais ce réservoir n'est pas seulement un diverticulum, il fait partie du cercle circulatoire.

(1) Tous ces canaux et méats veineux ont été injectés de la sorte dans les préparations qui sont représentées dans les planches 20 et 21 de mon *Voyage en Sicile.*

Cet appareil vasculaire est encore plus développé chez les Haliotides (*Op. cit.*, pl. 26, fig. 1 et 2).

(2) Je suis porté à croire que le réseau vasculaire que Souleyet a trouvé à l'arrière de l'oreillette, chez l'Actéon ou Élysie, et que ce naturaliste

considère comme appartenant à une poche pulmonaire, est l'analogue du système vasculaire rénal des Colimaçons, des Haliotides, etc. (*a*).

(3) Voici dans quels termes Gaspard s'exprime : « Le sang de l'Escargot » mérite de fixer un moment notre » attention. Il est contenu, non-seule- » ment dans les organes de la circu- » lation, mais il est encore épan- » ché, principalement quand l'Animal » voyage, dans la cavité où sont les

(*a*) Souleyet, *Voyage de la Bonite* (*Hist. nat.*, t. II, p. 484, pl. 24 D, fig. 4 et 5).

Chez le Triton, la disposition du système veineux est à Système veineux des Tritons, etc. peu de chose près la même que chez le Colimaçon, si ce n'est que les canaux afférents de l'appareil respiratoire se rendent à des branchies au lieu d'aller à un poumon, et que les vaisseaux qui portent le sang de la cavité abdominale dans l'appareil qui me semble devoir être assimilé à l'organe de Bojanus, et considéré comme une glande urinaire, sont développés d'une manière énorme (1).

La transformation des lacunes veineuses en tubes vasculaires Système veineux des Doris. à parois indépendantes des parties voisines fait plus de progrès chez d'autres Gastéropodes. Ainsi j'ai trouvé dans le manteau de l'Haliotide des veines très bien délimitées, et il m'a semblé en apercevoir aussi dans diverses parties de la masse viscérale de ce Mollusque. Chez les Doris, MM. Hancock et Embleton ont observé dans le foie un système de veines bien caractérisées qui conduisent le sang de cet organe aux branchies ; mais dans les autres parties de l'organisme ils n'ont pu découvrir rien de semblable, et il leur a paru que le retour du fluide nourricier s'y effectue par les lacunes interorganiques seulement.

D'après ces anatomistes, il y aurait aussi chez les Doris exagération d'une disposition dont j'ai déjà eu l'occasion de signaler l'existence chez les Lamellibranches, et que j'ai constatée également chez les Haliotides, les Tritons et les Colimaçons : savoir, le passage direct d'une portion du sang veineux

---

» viscères digestifs et génitaux, qui » nagent dans ce sang, de manière » qu'en incisant la paroi qui sépare » la trachée et le ventre, on l'en voit » sortir par un jet abondant et continu. Lorsque l'Animal est retiré et » caché dans sa coquille, le sang n'est » point contenu et épanché de la » même manière. Ce phénomène m'a » singulièrement frappé, et je ne connais rien d'analogue dans les autres » Animaux (a). »

(1) Voyez mon *Voyage en Sicile*, t. I, pl. 25.

(a) Gaspard, *Mémoire physiologique sur le Colimaçon* (*Journal de physiologie* de Magendie, 1822, t. II, p. 337).

dans le canal branchio-cardiaque, et son mélange avec le sang artériel qui arrive de l'appareil respiratoire pour pénétrer dans le cœur et être distribué par cet organe dans toutes les parties de l'économie. En effet, MM. Hancock et Embleton tirent de leurs nombreuses observations sur ces Mollusques cette conclusion, un peu exagérée peut-être, que le sang apporté aux sinus veineux des branchies par les veines hépatiques est la seule portion du fluide nourricier en circulation qui passe dans ces organes, et que tout le sang des autres viscères, des muscles et des parties superficielles de l'économie, après avoir traversé un système de cavités lacunaires sous-cutanées creusées dans le manteau, est versé directement dans l'oreillette par deux canaux latéraux. Ici la respiration cutanée remplirait donc un rôle plus considérable que chez la plupart des autres Gastéropodes (1).

Les auteurs que je viens de citer ont été conduits aussi à considérer comme un cœur accessoire une vésicule pulsatile qui se trouve dans le voisinage du cœur et qui est en communication avec un système de canaux rameux dont nous aurons à parler par la suite. MM. Hancock et Embleton pensent que ces canaux s'anastomosent avec les branches hépatiques de l'artère aorte, et que ce système, qu'ils comparent à une veine porte, déboucherait dans le péricarde. Mais dans l'état actuel de nos connaissances à ce sujet, cette opinion ne me paraît pas admissible, et je suis porté à croire que la vésicule en question, ainsi que son canal de communication avec le péricarde, sont des dépendances de l'appareil rénal, car nous avons vu aussi le péricarde s'ouvrir dans une poche ou vésicule de Bojanus, chez les Lamellibranches (2).

Quant aux variations d'une importance secondaire qui se

---

(1) Alder et Hancock, *Monogr. of the British Nudibr. Moll.* (voyez les septième et huitième pages du texte relatif aux planches 1 et 2, Fam. 1).

(2) M. Leuckart interprète aussi de la sorte les observations de MM. Hancock et Embleton, et considère le sac pulsatile en question comme l'ana-

remarquent dans la disposition du système de lacunes, de canaux ou de vaisseaux dont se compose le segment veineux du cercle circulatoire chez les divers Gastéropodes, je crois inutile de m'y arrêter ici, et je me bornerai à indiquer quelques-unes des sources où il faudrait puiser pour obtenir de plus amples renseignements à ce sujet, ou pour trouver une description plus complète des autres parties de l'appareil irrigatoire de ces Mollusques.

On doit à M. Huxley, professeur de zoologie à l'École des mines, en Angleterre, des observations intéressantes sur la circulation lacunaire chez les Firoles et les Atlantes, où la transparence des tissus permet de constater *de visu* la route suivie par le sang dans l'organisme vivant (1). M. Leuckart est arrivé à des résultats analogues en étudiant divers Mollusques de la même famille, et ce naturaliste distingué a reconnu que l'appareil circulatoire n'affecte la forme tubulaire que dans la portion basilaire du segment artériel (2).

Système veineux des Firoles.

logue du réservoir urinaire dont il sera question ailleurs (a).

(1) Chez les FIROLES, le mode de distribution des artères est à peu près le même que celui indiqué ci-dessus chez la Carinaire ; mais, ainsi que je l'ai déjà dit, les principaux vaisseaux, au lieu de se ramifier comme d'ordinaire, sont tronqués et se terminent par des orifices contractiles d'où le sang s'échappe dans les lacunes voisines, disposition qui semble devoir offrir de l'analogie avec celle que l'aorte céphalique nous a présentée chez les Haliotides, etc. Le sang veineux traverse librement la grande cavité qui occupe la presque totalité du corps de

ces singuliers Mollusques, et le tube alimentaire, ainsi que le système nerveux, y baigne. M. Huxley a vu aussi très distinctement le sang circuler dans tous les espaces existants entre les intestins et les parois de la cavité viscérale ; il n'a pu découvrir nulle part la moindre trace de veines, et il ajoute : « Firoloides then affords the » most complete ocular demonstration » of the truth of M. Milne Edwards's » views with regard to the nature of » the circulation on the Mollusca that » can possibly be desired (b). »

(2) M. Leuckart a confirmé le fait de la circulation du sang à travers la grande cavité du corps et dans les

(a) R. Leuckart, *Op. cit.* (*Zool. Untersuch.*, Heft III, p. 55).
(b) Huxley, *On the Morphology of the Cephalous Mollusca as illustrated by the Anatomy of certain Heteropoda and Pteropoda collected during the Voyage of H. M. S. Rattlesnake in 1846-1850* (*Philos. Trans.*, 1853, p. 32).

Système veineux
des
Éolides.

Les observations de M. Quatrefages sur l'état plus ou moins dégradé de l'appareil circulatoire chez les Éolidiens ont été le point de départ de beaucoup de recherches anatomiques sur ce groupe de Mollusques et sur les genres voisins (1). Un jeune chirurgien de la marine de beaucoup de mérite, M. Souleyet, a fait voir que cette dégradation est moins grande qu'on ne le pensait d'abord, et a très bien décrit le système de canaux branchio-cardiaques qui chez ces Animaux ramène le sang des organes de la respiration au cœur; mais à son tour il est tombé dans des exagérations contraires, lorsqu'il a affirmé que le système veineux des Éolidiens était composé de vaisseaux semblables à ceux des Animaux supérieurs (2). Enfin, le même

lacunes interorganiques de la masse viscérale, chez les Firoles; mais ce naturaliste pense qu'une portion du sang rentre de ces cavités dans le cœur sans aller aux branchies, et qu'il ne fait qu'osciller dans ces derniers organes, où il n'y aurait qu'un seul vaisseau (a).

Dans le genre ATLANTE, qui appartient aussi à l'ordre des Hétéropodes, la disposition du cœur et des artères est à peu près la même que chez les Carinaires, et M. Huxley a vu le sang veineux revenir vers le cœur en traversant la cavité viscérale, dont la capacité est très considérable (b).

(1) M. de Quatrefages a été le premier à signaler l'existence d'une circulation extra-vasculaire chez les Gastéropodes, et, bien qu'il ait cru d'abord à une dégradation plus grande que

celle existant réellement chez les Éolidiens, le service qu'il a rendu ainsi à la science est très considérable.

(2) Dans un de ses premiers écrits sur ce sujet, Souleyet avait annoncé l'existence de veines qui porteraient le sang des viscères, etc., aux branchies, et notamment la présence de deux de ces vaisseaux qui rapporteraient le sang de la masse buccale et qui seraient des satellites de l'artère aorte (c); mais l'examen des préparations anatomiques sur lesquelles il se basait m'a convaincu que ces prétendus vaisseaux sanguins n'étaient en réalité que des brides membraneuses. MM. Hancock et Embleton décrivent sous le nom de veines les vaisseaux branchio-cardiaques; mais ils reconnaissent que dans le système sous-tégumentaire

(a) Leuckart, Zoologische Untersuchungen, drittes Heft, 1854, p. 53 et 54.
(b) Huxley, Op. cit. (Philos. Trans., 1853, p. 37, pl. 3, fig. 2, 3, 4).
(c) A. von Nordmann, Versuch einer Monographie des Tergipes Edwardsii (Mém. de l'Acad. des sciences de Saint-Pétersbourg, Savants étrangers, t IV, et Ann. des sciences nat., 1846, 3e série, t. V, p. 120).

sujet a été traité par M. Nordmann (1) et par M. Blanchard, dont j'ai déjà eu l'occasion de citer les travaux (2).

ces canaux communiquent avec les sinus interorganiques (a). Enfin, dans leur dernier ouvrage, MM. Hancock et Alder disent qu'il leur a été impossible de bien déterminer la route suivie par le sang pour aller des artères dans ces vaisseaux branchio-cardiaques (qu'ils nomment toujours des *veines*), mais qu'ils sont convaincus que cela a lieu comme chez les autres Nudibranches (b). Or, voici comment, dans le même ouvrage, ils s'expliquent sur ce mode de circulation : « Chez » les Éolidiens, disent-ils, tout le sang » envoyé aux divers organes passe » dans les grands sinus abdominaux » ou espaces interviscéraux, et de là » pénètre dans le tissu cellulaire de la » peau pour aller en partie aux pa- » pilles branchiales, et retourner en- » suite au cœur par des veines effé- » rentes qui se réunissent pour former » trois gros troncs, lesquels débou- » chent dans l'oreillette et reçoivent » aussi le sang qui arrive des sinus au » tissu cellulaire sous-cutané aussi » bien que le sang qui a respiré dans » les branchies (c). »

Ainsi tous les observateurs, à l'exception de M. Souleyet, sont aujourd'hui d'accord pour admettre que chez les Éolidiens le sang veineux passe dans les lacunes interorganiques, question que la commission chargée de l'examen des travaux de MM. Quatrefages et Souleyet avait cru devoir laisser indécise (d).

(1) M. Nordmann se prononce de la manière la plus positive sur le fait de la circulation veineuse lacunaire chez son *Tergipes Edwardsii* ; mais, en citant ses observations sur ce point, je dois faire toutes réserves au sujet des opinions émises par ce zoologiste sur le mécanisme de la circulation et sur plusieurs autres points de la physiologie et de l'anatomie des Éolidiens (e).

(2) Voici dans quels termes cet anatomiste si habile dans l'art des injections s'exprime à ce sujet, en parlant des Éolidiens du genre Janus : « Le » sang conduit aux organes par les ar- » tères, s'épanche ici, comme chez tous » les Gastéropodes, dans la cavité gé- » nérale du corps et dans tous les méats » intermusculaires. Il pénètre ainsi » dans les cirrhes branchiaux, où il » existe un véritable canal, le rameau » hépatique. Mais ce canal afférent des » branchies, très distinct du réseau » quand l'injection y a pénétré, offre » sur tout son trajet des branches qui » ne sont limitées également que par » les muscles et tous les tissus envi- » ronnants. Le sang, ayant de la sorte » pénétré dans les organes respira- » toires, est repris ensuite par un » système de vaisseaux efférents (f). »

(a) Souleyet, *Observations anatomiques sur les genres Actéon, Éolide, etc.* (Comptes rendus, 1845, t. XX, p. 81).
(b) Hancock et Embleton, *On the Anatomy of Eolis* (Ann. of Nat. Hist., 1848, new series, vol. 1, p. 101).
(c) Alder et Hancock, *Monogr. of the Brit. Nudibr. Moll.*, Fam. 3, genre 13 ; 6e page du texte dépendant de la pl. 7, fam. 3.
(d) *Op. cit.*, p. 15.
(e) Is. Geoffroy Saint-Hilaire, *Rapport sur plusieurs Mémoires, etc., relatifs aux Mollusques Gastéropodes dits Phlébentérés* (Comptes rendus de l'Acad. des sciences, 1851, t. II, p. 41).
(f) Blanchard, *Organisat. des Opisthobranches* (Ann. des sc. nat., 1849, 3e série, t. XI, p. 85).

Système veineux
des
Oscabrions,
Planorbes, etc.

Le système irrigatoire des Oscabrions a été étudié avec beaucoup de soin par M. Middendorff (1).

Le professeur von Siebold s'est également convaincu de l'absence de veines à parois propres chez l'Agrion (2), et M. Moquin-Tandon a observé directement la circulation du fluide nourricier dans la cavité abdominale des Planorbes, ainsi que la manière dont les viscères y baignent (3). Enfin, on doit aussi à M. Franz Leydig un travail approfondi sur l'appareil circulatoire de la Paludine vivipare, et la figure schématique qu'il en a donnée montre mieux peut-être que toute autre l'ensemble de vaisseaux et de lacunes à l'aide desquels l'irrigation physiologique s'effectue chez les Gastéropodes (4).

(1) Les recherches de M. Middendorff sur les Oscabrions (a) sont également confirmatives des résultats que j'avais publiés quelques années auparavant sur l'état lacunaire d'une portion plus ou moins considérable du système veineux chez tous ces Animaux. Il a trouvé que le grand sinus artériel de la tête communique non-seulement avec l'artère gastrique et les canaux latéraux du pied, mais débouche aussi directement dans deux grands canaux veineux situés parallèlement aux précédents, à la base des branchies, et fournissant le sang à ces organes. De grandes lacunes veineuses s'élèvent aussi en forme d'arcs transversaux des sinus latéraux sur la région dorsale du corps, et dans toutes ces cavités les parois paraissent être formées, non par une membrane continue et distincte des parties voisines, mais par celles-ci et le tissu connectif qui les revêt. Le sang, après avoir traversé les branchies qui occupent les deux côtés du corps, passe dans un canal branchio-cardiaque, puis dans les oreillettes, et chacun de ces organes, comme nous l'avons déjà dit, le verse dans le ventricule unique par deux orifices, l'un antérieur et l'autre postérieur.

(2) Siebold et Stannius, Nouveau Manuel d'anat. comp., t. I, p. 325 et 326.

(3) Moquin-Tandon, Observ. sur le sang des Planorbes (Ann. des sciences nat., 1851, 3e série, t. XV, p. 149).

(4) Leydig, Ueber Paludina vivipara, ein Beitrag zur nähern Kenntniss dieses Thieres in embryologischer, anatomischer and histologischer Beziehung (Zeitschr. für wissensch. Zoologie, 1850, Bd. II, p. 169, pl. 13, fig. 49).

J'ajouterai que, d'après les figures et la description un peu vague que M. Delle Chiaje a données de l'appareil circulatoire du Gasteropteron Meckelii, il est probable que les canaux

(a) Middendorff, Op. cit. (Mém. de l'Acad. de Saint-Pétersbourg, 6e série, Sciences naturelles, t. VI, p. 133, pl. 8, fig. 5, etc.).

§ 15. — Cet état lacunaire du système veineux, et l'imper-
fection que nous avons rencontrée parfois dans la portion ter- minale du système artériel, ne sont pas les seuls indices de dégradation qui se remarquent dans l'appareil circulatoire des Gastéropodes; d'après des observations qui deviennent chaque jour plus nombreuses, il n'est guère permis de douter de l'existence de communications directes entre les réservoirs san- guins et l'extérieur chez plusieurs de ces Mollusques, commu- nications à l'aide desquelles une certaine quantité d'eau pour- rait pénétrer directement dans ces cavités et s'y mêler au fluide nourricier, ou bien une portion de celui-ci s'échapper de l'organisme quand l'Animal éprouve le besoin de diminuer considérablement le volume total de son corps. Des phéno- mènes de cet ordre ont été vus chez des Gastéropodes dont les tissus sont assez transparents pour permettre à l'observateur de suivre de l'œil tous les mouvements du sang dans l'intérieur de l'organisme, et la communication du système irrigatoire avec l'extérieur a été constatée expérimentalement chez d'au- tres espèces dont les téguments opaques s'opposent au genre d'exploration dont je viens de parler.

Ainsi MM. H. Müller et Gegenbaur ont trouvé chez les Phyllirhoés, Mollusques pélagiques de l'ordre des Hétéropodes, dont les tissus sont d'une grande transparence et dont l'organi- sation est très simple, un vaste sac membraneux et contractile qui paraît être l'analogue du corps de Bojanus, ou appareil urinaire dont il a été déjà question chez les Lamellibranches, et qui communique, d'une part, avec l'extérieur, à l'aide d'un

veineux du pied de ce Mollusque sont pour la plupart de simples lacunes et débouchent dans la cavité abdo- minale (a). Souleyet a donné aussi des figures de ces canaux, mais sans préciser davantage le trajet suivi par le sang (b).

(a) Delle Chiaje, Descriz. et notom. degli Anim. invertebr., t. II, p. 87, pl. 55, fig. 4.
(b) Souleyet, Voyage de la Bonite, Zool., t. II, p. 465, pl. 26, fig. 13.

orifice contractile, et, d'autre part, avec la chambre péricardique : or, ils ont reconnu que cette dernière cavité fait partie du grand système de réservoirs veineux (1).

M. R. Leuckart a aperçu une disposition analogue chez les Firoles, où un sac contractile, situé tout à côté du cœur, communique avec l'extérieur par un grand orifice cilié, et exécute

---

(1) Ce *sac bojanien*, que MM. Quoy et Gaimard avaient considéré comme étant probablement un utérus (*a*), et que Souleyet a décrit sommairement comme étant un sinus veineux dorsal analogue au sinus branchio-cardiaque des Éolidiens (*b*), débouche au dehors par un orifice garni de cils vibratiles entouré de fibres musculaires annulaires et situé sur le côté du corps, à quelque distance de l'anus. Antérieurement il se termine par un col étroit qui est également pourvu tant de fibres musculaires constricteurs que de cils vibratiles, et qui débouche à la partie postérieure du sac péricardique. Cette disposition, signalée par M. R. Leuckart (*c*), a été étudiée avec beaucoup de soin par MM. H. Müller et Gegenbaur. Ce grand réservoir a des mouvements pulsatiles qui ne correspondent pas à ceux du cœur, et il est rempli d'un liquide aqueux dans lequel on n'aperçoit pas de corpuscules organiques semblables aux globules du sang. Le sac péricardique, dans lequel il débouche, est au contraire occupé par du sang, et communique sur divers points avec la cavité générale du corps, laquelle est aussi un sinus veineux. Le cœur baigne donc dans le sang (ainsi que cela se voit aussi chez les Crustacés), mais il n'existe aucune communication directe entre son intérieur et celle du sinus péricardique, de sorte que l'eau qui arrive directement du dehors dans le sac bojanien, et qui passe de cet organe dans le péricarde, où elle se mêle avec le sang, ne pénètre pas immédiatement dans le système artériel, et ne peut que se répandre dans les lacunes veineuses voisines ou dans le grand réservoir formé par la cavité générale du corps. MM. Gegenbaur et H. Müller considèrent ce sac comme étant un organe excrétoire comparable à l'appareil urinaire des autres Mollusques, mais servant aussi à introduire de l'eau du dehors dans les cavités veineuses (*d*).

J'ajouterai que ces naturalistes n'ont aperçu aucune trace de vaisseaux proprement dits pour effectuer le retour du sang distribué au loin dans l'économie par les artères qui partent du ventricule du cœur, et qui paraissent être disposées à peu près comme chez les Firoles.

(*a*) Quoy et Gaimard, *Voyage de l'Astrolabe*, Zool., 1830, t. II, p. 405, pl. 28, fig. 10.
(*b*) Souleyet, *Voyage de la Bonite*, Zool., t. II, p. 403, pl. 24, fig. 3.
(*c*) R. Leuckart, *Nachträgliche Bemerkungen über den Bau von Phyllirhoe* (Archiv für Naturgeschichte, 1853, t. I, p. 250).
(*d*) H. Müller et Gegenbaur, *Ueber Phyllirhoe bucephalum* (Zeitschrift für wissenschaftliche Zoologie, 1854, t. V, p. 364 et suiv., pl. 19, fig. 4 et 5).

souvent des mouvements de diastole et de systole, mais qui d'ordinaire, tout en recevant de l'eau à chaque dilatation, n'en expulse pas au dehors au moment de sa contraction. M. Leuckart pense que ce sac est, de même que le réservoir bojanien des Phyllirhoés, un organe bojanien dont la cavité communique avec la poche péricardique et verse de l'eau dans les sinus veineux avec lesquels cette cavité communique (1).

Un mode d'organisation qui se rapproche beaucoup de ce que nous venons de voir chez ces divers Hétéropodes, a été découvert chez un Gastéropode ordinaire par M. Leydig. Cet anatomiste a trouvé que le sac bojanien qui est logé sous la voûte de la chambre respiratoire, et qui y débouche par un orifice particulier, est aussi en connexion avec les cavités veineuses voisines du cœur (2).

Enfin, dans cette classe, de même que dans celle des Mollusques Acéphales, des communications entre le système irriga-

(1) Le sac bojanien des Firoles est situé entre le rectum et le cœur ; il se contracte et se dilate alternativement, et se remplit à chaque instant d'eau qui y pénètre par un orifice placé du côté droit du corps, et il baigne dans le sang veineux (a). M. Leuckart pense que ce réservoir contractile communique intérieurement avec le cœur, dont l'oreillette a des parois trouées (b).

(2) Je reviendrai ailleurs sur cet appareil rénal, et je me bornerai à ajouter ici que, d'après M. Leydig, il y aurait au fond du sac bojanien plusieurs orifices donnant dans la chambre péricardique et garnis de fibres musculaires disposées en forme de sphincters. Cet anatomiste a reconnu des globules du sang dans le liquide aqueux dont le réservoir en question est rempli, et il a vu que les injections à la gélatine y arrivent très facilement du système des cavités veineuses ; enfin il a vu aussi les vaisseaux sanguins voisins se vider brusquement quand on vient à ouvrir ce réservoir (c).

Il est aussi à noter qu'en injectant le système veineux lacunaire des Doris, j'ai souvent vu le liquide coloré sortir par le pore rénal ; mais je m'expliquais ce fait en supposant que quelque rupture s'était produite dans les parois des canaux veineux de la glande urinaire.

(a) Huxley, Op. cit. (Philos. Trans., 1853, p. 33, pl. 2, fig. 2, 3 c).
(b) Leuckart, Beitr. zur Naturgesch. der Cephalophoren (Zool. Untersuchungen), t. III, p. 57).
(c) Leydig, Ueber Paludina vivipara (Zeitschr. für wissenschaftl. Zool., 1850, t. II, p. 176).

toire et l'extérieur paraissent pouvoir s'établir quelquefois par d'autres voies. Ainsi M. Agassiz a reconnu que le pore situé vers le milieu du pied, chez les Gastéropodes du genre Pyrule, est l'orifice d'un canal rameux en continuité avec le système veineux général (1).

Il paraîtrait donc que chez divers Gastéropodes, de même que chez certains Mollusques Acéphales et beaucoup de Zoophytes, l'appareil irrigatoire n'est pas complétement fermé et peut communiquer plus ou moins directement avec l'extérieur, disposition dont l'existence a été annoncée il y a une douzaine d'années par un naturaliste très habile de la Belgique, M. Van Beneden, mais n'avait pas été suffisamment prouvée par cet auteur (2). Le nom de *système aquifère*, que M. Delle Chiaje a donné à une portion du système veineux, se trouve donc justifié jusqu'à un certain point ; mais, dans l'état actuel de la science, je ne vois aucune raison pour admettre avec ce naturaliste distingué qu'il y ait chez les Mollusques un système particulier de tubes destiné à contenir l'eau absorbée ainsi du dehors (3).

(1) Cet orifice pédieux est assez grand pour recevoir un tuyau de plume, et les ramifications du canal qui en part se terminent librement dans la cavité abdominale. M. Agassiz s'est assuré qu'une injection colorée introduite par cette voie pénètre très facilement dans les autres parties du système veineux (a).

(2) M. Van Beneden a été conduit à penser qu'il y avait chez divers Mollusques « une véritable fusion du système veineux avec le système aquifère de M. Delle Chiaje », et que l'eau peut pénétrer dans les réservoirs veineux (notamment la grande cavité péri-intestinale) par des orifices directs situés dans diverses parties du corps, par exemple dans l'organe de Bojanus. Ces vues, présentées sous forme de propositions, n'ont pas été développées par cet auteur (b).

(3) Il règne dans les écrits des naturalistes une grande confusion au sujet de ce que M. Delle Chiaje nomme l'appareil aquifère ou hydropneuma-

(a) Agassiz, *Ueber das Wassergefäss-System der Mollusken* (Zeitschrift für wissenschaftl. Zoologie, 1856, t. VII, p. 170).
(b) Van Beneden, *Sur la circulation dans les Animaux inférieurs* (Comptes rendus de l'Acad. des sciences, 1845, t. XX, p. 517).

§ 16. — Nous ne savons que peu de chose au sujet de la circulation du sang chez les PTÉROPODES. On a trouvé chez tous ces petits Mollusques Pélagiens un cœur composé d'un ventricule et d'une oreillette situés un peu sur le côté, vers la partie

tique des Mollusques ; et, pour pouvoir discuter utilement la question de l'existence ou de l'absence de communications directes entre le système sanguin et l'extérieur, il est nécessaire d'en dire quelques mots.

Vers 1825, M. Delle Chiaje annonça l'existence d'un système de canaux aquifères dans le corps de quelques Mollusques Gastéropodes, et notamment du grand Triton de la Méditerranée, et quelques années après il publia un Mémoire spécial sur cet appareil chez les Annélides et les Zoophytes, aussi bien que chez les Mollusques; puis il revint sur le même sujet, d'abord dans son *Manuel d'anatomie comparée*, et ensuite dans son grand ouvrage *Sur les Animaux sans vertèbres de Naples*, où il modifie en partie ses premières vues (a).

Ce qu'il appela le système aquifère du Triton et des autres Gastéropodes consiste en deux choses : 1° des canaux qui sont creusés dans la masse charnue du pied et qui communiquent avec la cavité abdominale (b) ; 2° en une cavité qui débouche au dehors par un orifice situé sous l'intestin rectum, et qu'il supposait conduire également dans la cavité abdominale. Mais les canaux du pied ne sont autre

chose qu'une portion du système veineux, et l'orifice extérieur dont il vient d'être question en dernier lieu est celui du sac membraneux qui renferme les organes urinaires ou analogues du corps de Bojanus. Or, chez le Triton, je crois pouvoir affirmer que ce sac ne débouche point dans la cavité abdominale et se trouve fermé au bout, absolument comme la poche que Cuvier a appelée le *sac de la viscosité* chez le Colimaçon.

Là, par conséquent, il n'existe pas de système hydropneumatique ; mais nous venons de voir que chez les Firoles, les Phyllirhoés, et peut-être aussi chez les Limnées, des dépendances de ce réservoir rénal ou sac bojanien paraissent communiquer avec le système veineux, de façon à constituer la portion vestibulaire d'un appareil hydraulique dont la portion profonde serait représentée par le système irrigatoire sanguifère.

L'appareil aquifère ou respiratoire interne de l'Aplysie, que M. Delle Chiaje signale dans son premier Mémoire, et qu'il décrit avec plus de détails dans son dernier ouvrage, n'est autre chose que la cavité abdominale et la portion périphérique du système veineux lacunaire de ces Mol-

(a) Delle Chiaje, *Su di un nuovo apparato di canali per la circolazione dell'aque nelle interne vie del corpo dei Molluschi Gasteropodi Testacei* (Giorn. medico Nap., 1825). — *Memorie sulla storia e notomia degli Anim. senza vertebr. del regno di Napoli*, t. II, p. 259 et suiv., 1825 (ou plutôt 1828). — *Instituzioni di anatomia e physiologia comparativa*, 1832, t. I, p. 278.

(b) Delle Chiaje, *Memorie*, t. II, p. 260.

postérieure du dos, donnant naissance par sa partie antérieure à une artère aorte, et recevant le sang des organes respiratoires par un vaisseau branchio-cardiaque bien constitué. Enfin, d'après quelques expériences faites sur des Pneumodermes conservés dans l'alcool, il paraîtrait qu'ici, de même que dans les autres classes de Mollusques dont j'ai déjà parlé, la cavité abdominale fait partie du système veineux et communique librement avec les canaux afférents des branchies (1). La

lusques. En 1835, M. Van Beneden avait annoncé qu'il croyait avoir reconnu une véritable fusion du système veineux de l'Aplysie avec le système aquifère de M. Delle Chiaje (a). Mais ce dernier anatomiste n'adopta pas cette opinion ; il décrit toujours la cavité abdominale de ces Animaux comme appartenant à leur système aquifère, et, quant au mode de circulation du sang chez les Mollusques, il déclare formellement ne pouvoir se l'expliquer : « La circolazione *venosa* » *delle Aplisie*, dit-il, e stata finora » un problema ed ancora per me » d'impossibile soluzione (b). » Or, j'ai fait voir ci-dessus que la chambre viscérale de ces Gastéropodes fait partie intégrante du système veineux (c), et, quant aux communications directes de ce système avec l'extérieur, je n'en vois aucune trace.

Le système aquifère que M. Delle Chiaje décrit sur les Téthys (d), et

qu'il considère comme distinct du système circulatoire, n'est aussi qu'une portion du réseau lacunaire veineux (e).

Enfin, les parties que ce naturaliste considérait comme représentant son système aquifère chez les Acéphales, sont, d'une part, les lacunes veineuses du pied chez les Lamellibranches, et, d'autre part, la cavité pharyngienne et le cloaque chez les Salpa (f).

Quant aux divers organes que M. Delle Chiaje désigne sous le nom d'*appareil aquifère*, chez les Céphalopodes, nous y reviendrons à la fin de cette Leçon.

(1) Lorsque M. Valenciennes et moi avons annoncé ce résultat, nous n'avions pu étudier l'appareil circulatoire des Ptéropodes que sur quelques individus conservés dans l'alcool (g); mais, plus récemment, M. Huxley a eu l'occasion d'observer plusieurs de

(a) Van Beneden, *Résultats d'un voyage fait sur les bords de la Méditerranée (Comptes rendus de l'Acad. des sciences*, 1835, t. I, p. 230).
(b) Delle Chiaje, *Descrizione e notomia degli Animali invertebr. della Sicilia citeriore*, t. II, p. 74.
(c) Voyez ci-dessus, page 126.
(d) Delle Chiaje, *Op. cit.*, t. II, p. 36.
(e) Milne Edwards, *De l'appareil circulatoire de la Téthys (Voyage en Sicile*, t. 1, p. 446 et suiv).
(f) Delle Chiaje, *Memorie sugli Animali senza vertebre*, t. II, p. 269.
(g) Milne Edwards et Valenciennes, *Nouvelles observations sur la constitution de l'appareil circulatoire chez les Mollusques (loc. cit.).*

constitution de l'appareil circulatoire des Ptéropodes semble donc être la même que chez les Gastéropodes (1). C'est chez les Hyales que la disposition des gros troncs artériels a été le mieux observée (2).

§ 17. — Dans la classe des CÉPHALOPODES, l'appareil de la circulation offre, en général, un nouveau degré de perfectionnement. Chez tous les Mollusques dont il a été question jusqu'ici, le sang mis en mouvement par les contractions du cœur

Classe
des
Céphalopodes.

ces Mollusques à l'état vivant, et il n'a pu apercevoir aucune trace de veines proprement dites (a).

(1) Souleyet pense que chez les Cléodores, les Cuviéries et les Spiriales, l'oreillette communique avec une poche pyriforme qui adhère au manteau et qui serait une espèce de diverticulum destiné à recevoir le sang pendant que le premier de ces organes est en repos (b) ; mais je crois qu'il doit y avoir là quelque erreur d'observation, et que la poche en question ne communique qu'avec le péricarde, comme cela se voit pour la poche de Bojanus chez les Lamellibranches et la poche hyaline des Hétéropodes, et le sac pulsatile des Doris, mentionné ci-dessus (page 156). En effet, ce réservoir ne me paraît pas devoir être autre chose que la poche diaphane observée par M. Huxley, laquelle débouche dans la cavité du manteau par un petit orifice (c), et

communique en général, d'autre part, avec la cavité du péricarde. M. Gegenbaur a trouvé que chez tous les Ptéropodes, excepté les Pneumodermes, la disposition de cet organe est essentiellement la même que chez les Hétéropodes (d).

(2) Cuvier a constaté l'existence d'un cœur chez l'*Hyale*, à droite, vers le tiers postérieur de l'abdomen (e). M. Van Beneden a vu que cet organe se compose, comme d'ordinaire, d'une oreillette et d'un ventricule ; il a ajouté aussi quelques détails sur la direction de l'aorte et des vaisseaux branchiocardiaques (f). Enfin Souleyet a donné de cet appareil une figure meilleure que celles publiées par les deux anatomistes que je viens de citer (g).

Dans le *Clio*, le cœur est placé à peu près de même et donne naissance à une aorte que Cuvier a décrite sous le nom de *veine branchiale* (h). Il est aussi à noter que le réseau vasculaire

(a) Huxley, *Op. cit.* (*Philos. Trans.*, 1853, p. 42).
(b) Souleyet, *Voyage de la Bonite* (*Hist. nat.*, t. II, p. 62).
(c) Huxley, *Op. cit.* (*Philos. Trans.*, 1853, p. 42).
(d) Gegenbaur, Kölliker et H. Müller, *Bericht über einige im Herbste 1852 in Messina angestellte vergleichend-anatomische Untersuchungen* (*Zeitschr. für wissensch. Zool.*, 1853, t. IV, p. 369).
(e) Cuvier, *Mém. concernant l'anatomie de l'Hyale*, p. 5 (*Mém. sur les Mollusques, et Ann. du Muséum*, 1804, t. IV).
(f) Van Beneden, *Mém. sur l'anatomie des genres Hyale, Éliodore et Cuviérie* (*Exercices zoologiques*, p. 43, pl. 3, fig. 1, et *Mém. de l'Acad. de Bruxelles*, t. XII).
(g) Souleyet, *Op. cit.*, t. II, p. 120, Atlas, MOLLUSQUES, pl. 9, fig. 3 et 4.
(h) Cuvier, *Mém. sur le Clio borealis*, p. 8 (*Mém. sur les Mollusques, et Annales du Muséum*, 1802, t. I).

III.

est envoyé dans toutes les parties du corps. Ce cœur est donc,
pour me servir du terme communément employé par les physiologistes, un *cœur artériel*, et le passage du fluide nourricier
dans l'appareil branchial n'est assuré que par un effet indirect
ou secondaire de cet agent. Mais, chez la plupart des Céphalopodes, il n'en est plus de même : la division du travail s'établit
entre la portion nourricière et la portion respiratoire de l'appareil de la circulation ; le sang est toujours mis en mouvement
dans les canaux irrigatoires de l'ensemble de l'économie par le
cœur artériel ; mais un autre organe d'impulsion vient accélérer
et régulariser sa marche à travers chacune des branchies. Il
y a donc là des cœurs branchiaux aussi bien qu'un cœur aortique.
Mais cette complication nouvelle de l'organisme n'existe que
chez les Céphalopodes dibranchiaux qui, du reste, sont les
principaux représentants de ce type Malacologique, et chez les
Nautiles il n'y a, de même que chez les Gastéropodes, qu'un
cœur aortique.

Il est essentiel de noter aussi que, dans la classe des Céphalopodes, le système veineux est constitué d'une manière beaucoup plus parfaite que chez les autres Mollusques ; une portion
de ce système est toujours formée par des méats interorganiques, mais dans la plus grande partie de son étendue il revêt
la forme de tubes membraneux à parois indépendantes des

que cet anatomiste avait cru apercevoir dans les nageoires de ce Mollusque ne consiste, comme l'a constaté
M. Eschricht, qu'en une réunion de
faisceaux musculaires (*a*). Les véritables vaisseaux branchio-cardiaques
sont situés, comme d'ordinaire, derrière l'oreillette. M. Van Beneden

avait cru apercevoir un renflement
en forme de bulbe sur le trajet de
l'aorte (*b*) ; mais, d'après les observations de Souleyet, cette disposition
n'existerait pas (*c*). Chez les Cléodores
le ventricule du cœur est situé devant
l'oreillette (*d*).

(*a*) Eschricht, *Anatomische Untersuchungen über die* Clione borealis. In-4, Copenh., 1838.
(*b*) Van Beneden, *Rech. anat. sur le Pneumoderme violacé* (*Exercices zootomiques*, p. 49, et
Mém. de l'Acad. de Bruxelles, t. XI).
(*c*) Souleyet, *Voyage de la Bonite* (*Hist. nat.*, t. II, p. 264).
(*d*) Huxley, *Morphol. of Cephalous Mollusca* (*Philos. Trans.*, 1853, p. 42).

parties voisines, et se compose par conséquent de vaisseaux proprement dits.

Le cœur artériel, que l'on peut toujours considérer comme le Cœur artériel. centre de l'appareil irrigatoire, est situé dans une poche membraneuse (1) sur la ligne médiane, et occupe la face inférieure de la région abdominale du corps. En se rappelant la position de cet organe chez les Lamellibranches, on pourrait donc croire au premier abord qu'ici ses connexions anatomiques ne sont plus les mêmes que chez ces Mollusques inférieurs; mais les différences sont plutôt apparentes que réelles et dépendent seulement de la manière dont le corps est recourbé. Nous avons déjà vu que pour ramener le plan organique des Gastéropodes à celui de ces Lamellibranches, il fallait supposer le corps de ceux-ci recourbé obliquement en dessus, de façon à placer le rectum et l'anus au-dessus du dos (2). Chez les Céphalopodes, c'est le contraire : la courbure s'est effectuée du côté vertical, et c'est à la face inférieure de l'abdomen que le canal intestinal vient aboutir. Or, le cœur semble avoir suivi le mouvement opéré par le rectum, et par suite de ce déplacement, sans changer ses rapports avec cet organe, être venu se

(1) Le *péricarde* des Céphalopodes est intimement uni aux lames membraneuses qui constituent le péritoine et qui forment les deux grandes poches urinaires que Cuvier désignait sous le nom de *sacs veineux*, parce que les corps spongieux des troncs veineux y sont logés. Il ne paraît pas y avoir, comme chez quelques Lamellibranches et plusieurs Gastéropodes, des communications entre ces sacs et la cavité du péricarde. M. Owen, il est vrai, n'avait trouvé aucune séparation entre eux, chez le Nautile (a); mais les recherches plus récentes de M. Valenciennes montrent que la chambre péricardique est complétement fermée (b) et ne se continue pas dans le siphon qui traverse les diverses chambres dont la coquille de ce Céphalopode est pourvue, ainsi que l'avait supposé Buckland (c).

(2) Voyez tome II, page 80.

(a) Owen, *Mem. on the Pearly Nautilus*, p. 32.
(b) Valenciennes, *Nouvelles recherches sur le Nautile flambé* (*Archives du Muséum*, t. II, p. 283 et 301).
(c) Buckland, *Geology and Mineralogy considered with Reference to Natural Theology*. vol. I, p. 347.

loger au-dessous de sa portion terminale, à la face inférieure de l'abdomen.

§ 18. — Le ventricule forme, comme d'ordinaire, la partie principale du cœur; mais c'est à tort que beaucoup d'auteurs le considèrent comme étant privé d'oreillettes. Si l'on dissèque seulement des Animaux conservés dans l'alcool, on n'aperçoit, il est vrai, aucune trace de ces derniers organes, et le ventricule paraît ne recevoir le sang que par une ou deux paires de grosses veines branchiales; mais si l'on étudie l'organisation de ces Mollusques sur des individus vivants, sur une Seiche, par exemple, il est facile de voir que ces canaux, dans leur état normal, se dilatent en manière de réservoirs, et que leurs parois, garnies de fibres musculaires, se contractent fréquemment pour envoyer le sang dans le ventricule. Ce sont, par conséquent, des oreillettes; mais, en général, ils sont peu développés et affectent la forme de gros vaisseaux. Chez le Nautile, où ces canaux sont au nombre de quatre, ils ne paraissent pas susceptibles d'une grande dilatation. Chez les Céphalopodes dibranchiaux, ils ne sont qu'au nombre de deux et sont souvent très renflés, ce qui les rend fusiformes (1). Quoi qu'il en soit, ils

(1) Chez la Seiche, ces sinus vestibulaires, ou oreillettes, sont très développés, et ont été désignés sous ce dernier nom par Swammerdam (a), Hunter (b) et plusieurs autres naturalistes (c); mais Cuvier les appelle *veines pulmonaires* (d).

Dans le Poulpe, ces réservoirs sont fusiformes et assez vastes (e).

Dans l'Argonaute, ils ont la même forme que chez le Poulpe (f).

Enfin, chez les Calmars, ils sont tout à fait tubulaires; mais on y voit, chez les très jeunes individus, des pulsations(g).

(a) Swammerdam, *Biblia Naturæ*, 1738, t. II, p. 892, pl. 52, fig. 1.
(b) Hunter, in *The Descript. and Illustrated Catalogue of the Physiol. Series of Comp. Anat.* contained in the Museum of the College of Surgeons, vol. II, p. 143, pl. 21.
(c) Delle Chiaje, *Descriz. e notom. degli Anim. invertebr.*, t. I, pl. 42.
— Mayer, *Analecten für vergleichende Anatomie*, 1835, pl. 5, fig. 1.
(d) Cuvier, *Sur les Céphalopodes, et leur anatomie*, p. 45 (*Mém. sur les Mollusques*).
(e) Monro, *Anatomy of Fishes*, 1785, pl. 42.
— Delle Chiaje, *loc. cit.*
— Milne Edwards, *Voyage en Sicile*, pl. 11.
(f) Poli, *Testacea utriusque Siciliæ*, 1826, t. III, p. 24, pl. 43, fig. 4.
(g) Idem, *Op. cit.*, pl. 18, p. 135.

se dirigent transversalement de la base des branchies vers le ventricule, sur les côtés duquel ils débouchent. Les orifices auriculo-ventriculaires sont toujours garnis de replis valvulaires qui empêchent le retour du sang vers les branchies, et des soupapes de même nature sont placées à l'origine des grosses artères qui partent du ventricule. Ce dernier organe est très développé et varie un peu dans sa forme; mais il ressemble au cœur des Lamellibranches plus qu'à celui des Gastéropodes, et, de même que chez les premiers, il donne naissance à deux artères principales : une aorte antérieure et une aorte postérieure. En général, ses fibres musculaires se prolongent un peu sur la base légèrement renflée de ces vaisseaux, qui se trouvent ainsi pourvus d'un bulbe contractile (1).

(1) Chez les CALMARS, le ventricule artériel est un peu fusiforme et disposé d'une manière presque symétrique, suivant la ligne médiane du corps. De chaque côté, il reçoit un des troncs auriculaires, et, par ses deux extrémités antérieure et postérieure, il donne naissance aux deux aortes : à l'aorte antérieure par devant, et à l'aorte postérieure par derrière (a). Mais, chez d'autres Céphalopodes, sa conformation devient très irrégulière, et les particularités que l'on y remarquent semblent dépendre principalement d'un mouvement de torsion par suite duquel cet organe s'est placé obliquement en travers, de telle sorte que l'aorte postérieure naît du bord antérieur du cœur entre l'insertion des deux troncs auriculaires, et l'aorte antérieure se trouve rejetée tout à fait de côté. Ici le tronc auriculaire gauche, l'aorte postérieure, le tronc auriculaire droit, puis l'aorte antérieure, naissent donc à peu près sur la même ligne transversale, et le ventricule s'élargit en dessous en forme de panse (b).

Dans la SEICHE, on remarque aussi une courbure très forte du ventricule, qui prend presque la forme d'une cornemuse; mais il n'y a pas de torsion, comme chez le Poulpe, et l'aorte postérieure naît, comme chez le Calmar, du bord postérieur de cet organe, ainsi que cela se voit très bien dans la figure dessinée par Hunter et publiée dans le *Catalogue descriptif du Musée du Collége des chirurgiens de Londres* (c), après avoir été insérée par E. Home dans un de ses Mémoires (d).

(a) Voyez Treviranus, *Beobacht. aus der Zootomie und Physiol.*, 1839, t. 1, pl. 8, fig. 52. — Voyez aussi la planche 19 de mon *Voyage en Sicile*, t. 1.
(b) Voyez le même ouvrage, pl. 11, ou l'*Atlas du Règne animal*, MOLLUSQUES, pl. 1 c.
(c) Hunter, in *The Descriptive and Illustrated Catalogue of the Physiological Series of Comp. Anat. contained in the Museum of the R. College of Surgeons in London*, 1834, vol. II, pl. 22.
(d) Home, *An Account of the Circul. in Vermes* (*Phil. Trans.*, 1817, pl. 1 et 2, et *Lectures on Comp. Anat.*, t. IV, pl. 44 et 45).

Artères. § 19. — L'aorte antérieure, qui est la principale artère du corps, fournit une paire d'artères palléales, puis plonge dans la cavité abdominale à côté de l'estomac, longe ensuite l'œsophage, donne des ramuscules à ces organes, ainsi qu'au foie et à l'entonnoir, pénètre dans la tête, et se bifurque pour se terminer par autant de branches qu'il y a de bras ou tentacules insérés autour de la bouche. L'aorte postérieure, qui est très développée chez le Calmar, fournit des rameaux à l'intestin et à la partie postérieure du manteau; chez le Poulpe, elle est au contraire très grêle, et il existe à la partie postérieure du cœur un troisième tronc ou aorte accessoire qui se rend directement aux glandes reproductrices.

Vaisseaux branchio-cardiaques. § 20. — Les canaux ou sinus auriculaires se continuent latéralement avec la veine branchiale, gros vaisseau qui longe le bord inférieur et libre de la branchie dans toute son étendue, et reçoit de chaque côté les branches efférentes fournies par les nombreuses rangées de touffes vasculaires dont cet organe se compose.

Dans le NAUTILE, le ventricule est à peu près quadrilatère et disposé symétriquement, les deux paires de troncs auriculaires ou branchio-cardiaques y débouchant latéralement; mais le renversement est d'ailleurs complet, car c'est de son bord postérieur que naît l'aorte antérieure, et l'aorte postérieure, ou petite aorte, part de son bord antérieur, comme on peut s'en assurer par l'inspection des belles planches anatomiques publiées par M. Owen (a). Les valvules qui garnissent les ori-fices auriculo-ventriculaires sont formées de deux replis semi-lunaires qui se renflent et se rapprochent quand le fluide circulatoire les pousse de dedans en dehors, mais se rabattent quand le courant tend à s'établir des branchies vers le cœur. Dans le Poulpe, deux valvules sigmoïdes semblables aux précédentes garnissent l'entrée de la grande aorte (b); mais, chez les Calmars et les Onycoteuthes, on n'y trouve qu'une valvule unique. La même disposition existe à l'orifice de l'autre tronc aortique (c).

(a) Owen, *Memoir on the Pearly Nautilus.* In-4, 1832, pl. 5 et 6 (et aussi dans les *Annales des sciences nat.*, 1833, t. XXVIII, pl. 3, fig. 1 et 2).
(b) Cuvier, *Mém. sur les Céphalopodes, et leur anatomie*, p. 22, pl. 3, fig. 4 (*Mém. sur les Mollusques*).
(c) Owen, *Cephalopoda* (Todd's Cyclop. of Anat. and Physiol., vol. 1, p. 542, fig. 227).

§ 21. — La disposition du système veineux des Céphalopodes offre moins d'uniformité.

Chez le Poulpe (1), il existe à la face externe de chaque bras deux grosses veines sous-cutanées qui sont des tubes membraneux pourvus de tuniques parfaitement distinctes des tissus d'alentour. Ces vaisseaux, après avoir reçu beaucoup de branches sous-cutanées et s'être anastomosés entre eux à l'aide de canaux transversaux, se réunissent deux à deux à la base des espaces inter-tentaculaires, et les huit troncs ainsi formés s'anastomosent à leur tour pour constituer de chaque côté de la tête une veine faciale, laquelle se joint à sa congénère pour donner naissance à un gros tronc médian. La veine céphalique impaire ainsi formée passe au-dessus de l'entonnoir, dont elle reçoit des rameaux, et longe la paroi inférieure de l'abdomen jusque dans le voisinage du cœur aortique, où, après avoir reçu une paire de gros vaisseaux sur la disposition desquels je reviendrai bientôt, elle se divise en deux branches, appelées à juste titre *veines caves*, qui se recourbent en dehors pour aller gagner la base des branchies et y déboucher dans les cœurs branchiaux. De grosses veines venant des glandes génitales et du manteau se rendent au même point, de sorte que tout le système cutané se trouve abondamment pourvu de veines proprement dites (2). Mais le sang veineux des parties profondes des bras, de la tête et de toute la portion antérieure de l'abdomen, suit une autre route. Il arrive par les méats intermusculaires dans un grand sinus qui entoure la bouche, traverse la cavité céphalique et ses

(1) Pour suivre avec facilité la description du système veineux de ces Animaux, il serait utile d'avoir sous les yeux les sept planches qui le représentent dans mon travail sur la circulation chez les Mollusques.

(2) J'ajouterai qu'une grosse veine hépatique débouche dans la partie postérieure de la veine céphalique ; que des veines propres aux parois du cœur se rendent directement à la veine cave gauche, et que c'est dans les tubes péritonéaux que vont s'ouvrir les veines génitales dont la portion supérieure est renflée en forme de sinus.

dépendances, de manière à baigner la masse musculaire de la bouche, le cerveau et la plupart des autres parties de la tête; puis, en passant, entre l'œsophage et les parois de la gaîne péritonéale qui entoure ce conduit, arrive dans une énorme poche qui n'est autre chose que la chambre viscérale limitée, comme chez les Animaux vertébrés, par une membrane séreuse analogue en tout au péritoine. Les glandes salivaires postérieures, le jabot, l'estomac proprement dit, le cæcum pylorique, l'aorte antérieure, et d'autres parties encore, sont renfermées dans cette même cavité et y flottent dans le sang veineux ainsi emmagasiné dans cette sorte de grande lacune périgastrique. Au delà du sac péritonéal que je viens de décrire, la tunique viscérale adhère aux parois de l'intestin, de façon à ne laisser aucun vide pour le passage du sang. Mais le fond de ce sac est ouvert de chaque côté, et verse son contenu dans deux gros tubes membraneux qui contournent la masse viscérale et vont déboucher à l'extrémité postérieure de la grande veine céphalique. En effet, ces émonctoires abdominaux sont précisément les deux grosses veines dont il a déjà été question comme venant s'anastomoser avec le tronc céphalique immédiatement au-dessus de l'origine des deux veines caves. Quelques anatomistes, avant de connaître leur mode d'origine dans la chambre viscérale, les désignaient sous le nom de *veines caves antérieures;* mais, afin de rappeler leur caractère spécial, je préfère les appeler *tubes péritonéaux* (1). Ainsi, la totalité du sang veineux

(1) Ainsi que je me suis toujours plu à le reconnaître, c'est à M. Delle Chiaje, le digne élève et successeur de Poli, qu'appartient le mérite d'avoir constaté cette communication directe entre les tubes péritonéaux, ou veines caves antérieures, et le grand réservoir sanguin qui occupe toute la région dorsale du corps de ces Mollusques (*a*). Mais M. Delle Chiaje n'avait pas reconnu l'existence des communications qui relient cette cavité au système lacunaire de la tête, et il la considérait comme étant seu-

(*a*) Delle Chiaje, *Descriz. e notom. degli Animali invertebrati*, vol. 1, p. 17.

se trouve amenée, soit par le système des veines sous-cutanées et leurs dépendances, soit par le système lacunaire de la tête et la cavité abdominale, aux deux veines caves qui, à leur tour, versent ce liquide dans les cœurs branchiaux.

Les deux veines caves et les deux tubes péritonéaux dont il vient d'être question présentent dans leur structure une particularité fort remarquable. Ces gros vaisseaux sont garnis d'une multitude d'appendices qui ressemblent à des végétations et qui se laissent gonfler par le sang. Nous examinerons dans un autre moment quelles peuvent être les fonctions de ces singuliers corps spongieux, et je me bornerai à ajouter ici qu'ils sont suspendus librement dans deux poches membraneuses situées sur les côtés du péricarde, et commençant au dehors par des ouvertures spéciales pratiquées à la voûte de la cavité respiratoire.

Les deux *cœurs veineux* dans lesquels les veines caves vont Cœurs veineux. déboucher sont situés à la base des branchies, et consistent chacun en un sac ovoïde simple, à parois charnues, et remarquable par sa teinte brunâtre (1). L'entrée de ces réservoirs contractiles est garnie d'une valvule bilabiale qui s'oppose à la sortie du sang, et à l'extrémité opposée naît le vaisseau afférent de la branchie qui porte à bon droit le nom d'*artère branchiale*. Celle-ci monte le long du bord externe et adhérent de la bran-

lement un sinus veineux, tandis que j'ai fait voir qu'elle n'est autre chose que la chambre viscérale elle-même et qu'elle fait partie nécessaire du système circulatoire (*a*).

(1) Chez la Seiche et chez le Calmar, on remarque au bord inférieur de chacun de ces cœurs branchiaux

un petit appendice en forme de poche ; quelques anatomistes l'ont considéré comme une oreillette (*b*), mais à tort, car il ne constitue pas une pompe vestibulaire entre la veine cave et le ventricule branchial. M. Owen pense que c'est le représentant de la seconde branchie des Nautiles (*c*).

(*a*) Milne Edwards, *Voyage en Sicile*, t. I, p. 123.
(*b*) Mayer, *Analecten für vergleichende Anatomie*, p. 64.
(*c*) *Descript. and Illustr. Catalogue of the Mus. of the Coll. of Surg.*, vol. II, p. 144.
— Owen, *Mem. on the Pearly Nautilus*, p. 34.

chic, et se comporte de la même manière que le vaisseau efférent situé sur le bord opposé, c'est-à-dire donne naissance à
une double série de branches destinées à se ramifier dans les
feuillets vasculaires dont cet organe se compose et à s'y anastomoser avec les ramuscules du vaisseau efférent, de façon à
former avec ceux-ci un réseau capillaire continu. Le cercle
circulatoire se trouve ainsi complété ; et en résumé nous voyons
que le sang veineux, pressé par les contractions des cœurs
branchiaux et ne pouvant rentrer dans les veines caves à raison
du jeu des valvules dont l'entrée de ces cœurs est pourvu,
monte par les artères branchiales dans l'appareil respiratoire,
et y devient artériel, puis arrive dans les veines branchiales,
qui, en se dilatant, constituent des sinus auriculaires et versent
ce liquide dans le cœur aortique ; que ce second organe d'impulsion envoie le sang dans toutes les parties du corps par un
système complet de vaisseaux artériels ; enfin, que le sang,
redevenu veineux en traversant les divers tissus de l'économie,
est ensuite ramené vers les cœurs branchiaux par un système
mixte de tubes membraneux ou veines proprement dites et de
méats ou espaces interorganiques dont la cavité céphalique et
la cavité péritonéale font partie.

La disposition du système veineux est la même dans les
genres Élédone et Argonaute ; mais, chez les Calmars et les
Seiches, on y remarque une modification importante. La
chambre viscérale s'oblitère dans toute la portion antérieure
de l'abdomen aussi bien que dans les parties plus profondes du
sac péritonéal, et il en résulte que l'espace libre dont le sang
veineux peut profiter pour revenir de l'extrémité antérieure de
l'animal vers les cœurs branchiaux se trouve resserré dans
la région céphalique. Dans toute la portion post-cervicale du
corps, le système veineux se trouve donc constitué à l'aide de
tubes membraneux à parois propres ; mais, dans la tête, le
système lacunaire existe toujours et prend même plus d'impor-

(marginal notes)
Résumé.

Système veineux
des
Calmars
et des Seiches.

lance que chez les Poulpes, car c'est par son intermédiaire que presque tout le sang des tentacules et des autres organes céphaliques revient dans le tronc, et la grosse veine céphalique qui longe en dessous la paroi du ventre pour aller constituer les deux veines caves, au lieu de naître d'un système de veines sous-cutanées, sort directement de la cavité céphalique vers la base du cou. Cette disposition entraîne quelques autres modifications dans le mode de distribution des veines viscérales, mais ces particularités n'ont pas assez d'importance pour que nous nous y arrêtions ici.

Dans l'ordre des Céphalopodes tétrabranchiaux, dont nous Système veineu du Nautile. ne connaissons aujourd'hui qu'un seul représentant, le Nautile, la disposition du système veineux paraît se rapprocher beaucoup de ce qui existe chez le Calmar et la Seiche, sauf que les veines caves se divisent chacune en deux troncs pour se rendre directement aux branchies correspondantes et y constituer les analogues des artères branchiales, puisque les cœurs veineux manquent chez ces Mollusques; mais il est à noter qu'ici, de même que chez les Seiches, il y a un appareil valvulaire placé à l'entrée du vaisseau afférent de chaque branchie, de façon à empêcher le reflux du sang.

M. Owen et M. Valenciennes, qui, l'un et l'autre, se sont occupés de l'anatomie des Nautiles, ont constaté aussi que la veine céphalique n'est pas complétement fermée dans sa portion sous-abdominale, mais que ses parois sont percées d'un nombre considérable de pertuis qui donnent directement dans la cavité abdominale située au-dessus et qui doivent laisser passer le sang (1). Ainsi, suivant toute probabilité, la chambre viscé-

(1) M. Owen a décrit et figuré une quinzaine de ces orifices et les a comparés aux pertuis dont Cuvier avait constaté l'existence chez les Aplysies (a). M. Valenciennes en a compté davantage, et a remarqué que la dis-

(a) Owen, On the Pearly Nautilus (Ann. des sc. nat., t. XXVIII, pl. 3, fig. 2).

rale fait partie du système veineux chez ce Mollusque aussi bien que chez les Céphalopodes dibranchiaux.

Il est aussi à noter que les gros troncs veineux qui se rendent aux branchies sont garnis de corps spongieux comme chez les Céphalopodes dibranchiaux, et que ces organes sont logés dans des poches ouvertes extérieurement ; mais rien ne nous autorise à penser que l'eau, en arrivant du dehors dans ces cavités, puisse trouver dans ces grappes vasculaires des orifices pour pénétrer directement dans le système circulatoire (1). Les

position des fibres musculaires entre lesquelles ces trous sont pratiqués est telle, qu'en se contractant, celles-ci doivent pouvoir ouvrir ou fermer le passage entre la veine et la cavité abdominale (a).

(1) Les corps spongieux qui garnissent les grosses veines chez tous les Céphalopodes varient un peu dans leur structure et leur disposition.

Chez les NAUTILES, leur mode d'organisation paraît être assez simple. Ils adhèrent aux quatre vaisseaux que j'appelle les *veines caves*, mais que M. Owen nomme *artères branchiales*, et y forment des masses ovoïdes composées d'une multitude de follicules ou petits cæcums membraneux réunis en houppes et creusés de cavités qui débouchent dans la veine correspondante (b). M. Valenciennes distingue dans chacune de ces agglomérations glanduliformes deux portions, l'une frisée et d'un aspect plus spongieux, l'autre composée de follicules simples (c). C'est probablement à cause de ces différences, ob-

servées d'abord sur les veines de la paire supérieure seulement, que M. Owen ne compte de chaque côté que trois de ces corps glanduliformes, tandis que, d'après M. Valenciennes, il y en aurait quatre paires. Le corps spongieux de chacune des quatre veines en question se trouve logé dans un compartiment spécial de la poche membraneuse qui les renferme, et ces poches communiquent avec la cavité branchiale par un pore situé un peu en avant et en dedans de la base des branchies antérieures. M. Owen avait pensé que ces poches étaient en continuité avec la chambre péricardique, mais M. Valenciennes a reconnu qu'elles en sont distinctes et complètement aveugles.

Chez les CÉPHALOPODES DIBRANCHIAUX, cet appareil glanduliforme est plus développé et s'étend sur les veines abdominales ou tubes péritonéaux, ou même jusque sur les veines palléales postérieures. Chez les Loligopsis, il ne consiste cependant qu'en trois paires de grappes spongieuses bien

(a) Valenciennes, *Recherches sur le Nautile flambé* (*Archives du Muséum*, t. II, p. 287).
(b) Owen, *Mem. on the Pearly Nautilus*, p. 32, pl. 6, fig. 1.
(c) Valenciennes, *Op. cit.* (*Arch. du Muséum*, t. II, p. 286, pl. 10, fig. 2).

liquides étrangers à l'économie ne peuvent arriver dans le sang que par voie d'absorption, comme chez les Animaux supérieurs, et bien que ce passage de l'extérieur à l'intérieur par imbibition s'opère parfois très rapidement chez ces Mollusques, tous les faits les mieux avérés tendent à montrer que le système de cavités irrigatoires où le sang circule est fermé de toutes parts.

§ 22. — En terminant l'étude de l'appareil circulatoire des Céphalopodes, je ferai remarquer aussi que chez ces Animaux,

La circulation est complète chez les Céphalopodes.

délimitées et appartenant, l'une aux veines abdominales, la deuxième à la terminaison de la veine céphalique, et la troisième à la portion externe des veines caves (a).

Chez le Poulpe, ces appendices veineux garnissent les tubes péritonéaux et les veines caves dans presque toute leur étendue, et consistent en une multitude de poches d'un aspect framboisé, ou plutôt d'arbuscules membraneux à rameaux courts et gros, qui se laissent facilement gonfler par le sang ou par les injections colorées que l'on pousse dans le système veineux. Pour donner une idée de l'aspect de ces corps ainsi remplis, je renverrai aux planches de mon Mémoire sur la circulation chez les Mollusques, et, pour montrer leur disposition dans l'état de vacuité, je citerai les figures données par M. Delle Chiaje (b) et Mayer (c).

Chez l'Argonaute, ils sont beaucoup moins nombreux et développés que chez le Poulpe (d).

Chez les Calmars, ces corps spongieux sont plus courts et moins dilatables, mais s'étendent sur la portion terminale de la grande veine céphalique et sur les veines palléales aussi bien que sur les quatre vaisseaux dont il vient d'être question (e).

Enfin, c'est chez les Seiches que cet appareil atteint son plus haut degré de développement ; il recouvre toutes les grosses veines qui avoisinent les cœurs branchiaux, et il se compose d'une multitude de prolongements membraneux en forme de poches branchues et irrégulièrement froncées (f).

Il est aussi à noter que ces corps spongieux sont très contractiles et présentent souvent des mouvements rhythmiques de systole et de diastole. Quand on les comprime, ils laissent suinter un liquide blanchâtre ou jau-

(a) Grant, On the Structure and Characters of Loligopsis (Trans. of the Zool. Soc. of London, vol. I, p. 25, pl. 2, fig. 8).
(b) Delle Chiaje, Descriz. e notom. degli Anim. invertebr., pl. 19, fig. 1
(c) Mayer, Analecten für vergl. Anat., pl. 5, fig. 1.
(d) Van Beneden, Mém. sur l'Argonaute, pl. 3, fig. 5 (Exercices zootomiques, et Mém. de l'Acad. de Bruxelles, t. XI).
(e) Voyez mon Voyage en Sicile, t. I, pl. 18.
(f) Hunter, voyez Cat. du Mus. du Coll. des Chirur., t. II, pl. 11 et 12.

non-seulement le sang doit passer plus régulièrement et plus vite à travers l'appareil respiratoire, mais que la totalité de la masse de ce fluide est obligée de suivre cette voie pour retourner des divers organes vers le cœur aortique. Chez les Mollusques des autres classes, une portion de ce liquide revient aux artères sans avoir traversé les branchies, et par conséquent on peut dire que chez ces Animaux la respiration est incomplète; mais ici ce n'est plus un mélange de sang artériel et de sang veineux qui arrive à l'aorte, c'est du sang artériel pur. Nous verrons plus tard que des différences du même ordre se rencontrent parmi les Vertébrés.

Résumé.   Nous voilà donc conduits, par des transitions graduées, depuis l'appareil irrigatoire grossier et incomplet des Zoophytes inférieurs, jusqu'à un système hydraulique dont presque toutes les parties semblent avoir été créées à seule fin de servir au transport du fluide nourricier du siége de la respiration dans tous les organes et de ces organes à l'appareil respiratoire.

nâtre qui ne ressemble pas du tout au sang et qui est évidemment le produit d'une sécrétion. Les naturalistes ne sont pas encore fixés sur les fonctions de ces corps spongieux : les uns les considèrent comme une sorte de diverticulum destiné à emmagasiner temporairement une portion du sang veineux quand le passage de ce fluide dans les branchies se trouve gêné (a) ; d'autres y voient des branchies accessoires (b). Mais, d'après diverses considérations dont il sera question ailleurs, je suis porté à croire avec M. Mayer (c) que ce sont des glandes urinaires. Ils ressemblent beaucoup aux organes dont j'ai fait connaître la disposition chez le Triton (d), et me semblent devoir être considérés comme les analogues de l'organe de Bojanus chez les Mollusques lamellibranches.

Je dois ajouter que, dans l'opinion de M. Van Beneden, ces corps spongieux, ainsi que le corps de Bojanus, serviraient à établir une communication directe entre les cavités veineuses de l'organisme et l'extérieur, de façon à permettre l'entrée de l'eau du dehors et son mélange avec le fluide nourricier à peu près de la même manière que cela a lieu chez les pa-

(a) Owen, *Mem. on the Pearly Nautilus*, p. 32.
(b) Valenciennes, *Op. cit.* (*Arch. du Muséum*, t. II, p. 286).
(c) Mayer, *Analecten für vergleichende Anatomie*, 1835, p. 54.
(d) Milne Edwards, *Voyage en Sicile*, t. I, pl. 18.

À chaque pas nouveau vers ce but, nous avons vu la division du travail physiologique s'établir davantage et les instruments d'emprunt céder la place à des instruments spéciaux.

Ainsi, chez les Acalèphes et les Polypes, nous avons vu un seul système de cavités servir à la fois comme appareil digestif et comme appareil irrigatoire.

La séparation, déjà essayée d'une manière temporaire, et pour ainsi dire avec timidité, chez quelques-uns des Zoophytes dont je viens de parler, devient complète chez les Bryozoaires ; mais c'est la cavité commune seulement qui sert à la fois à abriter tous les organes intérieurs et à contenir le fluide nourricier en mouvement. Là il n'existe aucun organe spécial d'impulsion pour assurer la distribution de ce liquide dans les diverses parties du corps, et ce sont des cils vibratiles, agents qui, chez les Animaux les plus simples, servent à effectuer la locomotion, la préhension des aliments et le

lypes et les Médusaires, où la cavité digestive est confondue avec le système irrigatoire (a). Mais je ne saurais partager cette manière de voir, et chez les Mollusques Céphalopodes le système de cavités dans lequel le sang circule ne me semble avoir aucune communication directe avec l'extérieur.

Il est aussi à noter que les poches membraneuses dans lesquelles cet appareil glandulaire se trouve suspendu constituent la majeure partie de ce que M. Delle Chiaje (b) et M. Siebold (c) décrivent comme formant un appareil aquifère chez ces Mollusques. Mais ce sont, je le répète, des cavités terminées en cul-de-sac qui ne se prolongent pas dans tout le corps, comme le suppose M. Siebold, et qui ne méritent pas plus le nom d'un *système aquifère* que ne le mériterait la *vessie urinaire* d'un Poisson.

Les orifices qui se voient sur la tête de quelques Céphalopodes, tels que l'*Octopus Verany* (d), le *Tremoctopus violaceus* (e), ne me paraissent pas davantage constituer un appareil aquifère; ils donnent seulement dans des poches cutanées sans communication avec les cavités intérieures.

(a) Van Beneden, Sur la circulation dans les Animaux inférieurs (Comptes rendus de l'Acad. des sciences, 1845, t. XX, p. 519).
(b) Delle Chiaje, Descriz. e notom. degli Anim. invertebr., t. I, p. 53 (Apparato aquoso o idro-pneumatico).
(c) Siebold et Stannius, Nouveau Manuel d'anat. comp., t. I, p. 389.
(d) Wagner, Zeitschr. für die organische Physik, 1828, t. II, p. 225.
(e) Delle Chiaje, Descriz. e notom. degli Animali invertebrati, pl. 11, fig. 10.

renouvellement du fluide respirable, qui y déterminent des courants faibles et irréguliers.

Dans la classe des Tuniciers, nous avons vu la division du travail faire un pas de plus : un organe spécial d'impulsion, un cœur, est chargé de faire circuler le sang; mais il le fait tantôt dans un sens, tantôt dans un autre, et ce sont les mêmes voies qui servent tour à tour au passage du sang artériel et du sang veineux.

Dans la classe des Acéphales, la circulation cesse d'être alternante, et, comme conséquence d'un perfectionnement dans la structure du cœur, dont les orifices se garnissent de valvules, la distinction s'établit entre les conduits artériels et les conduits veineux. Nous avons vu en même temps ces conduits se rendre en partie indépendants des organes d'alentour et se constituer partiellement en tubes à parois propres.

Chez les Gastéropodes, nous avons vu ce système d'endiguement des courants circulatoires faire de nouveaux progrès, et les forces motrices de la circulation se centraliser davantage.

Enfin, chez les Céphalopodes, la division du travail s'est introduite dans le mécanisme de la circulation. Le cœur aortique, qui, chez les Mollusques moins élevés en organisation, suffisait à pousser le sang à travers le réseau capillaire de l'appareil de la respiration aussi bien que dans les canaux nourriciers de l'organisme, reste chargé de ce dernier rôle seulement, et une nouvelle pompe foulante se trouve appelée à lancer le sang dans les vaisseaux respiratoires.

Nous avons vu aussi que ces perfectionnements successifs ont porté d'abord sur les organes d'impulsion, puis sur les canaux distributeurs du fluide nourricier ou les canaux qui amènent au cœur le sang artérialisé. La portion veineuse du cercle circulatoire n'a participé que plus tard à ce changement, et c'est peu à peu, par petites portions, qu'elle a été pourvue de tuyaux de conduite à la place des vides interorganiques à

travers lesquels le sang se mouvait d'abord. Chez les Mollusques supérieurs, la presque totalité du cercle circulatoire
se trouve ainsi composée de tubes membraneux qui lui appartiennent en propre; mais chez aucun Animal de cet embranchement la substitution des vaisseaux sanguins aux méats
interorganiques ne s'achève, et toujours une portion plus ou
moins considérable du système veineux se trouve constituée à
l'aide de ces cavités d'emprunt; toujours aussi la chambre viscérale fait partie du système irrigatoire et constitue un vaste
réservoir pour le sang veineux.

Chez les Vertébrés, nous trouverons que de nouveaux perfectionnements ont été introduits dans la constitution du système circulatoire; mais, avant d'en aborder l'étude, il nous faut
redescendre vers les Animaux les plus inférieurs, et passer en
revue les divers états de ce même appareil dans la grande division des Entomozoaires ou Animaux annelés.

Nous aborderons ce sujet dans la prochaine Leçon.

VINGT-TROISIÈME LEÇON.

De la circulation du sang chez les Crustacés, les Arachnides et les Myriapodes.

Considérations préliminaires. § 1. — Lorsqu'on veut se rendre bien compte d'un grand ensemble de faits, il est bon de ne pas les envisager toujours au même point de vue et de parcourir en divers sens le champ que l'on se propose d'explorer. Aussi, sacrifiant l'arrangement symétrique des matières de ces Leçons à l'utilité pratique, je me propose de ne pas suivre aujourd'hui la marche que j'ai adoptée jusqu'ici pour l'étude des modifications de l'organisme chez les divers Animaux, et, au lieu de procéder du simple au composé, je prendrai pour point de départ ceux des Entomozoaires dont l'appareil irrigatoire est le plus complet, et j'en étudierai ensuite la dégradation progressive. Cela aura aussi l'avantage de rendre plus directes les comparaisons entre les choses connexes, car ce sont les Animaux articulés les plus perfectionnés sous ce rapport, dont le système irrigatoire ressemble davantage à celui des Mollusques supérieurs, que nous avons étudiés dans la dernière Leçon.

Les Entomozoaires, ou Animaux annelés, forment deux grandes divisions naturelles : celle des Vers et celle des Arthropodaires, ou Animaux articulés. Le mode de constitution de l'appareil circulatoire diffère beaucoup dans ces deux groupes. Mais dans la seconde de ces sections, comprenant les Insectes, les Myriapodes, les Arachnides et les Crustacés, ce système offre la plus frappante analogie avec tout ce que nous venons de rencontrer parmi les Malacozoaires.

En effet, si nous examinons d'abord le système irrigatoire dans la classe des CRUSTACÉS, nous y reconnaîtrons toutes les dispositions fondamentales que nous avons rencontrées chez la plupart des Gastéropodes et des Lamellibranches, ainsi que chez quelques Céphalopodes, c'est-à-dire dans l'immense majorité des Mollusques.

Prenons d'abord les Crustacés les plus élevés en organisation : les Décapodes, qui ont pour représentants principaux les Crabes, les Homards, les Écrevisses et les Langoustes.

On sait depuis longtemps qu'il existe chez ces Animaux, sur la ligne médiane du dos, vers le milieu de la région du corps que les entomologistes appellent le *thorax*, un organe charnu et pulsatile qui est le cœur (1). On sait aussi que des tubes membraneux et ramifiés partent de cet organe pour se répandre au loin dans l'économie. Ces faits ont été constatés par les recherches de Swammerdam sur le Bernard l'Ermite, singulier Crustacé qui se blottit dans la coquille vide de certains Mollusques et qui abonde sur nos côtes ; par les dissections du Homard, faites il y a deux siècles par Willis, et par les observations de quelques autres anatomistes. Mais, il y a trente ans, on ignorait encore quelle est la direction suivie par le sang dans l'organisme de tous ces Animaux, et quelles sont les voies par lesquelles ce liquide, après avoir servi à nourrir les tissus vivants, revient à l'appareil respiratoire (2). En 1827, désireux de combler ces lacunes, je m'associai à un de mes amis,

Appareil
circulatoire
des
Décapodes.

(1) L'existence du cœur chez les Palémons ou Salicoques a été constatée par Harvey au commencement du xviie siècle (a), et la circulation du sang a été observée d'abord par Leeuwenhoeck, puis par Baker (b).

(2) Pour plus de détails sur les travaux de Willis (c), de Swammer-

dam (d) et des autres naturalistes qui ont étudié l'appareil circulatoire des Crustacés antérieurement à l'époque indiquée ci-dessus, je renverrai à l'introduction historique du Mémoire sur ce sujet que j'ai publié en commun avec V. Audouin (e).

(a) Harvey, *Exercitatio anatomica de motu cordis*, 1628, p. 29.
(b) Leeuwenhoeck, *Arcana Naturæ*, t. IV, epist. 84 et 86.
— Baker, *The Microscope made Easy*, p. 129 (1742).
(c) Willis, *De anima brutorum*. In-4, London, 1672, p. 43, pl. 3, fig. 1.
(d) Swammerdam, *Biblia Naturæ*, t. I, p. 204.
(e) Audouin et Milne Edwards, *Recherches anatomiques et physiologiques sur la circulation dans les Crustacés* (Ann. des sciences nat., 1827, t. XI, p. 283).

Victor Audouin, observateur habile dont les travaux sur la structure des Insectes font époque dans l'histoire de l'entomologie (1), et, par les recherches auxquelles nous nous livrâmes en commun, nous obtînmes les résultats dont je vais rendre compte.

Direction
du courant
circulatoire.

§ 2. — On savait que le cœur est situé dans l'espace compris entre les branchies dont les flancs de ces Crustacés sont garnis, mais on ne savait pas si le sang mis en mouvement par les contractions de cet organe se rendait aux diverses parties de l'économie ou se dirigeait vers l'appareil respiratoire, ou, en d'autres mots, on ne savait pas si ce cœur était veineux ou artériel, et l'on ignorait dans quelle direction le mouvement circulatoire s'effectuait. Or, pour comprendre le mécanisme de l'irrigation nutritive chez les Crustacés, il fallait nécessairement être fixé sur ce point, et, pour résoudre la question, nous eûmes recours à des expériences qui sont faciles à répéter (2).

En étudiant l'appareil de la respiration, nous avons vu que, chez les Crabes, les branchies en forme de pyramides feuilletées dont les côtés du thorax sont garnis présentent sur leurs faces opposées deux gros canaux longitudinaux qui se rétrécissent en allant de la base au sommet de ces organes (3), et qui commu-

(1) V. AUDOUIN naquit à Paris en 1797, et mourut en 1841. Il s'occupa principalement d'entomologie, et fut le premier à étudier d'une manière philosophique la structure de la charpente solide des Insectes. Pour plus de détails sur sa vie et ses travaux, on peut consulter les articles nécrologiques insérés dans les *Annales des sciences naturelles* et dans le *Recueil de la Société d'agriculture* (a).

(2) Ces expériences, faites d'abord sur le *Maia squinado*, grande espèce de Décapode Brachyure qui est commune sur les parties rocheuses des côtes de la Normandie et de la Bretagne, furent ensuite répétées sur les Homards et sur un grand nombre d'autres Crustacés du même ordre (b).

(3) Voyez tome II, page 128.

(a) Serres, Chevreul et Milne Edwards, *Discours sur V. Audouin* (Ann. des sciences nat., 1841, 2ᵉ série, t. XVI, p. 356).
— Milne Edwards, *Notice sur la vie et les travaux de V. Audouin* (Séance annuelle de la Société centrale d'agriculture, 1850).
(b) Audouin et Milne Edwards, Op. cit. (Ann. des sciences nat., 1827, t. XI, p. 303).

niquent entre eux par des réseaux capillaires pratiqués dans l'épaisseur de chacune des lamelles branchiales. Ces canaux sont des vaisseaux sanguins, et le premier point à déterminer était la direction suivant laquelle le sang les parcourt. Pour nous en assurer, nous coupâmes en travers une des pyramides branchiales sur un Crabe vivant, et, après qu'une certaine quantité de sang se fut écoulée par l'extrémité tronquée des deux vaisseaux ainsi ouverts, nous aspirâmes, à l'aide d'une pipette, le liquide qui restait dans chacun d'eux. Le vaisseau situé à la face interne de la branchie ne nous fournit de la sorte que peu de sang et demeura ensuite complétement vide, avec sa lumière béante. Le vaisseau situé sur la face externe de la branchie donna, au contraire, du sang en abondance, et, à peine vidé, se remplit de nouveau.

Cette expérience, répétée souvent et variée de diverses manières, donna toujours le même résultat, et prouva jusqu'à l'évidence que le canal externe est le vaisseau afférent qui apporte le sang veineux à la branchie, et que le canal interne est le vaisseau efférent par lequel le sang, devenu artériel, sort de l'appareil respiratoire pour aller de nouveau entretenir l'excitation vitale dans tous les tissus de l'organisme.

Mais le sang qui arrive ainsi aux branchies vient-il du cœur et va-t-il ensuite directement se distribuer aux diverses parties de l'économie? ou bien est-ce sur le trajet du sang artériel que se trouve placé l'organe moteur de l'appareil circulatoire? En d'autres mots, le cœur, dont l'existence et la position étaient connues depuis si longtemps, est-ce un cœur veineux ou un cœur artériel? ou bien encore cet organe reçoit-il un mélange du sang qui arrive des diverses parties de l'économie à l'état veineux et du sang qui sort des branchies à l'état artériel? Toutes ces hypothèses avaient été professées tour à tour, et des expériences nouvelles pouvaient seules trancher la question.

Ayant enlevé la carapace de manière à mettre à découvert le

cœur d'un grand Crabe vivant, nous ouvrîmes, comme dans l'expérience précédente, le vaisseau externe ou afférent de l'une des branchies, et, au lieu d'y puiser du sang à l'aide de notre pipette, nous y insufflâmes de l'air ; mais nous ne vîmes aucune bulle de gaz arriver dans le cœur. Nous incisâmes ensuite le vaisseau interne ou efférent, et, à peine avions-nous poussé un peu d'air dans ce canal, que des bulles se montrèrent dans l'intérieur du cœur.

Ce résultat, convenablement vérifié, nous apprit donc que le vaisseau efférent de la branchie est en communication directe avec le cœur, et que le vaisseau qui apporte le sang veineux à l'appareil respiratoire ne l'est pas. Donc, c'est du sang arté-riel, et non du sang veineux, qui traverse le cœur. Par con-séquent aussi ce cœur est, non un cœur veineux, mais un cœur aortique, et les vaisseaux que l'on en voit partir pour se ramifier dans les diverses parties du corps sont, non pas des veines, mais des artères.

Ainsi chez les Crustacés, de même que chez les Mollusques, le sang poussé par les contractions du cœur pénètre dans un système de vaisseaux distributeurs de ce liquide, c'est-à-dire dans les artères, revient à l'état veineux de tous les points de l'organisme vers les branchies, traverse l'appareil respiratoire de dehors en dedans, et, après y avoir repris le caractère de sang artériel, retourne au cœur pour recommencer de nouveau le cercle que je viens de décrire.

La totalité du sang qui arrive au cœur pour être distribuée dans l'organisme a-t-elle passé ainsi dans l'appareil respiratoire ? ou bien le sang artériel qui sort de cet appareil se mêle-t-il au sang veineux qui aurait suivi quelque autre route, et est-ce un mélange de ce genre qui pénètre dans le cœur ? Cette question ne se trouve pas décidée par les expériences dont je viens de parler, et, pour la résoudre d'une manière simple, il faut exa-miner de plus près que nous ne l'avons fait jusqu'ici la constitution du système circulatoire des Crustacés. Avant de nous en occuper, étudions donc l'anatomie de cet appareil.

§ 3. — Le cœur des Crustacés décapodes est une poche charnue de forme presque quadrilatère, dont les fibres musculaires sont disposées de façon à déterminer alternativement, par leurs contractions, des mouvements de systole et de diastole. Le premier de ces deux effets résulte du raccourcissement des faisceaux charnus qui vont d'un point à un autre sur les parois de cet organe ; le second, par l'action des fibres qui, tout en se terminant d'un côté dans ces mêmes parois, vont prendre leur point d'appui au dehors sur les parties voisines de la charpente solide du corps. A l'aide de ces dernières insertions musculaires et des vaisseaux qui partent du cœur, cet organe se trouve suspendu dans un espace libre qui est limité par une membrane délicate et qui a été considéré par quelques anatomistes comme étant une oreillette servant à contenir le ventricule, mais qui n'est en réalité autre chose qu'une chambre péricardique. Les canaux branchio-cardiaques y débouchent de chaque côté, et par conséquent le sang se répand librement dans l'espace compris entre ses parois et la surface externe du cœur. Ce dernier organe baigne donc dans le sang, et c'est en passant par des orifices pratiqués dans ses parois que ce liquide arrive dans la cavité contractile dont il est creusé (1). Deux de ces

Cœur
des Décapodes.

(1) Les premières recherches faites par Audouin et moi sur la constitution de l'appareil circulatoire des Crustacés nous avaient conduits à penser que les canaux branchio-cardiaques se continuaient jusqu'aux orifices situés sur les côtés du cœur, et que le sang ne se répandait pas sur la face supérieure de cet organe (a).

Lors de la publication de ce travail, nous pensions aussi que les tuniques membraneuses du cœur se prolongeaient sans interruption dans toute l'étendue de cette surface, et que les deux paires d'orifices supérieurs dont l'existence avait été déjà signalée par M. Lund (b) n'étaient que des fossettes à fond imperforé. Mais, peu de temps

(a) Audouin et Milne Edwards, *Recherches sur la circulation dans les Crustacés* (Ann. des sciences nat., 1827, t. XI, p. 353).
(b) Lund, *Zweifel an dem Daseyn eines Circulationssystems bei den Crustaceen* (Isis, 1825, t. XVI, p. 593).

orifices occupent les côtés du cœur vis-à-vis de la terminaison des canaux branchio-cardiaques ; les autres, au nombre de quatre, sont placés par paires à sa face supérieure, et tous sont garnis de valvules bilabiées qui sont disposées de façon à livrer facilement passage au fluide ambiant quand celui-ci les presse de dehors en dedans, mais qui se resserrent et se ferment quand la pression s'exerce en sens opposé (1). Lors du mouvement de

après, les observations de M. Straus-Durkheim sur le cœur des Limules (*a*), ainsi que les recherches de M. Krohn sur les Écrevisses (*b*), et de MM. Lund et Schultz sur les Crabes, vinrent jeter un nouveau jour sur ce sujet (*c*), et un examen plus approfondi de la structure de cet organe chez le Tourteau, les Homards et les Squilles, me convainquirent de l'erreur dans laquelle nous étions tombés relativement au mode de communication du cœur avec la chambre péricardique et les canaux branchio-cardiaques (*d*).

M. Straus considère cette chambre comme étant une *oreillette* ; mais cette détermination ne me semble pas admissible. On ne donne pas le nom d'oreillette à un simple sinus ou réservoir sanguin servant de vestibule au ventricule du cœur, mais à une poche contractile, une sorte de cœur accessoire, qui fonctionne à la manière d'une première pompe foulante pour alimenter le jeu de la pompe ventriculaire, ou cœur principal, en injec-

tant, à chaque contraction, une nouvelle quantité de sang dans celui-ci.

Or, la cavité péricardique est bien un réservoir vestibulaire, mais non un cœur accessoire ou organe d'impulsion, et par conséquent, sous le rapport physiologique, il ne saurait être assimilé à une oreillette. Au point de vue anatomique, cette détermination ne me semble pas plus acceptable, car l'oreillette, quand elle existe, précède le ventricule et ne loge jamais celui-ci dans son intérieur.

(1) Les auteurs qui ont décrit le cœur de ces Crustacés ne sont pas d'accord sur le nombre et la position des orifices afférents du cœur. Hunter, qui les mentionne sous le nom d'orifices veineux, en admet quatre paires, une paire à la face supérieure de cet organe (*e*), et trois paires sur les côtés (*f*). D'après M. Lund, il n'y en aurait que deux paires situées l'une et l'autre à la surface supérieure du cœur (*g*), et dans le premier travail publié par Audouin et moi sur ce sujet,

(*a*) Straus, *Consid. gén. sur l'anatomie comparée des Animaux articulés*, p. 346 (1828).
(*b*) Krohn, *Ueber das Gefäss-System des Flusskrebses* (Isis, 1834, p. 524).
(*c*) Lund et Schultz, *Fortgesetzte Unters. über das System des Kreislaufes bei den Crustaceen* (Isis, 1830, t. XXIII, p. 1222).
(*d*) Milne Edwards, *Histoire naturelle des Crustacés*, t. I, p. 103 (1834), et article CRUSTACÉS dans le *Dictionnaire universel d'histoire naturelle*, t. IV, p. 399 et suiv. (1844).
(*e*) *Descript. and Illustr. Catalogue of the Museum of the College of Surgeons*, vol. II, p. 136, pl. 15, fig. 1.
(*f*) *Op. cit.*, p. 137, pl. 16, fig. 1.
(*g*) Lund, *Op. cit.*

diastole, déterminé par la contraction des faisceaux musculaires qui, en partant du cœur, vont prendre leur point d'appui sur les parties voisines du squelette tégumentaire, le sang pénètre donc de la chambre péricardique dans l'intérieur du cœur, en passant par les orifices dont il vient d'être question ; et lors de la systole résultant de la contraction des muscles intrinsèques du cœur, le liquide ainsi introduit se trouve comprimé, mais il ne peut plus retourner dans le réservoir formé par la cavité péricardique, et il s'échappe par les autres ouvertures dont le cœur est pourvu. Ces dernières constituent l'entrée du système artériel, et leurs bords sont garnis de valvules dont le jeu est l'inverse de celui des valvules des orifices afférents, car elles permettent la sortie du liquide, mais ne le laissent pas rentrer. A chaque battement du cœur, une ondée de sang est donc lancée dans le système artériel, et, dans le mouvement de dilatation qui y fait suite, cet organe se charge d'une nouvelle quantité de liquide, puisée dans le réservoir au milieu duquel il se trouve suspendu.

§ 4. — Le système artériel, qui naît du cœur, se compose de trois parties, une antérieure et céphalique, une moyenne et viscérale, une postérieure et inférieure.

Système artériel des Décapodes.

La portion antérieure consiste en un tronc médian que l'on a nommé *artère ophthalmique*, mais qu'il serait préférable d'appeler *artère céphalique*, et de deux vaisseaux latéro-antérieurs,

une paire d'orifices latéraux avait été la seule aperçue (a). Enfin M. Owen parle de deux paires de ces orifices : une supérieure et une latérale (b) ; mais de nouvelles recherches m'ont convaincu que toutes ces indications sont plus ou moins fautives, et que chez tous les Décapodes dont l'ana-

tomie a été faite jusqu'ici, les ouvertures en question sont au nombre de trois paires : deux paires à la face supérieure du cœur, et une paire sur le côté et un peu en dessous, en face de l'embouchure des canaux branchio-cardiaques.

(a) *Recherches sur la circulation dans les Crustacés* (*loc. cit.*, t. XI, p. 357).
(b) Owen, *Lectures on the Comp. Anat. of Invertebr. Animals*, 1843, p. 174, fig. 91.

ou *artères antennaires*, qui représentent une première paire de branches de ce tronc médian, mais qui naissent à côté de sa base, et tirent leur origine directement de la portion antérieure du cœur (1).

L'artère céphalique occupe la ligne médiane, passe au-dessus de l'estomac, aux parois duquel elle fournit quelques branches, gagne la région frontale de la tête, et y envoie une branche impaire, puis donne naissance à une paire de vaisseaux qui sont les artères ophthalmiques proprement dites, et qui pénètrent dans les pédoncules oculaires pour se distribuer aux différentes parties de l'appareil de la vision. L'artère céphalique se recourbe ensuite en bas, devient récurrente, fournit des ramuscules au cerveau, et va se terminer au-devant de l'œsophage, près de la lèvre supérieure.

Les artères antennaires sont d'un calibre plus fort, et se portent obliquement en avant et en dehors sur les côtés de l'estomac, vers le bord antérieur de la carapace, pour se terminer dans les antennes externes, après avoir fourni plusieurs grosses branches à l'estomac, au système tégumentaire, etc. (2).

(1) Le mode de distribution de ces artères est à peu de chose près le même chez le Tourteau (*a*) et chez le *Maia squinado* (*b*), parmi les Décapodes Brachyures.

(2) Chez le Tourteau, par exemple, chacune des *artères antennaires* fournit : 1° une petite branche interne destinée à la portion voisine de l'appareil génital ; 2° une grosse *artère dorsale* qui donne des branches aux faisceaux musculaires placés entre le sommet de la voûte des flancs et la carapace, puis se ramifie dans la portion du derme qui recouvre de cha-que côté du corps la cavité branchiale; 3° une *artère gastrique* qui se répand sur les parties latérale et postérieure de l'estomac; 4° une grosse *artère cutanée antéro-supérieure*, qui se recourbe en dehors, au-dessus des organes de la génération et du foie, gagne les côtés du thorax, et se recourbe en arrière jusque sur la partie postérieure et latérale de la région branchiale de la carapace; 5° une *artère mandibulaire* qui distribue ses branches aux muscles des mandibules et aux parties voisines du derme; 6° une *artère antennulaire* qui se di-

(a) Milne Edwards, Atlas de la grande édition du *Règne animal* de Cuvier, CRUSTACÉS, pl. 4.
(b) Audouin et Milne Edwards, *Rech. sur la circulation dans les Crustacés* (*loc. cit.*, pl. 24).

Une paire d'*artères hépatiques* naît de la face inférieure du cœur, vers le tiers antérieur de cet organe, et ces vaisseaux distribuent leurs branches dans toutes les parties du foie (1).

La portion postérieure du système artériel naît sous la forme d'un tronc unique qui part de la partie postérieure et inférieure du cœur et se divise presque aussitôt en deux vaisseaux impairs, dont l'un se dirige directement en arrière au-dessus de l'intestin, et a été désigné sous le nom d'*artère abdominale supérieure*; l'autre, appelé *artère sternale*, plonge entre les viscères pour gagner la face inférieure du thorax, y donne naissance à une *artère abdominale inférieure*, puis se recourbe en avant et fournit les artères pédieuses et maxillaires; enfin, à la rencontre de l'œsophage, il se divise en deux branches pour se terminer dans la partie antérieure et inférieure de la tête.

rige en dedans, sous le front, donne des branches aux muscles gastriques antérieurs et se termine dans les petites antennes; 7° une branche cutanée antéro-inférieure.

Chez le *Maia squinado*, la disposition des artères antennaires est à peu près la même (a). Mais chez le Homard, où ces vaisseaux acquièrent un très grand développement, ils descendent sur les parties latérales de la région céphalique et se terminent dans l'intérieur des antennes externes par des troncs très gros (b).

(1) Chez le *Maia squinado*, la disposition de ces artères est assez remarquable (c). Elles plongent verticalement dans le foie et donnent naissance chacune à deux grosses branches : une antérieure, qui s'avance entre l'estomac et la région branchiale pour se ramifier dans la portion correspondante du foie, et une branche postérieure qui se distribue dans la portion latérale et moyenne du même viscère. Puis les deux troncs s'anastomosent sur la ligne médiane, donnent naissance à une branche impaire, et forment un gros tronc médian qui se porte en arrière sous l'intestin, se bifurque en avant de l'artère sternale, et se ramifie dans la portion postérieure du foie.

Chez le Homard, les deux artères hépatiques restent distinctes, et le tronc impair dont il vient d'être question se trouve représenté par une paire de branches postérieures (d). Il en est de même chez l'Écrevisse (e).

(a) Audouin et Milne Edwards, *Op. cit.* (*Ann. des sciences nat.*, 1827, t. XI, pl. 24).
(b) Audouin et Milne Edwards, *Op. cit.* (*Ibid.*, pl. 29, fig. 1).
(c) Audouin et Milne Edwards, *Op. cit.* (*Ibid.*, pl. 26, fig. 1).
(d) Audouin et Milne Edwards, *Op. cit.* (*Ibid.*, pl. 26, fig. 1).
(e) Schlemm, *De hepate ac bile Crustaceorum et Molluscorum quorumdam* (Dissert. inaug.). Berolini, 1854, p. 16, pl. 1, fig. 1.

Chez les Décapodes brachyures, les artères abdominales supérieures et inférieures sont très grêles, tandis que l'artère sternale est d'un calibre très fort ; mais, chez le Homard et les
autres Décapodes macroures, l'artère abdominale supérieure
offre au contraire un développement très considérable, et l'artère sternale semble en être une branche (1).

Cœur et artères
des
Squilles. § 5. — Dans l'ordre des Stomapodes, la conformation du
cœur et le mode de distribution des artères diffèrent un peu
de ce que nous venons de voir chez les Décapodes, mais la
manière dont le sang circule est toujours la même. En effet,
chez les Squilles, le cœur, au lieu d'être ramassé dans la portion moyenne du thorax, s'étend, sous la forme d'un gros
vaisseau contractile, depuis l'estomac jusqu'à l'extrémité postérieure de l'abdomen, et l'on remarque à sa face supérieure
cinq paires d'orifices par lesquels le sang dont la chambre
péricardique est remplie pénètre dans son intérieur (2). Un

(1) Le tronc commun de *l'artère
abdominale supérieure* et de *l'artère
sternale* présente chez le Homard un
léger renflement en forme de bulbe (a).
Le premier de ces vaisseaux, que
Hunter a appelé *l'aorte descendante* (b), longe la face supérieure
de l'intestin et donne naissance à une
paire de grosses branches latérales
vers le tiers postérieur de chaque anneau de l'abdomen (c). L'*artère sternale* descend vers la face inférieure du
thorax, au niveau de la troisième paire
de pattes thoraciques, et c'est de l'artère abdominale inférieure que naissent les artères pédieuses destinées

aux deux dernières paires de pattes
thoraciques (d).

(2) Dans la première figure qui a été
donnée de cet organe par Audouin et
moi d'après une Squille qui avait séjourné longtemps dans l'alcool, les
deux premières paires de ces orifices
sont masquées par des fragments de
matières albumineuses coagulées qui
simulaient des vaisseaux (e) ; mais
leur véritable disposition a été représentée dans les planches que j'ai
insérées dans la grande édition du
Règne animal de Cuvier (f), ainsi que
dans mon ouvrage sur les Crustacés (g).

(a) Audouin et Milne Edwards, *Op. cit.* (Ann. des sciences nat., t. XI, pl. 28, fig. 1).
(b) Voyez *Descript. and Illustr. Catalogue of the Mus. of the College of Surgeons*, vol. II, p. 136,
pl. 15, fig. 1 et 2 ; pl. 16, fig. 1.
(c) Audouin et Milne Edwards, *loc. cit.*, pl. 29, fig. 1.
(d) *Loc. cit.*, pl. 29, fig. 1.
(e) Audouin et Milne Edwards, *Recherches sur la circulation* (loc. cit., pl. 32)
(f) Milne Edwards, *Atlas du Règne animal*, Crustacés, pl. 55 *bis.*
(g) Milne Edwards, *Histoire des Crustacés*, t. II, p. 514, pl. 9, fig. 10.

seul tronc cephalique naît de l'extrémité antérieure de cet organe, et fournit successivement les artères antennaires et antennulaires aussi bien que les artères ophthalmiques. Le cœur donne à chaque anneau du corps une paire d'artères transversales qui, après avoir distribué des branches aux viscères, aux muscles du tronc et aux téguments, pénètrent dans les pattes ou autres appendices analogues. Enfin, l'artère sternale et l'artère abdominale inférieure ne se trouvent représentées que par un vaisseau médian extrêmement grêle (1).

On voit donc qu'ici le système artériel est fort simplifié. Chez quelques autres Crustacés, tels que les Limules (2) et les

(1) Ce vaisseau est accolé à la face inférieure de la chaine ganglionnaire, et fournit dans chaque anneau une paire de petites branchies qui se rendent aux muscles voisins, mais ne constituent pas, comme chez les Décapodes, les artères pédieuses (a).

(2) Le cœur des LIMULES est allongé comme celui des Squilles, mais beaucoup plus large et plus charnu. Il est suspendu aussi dans une chambre péricardique qui fait fonction de réservoir sanguin, et il présente à sa face supérieure plusieurs paires d'orifices afférents dont la forme est celle de petites boutonnières transversales (b). M. Vander Höven en a donné une figure, et a compté sept paires de ces ouvertures qui sont pourvues chacune de deux petites valvules semilunaires (c).

A l'extrémité antérieure du cœur, située vers le milieu du céphalo-thorax, naît une artère céphalique impaire qui se dirige en avant et se bifurque bientôt. Enfin, de chaque côté, le cœur fournit sept paires de vaisseaux transversaux dont le mode de distribution n'a pas encore été étudié d'une manière suffisante.

Chez les BRANCHIPES, dont Bénédict Prévost a étudié le mode d'organisation, le cœur a la forme d'un gros vaisseau dorsal étendu depuis la tête jusque dans le pénultième anneau de l'abdomen, au-dessus de l'intestin, et se trouve subdivisé par une série d'étranglements correspondants aux divers segments du corps (d). Toutes les loges ou ventricules ainsi constitués (au nombre de dix-huit ou dix-neuf) se contractent simultanément et laissent voir pendant la diastole deux échancrures latérales. Bénédict Prévost n'a pas osé se prononcer sur les fonctions de ces boutonnières; mais M. Budge a vu que ce sont, en effet, des orifices afférents garnis de valvules.

(a) Milne Edwards, *Atlas du Règne animal* de Cuvier, CRUSTACÉS, pl. 56, fig. 1.
(b) Straus, *Considérations sur l'anatomie des Animaux articulés*, p. 346.
(c) Vander Höven, *Recherches sur l'histoire naturelle et l'anatomie des Limules*. Leyde, 1838, p. 19, pl. 2, fig. 9.
(d) B. Prévost, *Mém. sur le Chirocéphale* (*Hist. des Monocles*, par L. Jurine, 1820, p. 222).

Branchipes, le cœur est disposé à peu près de même que chez les Squilles ; mais, en général, il tend à se concentrer davantage, et l'on trouve ainsi beaucoup de formes intermédiaires entre les deux termes extrêmes que je viens de décrire (1).

Système veineux des Décapodes. § 6. — Le sang artériel est distribué dans toutes les parties de l'économie par ces vaisseaux, dont les parois sont membraneuses et dont les ramifications atteignent un grand degré de finesse; mais le retour du fluide nourricier vers l'appareil respiratoire, où il doit reprendre ses qualités vivifiantes, n'est pas assuré

Ce dernier observateur a aperçu aussi une valvule à l'extrémité postérieure du cœur (a).

La disposition du cœur est à peu près la même chez l'*Artemia*, petit Crustacé branchiopode très voisin du précédent (b) ; ainsi que chez l'*Isaura* (c), et chez les Limnadies, qui appartiennent au même ordre (d).

(1) Ainsi, chez l'APUS CANCRIFORMIS, qui appartient au même ordre que les Branchipes et les Artémies, MM. Berthold, Krohn et Zaddach, ont constaté que le cœur affecte aussi la forme d'un gros vaisseau dorsal subdivisé en une série de loges par des étranglements incomplets, mais que cet organe ne s'étend que depuis le céphalothorax jusqu'auprès du douzième segment thoracique (e).

Chez les ISOPODES, cet organe a également la forme d'un vaisseau dorsal, mais il n'occupe que la région abdominale du corps, et dans le thorax il se rétrécit de façon à représenter une artère céphalique seulement. Cette disposition a été observée par Treviranus chez l'Aselle d'eau douce (*Asellus vulgaris*, Latr.) et chez le *Porcellio scaber* (f). MM. Brandt et Ratzburg ont mieux représenté les vaisseaux qui en partent chez cette dernière espèce (g). Enfin il a été décrit avec un peu plus de détail par M. Lereboullet dans son travail sur les Cloportides. Le cœur proprement dit s'étend depuis le cinquième anneau du thorax jusqu'à la base du dernier segment abdominal, et se trouve en connexion latéralement avec quatre

(a) Budge, *Bemerkungen über Branchipus paludosus* (*Verhandlungen des Naturhistorischen Vereines der Preussischen Rheinlande*, 1846, p. 93).
(b) Joly, *Histoire d'un petit Crustacé* (Artemia salina) *auquel on a faussement attribué la coloration en rouge des marais salants méditerranéens*, Montpellier, 1840, p. 20, pl. 3, fig. 1, et Ann. des sciences nat., 2e série, t. XIII, p. 239.
(c) Joly, *Recherches zoologiques, anatomiques et physiologiques sur l'Isaura cycladoides* (Ann. des sciences nat., 1842, 2e série, t. XXVII, p. 323).
(d) Lereboullet, *Obs. sur le cœur et la circul. dans la Limnadie de Hermann*, etc. (*Institut*, 1848, t. XVI, p. 328).
(e) Berthold, *Beiträge zur Anatomie des Krebsartigen Kiefenfusses*, Apus cancriformis (*Isis*, 1830, t. XXIII, p. 690).
— Krohn, *Ueber ein gegliedertes Herz im Blattfusse* (Froriep's *Notizen*, 1836, t. XLIX, p. 305, fig. 1 et 2).
— Zaddach, *De apodis cancriformis anatome et historia evolutionis* (Dissert. inaug.). Bonnæ, 1841, p. 17, pl. 2, fig. 10, etc.
(f) Treviranus, *Vermischte Schriften*, 1846, Bd. 1, p. 58, etc., pl. 8, fig. 46, et pl. 9, fig. 55.
(g) Brandt und Ratzeburg, *Medizinische Zoologic*, 1833, Bd. II, p. 75, pl. 15, fig. 38.

de la même manière, et ne s'effectue pas à l'aide d'un système de tubes comparables aux artères. Le sang veineux se répand dans les espaces de forme irrégulière que les divers organes laissent entre eux, et c'est en passant par ces lacunes qu'il arrive à l'entrée des canaux afférents des branchies. Les portions de la cavité abdominale qui sont inoccupées par les viscères font toujours partie de ce système de méats veineux, et constituent même, chez beaucoup de Crustacés, les principaux réservoirs où ce liquide s'accumule avant de pénétrer dans

paires de canaux qui paraissent y apporter le sang de l'appareil branchial. Antérieurement, il se continue sous la forme d'un vaisseau plus étroit qui longe l'intestin en dessus jusqu'à l'estomac, où il se divise en trois branches, savoir : une artère céphalique médiane qui passe sur l'estomac, et deux artères latérales. Le cœur proprement dit fournit également par son extrémité antérieure une paire d'artères viscérales. Chez les jeunes Cloportes, M. Lereboullet a vu sur les côtés du cœur des boutonnières munies de valvules, mais il n'a pu distinguer aucune trace de vaisseaux transversaux dont il avait aperçu les parois chez des individus adultes. Il a reconnu aussi l'existence d'une valvule à l'entrée de l'artère qui naît de l'extrémité antérieure du cœur, vers la partie postérieure du thorax (a).

Chez les DAPHNIES, le cœur est au contraire très ramassé et a la forme d'une poche musculaire arrondie située à la partie antérieure du thorax, et présente au-dessus un orifice afférent (b). Schæffer avait cru que cet organe, dont les battements sont très précipités et s'élèvent parfois à plus de deux cents par minute, était divisé en deux loges (c). Mais M. Straus a reconnu que sa cavité est en réalité simple (d), et la poche que Gruithuisen a décrite comme étant un cœur veineux situé au-dessous du cœur artériel est probablement une simple dilatation de la chambre péricardique (e). Perty a cru apercevoir un second cœur situé au-dessous de l'intestin, près de la tête, chez ces petits Crustacés (f) ; mais rien de semblable n'a été vu par les autres naturalistes qui ont étudié la structure de ces Animaux.

Jurine a fait connaître la position et la forme du cœur chez les CYCLOPS. Cet organe consiste en une poche

(a) Lereboullet, Mém. sur les Crustacés de la famille des Cloportides, p. 102, fig. 150, pl. 7, et fig. 151, pl. 8 (extr. des Mém. de la Soc. d'hist. nat. de Strasbourg, 1853).
(b) Lereboullet, Obs. sur le cœur des Limnadies et des Daphnies (Institut, 1848, t. XVI, p. 328).
(c) Schæffer, Von den geschwänzten zackigen Wasserflöhen (Abhandlungen von Insecten, 1764, Bd. 1, p. 274).
— Voyez aussi Jurine, Histoire des Monocles, p. 193.
(d) Straus, Mém. sur les Daphnies (Mém. du Muséum d'hist. nat., t. V, p. 412).
(e) Gruithuisen, Ueber die Daphnia simia und ihren Blutkreislauf (Nov. Acta Acad. Nat. curios., t. XIV, p. 404, pl. 22, fig. 6).
(f) Perty, Beiträge zur Kenntniss der Fauna monacensis (Isis, 1832, t. XXV, p. 725).

l'appareil respiratoire. Le sang baigne donc les muscles, le système nerveux et les viscères, dont il n'est séparé que par une couche mince de tissu connectif analogue à celui dont tous les organes sont d'ordinaire revêtus ou par une sorte de vernis épithélique.

Ainsi, chez les Homards et les Écrevisses, l'espace qui occupe la portion moyenne et inférieure de l'abdomen, qui loge la chaîne ganglionnaire, et qui se trouve limité en dessus et sur les côtés par les muscles de la queue, et en dessous par les téguments communs, est rempli de sang veineux et communique librement avec les vaisseaux des branchies. Pour s'en assurer, il suffit d'un petit nombre d'expériences que j'ai souvent répétées devant le public.

Si l'on fait une petite piqûre à la membrane tégumentaire de la face inférieure de l'abdomen, de façon à ouvrir la cavité en question, on voit s'écouler en abondance un liquide qui bientôt se coagule spontanément, et qui est évidemment du sang.

Si, au lieu de faire sortir du sang hors des cavités qui sont destinées à le contenir, on en détermine la coagulation à l'aide de la chaleur, et qu'ensuite on ouvre le corps de l'animal, on trouve un magma albumineux qui est bien reconnaissable et qui occupe la portion libre de la cavité abdominale, ainsi que les autres lacunes interorganiques.

ovalaire qui repose sur l'intestin, immédiatement sous la division située entre le deuxième et le troisième segment du squelette tégumentaire ; il bat de 112 à 120 fois par minute, et sa cavité paraît être simple. Jurine a cru en voir sortir deux vaisseaux céphaliques, et au-dessous de ce cœur il a aperçu une poche pyriforme qui lui semble devoir jouer le rôle d'une oreillette (*a*).

M. Nordmann a trouvé un cœur de forme ovalaire dans le premier segment thoracique du corps de l'ERGASILIUS, petit Crustacé parasite qui ressemble beaucoup aux précédents (*b*).

(*a*) L. Jurine, *Histoire des Monocles*, 1820, p. 57, pl. 4, fig. 2 ; pl. 5, fig. 4.
(*b*) Nordmann, *Mikrogr. Beitr.*, 1832, Bd. II, p. 11.

Enfin, si après avoir fait sortir le sang par une ponction de la cavité viscérale, on injecte dans cette même cavité un liquide coloré, on voit celui-ci se répandre dans les espaces intermusculaires, et bientôt après remplir tout le système des vaisseaux afférents de l'appareil branchial.

Chez les Squilles, la grande lacune médiane ainsi limitée règne dans presque toute la longueur du corps et constitue le principal réservoir veineux (1). Mais, chez les Décapodes, des espaces ménagés entre les muscles de la base des pattes thoraciques et les téguments communs constituent de chaque côté du corps une série de sinus d'une capacité encore plus considérable qui communiquent directement avec les vaisseaux afférents des branchies situées immédiatement au-dessus. Chez les Décapodes Brachyures, ces réservoirs, auxquels on a donné le nom de sinus branchiaux, constituent même la portion la plus importante du système veineux et présentent une disposition curieuse, mais qu'il serait trop long de décrire ici (2).

§ 7. — Les vaisseaux qui distribuent le sang veineux aux organes respiratoires, et qui naissent de ces sinus latéraux, occupent la face externe des pyramides branchiales, et, ainsi que

Vaisseaux branchiaux.

(1) Il ne faut pas confondre ce prolongement médian de la cavité viscérale qui sert de réservoir veineux avec ce que Duvernoy a décrit sous le nom de *grand sinus veineux* des Squilles, et qu'il dit entourer l'intestin. Les recherches de cet anatomiste avaient été faites sur des individus qui avaient macéré pendant longtemps dans de l'alcool trop affaibli et dont le foie s'était réduit à l'état d'une matière pultacée semi-liquide. Or, c'est la poche formée par la tunique séreuse de cette glande à moitié vidée par la putréfaction que Duvernoy a prise pour un sinus veineux; enfin, l'humeur laiteuse qu'il dit y avoir trouvée, et qu'il considère comme du sang coagulé, n'était en réalité que les détritus laissés par le tissu hépatique (a).

(2) Pour plus de détails à ce sujet, je renverrai au Mémoire publié par Audouin et moi il y a trente ans (b).

(a) Duvernoy, *Mém. sur quelques points d'organisation concernant les appareils d'alimentation et de circulation et l'ovaire des Squilles (Ann. des sciences nat., 2ᵉ série, t. VIII, pl. 2, fig. 4).*
(b) Audouin et Milne Edwards, *Recherches sur la circulation chez les Crustacés (Ann. des sciences nat.,* 1827, t. XI, p. 355 et suiv., pl. 26, fig. 2 et 4 ; pl. 27, fig. 1 ; pl. 30, fig. 1 et 2).

III.

nous l'avons déjà vu, fournissent de chaque côté des branches qui se ramifient dans les feuillets ou les filaments dont ces organes se composent. Le réseau capillaire, ainsi constitué, donne naissance du côté opposé à des vaisseaux efférents qui se réunissent d'une manière semblable dans les canaux verticaux situés à la face interne de chaque branchie (1). Enfin, ces derniers conduits, qui, à raison de leurs fonctions aussi bien que de leurs rapports anatomiques, sont appelés *canaux branchio-cardiaques*, pénètrent dans le thorax, au-dessus des sinus branchiaux, se recourbent en haut, suivent la face externe de la voûte des flancs, et vont s'ouvrir tous ensemble de chaque côté du cœur, dans la chambre péricardique.

Sinus péricardique.

Cette cavité, comme nous l'avons déjà vu, est séparée de la chambre viscérale située au-dessous par un plancher membraneux, et elle est fermée de toutes parts, excepté là où les canaux branchio-cardiaques y débouchent (2). Chez les Décapodes Brachyures, elle est limitée postérieurement par le bord

(1) On doit à Treviranus quelques observations sur la circulation du sang dans les organes respiratoires des Crustacés, et ce physiologiste pense que les deux courants en sens contraire qui se voient au microscope dans chaque brin des houppes branchiales des Squilles sont contenus dans un seul et même canal (*a*).

(2) Chez les Squilles, la chambre péricardique s'étend depuis le bord postérieur de l'estomac, situé vers le tiers postérieur de la carapace, jusqu'au bord antérieur du dernier segment abdominal, et occupe presque le tiers de la largeur de la face dorsale du corps. Dans sa moitié antérieure,

ce sinus est en forme de cul-de-sac; mais vers le milieu des cinq premiers anneaux abdominaux, il reçoit, de chaque côté, un canal branchio-cardiaque qui vient de la branchie correspondante et qui monte de la base de la fausse patte jusque sur le dos, en contournant la face latérale du corps (*b*).

Chez les DÉCAPODES, les canaux branchio-cardiaques occupent la région thoracique du corps, et varient un peu quant à leur nombre et à leur conformation, suivant le nombre et le mode d'insertion des branchies; mais toujours il ne s'en trouve qu'une seule paire par segment, et ils suivent l'angle rentrant formé par la rencontre

(*a*) Treviranus, *Beobachtungen aus der Zootomie und Physiologie*, 1839, t. I, pl. 6, fig. 38.
(*b*) Milne Edwards, *Histoire naturelle des Crustacés*, pl. 9, fig. 2 et 3, et CRUSTACÉS de l'Atlas du *Règne animal* de Cuvier, pl. 56, fig. 1 *a* et 1 *c*.

du premier segment abdominal qui s'avance assez loin dans l'intérieur du thorax, et, par conséquent, elle n'est guère plus grande que le cœur; mais, chez les Macroures, elle s'étend jusque sous le bord postérieur de la carapace, et chez les Squilles, elle occupe toute la longueur de l'abdomen.

Ainsi, chez tous les Crustacés supérieurs, la totalité du sang qui arrive au cœur a traversé préalablement l'appareil respiratoire, et si quelques anatomistes admettent que chez ces Animaux le sang veineux se mêle au sang artériel pour être ensuite repris par la pompe cardiaque et lancé dans les artères, c'est parce qu'ils n'ont pas connu l'existence du plancher membraneux qui sépare complétement la chambre péricardique des sinus veineux situés au-dessous. Cette cloison est en effet très facile à rompre, et lorsqu'on fait des injections sans observer toutes les précautions convenables, il arrive souvent qu'elle se

l'épimérite, qui y constitue la voûte des flancs, et l'apodème, qui se détache de celle-ci en manière de cloison, pour former la rangée supérieure des cellules thoraciques dont je ferai connaître la structure lorsque je traiterai du squelette tégumentaire de ces Animaux.

Chez le Homard et la plupart des autres Macroures, on compte, de chaque côté, six canaux branchio-cardiaques qui s'élèvent en convergeant entre eux et se réunissent de façon à déboucher presque au même point dans la partie latérale du sinus péricardique. Quelques-uns de ces canaux ne reçoivent donc que le sang venant d'une ou de deux branchies, mais dans la partie moyenne du thorax

trois ou quatre vaisseaux efférents débouchent dans chacun d'eux (a).

Chez les Brachyures, les canaux branchio-cardiaques ne sont qu'au nombre de cinq de chaque côté du corps, et ils s'anastomosent de façon à se terminer dans le sinus péricardique par deux ou trois orifices fort rapprochés, ainsi que cela se voit chez le Tourteau (b), le Maïa (c), etc. La tunique membraneuse qui les revêt est très mince, mais bien distincte, et se continue avec celle qui tapisse la chambre péricardique. Cette dernière adhère supérieurement au derme situé au-dessus; mais elle reste isolée en passant sous le cœur, et y constitue une cloison complète, quoique très délicate.

(a) Audouin et Milne Edwards, *Op. cit.* (*Ann. des sciences nat.*, 1827, t. XI, pl. 31, fig. 1 et 2).
(b) Milne Edwards, CRUSTACÉS de l'*Atlas du Règne animal*, pl. 1.
(c) Audouin et Milne Edwards, *loc. cit.*, pl. 26, fig. 3.

déchire, lésion qui établit aussitôt une communication anormale
entre le cœur et la portion veineuse du cercle circulatoire et
en impose aisément à l'expérimentateur; mais des dissections
bien conduites ne laissent, ce me semble, aucune incertitude
sur la clôture complète de ce réservoir sanguin (1).

Appareil
circulatoire
chez
les Crustacés
inférieurs.

§ 8. — Chez tous ces Crustacés le système artériel est bien
complet et se trouve constitué par des vaisseaux à parois propres;
le passage du sang de l'appareil respiratoire jusque dans la
chambre péricardique s'opère à l'aide de tubes membraneux, et
c'est seulement dans la portion veineuse du cercle circulatoire,
c'est-à-dire entre le réseau terminal des artères et les branchies,
que les vaisseaux sanguins manquent et sont remplacés par les
espaces lacunaires interorganiques dont les parois sont formées
essentiellement par les muscles, les viscères ou les téguments
circonvoisins, et sont tapissées seulement par une couche mince
de ce tissu connectif qui se retrouve presque partout dans l'économie, et que les anthropotomistes désignent d'ordinaire sous
le nom de tissu cellulaire. Mais, chez les Crustacés inférieurs,
l'appareil irrigatoire paraît se dégrader beaucoup plus, et la

---

(1) C'est de la sorte que je m'explique l'erreur commise par un illustre
anatomiste anglais, J. Hunter, et ac-
cueillie avec confiance par plusieurs
auteurs plus récents.

Dans un travail qui est resté en
portefeuille pendant plus de quarante
ans après la mort de son auteur, et
qui a été publié par les soins de
M. Owen en 1834, Hunter représente
les lacunes veineuses du thorax comme
se confondant avec l'espace qui entoure le cœur, disposition qui entraî-
nerait le mélange du sang veineux
arrivant des diverses parties du corps
avec le sang artériel venant de l'appareil respiratoire par les canaux branchio-cardiaques (a). Aussi MM. Owen
(b) et Carpenter (c) assignent-ils ce
caractère mixte à la circulation chez
les Crustacés, et ce dernier la compare
sous ce rapport à ce qui existe chez
les Reptiles. Mais le mélange en question n'a pas lieu.

(a) Descriptive and Illustrated Catalogue of the Physiol. Series of Comp. Anat. Contained in the
Mus. of the College of Surgeons in London, 1834, vol. II, p. 138 et suiv., pl. 17, fig. 1; pl. 18,
fig. 4.
(b) Owen, Lectures on the Comparative Anatomy and Physiology of the Invertebrate Animals,
1843, p. 179.
(c) Carpenter, Principles of Comparative Physiology, 1854, p. 244.

plupart des observateurs qui ont étudié attentivement les phénomènes de la circulation chez les Branchiopodes, les Entomostracés et les Siphonostomes, s'accordent à penser que les courants artériels, aussi bien que les courants veineux, s'établissent dans un système de lacunes ou de canaux endigués seulement par les organes circonvoisins (1).

(1) Les recherches de MM. Frey et Leuckart tendent à établir que l'appareil circulatoire des MYSIS se compose seulement d'un cœur cylindrique étendu dans toute la longueur du thorax et percé de trois paires d'orifices efférents, d'un vaisseau céphalique médian ouvert à son extrémité antérieure, et d'un système de lacunes interorganiques (a).

D'après les observations de Zinker (b) et celles qui lui sont propres, M. Siebold pense que chez les Amphipodes, le système artériel est très rudimentaire, et que, dans la presque totalité de son trajet, le sang circule dans des lacunes ou espaces interorganiques dépourvus de parois propres (c). Le cœur de ces Crustacés, des Crevettes (Gammarus), par exemple, a la forme d'un vaisseau dorsal, et occupe la portion thoracique du corps. M. Caspary y a observé une série d'étranglements situés vers le milieu des troisième, quatrième, cinquième et sixième anneaux du thorax, et a vu qu'il se contracte avec beau-

coup de rapidité; il a compté plus de deux pulsations par seconde (d).

Le même mode d'organisation a été observé chez la Chevrolle (Caprella linearis) par MM. Frey et Leuckart. Le cœur a la forme d'un vaisseau dorsal étendu depuis la tête jusqu'à l'origine du tubercule abdominal, et présente cinq paires d'orifices afférents garnis de valvules. Une artère céphalique (ou aorte) naît de l'extrémité antérieure du cœur ; mais ces auteurs n'ont pu découvrir aucun autre vaisseau sanguin afférent, et dans toutes les autres parties du corps les courants formés par le sang se trouvent dans les lacunes interorganiques (e). Ce que M. Goodsir a dit des artères et des veines qui se verraient dans les antennes de ces petits Crustacés s'applique évidemment aux deux courants en sens opposés qui se voient facilement dans les divers appendices (f).

M. Zaddach, qui a fait une étude très approfondie de l'organisation de l'APUS CANCRIFORME, pense que chez

(a) H. Frey et R. Leuckart, Beiträge zur Kenntniss wirbelloser Thiere des Norddeutschen Meeres, 1847, p. 121, pl. 2, fig. 14.

(b) Zinker, De Gammari pulicis historia naturali atque sanguinis circuitu commentatio. Iena, 1832.

(c) Siebold et Stannius, Nouveau Manuel d'anatomie comparée, vol. 1, p. 452.

(d) Gammarus puteanus beobachtet von R. Caspary (Verhandl. des Naturhist. Vereines der Preussischen Rheinlande und Westphaliens, 1849, p. 44, pl. 2, fig. 19).

(e) Frey et Leuckart, Beitr. zur Kenntniss wirbelloser Thiere des Norddeutschen Meeres, p. 104, pl. 2, fig. 20.

(f) H. Goodsir, On a New Genus and Six New Species of Crustacea (Edinburgh New Philosoph. Journal, 1842, vol. XXXIII, p. 184).

Chez la plupart des Crustacés inférieurs, où la respiration est cutanée et diffuse, il ne paraît y avoir aucune distinction bien nette entre le sang artériel et le sang veineux. Le même courant traverse successivement diverses parties du corps, et c'est dans le voisinage immédiat du cœur seulement qu'on peut reconnaître si ce courant s'éloigne ou se rapproche de cet

ce Crustacé le système artériel est confondu avec le système veineux, et que la presque totalité du cercle circulatoire est formée par des canaux lacunaires seulement. En laissant de côté quelques particularités de nomenclature adoptées par ce naturaliste, on voit que le cœur est suspendu dans une cavité péricardique faisant fonction de sinus sanguin, et que de l'extrémité antérieure de cet organe le courant se répand dans la région céphalique, gagne la face sternale du corps, passe en partie dans les pattes branchiales, en partie dans un système d'anses vasculaires creusées à la face interne de la carapace; puis revient dans un grand sinus ventral, gagne la partie postérieure de l'abdomen, et rentre dans le cœur par la cavité péricardique, dont la portion postérieure est cloisonnée en dessous par une membrane, mais dont la portion antérieure se continue avec la région céphalique de la cavité viscérale (a).

M. Budge a observé aussi la circulation lacunaire chez les BRANCHIPES: les courants sanguins, dit ce physio-logiste, ne sont pas renfermés dans des vaisseaux, mais sont libres entre les organes, bien qu'ils offrent une régularité remarquable (b).

Gruithuisen a décrit avec beaucoup de soin la route suivie par les principaux courants sanguins dans le corps des DAPHNIES; mais il n'a pu apercevoir des vaisseaux à parois propres que dans le voisinage immédiat du cœur; dans les parties périphériques du système circulatoire, ainsi que dans les trajets veineux, il n'a pu découvrir aucune trace de parois tubulaires (c).

L'absence de vaisseaux proprement dits dans une grande partie du corps de l'ARGULE FOLIACÉ avait été depuis longtemps signalée par Jurine fils (d).

Les observations plus récentes de M. Vogt rectifient des erreurs commises par ce naturaliste relativement à la position du cœur, et tendent à établir que dans quelques parties de l'organisme le sang circule dans des vaisseaux tubulaires. Mais, dans d'autres parties, M. Vogt n'a pu découvrir aucune trace de parois propres autour des cavités qui renferment ce liquide (e).

Suivant M. Nordmann, la circula-

(a) E.-G. Zaddach, De Apodis caneriformis anatome et historia evolutionis. In-4, Bonn, 1841, p. 15 et suiv., pl. 1 et 2, fig. 10 à 17.
(b) Budge, Bemerkung über Branchipus paludosus (Verhandl. des Naturhist. Vereines der Preussischen Rheinlande, 1846, p. 94).
(c) Gruithuisen, Ueber die Daphnia simia und ihren Blutkreislauf (Nova Acta Acad. Nat. curios. t. XIV, p. 399, pl. 24, fig. 6).
(d) Jurine fils, Mém. sur l'Argule foliacé (Ann. du Muséum, 1806, t. VII, p. 439).
(e) Vogt, Beiträge zur Naturgeschichte der schweizerischen Crustaceen (Neue Denkschrift. der Allgem. Schweizer Gesellsch. für die gesammten Naturwissenschaften, 1843, Bd. VII).

organe. Ainsi la division du travail physiologique et la spécialité des instruments paraît diminuer de plus en plus à mesure que l'on descend dans la série Carcinologique; mais ici la dégradation ne paraît être jamais portée aussi loin que chez les Molluscoïdes inférieurs, car le cœur semble ne manquer chez aucun représentant de ce type (1). Nous voyons également que

tion du sang est complétement lacunaire chez les Siphonostomiens, dont il a composé le genre ACHTHÈRES. Le cœur de ces Crustacés parasites est placé dans la partie antérieure du céphalothorax, et a la forme d'un sac allongé, étroit en avant et élargi en arrière. Le sang, mis en mouvement par les contractions de cet organe, se meut librement dans la cavité générale du corps ainsi que dans des sillons ou lacunes ménagées dans d'autres parties, et l'on ne saurait y établir aucune distinction analogue à celle qui existe d'ordinaire entre les artères et les veines (a).

Dans le DICHELESTION, le cœur paraît avoir la forme d'un vaisseau naviculaire qui s'étend depuis le ganglion cérébroïde situé au milieu du bouclier céphalique jusque vers le milieu du second anneau thoracique. M. Rathke n'a pu découvrir chez ce Crustacé aucun autre vaisseau sanguin (b).

MM. Pickering et Dana, à qui l'on doit une très bonne monographie anatomique du *Caligus americanus*, ont très bien vu le mouvement circula-toire du sang chez ce petit Crustacé, mais ils n'ont pu distinguer le cœur. D'après le jeu de quelques valvules qu'ils ont remarqué, il est cependant probable que cet organe se trouve placé, comme d'ordinaire, sur le dos, entre le milieu de la région céphalique et le premier anneau thoracique. Quant aux courants circulatoires, ils s'établissent dans les espaces intermusculaires et autres lacunes; souvent ils deviennent oscillatoires (c).

On ne sait encore que fort peu de choses relativement à l'appareil circulatoire des CIRRIPÈDES. Poli a reconnu l'existence d'un cœur situé vers la partie postérieure de la région thoracique du corps, chez les Anatifes (d); mais ni Cuvier (e), ni M. Martin Saint-Ange (f), n'ont pu voir distinctement cet organe, et ce dernier anatomiste pense que les canaux avec lesquels il communique ne sont pas de véritables vaisseaux sanguins, mais des cavités creusées dans la substance même des organes.

(1) Chez les PYCNOGONIDES, où, jusqu'en ces derniers temps, l'appareil

(a) Nordmann, *Mikrographische Beiträge zur Naturgeschichte der wirbellosen Thiere*, 1832, Bd. II, p. 73.

(b) Rathke, *Bemerkungen über den Bau des* Dichelestium Sturionis *und der Lernæ Apoda stellata* (*Nova Acta Acad. Nat. curios.*, vol. XIX, p. 153).

(c) Pickering and Dana, *Description of a Species of Caligus* (*American Journal of Science and Arts*, 1838, vol. XXXIV).

(d) Poli, *Testacea utriusque Siciliæ*, t. I, p. XLVIII, pl. 4, fig. 13.

(e) Cuvier, *Mém. sur les Animaux des Anatifes et des Balanes*, p. 12 (*Mém. sur les Mollusques*, et *Mém. du Muséum*, t. II).

(f) Martin Saint-Ange, *Mém. sur l'organisation des Cirripèdes*, 1835, p. 18 (tiré des *Mém. des Sav. étrang.*, *Acad. des sciences*, t. VI).

cet organe occupe toujours la ligne médiane dorsale, et que, dans les espèces où la respiration est localisée, il se loge dans la région du corps où les branchies ont leur siége. Ainsi, il est placé dans le thorax chez les Décapodes et les Amphipodes, tandis que chez les Squilles et les Isopodes, où les organes respiratoires sont relégués à l'arrière du corps, il se loge en majeure partie dans la région abdominale. Enfin, je rappellerai aussi que partout où la distinction entre le sang artériel et le sang veineux est possible à établir, on voit que c'est sur le trajet du sang artériel que cet organe d'impulsion se trouve placé. C'est donc un cœur aortique ou artériel qui existe chez les Crustacés aussi bien que chez les Mollusques.

Disposition générale de l'appareil circulatoire chez les Arachnides.

§ 9. — Dans la classe des ARACHNIDES, le mode de circulation du sang est, à peu de chose près, le même que chez les Crustacés. Chez les espèces les plus dégradées du premier de ces groupes, l'appareil à l'aide duquel ce phénomène s'accomplit est peut-être plus incomplet encore que nous ne l'avons trouvé chez les Crustacés inférieurs; mais dans les espèces dont l'organisation est au contraire le plus perfectionnée, nous rencontrons un ensemble d'instruments physiologiques semblables, en tout ce qui est essentiel, au système

circulatoire avait échappé aux recherches des naturalistes, et où le mouvement des fluides alimentaires dans les appendices tubulaires de l'estomac est très remarquable (a), le cœur est conformé de la manière ordinaire (b). C'est une poche cylindrique placée au-dessus de l'intestin, qui s'étend depuis la base de la tête jusqu'au bord antérieur du tubercule abdominal,

qui est divisé en une série de trois loges, et qui reçoit le sang dans son intérieur par son extrémité postérieure ainsi que par deux paires d'ouvertures latérales (c). Cet organe ne paraît donner naissance à aucune artère; mais on en voit partir de grands courants sanguins qui se répandent dans les diverses parties du corps.

(a) Quatrefages, *Mém. sur l'organisation des Pycnogonides* (Ann. des sciences nat., 1845, 3ᵉ série, t. IV, p. 76).
(b) Zinker, *Untersuchungen über die Pycnogoniden* (Arch. für Anatom. und Phys. von Müller, 1852, p. 383).
(c) Krohn, *Ueber das Herz und den Blutumlauf in den Pycnogoniden* (Archiv für Naturgeschichte, 1855, Heft 1, p. 6, pl. 1, fig. 3).

circulatoire des Crustacés, savoir : un cœur aortique pour mettre le sang en mouvement, des vaisseaux artériels parfaitement développés pour distribuer ce liquide, à tous les organes, des canaux constitués aux dépens des espaces inter-organiques et servant à ramener le sang veineux des diverses parties de l'économie vers les organes respiratoires, puis enfin des tubes membraneux ou vaisseaux pneumocardiaques qui le conduisent de ces organes au cœur. Cette ressemblance avait été nettement indiquée il y a environ vingt ans par Audouin, mais a été surtout mise en lumière par les recherches récentes de l'un de nos anatomistes les plus habiles, M. E. Blanchard.

Dans la description de l'appareil circulatoire des Arachnides que je vais présenter ici, je prendrai comme exemple principal le Scorpion, parce que l'organisation de cet Animal, étudiée successivement par Treviranus, Newport, M. Léon Dufour et M. Blanchard, est aujourd'hui mieux connue que celle de toute autre espèce de la même classe (1).

(1) Les premières recherches de quelque importance dont l'appareil circulatoire des Arachnides ait été l'objet, sont dues à Treviranus et datent de 1812 (a). Mais les zoologistes restèrent encore pendant plus de vingt ans sans avoir des idées justes et nettes relativement à la route parcourue par le sang dans l'organisme de ces Animaux, et Audouin, éclairé par les découvertes relatives à la circulation chez les Crustacés dont il a été question ci-dessus, fut le premier à en donner l'explication qui est admise aujourd'hui (b). Vers la même époque, Dugès arriva à un résultat analogue (c). Newport fit faire des progrès nouveaux et très importants à l'histoire anatomique de cette fonction chez les Arachnides, bien que les vues physiologiques de cet auteur soient loin d'être toutes admissibles (d). Enfin, à une époque encore plus récente, M. Léon Dufour apporta de

(a) Treviranus, *Ueber den innern Bau der Arachniden.* In-4, 1812.
(b) Audouin, article ARACHNIDA (Todd's *Cyclopædia of Anatomy and Physiology*, 1836, vol. 1, p. 206).
(c) Dugès, *Traité de physiologie comparée*, 1836, t. I, p. 443, et *Observations sur les Aranéides* (*Ann. des sciences nat.*, 2ᵉ série, t. VI, p. 183).
(d) Newport, *On the Structure, Relations and Development of the Nervous and Circulatory Systems in Myriapoda and Macrourous Arachnida* (*Philos. Trans.*, 1843, p. 243).

Cœur
du Scorpion.

§ 10. — Le cœur du Scorpion est un gros vaisseau longitudinal qui se trouve sur la ligne médiane du côté dorsal du corps, et qui occupe la portion élargie de l'abdomen dans toute son étendue. Il est renfermé dans un sac péricardique en forme de gaîne qui repose sur le foie, et il est recouvert immédiatement par la peau. Les parois de ce cœur sont très charnues (1), et une série d'étranglements le divisent en huit loges ou chambres qui semblent être autant de petits cœurs élémentaires ou ventriculites placés à la file (2). Effectivement, ils se répètent exactement quant à leur organisation, et sont pourvus chacun d'une paire d'expansions musculaires en forme d'ailes et d'une

nouvelles observations à l'appui de l'opinion qui lui est propre (a). Mais nous ne connaissons d'une manière satisfaisante l'appareil circulatoire de ces Animaux que depuis la publication du beau travail de M. Blanchard (b).

(1) Les fibres musculaires intrinsèques du cœur forment deux couches ; les unes sont longitudinales, les autres circulaires.

(2) Les étranglements qui divisent ainsi le cœur du côté dorsal ne sont que peu marqués pendant la vie ou quand cet organe est distendu, mais deviennent très prononcés après la mort ainsi que pendant les fortes contractions. M. Léon Dufour, qui critique vivement le nom de chambre ou ventricule appliqué à ces portions du cœur, a beaucoup insisté sur cette circonstance (c). Mais la tendance à la répétition sérialaire ne dépend pas

seulement des rétrécissements dont il convient d'être question. Chaque compartiment ou ventriculite est pourvu : 1° d'une paire d'ailes charnues ou expansions musculaires qui vont se fixer à la paroi dorsale du squelette tégumentaire, et qui se composent chacune de deux paires de faisceaux charnus ; 2° une paire d'orifices afférents en forme de boutonnières, situés à la face dorsale de l'organe ; 3° d'une paire de valvules placées dans sa cavité et formées chacune par un repli de la tunique interne. Ces valvules sont situées latéralement ; leur bord interne est libre, et, en se rabattant contre les parois du cœur, elles recouvrent et bouchent complétement les orifices afférents situés auprès.

M. Blanchard (d) a donné de ces clapets des figures plus vraies que ne l'avait fait Newport (e).

(a) Léon Dufour, *Histoire anatomique et physiologique des Scorpions* (*Mém. de l'Académie des sciences, Savants étrangers*, t. XIV, p. 204 et suiv.), et *Observations sur l'anatomie des Scorpions* (*Ann. des sciences nat.*, 1851, 3ᵉ série, t. XV, p. 249).
(b) Blanchard, *L'organisation du Règne animal*, classe des ARACHNIDES, 1856, p. 74 et suiv.
(c) Léon Dufour, *Histoire anatomique des Scorpions* (*loc. cit.*, p. 599).
(d) Blanchard, *Organisation du Règne animal*, ARACHNIDES, pl. 5, fig. 2, 3, 4.
(e) Newport, *On the Struct.*, etc., *of Myriopoda and Macrourous Arachnida* (*Philos. Trans.*, 1843, pl. 15, fig. 33-37).

paire d'orifices afférents. Ces ouvertures sont placées à la face dorsale du cœur, et dans l'intérieur de cet organe on voit tout auprès de chacun d'eux un repli membraneux disposé en manière de valvule, qui laisse le passage libre quand le fluide ambiant le presse de dehors en dedans, mais qui se rabat et ferme l'entrée du ventriculite quand le courant tend à s'établir en sens inverse.

Le système artériel, qui naît du cœur, chez ces Arachnides, se compose de deux vaisseaux médians, l'un antérieur, l'autre postérieur, qui semblent être la continuation de cet organe lui-même, et d'une paire de vaisseaux latéraux dépendants de chacun des ventriculites ou chambres cardiaques.

Système artériel.

L'artère impaire qui naît de l'extrémité antérieure du cœur est communément désignée sous le nom d'*aorte*. Elle pénètre dans le céphalothorax en descendant obliquement vers le cerveau, et, parvenue à cet organe, se bifurque pour entourer l'œsophage et gagner la face ventrale du corps. Chemin faisant, elle fournit de chaque côté les artères pédieuses, antennaires, cérébrales, ophthalmiques et plusieurs autres qui se distribuent aux viscères, aux muscles et aux téguments de la région céphalo-thoracique. Enfin les deux crosses aortiques se réunissent au-dessous du tube alimentaire pour constituer un vaisseau impair qui se porte en arrière en longeant en dessus la chaîne nerveuse ganglionnaire. Cette artère récurrente, que les uns appellent une *aorte abdominale*, d'autres une *artère spinale*, est très grêle, mais fournit plusieurs branches aux organes placés à la face sternale du corps (1).

(1) Newport, à qui l'on doit la connaissance de tous les faits les plus importants relatifs au mode de distribution de ces artères, n'a eu l'occasion de disséquer que des Animaux conservés dans l'alcool, et il est surprenant qu'il ait pu arriver ainsi à des résultats si rapprochés de la vérité. M. Blanchard, qui a fait ses recherches sur des individus vivants, et a injecté tous les vaisseaux, dont il a donné de très beaux dessins, a confirmé la plupart des faits annoncés par cet habile observateur. Il est bien

L'artère médiane postérieure, qui naît de l'extrémité postérieure du cœur, est désignée par la plupart des auteurs sous le nom d'*artère caudale*. Elle repose sur l'intestin et règne dans toute la longueur de la portion étroite ou caudiforme de l'abdomen, où elle fournit à chaque segment une paire de branches latérales.

Enfin les artères qui naissent par paires des parties latérales du cœur, et qui sont désignées sous le nom d'*artères hépatiques*, se ramifient dans le foie. On en compte huit paires (1).

Tous ces canaux sont des tubes membraneux à parois minces et assez résistantes (2); ils se ramifient dans la profondeur des divers organes et y forment comme un chevelu d'une grande finesse qui se continue avec une multitude d'interstices ou espaces étroits compris entre les fibres musculaires et les autres parties constitutives de l'organisme. Ces lacunes forment l'origine du *système veineux*, et elles sont tapissées par une couche de tissu hyalin qui endigue pour ainsi dire le courant sanguin. Des canaux veineux plus gros et produits de la même manière font suite à ce réseau capillaire, et, dans les points où le système tégumentaire, en se soulevant pour former des crêtes, laisse un vide entre sa face interne et la masse musculaire ou viscérale sous-jacente, la circulation emprunte ces espaces pour

(note de marge : Système veineux.)

à regretter que Newport n'ait pas vécu assez longtemps pour donner suite à ses grands travaux : il est mort en 1854.

(1) Pour plus de détails sur le mode de distribution des artères du Scorpion, je renverrai à l'ouvrage de M. Blanchard, intitulé : *De l'organisation du Règne animal*. Cet anatomiste en a fait une étude minutieuse et des plus exactes, ainsi que j'ai pu

m'en convaincre par l'examen de ses injections.

(2) M. Blanchard pense qu'ils sont pourvus de trois tuniques, savoir : une tunique musculaire qui, dans les gros troncs, présenterait des fibres longitudinales aussi bien que des fibres circulaires; une tunique membraneuse interne et une tunique membraneuse externe d'une délicatesse extrême (*a*).

(*a*) Blanchard, *Op. cit.*, p. 77.

en faire, soit des canaux, soit des réservoirs ou sinus veineux (1).

Les voies ouvertes ainsi au sang veineux et empruntées au système général des méats interorganiques s'endiguent de plus en plus complétement à mesure que les courants qui les traversent deviennent plus puissants, et quelques-uns des gros troncs se trouvent même revêtus par une couche membraniforme et un épithélium assez distinct. Enfin, les principales rigoles veineuses ménagées de la sorte entre les muscles et les téguments communs, ou entre les lobes du foie, communiquent souvent entre elles et vont verser leur contenu dans deux grands réservoirs longitudinaux situés à la face ventrale de la portion renflée de l'abdomen, et formés par la tunique commune des organes pulmonaires (2). Cette enveloppe membraneuse et résistante constitue un sac qui se continue par ses deux extrémités avec les canaux veineux du céphalothorax, d'une part, et de l'abdomen, de l'autre, et qui est resserré entre chaque poumon, de façon à représenter une série de quatre poches arrondies (3). Le tissu aréolaire, condensé en manière de

(1) La portion veineuse du cercle circulatoire avait entièrement échappé aux investigations de Newport, qui cherchait à expliquer le retour du sang des diverses parties du corps vers les poumons par des vaisseaux qu'il assimilait au *système de la veine porte* des Animaux supérieurs (a).
C'est à M. Blanchard que l'on doit la connaissance des canaux veineux des Arachnides, dont l'existence avait été soupçonnée, mais pas constatée, par Audouin et Dugès (b).
(2) M. Blanchard a fait connaître une disposition anatomique fort remarquable à l'aide de laquelle le passage du sang en sens inverse de la direction normale ne peut avoir lieu des réservoirs veineux thoraciques dans les canaux veineux des membres. Les muscles extenseurs et fléchisseurs des pattes sont placés de façon à fermer le passage quand ils viennent à se contracter fortement ou qu'ils sont pressés de bas en haut par le liquide contenu dans le tronc.
(3) Ces quatre sinus pulmonaires, qui communiquent librement entre eux de

(a) Newport, Op. cit. (Philos. Trans., 1843, p. 293).
(b) Blanchard, De l'appareil circulatoire et des organes de la respiration dans les Arachnides Ann. des sciences nat., 1849, 3ᵉ série, t. XII, p. 325).

membrane dont les parois de ces sinus pulmonaires sont composées, manque sur les points où naissent les replis qui forment les lamelles constitutives des poumons, et par conséquent le sang veineux, en arrivant dans ce point, pénètre dans les espaces intermembranulaires que ces expansions foliacées offrent dans leur intérieur. Ces dernières lacunes débouchent du côté opposé dans un système de *canaux pneumocardiaques* dont la disposition est en tout comparable à celle des vaisseaux branchio-cardiaques des Crustacés, et plus particulièrement des Squilles. Ceux-ci contournent les flancs et vont s'ouvrir à leur tour dans le sinus vestibulaire formé par le péricarde. On en compte sept paires, dont trois naissent des poumons de la première paire, une de chacun des deux poumons suivants, et deux du poumon postérieur (1). Enfin leur embouchure supérieure correspond aux sept paires d'orifices pratiqués, comme nous l'avons déjà vu, à la paroi dorsale du cœur, et le sang artériel qu'ils versent dans la chambre péricardique pénètre par ces fentes jusque dans l'intérieur du ventricule aortique.

Résumé.

§ 11. — En résumé, nous voyons donc que le sang contenu dans le cœur dorsal est pressé par la contraction de cet organe, mais ne pouvant en sortir par les orifices dorsaux, à raison du jeu des valvules, s'engage à la fois dans trois directions différentes, en avant par l'aorte, en dessous par les artères hépatiques, et en arrière par l'artère caudale. Distribué par les

chaque côté du corps, sont reliés aussi les uns aux autres par une série de canaux veineux transverses. M. Blanchard en a donné d'excellentes figures (*a*).

(1) Les canaux pneumocardiaques des Arachnides n'avaient été que très

imparfaitement vus par Treviranus, qui les prenait pour des artères (*b*). Audouin et Dugès (*c*) en ont mieux apprécié les fonctions ; M. Blanchard a été le premier à les faire bien connaître (*d*).

(*a*) Blanchard, *Organisation du Règne animal*, ARACHNIDES, pl. 6, fig. 1, 2.
(*b*) Treviranus, *Ueber den innern Bau der Arachniden*, p. 10, pl. 1, fig. 7.
(*c*) Audouin, ARACHNIDA (Todd's Cyclop., 1836, vol. I, p. 206).
— Dugès, *Traité de physiologie comparée*, 1838, t. II, p. 445.
(*d*) Op. cit.

branches de ces vaisseaux dans toutes les parties du corps, le liquide nourricier passe dans les canaux veineux empruntés aux méats interorganiques, et parvient dans les sinus pulmonaires placés de chaque côté, à la face ventrale de l'abdomen. De là le sang veineux s'engage dans les conduits dont les lames respiratoires des poumons sont creusées (1), et, en sortant de celles-ci à l'état de sang artériel, il est reçu par les vaisseaux pneumocardiaques qui le versent dans le sac péricardique. Enfin de ce dernier réservoir il rentre dans le cœur, d'où nous l'avions vu partir, et, sous l'influence des contractions de cet organe d'impulsion, il parcourt de nouveau le même cercle circulatoire.

Le cœur, à raison de la disposition de sa tunique musculaire et des points d'attache qu'une partie de ses fibres charnues prennent au dehors sur le squelette tégumentaire, agit non-seulement comme une pompe foulante pour chasser le sang dans les artères, mais exerce aussi une aspiration sur le sang qui le baigne, et, à mesure qu'il enlève au sinus péricardique des ondées de liquide, il se fait un mouvement d'appel correspondant dans les canaux pneumocardiaques qui alimentent ce réservoir. Le passage du sang à travers l'appareil respiratoire s'effectuerait donc à l'aide de ce seul mécanisme, mais pourrait ne pas être assez rapide pour satisfaire toujours aux besoins physiologiques des Arachnides, et la Nature a assuré cette portion du service de la circulation d'une manière plus complète, à l'aide d'un mécanisme fort curieux dont nous devons la connaissance à M. Blanchard. Des ligaments qui s'étendent de la face inférieure du péricarde à la voûte des poches pulmonaires, sont disposés de façon à comprimer celles-ci chaque fois que le

Mécanisme de la circulation.

(1) L'existence de ces canaux capillaires dans l'épaisseur des parois des feuillets respiratoires du Scorpion fig. 42.

avait été soupçonnée, plutôt que constatée, par Treviranus (*a*).

(*a*) Treviranus, *Beobachtungen aus der Zootomie und Physiologie*, 1839, t. I, p. 28, pl. 6,

cœur bat, et la pression ainsi exercée fait affluer le sang dans les vaisseaux pneumocardiaques. Il est aussi à noter que les mouvements généraux de l'Animal tendent aussi à accélérer le cours du sang veineux en comprimant ou en dilatant alternativement les espaces qui sont ménagés entre les muscles et qui font office de conduits veineux, de sorte que l'abord de ce fluide dans l'appareil respiratoire se trouve facilité précisément dans les moments où la revivification doit en être la plus active.

§ 12. — Les mêmes caractères généraux se retrouvent dans l'appareil circulatoire des autres Arachnides pulmonaires; mais on remarque cependant dans la conformation de quelques-unes de ses parties des modifications qu'il importe de signaler.

Ainsi dans les Télyphones, où le cœur et l'aorte ressemblent extrêmement à ce que nous venons de voir chez le Scorpion, l'artère médiane postérieure ou caudale est réduite à un état presque rudimentaire (1).

Télyphones

Chez les Araignées du genre Épéire, ce dernier vaisseau est encore plus dégradé (2), et chez les Mygales, il manque complétement, de façon que le système artériel tout entier dépend soit de l'aorte, soit des artères hépatiques (3).

Aranéides ordinaires.

Chez ces Aranéides, on voit aussi le cœur se centraliser davantage; il a toujours la forme d'un gros vaisseau dorsal incomplétement subdivisé en plusieurs chambres successives; mais le nombre de ces compartiments et des orifices qui donnent accès au sang dans son intérieur diminue. Ainsi, chez les Mygales, on ne trouve plus que quatre paires de ces boutonnières (4).

(1) Blanchard, *Organisation du Règne animal*, ARACHNIDES, pl. 10, fig. 1.

(2) Blanchard, *Sur l'appareil circulatoire des Arachnides (Annales des sciences naturelles*, 1849, 3ᵉ série, t. XII, pl. 6).

(3) Blanchard, *Organis. du Règne anim.*, ARACHNIDES, pl. 15.

(4) D'après les observations de M. Leydig, les jeunes Lycoses n'auraient qu'une paire de ces orifices, et la portion périphérique du système artériel serait fort dégradée (a).

(a) Leydig, *Zur feinern Bau der Arthropoden* (Müller's *Archiv für Anat.*, 1855, p. 455, pl. 18, fig. 15).

Chez les Ségestries, où nous avons vu l'appareil respiratoire composé à la fois de poumons et de trachées (1), les sinus sanguins qui accompagnent ces organes présentent une modification très remarquable.

Les réservoirs veineux formés par les poches pulmonaires de la première paire sont disposés comme chez le Scorpion et les Aranéides ordinaires ; mais dans ceux de la seconde paire, qui, au lieu de renfermer des poumons, entourent des trachées, la cavité occupée par le sang semble se continuer sans interruption dans un espace libre ménagé entre les deux tuniques de ces tubes aérifères et se ramifier ainsi au loin dans l'économie. En effet, M. Blanchard a constaté qu'un liquide coloré injecté dans les sinus pulmonaires pénètre dans l'épaisseur des parois des trachées et entoure d'une couche mince le tube dont la face interne est en contact avec l'air (2). On ne sait pas encore bien comment le sang, qui, suivant toute probabilité, doit occuper de la même manière les lacunes intermembranulaires des trachées, s'y renouvelle ; s'il s'échappe par l'extrémité rameuse de ce système de vaisseaux aérifères pour se répandre dans les méats veineux des organes, ou s'il revient dans le réservoir pulmonaire pour passer ensuite dans les canaux pneumocardiaques, et de là dans le cœur. Mais, quoi qu'il en soit à cet égard, M. Blanchard pense que c'est principalement par l'intermédiaire de cette portion du fluide nourricier que la respiration s'effectue.

§ 13. — Chez les Arachnides trachéennes, cette portion péritrachéenne du système lacunaire veineux paraît acquérir plus d'importance, et sa perméabilité aux liquides a été constatée par M. Blanchard chez le *Phalangium* ou Faucheur, dont le cœur et le système artériel se trouvent au contraire fort réduits.

(1) Voyez tome II, page 147.
(2) Blanchard, *De l'appareil de la circulation et des organes de la respiration dans les Arachnides* (*Ann. des sc. nat.*, 1849, 3ᵉ série, t. XII, p. 330).

III.   14

Jadis on pensait qu'il n'existait point d'appareil circulatoire chez les Arachnides trachéennes (1). Chez le Faucheur, cependant, ce système ne diffère que peu de ce que l'on trouve chez les Araignées pulmonées (2). Il est probable que chez les Galéodes la disposition de l'appareil circulatoire doit être à peu près la même, et qu'il y a aussi un cœur chez la plupart des Arachnides trachéennes inférieures ; mais, chez ces dernières, le système artériel paraît se réduire de plus en plus, et dans quelques représentants dégradés de ce type les investigations les plus attentives n'ont encore conduit à la découverte d'aucun organe spécial pour le service de l'irrigation physiologique. Ainsi, chez les Tardigrades, qui doivent être rapportés à cette classe d'Animaux, M. Doyère a pu décrire minutieusement les moindres filaments nerveux, mais il n'a pu apercevoir aucune trace, ni de vaisseaux sanguins, ni même de cœur, et le fluide nourricier lui a paru être contenu seulement dans les lacunes interorganiques (3).

(1) Latreille s'exprime de la manière la plus nette à ce sujet dans le *Règne animal* de Cuvier (a) et ailleurs ; tout en admettant l'existence d'un cœur rudimentaire, il ajoute qu'à raison du *défaut de circulation*, ces Animaux pourraient constituer dans nos systèmes zoologiques une classe particulière (b).

(2) Le cœur des Phalangiens est situé de même que chez les autres Arachnides, mais il est très grêle et divisé seulement en trois chambres pourvues chacune d'une paire d'orifices afférents. En avant, il se continue sous la forme d'une artère aorte qui fournit des branches gastriques, ophthalmiques, etc. ; mais on n'a pu le suivre jusqu'à la face inférieure du corps, ni en voir naître des artères pédieuses. Le cœur fournit aussi quelques branches latérales analogues aux artères hépatiques, et à son extrémité postérieure on trouve un vaisseau médian qui paraît être le représentant des canaux pneumocardiaques (c).

(3) M. Schultze avait cru apercevoir chez le *Macrobiotus* un vaisseau dorsal et des vaisseaux latéraux (d). Mais M. Doyère a reconnu que les cavités

(a) Seconde édition, t. IV, p. 272.
(b) Latreille, *Familles naturelles du Règne animal*, 1825, p. 317.
(c) Blanchard, *Op. cit.* (Ann. des sciences nat., 1849, t. XII, p. 335, pl. 8, fig. 1).
(d) C.-A. Schultze, *Macrobiotus Huflandii*. In-4, Berlin, 1834.

§ 14. — L'étude que nous venons de faire de l'appareil circulatoire chez les Crustacés et les Arachnides nous permettra de passer rapidement sur l'examen de ce système chez les MYRIAPODES, car nous ne rencontrerons chez ces Animaux aucune disposition organique particulière à noter. On ne connaît pas bien les voies par lesquelles le sang revient des diverses parties du corps vers le cœur ; mais il y a tout lieu de croire que c'est au moyen de canaux empruntés au système lacunaire que ce transport s'effectue comme chez les autres Arthropodaires, car on n'a pu découvrir aucune trace de veines proprement dites (1). Quant au système artériel, il ressemble extrêmement à ce que nous venons de trouver chez les Scorpions, avec cette différence cependant que le cœur ou vaisseau dorsal règne dans presque toute la longueur du corps, et, se trouvant divisé en autant de ventriculites qu'il traverse d'anneaux, le nombre de ces petites chambres cardiaques est très considérable (2). Ainsi Newport en a compté plus de 160 chez quelques espèces de Scolopendrides, et chacune de ces divisions est pourvue d'une paire

décrites sous ce dernier nom ne sont que des lacunes interorganiques (a), et ni ce zoologiste, ni M. Siebold, n'ont pu trouver aucune trace d'un vaisseau dorsal chez ces Animaux (b).

(1) Ce que M. Kutorga appelle une veine cave n'est autre chose que le vaisseau dorsal ou cœur des Myriapodes, et ce qu'il a considéré comme une artère aorte est le vaisseau récurrent qui est désigné ici sous le nom d'artère spinale (c).

(2) Newport a trouvé que les chambres cardiaques, ou ventricules, sont au nombre de :

15 chez les Lithobies et les Scutigères.
24 chez les Scolopendres.
46 chez le *Mecistocephalus maxillaris*.
73 chez le *Spirobolus*.
160 chez les *Gonibregmatus*.

Ces divisions du cœur sont séparées par des étranglements et des replis membraneux internes. Elles sont beaucoup plus prononcées chez les Scolopendriens ou Myriapodes Chilopodes que chez les Iulides ou Chilognathes (d).

(a) Doyère, *Mém. sur les Tardigrades* (*Ann. des sciences nat.*, 1840, 2ᵉ série, t. XIV, p. 309 et 310).
(b) Siebold et Stannius, *Nouveau Manuel d'anatomie comparée*, t. 1, p. 517.
(c) Kutorga, *Scolopendræ morsitantis anatome*, 1834.
(d) Newport, *Op. cit.*, p. 274 et suiv.

d'orifices afférents situés latéralement (1). Un sinus péricardique formé par une gaine membraneuse entoure ce long vaisseau dorsal, et y fournit le sang que ses contractions doivent envoyer dans les artères auxquelles il donne naissance. Celles-ci consistent essentiellement en une paire de branches transversales

(1) La structure du cœur et du système artériel des Scolopendres a été étudiée avec beaucoup de soin par Newport. Cet habile observateur a trouvé que cet organe est logé dans un sac membraneux ou *péricarde* qui adhère à chaque ventricule sur la ligne médiane, tant en dessus qu'en dessous, et qui laisse de chaque côté un espace libre pour servir de sinus vestibulaire. Des prolongements qui en partent de chaque côté, d'anneau en anneau, paraissent être les analogues des canaux pneumocardiaques des Arachnides.

Le cœur lui-même est formé: 1° d'une tunique séreuse externe qui est en continuité avec le péricarde; 2° d'une tunique membraneuse interne, et 3° de deux tuniques musculaires, l'une externe, dont la contraction se fait principalement dans le sens longitudinal, et une interne, composée en partie de fibres longitudinales, mais surtout de fibres transversales. Enfin, des faisceaux charnus disposés en forme d'ailes triangulaires partent des côtés de chaque division du cœur pour aller s'insérer aux parties voisines de la voûte dorsale du système tégumentaire; chacune de ces ailes se compose de deux faisceaux musculaires : l'un, antérieur, se dirige un peu en avant, pour se fixer au bord antérieur du tergite correspondant; l'autre, plus petit, va prendre son point d'attache au bord postérieur de

la même pièce du squelette tégumentaire. De même que chez les Arachnides, ces *ailes* ou muscles extrinsèques servent à dilater le cœur, tandis que les muscles intrinsèques de cet organe produisent la systole quand ils se contractent.

Les ventriculites, au nombre de vingt et un, comme cela a été déjà dit, sont un peu dilatés et arrondis vers leur extrémité postérieure, rétrécis vers le milieu et élargis encore à leur extrémité antérieure, mais moins qu'en arrière; des étranglements très prononcés les séparent entre eux, et c'est au point de réunion de chacun de ces détroits avec la chambre cardiaque suivante, que sont situés les orifices afférents, lesquels sont placés par paires, un peu obliquement, sur la face dorsale de l'organe. A l'intérieur, des replis en forme de valvules établissent aussi une séparation entre les chambres, qui se succèdent ainsi et paraissent s'opposer au reflux du sang d'avant en arrière. Enfin chacune de ces chambres cardiaques donne naissance latéralement à une paire d'*artères transversales* dont les branches se distribuent aux viscères et aux parties latérales du corps.

L'aorte, qui fait suite au cœur en avant, pénètre dans la tête et va se terminer près du cerveau, dans la région frontale, où elle fournit les artères ophthalmiques, etc. A sa base, on en voit naître deux crosses qui

fournie par chaque ventriculite, et en une aorte d'où naît une artère céphalique et deux crosses qui embrassent l'œsophage pour constituer à la face inférieure du tube digestif une artère spinale récurrente, comme chez les Scorpions.

En résumé, nous voyons donc que, chez tous les Animaux articulés de la division des Gnathopodaires, l'appareil circulatoire présente les mêmes caractères généraux, et se compose d'un cœur aortique dorsal, d'un système de vaisseaux artériels et d'une série de cavités interorganiques tenant lieu de veines.

sont les analogues des artères latérales fournies par chacune des chambres cardiaques précédentes, et qui forment autour de l'œsophage un collier vasculaire. Cet anneau fournit latéralement une paire d'artères mandibulaires, et sur la ligne médiane sternale une *artère spinale antérieure* et une *artère spinale récurrente* ou *postérieure*, laquelle donne une paire de branches dans chaque segment du corps et distribue le sang aux parties voisines ainsi qu'aux muscles des pattes, etc.

Chez les LITHOBIES, la disposition de l'appareil circulatoire est à peu près la même que chez les Scolopendres, sauf un peu d'inégalité dans le volume des ventriculites et une réduction dans leur nombre, qui est en accord avec celui des segments du corps.

Il en est encore de même chez les SCUTIGÈRES; mais ici les ventriculites n'acquièrent leur développement complet que de deux en deux, et les chambres intermédiaires sont très réduites, mode de conformation qui semble conduire vers celui des IULES. Chez ces derniers Myriapodes, chaque segment du corps, ainsi que nous le verrons plus tard, résulte de la fusion de deux anneaux ou zoonites, et porte deux paires de pattes. Un seul ventriculite y correspond, mais chacune de ces chambres cardiaques paraît résulter de la fusion des parties qui, chez les Scolopendrides, constituent deux ventriculites, car on en voit partir deux paires d'artères transversales au lieu d'une seule.

Pour plus de détails sur le mode de distribution du système artériel des Myriapodes, je renverrai au mémoire de Newport, dont la plupart des faits précédents sont tirés. (*Philos. Trans.*, 1843.)

VINGT-QUATRIÈME LEÇON.

De la circulation du sang chez les Insectes.

Découverte
du vaisseau
dorsal.

§ 1. — Vers le milieu du xvii⁴ siècle, Malpighi à Bologne, et Swammerdam à Utrecht, observèrent l'un et l'autre, chez divers Insectes à l'état de larves, un organe pulsatile qui occupe la ligne médiane du dos, et qui leur sembla devoir être un cœur (1). Mais, bientôt après, Lyonnet, dont les recherches délicates sur l'anatomie de la chenille du Cossus excitèrent l'admiration générale, éleva des doutes sérieux sur la nature de

(1) Malpighi observa les mouvements de systole et de diastole du vaisseau dorsal chez le Ver à soie, et il considéra cet organe comme étant formé par une série de petits cœurs (a). Swammerdam en donna une description plus détaillée chez l'Abeille, la chenille des Vanesses, la larve de l'Orycte nasicorne et du Stratiomys; il en signala aussi l'existence chez plusieurs autres Insectes (b). Réaumur crut avoir trouvé un vaisseau analogue à la face ventrale du corps, chez les larves de Tenthrédines, et se demanda si ce ne serait pas un tronc veineux (c). Bonnet, qui paraît avoir vu aussi les mouvements du sang, en conclut qu'il devait y avoir chez les Insectes des veines aussi bien que des artères, et il regarda comme très probable l'existence d'une maîtresse veine à la face inférieure du cœur (d).

Enfin Comparetti, induit sans doute en erreur par quelque apparence mal interprétée, et se laissant entraîner par son imagination, a affirmé qu'il existe chez les Insectes un double système vasculaire complet (e).

Hunter, qui ne s'était pas trompé sur les fonctions du vaisseau dorsal des Insectes, paraît avoir pris les ailes fibro-musculaires de cet organe pour un système artériel (f).

(a) *Dissertatio epistolica de Bombyce*, 1669 (*Opera omnia*, 1686, vol. II, p. 15).
(b) Swammerdam, *Biblia Naturæ*, etc., p. 467, pl. 19, fig. 1 (Abeille); p. 344, pl. 27, fig. 8 (Oryctes); p. 577, pl. 34, fig. 6 (Vanesse), etc.
(c) Réaumur, *Mém. pour servir à l'histoire des Insectes*, 1740, t. V, p. 103.
(d) Bonnet, *Contemplation de la Nature* (*Œuvres*, 1781, t. IV, 1ʳᵉ partie, p. 90 et 304).
(e) Comparetti, *Dinamica animali degli Insetti*, p. 237 et suiv. (1800).
(f) Voyez *Descript. and Illustr. Catalogue of the Physiological Series of Comp. Anat. in the Museum of the College of Surgeons in London*, 1834, vol. II, p. 31.

ce vaisseau dorsal (1), et, à la fin du siècle dernier, Georges Cuvier, après avoir fait de cette question une étude spéciale, acquit la conviction de l'absence de toute circulation proprement dite dans la classe des Insectes (2).

L'autorité de Cuvier était si grande, et son opinion paraissait si bien fondée, que tous les naturalistes n'hésitèrent pas à adopter cette manière de voir, et l'on citait le défaut de circulation chez les Animaux à respiration trachéenne comme un exemple éclatant de la juste pondération des instruments physiologiques dont les êtres vivants sont pourvus. En effet, on disait que le sang des Insectes ne circulant pas dans l'organisme et ne pouvant aller chercher l'air dans un point déterminé de l'économie, tel qu'un poumon ou une branchie, il fallait que l'air allât chercher le sang, et que, par conséquent, l'existence de trachées était commandée en quelque sorte par l'absence d'un cœur et de vaisseaux sanguins (3). Aujourd'hui

Absence d'artères et de veines.

(1) Lyonnet fit une étude très attentive du vaisseau dorsal de la chenille du Cossus, et décrivit minutieusement les faisceaux musculaires dont cet organe est pourvu ; mais n'ayant pu découvrir ni artères ni veines en communication avec la cavité dont il est creusé, il fut conduit à penser que le liquide contenu dans son intérieur ne servait pas à la nutrition. Lyonnet continua cependant à donner à ce tube le nom de *cœur* (a).

(2) Cuvier chercha, tantôt par l'injection du mercure ou d'un liquide coloré, tantôt par l'insufflation, à découvrir si le vaisseau dorsal donnait naissance à quelques ramifications, et,

s'étant convaincu de l'absence de tout système vasculaire périphérique, il en conclut que cet organe ne pouvait être un cœur (b).

(3) M. Marcel de Serres, qui publia en 1819 un travail spécial sur le vaisseau dorsal des Insectes, adopta comme un principe incontestable : « qu'un cœur ne peut point exister sans vaisseaux sanguins, tout comme les vaisseaux sanguins sans cœur », et il s'appliqua à prouver que ce vaisseau n'est point un organe de circulation, mais un organe destiné à élaborer la graisse (c).

Cette opinion a été réfutée par Hérold, qui cependant n'a pas mieux

(a) Lyonnet, *Traité anatomique de la Chenille du saule*, 1762, chap. XI, p. 412 à 428, pl. 12, fig. 1.
(b) Cuvier, *Mémoire sur la manière dont se fait la nutrition chez les Insectes* (Mém. de la Soc. d'hist. nat. de Paris*, 1798, an VII, p. 34).
(c) Marcel de Serres, *Suite des observations sur les usages du vaisseau dorsal* (Mém. du Muséum, 1819, t. V, p. 59).

encore quelques entomologistes pensent que la respiration trachéenne implique la non-existence d'une circulation du sang, et que, chez les Insectes, le fluide nourricier ne se répand dans l'organisme que de proche en proche, par imbibition.

Découverte de la circulation chez les Insectes.

§ 2. — Cependant l'observation directe des phénomènes de la nutrition, chez des Insectes vivants, a renversé toutes ces idées, et a montré que, non-seulement le sang circule dans le corps de ces Animaux, mais y circule avec rapidité.

Cette découverte appartient à M. Carus. Quelques anciens micrographes, il est vrai, avaient aperçu des courants dans diverses parties du corps de trois ou quatre Insectes, dans les pattes de la Puce ou les ailes des Sauterelles, par exemple (1); mais leurs observations, restées incomplètes, ne suffisaient pas pour prouver que le sang circule dans l'organisme de ces Animaux, et n'avaient pas fixé l'attention des physiologistes. Aussi

apprécié les fonctions du vaisseau dorsal des Insectes. Il attribue à cet organe une action analogue sur les sucs nourriciers répandus dans l'abdomen, et le considère comme servant à agiter ces liquides sans y déterminer un mouvement circulatoire (a).

(1) Ce phénomène avait été aperçu par Swammerdam chez des Papillons qui, près d'achever leur métamorphose, ont encore les ailes dans un état de mollesse très grande; mais, d'après la manière dont il le décrit, on n'aurait pas été fondé à en déduire l'existence d'une véritable circulation du sang. En effet, voici tout ce qu'il en dit :

« Animalculo ita constituto, contenta » ejus omnia, potissimum vero san» guis, quam fortissime agitantur; » sanguis fermentescens per vasa san» guinea e corde in alas propelletur, » simulque aer e pulmonibus eò adi» getur (b). »

Backer a dit aussi quelques mots de courants qu'on peut apercevoir dans les pattes des Punaises et les ailes des Sauterelles (c). Enfin, des mouvements analogues avaient été signalés chez la larve de la Puce par Rösel (d), et dans les pattes de cet insecte à l'état parfait par Lyonnet (e).

(a) Herold, *Physiologische Untersuchungen über das Rückengefäss der Insecten* (*Schriften der Gesellschaft zur Beförderung der gesammten Naturwissenschaften zu Marburg*, 1823, Bd. I, p. 41).

(b) Swammerdam, *Biblia Naturæ*, vol. II, p. 589.

(c) Backer, *The Microscope made Easy*, 1742, p. 130.

(d) Rösel, *Die zu der Monatlich herausgekommenen Insecten-Belustigung gehörige Sammlung der Mücken und Schecken*, Bd. II, p. 15.

(e) Lesser, *Théologie des Insectes, avec des remarques*, par Lyonnet, 1742, t. II, p. 84.

lorsque M. Carus, en étudiant des larves d'Éphémères, vit des courants sanguins parcourir tout le corps èt revenir sans cesse à leur point de départ en suivant une route déterminée, ce naturaliste éminent fit, je le répète, une véritable découverte (1).

(1) Les premières observations de Carus sur la circulation chez les Insectes furent faites sur de petites larves de l'*Agrion puella* et l'*Éphémère* (a). Dans un second Mémoire, le même auteur étendit sa découverte et constata le mouvement circulatoire chez des Insectes à l'état adulte aussi bien que chez des larves (b).

Les observations de M. Carus furent confirmées par celles de M. Wagner sur les Nèpes, etc. (c), et de M. Ehrenberg sur des Mantes, probablement au moment de la dernière mue (d).

En 1833, la circulation du sang chez les larves des Éphémères fut étudiée et représentée avec beaucoup de soin par M. Bowerbank (e).

En 1835, M. Tyrrell observa la circulation chez la Mouche domestique aussi bien que chez divers Névroptères, tels que les Phryganes, les Hémérobes, etc. (f).

Dugès a constaté l'existence du même phénomène chez des larves de Dytisques (g); plusieurs autres naturalistes ont fait des observations analogues, et j'ajouterai qu'à diverses reprises j'en ai fait l'objet de démonstrations publiques dans mon cours d'entomologie au Muséum (h). Enfin, M. Verloren a multiplié encore davantage les faits du même ordre, et a donné une liste de quatre-vingt-dix espèces réparties dans toutes les grandes divisions de la classe des Insectes où les courants circulatoires avaient été vus soit par lui-même, soit par ses devanciers (i).

Aujourd'hui, tous les naturalistes, excepté M. Léon Dufour, admettent donc l'existence d'une circulation du sang chez les Insectes, et attribuent à

(a) Carus, *Entdeckung eines einfachen vom Herzen aus beschleunigten Blutkreislaufes in den Larven netzflüglicher Insecten*. Leipzig, 1827.
(b) Carus, *Fernere Untersuchungen über Blutlauf in Kerfen (Nov. Acta Acad. Leop. Nat. curios.*, 1831, vol. XV, pars 2, p. 3, pl. 51).
(c) Wagner, *Beobachtungen über den Kreislauf des Blutes und den Bau des Rückengefässes bei den Insecten (Isis*, 1832, p. 320 et 778, tab. 2).
(d) Humboldt, *Bericht über die naturhist. Reisen von Ehrenberg und Hemprich*, 1826, p. 22.
(e) Bowerbank, *Observ. on the Circulation of Blood in Insects (Entomological Magazine*, 1833, vol. I, p. 239, pl. 2).
(f) J. Tyrrell, *On the Circulation of the Blood in Insects (Abstracts of the Papers printed in the Philosoph. Trans.*, 1835, t. III, p. 317).
(g) Dugès, *Traité de physiologie comparée*, t. II, p. 441.
(h) Voyez *Ann. des sciences nat.*, 1845, 3e série, t. III, p. 276, et les *Comptes rendus de l'Acad. des sciences*, 1849, t. XXVIII, p. 33.
(i) Verloren, *Mém. en réponse à la question suivante : Éclairer par des observations nouvelles le phénomène de la circulation dans les Insectes (Mémoires couronnés de l'Académie de Bruxelles*, 1847, t. XIX).
— Von den *Ernährungs Functionen bei den Insecten (Holländische Beiträge von den anatom. und physiol. Wissenschaften*, 1848, Bd. I, p. 303).

Ces jeunes Insectes, dont la vie est aquatique, ont les téguments si minces et si transparents, qu'en les plaçant sous le microscope on peut voir dans l'intérieur de leur corps, et, en les observant de la sorte à l'état vivant, M. Carus reconnut que le sang se meut avec rapidité dans leur organisme, et forme sur la ligne médiane du dos un large courant dirigé d'arrière en avant. Il vit ensuite le liquide nourricier serpenter entre les organes contenus dans la tête, et former sur les parties latérales et inférieures du corps de grands courants dirigés d'avant en arrière, puis rentrer dans le courant dorsal à l'extrémité postérieure de l'abdomen. D'autres courants secondaires formaient pour ainsi dire des anses dans diverses parties du corps, telles que les appendices caudaux et les feuilles respiratoires. En un mot, il y trouva tout ce qui constitue une véritable circulation du sang, mais une circulation dont la plus grande partie se faisait

la petitesse ou à la rareté des globules charriés par ce liquide l'impossibilité où l'on se trouve quelquefois d'apercevoir au microscope ce mouvement des fluides nourriciers. M. Léon Dufour a mis une grande persévérance à soutenir les opinions de Cuvier à ce sujet. Dans son travail sur l'anatomie des Hémiptères, il désigne le cœur des Insectes sous le nom de *cordon dorsal*, parce qu'il lui refuse même le caractère d'un vaisseau, et chez la Corée bordée, par exemple, il le décrit comme n'offrant aucune cavité intérieure ; enfin il résume de la manière suivante l'ensemble de ses recherches : « C'est un fait établi, je crois, en principe, que dans les Animaux où il y a une circulation générale d'air, celle-ci remplace ou exclut la circulation générale du sang ou d'un liquide analogue. Ces deux systèmes circulatoires sont incompatibles (*a*). »

M. Léon Dufour développe les mêmes vues en traitant des Orthoptères (*b*). Il reconnut que chez les Bourdons le vaisseau dorsal est tubuleux ; mais il soutint qu'il ne renfermait aucun liquide (*c*). Enfin, dans une publication plus récente, il déclare que, dans son opinion, ce prétendu vaisseau dorsal est un organe sécréteur (*d*).

(*a*) Léon Dufour, *Recherches anatomiques et physiologiques sur les Hémiptères*, 1833, p. 275 et 276 (extrait des *Mémoires des Savants étrangers*, t. IV).
(*b*) *Recherches anatomiques et physiologiques sur les Orthoptères, les Hyménoptères et les Névroptères*, p. 23 (extrait des *Mémoires des Savants étrangers*, 1841, t. VII).
(*c*) *Loc. cit.*, p. 120.
(*d*) Léon Dufour, *Études anatomiques et physiologiques sur une Mouche*, p. 57 (extrait des *Mémoires des Savants étrangers*, 1845, t. IX).

sans le concours de tubes de conduite et par l'intermédiaire seulement des espaces libres laissés entre les divers organes de l'économie.

Bientôt les résultats annoncés par M. Carus furent pleinement confirmés par les observations de plusieurs naturalistes ; et ils sont, en effet, très faciles à vérifier chez tous les Insectes dont les téguments sont suffisamment transparents pour permettre l'emploi d'un microscope puissant, et les globules du sang suffisamment gros et opaques pour rendre le mouvement du liquide qui les charrie saisissable à l'œil.

Peu de temps après la publication de la découverte importante due à M. Carus, la structure du vaisseau dorsal nous fut plus complétement dévoilée par les recherches délicates de M. Straus-Durkheim sur l'anatomie du Hanneton (1), et dès ce moment les physiologistes purent se former une idée nette des caractères les plus importants du mode de circulation du sang chez les Insectes.

§ 3. — Le vaisseau dorsal, comme je l'ai déjà dit, occupe Vaisseau dorsal la ligne médiane du dos, et s'étend dans toute la longueur du ou cœur. corps. Il se trouve presque immédiatement sous la peau, et, lorsque les téguments sont à demi transparents, on en aperçoit le contour et les mouvements sans ouvrir l'Animal. Lorsqu'on le met à nu par la dissection, on voit qu'il ne présente pas la même structure dans toute son étendue, et qu'il se compose de deux portions bien distinctes : l'une, antérieure, qui est simplement tubulaire et qui ne se contracte pas ; l'autre, postérieure, qui est plus large, plus compliquée dans sa structure, et qui est animée d'un mouvement intermittent régulier. Cette dernière portion constitue donc plus particulièrement le cœur des Insectes.

(1) L'ouvrage de M. Straus porte essentiellement sur l'anatomie des Hannetons à l'état parfait, mais est intitulé : *Considérations générales* *sur l'anatomie comparée des Animaux articulés.* Il fut publié en 1828, et renferme une série de planches magnifiques.

Chez le Hanneton, où sa structure a été décrite avec le plus
grand soin par l'anatomiste que je viens de citer, elle occupe,
de même que chez la plupart des autres Animaux de cette classe,
toute la longueur de l'abdomen, et se trouve fixée à la voûte du
squelette tégumentaire de cette région par sept paires d'expansions membraniformes que l'on désigne généralement sous le
nom d'*ailes du cœur* (1). Ces appendices latéraux naissent chacun
par une espèce de tendon du bord antérieur de l'anneau correspondant de l'abdomen, et vont en s'élargissant vers le cœur,
où ils constituent deux lames, une supérieure, qui s'insère sur
les côtés de cet organe, l'autre inférieure, qui se porte en dessous
et va se réunir à son congénère de façon à y former une sorte
de plancher qui sépare le cœur de la cavité viscérale. Un espace
libre, mais fermé en dessus comme en dessous, se trouve ainsi
ménagé de chaque côté de la portion cardiaque du vaisseau
dorsal par la réunion de ces expansions membraniformes, et
elle constitue la poche péricardique, où le sang se répand
pour baigner le cœur et pénétrer ensuite dans l'intérieur de
cet organe (2). Ici ce réservoir vestibulaire mérite donc mieux

(1) M. Straus considère ces ailes
comme étant formées uniquement de
lanières fibreuses réunies de manière
à constituer une membrane (*a*) ; mais
je pense qu'elles renferment, comme
chez les Crustacés et les Myriapodes,
des fibres musculaires fournies par
les muscles extrinsèques du cœur.

Lyonnet, qui a donné une très bonne
figure de ces parties chez la chenille
du Cossus, les considère aussi comme
étant essentiellement musculaires (*b*).

Dans le Ver à soie, les faisceaux
musculaires dont se compose ces pro-

longements triangulaires sont en petit
nombre, et, d'après les observations
récentes de MM. Cornalia et de Filippi,
ils sont entremêlés de filaments jau-
nâtres et ramifiés qui seraient creux
et tubiformes (*c*).

(2) Cette disposition, qui n'avait été
qu'imparfaitement saisie par M. Straus,
a été très bien observée par Newport.
C'est la chambre péricardique ainsi
constituée qui donne naissance à l'espace clair remarqué par ce naturaliste de chaque côté du vaisseau dorsal chez les Asiles, les Bourdons (*d*).

(*a*) Straus, *Considérations sur l'anatomie comparée des Animaux articulés*, p. 357.
(*b*) Lyonnet, *Traité anatomique de la Chenille du saule*, p. 414.
(*c*) Cornalia, *Monografia del Bombice del gelso*, p. 137, pl. 8, fig. 102 (1856).
(*d*) Newport, art. INSECTA (Todd's *Cyclop. of Anat. and Physiol.*, vol. II, p. 978, fig. 434).

que chez les Crustacés le nom d'*oreillette du cœur*, sous lequel on le désigne souvent, car, à raison de la disposition des fibres musculaires des ailes cardiaques, il semble pouvoir agir comme un instrument d'impulsion et pousser le sang dans le ventricule ou cœur proprement dit.

Celui-ci est en général un peu fusiforme (1) et présente une série d'étranglements plus ou moins marqués qui se prononcent surtout au moment de la contraction et qui le divisent en un certain nombre de segments ou ventriculites. Ce qui caractérise principalement ces petites chambres cardiaques, ce sont les orifices afférents qui, disposés par paires, en occupent les parties latérales, et des replis membraneux intérieurs qui en divisent la cavité et qui sont disposés comme des portes d'écluses.

Le nombre des orifices afférents ou auriculo-ventriculaires du cœur des Insectes paraît être le plus ordinairement de huit paires, mais se trouve parfois réduit à cinq ou six, ou même davantage encore; et, lorsqu'ils ne règnent pas dans toute la longueur de l'abdomen, c'est à la partie postérieure de cette

(1) En général, chez les Insectes adultes, cette portion cardiaque du vaisseau dorsal est un peu fusiforme, sa partie moyenne étant légèrement renflée (a); mais M. Verloren a remarqué que, chez les larves, sa plus grande ampleur est à l'arrière du corps. Près de son extrémité postérieure, on y remarque même, chez quelques espèces, une dilatation très prononcée : par exemple, chez les larves aquatiques des Diptères du genre *Chironomus* (b). Chez la larve du *Pompilius viaticus*, M. Verloren a trouvé une dilatation analogue, mais moins forte (c).

Ce mode de conformation est au contraire plus prononcé chez quelques Insectes aptères. Ainsi, chez le *Menopon pallidum*, M. Wedl a trouvé l'extrémité postérieure du vaisseau dorsal dilatée en une poche contractile ovalaire, à laquelle il réserve le nom de *cœur* (d).

(a) Exemples : HANNETON. Voyez Straus, *Op. cit.*, pl. 8, fig. 7 et 9. — *Lucanus cervus*. Voyez Newport, INSECTA (Todd's *Cyclopædia*, vol. II, p. 977, fig. 433).
(b) Verloren, *Sur la circulation dans les Insectes*, p. 31, pl. 2, fig. 1 à 4 ; pl. 3, fig. 5 à 7.
(c) *Loc. cit.*, pl. 6, fig. 22.
(d) Wedl, *Ueber das Herz von* Menopon pallidum (*Sitzungsbericht der Akad. der Wissenchaften zu Wien*, 1855, t. XVII, p. 173, fig.).

région qu'on les rencontre (1) : ils sont placés chacun vers le milieu de l'anneau abdominal correspondant , et dirigés à peu près verticalement ; mais leurs deux lèvres, au lieu de se terminer par un bord libre , comme on pourrait le croire à la

---

(1) L'existence de huit paires de ces orifices a été constatée chez le Hanneton par M. Straus (a), et chez les Sphinx et divers autres Lépidoptères par Newport (b), chez le Rhynchophore par M. Verloren (c), chez la Sauterelle verte par M. Blanchard (d), chez la larve du *Corethra plumiformis* par M. Wagner (e).

Mais , dans le Lucane cerf-volant , Newport n'a pu en trouver que sept paires.

Le même naturaliste n'en a trouvé que cinq paires chez le Bourdon terrestre (f). Chez les larves de Calosomes, il paraît n'exister que quatre paires (g), ainsi que chez les Mouches (h).

Enfin, chez les Phasmes, on n'en distingue qu'une seule paire (i).

Du reste, la détermination du nombre exact de ces orifices présente souvent de très grandes difficultés, et dans beaucoup de cas il est impossible d'être sûr qu'aucun d'entre eux n'ait échappé à l'œil. M. Verloren

pense qu'il y a toujours une paire d'ouvertures pour chacun des segments de l'abdomen occupés par la portion cardiaque du vaisseau dorsal, ce qui donnerait aussi huit paires pour les larves du *Chironomus*, puisque ce physiologiste a pu s'assurer de leur présence dans les onzième et douzième segments, et que la portion abdominale du corps se compose de six autres anneaux.

D'après cette méthode d'évaluation, M. Verloren attribue neuf paires de ces orifices à la larve du *Pompilus viaticus*, et, du reste, il a constaté directement ce nombre chez la larve de l'Éphémère (j).

D'un autre côté, il me paraît évident que chez les Phasmes il n'y a qu'une paire d'orifices afférents et une paire d'ailes, ce qui suppose une seule chambre cardiaque , et, d'après les observations de M. Nicolet, la même structure se rencontrerait chez les larves du *Cyphon lividus* (k).

(a) Straus , *Considérations sur l'anatomie comparée des Animaux articulés*, p. 356, pl. 8, fig. 7).

(b) Newport, INSECTA (Todd's *Cyclop. of Anat. and Physiol.*, vol. II, p. 977).

(c) Verloren, *Op. cit.*, p. 45.

(d) Blanchard, *Op. cit.* (*Ann. des sc. nat.*, t. IX, p. 386 et 392).

(e) Wagner, *Ueber Blutkörperchen der Regenwürmern, Blutegeln und Dipterenlarven* (Müller's *Archiv für Anat. und Phys.*, 1835, p. 312, pl. 5, fig. 14).

(f) Newport, *loc. cit.*, p. 977.

(g) Burmeister, *Handb. der Entomologie*, p. 165.

(h) Blanchard, *loc. cit.*, p. 397.

(i) Müller, *Ueber die Entwick. der Eier und des Rückengefässes bei den Insecten* (*Nova Acta Acad. Nat. curios.*, t. XII, pl. 50, fig. 2).

(j) *Loc. cit.*, p. 46.

(k) Nicolet , *Sur la circulation du sang chez les Insectes* (*Comptes rendus de l'Académie des sciences*, 1849, t. XXVIII, p. 540).

première vue, se replient en dedans et en avant, de manière à s'avancer comme un bec de flûte dans l'intérieur du cœur. Les doubles replis membraneux ainsi constitués de chaque côté du vaisseau dorsal ont une forme semi-lunaire et s'écartent l'un de l'autre quand cet organe se dilate; mais, lors du mouvement contraire, le voile constitué par la lèvre antérieure de chaque orifice s'applique contre le voile correspondant formé par le prolongement de la lèvre postérieure, et ferme le passage.

A l'aide de cet appareil valvulaire, dont le jeu paraît être le même chez tous les Insectes, le sang peut donc pénétrer du vestibule péricardique dans le cœur, mais ne peut pas refluer du cœur dans ce réservoir (1).

Il est aussi à noter qu'en s'avançant obliquement l'une vers l'autre, les deux valvules bilabiales d'une même paire divisent intérieurement le cœur en autant de compartiments ou loges qui communiquent entre elles par l'espace médian ou fente comprise entre ces replis latéraux. Or, cette disposition vient encore en aide au mouvement circulatoire.

En effet, quand le cœur s'est rempli de sang par les voies dont il vient d'être question, il se resserre; mais les contractions de ses divers segments ont lieu d'une manière successive d'arrière en avant, et les clapets intérieurs que je viens de décrire s'opposent au retour du liquide du ventriculite qui bat dans celui qui a cessé de se contracter, et l'obligent à se diriger en totalité vers la tête (2).

(1) La découverte de ces valvules est due à M. Straus, qui a très bien indiqué leurs principaux caractères; mais leur jeu a été mieux décrit par M. Verloren (a).

M. Cornalia pense que ces replis valvulaires manquent complétement dans le vaisseau dorsal du Bombyx du mûrier (b).

(2) Des opinions contradictoires sur les fonctions de ces replis valvulaires intérieurs du vaisseau dorsal des In-

(a) Sur la circul. dans les Insectes, p. 74 et suiv. (Mém. cour. de l'Acad. de Bruxelles, t. XIX).
(b) Cornalia, Monografia del Bombice del gelso, p. 135.

§ 4. — La portion antérieure ou aortique du vaisseau dorsal ne présente ni expansions latérales en forme d'ailes, ni orifices, et constitue un simple tube membraneux. Chez les larves et quelques Insectes adultes, tels que les Spectres, où le corps est tout d'une venue, ce vaisseau se prolonge en ligne droite de l'abdomen dans le thorax, et ne s'infléchit que pour pénétrer dans la tête. Mais, dans la plupart des Insectes adultes, le thorax étant séparé de l'abdomen par un étranglement, le vaisseau dorsal est obligé de se courber pour suivre la direction de la voûte dorsale du squelette tégumentaire, et forme un coude plus ou moins prononcé en arrivant au thorax. Il est facile de voir qu'il n'y donne naissance à aucune branche. Arrivé dans l'intérieur de la tête et sous le ganglion cérébroïde, il s'accole à la face supérieure de l'œsophage et débouche dans le système lacunaire interorganique, soit directement par son extrémité tronquée, soit par l'intermédiaire de deux ou d'un plus grand nombre de divisions très courtes.

Système lacunaire.

§ 5. — La totalité du sang mis en mouvement par les contractions de la portion cardiaque du vaisseau dorsal traverse donc la portion aortique de cet organe et se déverse dans la cavité de la tête. Mais, soit que ce tube artériel se bifurque avant de s'ouvrir ou qu'il se termine brusquement par une extré-

sectes ont été émises par M. Straus d'une part, et M. Verloren de l'autre. Le premier (a) pense que la diastole de la pénultième chambre cardiaque a lieu au moment de la contraction de la dernière de ces loges, et ainsi de suite ; en sorte que chaque ventricule se remplirait à la fois par son extrémité postérieure, c'est-à-dire par le détroit interventriculaire, et par les orifices latéraux (ou auriculo-ven-

triculaires). M. Verloren a fait remarquer avec raison que cette théorie du mécanisme de la circulation du sang chez les Insectes n'était pas en accord avec les faits (b) ; mais il est tombé, ce me semble, dans l'exagération opposée, en n'accordant aucune influence à ces replis membraneux, si ce n'est pour diriger le courant afférent en avant pendant la diastole.

(a) Straus, *Considér. sur l'anat. comp. des Anim. articulés*, p. 558.
(b) Verloren, *Op. cit.*, p. 52 et suiv. (*Mém. couronnés de l'Acad. de Bruxelles*, t. XIX).

mité béante, on voit le sang qui s'en échappe circuler ensuite dans les espèces de canaux irréguliers formés par les espaces vides que les divers organes circonvoisins laissent entre eux, et il me paraît bien démontré que l'aorte ne donne naissance à aucun système vasculaire rameux à l'aide duquel ce liquide serait transporté de la tête dans les autres parties de l'organisme (1). Ce sont les portions inoccupées de la grande cavité viscérale qui servent de conduits pour le sang et qui sont parcourues par les maîtres courants que l'on aperçoit sur les parties latérales et inférieures du corps, d'où ces courants vont gagner la partie postérieure de l'abdomen, et rentrer dans le cœur après avoir baigné les divers organes placés sur leur route.

(1) Les observations de M. Bower-bank sur la circulation chez la larve de l'Éphémère concordent très bien avec celles de M. Carus touchant le fait du déversement du sang de l'extrémité antérieure du vaisseau dorsal dans la cavité de la tête ; mais ce micrographe pense que les grands courants latéraux qui se dirigent vers l'extrémité postérieure du corps sont renfermés dans des canaux distincts de la grande cavité abdominale, bien qu'en communication libre avec cette cavité au point de jonction des divers anneaux (a).

M. Müller a considéré comme étant des vaisseaux sanguins certains filaments qui, chez les Phasmes, s'étendent de la portion aortique du vaisseau dorsal au sommet des ovaires (b), opinion qui a été partagée par Newport (c). Mais des recherches ultérieures prouvent que ce ne sont que des trachées accompagnées de brides cellulaires, et que le vaisseau dorsal ne donne naissance à aucune branche dans cette partie du corps (d).

Newport pense qu'il existe un canal vasculaire le long de la face supérieure de la portion abdominale de la chaîne ganglionnaire ; il le désigne sous le nom de *vaisseau sus-spinal*, et il soupçonne qu'il provient de l'extrémité antérieure du vaisseau dorsal de la même manière que naît l'artère récurrente sus-spinale chez les Scolopendres (e). Mais toutes les observations des autres naturalistes tendent à faire rejeter cette opinion.

(a) Bowerbank, *Obs. on the Circul. of the Blood in Insects* (Entom. Mag., 1833, vol. I, p. 241).
(b) J. Müller, *Ueber die Entwickelung der Eier im Eierstock bei den Gespenstheuschrecken und eine neuentdeckte Verbindung des Rückengefässes mit den Eierstöcken bei den Insecten* (Nova Acta Acad. Nat. curios., 1825, vol. XII, p. 553, pl. 50, fig. 2).
(c) Newport, INSECTA (Todd's Cyclop., vol. II, p. 979).
(d) Blanchard, *De la circulation dans les Insectes* (Ann. des sciences nat., 1848, 3ᵉ série, t. IX, p. 368).
(e) Newport, INSECTA (Todd's Cyclop., vol. II, p. 980).

Ces canaux principaux sont en continuité avec d'autres lacunes ménagées entre les muscles ou entre les faisceaux dont ces muscles se composent, ou bien encore au milieu de la masse viscérale, et les grands courants envoient dans le réseau ainsi constitué des branches secondaires qui, après s'être ramifiées à leur tour et avoir serpenté entre les diverses parties solides de l'organisme, rentrent dans quelque courant principal pour regagner le vaisseau dorsal (1).

Dans les parties transparentes du corps on voit le sang circuler ainsi dans une multitude de canaux interorganiques plus ou moins bien endigués, pénétrer dans les pattes (2), parcourir

(1) M. Blanchard pense que le sang arrive dans l'espace péricardique au moyen d'un certain nombre de canaux transversaux à parois mal définies par du tissu cellulaire condensé qui se portent en forme d'arcades en suivant la face interne de l'arceau dorsal des divers segments abdominaux du squelette tégumentaire, et qui avaient été signalés par Newport chez les Sphinx à l'état de nymphes (a), mais qui sont plus distincts chez les Dytisques (b). Ce sont les analogues des canaux branchio-cardiaques des Crustacés et des canaux pneumocardiaques des Arachnides.

(2) La circulation du sang, dans les pattes de quelques Insectes, est aidée par l'action de faisceaux musculaires qui sont situés près de l'articulation de la jambe avec la cuisse, et qui, en se contractant d'une manière régulière, impriment un mouvement plus vif au courant dont cette partie est traversée.

M. Behn a découvert ce phénomène chez de jeunes Notonectes, et l'a constaté aussi dans les genres Corixa, Plea, Naucora, Nepa et Ranatra. Il croit l'avoir aperçu aussi chez les Réduves et les Hydromètres; mais il n'a pu rien voir de semblable chez les d'autres Hémiptères, tels que les Pucerons (c). Il attribuait les battements à une espèce de valvule membraneuse; mais M. Léon Dufour pense que le mouvement en question est dû aux muscles ordinaires des jambes. Du reste, ce dernier anatomiste n'admet pas l'existence des courants circulatoires observés par M. Behn (d). M. Verlohren a constaté ce phénomène dans les pattes du Tettigonia.

(a) Newport, art. INSECTA (Todd's Cyclop. of Anat. and Physiol., vol. II, p. 979).
(b) Blanchard, De la circulation dans les Insectes (Ann. des sciences nat., 3e série, t. XV, p. 381).
(c) Behn, Découverte d'une circulation du fluide nutritif dans les pattes de plusieurs Insectes Hémiptères, circulation qui est indépendante des mouvements du vaisseau dorsal et se trouve sous la dépendance d'un organe moteur particulier (Ann. des sciences nat., 1835, 2e série, t. IV, p. 5, et Müller's Archiv für Anat. und Physiol., 1835, p. 554, pl. 13, fig. 13 et 14).
(d) Léon Dufour, Lettre sur le mouvement observé par M. Behn dans les pattes des Insectes Hydrocorises (Ann. des sciences nat., 1835, t. IV, p. 313).

les ailes quand ces appendices membraneux ne sont pas des-
séchés (1), en un mot, se répandre partout; et si, à l'aide d'injections colorées, on étudie les connexions qui existent entre
les cavités où la présence des courants sanguins a été constatée et le reste de l'économie, il est facile de voir que le
système irrigatoire ainsi constitué pénètre dans la profondeur
de tous les organes et doit pouvoir permettre le renouvellement
rapide du fluide nourricier dans tous les points où le travail
vital rend le passage de ce liquide nécessaire.

§ 6. — Les recherches de M. Blanchard tendent même
à établir qu'à l'aide de certaines parties de ce système lacunaire, les relations entre le fluide nourricier et le fluide respirable sont rendues plus directes et plus régulières qu'on ne
le soupçonnait. Il a vu que si l'on pousse un liquide coloré
soit dans le vaisseau dorsal, soit dans la cavité abdominale,
non-seulement les diverses lacunes intermusculaires et inter-

viridis (*a*), des larves d'Éphémères, etc.

Il est probable que quelque chose d'analogue existe chez certains Diptères, car Degeer parle de battements analogues à ceux d'une artère dans
les pattes des Ornithomyies (*b*).

Quant aux courants qui se voient dans les pattes de ces divers Insectes,
M. Behn pense qu'ils ne sont pas limités par des parois propres. L'un de ces
courants, situé près du bord postérieur de la jambe, se dirige du tronc vers
l'extrémité du membre; l'autre, qui marche en sens inverse, en occupe
le bord antérieur; enfin, ils sont sac-
cadés, et leurs mouvements coïncident

avec ceux de l'organe pulsatile dont il vient d'être question, et ne paraissent pas dépendre de ceux du vaisseau dorsal.

(1) La circulation du sang dans les ailes de l'Hémérobe perle a été très
bien étudiée par M. Bowerbank. Les principaux courants suivent la direction
des grandes nervures de la base vers le sommet de ces organes et reviennent le long de la nervure marginale; ils sont situés dans des canaux au
centre desquels se trouvent les troncs trachéens (*c*).

M. Nicolet a étudié le même phénomène dans les élytres des Cocci-
nelles (*d*).

(*a*) Verloren, *Op. cit.* (*Mém. couronnés de l'Acad. de Bruxelles*, t. XIX, p. 82, pl. 7, fig. 26).
(*b*) Degeer, *Mém. pour servir à l'histoire des Insectes*, t. VI, p. 287.
(*c*) Bowerbank, *Observ. on the Circulation of the Blood and the Distribution of the Trachea
in the Wing of Chrysopa Perla* (*Entomol. Magaz.*, 1837, vol. IV, p. 179, pl. 15, fig. 1-4).
(*d*) Nicolet, *Note sur la circulation du sang chez les Coléoptères* (*Ann. des sciences nat.*, 1847,
3e série, t. V, p. 60).

viscérales s'en remplissent aussitôt, mais que les trachées se teignent dans toute leur longueur. L'injection, quand elle est bien faite, ne pénètre pas dans l'intérieur de ces tubes aérifères, mais se répand en couches minces dans l'espace compris entre leurs tuniques. Or, suivant toute probabilité, le sang doit pouvoir pénétrer là où pénètre l'injection, et par conséquent il est à présumer qu'une portion du fluide nourricier s'introduit dans l'épaisseur des parois des trachées, dont la tunique externe constituerait un canal rameux occupé à la fois par un cylindre creux de sang et un cylindre central formé par l'air et séparé du premier par la tunique trachéenne interne.

Si cette couche de sang interposée était en repos, sa présence n'influerait d'une manière notable ni sur la respiration, ni sur la circulation; mais s'il se renouvelle rapidement, et s'il y a là un courant, comme le pense M. Blanchard, le service de l'irrigation se trouverait assuré d'une manière bien plus parfaite qu'on ne le supposait, et nous aurions là un nouvel exemple des ressources que la Nature peut trouver dans la simple adaptation d'instruments d'emprunt à des fonctions nouvelles; car ces conduits péritrachéens, qui fourniraient des arborisations non moins touffues ni moins bien circonscrites que celles résultant d'un système vasculaire spécial, ne seraient encore que des dépendances du système lacunaire général. Du reste, dans l'état actuel de la science, il serait difficile de se prononcer quant à l'importance du rôle que les espaces péritrachéens peuvent remplir. L'existence de courants dans ces lacunes tubiformes n'a pas encore été constatée, et nous ne savons pas bien comment les liquides répandus dans la cavité viscérale y pénètrent ou en sortent (1).

---

(1) Les extraits suivants feront connaître les observations de M. Blanchard et les conséquences qu'il en déduit :

« Souvent, à l'exemple de mes devanciers, dit ce naturaliste, j'avais examiné par transparence des larves

Quoi qu'il en soit, nous voyons que chez les Insectes il y a en réalité une circulation active, bien qu'il ne paraisse y avoir chez ces Animaux ni ramifications artérielles, ni veines, et que

de Névroptères et de Diptères. Comme eux, je m'étais convaincu de l'existence du mouvement circulatoire, des mouvements du vaisseau dorsal, du mouvement et de la direction des courants dans les espaces interorganiques. J'étais convaincu de l'exactitude de leurs observations sous ces divers rapports. Mais je ne pouvais m'empêcher de soupçonner qu'il existât quelque chose de plus... »

Il eut donc recours aux injections avec du bleu de Prusse délayé dans de l'essence de térébenthine, et en procédant de la manière suivante :

« Mon premier soin, dit-il, était d'ouvrir l'animal par la partie supérieure et de dégager le vaisseau dorsal dans toute sa longueur. Cette préparation achevée, je pratiquais une ouverture dans l'une des chambres postérieures, et tout aussitôt j'y faisais pénétrer l'injection... En disséquant la tête d'individus ainsi injectés, en mettant à nu les ganglions cérébroïdes, je distinguai sans peine la portion aortique du vaisseau dorsal passant sous ces centres nerveux, s'élargissant un peu et fournissant quelques branches fort courtes. M. Newport avait déjà vu cette terminaison chez la Vanesse de l'ortie. Mais, sous le poids de l'injection, l'extrémité du vaisseau et les petites branches qui en dérivent se dilatent considérablement. On voit de la manière la plus distincte les parois vasculaires devenir de plus en plus minces, ou de moins en moins résistantes. Ces branches s'évasent alors vers leur extrémité et retiennent difficilement le liquide injecté. Enfin, on voit que le vaisseau dorsal se termine dans la portion supérieure de la tête, que *là ses parois finissent.* Cette expérience répétée un grand nombre de fois sur les espèces les plus différentes, il n'y avait plus moyen d'en douter : *Le vaisseau dorsal ne présente point de branches sur son trajet, et ses divisions antérieures ne sont en réalité que des indices de branches* ; elles ne se prolongent pas même jusqu'à la partie tout à fait antérieure de la tête. Continuant à injecter des Insectes par leur vaisseau dorsal, je m'attachai à y faire passer une assez grande quantité de liquide. L'injection se répandait naturellement dans la cavité de la tête, puis dans celles du thorax. »

Mais ce n'était pas tout : ayant placé la préparation dans l'eau, l'injection répandue dans ces lacunes s'en échappa, et ces cavités se vidèrent : mais le système trachéen resta coloré par le liquide injecté. M. Blanchard acquit la conviction que cette coloration n'était due ni à la teinture de la surface externe des parois de ces tubes aérifères, ni à l'introduction de l'injection dans l'intérieur de ceux-ci, mais à sa présence entre les deux tuniques membraneuses de ces conduits, et cela jusqu'aux extrémités les plus déliées.

« L'injection, ajoute M. Blanchard, a suivi ici le trajet que suit le fluide nourricier. Traversant le vaisseau dorsal, elle s'est répandue dans toutes les lacunes interorganiques. Parvenue dans les lacunes avoisinant l'origine

le sang, mis en mouvement par les contractions du cœur et porté dans la tête par la portion aortique du vaisseau dorsal, ne trouve, pour se distribuer dans les diverses parties de l'éco-

des tubes respiratoires, elle s'est introduite entre les deux tuniques trachéennes (*a*). »

Il obtint le même résultat en poussant l'injection directement dans les lacunes interorganiques, dans la cavité abdominale, par exemple.

Enfin, M. Blanchard donna, dans la grande édition du *Règne animal* de Cuvier, plusieurs belles figures représentant le système trachéen coloré de la sorte (*b*).

Ces résultats furent vivement combattus par divers naturalistes. Ainsi M. Léon Dufour les repousse : d'abord parce que, suivant cet auteur, il n'y aurait pas de circulation chez les Insectes ; en second lieu, parce que le vaisseau dorsal ne lui paraît pas mériter ce nom ; et troisièmement, parce qu'en injectant des liquides colorés dans l'abdomen de divers Insectes, il n'a pas vu les trachées se colorer (*c*).

M. Joly partage l'opinion de M. Léon Dufour, et conclut de ses recherches à ce sujet, d'abord que l'espace intermembranulaire dans lequel M. Blanchard pense que le sang, ainsi que l'injection, pénètre, n'existerait pas, et

que les deux membranes qui constituent les gros troncs trachéens sont contiguës l'une à l'autre ; secondement, que c'est dans l'intérieur même des trachées, c'est-à-dire dans le canal aérifère lui-même, que les injections de M. Blanchard auraient pénétré par suite de la déchirure de ces vaisseaux (*d*).

M. Dujardin nie également l'existence d'un espace libre entre les tuniques des trachées, et s'est élevé aussi contre les conclusions que M. Blanchard avait tirées de ses injections au sujet d'une circulation péritrachéenne. Il pense que la couche externe de ces tubes est formée par une substance sarcodique que sécréterait la tunique interne ou épidermique, dont le fil en spirale ne serait qu'un simple épaississement, et qui serait en contact direct avec cette tunique interne (*e*).

M. Nicolet a fait aussi quelques observations qui ne sont pas favorables à l'existence d'une circulation péritrachéenne, et ajoute :

« En présence de lacunes toujours pleines de sang, et dans lesquelles il se meut sans cesse, l'infiltration de

(*a*) Blanchard, *Sur la circulation dans les Insectes* (*Ann. des sciences nat.*, 1848, 3ᵉ série, t. IX, p. 372 à 376).

(*b*) *Atlas*, INSECTES, pl. 76, fig. 1 et 2 (Sauterelle verte) ; pl. 87, fig. 1 (*Pentatoma grisea*) ; pl. 100, fig. 1 et 2 (*Æshna forcipata*) ; pl. 107, fig. 1 (Abeille) ; pl. 160, fig. 1 (*Musca vomitoria*).

(*c*) Léon Dufour, *Sur la circulation des Insectes* (*Actes de la Société Linnéenne de Bordeaux*, 1849, t. XVI, et *Comptes rendus de l'Acad. des sciences*, 1849, t. XXVIII, p. 28, 101 et 163).

(*d*) Joly, *Mém. sur l'existence supposée d'une circulation péritrachéenne chez les Insectes* (*Mém. de l'Acad. des sciences de Toulouse*, et *Ann. des sciences nat.*, 1849, 3ᵉ série, t. XII, p. 306).

— Joly, *M. Blanchard, et Circulation péritrachéenne des Insectes. Réfutation de cette théorie antiphysiologique* (*Gaz. méd. de Toulouse*, février 1852).

(*e*) Dujardin, *Résumé d'un Mémoire sur les trachées des Animaux articulés et sur la prétendue circulation péritrachéenne* (*Comptes rendus de l'Acad. des sciences*, 1849, t. XXVIII, p. 674).

nomie, et pour revenir ensuite au cœur, que les rigoles ou lacunes ménagées entre les divers organes ou entre les membranes et les fibres dont ces organes se composent.

ce fluide entre les membranes trachéennes paraît non-seulement superflue, mais encore inutile et plutôt contraire que favorable au phénomène de l'oxydation ; car si le but de la nature, en répandant dans toute l'étendue du système organique des Insectes une innombrable quantité de conduits aérifères, a été de mettre en prompt contact avec l'air la plus grande masse possible de fluide nourricier, l'exiguïté de l'espace compris entre les membranes trachéennes, exiguïté qui ne peut être mise en parallèle avec l'étendue des lacunes, ne permet pas d'y admettre l'entrée d'une suffisante quantité de sang pour satisfaire à la rapide combustion d'oxygène que la plupart de ces Animaux doivent nécessairement exiger (a). »

Duvernoy regarde l'existence d'un interstice entre les deux membranes trachéennes comme étant incontestable ; mais il ne croit pas que le passage du sang dans cette lacune circulatoire soit démontré , et à plus forte raison la circulation de ce fluide dans l'épaisseur des parois des vaisseaux aérifères (b).

M. de Filippi a fait des expériences à ce sujet, et tout en confirmant pleinement l'existence de l'espace en question, il ne pense pas que le sang y pénètre (c).

M. Agassiz reprit à son tour l'examen de cette question, et arriva aux mêmes conclusions que M. Blanchard. M. Bassi également (d).

Enfin, M. Blanchard a invoqué , à l'appui de son opinion touchant les usages des lacunes intermembranulaires des trachées, les résultats des expériences dans lesquelles MM. Alessandrini , de Filippi, Bassi et luimême, avaient vu ces tubes se colorer sous l'influence de l'injection de certaines matières colorantes dans l'estomac (e).

M. Blanchard a trouvé que l'indigo et la garance étant absorbés de la sorte, colorent le sang, et c'est à la présence d'une couche mince de ce sang coloré qu'il attribue la teinte bleue ou rose constatée dans les parois des trachées (f).

M. Joly a répété ces expériences, mais n'est arrivé qu'à des résultats négatifs, et il en conclut que le régime

(a) Nicolet, Sur la circulation du sang chez les Insectes (Comptes rendus de l'Académie des sciences, 1849, t. XXVIII, p. 541).

(b) Voyez les Comptes rendus de l'Académie des sciences, 1849, t. XXVIII, p. 34.

(c) De Filippi, Alcune osservazioni anatomico-fisiologiche sull' Insecti in generale, ed in particolare sul Bombice del gelso, p. 4 et suiv. (extrait du tome V des Annales de l'Académie d'agriculture de Turin, 1851).

(d) Agassiz, Note sur la circulation des fluides chez les Insectes (Ann. des sciences nat., 1851, 3e série, t. XV, p. 358). — Bassi, Rapport fait au congrès de Venise sur le passage des substances introduites dans le système trachéen des Insectes (Ann. des sciences nat., 3e série, t. XV, p. 370).

(e) Bassi, Rapport, etc. (Ann. des sciences nat., 3e série, t. XV, p. 362).

(f) Blanchard , Nouvelles observations sur la circulation du sang et la nutrition chez les Insectes (Ann. des sciences nat., 3e série, t. XV, p. 374).

Résumé
relatif
à la circulation
lacunaire.

§ 7. — Nous voilà donc ramenés à un état de choses fort analogue à ce que nous avions rencontré dans les rangs inférieurs de l'embranchement des Malacozoaires.

Nous voyons qu'ici encore l'irrigation sanguine s'effectue essentiellement à l'aide, non pas d'un système de tubes flexibles et rameux disposés en manière de cercle, mais au moyen de canaux irréguliers dont la forme est déterminée par celle des organes circonvoisins.

Nous avons vu que chez les divers Mollusques, ainsi que chez les Crustacés et les Arachnides, des vaisseaux proprement dits se substituent à ces canaux dans une certaine étendue de l'appareil circulatoire, mais qu'une portion plus ou moins considérable de cet appareil se compose toujours de ces espaces interorganiques auxquels j'ai donné le nom de *lacunes*.

Nous pouvons donc maintenant mieux apprécier que nous n'aurions pu le faire en abordant l'histoire de la circulation, les objections faites par quelques anatomistes à la théorie dont j'ai si souvent fait usage, aujourd'hui et dans les leçons précédentes, pour coordonner et expliquer les modifications diverses de l'appareil irrigatoire chez les Animaux Invertébrés.

Je ne m'arrêterai pas à discuter l'opinion de ceux qui disent : La circulation ne peut se faire qu'à l'aide d'un appareil circulatoire ; l'appareil circulatoire ne peut être constitué que par un cœur, des artères et des veines : par conséquent, partout où

de la garance ou de l'indigo n'exerce aucune action sur les trachées. Enfin il pense que lors même que ces organes se coloreraient, cela s'expliquerait par la teinture de la surface de ces tubes qui sont baignés par le sang, et ne prouverait pas du tout que le

sang coloré s'est interposé entre leurs tuniques (a).

J'ajouterai que M. Blanchard a répondu à toutes ces objections par la publication de ses observations sur des faits du même ordre chez les Arachnides à respiration trachéenne (b).

(a) Joly, *Nouvelles expériences tendant à réfuter la prétendue circulation péritrachéenne des Insectes* (Mém. de l'Acad. des sciences de Toulouse, 1852).
(b) Blanchard, *De l'appareil circulatoire, etc., dans les Arachnides* (Ann. des sciences natur. 1849, 3ᵉ série, t. XII, p. 319).

il y a circulation, il faut que ces vaisseaux sanguins existent. Il y a là ce que les logiciens appellent *pétition de principe*, et le vice d'un pareil raisonnement est évident. Il me semblerait également superflu d'examiner l'argument de ceux qui disent : La circulation ne peut s'effectuer qu'à l'aide de vaisseaux sanguins; les Insectes n'ont pas de vaisseaux sanguins : donc ils n'ont pas de circulation.

Je passe sur les arguments qui, réduits à leur plus simple expression et mis à nu, ne consistent que dans un raisonnement de ce genre, et j'arrive tout de suite à la seule difficulté sérieuse (1).

(1) Dans les discussions auxquelles la question de la circulation lacunaire ou semi-lacunaire chez les Animaux inférieurs a donné lieu depuis une dizaine d'années, soit directement, soit d'une manière indirecte, on a en général mêlé à ce qui touche au mode de constitution de l'appareil sanguifère des Mollusques beaucoup de choses qui y sont complétement étrangères ou qui n'influent en rien sur les conclusions générales auxquelles je suis arrivé. Ainsi, divers écrivains ont supposé que cette interprétation des faits se confondait avec la théorie dite du *phlébentérisme*, dont j'aurai à parler dans une autre partie de ce cours. Or, ce sont des choses parfaitement distinctes. Chez les Animaux les plus dégradés, l'intestin peut se ramifier et tenir lieu d'un système irrigatoire, ainsi que nous l'avons vu chez les Acalèphes et les Coralliaires; une disposition analogue peut se rencontrer chez des Animaux plus élevés en organisation, où la division du travail est devenue complète entre l'appareil digestif et le système sanguifère. Elle peut même y venir en aide à la distribution des matières nutritives dans les diverses parties de l'organisme; mais elle n'est pas liée alors d'une manière nécessaire à tel ou tel mode de constitution de l'appareil circulatoire, et l'état lacunaire d'une portion plus ou moins considérable du trajet veineux n'est en aucune façon subordonné à cette forme rameuse et vasculaire des prolongements de l'intestin. Le mot *phlébentéré*, appliqué par M. de Quatrefages à des Mollusques chez lesquels une portion de l'appareil se ramifie à la manière des vaisseaux sanguins, ne signifiait pas du tout que ces tubes rameux représentaient ou tenaient lieu de veines, mais seulement qu'ils avaient l'apparence de vaisseaux.

Quelques écrivains, je le répète, confondent entre elles toutes ces choses, et, pour combattre les unes, s'attaquent souvent aux autres, de façon que la plus grande confusion a été introduite dans une discussion qui aurait pu être très simple et parfaitement intelligible pour tout le monde. C'est par suite de mélange de questions non connexes dans un travail de M. Robin sur le phlébentérisme, qu'il me serait difficile, sans consacrer à ce sujet trop

M. Audouin et moi, en faisant connaître, il y a trente ans, les cavités veineuses qui existent à la base des branchies chez les Crustacés supérieurs, et qui se continuent avec les espaces ménagés entre les divers viscères, avions signalé l'existence d'une couche mince de tissu conjonctif qui en tapisse les parois, et qui nous a paru être de même nature que le tissu désigné sous le nom de *cellulaire* dans la plupart des ouvrages sur l'anatomie humaine. Une couche membraniforme de même nature, ou quelque chose d'analogue, tapisse aussi la cavité abdominale des Mollusques où le sang s'accumule, et l'on en trouve des traces plus ou moins évidentes dans tous les gros canaux qui livrent passage à ce liquide et qui sont limités d'ailleurs par les muscles, les téguments, ou d'autres organes circonvoisins. Quelques anatomistes préfèrent donc voir dans ces cavités, non pas des lacunes ou espaces interorganiques employés à constituer ou à compléter le système irrigatoire, mais des vaisseaux proprement dits, des veines ou des artères qui se développeraient d'une manière excessive, et qui, au lieu d'offrir la forme de tubes membraneux, s'étendraient de façon à se mouler sur les parties voisines et à les envelopper (1).

de place, d'examiner ici la suite de raisonnements à l'aide desquels ce jeune anatomiste arrive à conclure que l'idée d'une dégradation de l'appareil circulatoire est une idée fausse, et que ce système n'est incomplet chez aucun Animal (a).

(1) Le savant professeur de physiologie de la Faculté de médecine de Paris déclare que l'idée d'une circulation lacunaire chez les Mollusques est une *idée fausse*, parce que le sang ne baigne pas à *nu* les organes et se trouve séparé de leur tissu par une substance homogène et transparente (b). Mais, dirait-il que le cœur ne baigne pas dans la sérosité chez un malade affecté d'hydropéricardite, parce qu'un feuillet du péricarde revêt la surface du tissu charnu de cet organe, ou que la sérosité abdominale ne touche ni l'estomac, ni le foie, ni les interstices, parce qu'une lame péritonéale recouvre tous ces viscères? Or, chez les Mollusques, le sang occupe la cavité du péritoine où ces

(a) Robin, *Rapport sur les communications de M. Souleyet, relatives à la question désignée sous le nom de* Phlébentérisme, p. 131 (*Mém. de la Soc. de biologie*, 1851, t. III).
(b) Bérard, *Cours de physiologie*, t. III, p. 399.

À mesure que l'on descendrait des Animaux supérieurs vers ceux dont la structure est de moins en moins parfaite, on trouverait donc un système veineux qui serait de plus en plus développé, et qui, tout en conservant son caractère primitif, logerait peu à peu dans son intérieur les viscères et tous les autres organes. Ce serait une veine transformée en un vaste sinus qui tiendrait lieu du sac péritonéal chez les Poulpes, les Aplysies et les autres Mollusques où les viscères baignent dans le sang, et ce serait un vaisseau développé de la même manière, de façon à tapisser toutes les cavités interorganiques de l'Insecte, qui constituerait le système irrigatoire de ces Animaux. C'est seulement à la condition d'admettre ces hypothèses qu'on peut dire, avec un des jeunes anatomistes de l'École de médecine, que

organes sont suspendus, exactement comme la sérosité occupe cette grande lacune périgastrique chez l'Homme. La même thèse a été longuement soutenue par M. Robin dans un rapport sur les discussions entre M. Quatrefages et Souleyet. M. Robin déclare aussi que le mot *dégradation* doit être rayé de la science (a).

L'expression d'*appareil circulatoire incomplet* dont j'ai souvent fait usage pour désigner un système irrigatoire dans lequel une portion du cercle sanguifère me semble être constituée par des réservoirs ou des canaux empruntés aux vides interorganiques, et non pas des tubes ou vaisseaux proprement dits, a été aussi l'objet de critiques fort vives. On m'a objecté que ces cavités étant indiquées par une sorte de texture membraniforme, le cercle circulatoire est un système de cavités closes, et, par conséquent, un système *complet* (b). Mais, du moment que le système cavitaire général est devenu distinct de la chambre digestive, ce système est en général fermé, et si on le considère comme un appareil hydraulique d'irrigation, il sera cependant d'autant plus incomplet qu'il offrira d'une manière plus limitée le caractère tubulaire. Du reste, la clôture du système irrigatoire ne paraît pas être une disposition aussi constante qu'on le supposait jadis, et nous avons vu que chez beaucoup de Mollusques où une portion de l'appareil circulatoire est composée de vaisseaux bien constitués, il existe des voies de communication directes entre les réservoirs sanguifères et l'extérieur (c).

(a) Robin, *Rapport sur la question désignée sous le nom de* Phlébentérisme (*Mém. de la Soc. de biologie*, 1854, t. III, p. 131).
(b) Voyez Bérard, *Cours de physiologie*, t. III, p. 599.
(c) Voyez ci-dessus, pages 100, 126, etc.

chez aucun Animal ce système circulatoire n'est incomplet, et que le mot *lacune*, employé pour désigner une portion de ce système, doit disparaître de la science anatomique.

Mais voyez où cela conduirait. La chambre viscérale serait la cavité de la poche péritonéale quand le sang n'y pénètre pas, et serait constituée par une veine transformée en sinus quand ce liquide y afflue. A mesure que la circulation devient plus obscure et plus incomplète, le système des vaisseaux sanguins se compliquerait et se développerait davantage, et chez les Molluscoïdes inférieurs il constituerait la totalité du système cavitaire du corps. Enfin, si nous poussons cette hypothèse jusqu'à sa dernière limite pour en mieux faire ressortir l'inadmissibilité, nous verrons que la veine, devenue sinus abdominal ou chambre viscérale, deviendrait aussi une cavité digestive chez les Polypes et les Acalèphes.

Il suffit, je crois, de dégager ces idées de tous les accessoires dont on les a entourées et d'en présenter l'ensemble pour les faire rejeter. Les personnes qui ne se sont familiarisées qu'avec l'anatomie de l'Homme ou des Animaux dont la structure se rapproche le plus de la nôtre, ne peuvent que difficilement se résoudre à croire que dans d'autres groupes zoologiques les veines ou les artères manquent et sont remplacées tant bien que mal par les méats ou vides que les divers solides de l'organisme laissent entre eux ; mais les naturalistes qui étudient les phénomènes de la vie chez les Animaux marins des classes inférieures ne douteront pas de l'existence de ces emprunts physiologiques.

Quant à l'argument tiré de l'existence d'une couche membraniforme de tissu conjonctif sur les parois de ces cavités, je ne saurais y voir un motif pour considérer ces espaces comme des veines dilatées plutôt que des lacunes interorganiques, car un tissu analogue se rencontre partout dans les vides laissés par les organes, et des couches membraniformes semblables se développent partout dans ces vides lorsqu'un liquide excitant autre que le sang vient à s'y accumuler (1).

La manière dont j'interprète et dont je groupe les faits que nous offre l'étude du système irrigatoire chez les Animaux inférieurs me paraît donc être la plus simple et la plus naturelle.

(1) M. Owen considère la couche plus ou moins membraniforme dont les sinus veineux sont revêtus comme étant l'analogue de la tunique interne des veines proprement dites, et, en partant de cette idée, il arrive aux conclusions suivantes :

« Bien que dans les grands vides de la chambre abdominale situés entre les viscères et les muscles, la tunique des sinus veineux soit disposée comme un péritoine ; qu'elle paraisse remplir aussi les fonctions d'un péritoine ; que le fluide contenu dans son intérieur ait, indépendamment de ses usages les plus importants, à tenir lieu de sérosité péritonéale, et qu'en outre l'anatomiste pourrait, à raison de cette similitude de fonctions, être autorisé à appeler les cavités des sinus, des lacunes interviscérales, et les parois de ces sinus un péritoine ; cependant, en se guidant par des considérations d'homologie plutôt que par l'analogie, il devra plutôt les nommer sinus veineux abdominal et tunique veineuse. Du reste, comme question de fait, il n'y a aucune différence réelle ou essentielle entre cela et un système clos d'artères et de veines, mais seulement un état morphologique qui s'éloigne du caractère typique des organes de circulation ; qui, à la vérité, s'en éloigne à l'extrême, mais qui n'égarera que difficilement le zootomiste qui serait préparé à des faits de cet ordre par les découvertes de Hunter, telles qu'on les voit par les descriptions et les figures de ses préparations relatives au système veineux dans la classe des Insectes et des Crustacés (a). »

Pour mieux fixer les idées à ce sujet, M. Owen cite ensuite quelques passages tirés des manuscrits de Hunter, mis au jour par ses soins quelques années après la publication du travail fait sur la circulation chez les Crustacés par M. Audouin et moi. On y lit :

« Les veines des Insectes paraissent être simplement la membrane cellulaire ; mais ce sont des canaux régulièrement formés, quoique ni aussi distinctement cylindriques que chez les Quadrupèdes, etc., ni se ramifiant avec la même régularité. Elles paraissent être ou remplir les interstices situés entre les flocons de graisse, les cellules aériennes, les muscles, etc., et, par conséquent, on pourrait, jusqu'à un certain point, les appeler la membrane cellulaire de ces diverses parties (b). »

J'ajouterai que, dans le même ma-

(a) Owen, On the Anatomy of the Terebratula (Davidson's British fossil Brachiopoda, vol. I, p. 16, Palæontogr. Soc., 1853).
(b) Hunterian MS. Catalogue (Descript. and illustr. Catal. of the Physiological Series of Comp. Anat. contained in the Museum of the R. College of Surgeons in London, 1834, vol. II, p. 31).

La théorie que j'ai exposée nous a permis de lier entre eux tous ces faits, et, souvent, de les prévoir. Malgré les objections qui y ont été faites et qui roulent sur les mots plutôt que sur les choses, je continuerai donc à m'en servir. Mais, tout en pensant que c'est en grande partie par l'adaptation de plus en plus complète du système lacunaire au service de l'irrigation nutritive que le système circulatoire se constitue d'abord et se perfectionne ensuite chez les Mollusques et les Animaux articulés, je suis loin de croire que, dans tous les cas, la Nature fasse usage des mêmes moyens pour effectuer la production des conduits sanguifères, et ici, de même que pour la respiration, dont l'étude nous a déjà occupés, nous verrons que dans d'autres circonstances elle ne procède point par voie d'emprunt, et a recours, de prime abord, à des créations organiques spéciales. Les Animaux dont nous aurons à nous occuper dans la prochaine Leçon nous en fourniront des exemples.

nuscrit, Hunter parle d'un Ver à soie qui est injecté et qui montre « les grandes cavités qui tiennent lieu de veines, et dans lesquelles les tubes glandulaires filiformes flottent et s'imbibent des matériaux pour leurs sécrétions respectives (a). »

Au sujet des Crustacés, M. Owen cite aussi le passage suivant :

« Les veines, dans cette classe d'Animaux, de même que chez les Insectes ailés, ont principalement la forme de grandes cellules irrégulières, comme si le tissu conjonctif ou membrane cellulaire de l'animal renfermait le sang, et, lorsqu'on les injecte, on trouve la matière à injection disposée principalement en grandes masses (b). »

J'ajouterai que pour avoir des notions exactes sur les cavités veineuses ainsi décrites par Hunter, il suffit de jeter les yeux sur les planches où ce grand anatomiste les figure chez le Homard, et où l'injection est représentée remplissant par grandes masses irrégulières toutes les parties de la cavité viscérale et de ses annexes.

Quant à la nature du tissu qui tapisse les lacunes sanguifères chez les Animaux invertébrés, je renverrai aux observations de M. Leydig (c).

(a) *Catalogue* (*loc. cit.*, p. 30).
(b) *Loc. cit.*, p. 138.
(c) Leydig, *Zum feinern Bau der Arthropoden* (Müller's *Archiv*, 1855, p. 455).

VINGT-CINQUIÈME LEÇON.

De la circulation dans le sous-embranchement des Vers. — Mode de constitution des vaisseaux propres de ce système. — Disposition de ces vaisseaux chez les Turbellariés et les Trématodes. — Appareil circulatoire des Annélides. — Vaisseaux rudimentaires des Helminthes et des Rotateurs. — De l'appareil circulatoire dans la classe des Échinodermes.

§ 1. — Dans la grande division des VERS, comprenant les Helminthes, les Turbellariés, les Annélides et quelques autres Animaux inférieurs, la cavité générale du corps est occupée par un liquide qui ressemble au sang des divers Invertébrés dont l'étude vient de nous occuper ; mais d'ordinaire il existe aussi chez ces Entomozoaires un autre fluide qui, par ses propriétés physiques, diffère beaucoup du premier, et qui se trouve renfermé dans un système de vaisseaux particuliers.

Cet appareil vasculaire est facile à distinguer chez les Vers, où ce sang proprement dit est d'une couleur différente de celle des autres liquides de l'organisme, et n'a pas échappé aux recherches des premiers anatomistes qui se sont occupés de l'étude de ces Animaux ; mais, lorsque toutes les humeurs présentent la même teinte, il est souvent difficile d'en reconnaître la présence, et il reste encore beaucoup d'obscurité à ce sujet, en ce qui concerne les Rotateurs et les Vers intestinaux.

Il me paraîtrait inutile de revenir ici sur l'étude du fluide cavitaire ou de traiter d'une manière spéciale des espaces qui en sont les réservoirs ; ce que nous savons de la disposition du système lacunaire chez les autres Invertébrés nous suffit pour en donner une idée exacte, et je m'occuperai donc immédiatement de l'examen du système de vaisseaux qui, chez les Vers, vient s'ajouter à ce système irrigatoire d'emprunt, et qui est destiné à devenir la partie fondamentale de l'appareil circulatoire chez les Animaux des classes élevées.

Système
vasculaire
indépendant.

Ce système vasculaire se compose de canaux qui ne sont pas empruntés aux espaces vides ou lacunes que les divers organes laissent entre eux, consistent en des tubes à parois indépendantes des parties circonvoisines, et qui semblent se former de toutes pièces. Pour faire bien comprendre ce qui me paraît être le mode d'organisation et de production de ces conduits sanguifères, il ne sera pas inutile de rappeler les modifications que nous avons déjà vues s'opérer par les progrès du développement dans la disposition des canaux gastro-vasculaires des Béroés.

On doit se rappeler que j'ai trouvé des différences très grandes dans la conformation de cet appareil irrigatoire. Chez les jeunes individus, les canaux radiaires qui se dirigent de l'estomac vers le bord du disque cupuliforme pour s'ouvrir dans le canal marginal sont simples ou ne présentent latéralement que de petits prolongements en forme de doigts de gant; mais, chez les individus plus avancés en âge, ces appendices cæcaux sont beaucoup plus longs, et, au lieu d'être simples, se ramifient; enfin, chez des individus qui, à en juger par leur grande taille, sont encore plus vieux, les branches de ces mêmes canaux, au lieu de se terminer toutes en culs-de-sac, se rencontrent, s'ouvrent les unes dans les autres à leurs points de jonction, et constituent par leurs anastomoses un réseau vasculaire dont les mailles deviennent de plus en plus nombreuses et serrées. Au premier abord, on pourrait croire que les canaux gastro-vasculaires, en s'avançant ainsi dans la substance du corps de l'Animal, seraient de simples excavations creusées dans cette substance, et résulteraient seulement d'un phénomène de désassimilation ou résorption qui s'effectuerait dans une direction déterminée. Mais, en examinant les choses de plus près, on voit que l'extension de ces canaux est due à un travail plus complexe. Les tubes gastro-vasculaires, de même que l'estomac, ont pour parois une membrane continue qui leur appartient en propre, et le cul-de-sac par lequel chacun d'eux se termine reste fermé jusqu'à ce qu'il ait rencontré une autre branche du même système à laquelle il se soude avant de se perforer pour déboucher dans son intérieur. Il faut donc que le tissu constitutif des parois de ces tubes préexiste dans les points où leur allongement s'effectue, et, pour se former une idée nette de ce phénomène organogénique, il faut se représenter le vaisseau comme étant un cylindre, d'abord plein, qui s'allonge à son extrémité par suite de la production des nouvelles portions de son tissu, et qui, en même temps, se creuse d'une cavité disposée suivant son axe. La pression, ou quelque autre influence exercée par l'extrémité qui s'accroît de la sorte, amène l'atrophie et la résorption de la substance des tissus voisins, et le tube, tout en restant fermé, se fraye ainsi une route dans cette substance jusqu'à ce qu'il rencontre un autre vaisseau de même nature auquel il se soude; puis, la cavité se creusant toujours de plus en plus dans la même direction, et un travail analogue s'effectuant en sens opposé dans le tube auquel il s'est uni, la cloison qui les sépare se perfore et l'anastomose s'établit.

Des phénomènes organogéniques du même ordre paraissent s'établir chez les Vers dans d'autres points de l'économie et amener la formation d'un système de vaisseaux à parois propres qui ne débouchent ni dans l'appareil digestif ni dans le système lacunaire général, et qui est complétement clos, sauf les communications que la perméabilité de ses parois permet avec les cavités d'alentour.

C'est de la sorte que les vaisseaux sanguins proprement dits semblent se constituer chez les Annélides, par exemple. Ainsi, chez les jeunes Térébelles, le service de l'irrigation physiologique se fait pendant les premiers temps de la vie à l'aide de la cavité générale du corps et des autres parties du système lacunaire qui contient un fluide nourricier, comme nous l'avons déjà vu chez les Mollusques et les Animaux articulés; mais,

III.   16

à une période plus avancée de leur développement, on commence à distinguer dans l'organisme de ces petits Vers marins un certain nombre de vaisseaux dont le contenu est différent, et ne tarde pas à acquérir la teinte rouge qui rend le sang proprement dit si facile à reconnaître chez la plupart des Animaux de cette classe (1). Ces vaisseaux sanguins, indépendants du système cavitaire, sont d'abord en petit nombre, et ne paraissent fournir que peu de branches ; mais, par les progrès du travail organogénique, ils se développent beaucoup, et finissent par former un appareil très complexe dont les diverses parties se dessinent nettement par tout le corps, à raison de la couleur particulière du fluide renfermé dans leur intérieur.

Vaisseaux
sanguins
des
Turbellariés.

§ 2. — Chez les Némertiens, qui prennent place dans la classe des Turbellariés fondée par M. Ehrenberg, il existe, indépendamment de l'appareil irrigatoire constitué par la cavité viscérale (2), un système circulatoire vasculaire bien distinct,

(1) J'ai constaté l'apparition tardive des vaisseaux sanguins chez beaucoup de jeunes Annélides, et ce fait me semble avoir une certaine importance pour la zoologie ; car chez les Vertébrés la formation du système circulatoire est un des premiers résultats du travail embryogénique (a).

(2) Chez les Némertiens, la cavité générale du corps qui loge les viscères, et qui contient un fluide nourricier commun, est tapissée par un tissu membraniforme et subdivisée en quatre portions principales. Une première partie, ou chambre céphalique, est limitée en arrière par une cloison transversale ou diaphragme membraneux incomplet, et loge les ganglions cérébroïdes ainsi que les parties antérieures de l'appareil digestif et du système vasculaire. La portion postcéphalique de la cavité générale s'étend dans toute la longueur du corps et se trouve incomplétement divisée par des cloisons verticales membraneuses auxquelles sont fixés les viscères : un de ces compartiments constitue une chambre médiane et loge dans une portion de son étendue l'appareil digestif ; les deux autres, situés latéralement, renferment les organes reproducteurs. Un liquide, en général incolore, mais tenant en suspension des corpuscules organisés et comparables aux globules du sang (b), est répandu dans les chambres céphalique et médiane de ce système, et y remplit tous les espaces qui ne sont

(a) Milne Edwards, Observ. sur le développement des Annélides (Ann. des sciences nat., 1845, 3e série, t. III, p. 157 et suiv.).
(b) Voyez ci-dessus, tome I, page 106.

mais d'une grande simplicité, et qui rappelle beaucoup ce qui se voit chez les jeunes Animaux dont il vient d'être question, quand leurs vaisseaux sanguins commencent à se montrer.

Ainsi chez les Cérébratules à sang rouge dont M. de Quatre- Némertiens fages a étudié la structure avec beaucoup de soin, on distingue facilement trois troncs longitudinaux situés immédiatement sous les téguments et placés, l'un sur la ligne médiane du dos, les autres sur les côtés du corps. Ces vaisseaux plus ou moins flexueux ont des parois membraneuses bien distinctes et offrent partout à peu près le même diamètre. Ils s'anastomosent directement entre eux à l'extrémité postérieure du corps. Dans la région céphalique, ils sont également en communication directe, mais d'une manière un peu moins simple : chaque tronc latéral se divise en deux branches, l'une que j'appellerai *frontale*, continue à se porter en avant et se réunit à son congénère sur la ligne médiane, de façon à former une grosse anse vasculaire marginale; l'autre, que je nommerai *branche cérébrale*, contourne les ganglions cérébroïdes du système nerveux, et, après avoir décrit ainsi la figure d'une ∽, se joint à la fois à son congénère et au vaisseau médian dorsal qui se termine en ce point (1).

pas occupés par les viscères, les muscles ou d'autres organes; il pa-rait pénétrer aussi dans les cham-bres latérales ou génitales, et les mouvements généraux du corps le ballottent dans divers sens. Mais, jusqu'ici, on n'y a pas aperçu distinc-tement des courants circulatoires ré-guliers (a).

(1) L'existence de vaisseaux san-guins chez les Némertiens a été con-statée par un grand nombre d'ana-tomistes; mais jusqu'en ces derniers temps on a généralement confondu avec ces organes le système nerveux, qui est souvent coloré en rouge ou en jaune dans toute sa portion cen-trale.

M. Rathke a reconnu l'erreur dans laquelle ses prédécesseurs étaient tom-bés à ce sujet (b); mais, tout en resti-tuant au système nerveux les parties qui y appartiennent, il n'a donné que fort peu de détails sur les vais-

(a) Quatrefages, *Mém. sur la famille des Némertiens* (*Voyage en Sicile*, t. II, p. 151 et suiv., et *Ann. des sciences nat.*, 3ᵉ série, t. VI).

(b) Rathke, *Beiträge zur vergleichenden Anatomie und Physiologie*, 1842, p. 103.

Il paraît y avoir aussi chez la plupart des Némertiens deux autres troncs longitudinaux moins développés, qui sont logés plus profondément et suivent les côtés de la cavité digestive. Les injections faites par M. Blanchard montrent que ces vaisseaux s'anastomosent aussi avec les précédents par leur extrémité antérieure ; mais, de même que le vaisseau dorsal, ils ne se ramifient pas. Les vaisseaux sous-cutanés latéraux sont unis entre eux de distance en distance par des canaux transversaux, mais on n'a pu apercevoir chez ces Vers presque aucune trace de ces ramifications dendroïdes, ni de ces lacis capillaires qui, chez les Animaux à circulation puissante, servent à conduire les fluides nourriciers dans la profondeur de toutes les parties de l'organisme (1).

seaux sanguins proprement dits, et il n'a pas expliqué la cause de la fausse détermination adoptée par MM. Delle Chiaje, Dugès, Ehrenberg et Johnson (a) ; aussi M. OErsted a-t-il persisté a considérer les ganglions cérébroïdes comme des cœurs (b). M. de Quatrefages a établi nettement la distinction entre ces divers organes, et a été le premier à faire bien connaître les principales dispositions du système vasculaire des Némertiens en général (c). M. Williams, qui a écrit plus récemment sur le même sujet, continue à désigner sous le nom de cœurs les ganglions cérébroïdes entourés d'une anse ou d'un sinus vasculaire (d) ; mais tous les observateurs qui ont parlé de ces organes comme les centres de l'appareil circulatoire se sont accordés à dire que jamais on n'y aperçoit de pulsations.

(1) M. Blanchard a représenté ces vaisseaux injectés chez le *Cerebratulus liguricus* ; on voit les troncs latéraux se terminer dans une lacune ovalaire qui loge de chaque côté de l'extrémité antérieure du canal digestif un des ganglions cérébroïdes, et qui se continue en avant, sur les côtés du

(a) Delle Chiaje, *Mem. sulla storia e notomia degli Animali senza vertebre del regno di Napoli,* t. II, p. 408.
— Dugès, *Aperçu de quelques nouvelles observations sur les Planaires et plusieurs genres voisins* (Ann. des sc. nat., 1830, t. XXI, p. 75, pl. 2, fig. 5).
— Ehrenberg, *Symbolæ Physicæ : Animalia Evertebrata,* dec. 1.
— Johnson, *Miscellanea zoologica* (Magazine of Zoology and Botany, 1837, t. 1, p. 533, pl. 17, fig. 5).
(b) A.-S. OErsted, *Entwurf einer systematischen Eintheilung und speciellen Beschreibung der Plattwürmer auf mikroscopischen Untersuchungen gegründet,* 1844, p. 17.
(c) Quatrefages, *Études sur les types inférieurs, Mém. sur la famille des Némertiens* (Ann. Edwards, Quatrefages et Blanchard, *Voyage en Sicile,* t. II, p. 174 et suiv., pl. 18, fig. 1 et 1 bis, pl. 16, fig. 1 ; pl. 24, fig. 4).
(d) T. Williams, *Report on the British Annelida* (Rep. of the British Associat. for the Advancement of Science, vol. XXI, 1852, p. 189).

La disposition de l'appareil irrigatoire paraît être essentiellement la même chez tous les Némertiens, et le sang renfermé dans ce système de grands canaux y est mis en mouvement par la contraction des parois des divers vaisseaux dont il vient d'être question. Mais les courants ainsi déterminés sont intermittents et irréguliers dans leur direction, de sorte que la circulation est oscillatoire et que le fluide poussé tantôt d'arrière en avant par l'action de l'un des troncs latéraux, passe dans les vaisseaux longitudinaux voisins, tandis qu'à d'autres moments les contractions de l'un de ces derniers le font couler en sens contraire. Il est aussi à noter que chez les Némertiens ces vaisseaux sanguins ne présentent sur aucun point de leur trajet des réservoirs contractiles qui puissent être considérés comme faisant fonction de cœurs. Beaucoup de zoologistes, il est vrai, ont décrit sous ce nom certaines parties de la tête des Némertiens, mais M. de Quatrefages a fait voir que ces prétendus cœurs ne sont en réalité que les ganglions cérébroïdes autour desquels s'appliquent les branches internes des vaisseaux latéraux (1).

Nous voyons donc que chez ces Vers le sang se meut dans un cercle de tubes fermés et doit revenir sans cesse à son point de départ. On peut donc dire que chez ces Animaux la circulation est complète; mais on doit remarquer que le système vasculaire dont ils sont pourvus, considéré comme appareil irrigatoire, n'est guère qu'une simple ébauche et ne saurait fonctionner que d'une manière très imparfaite.

bulbe pharyngien. Il y a donc ici en tout cinq vaisseaux longitudinaux (a).

(1) Dugès a observé la contractilité des vaisseaux sanguins chez le *Prostoma armata*; mais les poches pellucides qu'il dit être en communication avec l'anse vasculaire céphalique sont évidemment les anses circumganglionnaires décrites ci-dessus, ou les analogues des lacunes figurées par M. Blanchard (b).

(a) Blanchard, *Recherches sur l'organisation des Vers* (*Voyage en Sicile*, t. III, p. 305, pl. 6, fig. 5).

(b) Dugès, *Op. cit.* (*Ann. des sciences nat.*, 1830, t. XXI, p. 75).

Planaires.

§ 3. — Chez d'autres Turbellariés, les Planaires par exemple, le système vasculaire est bien plus rudimentaire, et, quoique les canalicules dont il se compose se ramifient dans les diverses parties de l'organisme et s'anastomosent parfois entre eux, il n'offre pas dans son ensemble une disposition circulaire, et le liquide qui s'y trouve inclus n'est animé probablement que de quelques mouvements oscillatoires obscurs (1).

Classe des Nématoïdes.

§ 4. — Chez les Vers intestinaux de la classe des NÉMATOÏDES, tels que les Strongles et les Ascarides, on ne trouve aussi que des vestiges d'un appareil circulatoire composé de quelques canaux très grêles et sans réservoir pulsatile bien caractérisé (2); mais, dans la classe des Annélides, au con-

(1) Les organes que Dugès et quelques autres observateurs ont décrits comme constituant le système vasculaire des Planaires (a) appartiennent en majeure partie au système nerveux de ces Animaux (b). Mais M. Blanchard a reconnu l'existence de canaux qui suivent le trajet de nerfs, ainsi que d'une espèce de réservoir ou de lacune qui entoure la masse ganglionnaire céphalique. Toutes ces parties se laissent injecter, et les ramifications de ces vaisseaux forment même un réseau capillaire assez riche (c); mais, d'après leur mode de distribution, il me paraîtrait difficile qu'il pût y avoir là une véritable circulation des fluides nourriciers, et il me semble probable qu'ils ne sont le siège que de mouvements oscillatoires, car ils ne font pas retour sur eux-mêmes, et ils sont trop grêles pour que l'on puisse supposer l'existence d'un double courant dans l'intérieur de chacun d'eux. Il est aussi à noter que chez les Planaires, aussi bien que chez les autres Vers auxquels Cuvier donnait le nom de *parenchymateux*, il existe une cavité viscérale qui sert de réservoir à un liquide albumineux, et qui joue probablement un rôle important dans l'irrigation physiologique (d).

(2) Chez les ASCARIDES, on trouve à la face interne du système musculaire sous-cutané deux bandes longitudinales de structure spongieuse qui constituent chacune un tube (e) dans l'intérieur duquel se trouvent deux

(a) Dugès, *Recherches sur l'organisation et les mœurs des Planaires* (Ann. des sciences nat., 1828, t. XV, p. 161).
— Idem, *Aperçu de quelques observations nouvelles sur les Planaires, etc.* (Ann. des sciences nat., 1830, t. XXI, p. 85).
— Mertens, *Ueber den Bau verschiedener an der See lebender Planarien* (Mém. de l'Acad. de Saint-Pétersbourg, 1833, 6e série, t. II, p. 1).
— Schulze, *De Planariarum vivendi ratione et structura penitiori* (Dissert. inaug.). Berol., 1836.
(b) Quatrefages, *Mém. sur quelques Planaires marines* (Voyage en Sicile, t. II, p. 72 et suiv.).
(c) Blanchard, *Recherches sur l'organisation des Vers* (Op. cit., t. III, p. 77, pl. 6, fig. 1).
(d) Quatrefages, *loc. cit.*, p. 52.
(e) Ce sont ces tubes longitudinaux qui ont été considérés comme des vaisseaux circulatoires par M. Cloquet (*Anatomie des Vers intestinaux*, 1824, p. 38, pl. 1, fig. 2; pl. 2, fig. 3).

traire, les organes d'irrigation se développent et se perfectionnent beaucoup.

§ 5. — Chez presque tous les Annélides, l'irrigation organique s'effectue aussi à l'aide de deux appareils : le système cavitaire général et ses annexes, où se trouve un liquide séro-sanguin, et un système vasculaire où circule le sang proprement dit. Ces deux appareils ne communiquent pas entre eux, et

Appareil
circulatoire
des
Annélides.

vaisseaux, l'un superficiel, l'autre profond. Les vaisseaux profonds situés ainsi de chaque côté du corps s'anastomosent directement entre eux au niveau de l'œsophage, de façon à y former une arcade dont une des branches est légèrement dilatée de manière à constituer une très petite ampoule, qui communique aussi par des canaux anastomotiques avec les vaisseaux sous-cutanés superficiels. Enfin, ceux-ci communiquent également avec les vaisseaux profonds ou internes vers l'extrémité postérieure du corps (a). M. Blanchard a constaté que les injections passent des uns dans les autres, et qu'ils constituent un cercle dans lequel le fluide peut se mouvoir d'une manière continue ; mais ce système de canaux ne paraît pas donner naissance à des ramifications vasculaires, si ce n'est peut-être dans la région pharyngienne ; par conséquent son rôle dans l'irrigation physiologique ne peut être que très faible, et il est à présumer que la distribution des fluides nourriciers s'effectue principalement par l'intermédiaire du système cavitaire général et de ses dépendances.

Cet anatomiste a trouvé la même disposition dans les vaisseaux des Strongles ; mais, chez les Spiroptères ou Spirures, il a constaté l'existence de branches anastomotiques transversales et de ramifications extrêmement grêles (b).

M. Blanchard est parvenu à injecter un système de vaisseaux souscutanés très fins chez les Échinorhynques. Ce sont des canaux longitudinaux, au nombre de dix-huit à vingt, qui se trouvent reliés entre eux par une multitude de branches transversales simples, de façon à représenter un treillis fort régulier (c). Il existe aussi à la face interne de la grande cavité viscérale de ces Animaux deux tubes longitudinaux d'un calibre très considérable qui se laissent facilement injecter et qui ressemblent beaucoup aux vaisseaux latéraux des Némertes (d) ; à leur extrémité postérieure ils se terminent en culs-de-sac, et en avant ils se bifurquent pour envoyer une branche à la base

(a) Blanchard, *Recherches sur l'organisation des Vers* (*Voyage en Sicile*, t. III, p. 224, pl. 18, fig. 1 a).
(b) Idem, *loc. cit.*, p. 288, pl. 20, fig. 1 a.
(c) Idem, *loc. cit.*, p. 294, pl. 24, fig. 5 c.
(d) Cloquet, *Anat. des Vers intestinaux*, 1824, p. 85, pl. 5, fig. 3, pl. 6, fig. 13. Voyez aussi :
— Westrumb, *De Helminthibus acanthocephalis comment. hist. anat.*, p. 48 (1821).
— Burrow, *Echinorhynchi strumosi anatome*, 1836, fig. 1 et 8.

l'on remarque en général que le développement de l'un est en raison inverse de l'importance acquise par l'autre.

Système cavitaire.

Ainsi que nous l'avons déjà vu en traitant de la respiration, c'est essentiellement par l'intermédiaire du premier de ces systèmes irrigatoires que les relations entre l'organisme et l'atmosphère s'établissent chez plusieurs Animaux de cette classe (1). Le liquide cavitaire est alors fortement chargé de globules; il est mis en mouvement par des cils vibratiles, et il occupe des réseaux de canaux capillaires sous-cutanés aussi bien que

de la trompe, et l'autre au cou ; mais ils ne paraissent pas donner naissance à des ramifications (a). Enfin, ils sont remplis par un liquide albumineux. Les helminthologistes sont incertains quant aux usages de ces canaux. Il est aussi à noter que les bandelettes ou lemnisques qui flottent dans la cavité du corps de ces singuliers Vers intestinaux renferment un canal longitudinal à branches rameuses (b), et que divers auteurs rapportent aussi ces vaisseaux à l'appareil circulatoire (c); mais on n'est pas parvenu à les injecter, et, suivant Mehlis, chacun de ces organes communiquerait au dehors par un pore verruciforme, ce qui ferait supposer qu'ils sont des instruments de sécrétion (d).

L'organe rubaniforme qui se voit chez le *Filaire des poissons* présente une structure d'apparence vasculaire comme celle des lemnisques de l'Échinorhynque (e).

Enfin, parmi les Vers que l'on confond généralement sous le nom de *Filaires* ou *Gordius*, il en est qui, par leur mode d'organisation, se rapprochent davantage des Annélides de la famille des Naïs, et qui ont, comme celles-ci, un vaisseau dorsal et un ou deux vaisseaux abdominaux. Berthold a décrit un appareil de ce genre chez le *Gordius aquaticus* (f). Mais M. Blanchard, sans vouloir en contester l'existence, n'est point parvenu à le retrouver (g). Les Filaires des Corneilles décrits par Ecker ont aussi un vaisseau dorsal dont la partie antérieure ou pharyngienne est pulsatile, et un collier vasculaire qui ressemble beaucoup à ce que l'on voit chez certains Annélides (h).

(1) Voyez tome II, p. 99 et suiv.

(a) Blanchard, *Rech. sur l'organisation des Vers* (*Voyage en Sicile*, t. III, p. 209).
(b) Goeze, *Versuch einer Naturgeschichte der Eingeweidwürmer*, p. 1417.
— Rudolphi, *Entozoorum historia naturalis*, t. I, p. 254.
— Cloquet, *Anat. des Vers intestinaux*, p. 83.
(c) Siebold et Stannius, *Nouveau Manuel d'anat. comp.*, t. I, p. 134.
(d) Creplin, *Novæ observ. de Entozois, mit Bemerkungen von Mehlis* (*Isis*, 1831, p. 82).
(e) Siebold, *Helminthologische Beiträge* (*Archiv für Naturgesch.*, 1838, t. I, p. 311).
(f) Berthold, *Ueber den Bau des Wasserkalbes* : Gordius aquaticus. Gœttingue, 1842, p. 12.
(g) Blanchard, *loc. cit.*, p. 280.
(h) Ecker, *Ueber das Gefäss-System in eingepuppten Filarien* (*Archiv für Anat. und Physiol.* von Müller, 1845, p. 506, pl. 15, fig. 3 et 4).

l'espèce de réservoir formé par la chambre viscérale. Chez les Branchellions, par exemple, la cavité abdominale communique librement avec des canaux pratiqués dans l'épaisseur des parois du corps, et notamment dans les appendices foliacés qui recouvrent le dos et constituent des organes respiratoires. Ces canaux se ramifient à la manière des vaisseaux sanguins dans les branchies des Crustacés ou des Mollusques, et ils sont pourvus aussi de parois membraneuses distinctes (1). Ce sont par conséquent des vaisseaux à sang blanc en communication directe avec le système lacunaire général, de la même manière que nous avons vu le système artériel se continuer avec les méats ou espaces interorganiques chez beaucoup d'autres Invertébrés ; et M. de Quatrefages, qui a été le premier à faire bien connaître cette disposition, y voit les vestiges d'un appareil vasculaire particulier dont tous les Animaux supérieurs à sang rouge sont pourvus, savoir, le système des *vaisseaux lymphatiques*. Nous reviendrons sur ces analogies lorsque nous étudierons spécialement les vaisseaux blancs des Vertébrés, et je me bornerai à ajouter ici que les arborisations vasculaires dont il vient d'être question sont également très développées chez plusieurs Annélides sétigères, les Phyllodocés, par exemple (2), et que dans

(1) Lorsqu'on pousse un liquide coloré dans le réseau dendroïde de l'une de ces feuilles branchiales, on voit l'injection se répandre autour de l'appareil digestif et pénétrer dans tous les autres appendices respiratoires. J'ai déjà eu l'occasion de parler des fonctions de ce système lacunaire lorsque je faisais l'histoire de la respiration, et pour plus de détails à ce sujet, je renverrai à l'intéressant Mé-moire de M. de Quatrefages sur l'anatomie et la physiologie de ces Sang-sues branchifères (*a*).

Déjà, en 1849, M. de Filippi avait indiqué l'existence d'un système lacunaire sans parois membraneuses aussi bien que d'un système vasculaire proprement dit chez quelques Hirudinées : les Clepsines, par exemple (*b*).

(2) Les arborisations vasculaires qui se remarquent sur les branchies folia-

(*a*) Quatrefages, *Études sur les types inférieurs de l'embranchement des Annelés* (Ann. des sciences nat., 1852, 3ᵉ série, t. XVIII, p. 306 et suiv.).
(*b*) F. de Filippi, *Observ. sopra un nuovo genere* (Hæmenteria) *di Anellidi della famiglia delle Sanguesughe*, p. 8 (extr. delle Memorie della R. Acad. delle Scienze di Torino, 1849, 2ᵉ série, t. X).

quelques cas le liquide cavitaire qui y circule et qui occupe aussi la chambre viscérale est·coloré (1). Chez les Lombrics, les espaces libres qui entourent les viscères sont très réduits, et par conséquent la portion lacunaire du système irrigatoire n'offre que peu d'importance. Enfin , chez les Sangsues, ces espaces sont presque entièrement oblitérés, et par conséquent ce sont les vaisseaux sanguins proprement dits qui, seuls ou presque seuls, effectuent le transport des fluides nourriciers dans l'intérieur de l'organisme.

Syst. vasculaire des Annélides.

§ 6. — Le système vasculaire proprement dit qui se trouve surajouté à l'appareil irrigatoire lacunaire des Annélides, et qui

cées de ces Vers furent prises d'abord pour des vaisseaux sanguins (a). Mais M. Williams a constaté que ce sont des dépendances du système cavitaire général, et que les vaisseaux sanguifères ne pénètrent pas dans ces appendices (b).

Les ramifications dendroïdes creusées dans l'épaisseur des lamelles branchiformes dont les rames pédieuses des Néréides sont garnies à leur extrémité sont également des canaux parcourus par le liquide cavitaire seulement ; mais ici on trouve à la base des pieds un réseau vasculaire à sang rouge qui sert aussi à la respiration (c).

Enfin les canaux qui occupent le centre des appendices tentaculiformes dont l'extrémité céphalique est garnie chez les Térébelles (d) appartiennent aussi au système lacunaire général, et ces organes sont dépourvus de vaisseaux à sang rouge (e).

(1) M. Williams a constaté l'existence d'un liquide péritonéal ou cavitaire chargé de corpuscules rouges chez le *Glycera alba*. Le sang proprement dit, ou liquide intra-vasculaire, est d'une teinte rougeâtre moins intense et ne charrie pas de globules. La cavité commune ou viscérale se prolonge dans la base des pieds, et de là se continue dans l'axe des appendices branchiaux qui sont fixés sur ces membres. M. Williams s'est convaincu de l'absence complète de vaisseaux sanguins proprement dits dans les parois de l'espèce de cæcum ainsi constitué par chacune de ces branchies, et il a vu que le liquide cavitaire circule dans leur intérieur sous l'influence d'un épithélium vibratile dont les parois de cette portion du système lacunaire sont garnies (f).

(a) Audouin et Milne Edwards, *Annélides des côtes de la France* (Ann. des sciences nat., 1835, t. XXIX, p. 247, pl. 16, fig. 3).
(b) Williams, *Report on the British Annelida* (Report of the 21st Meeting of the British Association for the Advancement of Science*, 1851, p. 198, pl. 4, fig. 15).
(c) Williams, *loc. cit.*, p. 197, pl. 4, fig. 14.
(d) Milne Edwards, *Règne animal* de Cuvier, ANNÉLIDES, pl. 1 b.
(e) Williams, *loc. cit.*, p. 194.
(f) Idem, *ibid.*, p. 172.

renferme le sang coloré en rouge chez la plupart de ces Vers, se compose de tubes à parois propres dont les plus gros sont toujours pourvus de fibres musculaires, de façon à pouvoir se contracter et se relâcher alternativement. C'est par l'effet de ces contractions que le sang est mis en mouvement ; mais les courants ainsi déterminés n'ont pas une direction constante, et, bien qu'il n'y ait pas ici le renversement périodique et régulier dont les Tuniciers nous ont offert le singulier spectacle, la circulation est souvent oscillatoire, et parfois le sang parcourt alternativement les mêmes vaisseaux en sens inverses.

Un seul et même plan fondamental semble avoir présidé à la constitution de l'appareil circulatoire de tous les Annélides ; on remarque, il est vrai, dans le nombre et la disposition des vaisseaux, des différences très considérables ; mais ces modifications, qui, au premier abord, masquent souvent le tracé typique, ne le rendent pas méconnaissable, et, pour saisir les rapports qu'elles ont entre elles, il suffit de les analyser.

En procédant de la sorte, on voit que les différences dépendent principalement de trois tendances organiques dont l'influence se fait sentir de plus en plus fortement à mesure qu'on s'élève des espaces inférieurs vers ceux dont la structure a été perfectionnée au plus haut degré.

L'une de ces puissances modificatrices du plan organique de l'appareil circulatoire des Annélides est la tendance des parties congénères à se montrer d'abord isolément sur les côtés du corps, puis à se rapprocher entre elles et à se confondre sur la ligne médiane.

Une seconde cause de diversité est la centralisation croissante des agents moteurs de la circulation et la tendance de la Nature à établir la division du travail entre les conduits de distribution et les réservoirs distributeurs.

Enfin, la troisième circonstance dont nous aurons à tenir compte en cherchant à expliquer les modifications de l'appareil sanguifère des Annélides, est l'extension progressive des branches de chacun des troncs principaux, d'où résulte des communications anastomotiques de plus en plus nombreuses entre toutes les parties de cet appareil, ainsi que l'abondance croissante des rameaux irrigatoires et la richesse du réseau vasculaire produit par leurs divisions terminales.

Les principaux matériaux employés à la constitution de cet appareil hydraulique sont un certain nombre de gros tubes longitudinaux de chacun desquels partent des branches transversales en plus ou moins grande abondance. Les uns appartiennent essentiellement aux téguments de l'Animal, les autres sont surtout en relation avec le canal digestif, et ils forment ainsi deux systèmes que j'appellerai le *système cutané* et le *système viscéral*.

Le système cutané se compose tantôt de deux vaisseaux longitudinaux situés sur les flancs de l'Animal, plus ou moins rapprochés entre eux à la face inférieure du corps ; tantôt d'un tronc unique et médian que l'on désigne sous le nom de *vaisseau ventral*, et que l'on peut considérer comme le résultat de la fusion des deux canaux dont je viens de parler. Dans la forme la plus simple de ce système, ces deux troncs latéraux ne communiquent entre eux que par les ramifications terminales de leurs branches internes ; mais, chez les espèces dont l'organisation est plus perfectionnée, ils sont unis directement par une série de tubes transversaux qui occupent la face ventrale du corps et qui peuvent être appelés les *vaisseaux commissuraux inférieurs*. Enfin les troncs eux-mêmes se rapprochent et s'anastomosent par leurs deux extrémités de façon à former un cercle vasculaire ; puis, ce rapprochement s'effectuant dans toute leur longueur, les deux moitiés du système se trouvent représentées par un vaisseau central impair et médian.

Pour bien comprendre la série de modifications qui se rencontrent dans la disposition de la portion viscérale de l'appareil circulatoire, il faut y distinguer deux systèmes de vaisseaux, l'un dorsal, l'autre sous-intestinal, et se représenter chacun de ces systèmes comme étant composé virtuellement, sinon en réalité, de deux moitiés placées symétriquement à droite et à gauche de la ligne médiane et tendant à se rapprocher pour se confondre entre elles.

Les deux troncs dorsaux, là où ils sont séparés l'un de l'autre, communiquent entre eux par une série de branches transverses auxquelles je donnerai le nom de *vaisseaux commissuraux supérieurs*.

Les deux moitiés du système vasculaire sous-intestinal présentent une disposition semblable, et sont reliées aussi au tronc dorsal par des canaux verticaux qui passent sur les côtés du tube digestif et qui peuvent être appelés les *vaisseaux commissuraux profonds*. Vers l'extrémité antérieure du corps, ces branches anastomotiques latérales sont souvent au moins aussi développées que les troncs dont elles partent, de façon que le vaisseau dorsal semble se continuer sans interruption avec le vaisseau sous-intestinal et former autour de l'œsophage un gros collier vasculaire.

Enfin le sang passe aussi des vaisseaux sous-cutanés dans le système dorsal, ou de celui-ci dans les premiers, par des branches transversales (ou latéro-dorsales), et toutes les parties de l'appareil circulatoire se trouvent ainsi en communication plus ou moins facile les unes avec les autres.

En résumé, cet appareil se compose donc généralement de trois portions principales plus ou moins indépendantes, ou systèmes de vaisseaux : un système cutané latéral ou ventral ; un système dorsal ou sus-intestinal, et un système abdominal ou sous-intestinal.

Voyons maintenant l'emploi que la Nature fait de ces divers matériaux organiques chez les différents Animaux de cette classe.

Système
vasculaire
des
Hirudinées.

§ 7. — Dans l'ordre des Hirudinées, ou Sangsues (1), les deux moitiés du système vasculaire cutané sont toujours distinctes, tandis que la centralisation est au contraire complète dans le système vasculaire viscéral.

On trouve donc toujours chez ces Annélides un tronc dorsal médian et deux troncs latéraux.

Chez un petit nombre d'entre eux, les Malacobdelles, par

(1) L'appareil vasculaire des Sangsues a été l'objet de beaucoup de travaux anatomiques. Les principaux troncs superficiels ont été signalés par Dillenius (a), Bibiena (b) et Cuvier (c). Ce dernier a injecté les branches anastomotiques qui unissent entre eux les vaisseaux latéraux, mais il n'a pas découvert les relations qui existent entre ceux-ci et le vaisseau dorsal. De nouvelles observations sur ce sujet furent faites ensuite par Thomas (d), Home (e), Johnson (f), Hausmann (g), Bojanus (h) et quelques autres naturalistes, mais sans qu'il en résultât aucun progrès bien notable. M. Delle Chiaje fut, je crois, le premier à bien faire connaître le tronc ventral qui est en connexion avec le système nerveux ; mais, tout en constatant les anastomoses des branches de ce vaisseau avec celles du vaisseau dorsal, il ne saisit pas les relations de cette portion de l'appareil vasculaire avec celles dont les troncs latéraux constituent la partie fondamentale, et il ne put, par conséquent, se former une idée juste de la circulation chez ces Annélides (i).

En 1828, la disposition des vaisseaux sanguins de la Sangsue fut étudiée d'une manière plus approfondie par M. J. Müller (j) et par Weber (k), ainsi que par Dugès, de Montpellier (l); et encore que ce dernier n'ait pas bien interprété tous les faits qu'il avait constatés, on lui doit beaucoup d'excellentes observations. Peu de temps après, M. Brandt donna une description et des figures plus complètes de

(a) Dillenius, De Hirudine (Ephem. Acad. Nat. cur., 1719, cent. VII et VIII, p. 338).
(b) Bibiena, De Hirudine sermones quinque (Comment. Instit. Bonon., 1791, t. VII, p. 55, pl. 2).
(c) Cuvier, Sur les Vers qui ont le sang rouge (Bulletin de la Soc. philom., 1802, p. 121).
— Leçons d'anatomie comparée, 1805, t. IV, p. 413.
(d) Thomas, Mémoires pour servir à l'histoire naturelle des Sangsues. In-8, 1806, p. 56 et suiv.
(e) Home, Lectures on Compar. Anat., t. IV, pl. 30, fig. 3.
(f) Johnson, A Treatise on the Medicinal Leech. In-8, 1816, p. 115.
(g) Hausmann, Anatomische-physiologische Untersuchungen über den Blutegel. Berliner, 1817.
(h) Bojanus, Bau des Blutegels (Isis, 1817, p. 881, et 1818, p. 2089).
(i) Delle Chiaje, Memorie sulla storia e notomia degli Animali senza vertebre del regno di Napoli, 1823, t. I, p. 20, pl. 1, fig. 1.
(j) J. Müller, Ueber den Kreislauf des Blutes bei Hirudo vulgaris (Meckel's Archiv für Anatomie und Physiologie, 1828, p. 22, pl. 1, fig. 1 et 2).
(k) E. Weber, Ueber die Entwickelung des Medicinischen Blutegel (Meckel's Archiv, 1828, p. 400 et suiv.).
(l) Dugès, Recherches sur la circulation, la respiration et la reproduction des Annélides Abranches (Ann. des sciences naturelles, 1828, t. XV, p. 309, pl. 8, fig. 2).

exemple, le système viscéral est peu développé et ne paraît consister que dans le vaisseau dorsal et ses branches ; l'appareil vasculaire ne se compose alors que de trois troncs longitudinaux, l'un supérieur et adhérent au canal digestif, et deux latéraux, placés sous la peau : le système sous-intestinal manque (1).

Mais, dans la grande majorité des cas, l'appareil circulatoire

l'ensemble de cet appareil (*a*), et plus récemment, de nouveaux éclaircissements sur divers points ont été obtenus par les recherches de MM. de Quatrefages, Gratiolet et Williams (*b*).

Pour l'historique des travaux faits sur ce sujet pendant la première partie du siècle actuel, on peut consulter les ouvrages de M. Otto (*c*) et Moquin-Tandon (*d*), ainsi qu'un article de Oken (*e*).

Depuis quelques années, l'appareil circulatoire a été étudié aussi avec soin chez plusieurs autres Hirudinées dont il sera parlé ci-dessous.

(1) Chez les MALACOBDELLES, le sang est incolore, et par conséquent les vaisseaux sont plus difficiles à distinguer. Mais M. Blanchard est parvenu à les injecter et en a donné de très belles figures. Le vaisseau dorsal suit les sinuosités de l'intestin à la face supérieure duquel il adhère, et fournit en arrière quelques rameaux à la ven-

touse anale ; mais il n'a point de branches dans les deux tiers de sa longueur : vers l'extrémité antérieure du corps, il envoie aux téguments des ramifications nombreuses, et il se termine en avant par deux branches qui embrassent la ventouse buccale, mais ne forment pas de collier œsophagien et ne donnent pas naissance à un vaisseau sous-intestinal. Les troncs latéraux occupent les côtés de la face inférieure du corps, et fournissent en dedans, ainsi qu'en dehors, des branches rameuses en assez grand nombre, mais ils ne s'anastomosent directement entre eux, ni par leur extrémité, ni par des vaisseaux commissuraux (*f*).

D'après les observations de M. Odier, la dégradation de l'appareil circulatoire serait beaucoup plus considérable chez les Branchiobdelles, petites Hirudinées qui vivent sur les branchies des Écrevisses. En effet, cet auteur n'a pu y découvrir qu'un vaisseau

(*a*) Brandt et Ratzebourg, *Medicinische Zoologie*, 1829, Bd. I, p. 261, pl. 29 B, fig. 8, 9, 10 et 11.

(*b*) Quatrefages, Planche anatomique insérée dans l'Atlas de la grande édition du *Règne animal* de Cuvier (ANNÉLIDES, pl. 24, fig. 1, 1 *a*).
— Williams, *Reports on the British Annelida* (*Rep. of the Brit. Associat. for the Advanc. of Science*, 1851, p. 159).
— Gratiolet, *Mém. sur le système vasculaire de la Sangsue médicinale et de l'Aulastome vorace* (*Ann. des sciences nat.*, 1850, 3ᵉ série, t. XIV, p. 169, et *Comptes rendus*, t. XXXI, p. 699).

(*c*) Otto, *Der Medicinische Blutegel*. Weimar, 1835, p. 65 et suiv.

(*d*) Moquin-Tandon, *Monographie de la famille des Hirudinées*, 2ᵉ édit., 1846, p. 133 et suiv.

(*e*) Oken, *Anmerkungen zu vorstehender Abhandlung* Delle Chiaje's (*Isis*, 1832, p. 635).

(*f*) Blanchard, *Second Mémoire sur l'organisation des Malacobdelles* (*Ann. des sciences nat.*, 1849, 3ᵉ série, t. XII, p. 268, pl. 5, fig. 1 et 2).

des Hirudinées se complète davantage, et l'on trouve aussi un système vasculaire sous-intestinal dont les deux moitiés se confondent sur la ligne médiane de façon à entourer la chaîne ganglionnaire du système nerveux comme une sorte de gaîne vasculaire. Il y a donc, chez ces Annélides suceurs, quatre troncs longitudinaux, un médio-dorsal, un médio-ventral et deux latéraux.

Les branches qui partent de ces vaisseaux longitudinaux, soit pour les réunir entre eux, soit pour porter le sang dans les parties voisines, sont en petit nombre et ne se ramifient que peu chez quelques espèces, telles que les Clepsines (1); mais

dorsal se recourbant autour de l'œsophage pour former ensuite un vaisseau sous-intestinal; et il n'a trouvé aucune trace du système vasculaire sous-cutané (a). Les recherches plus récentes de M. Henle ont donné à ce sujet les mêmes résultats (b); et comme les Branchellions ont le sang rouge et les téguments assez transparents, on peut croire que les troncs latéraux dont les autres espèces de la même famille sont pourvues manquent effectivement ici. Les observations que j'ai eu l'occasion de faire sur ces petits Animaux tendraient également à établir la non-existence de vaisseaux latéraux. Mais je conserve encore beaucoup de doute à cet égard, parce qu'il arrive souvent que là où le système sous-cutané est bien développé, il cesse d'être visible momentanément, par suite de la contraction de ses diverses parties et du reflux du sang dans les vaisseaux du système viscéral.

(1) M. Budge, à qui l'on doit une monographie anatomique très étendue du *Clepsina bioculata* de Savigny, décrit de la manière suivante l'appareil vasculaire de ce Ver (c). On y voit, de même que chez les autres Hirudinées, quatre troncs longitudinaux : un médio-dorsal, deux latéraux et un abdominal. Le vaisseau dorsal présente dans sa longueur quatre portions assez distinctes. La portion postérieure ou anale est un peu dilatée, surtout vers le milieu, et reçoit : 1° un nombre assez considérable de branches simples, recourbées en forme d'anses, venant de l'extrémité du vaisseau ventral et correspondant à la ventouse postérieure; 2° une paire de troncs intermédiaires qui viennent des vaisseaux latéraux et qui, chemin faisant, s'anastomosent avec des branches transversales dont il sera bientôt question. La portion suivante du vaisseau dorsal est grêle, et correspond à la région gastrique postérieure du

(a) Odier, *Mém. sur le Branchiobdelle* (Mém. de la Soc. d'hist. nat. de Paris, 1823, t. I, p. 73).
(b) Henle, *Ueber die Gattung Branchiobdella* (Müller's Archiv für Anat. und Physiol., 1835, p. 575).
(c) J. Budge, *Clepsina bioculata* (Verhandlungen des naturhistorischen Vereines der preussischen Rheinlande und Westphalens, 1849, Bd. VI, p. 106 et suiv.).

elles offrent en général un développement très considérable, et forment chez la Sangsue médicinale un ensemble fort complexe. Elles tendent à se répartir uniformément dans toute la longueur du corps, et dans chacun des anneaux ou segments dont celui-ci se compose leur disposition est à peu près la même.

Ainsi, dans la Sangsue médicinale, le vaisseau dorsal qui adhère assez intimement à la face supérieure du canal digestif s'étend dans toute la longueur du corps et offre d'espace en espace de légères dilatations. Antérieurement il se bifurque, et les branches qu'il forme ainsi représentent les deux moitiés primitives de ce système. De chaque côté on en voit partir aussi

tube digestif; elle s'anastomose avec des vaisseaux qui entourent les quatre dernières paires de cæcums gastriques, et reçoit aussi quatre paires de branches transversales venant du vaisseau intermédiaire dont il a été fait mention ci-dessus. La troisième portion du vaisseau dorsal, correspondant à la région gastrique antérieure, ne donne des branches qu'à sa partie antérieure, et se fait remarquer par les flexuosités nombreuses qui s'y observent quand l'Animal est dans l'état de repos. Des étranglements se prononcent alors aux points de courbure et divisent le tronc en une série de quinze petites chambres dont l'entrée, située en arrière, est garnie d'une sorte de valvule formée par un tubercule arrondi et attaché à la paroi par un pédoncule très fin. La portion antérieure, ou œsophagienne, du vaisseau dorsal est très grèle et ne donne de branches qu'à son extrémité antérieure, où elle se bifurque pour aller s'anastomoser

avec le vaisseau ventral. Trois paires de branches qui naissent de la partie antérieure de la portion flexueuse et renflée du vaisseau médio-dorsal se dirigent aussi en avant, et après avoir formé des anses dans la région céphalique du corps, vont déboucher également dans le vaisseau ventral. Enfin, les troncs latéraux sont unis entre eux par un vaisseau transversal dans chaque anneau du corps, et, ainsi que M. de Filippi l'a constaté par des injections, ils communiquent aussi avec le vaisseau ventral par leur extrémité (a). Comme d'ordinaire, le sang se dirige en général d'arrière en avant dans le vaisseau dorsal, et en sens contraire dans les vaisseaux latéraux ainsi que dans le vaisseau ventral; mais les valvules situées dans le premier de ces troncs longitudinaux ne s'opposent pas complétement au reflux de ce liquide, et parfois se renversent tout à fait en arrière, de façon à permettre au courant de s'é-

(a) De Filippi, *Memoria sugli Anellidi della famiglia delle Sanguisughe*, 1837, p. 7. — Budge, *loc. cit.*, p. 106, pl. 6, fig. 24 à 27.

une série de branches transversales dont les unes contournent
latéralement le tube digestif pour aller s'anastomoser avec le
vaisseau abdominal, envoient leurs ramifications dans les
parois de ce tube et constituent ainsi les vaisseaux dits commissuraux profonds, mais dont les autres vont rejoindre les vaisseaux latéraux ou sous-cutanés, et représentent, par conséquent,
les vaisseaux commissuraux latéro-dorsaux. Vers le tiers postérieur du corps, le tronc médio-dorsal fournit aussi une branche
impaire qui se dirige en arrière et se distribue à l'intestin. Le
vaisseau médian sous-intestinal, ou tronc abdominal, enveloppe, comme je l'ai déjà dit, la chaîne nerveuse (1), et l'on

tablir d'avant en arrière dans toute
la longueur du vaisseau médio-dorsal.

Dans une première publication,
M. de Filippi avait annoncé que chez
les Clepsines les branches transversales des vaisseaux latéraux communiquaient directement avec la cavité
digestive (a). Mais, plus récemment,
ce naturaliste a rectifié lui-même cette
erreur (b).

D'après M. Leydig, l'appareil circulatoire de ces Hirudinées serait plus
complexe; car, indépendamment du
tronc médio-dorsal du vaisseau ventral, des troncs latéraux et des branches transversales dont il a été question ci-dessus, ce naturaliste décrit un
grand sinus ventral qui loge le canal
intestinal dans son intérieur, et qui
communiquerait, par une série de
branches anastomotiques transver-

sales, avec chacun des vaisseaux latéraux (c). Mais je suis porté à croire
que la compression employée pour
étendre l'animal sur le porte-objet
du microscope a pu déterminer des
ruptures intérieures, et faire communiquer les vaisseaux proprement dits
avec le système lacunaire et la cavité
viscérale. M. Leydig a vu aussi les
branches anastomotiques transversales
se dilater en forme d'ampoules.

(1) On avait d'abord pensé que le
vaisseau abdominal des Sangsues était
simplement accolé au cordon nerveux (d); mais aujourd'hui tous les
anatomistes qui ont étudié d'une manière approfondie le système circulatoire des Hirudinées s'accordent à
dire que la chaîne ganglionnaire y est
renfermée (e), disposition dont il est
d'ailleurs assez facile de trouver l'ex-

(a) De Filippi, *Littera al D. Rusconi sopra l'anatomia e lo sveluppo delle Clepsine*, 1839, p. 8
(extr. du *Giornale delle scienze medico-chirurgicale di Pavia*, vol. XI, fasc. 64).
(b) *Atti dell' ottava reunione degli scienziati italiani*. Genova, 1846, p. 522.
(c) Fr. Leydig, *Zum Circulations und Respirations-System von Nephelis und Clepsina* (Kölliker,
Zweiter Bericht von der Zootomischen Anstalt zu Würzburg, 1849, p. 16, pl. 2, fig. 9).
(d) Dugès, *Op. cit.* (*Ann. des sciences nat.*, 1828, t. XV, p. 309).
(e) Johnson, *Treat. on the Medicinal Leech*, p. 115.
— J. Müller, *Op. cit.* (Meckel's *Archiv*, 1828).
— Moquin-Tandon, *Monogr. des Hirudinées*, p. 134.

y remarque d'espace en espace des élargissements correspondants aux divers ganglions dont cette chaîne se compose ; enfin il se bifurque antérieurement comme le vaisseau dorsal, et s'anastomose avec les branches terminales de celui-ci en embrassant l'œsophage. Les troncs latéraux du système sous-cutané sont très développés et s'unissent entre eux aux deux extrémités du corps, de façon à former un cercle complet. Les vaisseaux transverses ou commissuraux inférieurs (1), qui les unissent directement entre eux d'anneau en anneau, sont aussi d'un calibre considérable, et fournissent une multitude de branches dont les unes établissent entre ces troncs des anastomoses directes et les autres se distribuent tant à l'appareil tégumentaire qu'aux viscères voisins. Des branches anastomotiques latéro-dorsales naissent aussi de ces troncs latéraux, et, ainsi que je l'ai déjà dit, vont les relier aux branches transversales correspondantes du vaisseau dorsal. Enfin il est aussi des rameaux qui se détachent de ces mêmes troncs pour se distribuer directement dans les parties voisines de l'enveloppe générale du corps (2), et pour se rendre aux vésicules contractiles que divers naturalistes avaient considérées à tort comme étant des poches pulmonaires (3). La quantité de sang qui arrive ainsi à ces derniers organes est souvent si considérable, qu'on les

plication si, primitivement, le système vasculaire sous-intestinal se compose, ainsi que la théorie nous porte à l'admettre, de deux moitiés qui tendent à se confondre sur la ligne médiane.

(1) *Branches latéro-abdominales* de Dugès.

(2) M. Gratiolet a fait voir que les ramifications sous-cutanées fournies par les troncs latéraux chez la Sangsue médicinale constituent un réseau beaucoup plus riche qu'on ne le supposait (a). Le tissu spongieux que quelques auteurs avaient considéré comme un plexus de vaisseaux hépatiques (b), paraît résulter uniquement de l'entrelacement des ramuscules variqueux de ces vaisseaux sous-cutanés.

(3) Voyez tome II, page 104.

(a) Gratiolet, *Mém. sur l'organisation du système vasculaire de la Sangsue médicinale et de l'Aulastome vorace, pour servir à l'histoire des mouvements du sang dans les Hirudinées* (Ann. des sciences nat., 3e série, 1850, t. XIV, p. 190).
(b) Moquin-Tandon, *Op. cit.*, p. 109.

prendrait facilement pour des réservoirs remplis de ce liquide, et je suis porté à croire que cette circonstance a induit en erreur quelques observateurs (1). En effet, il me semble probable que les vésicules contractiles qui occupent les côtés du corps chez les Branchellions, les Néphélis et les Piscicoles, et qui ont été décrites sous le nom d'*ampoules sanguifères* ou même de *cœurs*, ne sont autre chose que des organes de ce genre dont les parois sont très riches en vaisseaux capillaires, mais dont la cavité ne reçoit pas le sang dans son intérieur. Quoi qu'il en soit, ces sacs pulsatiles paraissent jouer un certain rôle dans l'acte de la respiration ainsi que dans le mécanisme de la circulation (2).

(1) M. de Filippi a observé ces vésicules chez les Néphélis ainsi que chez les Sangsues et les Hæmopis ; il les considère comme des réservoirs sanguifères et leur donne le nom de *cœurs* (a).

(2) M. Leydig, qui, le premier, a étudié la structure intérieure des Branchellions, ou Sangsues branchifères, a signalé l'existence de ces vésicules contractiles, et a décrit la disposition des principaux troncs vasculaires de ces Annélides (b) ; mais il n'a pas bien saisi les relations de ce système avec l'appareil irrigatoire lacunaire, partie très intéressante de l'histoire des Branchellions dont on doit la connaissance à M. de Quatrefages (c).

Chez le *Branchellion Orbignyensis* de ce dernier auteur, la cavité générale du corps remplit, comme nous

l'avons déjà vu, un rôle très important dans l'irrigation physiologique ainsi que dans la respiration (d). Le système vasculaire sanguin est peu développé, mais les parties principales de celui-ci sont disposées comme dans les autres Annélides du même ordre. On trouve par conséquent un vaisseau médio-dorsal ; deux troncs latéraux et un vaisseau abdominal. Ce dernier enveloppe, comme d'ordinaire, la chaîne ganglionnaire et est accompagné par un *vaisseau surnuméraire* qui, à son extrémité postérieure, communique directement avec les vaisseaux latéraux. Ces derniers s'anastomosent également avec le vaisseau dorsal par des branches transversales qui ne se ramifient pas ; ils donnent aussi des branches à l'intestin, et fournissent, du côté externe, une série de petits troncs

(a) F. de Filippi, *Memoria sugli Anellidi della famiglia delle Sanguisughe*. In-4°, Milano, 1837, p. 7.
(b) Fr. Leydig, *Anatomisches über Branchellion und Pontobdella (Zeitschrift für wissenschaftliche Zoologie*, 1851, Bd. III, p. 315).
(c) Quatrefages, *Études sur les types inférieurs de l'embranchement des Annelés : Mém. sur le Branchellion (Ann. des sciences nat.*, 1852, 3° série, t. XVIII, p. 278).
(d) Voyez ci-dessus, tome II, page 100.

§ 8. — Le mouvement du sang dans l'intérieur de l'appareil vasculaire des Hirudinées dépend principalement des contractions qui se manifestent d'une manière rhythmique dans la plupart des gros troncs longitudinaux , et notamment dans le

qui se dirigent en dehors et se rendent chacun à une ampoule à parois musculaires logées dans un prolongement de la cavité viscérale pratiqué à la base de chacune des feuilles branchiales. Là ces ampoules , qui ressemblent à autant de petites poches sanguifères, sont baignées par le fluide cavitaire qui revient du réseau capillaire dont ces organes respiratoires sont creusés; mais elles n'envoient dans ceux-ci aucune branche. M. de Quatrefages s'en est assuré à l'aide d'injections délicates (a), et comme le réseau sanguin cutané est peu considérable, l'action de l'air sur le sang doit se faire principalement par l'intermédiaire du liquide cavitaire. L'auteur que je viens de citer considère ces vésicules contractiles comme des cœurs , et, en effet, si ce sont réellement des réservoirs sanguins, ils doivent agir comme autant de petites pompes foulantes, et concourir à la production du mouvement circulatoire; mais je conserve encore quelque doute à cet égard, et je suis porté à croire que ce sont des poches à parois vasculaires analogues aux vésicules que Dugès avait prises pour des poumons chez les Sangsues (voy. ci-dessous, page 263).

Chez le *Branchellion Torpedinis* , ces ampoules sanguifères paraissent

être en moindre nombre que dans l'espèce précédente, où M. de Quatrefages en a trouvé dans chaque appendice branchial. En effet, M. Leydig n'en a compté que onze paires distribuées dans les branchies de la première paire, de la quatrième, de la septième, et ainsi de suite, de trois en trois, jusqu'à la trente et unième paire ; les cinq derniers feuillets en étant dépourvus , ainsi que ceux des deuxième, troisième , cinquième et sixième paires, etc. (b).

M. Troschel a décrit une disposition analogue dans le système vasculaire des Piscicoles. Chez ces Hirudinées, il existe de chaque côté du corps onze paires de vésicules , saillantes sous la peau, qui se contractent d'une manière rhythmique , et qui, d'après cet auteur , reçoivent du sang en abondance pendant l'état de diastole. M. Troschel les considère comme des branchies (c).

Peut-être faudrait-il rapprocher également des ampoules sanguifères du Branchellion les organes contractiles en forme de vessies que M. Leydig a trouvés à la partie antérieure du corps chez les Pontobdelles; mais ces réservoirs contractiles, au lieu d'être des ampoules, sont des anses dilatées. Ils dépendent des vaisseaux latéraux et sont logés dans les éminences ver-

(a) Quatrefages, *Op. cit.* (*Ann. des sciences nat.*, t. XVIII, p. 303, pl. 7, fig. 1, 2 et 3).
(b) Leydig, *loc. cit.*, p. 316, pl. 9, fig. 1.
(c) Troschel , *Piscicola respirans* (*Archiv für Naturgeschichte*, 1850, Bd. I, p. 24, pl. 2, fig. A et f).

vaisseau dorsal et dans les deux vaisseaux latéraux (1). Le plus souvent les vaisseaux médians demeurent resserrés, et les troncs latéraux, qui sont plus gros et plus musculaires, se contractant alternativement, poussent le sang de droite à gauche ou de gauche à droite; mais, dans d'autres moments, le vaisseau dorsal entre aussi en jeu, et le sang y coule ordinairement d'arrière en avant (2). Chez quelques Animaux de cette famille

ruqueuses situées près du cou. On en compte huit paires (a).

Je dois ajouter que M. Siebold et M. Leydig ont vu, chez les Néphélis, de chaque côté du corps, une série d'ampoules sanguifères qui sont en communication avec les vaisseaux transversaux, et qui renferment dans leur intérieur un organe particulier dont la surface est garnie de cils vibratiles (b).

(1) C'est à tort que divers auteurs ont annoncé l'existence d'un cœur chez les Hirudinées. Ainsi, l'organe dont du Rondeau a parlé sous ce nom n'est autre chose que la matrice de la Sangsue (c). C'est la bourse de la verge qu'au premier abord Knolz avait prise pour un cœur (d). C'est aussi une portion de l'appareil mâle qui constitue le prétendu cœur de la petite Hirudinée dont Dutrochet a formé son

genre Trochète (e). D'autres anatomistes ont appliqué le nom de cœur aortique au vaisseau dorsal, et celui de cœurs branchiaux aux troncs latéraux (f). Mais un cœur est un réservoir contractile, et non un simple tuyau de distribution à parois musculaires. Or, chez les Hirudinées, de même que chez presque tous les autres Annélides, la division du travail entre les organes d'impulsion et les organes de distribution ne s'est pas encore effectuée, et, par conséquent, ce serait donner des idées fausses que d'appeler l'un quelconque de ces vaisseaux un cœur.

(2) Ce passage alternatif du sang d'un vaisseau latéral dans celui du côté opposé du corps des Sangsues a été très bien décrit par M. J. Müller (g), par Weber (h) et par Du-

(a) Leydig, Op. cit. (Zeitschr. für Wissenschaftl. Zool., Bd. III, p. 319).
(b) Siebold, Nouveau Manuel d'anatomie comparée, t. 1, p. 216.
— Leydig, Zum Circulations und Respirations-System von Nephelis und Clepsina (Kölliker, Zweiter Bericht von der Zootomischen Anstalt zu Würzburg, 1849, p. 14, pl. 2, fig. 1 b).
(c) Du Rondeau, Mém. sur la Sangsue médicinale (Journ. de phys., 1782, t. XX, p. 284;
— Mém. Acad. de Brux., 1783, t. III, p. 153).
(d) Knolz, Naturhistorische Abhandlung über die Blutegel, 1820.
(e) Dutrochet, Note sur une Annélide d'un genre nouveau (Bulletin de la Société philomatique, 1817, p. 130).
(f) Müller, Ueber den Kreislauf des Blutes bei Hirudo vulgaris (Meckel's Archiv für Anat. und Phys., 1828, p. 24 et suiv.).
— Wagner, Bemerkungen über Delle Chiaje's Abhandlungen (Isis, 1832, p. 635).
(g) J. Müller, Ueber den Kreislauf des Blutes bei Hirudo vulgaris (Meckel's Archiv für Anat. und Physiol., 1828, p. 22, pl. 1, fig. 1, et par extrait dans la Physiologie de Burdach, t. VI, p. 163).
(h) Weber, Ueber die Entwickelung des Medicinischen Blutegels (Meckel's Archiv für Anat. und Physiol., 1828, p. 399).

on distingue, dans l'intérieur de ce dernier vaisseau, des valvules pédonculées (1); mais le jeu de ces organes paraît être toujours très imparfait et ne pouvoir empêcher le reflux du sang d'avant en arrière.

La circulation est donc oscillatoire et irrégulière chez les Hirudinées. Des courants en sens inverses s'établissent alternativement dans un même vaisseau, et un autre indice de l'imperfection avec laquelle cette fonction s'y exerce nous est fourni par le défaut d'harmonie et de solidarité dans le jeu des différentes parties de l'appareil sanguifère. Souvent on voit le passage du sang devenir presque nul dans une portion du système vasculaire pendant qu'il est très actif dans d'autres, et il est rare que le mouvement circulatoire s'effectue à la fois dans tout l'organisme; mais partout ce fluide paraît susceptible de passer d'un vaisseau dans un autre, et, s'il revient sur ses pas,

---

gès (a). Ce dernier a remarqué aussi que la direction du courant est toujours en sens inverse dans les deux vaisseaux latéraux, de sorte que le cercle circulatoire s'établit principalement dans le plan horizontal et suivant les bords du corps. Dugès a vu également qu'à certains moments la circulation s'active dans les vaisseaux médians et dans les branches qui se distribuent à divers viscères. Mais il a donné une interprétation erronée des phénomènes qui se manifestent dans ce cas, et il a été conduit de la sorte à admettre une circulation pulmonaire, ou petite circulation, s'ef-

fectuant indépendamment de la circulation générale dans les organes qu'il supposait être des poches respiratoires (b). Nous avons vu ailleurs que ces poches n'appartiennent pas à l'appareil respiratoire (t. II, p. 104).

(1) Ces valvules en forme de massue ont été observées chez le *Piscicola geometra*, d'abord par J. Leo (c), puis par M. Troschel (d). Ainsi que je l'ai déjà dit, M. Budge a observé une disposition tout à fait semblable chez les Clepsines (e), et M. Leydig en a constaté aussi l'existence chez les Branchellions (f).

(a) Dugès, *Recherches sur la circulation, la respiration et la reproduction des Annélides Abranches* (Ann. des sciences nat., 1828, t. XV, p. 309).
(b) Loc. cit., p. 314, pl. 8, fig. 2.
(c) Leo, *Ueber einige Ausgezeichnete anatomische und physiologische Verhältnisse der Pisci-cola geometra* (Müller's Archiv für Anat. und Physiol., 1835, p. 424, pl. 11, fig. 9).
(d) Troschel, *Piscicola respirans* (Archiv für Naturgesch., 1850, p. 24).
(e) J. Budge, *Clepsina bioculata* (Verhandl. des Naturhist. Vereins der Preussischen Rheinlande, 1849, p. 108, pl. 2, fig. 26 et 27).
(f) Leydig, *Op. cit.* (Zeitschr. für wissenschaftl. Zool., 1851, t. III, p. 317).

ce n'est point, suivant toute probabilité, parce que le canal où il coule se termine en cul-de-sac : c'est seulement par suite d'un changement dans la direction des contractions ondulatoires sous l'influence desquelles il se meut (1).

On voit donc que l'on n'est pas en droit d'appliquer aux divers vaisseaux des Hirudinées les noms d'artères et de veines. Effectivement, il n'y a ici aucun centre d'impulsion ou point de départ du courant ; le sang ne se rend pas alternativement d'un appareil artérialisateur aux divers organes sur lesquels son action doit s'exercer et amener sa transformation en sang veineux ; enfin, chaque vaisseau peut être le siége d'un mouvement de va-et-vient. Ce serait par conséquent donner une idée fausse des choses que d'employer ici des termes qui supposent une division du travail irrigatoire dont l'introduction ne s'effectue que chez des Animaux à organisation plus parfaite (2).

Appareil vasculaire des Annélides Chétopodes.

§ 9. — Dans la grande division des ANNÉLIDES CHÉTOPODES, la tendance à la centralisation des deux moitiés de l'appareil circulatoire porte sur le système vasculaire cutané aussi bien que sur les deux systèmes vasculaires viscéraux, et amène souvent la substitution d'un tronc longitudinal impair et médian aux deux troncs latéraux, qui restent distincts chez les Hiru-

(1) M. Gratiolet, n'ayant pas trouvé de communication entre les branches terminales des vaisseaux sous-cutanés des Sangsues, a cru pouvoir en conclure que le sang ne circule que dans le système vasculaire viscéral, et ne serait animé que d'un mouvement oscillatoire dans le plexus sous-cutané (a) ; mais cette opinion ne me paraît pas fondée.

(2) Beaucoup d'anatomistes ont fait usage de ces noms en décrivant l'appareil vasculaire des Sangsues ; mais, comme l'application en était complétement arbitraire, chacun a agi suivant sa fantaisie, et les désignations les plus contradictoires ont été adoptées. Ainsi, les uns appellent le vaisseau dorsal une veine, les autres une artère, et les mêmes divergences se rencontrent quant à la détermination des vaisseaux latéraux. Il ne faut donc attacher aucune importance à cette nomenclature.

(a) Gratiolet, Op. cit. (Ann. des sciences nat., 1850, 3ª série, t. XIV, p. 190).

dinées. Mais cette tendance s'exerce d'une manière moins uniforme, et parfois le système dorsal, ainsi que le système sous-intestinal, y échappent en partie. Il en résulte que nous rencontrerons parmi les Chétopodes des modifications beaucoup plus nombreuses dans la disposition générale de l'appareil sanguifère; mais, à l'aide des principes déjà posés, il nous sera toujours facile d'y retrouver le même plan fondamental que chez les autres Annélides.

Ainsi, de même que chez les Sangsues, le système vasculaire dorsal des Chétopodes est toujours représenté par un tronc impair et médian dans la portion antérieure du corps; mais souvent il est formé par deux vaisseaux longitudinaux et parallèles dans tout le reste de son étendue.

Chez les Eunices, par exemple, il règne dans toute la portion moyenne et postérieure du corps deux vaisseaux marchant côte à côte le long de la ligne médiane du dos, au-dessus du tube digestif, et c'est seulement dans la région pharyngienne qu'ils se réunissent en un tronc impair (1).

Chez les Hermelles, cette dualité du système vasculaire dorsal se voit aussi dans la portion moyenne du corps, où les deux troncs longitudinaux sont même beaucoup plus écartés entre eux que chez les Eunices; mais, en arrière aussi bien qu'en avant, on les voit se rapprocher, puis se réunir pour former un tronc impair et médian (2).

(1) Cette disposition, que j'ai fait connaître chez l'Eunice sanguine (a), se voit aussi chez les Polydores, Annélides de la famille des Ariciens qui se rapprochent beaucoup des *Spio*. M. de Quatrefages a trouvé que le vaisseau dorsal est simple dans les premiers anneaux du corps, mais double dans tout le reste de son étendue, tandis que le vaisseau ventral présente une disposition inverse : unique et médian dans la plus grande partie du corps, il se bifurque antérieurement (b).

(2) J'ai trouvé aussi que, dans toute

(a) Milne Edwards, *Recherches pour servir à l'histoire de la circulation du sang chez les Annélides* (*Ann. des sciences nat.*, 1838, 2ᵉ série, t. X, p. 204, et *Atlas du Règne animal* de Cuvier, ANNÉLIDES, pl. 1 a, fig. 2).
(b) Quatrefages, *Sur la circulation dans les Annélides* (*Ann. des sciences nat.*, 1850, 3ᵉ série, t. XIV, p. 282).

Enfin, chez les Néréides, les Néphélis, les Arénicoles, les Térébelles, les Sabelles, etc., de même que chez les Hirudinées, ce rapprochement s'est effectué dans toute la longueur du corps, et le système dorsal est constitué par un tronc longitudinal impair et médian (1).

Le système abdominal ou sous-intestinal nous offre des exemples analogues de centralisation à divers degrés. Ainsi, chez les Hermelles, on y trouve deux troncs parallèles dans la portion moyenne du corps, et, de même que pour le système dorsal, ces deux moitiés se confondent en un tronc longitudinal unique vers l'extrémité céphalique, ainsi que dans toute la portion postérieure du corps.

Enfin des modifications du même ordre se rencontrent dans la constitution du système vasculaire cutané. Tantôt il y a deux troncs latéraux situés à la face inférieure du corps : chez les Pléiones, par exemple (2); d'autres fois ces deux vaisseaux laté-

cette portion moyenne du système vasculaire dorsal des Hermelles, les deux troncs longitudinaux sont réunis entre eux d'anneau en anneau par des branches commissurales transversales (a). M. de Quatrefages a vérifié ces observations, et il a ajouté aux faits que j'avais constatés plusieurs résultats intéressants relativement au mode de distribution des branches de ce système (b).

(1) Voyez les figures que j'ai données de l'appareil circulatoire de ces Animaux (c).

(2) Hunter a été le premier à faire connaître cette disposition remarquable (d). Une description plus complète de l'appareil circulatoire des Pléiones a été donnée par M. Grube (e). Mais ni l'un ni l'autre de ces anatomistes n'ont rapproché ces faits de ceux que nous offre l'Arénicole (f). Il est aussi à noter que Hunter signale l'existence de plexus vasculaires très développés entre les vaisseaux latéro-inférieurs et les pieds.

(a) Milne Edwards, *Op. cit.* (*Ann. des sciences nat*, 2ᵉ série, t. X, p. 208, pl. 11, fig. 3).
(b) Quatrefages, *Mémoire sur la famille des Hermelliens* (*Ann. des sciences nat.*, 1848, 3ᵉ série, t. X, p. 40, pl. 2, fig. 1).
(c) Milne Edwards, *Op. cit.* (*Ann. des sciences nat.*, 2ᵉ série, t. X, pl. 10 à 13, et ANNÉLIDES du *Règne animal* de Cuvier, pl. 1, fig. 1 ; pl. 1 a, fig. 1 et 3 ; pl. 1 b ; pl. 1 c, fig. 1 et 2).
(d) Voyez *Descriptive and Illustrated Catalogue of the Physiological Series of Comparative Anatomy contained in the Museum of the R. College of Surgeons in London*, 1834, vol. II, p. 135, pl 14, fig. 10.
(e) A.-E. Grube, *De Pleione carunculata dissertatio zootomica*. In-4, 1837, p. 19, pl. 1, fig. 2.
(f) Milne Edwards, *Op. cit.* (*Ann. des sciences nat.*, 2ᵉ série, t. X, p. 213, pl. 13, fig. 1 a, et ANNÉLIDES du *Règne animal*, pl. 1, fig. 1 a).

raux sont rapprochés au point de se toucher presque, disposition qui se voit chez les Néphélis (1). Mais, dans la grande majorité des cas, ils sont confondus dans toute leur longueur ou représentés seulement par un tronc médian simple et adhérent à la paroi inférieure de la cavité viscérale : par exemple, chez les Néréides, les Eunices, les Térébelles, les Sabelles, les Arénicoles, etc.

Chez un petit nombre d'Annélides Chétopodes, l'appareil vasculaire se complique davantage, par suite du développement de quelques branches anastomotiques secondaires qui se transforment en troncs longitudinaux surnuméraires. Ainsi, chez les Arénicoles, chacune des branches transversales latéro-dorsales fournit une petite branche sous-cutanée qui se porte en arrière et se termine par un ramuscule anastomotique dans le tronc latéro-dorsal suivant. Chez les Pléiones, ces branches récurrentes se développent davantage, et se continuant les unes avec les autres, forment de chaque côté du corps un tronc longitudinal surnuméraire qui relie entre elles toutes les branches transversales du système dorsal (2). Des complications analogues se manifestent dans le système vasculaire viscéral des Arénicoles, et l'on rencontre aussi chez certaines Annélides diverses modifications dans le mode de distribution ou d'anastomose des branches secondaires de chacun des troncs longitudinaux ; mais ces variations dans les détails ne changent rien d'essentiel au plan général de l'appareil circulatoire de ces Animaux, et n'ont pas assez d'importance pour nous arrêter ici.

Il est aussi à noter que chez quelques Annélides Chétopodes,

(1) Je n'ai pas aperçu de branches commissurales entre ces deux vaisseau (a).

(2) Voyez ci-après, page 273, note.

(a) Milne Edwards, ANNÉLIDES du *Règne animal* de Cuvier, pl. 1 a, fig. 3 a.

de même que chez les Hirudinées inférieures , l'appareil vasculaire s'appauvrit et ne présente plus que deux troncs longitudinaux, l'un dorsal, appartenant au système viscéral, l'autre
inférieur, et représentant le système sous-cutané. Ce mode
d'organisation se voit chez les *Tubifex* (1).

Organes
moteurs du sang
chez
les Annélides
Chétopodes. § 10. — Les organes moteurs dans l'appareil circulatoire des
Annélides Chétopodes sont, en premier lieu, les vaisseaux dis-
tributeurs eux-mêmes, qui ont des parois plus ou moins musculaires. Dans tous les gros troncs, et principalement dans le
vaisseau dorsal, on remarque en effet des mouvements pulsatiles
qui se propagent d'une manière péristaltique et poussent le
liquide devant eux. Chez beaucoup de ces animaux, les troncs
vasculaires qui agissent de la sorte ne présentent dans leur
conformation rien de particulier ; mais, chez d'autres, ils se
modifient, dans certaines parties du cercle circulatoire, de
façon à devenir des agents d'impulsion plus puissants : on les
voit s'y dilater au point de constituer des espèces de poches ou
réservoirs contractiles dont la capacité est très grande relativement à celle des canaux adjacents, et à chaque contraction
ils lancent alors dans ceux-ci une ondée de sang plus considérable. Enfin l'appareil circulatoire se perfectionne aussi par
la voie des emprunts physiologiques , et , dans quelques
espèces, on voit les organes respiratoires venir en aide aux
organes moteurs du sang, et contribuer par leurs contractions et leurs dilatations alternatives à y activer le courant
irrigatoire.

Comme exemple d'un appareil circulatoire dont les vaisseaux
principaux remplissent les fonctions d'organes moteurs , sans
offrir dans leur conformation aucune particularité qui soit de
nature à favoriser cette action, je citerai celui des Néréides (2).

(1) Voyez ci-après, page 275.

(2) Le vaisseau dorsal des NÉRÉIDES n'adhère pas à la surface du tube ali-mentaire, comme cela a lieu chez la plupart des Annélides, et se trouve remonté contre la voûte de la cavité

Le vaisseau dorsal de ces Vers ne se dilate nulle part de façon à constituer un réservoir où le sang puisse s'accumuler, et il se contracte successivement dans toute sa longueur pour pousser ce liquide de la partie postérieure du corps vers la tête.

Chez les Eunices, la localisation du travail moteur se prononce davantage, et là où les vaisseaux sont appelés à y intervenir d'une manière puissante, non-seulement leurs parois deviennent plus musculaires, mais leur capacité augmente ; de façon que

viscérale, de façon à être entièrement sous-cutané. Il est assez grêle dans toute sa longueur, et ne fournit que peu de branches dans la région pharyngienne du corps ; mais au niveau du commencement de l'œsophage il envoie au tube digestif une série nombreuse de vaisseaux impairs qui, après un trajet assez long, vont se ramifier dans les parois de cet organe, et qui représentent les branches paires ou commissurales profondes, à l'aide desquelles le système dorsal des autres Annélides s'anastomose avec le système sous-intestinal. Dans chaque anneau, à partir du septième ou huitième, le tronc dorsal donne également naissance à une paire de vaisseaux transversaux qui vont se rendre aux pieds correspondants, et qui représentent la portion dorsale des vaisseaux latéraux à l'aide desquels le système dorsal des Hirudinées communique avec les troncs longitudinaux du système vasculaire cutané. Mais ici ces vaisseaux transverses ne débouchent pas directement dans le tronc cutané inférieur correspondant aux deux vaisseaux latéraux en question, ils s'anastomosent seulement avec

les ramifications terminales des branches latérales que ce dernier envoie aussi à la base des pieds. Ce vaisseau ventral paraît tenir lieu à la fois des deux paires de troncs longitudinaux qui, dans la forme typique simple de l'appareil vasculaire des Annélides, occupent la face inférieure du corps, et appartiennent, l'une au système cutané, l'autre au système viscéral. En effet, ce tronc ventral impair et médian fournit dans chaque segment du corps une paire de branches transversales qui se bifurquent et envoient un rameau dans l'appareil tégumentaire pour s'y anastomoser avec les divisions terminales du système dorsal, et un autre dans les parois du tube digestif, où il s'anastomose pareillement avec les branches gastriques du vaisseau dorsal. Il est aussi à noter qu'à l'extrémité antérieure du corps les branches anastomotiques du vaisseau dorsal et du vaisseau ventral se réunissent par l'intermédiaire d'un réseau capillaire extrêmement riche appartenant à deux paires de grandes vésicules membraneuses dont les usages ne sont pas encore bien connus (a).

(a) Milne Edwards, Op. cit. (Ann. des sciences nat., 2ᵉ série, t. X, p. 210, pl. 12, fig. 1, et Annélides du Règne animal, pl. 1 a, fig. 1).

l'effet produit sur le courant circulatoire par chacune de leurs contractions devient plus grand. Ainsi, dans la région pharyngienne, le vaisseau dorsal est très dilaté, et constitue un gros tube charnu fusiforme et onduleux qui pousse avec force le sang vers la tête, et chacune des branches transversales du vaisseau médian sous-cutané ou ventral, avant de se rendre au pied et à la branchie correspondante, offre un renflement en forme d'anse pulsatile dont les contractions impriment une nouvelle impulsion au sang destiné à ces organes (1). Si l'on voulait

(1) Pour plus de détail au sujet de l'appareil vasculaire des EUNICES, je renverrai à mon Mémoire sur la circulation chez les Annélides. Ce sont probablement les anses vasculaires contractiles de la région sternale du corps que M. Delle Chiaje avait prises pour des poches ou ampoules sanguifères ; mais je dois ajouter que la description donnée par cet anatomiste de l'appareil circulatoire de l'Eunice gigantesque et de l'*E. cuprea* (*a*) ne s'accorde presque en rien avec ce que j'ai vu et figuré chez l'*E. sanguinea*.

Les observations plus récentes de M. de Quatrefages s'accordent très bien avec les miennes, et ce naturaliste a ajouté des détails nouveaux sur la structure des parois du vaisseau dorsal impair auquel il donne le nom de *cœur proboscidien*, parce que cet organe d'impulsion est situé au-dessus de la trompe pendant la rétraction de celle-ci (*b*).

La description que M. Williams a

donnée de cet appareil circulatoire ne diffère aussi en rien d'essentiel de ce que j'en avais dit, sauf un seul point. M. Williams croit que les dilatations en forme d'anse dont j'ai signalé l'existence à la base de chacun des vaisseaux des branches transversales du tronc abdominal sont accidentelles et ne se rencontrent pas dans l'état ordinaire (*c*). Je n'ai pas eu l'occasion d'examiner de nouveau ce point depuis la publication du Mémoire de M. Williams ; mais, d'après les souvenirs que m'ont laissés mes recherches faites en 1837, je suis persuadé que ses critiques ne sont pas fondées. J'ajouterai, d'ailleurs, qu'il a mal interprété ma pensée lorsqu'il suppose que les dilatations vasculaires dont j'ai parlé pouvaient être assimilées aux vésicules contractiles ou au prétendues poches pulmonaires des Sangsues.

Dans le genre *Siphonostoma*, ou CHLOREMA, il existe aussi à la partie antérieure de la région dorsale du

(a) Delle Chiaje, *Memorie sulla storia e notomia degli Animali senza vertebre del regno di Napoli*, t. II, p. 396.
(b) Quatrefages, *Sur la circulation des Annélides* (*Ann. des sciences nat.*, 1850, 3ᵉ série, t. XIV, p. 283).
(c) Williams, *On the British Annelida* (*Report of the 21st Meeting of the Brit. Associat.*, 1852, p. 184).

donner à ces dilatations vasculaires contractiles le nom de *cœur*, il faudrait donc dire que chez les Eunices il y a un cœur dorsal dans la région céphalique, et plusieurs centaines de cœurs abdominaux disposés par paires.

Chez les Térébelles, le vaisseau dorsal présente dans la portion antérieure du corps une disposition analogue, et y constitue un gros tronc médian à parois très contractiles dont l'extrémité antérieure envoie un rameau à chacune des branchies (1). Cet organe devient, par conséquent, comparable à un cœur pulmo-

corps un gros tronc médian qui, au niveau de l'estomac, se bifurque pour donner naissance à deux vaisseaux dorsaux dont la disposition rappelle celle du système correspondant chez les Hermelles : car vers le milieu du corps ils se réunissent de nouveau pour former un tronc impair ; mais ici une branche anastomotique impaire se prolonge entre les deux tronçons impairs de ce système dorsal. Un vaisseau abdominal médian représente le système inférieur dans la moitié postérieure du corps, et communique avec un collier vasculaire vers sa partie antérieure ; mais depuis ce point jusqu'aux branches dont l'extrémité céphalique du corps est garnie, ce système est formé par deux troncs latéro-inférieurs (*a*).

(1) Le tronc dorso-branchial, ou portion pharyngienne et musculaire du vaisseau dorsal, qui fait ainsi l'office de cœur pulmonaire chez les TÉRÉBELLES, est un peu fusiforme et libre dans presque toute son étendue, mais se fixe au tube digestif par ses deux extrémités. Il reçoit le sang non-seulement de la portion moyenne et postérieure du vaisseau dorsal, qui est très grêle, mais aussi d'une sorte de gros collier vasculaire qui entoure l'origine de l'estomac et qui résulte du développement considérable de la première paire de branches anastomotiques allant du vaisseau sous-intestinal au vaisseau dorsal. Il est aussi à noter qu'une branche accessoire impaire et médiane naît du point de réunion de ce collier avec le tronc dorsal, et s'avance au-dessous de la portion cardiaque de celui-ci en envoyant des rameaux aux parois de la partie pharyngienne du tube digestif. Enfin, les anses formées par les branches transverses du vaisseau dorsal sont très grandes et très lâches dans toute la portion antérieure du corps où elles flottent dans la cavité viscérale.

Chez le *Terebella nebulosa*, la portion gastrique du vaisseau dorsal, quoique grêle, est très bien consti-

(*a*) Quatrefages, *Mém. sur la famille des Chlorémiens* (Ann. des sciences nat., 1849, 3ᵉ série, t. XII, p. 298, pl. 9, fig. 3, et pl. 10, fig. 1). — Max. Müller, *Observationes anatomicæ de Vermibus quibusdam maritimis* (Dissert. inaug.), Berolini, 1852, p. 11, pl. 2, fig. 16, 17.

naire, et le sang qui, après avoir traversé l'appareil respiratoire, circule d'avant en arrière dans le vaisseau abdominal et ses dépendances, est poussé surtout par les contractions rhythmiques des branchies elles-mêmes. Ces arbuscules se resserrent et se déploient alternativement : quand ils s'étendent, le sang revenant du vaisseau dorsal y afflue en abondance, et ils demeurent d'un rouge vif ; mais au moment de la contraction, ils deviennent presque incolores, et la plus grande portion du sang dont ils étaient gorgés est chassée de leur intérieur dans le système vasculaire central.

Chez les Arénicoles, les branchies sont aussi des agents d'impulsion que l'appareil circulatoire emprunte à l'appareil de la respiration, mais les moteurs propres constitués à l'aide du système vasculaire lui-même sont plus développés et plus puissants. Le vaisseau dorsal impair qui règne dans toute la longueur du corps est élargi et pulsatile dans sa portion moyenne, et, à la partie antérieure de l'estomac, il forme, en se réunissant avec les branches du vaisseau sous-intestinal, un sinus assez vaste qui, de chaque côté, communique aussi avec le tronc sous-cutané abdominal par un gros vaisseau descendant, sur le trajet duquel se trouve une poche contractile de forme ovalaire. On peut donc dire avec raison que chez les Arénicoles il existe de chaque côté du corps, entre le système vasculaire dorsal et le système vasculaire sous-cutané inférieur, un véritable cœur (1).

tuée (a) ; mais, chez le *T. conchilega*, elle tend à s'atrophier, et la presque totalité du sang qui arrive au tronc dorso-branchial vient du vaisseau sous-intestinal par l'intermédiaire du collier postpharyngien (b). Voyez, pour plus de détails, mon Mémoire sur la circulation chez les Annélides et le travail de M. Williams.

(1) L'appareil circulatoire des ARÉNICOLES, dont l'étude n'avait été faite que d'une manière très incomplète

(a) Milne Edwards, *Op. cit.* (*Ann. des sciences nat.*, t. X, pl. 10, fig. 1, et ANNÉLIDES du *Règne animal* de Cuvier, pl. 1 b).

(b) Milne Edwards, *Op. cit.* (*Ann. des sciences nat.*, t. X, pl. 11, fig. 1, et ANNÉLIDES du *Règne animal*, pl. 1 c, fig. 1).

Chez les Lombrics, on trouve à la même place une série d'anses qui se portent du vaisseau dorsal au vaisseau sous-cutané abdominal, et qui, à raison du mode de contraction de leurs parois, offrent, en général, un aspect moniliforme ; ces troncs anastomotiques remplissent les mêmes fonctions que les deux cœurs de l'Arénicole, mais ils ne constituent pas comme ceux-ci des réservoirs contractiles annexés aux canaux sangui-fères, et, par conséquent, ne doivent pas être désignés sous le même nom (1).

par Cuvier (a), Ev. Home (b) et M. J. Müller (c), et dont j'ai donné une description détaillée en 1837 (d), présente aussi dans le mode de distribution des vaisseaux plusieurs particularités qu'il est bon de noter ici. Ainsi, dans la portion antérieure et dans la portion postérieure du corps, les vaisseaux transversaux qui viennent des flancs se rendent au système vasculaire viscéral, et débouchent, comme d'ordinaire, dans le tronc dorsal ; mais ceux qui occupent la portion moyenne du corps, et qui correspondent aux branchies des sept premières paires, ne se rendent pas à ce vaisseau, et vont s'anastomoser avec le tronc inférieur du système vasculaire viscéral, ou vaisseau sous-intestinal. Celui-ci s'élargit beaucoup avant de s'ouvrir dans le sinus ou collier vasculaire œsophagien, et se trouve représenté dans la portion pharyngienne du tube digestif par deux

branches latérales. Les branches verticales qui unissent le vaisseau sous-intestinal au vaisseau dorsal sont très nombreuses, et, indépendamment des anastomoses multipliées qu'elles offrent entre leurs ramuscules, elles sont reliées entre elles de chaque côté de l'estomac par un gros vaisseau longitudinal surnuméraire qui débouche antérieurement dans le sinus œsophagien.

Je dois ajouter que, d'après M. Grube, le vaisseau sous-intestinal ne serait pas simple et impair comme je le crois, mais représenté par deux troncs contigus. Ce naturaliste admet aussi l'existence d'un vaisseau intestinal supérieur qui serait accolé à la face inférieure du vaisseau dorsal (e). Mais la description que M. Williams a donnée plus récemment de l'appareil circulatoire de ce Ver ne diffère pas notablement de ce que j'en avais dit (f).

(1) L'appareil circulatoire des Lom-

(a) Cuvier, art. ARÉNICOLE du *Dictionnaire des sciences naturelles*, t. II, p. 475 (1816).
(b) Home, *Circul. in Vermes* (*Philos. Trans.*, 1817, pl. 3, fig. 2 et 3).
(c) Müller, article sur la *circulation*, inséré dans le *Traité de physiologie* de Burdach, trad. franç., t. VI, p. 167.
(d) Milne Edwards, *Op. cit.*, t. V, p. 485 (*Comptes rendus de l'Acad. des sciences*, 1837, et *Ann. des sciences nat.*, 1838, 2ᵉ série, t. X, p. 213, pl. 13, fig. 1, 1 a, et ANNÉLIDES du *Règne animal* de Cuvier, pl. 1).
(e) A. E. Grube, *Zur Anatomie und Physiologie der Kiemenwürmer.* In-4, Königsb., 1838, p. 10, pl. 1, fig. 1, 3 et 8.
(f) Williams, *Op. cit.* (*Rep. of the Brit. Associat.*, p. 189, pl. 3, fig. 10).

L'appareil circulatoire des Naïs et des Polyophthalmes se rapproche davantage de celui de l'Arénicole, sous le rapport des organes moteurs; car ceux-ci consistent principalement en

brics a été étudié successivement par un grand nombre d'anatomistes, tels que Willis (a), Leo (b), Dugès (c), Morren (d), de Quatrefages (e), Williams (f). Je n'en donnerai pas ici une description détaillée, et je me bornerai à dire que l'on distingue, chez ces Vers, trois troncs principaux impairs et médians : le vaisseau dorsal (que M. Morren appelle l'*artère aorte*); le vaisseau sous-intestinal (ou *artère ventrale* du même auteur), et le vaisseau sous-cutané abdominal (ou *veine cave* de M. Morren), qui s'étendent dans toute la longueur du corps et donnent chacun naissance à une multitude de branches transversales dont la disposition rappelle assez exactement ce que nous avons déjà vu chez les Hirudinées : car les arcades vasculaires sous-cutanées descendent verticalement du vaisseau dorsal au vaisseau abdominal en donnant naissance à une foule de ramuscules sous-cutanés. Enfin d'autres branches, en partant de ces mêmes branches dorsales, embrassent le tube digestif et vont s'anastomoser avec le vaisseau sous-intestinal, de façon à constituer les analogues des vaisseaux commissuraux profonds. Dans toute la portion moyenne et postérieure du corps, ces vaisseaux gastriques ne présentent

rien de remarquable ; ils sont très grêles et se ramifient beaucoup dans les parois du tube alimentaire. Mais en avant, et surtout dans la portion du corps où se trouvent les ovaires, ils naissent directement du vaisseau dorsal, et constituent une série de gros troncs indivis qui sont disposés en manière d'arceaux verticaux et ont des parois très musculaires : par le fait de la contraction de leurs fibres circulaires, ces *anses œsophagiennes* (qui constituent l'appareil auquel M. Morren a donné le nom de *cœur*) s'étranglent d'espace en espace et prennent ainsi un aspect moniliforme; mais elles ne sont pas réellement composées d'une série de vésicules, ainsi qu'on pourrait le supposer au premier abord, et, pendant la vie de l'Animal, ces étranglements se déplacent d'une manière péristaltique, de façon à pousser le sang du système dorsal dans le système sous-intestinal. Il est aussi à noter que ce dernier vaisseau donne naissance à beaucoup de branches cutanées aussi bien qu'aux branches gastriques dont il a déjà été question, et que, par l'intermédiaire des anastomoses capillaires ainsi établies, le sang mis en mouvement par les contractions des anses œsophagiennes se porte, non-seulement d'a-

(a) Willis, *De anima brutorum*, p. 18, pl. 4, fig. 1 (1676).
(b) Leo, *De structura Lumbrici terrestris* (Dissert. inaug.). In-4, Königsberg, 1820.
(c) Morren, *De Lumbrici terrestris historia naturali necnon anatomia tractatus*. In-4, Bruxelles, 1829, p. 152 et suiv., pl. 23 et 24.
(d) Dugès, *Recherches sur la circulation, etc., des Annélides Abranches* (Ann. des sciences nat., t. XV, p. 299, pl. 8, fig. 1).
(e) Voyez l'*Atlas du Règne animal* de Cuvier, ANNÉLIDES, pl. 24 *bis*.
(f) Williams, *Rep. on the British Annelida* (Brit. Assoc., 1851, p. 179, pl. 3, fig. 7).

une paire de veinules pulsatiles situées sur les côtés de la portion pharyngienne du tube alimentaire (1).

§ 11. — Indépendamment des modifications de l'appareil

vant en arrière dans le système sous-intestinal, et de là dans le système dorsal, mais aussi de ce dernier dans les branches sous-cutanées du vaisseau dorsal, lequel se continue aussi directement, par son extrémité antérieure, avec le tronc sous-cutané abdominal qui est très contractile dans toute son étendue. Le nombre des anses œsophagiennes qui remplissent ainsi les fonctions d'agents moteurs principaux paraît varier suivant les espèces, car les auteurs sont loin de s'accorder à ce sujet, et il est probable que les dissidences d'opinion dépendent des différences spécifiques dans les Animaux dont la dissection a été faite, plutôt que de quelque erreur d'observation. Ainsi M. Morren en a compté le plus ordinairement cinq paires, quelquefois jusqu'à sept paires; Dugès en décrit sept à huit paires.

(1) L'appareil circulatoire des Naïs tient à la fois de celui de l'Arénicole et de celui du Lombric. Il ressemble à ce dernier par la disposition générale des vaisseaux, et au premier par l'existence d'une seule paire de grosses poches contractiles qui font l'office de cœurs. M. Williams a décrit ces organes comme appartenant, l'un

au vaisseau dorsal, l'autre au vaisseau ventral, et occupant, l'un la face supérieure, l'autre la face inférieure du corps (a); mais le fait est qu'ils sont latéraux, et ils paraissent être placés, comme chez l'Arénicole, sur le trajet des deux gros troncs anastomotiques qui unissent le vaisseau dorsal au vaisseau sous-intestinal. Il est à noter que ces poches cardiaques battent alternativement, et que non-seulement le vaisseau dorsal, mais ses principales branches sont également contractiles. Pour plus de détails relatifs au trajet des vaisseaux et de leurs anastomoses, je renverrai aux travaux de Gruithuisen (b), de Dugès (c), de M. d'Udekem (d) et de M. P. Doyère (e), en faisant remarquer toutefois que les observations de ce dernier diffèrent à certains égards de ceux de ses prédécesseurs et auraient besoin de confirmation.

Chez le Naïdien dont M. Henle a formé le genre *Enchytræus*, il y a aussi deux troncs médians, qui sont unis entre eux antérieurement par un collier vasculaire et par trois paires de branches transversales; mais ce physiologiste n'a aperçu de mouvements pulsatiles que dans le tronc dorsal, et il est aussi à noter qu'il

(a) Williams, *Op. cit.* (*Brit. Associat.*, 1851, p. 182, pl. 3, fig. 8).
(b) Gruithuisen, *Ueber* Nais diaphana (*Nova Acta Acad. curios. Nat.*, 1828, t. XIV, p. 413).
(c) Dugès, *Op. cit.* (*Ann. des sciences nat.*, 1828, t. XV, p. 297).
(d) D'Udekem, *Histoire naturelle du Tubifex des ruisseaux*, p. 20, pl. 2, fig. 1 à 3 (extr. des *Mém. couronnés par l'Acad. de Bruxelles*, t. XXVI).
(e) P. Doyère, *Essai sur l'anatomie de la* Nais sanguinea, p. 10, fig. 9 et 10 (extr. des *Mém. de la Soc. Linnéenne de Normandie*, 1856, t. X).

circulatoire que j'ai déjà signalées comme dépendantes d'un développement insolite de quelques parties de ce système de vaisseaux, il en est d'autres qui sont dues à la même cause, mais qui se lient d'une manière spéciale au perfectionnement du travail respiratoire, et qui ont essentiellement pour but de mieux assurer les rapports entre le sang et l'eau aérée dont l'animal est entouré. Cette condition se trouve réalisée par l'extension des vaisseaux sanguifères dans l'intérieur des appendices membraneux qui s'élèvent à la surface du système tégumentaire dans diverses parties du corps et qui naissent le plus souvent à la base des pattes. Nous avons déjà vu que chez quelques Annélides, tels que les Phyllodocés et les Branchellions, les vaisseaux sanguins ne pénètrent pas dans l'intérieur des appendices foliiformes qui constituent les branchies de ces

n'a pu découvrir aucune ramification allant de ces gros vaisseaux dans les parties voisines (a).

Dans le genre *Stylaria*, qui appartient aussi à la famille des Naïdiens, M. O. Schmidt a constaté l'existence de trois paires d'arcs vasculaires contractiles analogues aux vaisseaux moniliformes des Lombrics (b).

Les POLYOPHTHALMES, dont M. de Quatrefages a fait connaître le mode d'organisation, sont des Annélides Abranches qui vivent dans la mer et qui ressemblent à certains égards aux Naïdiens, mais forment une famille distincte. Leur sang est d'un rouge intense et circule dans un réseau intestinal très riche qui vient se terminer antérieurement dans un sinus analogue à celui situé à l'extrémité antérieure de l'estomac chez les Arénicoles; un vaisseau dorsal pharyngien part de ce sinus pour se rendre à la tête, et de chaque côté de ce même réservoir médian se trouve une poche arrondie et pulsatile qui envoie le sang dans un vaisseau abdominal sous-cutané; enfin il existe aussi à la face inférieure du tube digestif un autre vaisseau impair et médian dans lequel le mouvement circulatoire s'effectue d'avant en arrière, tandis que dans toute la portion dorsale du système vasculaire le courant est dirigé d'arrière en avant. M. de Quatrefages désigne sous le nom de *cœur* l'ensemble formé par le sinus médian et les deux poches sanguifères latérales (c).

(a) Henle, *Ueber Enchytræus, eine Neue Anneliden-Gattung* (Müller's Archiv für Anat. und Physiol., 1837, p. 82, pl. 6, fig. 5).
(b) Schmidt, *Beiträge zur Anatomie und Physiologie der Naïden* (Müller's Archiv für Anat. und Physiol., 1846, p. 412, pl. 15, fig. 3, et Ann. des sciences nat., 3e série, t. VII, p. 486).
(c) Quatrefages, *Mém. sur la famille des Polyophthalmiens* (Ann. des sciences nat., 1850, 3e série, t. XIII, p. 17, pl. 2, fig. 5).

Vers, ou bien s'arrêtent dans la portion du système cavitaire général qui occupe la base de ces organes; mais, en général, ils s'y avancent de manière à mettre le liquide qu'ils contiennent en rapport direct avec le fluide respirable, et les canaux sanguifères qui se répandent ainsi dans l'appareil branchial dépendent toujours des vaisseaux transversaux à l'aide desquels le système dorsal s'anastomose avec le système sous-cutané ou abdominal. Tantôt ce sont des anses fort simples qui se prolongent de ces troncs anastomotiques dans l'intérieur de chaque branchie; d'autres fois ce sont des ramifications plus ou moins nombreuses qui s'interposent entre la portion ventrale et la portion dorsale de chacune de ces mêmes branches, de façon que le sang traverse un réseau capillaire respiratoire en passant de l'un de ces systèmes vasculaires dans l'autre (1).

(1) En observant le mode de distribution des vaisseaux sanguins dans les branchies des Hermelles, j'avais été conduit à penser que chacun de ces filaments renferme deux canaux sanguifères naissant, l'un de la branche correspondante du système vasculaire dorsal, l'autre de la branche transversale du système cutané abdominal, et s'anastomosant entre eux. Mais M. de Quatrefages, qui a étudié plus récemment l'organisation de ces Annélides, assure que chaque appendice branchial ne renferme qu'un seul vaisseau d'où partent latéralement de petites branches terminées en ampoules, et que ce canal unique communique par sa base avec les deux vaisseaux qui se portent de ce point, l'un au tronc dorsal, l'autre au tronc abdominal; de sorte que dans l'appareil respiratoire des Hermelles le courant afférent et le courant efférent s'établiraient dans l'intérieur d'un même vaisseau (a).

Ce naturaliste a décrit un mode d'organisation analogue dans les appendices branchiaux des Glycères, des Polydores, etc. Chez tous ces Animaux, chaque appendice branchial ne serait creusé que d'un seul canal sanguifère terminé en cul-de-sac et communiquant par sa base avec les deux ordres de vaisseaux à l'aide desquels le sang y arrive et en sort (b).

En terminant ce qui est relatif aux Annélides, j'ajouterai que M. Leydig a signalé une disposition très singulière chez le *Lumbriculus variegatus*, où le vaisseau dorsal paraît donner naissance à des appendices terminés en ampoule (c).

(a) Quatrefages, *Mém. sur la famille des Hermelliens (Ann. des sciences nat.*, 1848, 3ᵉ série, t. X, pl. 2, fig. 3, 6 et 9).
(b) Quatrefages, *Sur la respiration des Annélides (Ann. des sciences nat.*, 1850, 3ᵉ série, XIV, p. 292).
(c) Leydig, *Lehrbuch der Histologie*, p. 436.

§ 12. — Quant à la structure intime des vaisseaux sanguins des Annélides, je me bornerai à dire qu'une tunique interne amorphe et dépourvue d'épithélium paraît tapisser partout ces canaux et se trouve revêtue extérieurement d'une tunique adventive formée de tissu connectif plus ou moins modifié; enfin, qu'entre ces deux couches on trouve dans la plupart des petites branches, ainsi que dans les gros troncs, du tissu musculaire dont les fibrilles sont dirigées longitudinalement aussi bien qu'en travers (1).

§ 13. — En résumé, nous voyons que chez tous les Annélides, le système vasculaire est disposé suivant un même plan, bien que chez les uns il soit fort simplifié, tandis que chez d'autres il se complique et se perfectionne beaucoup (2). C'est

---

(1) Pour plus de détails sur l'histologie de ces vaisseaux, je renverrai aux observations de M. Leydig portant principalement sur les Hirudinées (a).

(2) Au premier abord, l'appareil vasculaire des Échiures semble s'éloigner beaucoup de celui des autres Annélides; mais en l'examinant attentivement, on y retrouve le même plan fondamental que chez les Chétopodes ordinaires. A la face supérieure du tube digestif, il y a un vaisseau impair et médian qui correspond au vaisseau dorsal et qui présente vers le milieu de la région pharyngienne une petite dilatation pulsatile. Un peu plus en arrière, il donne naissance à une paire de troncs descendants qui embrassent le tube digestif en manière de collier et débouchent dans un vaisseau sous-intestinal. Enfin on trouve encore sur la ligne médiane un troisième tube médian et impair qui est accolé au cordon nerveux et qui correspond au vaisseau sous-cutané abdominal.

Mais les branches transversales qui naissent de ces divers troncs latéraux sont loin de présenter la régularité qui se remarque d'ordinaire chez les Annélides, et le caractère segmentaire de l'organisation tend à s'effacer. M. de Quatrefages, en décrivant l'appareil circulatoire de ces Vers, a donné le nom de *cœur abdominal* à une dilatation du vaisseau sous-cutané abdominal qui se voit dans le point où celui-ci s'anastomose avec l'extrémité antérieure du vaisseau sous-intestinal; il appelle aussi *cœur intestinal* une dilatation analogue de ce dernier tronc dans le point où le collier vasculaire du système dorsal y débouche, et il nomme *cœur dorsal* le bulbe qui se voit sur le trajet de la portion pharyngienne du vaisseau dorsal; mais ces diverses parties un

---

(a) Leydig, *Lehrbuch der Histologie*, p. 436 (1857).

chez les Arénicoles qu'il présente les caractères les plus élevés; et nous verrons bientôt qu'il existe à certains égards une ressemblance frappante entre le mode d'organisation de l'appareil circulatoire de ces Vers et celui des Animaux vertébrés les plus simples. Mais, avant d'aborder l'étude anatomique de ces derniers, il nous reste encore à examiner quelques Invertébrés que jusqu'ici j'avais laissés de côté pour ne pas rompre l'enchaînement naturel des faits.

§ 14. — Je ne m'arrêterai que peu sur l'étude du mode d'irrigation organique dans les autres classes de la grande division des Vers, parce qu'il règne encore beaucoup d'incertitude au sujet de l'existence d'un appareil circulatoire spécial chez ces Animaux. La plupart d'entre eux sont pourvus de vaisseaux; mais les Helminthologistes sont partagés d'opinion au sujet des fonctions de ces tubes, et, dans l'état actuel de la science, il ne me semble pas possible de trancher nettement la question.

Appareil vasculaire des Trématodes.

Ainsi, dans la classe des TRÉMATODES, dont les principaux représentants sont les Douves ou Fasciolaires, on voit un système complexe de vaisseaux à parois propres qui se ramifient dans les diverses parties du corps; on a distingué des courants

peu élargies du système vasculaire ne me semblent pas mériter ces noms, car ils n'ont pas le caractère de réservoirs sanguins. Il est aussi à noter que chez l'Échiure, les branches impaires qui se portent du vaisseau abdominal vers l'intestin, et qui se ramifient dans le mésentère, sont très développés (a).

L'appareil circulatoire des STERN-ASPIS n'est encore que très imparfaitement connu, mais paraît avoir de la ressemblance avec celui de l'*Echiura Gærtnerii* (b), et la disposition générale des vaisseaux, chez tous ces Échiurides, a une grande analogie avec celle qui s'observe chez les Siponculides dont il sera bientôt question (c).

(a) Quatrefages, Mém. sur l'Échiure de Gærtner (*Voyage en Sicile*, t. II, p. 239, pl. 25, fig. 1 a, et pl. 26, fig. 4 ; — *Ann. des sciences nat.*, 1847, 3e série, t. VII, p. 324 et suiv.).
(b) Krohn, *Ueber den Sternaspis Thalassemoides* (*Archiv. für Anat. und Physiol.*, 1842, p. 420).
— Müller, *Observationes anatomicæ de Vermibus quibusdam marinis* (Dissert. inaug.). Berlin, 1852, p. 4, pl. 1, fig. 13).
(c) Voyez ci-après, page 300.

dans leur intérieur, et M. Blanchard a pu, malgré leur petitesse, les injecter d'une manière admirable. Ce naturaliste n'hésite pas à les considérer comme formant un appareil circulatoire, et effectivement ils en offrent bien l'aspect. Mais les observations les plus récentes dont ces organes ont été l'objet ne sont pas favorables à cette opinion, et la plupart des helminthologistes les regardent aujourd'hui comme appartenant à un appareil excréteur : car ils assurent que ce système arborescent débouche directement au dehors par un orifice particulier; que le liquide en mouvement dans son intérieur se dirige toujours des parties périphériques vers cette ouverture, et que souvent on le voit sortir par cette voie. La question en litige ne porte donc pas sur l'existence ou l'absence d'un appareil vasculaire, mais sur la clôture de ce système ou sa communication libre avec l'extérieur, et sur la nature des courants dont il est le siège (1).

§ 15. — Pour mieux préciser les faits, prenons quelques exemples.

Amphistomes. Les Amphistomes, Vers intestinaux de forme conique, qui se rencontrent assez souvent dans l'estomac du Bœuf, présentent vers la partie postérieure du dos une petite poche ovalaire que j'appellerai la *vésicule de Laurer*, tant pour ne rien préjuger quant à ses fonctions que pour rappeler le nom de l'anatomiste qui en a fait connaître l'existence (2). Deux gros vais-

(1) Ces courants ont été observés d'abord chez le *Distomum militare*, par M. Ehrenberg (*a*) ; M. Nordmann en a ensuite signalé l'existence chez le Diplozoon et quelques autres Vers (*b*).

(2) On doit à ce naturaliste une bonne monographie anatomique de l'Amphistome, publiée sous la forme de thèse. Les figures qui accompagnent ce mémoire sont très nettes (*c*).

(*a*) Ehrenberg, *Symbolæ physicæ. Anim. evertebr.* (decas 1, feuille 1).
(*b*) Nordmann, *Mikrographische Beiträge zur Naturgeschichte der wirbellosen Thieren*, t. I, p. 69 (*Ann. des sciences nat.*, 1838, 1ᵉ série, t. XXX, p. 392).
(*c*) Laurer, *Disquisitiones anatomicæ de Amphistomo conico.* In-4, Gryphiæ, 1830.

sceaux partent de ce réservoir, longent les branches de l'appareil digestif, gagnent l'extrémité antérieure du corps, et, chemin faisant, donnent naissance à une multitude de rameaux dont les divisions se répandent dans toutes les parties voisines et s'y terminent en culs-de-sac. Ces tubes membraneux constituent donc un système vasculaire arborescent à branches chevelues très fines, et, d'après Laurer, la vésicule centrale dont ils partent communiquerait avec l'extérieur à l'aide d'un pore dorsal ou *foramen caudale*; mais M. Blanchard, qui a injecté cet appareil et qui en a donné de très belles figures, n'a pu y découvrir aucun orifice, et considère la poche en question comme étant une espèce de cœur. Je suis porté à croire cependant que Laurer ne s'était pas trompé, car l'existence du *foramen caudale* paraît avoir été constatée d'une manière indubitable par plusieurs bons observateurs chez divers Trématodes fort voisins des Amphistomes (1).

(1) Les premiers observateurs qui parlèrent de l'existence d'un orifice caudal, ou *foramen dorsale*, chez divers Trématodes, le prirent pour un anus (a). Mehlis a réfuté cette opinion (b), et annonça que le pore en question communique avec des vaisseaux que Rudolphi (c) et Bojanus (d) avaient déjà aperçus dans le corps de quelques-uns de ces Vers intestinaux. Laurer, qui a étudié avec beaucoup de soin cet appareil chez l'Amphistome, le considéra comme étant un système chylifère, et il

appela *cisterna chyli* la vésicule à laquelle aboutissent, comme nous l'avons vu ci-dessus, les principaux troncs (e). M. Nordmann a trouvé à la partie postérieure du corps, chez les Diplostomes, une poche analogue qui s'ouvre au dehors par un orifice contractile et qui expulse de temps en temps le liquide contenu dans son intérieur, mode de déjection que ce naturaliste a rendu apparent en plaçant ces Animaux dans un liquide coloré. M. Nordmann décrit aussi un système de canaux

(a) Baer, *Beiträge zur Kenntniss der Niedern Thiere* (*Acta Acad. Leop. Nat. cur.*, vol. XIII, p. 536, 561, 611, et *Noch ein Wort über den After der Distomen*, Heusinger, vol. II, p. 197). — Nardo, *Ueber den After der Distomen* (Heusinger's *Zeitschrift für die Organ. Physik*, 1827, Bd. I, p. 68).
(b) Rudolphi, *Entozoorum synopsis*, 1819, p. 337.
(c) Bojanus, *Enthelminthica* (Isis, 1821, t. VIII, p. 162).
(d) Mehlis, *Observ. anat. de Distomate hepatico et lanceolato*, 1825, p. 16 et suiv.
(e) Laurer, *Disquisitiones anatomicæ de Amphistomo conico*, 1830, p. 10 et suiv.

Distomes.

Ainsi, M. Van Beneden a observé chez le *Distomum tereti-colle* une poche médiane et contractile qui est évidemment l'analogue de la vésicule de Laurer, et qui communique directement au dehors par l'intermédiaire d'un pore caudal, car ce naturaliste a vu le liquide de ce réservoir être excrété par cette voie. La vésicule en question est aussi en communication avec deux tubes qui suivent les côtés du corps et qui constituent l'appareil dont j'ai déjà eu l'occasion de dire quelques mots en parlant des prétendues trachées aquifères de ces animaux. Enfin, M. Van Beneden a reconnu également que les vaisseaux rameux qui se trouvent dans le voisinage de ces tubes, et qui avaient été décrits par d'autres helminthologistes comme un appareil circulatoire, s'ouvrent à leur tour dans ces mêmes tubes et n'en sont que des branches (1).

assez complexe qu'il considère comme étant en communication avec ce réservoir et comme constituant un appareil circulatoire ; mais il me paraît évident qu'une grande partie des organes qu'il appelle des *vaisseaux* ne sont autre chose que les *oviductes* (a).

M. Dujardin a observé aussi plusieurs fois l'orifice en question (b) ; M. Owen a eu également l'occasion d'en constater l'existence (c) ; et, comme nous le verrons bientôt, l'expulsion d'un liquide par cette voie a été remarquée par plusieurs helminthologistes. Je dois ajouter cependant que, d'après M. Blanchard, ces excré-

tions seraient la conséquence d'une perforation accidentelle (d), et que M. Diesing avait précédemment énoncé une opinion analogue au sujet des Amphistomes (e).

(1) Dans un premier travail sur les Vers cestoïdes, M. Van Beneden s'était déjà prononcé en faveur de la non-existence d'un appareil circulatoire chez les Trématodes aussi bien que chez les Tænioïdes (f) ; mais c'est surtout dans un Mémoire spécial, publié postérieurement aux recherches de M. Blanchard, qu'il a fait connaître les faits indiqués ci-dessus (g).

(a) Nordmann, *Mikrographische Beiträge zur Naturgeschichte der wirbellosen Thiere*, 1832, Bd. 1, p. 37 et suiv, pl. 4, fig. 5 et 6, et *Ann. des sciences nat.*, t. XXX, p. 279 et suiv., pl. 12, fig. 1 et 2.
(b) Owen, *On the Anatomy of* Distoma clavatum (*Trans. of the Zool. Soc.*, vol. 1, p. 41).
(c) Dujardin, *Histoire naturelle des Helminthes*, p. 383.
(d) Blanchard, *Recherches sur l'organisation des Vers* (*Ann. des sciences nat.*, 1847, 3ᵉ série, t. VII, p. 110, et *Voyage en Sicile*, t. III).
(e) Diesing, *Monographie der Gattungen Amphistoma und Diplodiscus* (*Annalen des Wiener Museums der Naturgeschichte*, 1836, t. V, p. 237).
(f) Van Beneden, *Recherches sur la Faune littorale de la Belgique : Vers cestoïdes*, p. 48 (extr. des *Mém. de l'Acad. de Bruxelles*, 1850, t. XXV).
(g) Van Beneden, *Note sur l'appareil circulatoire des Trématodes* (*Ann. des sciences nat.*, 1852, 3ᵉ série, t. XVII, p. 23).

Les recherches encore plus récentes de M. Aubert, de Breslau, sur la structure des *Aspidogaster*, conduisent à des résultats analogues, et tendent à établir que tout ce système n'est en réalité ni un appareil circulatoire, ni un organe respiratoire, comme on l'avait supposé tour à tour, mais bien un appareil sécrétoire diffus destiné à excréter des matières dont l'organisme doit se débarrasser, et comparable, par conséquent, à l'appareil urinaire des animaux supérieurs (1).

Il nous paraît, en effet, très probable que les vésicules de Laurer et ses dépendances immédiates représentent ici l'appareil de Bojanus que nous avons déjà étudié chez les Mollusques. Mais faut-il en conclure que tous les vaisseaux en communication plus ou moins directe avec ce réservoir appartiennent à un système sécréteur disséminé dans toutes les parties de l'économie, et qu'il n'existe chez ces Vers aucun vestige d'un système circulatoire? Je ne le pense pas; souvent la disposition de ces vaisseaux ressemble tant à ce qui existe chez divers Annélides où leur nature n'est pas incertaine, qu'il me semblerait bien difficile de ne pas les considérer comme étant du même ordre, et d'ailleurs les découvertes récentes faites par plusieurs anatomistes, relatives aux relations de l'appareil circulatoire ou de l'appareil urinaire chez divers Mollusques, permettent de supposer que l'existence de la communication entre ces vaisseaux et l'extérieur au moyen de l'organe bojanien ne serait pas in-

---

(1) M. Aubert (a) a trouvé que, chez ces Vers, le *foramen caudale* est tout à fait terminal, et communique avec deux réservoirs ovalaires qui correspondent à la vésicule de Laurer et qui se continuent chacun sous la forme d'un gros tube membraneux jusque vers le tiers antérieur du corps, où il se termine en cul-de-sac, mais communique latéralement avec un vaisseau flexueux dont les branches se répandent dans les diverses parties de l'organisme (b).

(a) Hermann Aubert, *Ueber das Wassergefäss-System, die Geschlechtsverhältnisse, die Eibildung des Aspidogaster und Vergleichung anderer Trematoden* (Zeitschr. für wissenschaftl. Zool., 1855, Bd. VI, p. 349).
(b) *Op. cit.*, p. 354, pl. 14, fig. 1 et 3.

compatible avec leurs fonctions, comme canaux d'irrigation. Je suis donc porté à croire que la divergence d'opinion entre M. Blanchard et les autres zoologistes que je viens de citer dépend de l'existence d'une fusion, tantôt plus, tantôt moins intime de l'appareil circulatoire des Trématodes, avec un appareil excréteur, et que, par conséquent, la vérité se trouve entre les deux interprétations.

§ 16. — Pour se convaincre de l'existence d'un système de vaisseaux ayant tous les caractères essentiels de l'appareil circulatoire tel qu'on le rencontre chez les Annélides, il suffit, ce me semble, de jeter les yeux sur les figures dans lesquelles M. Blanchard a représenté ces canaux, figures dont j'ai eu souvent l'occasion de constater l'exactitude en les comparant avec la nature.

Douves.   § 17. — On voit ainsi que chez la Douve du foie, par exemple, il existe sur la ligne médiane du dos un vaisseau longitudinal qui se divise antérieurement en deux branches, et qui, de chaque côté, émet une multitude de rameaux dont les divisions dendroïdes se répandent dans toute l'étendue de la surface dorsale du corps et y constituent un lacis capillaire très riche[1]. D'autres vaisseaux disposés à peu près de la même manière, mais beaucoup plus grêles, se voient à la face inférieure du corps. Mehlis, à qui l'on doit la connaissance de la disposition générale de ces divers canaux, pensait que le vaisseau dorsal débouchait au dehors par un pore situé à son extrémité postérieure ; mais M. Blanchard n'a pu trouver aucune trace de l'existence d'un orifice de ce genre, et pense que ce système vasculaire est complétement clos (2).

[1] Voyez le travail de M. Blanchard sur l'organisation des Vers intestinaux, avec les planches qui l'accompagnent, dans notre *Voyage en Sicile*, t. III, pl. 4, fig. 1 *b* et 1 *c*.

(2) Mehlis pensait que ces vaisseaux communiquaient non - seulement au dehors par le pore caudal (*a*), mais

(*a*) Mehlis, *Observationes anatomicæ de Distomate hepatico et lanceolato*, p. 18. Gœttingæ, 1825.

Chez les Monostomes, le système vasculaire est non moins développé ; mais, au lieu d'un vaisseau dorsal médian, on voit de chaque côté un tronc qui s'atténue à ses deux extrémités et qui donne naissance à une multitude de ramuscules déliés.

On remarque des variations assez grandes dans la disposition de ces vaisseaux chez les diverses espèces où l'étude en a été faite ; mais ici, de même que chez les Annélides, ces différences ne paraissent tenir qu'à l'existence de divers degrés de centralisation des deux moitiés du système qui tendent à se confondre sur la ligne médiane, d'abord vers la partie postérieure du corps, puis de plus en plus loin vers la tête (1).

Quant au mouvement du liquide contenu dans l'intérieur de

(marginal note: Monostomes, Holostomes, etc.)

(marginal note: Courants.)

aussi avec la cavité digestive, et constituaient une sorte d'appareil chylifère ; mais M. Blanchard s'est assuré que les liquides colorés poussés dans l'estomac ne pénètraient jamais dans le système vasculaire.

(1) Ainsi, chez les POLYSTOMES (a), de même que chez les Monostomes (b), les troncs latéraux sont séparés dans toute la longueur du corps, et, en se réunissant par leur extrémité postérieure, ne donnent pas naissance à un tronc médian.

Chez les AMPHISTOMES, comme nous l'avons déjà vu, les deux moitiés du système sont également distinctes et écartées, sauf dans une petite étendue, où ils sont représentés par la vésicule de Laurer (c).

Chez le *Brachylœmus Erinacei* (d), elles sont confondues sur la ligne médiane dans toute la moitié postérieure

du corps, de façon que la portion centrale du système a la forme d'un Y.

Enfin, chez les DOUVES, la centralisation s'étend dans les quatre cinquièmes de la longueur du corps, de sorte que le tronc médian devient la partie principale de l'appareil, et les troncs latéraux sont courts et fort rapprochés l'un de l'autre, ainsi qu'on peut le voir en consultant les figures données par M. Blanchard (e).

Chez l'HOLOSTOME du Renard, la portion centrale du système vasculaire qui est représentée en arrière par un tronc médian et en avant par deux branches, est très peu développée ; mais la portion périphérique est formée par un réseau de canaux rameux plus gros que d'ordinaire, et à la face inférieure du corps on remarque une série de vaisseaux transversaux (f).

(a) Blanchard, *loc. cit.*, pl. 6, fig. 4.
(b) Idem, *ibid.*, pl. 6, fig. 3.
(c) Idem, *ibid.*, pl. 10, fig. 2 b, 2 c.
(d) Idem, *ibid.*, pl. 6, fig. 2.
(e) Idem, *ibid.*, pl. 4, fig. 1.
(f) Idem, *ibid.*, pl. 7, fig. 1 et 1 a.

ces divers vaisseaux, il paraît être oscillatoire seulement (1), et il y a lieu de supposer qu'en général les courants sont établis, non par la contraction d'un réservoir sanguin ou des parois vasculaires, mais par l'action de cils vibratiles dont les gros troncs seraient garnis (2).

§ 18. — Chez les Vers intestinaux de la famille des CESTOÏDES, M. Blanchard a trouvé un certain nombre de canaux sous-cutanés très grêles qui semblent constituer un appareil circulatoire rudimentaire, mais qui suivent les espaces intermusculaires sans offrir de ramifications. On ne sait d'ailleurs rien sur le mouvement des liquides dans ce système (3).

Vers cestoïdes.

(1) M. Nordmann pense que chez le *Diplozoon paradoxum* il existe de chaque côté du corps deux vaisseaux longitudinaux à branches rameuses, dans l'intérieur desquels il indique des courants dirigés en sens contraires. Il y aurait donc là, dans chaque moitié du système, un cercle vasculaire complet.

M. Kölliker a trouvé chez les *Tristoma papillorum* un vaisseau médio-dorsal qui est contractile et qui fournit latéralement des ramuscules. Ce zoologiste décrit aussi sur les côtés du corps d'autres vaisseaux rameux, mais ceux-ci communiquent avec l'extérieur par des pores, et il les considère comme constituant un appareil respiratoire (a).

(2) M. Nordmann a remarqué que le mouvement circulatoire est souvent très vif, sans qu'il y ait ni contraction ni dilatation appréciables dans les vaisseaux (b).

M. Dujardin a constaté l'existence de cils vibratiles placés de distance en distance dans l'intérieur de quelques-uns des vaisseaux, chez les jeunes Distomes ; mais il pense que d'autres vaisseaux en sont dépourvus et servent au retour du liquide (c).

M. Mayer a vu aussi des cils vibratiles en connexion avec les vaisseaux latéraux chez l'*Octobothrium* de l'Alose, mais il pense qu'ils ne sont pas logés dans ceux-ci et ne produisent pas un mouvement circulatoire (d).

(3) Chez le TÆNIA de l'Homme, M. Blanchard a injecté quatre vaisseaux longitudinaux très grêles qui sont reliés entre eux par un grand nombre de branches transversales et simples, ou seulement bifurquées de façon à représenter une sorte de treillis fort uniforme. Ces canaux ne paraissent avoir aucune communication avec les autres cavités du corps, et M. Blanchard les décrit comme

(a) Kölliker, *Ueber Tristoma papillosum* (*Zweiter Bericht von der Zootomischen Anstalt zu Würzburg*, 1849, p. 23 et 24, pl. 2, fig. 1).
(b) Nordmann, *Op. cit.* (*Ann. des sciences nat.*, t. XXX, p. 392).
(c) Dujardin, *Histoire naturelle des Helminthes*, 1845, p. 384.
(d) Meyer, *Beiträge zur Anatomie der Entozoen*, 1841, p. 23.

§ 19. — On ne sait encore que fort peu de chose au sujet de l'appareil circulatoire des ROTATEURS ; les parties qui ont été décrites sous le nom de *vaisseaux sanguins* par plusieurs naturalistes ne paraissent pas mériter ce nom , et il est probable que l'irrigation nutritive s'effectue principalement, sinon exclusivement, à l'aide du liquide cavitaire (1). Mais la petitesse de ces Animaux rend la solution de cette question très difficile.

ayant des parois membraneuses distinctes. Deux des troncs longitudinaux sont situés près du bord latéral du corps en dehors du tube alimentaire, et les deux autres à peu près à égale distance des précédents et de la ligne médiane ; les branches transversales sont parfois au nombre de plus de trente par anneau (a). Chez le *Tænia serrata*, ces vaisseaux sont plus grêles et les branches transversales moins régulières (b). Chez le *Tænia cucumerina*, la disposition est à peu près la même (c).

M. Blanchard a décrit des vaisseaux disposés à peu près de la même manière, mais avec beaucoup moins de régularité chez le *Caryophyllæus mutabilis*. Les troncs longitudinaux sont au nombre de dix, et les traverses situées à la même hauteur ne s'étendent que d'un tronc à celui qui l'avoisine (d).

Il est d'ailleurs à noter que jusqu'ic

aucune communication n'a été constatée entre ces canalicules sous-cutanés et les gros tubes longitudinaux qui se voient sur les côtés du corps des Vers Tænioïdes, et qui sont considérés par M. Van Beneden comme étant les analogues des canaux en rapport avec la vésicule de Laurer, chez les Distomes. Quelques auteurs ont décrit ces canaux latéraux et leurs branches anastomotiques comme constituant un appareil circulatoire (e) ; mais, suivant la plupart des naturalistes, ils représenteraient l'appareil digestif (f). M. Van Beneden pense que ce sont des organes sécréteurs, opinion sur laquelle nous aurons à revenir plus tard.

J'ajouterai que, suivant ce dernier naturaliste, la circulation serait entièrement lacunaire chez tous ces Vers intestinaux (g).

(1) Les parties que M. Ehrenberg a considérées comme étant des vais-

(a) Blanchard, *Rech. sur l'organisation des Vers (Voyage en Sicile*, t. III, p. 153, pl. 14, fig. 1).
(b) *Loc. cit.*, pl. 14, fig. 2.
(c) *Loc. cit.*, p. 147, pl. 14, fig. 4.
(d) *Op. cit.*, p. 147, pl. 7, fig. 5, 5 a.
(e) Siebold et Stannius, *Nouveau Manuel d'anatomie comparée*, t. I, p. 136.
(f) Carlisle, *Observ. upon the Structure and Œconomy of those Intestinal Worms called Tænia* (*Trans. of the Linn. Soc.*, 1794, t. II, p. 251).
— Delle Chiaje, *Mem. sulla storia e notomia degli Anim. senza vertebre di Napoli*, t. I, p. 144 et suiv. (Il considère à tort ces canaux comme débouchant au dehors dans chaque anneau.)
— Eschricht, *Anat. Phys. Untersuch. über die Bothryocephalen*, p. 57 (extrait des *Mém. de l'Acad. des cur. de la Nat.*, t. XIX, supplém.).
— Owen, *Lectures on the Comparative Anatomy of the Invertebrate Animals*, 1855, p. 70.
— Blanchard, *Op. cit.* (*Voyage en Sicile*, t. III, p. 152).
(g) Van Beneden, *Rech. sur la faune littorale de Belgique (Vers cestoïdes)*, p. 39 et suiv.

§ 20. — Les Vers ne sont pas les seuls Invertébrés chez lesquels un système spécial de tubes sanguifères se trouve ajouté au système lacunaire à l'aide duquel l'irrigation nutritive s'effectue en totalité ou en partie chez tous ces Animaux. On en voit déjà des exemples dans l'embranchement des Zoophytes (1).

seaux sanguins (a) paraissent être principalement des bandes musculaires (b).

M. Udekem a décrit avec plus de détails un réseau de filaments qui se voient dans les lobes ciliés de la *Lacinularia socialis*, et qui paraissent être en connexion avec les tubes déjà mentionnés sous le nom de *canaux aquifères* ; il pense que ce sont des vaisseaux et que cet ensemble de parties constitue un système circulatoire (c) ; mais les observations plus récentes de M. Huxley (d) et de M. Leydig ne sont pas favorables à cette manière de voir, et ce dernier considère le fluide contenu dans les espaces interorganiques comme tenant lieu de sang (e).

(1) Je crois inutile de m'arrêter ici sur les suppositions que quelques naturalistes ont faites relativement à une circulation du sang chez les INFUSOIRES, car les moyens d'observation dont nous disposons ne nous permettent pas de constater des phénomènes de ce genre chez ces animalcules microscopiques. On voit, il est vrai, chez beaucoup de ces petits êtres, des vésicules pulsatiles, qui, chez les Kolpodes, par exemple, se contractent d'une manière rhythmique, et quelques auteurs ont cru pouvoir les considérer comme des cœurs (f), tandis que d'autres ont pensé que ce sont des cavités respiratoires (g), ou bien encore des organes éjaculateurs (h). Tantôt elles sont sphériques (i) ; d'autres fois elles

(a) Ehrenberg, *Die Infusionsthierchen*, 1838, p. 415.
(b) Dujardin, *Histoire naturelle des Infusoires*, 1841, p. 589.
— Rymer Jones, *Rotifera* (Todd's Cyclop. of Anat. and Physiol., t. IV, p. 413).
— Siebold, *Nouveau Manuel d'anatomie comparée*, t. 1, p. 181.
(c) Udekem, *Note sur le système circulatoire de la Lacinulaire sociale* (Ann. des sciences nat., 1850, 3e série, t. XIV, p. 146).
(d) Huxley, *Lacinularia socialis. A Contribution to the Anatomy and Physiol. of the Rotifera* (Trans. of the Microscopical Society, 1852, t. 1, p. 1).
(e) Fr. Leydig, *Ueber den Bau und die Systematische Stellung der Räderthiere* (Zeitschr. für wissenschaftl. Zool., 1855, t. VI, p. 77).
(f) Wiegmann, *Bericht über die Fortschritte der Zoologie* (Archiv für Naturgeschichte, 1835, t. I, p. 12).
— Pouchet, *Rech. sur les organes de la circulation, de la digestion et de la respiration des Animaux infusoires*, 1849, p. 3, pl. 1, fig. 2, etc.).
— Siebold, *Nouveau Manuel d'anatomie comparée*, t. I, p. 19.
(g) Spallanzani, *Observ. et expér. sur les Animalcules* (Opuscules de physique, t. 1, p. 248).
— Dujardin, *Mém. sur l'organisation des Infusoires* (Ann. des sciences nat., 1838, 2e série, t. X, p. 305).
— Erdl, *Ueber den Kreislauf der Infusorien* (Müllers' Archiv, 1841, p. 278).
(h) Ehrenberg, *Organisation in der Richtung des kleinsten Raumes*, 3e partie, 1834, et *Nouv. rech. sur l'organisation des Infusoires* (Ann. des sciences nat., 1835, 2e série, t. III, p. 265 et suiv., pl. 12, fig. 10, 15, 19, etc.).
(i) Exemple : *Leucophrys patula*. Voyez Ehrenberg, *Infusorien Thiere*, pl. 32, fig. 1.

En effet, dans la classe des Échinodermes, comprenant les Système
vasculaire
sous-cutané. Holothuries, les Astéries et les Oursins, la cavité générale du corps et ses dépendances renferment, comme je l'ai déjà dit, un fluide qui ne paraît différer en rien du sang incolore des autres Animaux invertébrés, et qui remplit ici, suivant toute apparence, des fonctions analogues (1). Mais on trouve en outre un

donnent naissance à des prolongements radiaires vasculiformes ou renflés en ampoule vers la base (a). Il est aussi à noter que leur nombre est très variable. Ainsi, chez certains Paraméciens, on n'en voit qu'une seule, mais on en distingue deux chez les Trichodiens, trois ou quatre chez des Trachéliens, et l'on en compte même quatorze ou quinze chez les *Amphileptus* (b).

(1) Vers la fin du siècle dernier, Monro publia quelques observations sur le système vasculaire des Oursins (c); et, dans un de ses premiers ouvrages, Cuvier donna une description sommaire d'une portion de ce système chez les Holothuries et les Astéries (d). Konrad fit aussi des observations sur l'anatomie de ces deux animaux (e); mais ce sont les travaux de M. Tiedemann, entrepris à l'instigation de l'Académie des sciences, qui ont contribué le plus au progrès de cette partie de l'histoire anatomique des Zoophytes (f). M. Delle Chiaje a publié aussi des travaux considérables sur ce sujet (g), et l'on doit également à MM. Volkmann, Valentin, Müller et Quatrefages des observations intéressantes sur les vaisseaux de ces Animaux (h); mais leur circulation ne nous est encore connue que d'une manière très incomplète. En 1840, j'avais commencé des recherches à ce sujet, et quelques-uns de mes dessins ont été publiés dans la grande édition du *Règne animal* de Cuvier; mais je n'ai pas eu l'occasion de résoudre la plupart des questions dont je désirais obtenir la solution, et par conséquent mon travail est resté inédit.

(a) Exemple : *Paramecium Aurelia.* Voyez Ehrenberg, *Infusorien Thiere*, pl. 39, fig. 6, et Dujardin, *Op. cit.* (*Ann. des sciences nat.*, 1838, 2ᵉ série, t. X, pl. 15, fig. E, 3).
(b) Voyez les belles planches du grand ouvrage de M. Ehrenberg (*Infusorien Thiere*).
(c) Monro, *The Structure and Physiology of Fishes*, 1785, p. 67.
(d) Cuvier, *Leçons d'anatomie comparée*, 1805, t. IV, p. 414.
(e) Konrad, *De Asteriarum fabrica* (Dissert. inaug., cum tab.). Halæ (sans date).
(f) F. Tiedemann, *Anatomie der Röhren-Holothurie, des Pomeranzafarbigen Seesterns und Steineelgels*, 1816, fol.
(g) Delle Chiaje, *Memorie sulla storia e notomia degli Animali senza vertebre del Regno di Napoli*, t. I, p. 98 et suiv. (1823), et *Descrizione e notomia degli Animali invertebrati della Sicilia citeriore*, t. IV, p. 18 et suiv. (1841).
(h) Volkmann, *Ueber das Gefäss-System der Meersterne* (Isis, 1838, t. XXX, p. 513).
— Valentin, *Anatomie du genre* Echinus (*Monographies d'Échinodermes*, par Agassiz, 1841).
— Quatrefages, *Mém. sur la Synapte de Duvernoy* (Ann. des sciences nat., 1842, 2ᵉ série, t. XVII, p. 58).
— Müller, *Anatomischen Studien über die Echinodermen* (Archiv für Anat. und Physiol., 1850, p. 117).
— Idem, *Ueber den Bau der Echinodermen*, 1854, p. 79, 84, etc.

système de tubes à parois membraneuses qui n'a aucune communication directe avec le système lacunaire, et qui constitue évidemment un appareil irrigatoire spécial (1). Une portion de ce système est en connexion avec le tube digestif, et l'on y remarque un tronc vasculaire principal dont les parois sont contractiles, et dont les ondulations impriment un mouvement circulatoire au fluide qui en occupe l'intérieur. D'autres canaux, reliés entre eux par un vaisseau circumbuccal, garnissent les parois de la grande cavité viscérale, et se prolongent dans l'intérieur des tentacules rameux, dont l'extrémité antérieure du corps est entourée. Mais, jusqu'ici, on n'a pu constater d'une

(1) L'existence d'un liquide aqueux en assez grande quantité dans la cavité viscérale du corps chez les Échinodermes avait conduit d'abord la plupart des naturalistes à penser que cette cavité devait communiquer librement avec le dehors, et que c'était de l'eau seulement qui la remplissait. Mais les observations de M. de Quatrefages, de M. Williams et de quelques autres physiologistes sur la constitution de ce liquide, tendent à établir que c'est un suc nourricier comparable en tout au sang qui occupe aussi la cavité générale du corps chez les Mollusques et les Animaux articulés (a). Il est possible que dans quelques cas des pores puissent permettre l'entrée d'une certaine quantité d'eau qui viendrait se mêler à ce liquide nourricier; mais jusqu'ici des communications de ce genre, quoique souvent annoncées, n'ont pas encore été démontrées d'une manière satisfaisante, et quoi qu'il en soit à cet égard, il me paraît bien évident que le liquide cavitaire joue un rôle très important dans les phénomènes ordinaires de l'irrigation nutritive.

La cavité viscérale qui, chez les Échinodermes, renferme ce liquide, ainsi que l'appareil digestif et les organes de la génération, est limitée par le système tégumentaire, et répète par conséquent la forme générale du corps. Elle est donc à peu près cylindrique chez les Holothuries, presque sphérique chez les Échinides, et radiaire chez les Astéries. Une membrane très fine, de la nature des tuniques séreuses, en tapisse les parois et porte, tantôt dans toute son étendue, tantôt sur certains points seulement, des cils vibratiles dont les mouvements flabellaires déterminent dans le liquide cavitaire des courants plus ou

(a) Quatrefages, *Mém. sur la cavité du corps des Invertébrés* (*Ann. des sciences nat.*, 1850, 3ᵉ série, t. XIV, p. 302).
— T. Williams, *On the Blood Proper and Chylaqueous Fluid of Invertebrate Animals* (*Philos. Trans.*, 1852, p. 605 et suiv.).
— *On the Mechanism of Aquatic Respiration* (*Ann. of Nat. Hist.*, 1853, 2ᵉ série, vol. XII, p. 253).

manière satisfaisante aucune communication directe entre ces deux systèmes de vaisseaux, et la plupart des anatomistes pensent aujourd'hui qu'ils sont complétement indépendants l'un de l'autre. On s'accorde généralement à regarder le système vasculaire viscéral comme étant un appareil circulatoire, et l'on attribue le plus ordinairement au système cutané d'autres usages. Je suis porté à croire cependant que tous ces canaux sont des organes d'irrigation nutritive, et doivent être considérés comme des ébauches d'un système circulatoire spécial.

§ 21. — Dans l'état d'incertitude où nous sommes sur le rôle physiologique de la plus grande partie du système vasculaire des Échinodermes, je ne crois pas devoir m'arrêter à en donner ici

moins vifs. M. Sharpey, qui a été le premier à observer ce phénomène, a vu que, dans chaque rayon de l'Étoile de mer, il y a deux courants centrifuges qui occupent la ligne moyenne de ces prolongements : l'un immédiatement sous les téguments de la paroi supérieure ou dorsale, l'autre sur le plancher ou paroi inférieure de la cavité viscérale, et le liquide ainsi mis en mouvement revient vers le centre du corps en suivant les parties latérales des rayons. D'autres courants analogues lèchent pour ainsi dire la surface des cœcums gastriques qui s'avancent dans l'intérieur des rayons, et tous ont une direction constante, de sorte qu'il s'établit ainsi une véritable circulation dans toutes les parties de la cavité viscérale et de ses dépendances (a).

Le mouvement ciliaire a été constaté aussi par M. Sharpey sur presque toutes les parties de la cavité viscérale des Oursins, et les courants y baignent d'une manière très régulière les branchies internes ou feuilles basilaires du système ambulacraire, ainsi que la surface du tube digestif, etc.

M. de Quatrefages a trouvé que chez les Siponcles le liquide cavitaire circule aussi d'une manière régulière dans la cavité viscérale : un courant sous-cutané se porte d'arrière en avant, et le courant récurrent longe la masse viscérale. Si l'on interrompt la communication entre la partie antérieure et la portion postérieure de la cavité commune, le mouvement circulatoire se continue d'une manière indépendante dans chaque portion ainsi isolée (b).

(a) Sharpey, *Cilia* (Todd's *Cyclopædia of Anat. and Physiol.*, 1836, vol. 1, p. 646).
(b) Quatrefages, *Mém. sur la cavité du corps des Invertébrés (Ann. des sciences nat.*, 1850, 3ᵉ série, t. XIV, p. 317).

une description détaillée, et je me bornerai à en faire connaître brièvement les caractères principaux.

Le système vasculaire sous-cutané de tous les Échinodermes proprement dits se compose essentiellement de cinq tubes longitudinaux qui occupent le milieu des grandes bandes musculaires, étendues d'une extrémité du corps à l'autre, et accolées aux parois de la cavité générale où flottent les viscères. Ces vaisseaux paraissent être fermés à leur extrémité postérieure, mais s'ouvrent antérieurement dans un canal annulaire qui entoure l'orifice buccal et qui envoie des prolongements dans chacun des tentacules dont se compose la couronne labiale. Des tubes terminés en culs-de-sac sont suspendus à ce même anneau vasculaire, et paraissent servir de réservoir pour le fluide qui reflue des tentacules, quand ceux-ci se contractent. Enfin, chez la plupart des Animaux de cette classe, les vaisseaux longitudinaux donnent naissance latéralement à des branches simples qui se rendent aux vésicules ou feuillets situés à la base des appendices ambulacraires et y débouchent (1). Il est aussi à noter que ce système de vaisseaux sous-cutanés est pourvu de cils vibratiles qui mettent en mouvement le liquide contenu dans son intérieur. Beaucoup de naturalistes pensent que ce liquide n'est autre chose que de l'eau de mer qui pénétrerait directement dans le canal circumbuccal par des orifices particuliers, et ils désignent en conséquence cette portion de l'appareil vasculaire sous le nom de *système aquifère* (2). Mais cette opinion

(1) Cette dénomination a été appliquée par différents auteurs à des choses essentiellement distinctes. Ainsi le *système aquifère* dont parle M. Siebold consiste dans le système de vaisseaux sous-cutanés décrit ci-dessus (*a*), tandis que le système aquifère dont il est question dans les Mémoires de M. Delle Chiaje est le système cavitaire général du corps (*b*).

(2) M. Krohn pense que les parois de ces feuillets sont creusées d'un vais-

(*a*) Siebold et Stannius, *Nouveau Manuel d'anat. comp.*, t. I, p. 102.
(*b*) Voyez ci-dessus, tome II, page 8.

ne paraît pas être fondée : je n'ai jamais pu découvrir aucun indice de l'existence d'une communication libre et directe entre les vaisseaux sous-cutanés des Échinodermes et l'extérieur ; je suis même très porté à croire qu'ils s'anastomosent avec le système vasculaire viscéral, et qu'ils font réellement partie de l'appareil circulatoire.

Les tubes sous-cutanés dont il vient d'être question ne donnent jamais naissance à des ramifications dendroïdes. Les vaisseaux qui accompagnent le tube digestif fournissent au contraire à cet organe une multitude de branches dont les divisions et les subdivisions successives constituent un lacis capillaire fort remarquable.

Système vasculaire viscéral.

Chez les Holothuries surtout, ce système circulatoire profond prend un très grand développement, et présente une multitude de houppes vasculaires qui sont enchevêtrées au milieu des ramifications de l'appareil respiratoire ; mais il y a simplement contiguïté entre ces vaisseaux et les trachées aquifères qui constituent l'appareil branchial interne de ces Animaux (1), et jamais les vaisseaux sanguins ne se ramifient dans l'épaisseur des parois de ces organes, comme cela a lieu chez les Mollusques, les Crustacés et les Animaux supérieurs. Le tronc contractile qui paraît tenir lieu de cœur est logé dans le repli membraneux qui, à la manière d'un mésentère, fixe l'appareil digestif dans la cavité viscérale. Du côté opposé du tube intestinal se trouve un autre vaisseau qui peut être considéré comme une veine, car le sang poussé par le cœur tubiforme doit s'y rendre après avoir traversé le réseau capillaire interposé ; mais on ne sait pas comment le fluide nourricier retourne de cette

seau marginal et de diverses ramifications ; mais il ne s'explique pas au sujet des relations de ces vaisseaux avec le système irrigatoire général (a).

(1) Voyez tome II, page 10 et suivantes.

(a) Krohn, Ueber die Anordnung des Nervensystems der Echiniden und Holothurien im Allgemeinen (Müller's Archiv für Anat. und Physiol., 1841, p. 5, note).

veine intestinale au cœur pour recommencer le mouvement circulatoire (1). Il serait donc possible qu'il n'y eût ici qu'une oscillation, un mouvement de va-et-vient, au lieu d'un courant

(1) C'est chez les HOLOTHURIES que l'appareil vasculaire est le mieux connu (a). Les cinq vaisseaux longitudinaux que l'on peut désigner sous le nom de *vaisseaux ambulacraires principaux*, à raison de leurs rapports avec les appendices locomoteurs, occupent, comme je l'ai déjà dit, le milieu des cinq bandes musculaires longitudinales qui garnissent en dedans les parois de la grande cavité viscérale formées par les téguments et le panicule charnu sous-cutané. Des canaux secondaires partent à angle droit de ces troncs principaux, et, après avoir marché entre la peau et les muscles longitudinaux, se montrent à nu sur la paroi interne de la cavité viscérale; ils ne se divisent pas et ne s'anastomosent pas; mais chacun d'eux, parvenu à la base de l'un des appendices ambulacraires, y pénètre après s'être renflé en forme de petite ampoule. Les troncs longitudinaux dont naissent ces *vaisseaux ambulacraires secondaires* se rétrécissent peu à peu vers l'arrière du corps, et ne m'ont paru s'anastomoser ni entre eux, ni avec les vaisseaux du système viscéral. Par leur extrémité antérieure ils pénètrent dans l'anneau cartilagineux qui entoure le pharynx, et y donnent naissance à une couronne de *vaisseaux tentaculaires* qui se ramifient dans les appendices labiaux, et à autant de tubes terminés en culs-de-sac qui se portent en arrière et flottent librement dans la cavité viscérale. Ces derniers organes, que M. Delle Chiaje a décrits sous le nom de *sacs foligniens* (b), et que la plupart des auteurs appellent *tubes de Poli*, ont des parois contractiles, et paraissent servir de diverticulums pour recevoir le liquide qui reflue des canaux des tentacules correspondants lorsque ces appendices se contractent. Les troncs ambulacraires se recourbent ensuite en dedans et en arrière pour longer la partie antérieure du tube digestif, et, d'après M. Tiedemann, ils s'anastomosent latéralement entre eux dans ce point de rebroussement de façon à constituer un anneau vasculaire labial (c). Mais M. Müller pense qu'ils ne présentent qu'une simple dilatation latérale, et pas de communication directe (d). Quoi qu'il en soit, ils ne tardent pas à se terminer dans un *anneau vasculaire pharyngien*, au côté duquel se trouve appendu un sac membraneux à col étroit qui fait également fonction de réservoir, et qui est considéré par M. Delle Chiaje comme étant une es-

(a) Voyez la figure anatomique que j'en ai donnée dans la grande édition du *Règne animal* (ZOOPHYTES, pl. 18) : — *vl*, vaisseaux ambulacraires principaux; — *t*, vaisseaux tentaculaires; — *t'*, vésicules foligniennes; — *va*, anneau vasculaire œsophagien; — *p*, réservoir ou sac pharyngien; — *vi*, artère mésentérique; — *vr*, rete mirabile; — *vm*, artère intestinale; — *ve*, veine intestinale; — *va*, branche anastomotique de ce dernier vaisseau.

(b) Delle Chiaje, *Descriz. e notom. degli Animali Invertebrati*, t. IV, p. 21.

(c) Tiedemann, *Anat. der Röhren-Holothurie*, p. 20, pl. 2, fig. 4.

(d) Müller, *Anatom. Studien über Echinodermen* (Archiv für Anat. und Physiol., 1850, p. 144).

à direction constante. On est également dans l'ignorance au sujet de la manière dont le fluide nourricier se meut dans les vaisseaux longitudinaux du système sous-cutané; mais on a pu

pèce de cœur. Les parois de cet organe sont effectivement contractiles, et je l'ai souvent vu chasser brusquement dans les vaisseaux pharyngiens le liquide dont il était rempli; mais je n'y ai jamais vu de pulsations, et je ne pense pas qu'il influe d'une manière régulière sur le mouvement circulatoire du fluide contenu dans le système vasculaire dont il dépend, mouvement qui résulte essentiellement de l'action de cils vibratiles dont ces canaux sont garnis intérieurement.

M. Tiedemann a figuré deux de ces vessies pharyngiennes; mais dans les espèces que j'ai eu l'occasion d'examiner, il n'y en avait qu'une, ainsi que chez celles étudiées par M. Delle Chiaje, et je suis porté à croire que c'est le nombre normal.

Les appendices foligniens sont en même nombre que les tentacules, et, en général, on en trouve trois pour chaque tronc ambulacraire.

Le système vasculaire intestinal des Holothuries se compose de deux troncs principaux qui longent le tube digestif et qui sont séparés par ce viscère. Celui que j'appellerai, avec M. Delle Chiaje, l'*artère mésentérique*, est logé dans l'épaisseur du mésentère et forme une anse. Sa portion moyenne, élargie irrégulièrement et très contractile, paraît remplir les fonctions d'un *cœur;* à ses deux extrémités il s'atténue extrêmement, et tout le long de son bord intestinal il donne naissance à une multitude de branches qui, logées dans l'épaisseur du mésentère, se dirigent vers le tube

digestif. Dans leur première moitié, ces ramuscules, que l'on peut nommer *artères gastriques*, ne présentent rien de particulier; mais les branches qui naissent plus en arrière offrent au contraire une disposition très remarquable. Chacun de ces vaisseaux se divise en un grand nombre de ramuscules disposés en manière de pinceau ou de houppe dont les divers brins s'anastomosent ensuite entre eux pour reconstituer un vaisseau unique. L'espèce de *rete mirabile* ainsi constitué se trouve entremêlé avec les ramifications aquifères de l'appareil respiratoire, et les vaisseaux qui en partent pour se diriger vers l'intestin vont déboucher dans une *artère intestinale* qui longe la ligne d'insertion du mésentère, et envoie à son tour une multitude de branches sur les parois de la portion voisine du tube digestif. Il est aussi à noter que cette artère intestinale se continue en arrière beaucoup au delà de l'extrémité du *rete mirabile*. J'ai pu l'injecter dans toute sa longueur, jusqu'au cloaque; mais elle m'a paru ne plus fournir de branches dans toute sa moitié postérieure.

Le vaisseau auquel on peut donner le nom de *veine intestinale* longe le bord libre du tube digestif dans toute son étendue, et envoie dans les parois de ce tube une multitude de petites racines qui s'anastomosent avec les branches terminales des artères gastriques et intestinales. Un gros vaisseau anastomotique transversal établit une communication directe entre le tiers

observer ce phénomène dans les grands conduits dont les tentacules labiaux sont creusés, et l'on a reconnu qu'un double
courant y est établi : le liquide se porte de la base au sommet

antérieur et le tiers postérieur de cette
veine, qui est assez grosse dans sa portion moyenne, mais devient extrêmement grêle vers les deux extrémités
du tube digestif.

Les anatomistes, comme je l'ai déjà
dit, sont partagés d'opinions au sujet
des relations de ce système vasculaire
viscéral avec le système vasculaire
sous-cutané.

M. Tiedemann pense qu'il n'existe
aucune communication directe entre
ces deux ordres de vaisseaux (a).

M. Delle Chiaje, au contraire, décrit l'artère mésentérique et la veine
intestinale comme débouchant dans
le vaisseau annulaire œsophagien qui
appartient, ainsi que nous l'avons
déjà vu, au système sous-cutané (b).
M. Müller se prononce nettement en
faveur de l'opinion du premier de ces
naturalistes, et considère l'appareil
circulatoire comme étant formé par
le système vasculaire viscéral seulement (c). Je suis porté à croire cependant qu'il existe en ce point des anastomoses entre les deux systèmes ; seulement les liquides ne me paraissent
pas pouvoir passer de l'anneau œsophagien dans les vaisseaux intestinaux,
à raison probablement de quelques
valvules, et ces divers vaisseaux sont

extrêmement grêles à leur extrémité
supérieure. Du reste, quoi qu'il en
soit de ces anastomoses, il me paraît
évident que le mouvement des liquides
doit être presque sinon complétement
indépendant dans ces deux portions
du système vasculaire, et que, par
conséquent, il n'y a chez ces Animaux
que des courants circulatoires par-
tiaux.

Chez les SYNAPTES, qui appartiennent au même ordre que les Holothuries, l'appareil vasculaire est
moins compliqué. Les vaisseaux sous-
cutanés longitudinaux ne donnent pas
naissance à des branches latérales, et
il ne paraît y avoir rien d'analogue
au rete mirabile. M. de Quatrefages,
qui a été le premier à faire bien connaître la portion du système vasculaire sous-cutané qui correspond aux
troncs ambulacraires et à l'anneau
labial chez ces Zoophytes, n'avait pu
découvrir aucune trace des vaisseaux
intestinaux (d) ; mais l'existence de
ceux-ci a été constatée plus récemment par M. J. Müller, qui a trouvé
aussi les sacs foligniens disposés
comme chez les Holothuries (e). On
voit, par une figure de la Fistulaire
brune donnée par MM. Quoy et Gaimard, que ces cæcums sanguifères

(a) Tiedemann, Anat. der Röhren-Holothurie, p. 24.
(b) Delle Chiaje, Mem. sulla storia e notom. degli Anim. senza vertebre, t. I, p. 100, pl. 9, fig. 6.
(c) Müller, Ueber den Bau der Echinodermen, p. 17 (extrait des Mém. de l'Acad. de Berlin pour 1853).
(d) Quatrefages, Mém. sur la Synapte de Duvernoy (Ann. des scienc. nat., 1842, 2e série, t. XVIII, p. 58, pl. 4, fig. 1, et pl. 5, fig. 5).
(e) J. Müller, Anatomische Studien über die Echinodermen (Archiv für Anat. und Physiol., 1850, p. 129).
— Ueber Synapta digitata, und über die Erzeugung von Schnecken in Holothurien, 1852, p. 3.

de ces appendices en longeant leurs parois, et revient en sens contraire en suivant l'axe de leur cavité.

§ 22. — Dans la grande famille des Oursins, ou Échinides, la disposition générale de l'appareil circulatoire est à peu près la même que chez les Holothuries, si ce n'est que la portion viscérale de ce système est beaucoup moins développée (1).

deviennent quelquefois très longs, et leur développement paraît être en rapport avec celui des tentacules buccaux (a). Dans le *Cladolabes peruanus*, M. Müller a compté près d'une centaine de ces appendices qu'il désigne sous le nom de *vésicules de Poli* (b).

D'après M. Müller, le système vasculaire viscéral fournit des branches aux tentacules et aux parois du corps par l'intermédiaire d'un anneau œsophagien ; mais tous ces vaisseaux seraient parfaitement indépendants du système cutané auquel ce naturaliste donne le nom de *système aquifère*.

(1) Chez les ÉCHINIDES, l'appareil vasculaire ressemble beaucoup à celui des Holothuries, et se compose aussi de deux ordres de vaisseaux : d'un système sous-cutané, et d'un système viscéral. Le premier, comme d'ordinaire, consiste essentiellement en cinq vaisseaux ambulacraires principaux qui se portent d'un pôle du corps à l'autre, et qui fournissent à droite et à gauche une série de branches secondaires transversales, lesquelles se rendent chacune à l'un des feuillets sous-ambulacraires. Ces vaisseaux longitudinaux débouchent inférieurement dans un vaisseau circumpharyngien.

Le système vasculaire viscéral est

moins bien connu. Chez les SPATANGUES (c), un cœur constitué par un gros vaisseau fusiforme à parois charnues est logé dans le mésentère, près de la portion antérieure du tube digestif. Je n'ai pu bien distinguer le mode de terminaison de son extrémité postérieure ; mais en avant et à gauche, il se prolonge en une artère mésentérique qui, après avoir suivi pendant quelque temps le bord interne de l'intestin, et y avoir formé un coude abrupt d'où partent des artères intestinales, se divise en deux branches dont l'une, descendante, va au côté gauche de la bouche, et m'a paru s'y anastomoser avec l'anneau vasculaire déjà mentionné ; l'autre, ascendante, se porte en avant, puis en haut, et va se terminer au point de réunion des vaisseaux ambulacraires, près des pores génitaux. Un autre vaisseau qui occupe le bord opposé de la portion antérieure du tube digestif, et qui correspond à la veine intestinale des Holothuries, m'a semblé déboucher aussi dans l'anneau vasculaire circumbuccal, et je suis porté à croire qu'il communique du côté opposé avec l'extrémité postérieure du cœur.

Nos connaissances sont encore plus imparfaites au sujet du mode de dis-

(a) Quoy et Gaimard, *Voyage de l'Astrolabe*, ZOOPHYTES, pl. 8, fig. 3.
(b) Müller, *Op. cit.* (*Archiv*, 1850, p. 145).
(c) Milne Edwards, *Atlas du Règne animal* de Cuvier, ZOOPHYTES, pl. 11 *bis*, fig. 1, 1 *a*, 1 *b*.

Les Astéries, ou Étoiles de mer, nous offrent egalement les mêmes caractères essentiels; mais on remarque dans quelques parties de l'appareil vasculaire des différences plus considérables. Ainsi, dans la région dorsale du corps, on trouve un large cercle vasculaire qui communique tout autour avec des branches radiaires dont les ramifications se distribuent aux

tribution des vaisseaux chez les Oursins proprement dits, et les descriptions qui en ont été données successivement par MM. Tiedemann, Delle Chiaje et Valentin, sont en désaccord sur beaucoup de points essentiels. Le cœur est situé à côté de l'œsophage, à peu près comme chez les Spatangues. D'après M. Delle Chiaje, cet organe ne serait qu'une ampoule très semblable à celle qui est appendue à l'anneau vasculaire œsophagien des Holothuries (a); mais M. Valentin y a trouvé une structure très complexe (b), et l'on s'accorde généralement à reconnaître qu'il en part un vaisseau qui se dirige vers l'anus et va déboucher dans un cercle vasculaire entourant l'orifice terminal de l'intestin. Une autre artère descend du cœur vers la lanterne, ou appareil buccal, et paraît s'y anastomoser avec un anneau vasculaire œsophagien. Il y a aussi une artère intestinale qui suit l'un des bords du tube alimentaire; enfin, on trouve également du côté opposé de ce tube un autre vaisseau qui paraît correspondre à la veine intestinale des Holothuries; mais les rapports anatomiques de tous ces vaisseaux sont très obscurs. Il règne encore plus d'incertitude au sujet des connexions de ce système vasculaire viscéral avec

le système cutané. M. Delle Chiaje décrit cinq vaisseaux pharyngiens comme unissant l'anneau œsophagien à un autre cercle vasculaire qui entourerait la bouche comme chez les Holothuries; ils s'anastomoseraient également avec les cinq vaisseaux ambulacraires qui règnent tout le long du sillon médian situé entre les deux rangées des appendices foliacés de chaque appareil ambulacraire.

M. Valentin pense, au contraire, que chacun de ces divers organes est pourvu de deux vaisseaux faisant fonction d'artère et de veine, et que l'un de ceux-ci s'anastomoserait avec l'anneau vasculaire anal, tandis que l'autre communiquerait avec le cercle vasculaire labial (c). N'ayant pas eu l'occasion d'injecter les vaisseaux des Oursins, comme je l'ai fait pour ceux des Spatangues, je n'oserais me prononcer sur cette question; mais l'opinion de M. Valentin me paraît peu probable.

M. Müller a constaté aussi l'anastomose des troncs ambulacraires avec le vaisseau annulaire labial, et les communications de ceux-ci avec les vésicules foligniens (ou vésicules de Poli, Müller); mais il n'a pas vu de connexions entre ce système de canaux et les tentacules buccaux.

(a) Delle Chiaje, Descriz. e notomia degli Anim. invertebr., t. IV, p. 45, pl. 124, fig. 2.
(b) Valentin, Anat. du genre ECHINUS, p. 92, pl. 7, fig. 125, etc., 1841 (dans Agassiz, Monographie des Échinodermes vivants et fossiles).
(c) Valentin, loc. cit., p. 93.

divers viscères sous-jacents. Un vaisseau descendant, qui paraît faire fonction de cœur et représenter l'artère mésentérique des Holothuries, s'anastomose aussi avec cet anneau dorsal; mais on n'est pas encore fixé quant aux relations de cet organe avec le système circumbuccal (1).

§ 23. — Les Siponcles et les autres Animaux dont Cuvier a

(1) Le système vasculaire des ASTÉ-RIES, dont M. Tiedemann a donné de très belles figures, présente le même plan général que celui des Holothuries; mais ce plan est modifié quant aux détails secondaires. Le cœur, organe fusiforme à parois épaisses et brunâtres, est placé à peu près comme chez les Échinides, et donne naissance à un vaisseau ascendant qui va déboucher dans un grand cercle vasculaire dorsal. Cet anneau correspond au vaisseau circum-anal des Oursins, et communique : 1° avec dix vaisseaux radiaires qui suivent la face supérieure des appendices cæcaux de l'estomac et s'étendent ainsi jusqu'à l'extrémité des cinq rayons; 2° avec un égal nombre de vaisseaux appartenant aux organes génitaux, et 3° des branches gastriques (a). Un anneau vasculaire œsophagien se trouve près de la face opposée du corps, et s'anastomose avec cinq branches radiaires sous-intestinales qui se ramifient également sur les cæcums gastriques, etc. Enfin, il existe aussi autour de la bouche un troisième vaisseau avec lequel s'anastomosent les cinq troncs ambulacraires qui s'avancent le long de la paroi inférieure des rayons et se comportent comme les vaisseaux du même nom

chez les Échinides. La même dissidence d'opinion qui existe au sujet des connexions du système des vaisseaux viscéraux avec les vaisseaux ambulacraires chez les Holothuries et les Échinides se reproduit ici. M. Tiedemann n'a pu découvrir aucune communication entre l'anneau labial et le système vasculaire viscéral. M. Delle Chiaje, au contraire, assure que les cinq vaisseaux sous-intestinaux qui s'avancent dans les rayons à la face inférieure des cæcums gastriques en naissent directement (b).

Il est aussi à noter que des ampoules groupées autour de l'œsophage et correspondantes aux sacs foligniens des Holothuries naissent également de l'anneau labial chez les Astéries, et que, chez ces dernières, il paraît y avoir aussi une communication entre cet anneau et un organe dont les fonctions ne sont pas connues et auquel on a donné le nom de *sac calcifère* ou *poche à sable*.

Chez les COMATULES, le cercle vasculaire dorsal qui, chez les Oursins, entoure l'anus, paraît être remplacé par un réservoir central situé au fond d'une cavité creusée dans le calice tégumentaire du corps et donnant naissance aux mêmes vaisseaux

(a) Tiedemann, *Anat. der Röhren-Holothurie*, pl. 8.
— Voyez aussi l'*Atlas du Règne animal* de Cuvier, ZOOPHYTES, pl. 2, fig. 1.
(b) Delle Chiaje, *Descrix. e notom. degli Anim. invert.*, pl. 13, fig. 12.

formé le groupe des Échinodermes Apodes sont également pourvus de quelques vaisseaux sous-cutanés et gastriques; mais les premiers ne présentent pas la disposition radiaire qui se remarque chez les Échinodermes proprement dits, ou Échinodermes pédicellés, et, sous ce rapport, le mode d'organisation de ces Animaux presque vermiformes se rapproche davantage de ce que nous avons vu chez les Annélides (1).

que nous avons vus chez les Astéries (a).

(1) Chez les SIPONCLES, que la plupart des zoologistes rangent dans la classe des Échinodermes, mais qui, à beaucoup d'égards, s'éloignent considérablement du type propre à ce groupe de Zoophytes, l'appareil vasculaire paraît être très réduit. Un vaisseau longitudinal sous-cutané longe le cordon nerveux et envoie à droite et à gauche des rameaux aux téguments. A l'extrémité antérieure du corps il se recourbe pour gagner le pharynx, et paraît s'y anastomoser avec un vaisseau qui longe le tube digestif, ainsi qu'avec des canaux creusés dans les tentacules. Ce système vasculaire a été décrit sommairement par M. Delle Chiaje, et avec plus d'exactitude par M. Grube (b).

Le premier de ces naturalistes a représenté un sac folignien (ou sac de Poli), très grand, comme étant appendu sous la base des tentacules; et suivant M. Grube, il y aurait deux de ces ré-servoirs accolés à la partie antérieure du tube digestif. Mais M. T. Williams, qui a étudié plus récemment la structure de ces Animaux, assure qu'il n'existe aucun organe de ce genre, et que c'est la disposition variqueuse des troncs vasculaires qui en avait imposé à ses prédécesseurs (c).

J'ajouterai que chez les BONELLIES, comme chez les Échiures, dont j'ai eu déjà l'occasion de parler (d), il y a un système vasculaire encore plus simple qui paraît être formé sur le même plan que celui des Siponcles, sauf l'absence des vésicules dont il vient d'être question. Ainsi, M. Schmarda y a trouvé un vaisseau sous-cutané longitudinal qui accompagne le cordon nerveux ganglionnaire, qui fournit des branches à droite et à gauche, et qui antérieurement se divise en deux troncs pour suivre les bords de l'appendice proboscidiforme dont l'extrémité céphalique de ces Animaux est garnie. Un autre tronc longitudinal naît de deux branches marginales

(a) Heusinger, *Anatomische Untersuchung über* Comatula mediterranea (*Zeitschrift für die organische Physik*, Bd. III, p. 373).

— Müller, *Ueber den Bau des* Pentacrinus caput-Medusæ (*Mém. de l'Acad. de Berlin*, 1841, p. 236, pl. 5, fig. 12).

(b) Delle Chiaje, *Mem. sulla storia degli Anim. senza vertebre di Napoli* (1823, vol. I, p. 13, pl. 1, fig. 6).

— E. Grube, *Versuch einer Anatomie des* Sipunculus nudus (Müller's *Archiv für Anat. und Physiol.*, 1837, p. 248 et suiv., pl. 11, fig. 1-5).

(c) Williams, *On the Blood Proper and Chylaqueous Fluid of Invertebrate Animals* (*Philos. Trans.*, 1852, p. 608).

(d) Voyez ci-dessus, page 278.

§ 24. — On voit donc qu'il nous reste beaucoup à apprendre au sujet de la disposition anatomique et des fonctions du système vasculaire chez les Échinodermes. Pour remplir ces lacunes, il faudrait, d'une part, avoir recours à l'injection des vaisseaux, afin d'en rendre le trajet bien visible et d'en découvrir les anastomoses ; mais, d'autre part, ne pas négliger l'étude des phénomènes de la circulation chez les espèces dont les téguments présentent assez de transparence pour permettre à l'observateur de voir ce qui se passe dans l'organisme pendant l'exercice de la vie, condition qui ne se trouve réalisée que chez les Synaptes.

Si, comme on le pense généralement, le système vasculaire sous-cutané, dit aquifère, est indépendant du système vasculaire viscéral, nous aurions ici un exemple d'organes d'irrigation partiels et non coordonnés. En effet, des liquides qui ne paraissent différer en rien d'essentiel, qui semblent être tous également aptes à entretenir le travail nutritif, et qui, par conséquent, méritent au même degré de porter le nom de *sang*, se trouvent logés dans trois systèmes de cavités : la chambre viscérale, les vaisseaux propres du tube digestif et de ses annexes, et les canaux sous-cutanés, dont les appendices ambulacraires et les tentacules buccaux sont des dépendances. Un

de la portion terminale du même appendice et accompagne le tube digestif, sur lequel on aperçoit aussi un troisième tronc longitudinal qui paraît être une dépendance du vaisseau sous-cutané et qui est comparable à l'artère intestinale des Holothuries. Enfin, ces gros troncs se bifurquent l'un et l'autre à leur extrémité inférieure pour se ramifier dans l'appareil respiratoire. Il est aussi à noter que

chez ces Animaux, de même que chez les Échiures, il y a sur le trajet des deux troncs principaux, vers le tiers antérieur du corps, un petit renflement en forme de bulbe qui paraît être de nature musculaire. Ces bulbes ont été considérés comme des cœurs rudimentaires ; mais jusqu'ici rien ne prouve qu'ils soient des organes d'impulsion (a).

(e) Schmarda, *Zur Naturgeschichte der Adria* (Mém. de l'Acad. de Vienne, 1852, t. II, p. 119, pl. 5, fig. 11).

mouvement circulatoire anime ces liquides dans chacun de ces appareils d'irrigation , et, chez la plupart des Échinodermes, c'est principalement par l'intermédiaire du fluide contenu dans le système de canaux superficiels ou ambulacraires que les relations doivent s'établir entre l'organisme et le milieu respirable ambiant. Mais cette multiplicité d'agents indépendants entre eux est loin d'être un indice de supériorité physiologique ; et là où le travail irrigatoire se perfectionne, nous avons vu la centralisation des forces s'établir, et un seul système bien constitué prendre la place de tous ces instruments grossiers.

Telle est aussi la disposition qui se rencontre chez les Animaux vertébrés dont l'étude nous occupera dans la prochaine Leçon.

VINGT - SIXIÈME LEÇON.

De la circulation chez les Animaux vertébrés. — Appareil circulatoire
des Poissons.

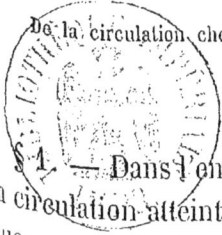

§ 1. — Dans l'embranchement des Vertébrés, l'appareil de la circulation atteint un degré de perfection dont on ne connaît aucun exemple dans les autres divisions du Règne animal ; mais dans les rangs les plus inférieurs de ce groupe, il ressemble beaucoup à ce que nous avons déjà vu dans la classe des Annélides, et, dans les premiers temps de l'existence, chez tous ces Animaux, on y remarque des dispositions organiques qui rappellent, à certains égards, le mode de structure du système irrigatoire de beaucoup d'Invertébrés inférieurs, bien qu'à aucune époque de la vie embryonnaire du Vertébré, il ne puisse être considéré comme le représentant de ce système dans un Zoophyte, un Mollusque ou un Entomozoaire quelconque. L'hypothèse de la formation d'une série zoologique s'étendant depuis la Monade jusqu'à l'Homme, et résultant d'une série d'arrêts de développement dans la réalisation du plan organique d'après lequel le corps humain se constitue, est donc tout aussi fausse quand on l'applique à cette portion de l'économie que lorsqu'on la présente comme l'expression des ressemblances et des différences qui existent dans l'ensemble de l'organisme chez tous les êtres animés. Non, l'embryologie des Animaux supérieurs n'est pas, comme vous l'entendez répéter souvent dans une autre École, le tableau mobile de l'anatomie comparée. Une idée pareille ne pourrait que vous égarer dans vos études ; mais, pour acquérir des notions justes relatives au mode de constitution de l'appareil irrigatoire dans l'ensemble de la Créa-

Mode de formation de l'appareil vasculaire des Vertébrés.

III.

20

tion zoologique, il est plus nécessaire de tenir compte des états transitoires de cet appareil chez les Vertébrés que chez les Animaux inférieurs, parce que les changements qu'il subit sont plus considérables et tendent davantage à effacer les analogies primordiales qui s'y rencontrent partout.

Nous avons vu que chez la plupart des Animaux inférieurs les lacunes ou espaces libres qui se creusent dans la substance des tissus, ou qui sont ménagés entre les organes, jouent un rôle très important dans la constitution du système de cavités à l'aide duquel les fluides nourriciers se répandent dans les diverses parties de l'économie ; mais que, chez certaines espèces, les canaux de distribution ne sont plus des instruments empruntés aux parties voisines, et se forment de toutes pièces à l'aide de matériaux qui leur sont propres. Ce dernier procédé organogénique paraît être pour ainsi dire exceptionnel dans le travail de développement des Invertébrés, et ne s'est révélé à nous d'une manière bien distincte que chez les Annélides ; mais, dans l'embranchement des Vertébrés, il devient prédominant, et, si l'on s'en tenait à l'étude de ceux-ci lorsqu'ils sont parvenus à l'état adulte, on pourrait facilement croire qu'il n'en existe pas d'autre. En effet, pour apercevoir nettement chez un Vertébré des organes d'irrigation nutritive qui soient comparables aux lacunes sanguifères des Mollusques, des Crustacés et des Insectes, il faut remonter aux premiers temps de la vie embryonnaire.

Lorsque l'appareil circulatoire commence à se constituer dans le germe du Vertébré, on voit effectivement, dans l'épaisseur de l'espèce de disque organoplastique appelé *blastoderme*, dont l'être en voie de développement est alors composé, une multitude d'espaces de forme irrégulière qui sont limités par la substance commune de ce blastoderme et qui sont occupés par un liquide ; bientôt ces cavités, en s'étendant, viennent à communiquer entre elles, et lorsque, par suite de la formation du cœur, le liquide dont elles sont remplies est mis rapidement en mouvement, on voit les lacs et les détroits résultant de cet assemblage de lacunes se régulariser peu à peu ; les courants principaux semblent s'endiguer ; des membranes d'un tissu particulier se développent sur leurs bords, et forment, pour les contenir, des tuyaux à parois indépendantes des tissus d'alentour. En un mot, on voit se produire ici, par la transformation de ces lacunes en tubes, un système vasculaire comparable, sous ce rapport, au système circulatoire de la plupart des Animaux inférieurs. Mais ce travail organogénique ne donne jamais des résultats analogues à ceux obtenus chez les Invertébrés, car il s'effectue avant que les grandes cavités qui forment la partie principale de l'appareil irrigatoire de ces derniers se soient constituées ; et à aucune période de la vie embryonnaire le système ainsi obtenu ne ressemble en rien, sauf son mode d'origine, au système circulatoire lacunaire ou semi-lacunaire de l'un quelconque des Animaux inférieurs dont l'étude a fait l'objet de nos précédentes Leçons.

Pendant que ces canaux s'établissent dans les parties périphériques du blastoderme des Vertébrés, un corps particulier de forme cylindrique se montre dans la région centrale de l'organisme en voie de développement, se creuse d'une cavité, se renfle en manière de bulbe, acquiert des parois contractiles, et devient le point d'origine d'un système de vaisseaux proprement dits, qui envahissent peu à peu toutes les parties de l'économie et se mettent en communication avec les précédents, dont l'existence ne doit être que transitoire. Les courants circulatoires s'établissent alors dans l'organisme naissant, et bientôt le vaisseau pulsatile central dont il vient d'être question change de forme et devient chez tous les Vertébrés ordinaires un cœur bien caractérisé (1).

(1) J'exposerai avec détail le mode de formation de ces vaisseaux et du cœur lorsque je traiterai du développement de l'embryon des Vertébrés.

Appareil
circulatoire
de
l'Amphyoxus.

§ 2. — Mais il est un Vertébré chez lequel l'appareil vasculaire, au lieu de subir cette dernière métamorphose, continue à se développer d'une manière plus uniforme, et prend ainsi beaucoup de ressemblance avec le système circulatoire des Annélides les plus élevés en organisation. C'est l'Amphyoxus, que j'ai déjà eu l'occasion de citer comme étant le représentant le plus dégradé du type zoologique dont dérivent tous les Vertébrés. Chez ce singulier Animal, la circulation s'opère à l'aide d'un ensemble de vaisseaux sanguins assez complexe; mais la division du travail ne s'établit pas nettement entre les agents d'impulsion et les organes de distribution; il n'y a pas de cœur proprement dit, et le sang est mis en mouvement par les parois des vaisseaux eux-mêmes, qui, sur beaucoup de points, se dilatent et deviennent contractiles. Il y a donc ici une multitude de bulbes vasculaires pulsatiles très analogues à ceux que nous avons rencontrés chez divers Annélides : les Eunices, par exemple; mais il n'y a pas de réservoir central agissant à la manière d'une pompe foulante; il n'y a pas de cœur proprement dit, ou, si l'on voulait donner ce nom aux portions dilatées et contractiles des tubes irrigatoires, il faudrait dire que chez l'Amphyoxus il existe une centaine de cœurs répartis sur divers points du trajet circulatoire. Effectivement, on en trouve non-seulement à chacun des troncs principaux du système vasculaire, mais aussi à la base de chacune des branches qui longent les arcs pharyngiens dont se compose l'appareil respiratoire, et, ainsi que nous l'avons déjà vu, le nombre de ces arcs s'élève, chez les individus adultes, à plus de cinquante paires (1).

(1) C'est principalement aux observations de M. J. Müller que l'on doit la connaissance de l'appareil circulatoire de l'*Amphyoxus*. Plusieurs naturalistes s'étaient occupés avant lui de l'anatomie de ces Animaux ; mais n'ayant étudié que des individus conservés dans l'alcool, il leur avait été impossible de se former des idées justes à ce sujet, tandis que M. Müller, en observant au microscope de jeunes individus à l'état vivant, a pu voir tous les principaux courants sanguins, à raison de la grande transparence

Par cela seul que chez l'Amphyoxus l'appareil circulatoire est dépourvu d'un organe central d'impulsion, on ne saurait appliquer aux divers vaisseaux constitutifs de ce système les noms d'*artères* et de *veines*; car ces mots, créés pour la designation des tubes sanguifères qui partent du cœur ou qui y arri ·

des tissus (*a*). Ce dernier auteur désigne sous le nom de *cœur artériel* un gros vaisseau longitudinal qui occupe la ligne médiane et longe en dessous la grande cavité branchiale ou pharyngienne, qui présente dans toute son étendue un calibre uniforme, et qui se contracte d'arrière en avant. De chaque côté ce vaisseau inférieur donne naissance à des branches ascendantes (ou *artères branchiales*, Müller) qui remontent le long des arcs branchiaux correspondants, et qui présentent à leur base un renflement contractile ou bulbe qui mériterait le nom de cœur tout aussi bien que le tronc médian dont il vient d'être question. Chez les jeunes individus, on voit environ vingt-cinq de ces bulbilles de chaque côté de l'appareil respiratoire, mais chez les adultes il y en a cinquante ou davantage. A l'extrémité antérieure de la chambre branchiale, le vaisseau médian inférieur (au cœur artériel) se bifurque et forme deux arcs ascendants contractiles que M. Müller assimile aussi à des cœurs (*herzartige Aortenbogen*). Ces crosses, auxquelles cet auteur applique également le nom de *ductus Botali*, se réunissent au-dessus de la bouche pour s'anastomoser avec un autre tronc médian dorsal (*Aorte*, Müller) qui

longe la voûte de la cavité respiratoire et communique probablement avec l'extrémité supérieure des vaisseaux branchiaux.

A son extrémité postérieure, le vaisseau pharyngien inférieur, ou cœur artériel, se recourbe et se continue ensuite avec un autre tronc médian qui est également contractile et qui occupe la face supérieure de la portion de l'appareil digestif appelée cæcum hépatique : M. Müller lui donne le nom de *cœur de la veine cave*. Enfin, à la face inférieure du même cæcum de l'intestin, se trouve un autre tronc médian dont les parois sont également contractiles ; aussi M. Müller y donne-t-il le nom de *cœur de la veine porte*.

En résumé, nous voyons donc que tous les gros troncs du système vasculaire sont des organes d'impulsion, et qu'aucun d'entre eux ne constituant un réservoir contractile, ne mérite réellement le nom de cœur. La systole de ces différents vaisseaux se fait successivement et ne se renouvelle que lorsque l'ondée de sang, ainsi mise en mouvement, a accompli le cercle circulatoire tout entier. Le liquide est poussé d'arrière en avant dans le vaisseau pharyngien inférieur et passe de là dans le vaisseau pharyngien supérieur ou aorte, en traversant de bas en

(*a*) Müller, *Ueber den Bau und die Lebenserscheinungen der* Branchiostoma Lumbricum (Costa), Amphyoxus lanceolatus (Yarrel), 1844, p. 29, pl. 5, fig. 1. — Voyez aussi Quatrefages , *Mém. sur l'Amphyoxus* (*Voyage en Sicile*, t. II, p. 12, pl. 13, fig. 1).

vent, ont une signification précise : ils impliquent des rapports anatomiques qui n'existent pas ici, et ils n'ont aucune liaison avec la nature du sang qui traverse telle ou telle portion du cercle irrigatoire (1). Il est aussi à remarquer que tous les vaisseaux sanguifères de l'Amphyoxus paraissent avoir la même structure et jouir des mêmes propriétés. La division du travail physiologique ne s'est pas encore introduite dans l'appareil circulatoire de cet Animal, bien que déjà la direction du courant soit devenue constante et que le même conduit ne serve pas tour à tour au passage du fluide nourricier en sens contraire, ainsi que cela se voit chez divers Invertébrés inférieurs.

Caractères généraux de cet appareil chez les Vertébrés ordinaires.

§ 3. — Mais, chez tous les Vertébrés ordinaires, les choses ne se passent pas de la sorte, et, avant même que le mouvement circulatoire se soit établi, l'organisme se trouve pourvu d'un cœur ou réservoir sanguin qui, agissant à la manière d'une pompe foulante, chasse le sang dans une portion du cercle vasculaire et se remplit avec le fluide contenu dans l'autre portion de ce même cercle irrigatoire. Ce cœur devient le centre d'action de tout le système hydraulique, lors même que certains

haut les deux crosses, et probablement aussi la série des vaisseaux branchiaux. Dans le vaisseau sous-hépatique (ou cœur de la veine porte, Müller), le courant s'établit d'arrière en avant, et les contractions de ce vaisseau alternent avec celles du vaisseau intestinal (ou veine cave, Müller). Enfin, il existe encore d'autres veines qui côtoient l'aorte dorsale, mais dont les connexions n'ont pas été nettement constatées. Il est aussi à noter que les contractions des gros troncs sont très-énergiques et se renouvellent dans chacun de ces vaisseaux, à environ une minute d'intervalle.

(1) En effet, nous avons déjà vu que chez l'Homme et tous les Animaux supérieurs, ce sont des artères qui portent le sang veineux du cœur au poumon, de même qu'elles portent le sang artériel du premier de ces organes à toutes les parties de l'économie, et que ce sont des veines qui rapportent le sang artériel de l'appareil respiratoire aussi bien que le sang veineux de l'ensemble de l'organisme vers le cœur. Appliquer le nom d'artères à tous les vaisseaux qui portent le sang artérialisé, ou celui de veines à tous ceux contenant le sang qui n'a pas encore respiré, serait donc détourner ces expressions de leur véritable acception et faire naître une confusion inutile.

troncs de distribution continuent à être contractiles, et y viennent encore en aide pour mettre le sang en mouvement. Par conséquent, chez tous les Vertébrés ordinaires, de même que chez l'Homme, c'est-à-dire chez les Mammifères, les Oiseaux, les Reptiles, les Batraciens et les Poissons proprement dits, l'appareil circulatoire se compose de trois parties principales, un cœur, des artères et des veines.

§ 4. — Le cœur occupe toujours la région inférieure ou sternale du tronc, et se trouve placé en arrière du pharynx et au-dessous de la portion œsophagienne du canal alimentaire, soit dans le voisinage de la tête quand celle-ci n'est pas séparée du tronc par un cou plus ou moins allongé, comme chez les Poissons, soit à une distance assez grande de l'extrémité céphalique dans la portion thoracique de la cavité splanchnique, lorsque la forme générale du corps entraîne un refoulement des viscères vers l'arrière du tronc, ainsi que cela se voit chez les Mammifères, chez les Oiseaux et même chez les Reptiles. Le volume de cet organe est toujours assez considérable et ses parois sont garnies d'une couche épaisse de fibres charnues. Intérieurement il est divisé en deux ou plusieurs cavités, et offre la forme d'un sac musculaire qui serait suspendu à la voûte d'une loge particulière à l'aide des gros vaisseaux par l'intermédiaire desquels il est en rapport avec le reste de l'appareil circulatoire.

Position du cœur.

La chambre cardiaque se constitue de bonne heure dans l'embryon par l'écartement des parties dont le cœur est entouré, et le tissu organoplastique aux dépens duquel toutes ces parties se développent se modifie d'une manière particulière à la surface de la lacune ainsi constituée, et y donne naissance à une membrane analogue à celle dont toutes les grandes cavités du corps se tapissent, soit chez les Vertébrés, soit chez les Animaux inférieurs. Cette tunique prend ici le nom de *péricarde*, et elle s'étend sur la surface extérieure du cœur aussi bien que sur

Péricarde.

les parois de la chambre qui loge ce viscère, de façon à y former une double enveloppe. Chez quelques Poissons, la cavité ainsi constituée communique avec la poche péritonéale qui tapisse l'abdomen (1); mais cette disposition est exceptionnelle, et chez les Mammifères, les Oiseaux, les Reptiles, les Batraciens et même chez tous les Poissons osseux ordinaires, le sac péricardique est complétement fermé.

Chez les Poissons, des brides s'étendent souvent entre le feuillet cardiaque et le feuillet externe de cette double tunique, de façon à fixer le cœur par divers points dans la cavité qui le renferme. On trouve des filaments analogues chez quelques

(1) Monro a découvert chez la Raie un prolongement infundibuliforme qui part de la partie postérieure du sac péricardique, et se divise bientôt en deux tubes membraneux dont les parois adhèrent à l'œsophage et dont l'extrémité débouche dans la cavité de l'abdomen. A raison de l'obliquité de ces canaux, les liquides ne passent pas de la cavité du péritoine dans le péricarde, mais ils suivent facilement la direction inverse (a).

Meckel a constaté l'existence d'une disposition analogue chez plusieurs espèces de Raies, chez la Torpille, le Marteau, l'Ange et divers Squales, de sorte qu'il la considère avec raison comme étant commune à tout l'ordre des Plagiostomes (b).

M. Baer a trouvé que chez l'Esturgeon il y a aussi une communication entre le sac péricardique et la cavité abdominale (c). Les Chimères présentent le même caractère, et il est à noter que chez ces Sturioniens, le conduit péricardique est simple au lieu de se bifurquer, comme chez les Plagiostomes.

Enfin, chez les Ammocètes, une large fente établit de chaque côté cette communication d'une manière encore plus directe, et le péricarde ne semble être qu'un appendice du péritoine (d); mais lorsque le développement de ces Poissons s'achève, cet orifice se ferme, car chez les Lamproies le péricarde est complétement clos (e).

Chez les Myxines, le péricarde communique également avec la cavité du péritoine par un large orifice situé à droite, près de la dernière branchie, et allant déboucher dans l'abdomen, à côté du col de la vésicule biliaire (f).

(a) Monro, *The Structure and Physiology of Fishes explained*, p. 23, pl. 2, n°° 22 et 23, et pl. 18, fig. 1, n°° 10 et 11.
(b) Meckel, *Traité d'anatomie comparée*, t. IX, p. 246.
(c) Baer, *Zweiter Bericht von der Anstalt in Kœnigsberg*, 1849, p. 34.
(d) Müller, *Vergleichende Anatomie der Myxinoiden* (*Mém. de l'Acad. de Berlin*, 1839, p. 438, publié en 1841).
(e) Meckel, *loc. cit.*
(f) Müller, *Op. cit.*, p. 177 et suiv.

Reptiles (1); mais, chez les Vertébrés supérieurs, des adhérences de ce genre ne s'établissent que dans l'état pathologique, et les deux surfaces en rapport sont non-seulement lisses, mais lubrifiées par un liquide séreux qui en facilite le glissement quand le cœur, en se contractant, change de forme et de position.

La structure du péricarde est semblable à celle de la plèvre et des autres membranes séreuses. On y distingue une couche superficielle formée de tissu épithélique pavimenteux et une

(1) Ces brides, dont l'existence a été signalée vers le milieu du XVIIᵉ siècle par Severini (a), sont particulièrement développées et nombreuses chez les Esturgeons ; elles ressemblent à des ligaments et vont s'attacher principalement à la région antérieure du ventricule (b).

Chez la grande Lamproie, on en trouve ordinairement trois : une s'étend entre le péricarde et le ventricule ; une autre se fixe à l'oreillette, et la troisième, qui est très large et ressemble moins à un ligament, se détache de la veine cave et se porte en avant entre le ventricule et l'oreillette, pour se terminer antérieurement par un bord libre (c). Chez la Lamproie de rivière, ces brides sont très grêles et échappent facilement à l'observation.

Chez les Poissons osseux, elles sont moins communes, mais ne manquent pas toujours ; ainsi, elles ont été observées chez l'*Anarrichas lupus* par Broussonnet (d); chez le Congre (*Murœna conger*), par Tiedemann (e), et chez le *Cobitis fossilis*, ainsi que chez l'Anguille et plusieurs autres Muréniens, par Meckel (f) ; mais elles n'existent pas chez les Myxines, où ce dernier anatomiste avait cru en voir (g).

Des adhérences filiformes entre le cœur et le sac péricardique se remarquent aussi chez les Chéloniens (h), et paraissent exister constamment dans l'ordre des Sauriens. Elles se retrouvent aussi chez beaucoup d'Ophidiens (i).

Chez les Oiseaux et les Mammifères, des brides de ce genre n'existent pas dans l'état normal.

(a) Marcus Aurelius Severinus, *Zootomia democratica*, p. 169 (1645).
(b) Baer, *loc. cit.*, p. 32.
— Meckel, *Anatomie comparée*, t. IX, p. 241.
(c) Carus, *Traité d'anatomie comparée*, t. II, p. 320.
— Meckel, *loc. cit.*, p. 240.
(d) Broussonnet, *Observ. sur le Loup marin* (*Mém. de l'Acad. des sciences*, 1785, p. 169).
(e) Tiedemann, *Anatomie des Fischherzens*, p. 5 (1809).
(f) Meckel, *Op. cit.*, p. 237.
(g) Müller, *Vergl. Anat. der Myxinoiden* (*Acad. de Berlin*, 1839, p. 178).
(h) Bojanus, *Anat. Test. Europ.*, p. 152.
— Meckel, *Op. cit.*, p. 297.
(i) Meckel, *Op. cit.*, p. 300.

couche profonde composée de filaments de tissu élastique qui adhère d'une part à la surface du cœur, d'autre part aux organes circonvoisins (1). Chez les Poissons, il tapisse une cavité particulière qui est située au-devant de l'abdomen et séparée de celui-ci par une cloison tendineuse à laquelle on donne souvent le nom de diaphragme (2). Chez les autres Ver-

(1) Chez quelques Poissons, l'union entre le feuillet externe ou pariétal du péricarde et les parois de la chambre cardiaque est si intime, que plusieurs anatomistes n'en ont pas reconnu la présence. Ainsi Perrault a cru que cette poche manquait chez le Squale (a), et Vicq d'Azyr ne l'a aperçue chez aucun Poisson cartilagineux (b); mais l'erreur commise par ces auteurs a été rectifiée par Cuvier (c).

Dans quelques cas très rares, le péricarde paraît avoir avorté dans son développement chez les Animaux supérieurs, et même chez l'Homme. Ainsi, les auteurs qui ont écrit sur l'anatomie pathologique signalent l'absence de cette membrane chez quelques individus (d).

La couche fibreuse du péricarde est très mince, mais bien distincte, et se continue avec la tunique externe des gros vaisseaux sanguins à l'aide desquels le cœur est comme suspendu. Elle est plus développée dans la portion pariétale de cette double tunique

que dans la portion réfléchie qui adhère à la surface du cœur.

Chez les Batraciens, la couche épithélique, dont la surface libre du péricarde est garnie, porte souvent des cils vibratiles. D'après M. Mayer, ces filaments se trouveraient chez les Urodèles aussi bien que chez les Batraciens Anoures ; mais M. Leydig n'en a pas vu chez la Salamandre terrestre et le Protée, et il pense qu'ils n'existent que chez les Anoures (e).

(2) La chambre cardiaque des Poissons, qu'on appelle quelquefois le thorax de ces animaux, est située immédiatement en arrière des branchies, dans l'angle rentrant que les arcs hyoïdiens postérieurs forment en général dans la région sous-pharyngienne.

Chez les Lamproies, les parois de cette chambre branchiale sont formées par une capsule fibro-cartilagineuse qui termine en arrière l'espèce de charpente externe dont l'appareil branchial est pourvu (f).

(a) Perrault, *Description anatomique d'un Renard marin* (le *Squalus vulpes*, Lin.), *Mém. pour servir à l'histoire des Animaux*, t. I, p. 123.
(b) Vicq d'Azyr, *Deuxième Mémoire sur l'anatomie des Poissons* (*Œuvres*, t. V, p. 198 et 218).
(c) Cuvier, *Anatomie comparée*, 2ᵉ édit., t. VI, p. 336.
(d) Baillie, *On the Want of a Pericardium in the Human Body* (*Trans. of a Soc. for the Improvem. of Med. and Chirurg. Knowledge*, t. I, pl. 91).
— Breschet, *Mém. sur un vice de conformation congénitale des enveloppes du cœur* (*Répertoire général d'anatomie*, t. I, p. 212).
(e) Leydig, *Lehrbuch der Histologie*, p. 412 (1857).
(f) Voyez Born, *Observ. anat. sur la grande Lamproie* (*Ann. des sciences nat.*, 1828, t. XIII, pl. 1, fig. 1).

tébrés, cette poche membraneuse se trouve entre les poumons, vers la partie antérieure de la chambre viscérale commune ou dans l'étage supérieur de cette cavité, là où le thorax est distinct de l'abdomen. Chez les Oiseaux, elle adhère aux sacs aériens circonvoisins (1), et, chez les Mammifères, elle est en rapport avec les deux cloisons membraneuses qui dépendent des plèvres et qui constituent le médiastin (2).

§ 5. — Nous avons vu, dans les Leçons précédentes, que chez les Animaux Invertébrés le cœur reçoit toujours du sang artériel et pousse ce liquide dans le système de vaisseaux chargés de le distribuer dans toutes les parties de l'organisme où la nutrition s'effectue. Chez les Vertébrés, il n'en est pas de même : le cœur a pour fonction invariable d'envoyer directement le sang à l'appareil respiratoire ; c'est seulement quand sa structure se complique et se perfectionne qu'il se trouve en rapport direct avec le système artériel général. Il est, avant tout, un cœur veineux, et le rôle qu'il remplissait toujours dans les autres embranchements du Règne animal est ici une annexe qui, dans certaines classes, vient s'ajouter à son mode d'action constant.

Cœur.

(1) L'espace ainsi circonscrit constitue ce que Cuvier appelait la *cellule du cœur* (a), mais ne communique pas avec les réservoirs aériens, et se trouve seulement accolé à ceux-ci (b).

(2) Ainsi, chez l'Homme, la chambre limitée par le feuillet externe ou *pariétal* du péricarde a la forme d'un cône dont la base est tournée en bas, et adhère au diaphragme, principalement à la portion fibreuse de ce muscle qui porte le nom de *centre phrénique* (c). En avant, elle est unie à la partie moyenne du sternum par du tissu conjonctif, et en arrière elle est séparée de la colonne vertébrale par l'œsophage, et les autres organes contenus dans le médiastin postérieur ; enfin, latéralement, elle est en rapport avec les plèvres, qui la séparent des poumons.

(a) Cuvier, *Anatomie comparée*, t. VII, p. 126.
(b) Voyez Sappey, *Recherches sur l'appareil respiratoire des Oiseaux*, pl. 4, fig. 3.
(c) Voyez tome II, page 407.

Perfectionnem.
successifs
de cet organe
chez les divers
Vertébrés.
La partie essentielle du cœur de l'Animal vertébré, celle qui ne manque jamais, est le ventricule veineux et sa pompe d'alimentation constituée par l'oreillette correspondante, où viennent déboucher les grosses veines du corps. Le service irrigatoire de l'appareil de la respiration se trouve donc assuré de prime abord; et chez un grand nombre de ces Animaux, la distribution du sang artériel dans les diverses parties de l'économie, ou la circulation générale, n'est qu'une conséquence secondaire du flux du sang dans les vaisseaux de la petite circulation. Mais lorsque l'organisme se perfectionne, l'impulsion imprimée à ce liquide se renouvelle après son passage dans les poumons, et le sang artériel, reçu dans une oreillette particulière, est lancé directement dans le système artériel de la grande circulation par les contractions du cœur. Ce résultat s'obtient d'abord par voie d'emprunt, car c'est le ventricule veineux qui est alors chargé de ce surcroît de travail; mais bientôt une seconde pompe ventriculaire vient s'ajouter au système d'organes moteurs constitué par le cœur, et l'on voit alors réunis dans un même organe quatre cavités contractiles qui forment en quelque sorte deux cœurs : un cœur artériel et un cœur veineux.

Il en résulte que l'appareil circulatoire affecte chez les Vertébrés proprement dits trois formes principales.

L'un de ces types est caractérisé par l'existence d'un cœur qui se compose de deux cavités seulement, et qui ne reçoit que du sang veineux. Il appartient essentiellement à la classe des Poissons.

Le second type se reconnaît à l'existence d'un cœur à trois cavités, savoir : deux oreillettes et un ventricule où le sang artériel et le sang veineux viennent se mêler pour être distribués ensuite dans les artères de la grande et de la petite circulation, mode de structure qui appartient exclusivement aux Batraciens et aux Reptiles.

Enfin, le troisième type diffère des deux précédents par

l'existence de quatre cavités cardiaques, la séparation complète entre la portion artérielle et la portion veineuse du cœur, disposition qui fait passer le sang deux fois dans cet organe d'impulsion pour compléter le cercle circulatoire, et l'indépendance des vaisseaux qui naissent des deux ventricules, mode d'organisation par suite duquel tout mélange entre le sang rouge vermeil qui a subi l'action de l'air, et celui qui est devenu noirâtre par l'effet de son emploi dans le travail nutritif, est rendu impossible.

Cette dernière forme de l'appareil circulatoire est propre aux Oiseaux et aux Mammifères, et c'est pour exprimer ces différences que les zoologistes appellent ces animaux des *Vertébrés à circulation double et complète*, tandis qu'ils appellent les Poissons des *Vertébrés à circulation simple*, et les Reptiles, des *Vertébrés à circulation double et incomplète* (1). Résumé de ces différences.

On rencontre aussi dans cet embranchement quelques formes intermédiaires, soit transitoires, soit permanentes, et l'étude de ces passages d'un type organique à un autre est très importante lorsqu'on veut se former une idée générale des procédés employés par la Nature pour constituer l'appareil circulatoire des Animaux vertébrés. Nous y accorderons donc une attention sérieuse. Mais ce sont les trois formes dominantes dont nous aurons à nous occuper principalement, et afin d'en faciliter la description, je ne traiterai en ce moment que des Poissons, renvoyant à la Leçon prochaine tout ce qui est relatif aux Batraciens et aux Reptiles, et réservant l'étude des organes

(1) Ces expressions ne doivent pas être prises dans un sens rigoureux, et doivent signifier seulement qu'en faisant le tour du cercle irrigatoire, le sang ne passe qu'une fois dans le cœur chez les Poissons; que chez les Reptiles il y passe en partie deux fois, mais que la totalité du liquide qui revient de l'une des moitiés du système circulatoire n'est pas envoyée dans l'autre moitié; enfin, que chez les Mammifères et les Oiseaux, la totalité du sang artériel et la totalité du sang veineux traversent le cœur sans se mêler.

circulatoires des Oiseaux et des Mammifères pour une autre séance.

Appareil circulatoire des Poissons.

§ 6. — Dans la classe des Poissons, les veines qui rapportent le sang noir des diverses parties du corps se réunissent à la partie antérieure de l'abdomen pour constituer un grand réservoir ou sinus à parois membraneuses. Chez les Poissons osseux, ce sinus est appliqué contre la cloison postérieure de la chambre cardiaque; mais chez les Plagiostomes il est logé dans le péricarde (1), et, chez les uns comme chez les autres, il débouche dans l'oreillette du cœur. Enfin, l'orifice auriculo-veineux qui établit cette communication est souvent garni de valvules disposées de façon à empêcher le reflux du sang (2).

Cœur.

Le cœur des Poissons, comme je l'ai déjà dit, se compose essentiellement de deux sacs contractiles : une oreillette et un ventricule; mais on y trouve aussi presque toujours, à la sortie de cette dernière cavité, un autre réservoir appelé le *bulbe*

---

(1) Ainsi, chez la Raie, ce sinus est disposé transversalement à la partie postérieure du sac péricardique (a).

Chez la Perche, au contraire, le réservoir veineux précardiaque est placé entre le péricarde et la cloison diaphragmatique qui sépare la chambre cardiaque de la cavité abdominale. Un orifice pratiqué au milieu de sa paroi antérieure le fait communiquer avec l'oreillette (b). La position du sinus veineux est la même chez les Salmonés (c).

(2) Cet orifice est pourvu de deux valvules semi-lunaires chez la Carpe (d), la Perche (e), la Truite (f), l'*Orthragoriscus*, la Baudroie, les Plagiostomes, l'Esturgeon, etc., mais en est dépourvu chez beaucoup de Poissons osseux (g).

Chez les Ables (*Leuciscus*) et quelques autres Poissons, ces valvules sont pourvues de fibres musculaires striées, et l'on remarque sur leurs bords des prolongements en forme d'ampoules simples ou multilobées (h).

(a) Voyez Monro, *The Struct. and Physiol. of Fishes*, pl. 9, n° 38.
(b) Cuvier, *Histoire des Poissons*, t. I, p. 511, pl. 7, fig. 1.
(c) Agassiz et Vogt, *Anat. des Salmonés*, pl. K, fig. 2 (extrait des *Mémoires de la Société des sciences naturelles de Neufchâtel*, 1845, t. III).
(d) Owen, *Lectures on the Comparative Anatomy and Physiology of the Vertebrate Animals Fishes*, p. 256.
(e) Duvernoy, *Œuvres anatomiques*, t. II, p. 470, pl. 9, fig. 3.
(f) Cuvier, *loc. cit.*
(g) Agassiz et Vogt, *Op. cit.*, p. 111.
(h) Leydig, *Lehrbuch der Histologie*, p. 411, fig. 163.

artériel, dont le jeu est plus ou moins semblable à celui des deux précédents (1). Le sang, en sortant du sinus dont il vient d'être question, traverse donc trois chambres cardiaques distribuées en enfilade, et reçoit dans chacune de ces cavités une nouvelle impulsion qui le dirige vers l'appareil respiratoire. Chez l'embryon, ces trois réservoirs, séparés par des étranglements, sont placés sur une même ligne droite(2), et quelquefois ils conservent, à peu de chose près, cette position chez l'adulte (3); mais, en général, les progrès du développement amènent un mouvement de rotation dans le cœur, et l'oreillette vient chevaucher au-dessus du ventricule ou même au-dessus du bulbe, et occupe la partie supérieure ou dorsale de cet organe au lieu d'en constituer l'extrémité postérieure (4). Néanmoins les relations

(1) Ce bulbe manque chez les Cyclostomes (*a*).

(2) Nous étudierons le mode de développement de cet organe lorsque nous nous occuperons spécialement de l'embryologie, et je me bornerai ici à indiquer quelques figures où la disposition indiquée ci-dessus se trouve représentée (*b*).

(3) Par exemple, chez les Myxinoïdes (*c*) et chez quelques Poissons osseux, tels que le *Scorpœna scrofa*(*d*).

(4) Ainsi, chez la Barbue (*Pleuro-*

nectes rhombus), la moitié antérieure de l'oreillette recouvre la moitié postérieure du ventricule (*e*).

Chez le *Gymnarchus*, il n'y a aussi que la moitié antérieure de l'oreillette qui s'avance de la sorte, mais elle recouvre la presque totalité du ventricule (*f*).

Chez la Carpe, l'oreillette est située sur la même ligne transversale que le ventricule, au-dessus et à gauche de cet organe (*g*).

Chez la Perche (*h*), la Truite (*i*), la

(*a*) Müller, *Vergl. Anat. der Myxinoïden* (Acad. de Berlin, 1839, p. 192).

(*b*) Voyez : Rathke, *Bildungs-und Entwickelungs-Geschichte des* Blennius viviparus (*Abhandl. sur Bild. und Entw. Gesch. der Menschen und Thiere*, t. II, pl. 3, fig. 29, 33). — De Filippi, *Memoria sulla Sviluppo del Ghiozzo d'aqua dolce* (Gobius fluviatilis), pl. 1, fig. 11 (extrait des *Ann. univ. di medicina*, 1841). — *Sunto di alcune osserv. sull' embryologia de Pesci*, pl. 1, fig. 2 et 3 ; pl. 2, fig. 3, etc. (extrait du *Giornale dell' Istituto Lombardo*, 1845, t. XII). — Vogt, *Embryologie des Salmonés*, pl. 4, fig. 89, 91, etc. (extrait de l'*Histoire naturelle des Poissons d'eau douce de l'Europe centrale*; par Agassiz). — Quatrefages, *Mém. sur l'embryologie des Syngnathés* (Ann. des sciences nat., 1842, 2ᵉ série, t. XVIII, pl. 7, fig. 1 et 3).

(*c*) Müller, *Vergl. Anat. der Myxinoïden*, pl. 7, fig. 6; et 3ᵉ partie, pl. 2, fig. 6).

(*d*) Tiedemann, *Anatomie des Fischherzens*, pl. 2, fig. 20.

(*e*) Tiedemann, *Op. cit.*, pl. 2, fig. 23.

(*f*) Duvernoy, *Note sur le Gymnarchus niloticus* (Ann. des sciences nat., 3ᵉ série, t. III, pl. 5, fig. 6).

(*g*) Tiedemann, *Op. cit.*, pl. 4, fig. 51 et 52.

(*h*) Cuvier, *Histoire naturelle des Poissons*, t. 1, pl. 8, fig. 2, 7 et 8.

(*i*) Agassiz et Vogt, *Anatomie des Salmonés*, pl. A, fig. 3.

physiologiques ne changent pas, et toujours c'est l'oreillette qui reçoit d'abord le sang veineux et qui le transmet au ventricule, d'où ce liquide passe dans le bulbe pour pénétrer ensuite dans le système artériel.

Oreillette. L'oreillette est en général plus volumineuse que les autres parties constitutives du cœur, et déborde le ventricule de chaque côté. Sa forme varie, et ses parois, minces et membraneuses, sont garnies de faisceaux musculaires disposés en manière de trame et faisant quelquefois saillie dans son intérieur (1); mais sa cavité est toujours simple, et des vestiges d'une cloison ne s'y observent que chez le Lepidosiren, animal qui tient du type du Batracien plus encore que du type caractéristique du Poisson (2). L'orifice auriculo-ventriculaire en occupe

---

Lotte (a), et beaucoup d'autres espèces, l'oreillette s'avance davantage et chevauche aussi sur le bulbe artériel.

Enfin, il est d'autres Poissons où, ce mouvement s'exagérant encore davantage, l'oreillette se trouve placée entièrement ou presque entièrement au-devant du ventricule et au-dessus du bulbe : chez les Raies (b), les Squales (c), l'*Esox Bellone* (d), et l'Ombre ou *Salmo thymallus*, Lin. (e), par exemple.

(1) Chez les Poissons, de même que chez les autres Vertébrés, le tissu musculaire du cœur se compose de fibres striées, et les faisceaux primitifs formés de ces fibres sont plus grêles et plus granulés que dans les muscles

de l'appareil locomoteur ; ils se ramifient et s'anastomosent souvent entre eux ; enfin ils ne sont séparés que par très peu de tissu connectif intermédiaire (f).

(2) Chez le *Lepidosiren annectens*, l'oreillette est simple comme chez les Poissons ordinaires (g), mais chez le *Lepidosiren paradoxa* elle est divisée en deux loges par une cloison incomplète qui est composée de faisceaux musculaires entrecroisés. L'oreillette gauche est en communication avec les veines pulmonaires, tandis que la droite reçoit les veines caves. Il y a donc chez cet Animal deux oreillettes, mais la cloison qui les sépare est, pour ainsi dire, à claire-voie, et laisse par

---

(a) Tiedemann, *Anatomie des Fischherzens*, pl. 2, fig. 18.
(b) Monro, *Struct. of Fishes*, pl. 1, fig. 4.
— Tiedemann, *Op. cit.*, pl. 1, fig. 1 ; pl. 2, fig. 6, etc.
(c) Idem, *ibid.*, pl. 2, fig. 9.
(d) Idem, *ibid.*, pl. 3, fig. 30, 31.
(e) Idem, *ibid.*, pl. 3, fig. 34 et 35.
(f) Leydig, *Lehrbuch der Histologie*, p. 110.
(g) Owen, *Description of the Lepidosiren annectens* (*Trans. of the Linnean Society*, vol. XVIII, p. 344).

d'ordinaire le plancher, et porte des valvules dont le jeu empêche tout passage rétrograde du sang (1).

Le ventricule a des parois charnues très épaisses. Il a, en général, la forme d'une pyramide dont la base est dirigée en avant (2); ses fibres musculaires sont disposées sur deux plans

Ventricule
du cœur.

tout un passage assez facile d'une cavité dans l'autre (a).

(1) Ces valvules sont en général au nombre de deux, ainsi que cela se voit chez la Perche (b); mais chez la Raie, il y en a trois (c) ; et chez l'Orthragoriscus on en trouve quatre, dont deux plus grandes et deux accessoires (d). Le plus ordinairement elles ont les bords libres et sont semilunaires; mais quelquefois des brides charnues qui naissent des parois du ventricule viennent s'y fixer. Ce mode d'attache se voit chez la Perche (e), mais est plus développé chez l'Esturgeon.

Chez les Squales, l'orifice auriculo-ventriculaire est garni d'un voile valvulaire unique très délicat, dont le bord libre est attaché à son pourtour par plusieurs points (f).

M. J. Davy compte six valvules au-riculo-ventriculaires chez la Torpille (g).

(2) Le cœur des Poissons présente des formes très variées. Le ventricule est globuleux chez l'Orthragoriscus (h), l'Esturgeon (i), la grande Roussette (ou Scyllium canicula) (j), etc. ; ovalaire chez la Baudroie, les Myxines, les Bdellostomes (k); pyriforme chez le Lépisostée (l) et le Polyptère (m) ; en forme de losange chez le Brochet (n), chez la Raie ronce (o), etc. ; chez le Requin, il est au contraire presque deux fois aussi large que long (p).

M. Tiedemann a remarqué qu'en général il existe une certaine ressemblance entre la forme du cœur et les proportions du corps du Poisson (q), mais cette règle souffre de nombreuses exceptions (r).

Le ventricule et le bulbe offrent chez

(a) Hyrtl, *Lepidosiren paradoxa Monographie* (*Mém. de l'Acad. de Bohême*, 1845, 5ᵉ série, V, p. 638, pl. 1, fig. 3).
(b) Voyez Cuvier, *Histoire des Poissons*, t. I, pl. 8, fig. 7.
(c) Tiedemann, *Anat. des Fischherzens*, pl. 1, fig. 4, etc.
(d) Voyez Wellenberg, *Observ. anat. de Orthragorisco mola*, fig. 4.
(e) Cuvier, *Histoire des Poissons*, t. I, p. 512.
(f) J. Davy, *Anatomie comparée*, t. VI, p. 341.
(g) Wellenberg, *Exp. and Obs. on the Torpedo* (*Research., Physiol. and Anat.*, t. 1, p. 91).
(h) Tiedemann, *Op. cit.*, fig. 4.
(i) Idem, *ibid.*, *Op. cit.*, pl. 2, fig. 12.
(j) Müller, *Op. cit.*, pl. 2, fig. 9.
(k) Müller, *Vergleichende Anatomie der Myxinoiden* (*Mém. de l'Acad. de Berlin pour* 1839, pl. 2, fig. 5).
(l) Müller, *Ueber den Bau und die Grenzen der Ganoiden*, pl. 2, fig. 1, et pl. 3, fig. 1 (*Mém. de l'Acad. de Berlin*, 1844).
(m) Müller, *Op. cit.*, pl. 3, fig. 2.
(n) Tiedemann, *Op. cit.*, pl. 4, fig. 46.
(o) Idem, *ibid.*, pl. 1, fig. 1.
(p) Meckel, *Anatomie comparée*, t. IX, p. 206.
(q) Tiedemann, *Op. cit.*, p. 18.
(r) Voyez Meckel, *loc. cit.*

III.

21

qui sont souvent très nettement séparés entre eux (1) et forment intérieurement des colonnes charnues assez puissantes. Sa cavité se contourne pour communiquer en dessus et en arrière avec l'oreillette, en avant et en dessous avec le bulbe (2).

l'Esturgeon une disposition très singulière qui en masque pour ainsi dire la forme. La surface de cette portion du cœur est garnie d'une vingtaine de lobes arrondis qui sont séparés entre eux par des sillons profonds et qui ont un aspect spongieux. Leur structure paraît être très vasculaire, et ils ne communiquent pas avec l'intérieur de l'organe. Plusieurs anatomistes considèrent ces appendices comme étant de nature glandulaire (a), et Meckel a cru pouvoir les assimiler à un thymus (b). On y trouve des fibres mêlées à beaucoup de cellules nucléolées et une espèce de lymphe contenant des granules (c).

Du reste, on ne sait rien de précis relativement à leurs usages.

(1) La séparation entre les deux couches musculaires du ventricule est si marquée chez quelques Poissons, qu'il semble y avoir une cavité accessoire dans l'épaisseur de ses parois.

Cette disposition a été constatée pour la première fois par Dœllinger chez des Cyprins, et cet anatomiste considéra l'espèce de sac ainsi formé comme étant le représentant du ventricule droit du cœur des Vertébrés supérieurs (d), opinion qui a été adoptée par Eschscholtz (e), mais qui ne paraît pas être fondée, ainsi que nous le verrons quand nous étudierons le mode de développement de cet organe. Ce dédoublement de la tunique musculaire a été observé aussi par Cuvier chez l'Espadon (f), par M. Rathke chez le Brochet (g), et par Meckel chez le Saumon, etc.; mais, ainsi que le font remarquer ces derniers anatomistes, elle dépend souvent d'une altération cadavérique, et durant la vie, il paraît y avoir presque toujours des adhérences faibles entre les deux couches musculaires en question (h).

(2) Chez le *Lepidosiren paradoxa*, la cavité du ventricule est divisée par-

(a) Valsalva (Morgagni, *Epistolæ anatomicæ*, XV, art. 2, t. II, p. 70).
— Kuhl, *Beiträge zur Zoologie und vergleich. Anat.*, 1820, p. 138.
— Kœlreuter, *Observ. splanchnologicæ ad Acipenseris rutheni anatomen spectantes* (in Comment. Acad. Petrop., 1771, t. XVI, p. 514, pl. 14, fig. 1).
— Baer, *Bericht von der Anat. Anst. zu Kœnigsberg*, 1819.
— Carus, *Tab. Anat. comp. illustr.*, pars VI, pl. 4, fig. 4.
(b) Meckel, *Anatomie comparée*, t. IX, p. 218.
(c) Stannius, *Handb. der Zootomie*, 2ᵉ édit., t. I, p. 238.
— Leydig, *Anatomische histologische Untersuchungen über Fische und Reptilien*, p. 35, 1854.
(d) Dœllinger, *Ueber den eigentlichen Bau des Fischherzens* (Wetterauer Annalen, t. II, p. 311, 24).
(e) Eschscholtz, *Ueber die Bildung der rechten Herzkammer* (*Beiträge zur Naturkunde aus den Ostsee-Provinzen Russlands von Pander*, Dorpat, 1820, p. 148, pl. 2, fig. 7).
(f) Cuvier, *Histoire des Poissons*, t. I, p. 512.
(g) Rathke, *Ueber die Herzkammer der Fische* (Meckel's *Archiv für die Physiol.*, 1826, t. I, p. 152.
(h) Meckel, *Anatomie comparée*, t. IX, p. 210.
— Rathke, *loc. cit.*
— Cuvier, *loc. cit.*

Le volume du ventricule, comparé à celui du corps de l'Animal, varie beaucoup chez les divers Poissons, et, d'après les observations recueillies par Broussonnet, Tiedemann et Meckel, il paraîtrait y avoir, en général, un certain rapport entre le développement de cet organe et l'activité du travail respiratoire ou le degré de puissance de l'appareil locomoteur. Ainsi, chez les Poissons volants, qui, de tous les Animaux de cette classe, sont ceux dont les mouvements musculaires sont les plus rapides et les plus violents, le cœur, dépouillé de ses parties accessoires, représente à peu près les $\frac{1}{400}$ du poids total du corps, tandis que chez la Carpe et les autres Cyprins, ce viscère ne constitue qu'environ $\frac{1}{700}$ du même poids (1).

Le bulbe, ou chambre antérieure du cœur, consiste en un renflement de la base du gros vaisseau qui naît du ventricule

Bulbe artériel.

tiellement en deux loges par une cloison charnue qui part de sa base et se dirige vers l'orifice auriculo-ventriculaire, mais ne l'atteint pas, et se termine sur un tubercule fibro-cartilagineux auquel se fixent aussi quelques brides venant de la cloison auriculaire (a).

Il est aussi à noter que chez quelques Poissons des brides charnues en très grand nombre occupent l'intérieur du ventricule et peuvent même diviser incomplétement sa cavité en deux étages, disposition qui a été constatée chez les Trigles et quelques autres espèces par Treviranus; mais les compartiments ainsi formés n'ont rien de particulier dans leurs fonctions et ne méritent en aucune façon les dénominations de ventricule droit

et de ventricule gauche qui leur ont été données par cet anatomiste distingué (b).

(1) Les pesées faites par la plupart des anatomistes sont peu comparables entre elles, parce que tantôt l'intestin avait été vidé ainsi que l'ovaire, tandis que d'autres fois, l'abdomen était plus ou moins chargé d'œufs ou de matières alimentaires. Mais les recherches de Meckel, qui paraissent avoir été faites avec assez de soin, tendent à montrer que les variations dans le volume du cœur se lient à certaines différences, soit dans l'âge, soit dans la manière de vivre des Poissons. Pour plus de détails à ce sujet, on peut consulter la Monographie de M. Tiedemann (c) et l'*Anatomie comparée* de Meckel.

(a) Hyrtl, *Op. cit.* (*Mém. de l'Académie de Bohême*, 1845, t. V, p. 639, pl. 1, fig. 3).
(b) Treviranus, *Beobach. über die Organe des Blutumlaufs und einige andere, damit in Verbindung stehende Theile bei den Amphibien, Fischen und Wirbellosenthieren* (*Beobachtungen aus der Zootomie und Physiologie*, 1839, t. I, p. 7, pl. 2, fig. 10 à 13).
(c) *Anatomie des Fischherzens*, p. 6.

et qui se dirige en avant. Le volume de cette troisième chambre cardiaque est moins considérable que celui des deux autres; quelquefois même elle ne se développe pas (1) ; mais, en général, elle est pyriforme. Ses parois sont garnies de fibres musculaires assez puissantes chez quelques Poissons ; chez la plupart, cependant, elles ne présentent guère que des faisceaux de tissu élastique, et c'est à raison de son élasticité plutôt que de ses contractions actives que ce réservoir pousse le sang en avant pendant que le ventricule est en repos (2).

(1) Ainsi que je l'ai déjà dit, le bulbe manque chez les Cyclostomes.

Duvernoy a trouvé que chez la Chimère arctique le bulbe artériel manque également, ou plutôt n'est représenté que par une légère dilatation de la portion correspondante de l'artère qui sort du cœur pour se rendre aux branchies (a).

Chez les Plagiostomes, le bulbe est caractérisé par la structure musculaire de ses parois ; mais en général il est cylindrique et à peine élargi (b). Chez les Cyprins, au contraire, il est très renflé (c).

(2) M. Brücke a publié récemment des observations intéressantes sur la structure intérieure du bulbe aortique de divers Poissons, et il pense qu'en général les parois de ce réservoir ne sont pas pourvues de fibres musculaires.

Celles-ci sont bien caractérisées chez l'Esturgeon et impriment au bulbe des mouvements de contraction indépendants de ceux du cœur ; mais chez les Poissons osseux le bulbe aortique, après s'être laissé fortement distendre par le sang au moment de la systole du ventricule, revient seulement sur lui-même et ne paraît pas avoir une tunique charnue bien développée. Les fibres élastiques qui revêtent intérieurement ses parois sont disposées en faisceaux entrecroisés et font plus ou moins saillie dans son intérieur ; quelquefois ils acquièrent un très grand développement et y constituent un tissu caverneux. Cette disposition est très marquée dans les genres *Cyprinus, Tinca, Abramis* et *Chondrostoma* (d) ; elle l'est aussi, mais à un moindre degré, dans les genres *Barbus* et *Leuciscus* (e) ; chez la plupart des Poissons, et notamment chez le Brochet et le Silure (f), la

(a) Duvernoy, *Sur deux bulbes artériels faisant fonction de cœurs accessoires, qui se voient dans les artères innominées de la Chimère arctique* (Ann. des sciences nat., 2e série, t. VIII, p. 38, pl. 3 A, fig. 2).

(b) Voyez les figures du cœur de divers Squales ou Raies, dans la Monographie de Tiedemann (Anat. des Fischherzens, pl. 1 et 2).

(c) Voyez Tiedemann, *Op. cit.*, pl. 4, fig. 52 et 55.

(d) Brücke, *Beiträge zur vergleichenden Anatomie und Physiologie des Gefäss-System* (Denkschriften der Akad. der Wissenschaften zu Wien, 1852, t. III, p. 265).

(e) Brücke, *loc. cit.*, pl. 25, fig. 21.

(f) Idem, *ibid.*, pl. 25, fig. 18 et 19.

Enfin, l'orifice qui en forme l'entrée est pourvu de valvules qui sont disposées de façon à empêcher le reflux du sang (1), et souvent on trouve des replis analogues à l'extrémité antérieure de ce réservoir contractile, ou même dans presque toute sa longueur.

Le premier de ces modes d'organisation est dominant chez les Poissons osseux ordinaires ; le second ne s'observe que chez les Plagiostomes et les Poissons dont M. Agassiz a formé un ordre particulier sous le nom de Ganoïdes (2). Mais il est à

structure des parois du bulbe est au contraire assez simple.

M. Leydig a trouvé que chez les Poissons Ganoïdes, les Chimères, les Plagiostomes et les Lepidosiren, de même que chez les Batraciens, le bulbe est pourvu de fibres musculaires striées ; tandis que chez les Poissons osseux cet organe ne paraît avoir que des fibres musculaires lisses dont les contractions sont toujours lentes et ne se produisent pas d'une manière rhythmique (a).

(1) Ces valvules ventriculo-aortiques manquent chez le *Lepidosiren paradoxa* (b). Elles sont formées par des replis de l'endocarde, et chez les Ganoïdes et les Squales elles sont renforcées par des fibres élastiques logées dans leur épaisseur (c).

(2) M. J. Müller, qui a été le premier à appeler l'attention des naturalistes sur ce caractère anatomique des Ganoïdes, le considère comme étant absolu (d). Mais M. Vogt a trouvé que l'appareil valvulaire du bulbe est simple chez diverses espèces très voisines de l'*Amia*, où ces valvules sont cependant multiples (e).

Chez la plupart des Poissons osseux il n'existe qu'une seule paire de ces valvules à l'entrée du bulbe artériel. Ce sont deux replis semi-lunaires de la tunique interne du cœur, dont la concavité est dirigée en avant et dont les bords libres se rencontrent lorsque le sang les pousse vers le ventricule. M. Tiedemann a donné de très bonnes figures de ces organes chez la Carpe et le *Salmo hucho* (f).

M. Müller a dressé une liste assez longue des espèces où ce caractère anatomique a été constaté (g).

Chez le Poisson lune (*Orthragoriscus mola*), le cercle valvulaire se compose de quatre replis semi-lunaires, dont deux grands et deux petits (h).

Evrard Home a avancé que chez la

(a) Leydig, *Handbuch der Histologie*, p. 440.
(b) Hyrtl, *Lepidosiren paradoxa* (*Mém. de l'Acad. de Bohême*, t. V, p. 639).
(c) Leydig, *Lehrbuch der Histologie*, p. 112.
(d) Müller, *Mém. sur les Ganoïdes* (*Ann. des sciences nat.*, 1845, 3e série, t. IV, p. 13).
(e) Vogt, *Observ. sur les caractères qui servent à la classification des Poissons Ganoïdes* (*Ann. des sciences nat.*, 1845, t. IV, p. 60).
(f) Voyez Tiedemann, *Op. cit.*, pl. 4, fig. 54 et 18.
(g) J. Müller, *Op. cit.*, p. 16.
(h) Wellenberg, *Observ. anat. de Orthragorisco mola*, pl. 25, fig. 4.

noter que lorsque ces valvules sont très nombreuses, ainsi que cela se voit chez le Lépisostée, où l'on en compte quinze, leurs bords se correspondent moins exactement que là où il n'y en a

Baudroie (*Lophius piscatorius*) le bulbe n'est pas organisé de la même manière que chez les autres Poissons osseux (*a*) ; mais les observations de Hunter (*b*) et de Meckel (*c*) contredisent ses assertions à ce sujet.

Dans l'ordre des PLAGIOSTOMES, les valvules du bulbe sont multiples. Chez quelques Poissons de ce groupe, il en existe deux rangées, composées chacune de trois replis semi-lunaires, et placées, l'une à l'entrée, l'autre à la sortie de cette dilatation artérielle. Cette disposition se voit chez divers Squales , tels que le Milandre, ou *Gallus communis* (*d*), et la petite Roussette , ou *Scyllium catulus* (*e*) ; mais dans d'autres espèces de la même famille, l'appareil valvulaire se complique davantage, et ces appendices membraneux forment trois cercles placés à la file. Ce dernier mode d'organisation se voit chez la grande Roussette , ou *Scyllium canicula* (*f*), et le Requin renard , ou *Carcharias vulpes* (*g*).

Chez le Marteau (*Zygœna malleus*), il y a aussi trois rangées de valvules ; mais celles de la rangée postérieure sont au nombre de cinq, tandis que celles des autres rangées sont, comme d'ordinaire , au nombre de trois (*h*).

Il est aussi à noter que chez les Plagiostomes le bord antérieur de ces valvules présente d'ordinaire un petit renflement en forme de bouton, et qu'une bride tendineuse s'étend souvent de ce bord vers la partie antérieure des parois du bulbe, de façon à maintenir plus solidement ces replis dans une position normale à l'axe du canal, lorsque le sang tend à les refouler en arrière.

Dans la famille des RAIES, le nombre des valvules devient en général plus considérable. Quelquefois il n'existe que trois rangées de ces replis semi-lunaires : chez la Torpille (*i*), et le Céphaloptère (*j*), par exemple. Mais en général il y en a davantage réunis en trois ou quatre rangées, comme dans les genres *Hexanthus*, *Heptanchus*, *Centrophorus* et *Trygon* (*k*) ; chez les Raies proprement dites, il en existe cinq rangées, comme cela se

(*a*) Home, *Philos. Trans.*, 1813, p. 234.
(*b*) Voyez *Catalogue of the Physiolog. Series of Comp. Anat. of the Mus. of the College of Surgeons*, vol. II, p. 36.
(*c*) Meckel, *Anatomie comparée*, t. IX, p. 235.
(*d*) Hunter, voyez *Catal. of the Mus. of the Coll. of Surgeons*, t. II, p. 39.
(*e*) Meckel, *Op. cit.*, t. IX, p. 229.
(*f*) Voyez Tiedemann, *Op. cit.*, pl. 2, fig. 10.
(*g*) Meckel, *Op. cit.*, t. IX, p. 220.
(*h*) Idem, *ibid.*, p. 230.
(*i*) J. Davy, *Experiments and Observations on the Torpedo* (*Researches , Physiological and Anatomical*, t. I, p. 94).
(*j*) Hunter, *loc. cit.*, p. 38.
(*k*) Owen, *Lectures on the Comp. Anat. of Vertebr. Animals : Fishes*, p. 257.

qu'une seule paire, et par conséquent elles remplissent moins bien leurs fonctions.

Il est aussi à noter que le cœur reçoit des filets nerveux provenant, soit des rameaux pharyngiens des pneumogastriques, soit du sympathique (1).

voit chez la Raie commune, ou *Raia rubus* (a), et la Raie blanche, ou *Raia batis* (b).

Enfin, c'est parmi les Poissons Ganoïdes que le nombre des valvules du bulbe est le plus variable et s'élève le plus haut.

Chez l'ESTURGEON (*Acipenser sturio*) il existe trois cercles valvulaires qui sont composés ordinairement de quatre valvules chacun (c); mais quelquefois on trouve cinq valvules à la rangée antérieure (d), et l'existence de quatre rangées a été constatée chez le Sterlet (ou *Acipenser ruthenus*) (e).

Chez le Polyodon, ou *Spatularia*, il y a trois rangées de valvules, comme chez l'Esturgeon (f).

Chez l'AMIA, l'entrée du bulbe aortique est garnie de deux rangées de valvules sigmoïdes; l'un de ces cercles est composé de six valvules, l'autre de cinq. Enfin, l'extrémité antérieure du bulbe est garnie de deux rideaux musculaires qui tiennent lieu d'une troisième rangée de valvules (g).

Chez le POLYPTERUS, M. Müller a trouvé dans l'intérieur du bulbe trois séries longitudinales composées cha-

cune de neuf valvules, et chez le LÉPISOSTÉE le même naturaliste a compté cinq séries longitudinales de huit valvules chacune (h). Il est aussi à noter que ces valvules sigmoïdes sont garnies de freins, excepté celles de la rangée antérieure, qui sont les plus développées.

Le *Lepidosiren paradoxa* s'éloigne des Poissons par la structure du bulbe aortique aussi bien que par l'existence de deux oreillettes et d'un commencement de division dans la cavité du ventricule. En effet, cette portion basilaire de l'aorte est contournée en spirale et présente dans son intérieur deux replis longitudinaux disposés de la même manière, qui se rencontrent par les bords et qui tendent à diviser sa cavité en deux canaux, dont l'un est en rapport avec les vaisseaux pulmonaires, l'autre avec la portion branchiale du système artériel qui en part (i). Nous verrons bientôt que chez les Batraciens cette disposition se perfectionne davantage.

(1) Ces nerfs s'anastomosent avec un ganglion situé au bord de la valvule auriculaire, et forment dans les parties

(a) Voyez Tiedemann, *Op. cit.*, pl. 1, fig. 5.
(b) Meckel, *Anatomie comparée*, p. 231.
(c) Carus, Baer, Meckel,
(d) Hunter,
(e) Kœbreuter, *Catal. of the Mus. of the College of Surgeons*, t. II, p. 38.
— XVI, Observ. splanch. in Acipenseris rutheni anat. (*Novi Comment. Acad. Petrop.*, p. 524, pl. 14, fig. 5).
(f) Vogt, *Op. cit.* (*Ann. des sciences nat.*, 3e série, t. IV, p. 60, pl. 9, fig. 2).
(g) J. Müller, *Ueber den Bau und die Grenzen der Ganoiden*, pl. 5, fig. 2 (*Mém. de Berlin pour 1844*).
(h) Müller, *Mém. sur les Ganoïdes* (*Ann. des sciences nat.*, p. 14).
(i) Hyrtl, *Op. cit.* (*Mém. de l'Acad. de Bohême*, 1845, t. V, p. 640).

§ 7. — Le cœur ainsi constitué donne naissance à un gros vaisseau médian qui se dirige en avant, et qui est le tronc d'origine de tout le système artériel. Chez le Poisson adulte, il est assez difficile de saisir au premier abord la disposition de l'ensemble de cette portion de l'appareil circulatoire ; mais, chez l'embryon, cela est au contraire fort aisé, et la connaissance des modifications qui s'y effectuent par les progrès du développement facilite singulièrement l'étude, non-seulement de l'angiologie dans cette classe, mais aussi des rapports que les vaisseaux de ces Animaux peuvent avoir avec ceux des Vertébrés supérieurs. En effet, le système artériel affecte d'abord la même disposition chez tous ces êtres, et c'est seulement par suite des progrès du travail organique que les particularités propres aux divers types secondaires de ce grand embranchement zoologique s'y manifestent. Cela est si vrai que, pour acquérir les notions dont nous avons besoin en ce moment, nous pourrions choisir comme exemple le système vasculaire naissant d'un Reptile, d'un Oiseau ou d'un Mammifère aussi bien que celui d'un Poisson, et que tout ce que je vais dire de ce dernier est également applicable aux autres.

Mode de constitution du système aortique chez l'embryon.

Ainsi, chez l'embryon du Poisson, de même que chez celui du Poulet, du Chien ou du Lapin (1), on voit d'abord naître de l'extrémité antérieure du cœur un tronc vasculaire qui a reçu le nom d'*aorte ascendante*, et qui se divise à droite et à gauche

voisines du cœur un réseau très riche (*a*).

(1) Nous reviendrons sur l'étude du développement des vaisseaux sanguins, lorsque nous nous occuperons spécialement de l'organogénie des Vertébrés, et je me bornerai à indiquer ici quelques-unes des figures où l'on peut voir la disposition décrite ci-dessus (*b*).

(*a*) Leydig, *Lehrbuch der Histologie*, p. 113.
(*b*) Voyez : Baer, *Untersuchungen über die Entwickelungsgeschichte der Fische*, 1835, fig. 20 et 22.
— Rathke, *Bildungs-und Entwickelungs-Geschichte des Blennius viviparus* (*Abhandlungen zur Bildungs-und Entw. Gesch. des Menschen und Thiere*, t. II, pl. 3, fig. 22-24).
— Vogt, *Embryologie des Salmones* (*Histoire naturelle des Poissons d'eau douce d'Europe*, par Agassiz, pl. 3, fig. 71, 72, 86 ; pl. 4, fig. 90 et 91).

en un certain nombre de branches courbées en forme de crosses ou d'arcs. Ces branches se portent en dehors, contournent le tube digestif, et se réunissent ensuite au-dessus de cet organe, de façon à former de chaque côté du corps du jeune embryon en voie de formation un tronc récurrent qui va s'anastomoser avec son congénère pour constituer, sur la ligne médiane, un vaisseau impair situé du côté dorsal du canal alimentaire. Cette artère se dirige d'avant en arrière, fournit des branches aux diverses parties de l'organisme, et porte le nom d'*aorte dorsale*. Ainsi la portion aortique du système artériel se compose de trois parties : un tronc d'origine, ou aorte ascendante ; un tronc récurrent, ou aorte dorsale, et deux séries d'arcs, ou crosses, qui réunissent ces troncs entre eux et qui sont à la fois les branches du premier et les racines du second.

Chez quelques Poissons dont l'étude nous occupera bientôt d'une manière plus spéciale, les crosses aortiques postérieures, ou arcs vasculaires les plus rapprochés du cœur, ne subissent aucune transformation ultérieure, et garnissent, chez l'adulte, le bord inférieur des derniers arcs branchiaux. Mais chez tous les Animaux de cette classe, plusieurs de ces branches transversales, et, en général, même toutes, ne tardent guère à se garnir de ramuscules qui se répandent dans les feuillets pectiniformes dont l'appareil branchial se compose, et alors la communication entre la portion cardiaque des crosses aortiques et la portion dorsale ou abdominale de ces mêmes crosses cesse d'être directe, et n'a lieu que par l'intermédiaire du réseau capillaire des branchies.

Il en résulte que dans la forme typique de l'appareil circulatoire des Poissons, la première portion du système aortique ne distribue le sang que dans les branchies, et constitue un tronc rameux auquel les anatomistes donnent le nom d'*artère branchiale*.

Aorte ascendante, ou artère branchiale.

§ 8. — Les variations qui s'observent dans la disposition de cette portion cardio-branchiale du système artériel dépendent toutes, soit du nombre des crosses aortiques, soit de l'indépendance ou de la centralisation plus ou moins grande de ces vaisseaux vers leur origine.

Arcs aortiques, ou artères branchiales propres. Les crosses aortiques se constituent successivement d'avant en arrière, et l'on en compte jusqu'à sept paires (1); mais il est rare que tous ces vaisseaux aient une existence permanente, et, le plus ordinairement, les premiers formés s'atrophient et disparaissent avant que les derniers se soient bien constitués; enfin d'autres fois quelques-uns de ceux-ci paraissent avorter, de sorte que, chez l'Animal parfait, le nombre de ces arcs vasculaires ne dépasse que rarement quatre ou cinq paires (2).

(1) En les désignant sous des numéros d'ordre, je compterai par conséquent d'avant en arrière, et ce seront les arcs aortiques les plus rapprochés du cœur qui porteront les numéros les plus élevés.

(2) L'existence de sept paires d'arcs aortiques dans l'embryon des Poissons osseux a été constatée chez la Brème (*Abramis Blicca*) par M. von Baer. Le premier correspondait au premier arc hyoïdien, c'est-à-dire aux cornes de l'hyoïde du Poisson adulte; les quatre suivants reposaient sur les quatre paires d'arcs branchiaux; le sixième appartenait à l'arc pharyngien, et le septième embrassait la partie postérieure du pharynx, un peu en arrière des précédents (*a*).

M. Vogt n'a distingué que six paires de ces arcs aortiques chez l'embryon de la Truite palée, et la crosse hyoïdienne correspondante aux cornes de l'hyoïde, qui avait été la première à paraître, s'était atrophiée avant la formation des crosses postérieures qui correspondaient aux os pharyngiens. Puis cette dernière paire d'arcs vasculaires s'est atrophiée à son tour, et le nombre des crosses aortiques s'est trouvé réduit à quatre paires (*b*).

Chez l'embryon des Lamproies, on voit très distinctement les sept paires d'arcs vasculaires d'abord à l'état de crosses simples, puis se garnissant latéralement de franges capillaires pour constituer les branchies (*c*). Là ces vaisseaux suivent donc tous une marche ascendante dans leur développement, et arrivent également à la forme typique; tandis que chez les Poissons osseux, le premier et les deux derniers ont un mode de développement récurrent, et finissent par disparaître pendant que les quatre intermédiaires se perfectionnent.

(a) Baer, *Untersuchungen über die Entwicklungs-Geschichte der Fische*, p. 27.
(b) Vogt, *Embryologie des Salmones*, p. 226 (*Histoire naturelle des Poissons d'eau douce de l'Europe centrale*, par Agassiz, 1842).
(c) M. S. Schultze, *Die Entwicklungs-Geschichte von Petromyzon Planeri*, pl. 5, fig. 3, et pl. 6, fig. 4 (*Natuurkundige Verhandelingen van de Hollandsche Maatschappij des Wetenschappen te Harlem*, 1856).

Effectivement, dans la grande division des Poissons osseux, chaque arc branchial reçoit un de ces vaisseaux, et en général le tronc dont ceux-ci naissent ne fournit pas d'autres branches (1). Il y a par conséquent quatre paires de crosses ou *artères branchiales propres*.

Chez les Plagiostomes, ou Sélaciens, ordre dans lequel le nombre des branchies est plus considérable, on compte toujours cinq paires de ces mêmes artères.

Enfin, dans l'ordre des Cyclostomes, il en existe six ou sept paires (2).

(1) Chez les Esturgeons et les autres Poissons de la division des Ganoïdes, où il existe à la face interne de l'opercule une branchie accessoire (a), le Lépisostée, par exemple, on trouve l'analogue de la première paire d'artères branchiales propres des Plagiostomes, tandis que ces vaisseaux manquent chez les Poissons osseux ordinaires. Il y a par conséquent, chez ces Ganoïdes, cinq paires de crosses comme chez les Plagiostomes (b).

Il est aussi à noter que chez le *Polypterus bison* (c) et le *Spatularia* (d), qui prennent place dans le même groupe zoologique, mais qui n'ont pas de branchie accessoire, la disposition du système vasculaire est encore la même. En effet, M. Müller a constaté l'existence d'une branche artérielle qui se détache de chacune des artères branchiales propres de la première paire pour se rendre à l'opercule, et qui représente soit l'artère de la branchie accessoire des Esturgeons, soit la crosse aortique antérieure chez les Sélaciens.

La Chimère arctique présente aussi cinq paires d'artères branchiales propres (e).

(2) Chez le *Pricka* (*Pteromyzon fluviatilis*) (f), et chez le *Bdellostoma heterosoma*, il y a sept de ces vaisseaux d'un côté, et six seulement de l'autre (g).

Chez le *Myxine glutinosa*, il n'y en a que six paires (h).

On en trouve également six paires chez les *Lepidosiren* (i).

(a) Voyez tome II, p. 237.
(b) Müller, *Ueber den Bau und die Grenzen des Ganoiden* (Mém. de l'Acad. de Berlin, 1844, p. 133, pl. 2, fig. 1.
(c) Müller, *Fernere Bemerkungen über den Bau der Ganoïden* (Bericht der Acad. der Wissensch. zu Berlin, 1846, p. 69 et suiv.).
(d) Müller, *Ueber den Bau und die Grenzen der Ganoïden*, pl. 5, fig. 3.
(e) Duvernoy, *Note sur deux bulbes artériels, etc.* (Ann. des sciences nat., 1837, 2ᵉ série, t. VIII, pl. 3, fig. 2).
(f) Rathke, *Bemerkungen über den innern Bau der Pricke*, pl. 3, fig. 38 (1825).
(g) Voyez Müller, *Vergleichende Anatomie der Myxinoiden*, pl. 7, fig. 3.
(h) Idem, *ibid.*, pl. 7, fig. 6.
(i) Bischoff, *Lepidosiren paradoxa* (Ann. des sciences nat., 2ᵉ série, t. XIV, pl. 9, fig. 3).

Dans quelques cas, l'artère branchiale commune se bifurque presque aussitôt après sa naissance, et les crosses du côté droit sont complétement séparées de celles du côté gauche; d'autres fois, les deux troncs longitudinaux résultant de cette bifurcation ne sont distincts que dans la moitié antérieure de leur longueur, et se trouvent confondus en un vaisseau médian impair dans leur partie postérieure ou cardiaque; mais le plus souvent cette espèce de centralisation s'étend dans toute leur longueur, et un seul tronc médian donne naissance à tous les arcs vasculaires ou artères branchiales secondaires (1). Enfin, ces dernières peuvent être indépendantes dès leur origine, ou bien se trouver d'abord réunies entre elles en nombre plus ou moins grand, et affecter divers modes de groupement.

(1) Comme exemple de cette centralisation complète dont résulte un tronc branchial impair dans toute la longueur de la région hyoïdienne, je citerai la Myxine (a); tandis que chez une autre espèce de la même famille, le *Bdellostoma heterotrema*, l'artère branchiale commune n'est simple que dans la moitié postérieure de cette région, et se trouve représentée antérieurement par une paire d'artères branchiales communes (b). Le mode d'organisation qui se remarque chez les Raies, les Squales et divers Poissons osseux, où les deux premières artères branchiales propres de chaque côte naissent d'un tronc commun provenant de la branchiale primitive ou impaire (c), peut être considéré comme une conséquence d'une division analogue et comme représentant un état intermédiaire entre les deux formes dont je viens de parler.

Chez les *Lepidosiren*, la division médiane de ce système de vaisseaux se prolonge jusque dans le voisinage du cœur, de sorte que le tronc aortique basilaire ou branchial commun est extrêmement court, et les arcs ou crosses naissent presque directement du bulbe cardiaque (d).

Une disposition analogue se remarque chez le Gymnote (e) et chez le *Gymnarchus niloticus*, où le bulbe commun donne directement naissance à six artères branchiales dont deux se bifurquent de façon à constituer, comme d'ordinaire, quatre paires de ces vaisseaux (f).

(a) Müller, *Vergl. Anat. der Myxinoïden*, erster Theil, pl. 7, fig. 6.
(b) Idem, *ibid.*, pl. 7, fig. 3.
(c) Tiedemann, *Op. cit.*, pl. 1, fig. 1; pl. 2, fig. 8, 9; pl. 4, fig. 46.
(d) Bischoff, *Lepidosiren paradoxa* (Ann. des sc. nat., 2ᵉ série, t. XIV, pl. 9, fig. 3-5).
(e) Delle Chiaje, *Dissert sull' anatom. umana comparata e pathol.*, t. I, pl. 46.
(f) Förg et Duvernoy, *Remarques sur l'appareil pulmonaire du Gymnarchus niloticus* (Ann. des sciences nat., 1853, 3ᵉ série, t. XX, p. 154, 157, pl. 1, fig. 5 et 6).

Ainsi, chez quelques Poissons osseux, tels que les Anguilles, toutes les crosses ou artères branchiales propres naissent séparément d'un tronc médian et impair, ou artère branchiale commune (1).

Chez la Carpe et le Brochet, il n'en est plus de même : les crosses des deux premières paires sont confondues à leur base, et par conséquent l'artère branchiale commune ne donne naissance qu'à trois paires de branches, savoir, les deux paires d'artères branchiales propres destinées aux troisième et quatrième arcs branchiaux, et une paire d'*artères branchiales intermédiaires* qui bientôt se bifurquent pour constituer les artères branchiales propres des deux premières paires (2).

Chez les Perches, les Saumons, les Truites et beaucoup d'autres Poissons osseux, le nombre des divisions secondaires du système artériel cardio-branchial est encore le même; mais le mode de groupement des artères branchiales propres est différent : celles des deux premières paires naissent isolément, et ce sont celles des deux paires postérieures qui

(1) Ces vaisseaux, au nombre de quatre paires, naissent à égale distance les uns des autres, et la portion indivise de l'artère branchiale commune est très longue. Chez le *Chimœra monstrosa*, il y a cinq paires d'artères branchiales propres qui sont toutes indépendantes dès leur sortie du tronc médian commun (a). Chez le *Polypterus Bichir*, les trois dernières artères branchiales propres de chaque côté proviennent d'un tronc intermédiaire qui se détache de l'artère branchiale commune, près du bulbe. Les artères branchiales propres de la première paire naissent beaucoup plus en avant de l'extrémité antérieure du tronc médian (b).

(2) Voyez la figure des vaisseaux sanguins de la Carpe, donnée par Duverney (c), et celle du cœur du Brochet, par M. Tiedemann (d).

Le mode de groupement de ces vaisseaux est à peu près le même chez le Lépisostée.

(a) Valentin, *Ueber das Central-Nervensystem und die Nebenherzen der* Chimœra monstrosa (Müller's *Archiv für Anat. und Physiol.*, 1842, p. 25, pl. 2, fig. 6).
(b) Müller, *Ueber den Bau und die Grenzen der Ganoiden* (Mém. de l'Acad. de Berlin, 1844, pl. 3, fig. 2).
(c) Duverney, *Œuvres anatomiques*, t. II, pl. 9, fig. 18 (1761).
(d) Tiedemann, *Anatomie des Fischherzens*, pl. 4, fig. 46.

de chaque côté sont réunies à leur base en un tronc intermédiaire (1).

Enfin, chez la plupart des Poissons de la famille des Raies, cette jonction basilaire des crosses branchiales est portée encore plus loin, et, bien que le nombre de ces vaisseaux soit plus considérable, l'artère branchiale commune ne fournit de chaque côté que deux troncs secondaires : l'un situé postérieurement très près du bulbe aortique, et se divisant bientôt pour donner naissance aux artères branchiales propres des trois dernières paires ; l'autre terminant le système antérieurement, et fournissant les artères branchiales propres des deux premières paires (2).

D'autres modifications intermédiaires se remarquent aussi chez divers Poissons, mais n'offrent pas assez d'importance pour que nous nous y arrêtions ici (3).

(1) Cette disposition a été très bien représentée chez le Saumon, par Monro (a), et chez la Truite, par Laurillard (b).

Il est aussi à noter que chez la Truite la seconde artère branchiale propre naît très près de l'artère branchiale intermédiaire, qui fournit les artères branchiales propres des deux paires postérieures, de façon à se confondre presque avec ce vaisseau (c).

(2) Ce mode de conformation se rencontre chez la Raie blanche (*Raia batis*), dont Monro a fait l'anatomie (d), ainsi que chez la Raie commune (e) et la Torpille (f).

(3) Ainsi, chez le *Squalus canicula*, où, de même que chez les autres Sélaciens, il y a cinq paires d'artères branchiales propres, le tronc principal ou impair donne naissance à quatre paires de branches : celles de la paire antérieure se bifurquent comme chez les Raies pour former les artères branchiales propres des deux premières paires ; celles de la paire suivante sont bien isolées à leur origine, mais celles des deux dernières paires naissent presque au même niveau, les unes au-dessus des autres (g).

(a) Monro, *The Structure and Physiology of Fishes*, pl. 26, fig. 1.
(b) Laurillard, *Atlas des Poissons*, dans la grande édition du *Règne animal* de Cuvier, pl. 2, fig. 1 et 2.
(c) Voyez Agassiz et Vogt, *Anatomie des Salmones* (loc. cit., p. 116, pl. L, fig. 1).
(d) Monro, *Struct. and Anat. of Fishes*, pl. 1, fig. 4.
(e) Tiedemann, *Op. cit.*, pl. 1, fig. 1.
(f) Idem, *ibid.*, pl. 2, fig. 8.
(g) Idem, *ibid.*, pl. 2, fig. 9.

§ 9. — Les artères branchiales propres suivent en général le bord inférieur des arcs branchiaux correspondants, et sont logées dans la gouttière dont ces os sont creusés. Chemin faisant, elles fournissent une double série d'artérioles destinées aux appendices lamelliformes qui garnissent inférieurement ces mêmes arcs ; elles diminuent de calibre à mesure qu'elles se divisent de la sorte, et elles se terminent à l'extrémité supérieure de l'appareil respiratoire sans y avoir aucune communication directe avec les portions postbranchiales du système artériel. La totalité du sang lancé par le cœur dans l'artère branchiale se distribue donc aux feuillets branchiaux, et les artérioles qui le contiennent forment à la surface de ces appendices un réseau capillaire très riche à l'aide duquel la respiration s'effectue.

Artérioles et capillaires branchiaux.

Ce lacis vasculaire fournit à son tour, près du bord externe de chaque lamelle branchiale, un vaisseau récurrent qui gagne le bord inférieur de l'arc branchial, et y débouche dans un système de vaisseaux efférents à l'aide desquels le sang devenu artériel continue sa route pour gagner l'aorte dorsale et se distribuer dans les diverses parties de l'organisme (1). Les anatomistes

Origine des artères épibranchiales, ou racines de l'aorte dorsale.

(1) Le mode de distribution des vaisseaux sanguins dans les feuillets branchiaux des Poissons a été étudié par Rosenthal, Dœllinger, Treviranus, M. Alessandrini, M. Hyrtl et plusieurs autres anatomistes (a).

Chez les Poissons osseux, l'artère branchiale propre longe, comme je l'ai déjà dit, le milieu de la face infé-rieure de l'arc branchial, et se trouve par conséquent immédiatement au-dessus de la ligne de partage des deux séries de feuillets pectiniformes dont ces arcs sont garnis. Elle envoie à chacun de ces feuillets une artériole qui en occupe le bord interne, et qui donne à son tour naissance à deux séries de ramuscules. Ceux-ci s'en

(a) Rosenthal, Ueber die Structur der Kiemen (Verhandlungen der Gesellschaft Naturforschen-der Freunde zu Berlin, 1829, t. I, p. 1, pl. 1, fig. 1-4).
— Dœllinger, Ueber die Vertheilung des Blutes in den Kiemen der Fische (Mém. de l'Acad. de Bavière, 1837, t. II, p. 785, pl. 1, fig. 3 et 4).
— Hyrtl, Beob. aus der Gebiete der vergl. Gefässlehre (Medicinische Jahrb. des Oesterreich. Staates, 1838, p. 235).
— Treviranus, Bewegung des Bluts in den Kiemen (Beobachtungen aus der Zootomie und Physiologie, 1839, t. I, p. 8, pl. 4, fig. 17).
— Alessandrini, Observationes super intima branchiarum structura Piscium cartilagineorum (Novi Comment. Acad. scient. Bonon., t. IV, p. 329).
— Agassiz et Vogt, Anat. des Salmones, p. 120, pl. O, fig. 1.
— Williams, Organs of Respiration (Todd's Cyclopædia of Anat., Supplem., 1855, p. 288).

donnent en général à ces vaisseaux le nom de *veines branchiales*, parce qu'ils sont jusqu'à un certain point comparables aux veines pulmonaires qui, chez l'Homme et les autres Ver-

détachent presque à angle droit et se portent parallèlement sur les deux faces opposées du feuillet auquel ils appartiennent, puis se divisent chacun en deux ou plusieurs branches principales dont les subdivisions forment sur la surface des replis transversaux de la membrane branchiale un lacis de capillaires d'une grande délicatesse. En général, il y a une de ces artérioles transversales pour chacun des replis ou rides du feuillet, et, suivant M. Hyrtl, ces petits vaisseaux offriraient à leur base un renflement bulbeux (*a*). Du côté opposé, c'est-à-dire vers le bord externe du feuillet, ce réseau vasculaire se résout peu à peu en branches efférentes (dites veineuses) qui paraissent être beaucoup plus nombreuses que les ramuscules artériels afférents, et qui débouchent dans un vaisseau situé sur le bord externe du feuillet (*b*). Enfin, ce dernier vaisseau marginal, parvenu à la base de ces appendices, passe sur le côté de l'artère branchiale et va déboucher latéralement dans un autre tronc qui marche parallèlement à celle-ci, mais plus profondément entre elle et l'arc branchial, et qui est l'artère épibranchiale (ou veine branchiale des auteurs), c'est-à-dire le vaisseau efférent commun aux

deux séries d'appendices pectiniformes dont la branchie se compose (*c*).

Chez les *Squales*, où les deux feuillets branchiaux congénères sont réunis dans presque toute leur longueur par une cloison connective, l'artère branchiale se comporte à peu près de même que dans les espèces précédentes; mais au lieu d'un seul tronc efférent ou artère épibranchiale, il y en a deux, et celles-ci se trouvent sur les côtés de l'artère branchiale au lieu de lui être superposées (*d*). Il est aussi à noter que les petites branches vasculaires qui sortent des lamelles se réunissent par groupes de dix ou douze pour constituer des troncs plus gros et moins nombreux, lesquels vont déboucher d'espace en espace dans le vaisseau épibranchial correspondant (*e*).

Dans l'*Orthragoriscus mola*, où la disposition des vaisseaux branchiaux a été étudiée avec soin par M. Alessandrini, les capillaires, au lieu de former un réseau à mailles à peu près quadrilatères, sont disposés en général transversalement sur les deux surfaces des replis membraneux dont chaque face des feuillets branchiaux est garnie (*f*).

(*a*) Hyrtl, *Medicinische Jahrbücher des Oesterreichischen Staates*, neue Fortsetz., t. XV, 1838.
(*b*) Voyez Rosenthal, *loc. cit.*, pl. 1, fig. 3.
(*c*) Voyez Cuvier, *Histoire des Poissons*, t. I, pl. 8, fig. 6.
(*d*) Alessandrini, *Op. cit.* (*Novi Comment. Acad. Bonon.*, t. IV, pl. 30, fig. 1, 2 et 3).
(*e*) Idem, *ibid.*, pl. 28 et 29.
— Alessandrini, *De Piscium apparatu respirationis, tum speciatim Orthragorisco* (*Novi Comment. Acad. scient. Bononiensis*, 1839, t. III, p. 329).
(*f*) Idem, *ibid.* (*Novi Comment. Acad. scient. Bonon.*, t. III, pl. 32, fig. 9).

tébrés supérieurs, reçoivent le sang après son passage dans l'appareil respiratoire; mais ce mode de désignation est vicieux et doit tendre à donner une idée fausse des choses. En effet, les vaisseaux efférents dont il est ainsi question n'ont rien de la nature des veines et correspondent à la portion dorsale des crosses aortiques. Ils sont en quelque sorte les racines du système artériel général, et il me semble préférable de les appeler *artères épibranchiales*.

La disposition de ces vaisseaux est assez semblable à celle des artères branchiales propres, si ce n'est qu'ils marchent en sens contraire et qu'ils grossissent à mesure qu'ils s'avancent de la partie inférieure vers l'extrémité dorsale de l'appareil respiratoire (1). Ils sont logés aussi dans le sillon creusé à la face inférieure des arcs branchiaux, mais plus profondément, et, lorsqu'ils sont arrivés sous la base du crâne, ils s'anastomosent entre eux pour constituer les troncs d'origine de l'aorte dorsale (2).

(1) Chez les Raies, au lieu d'un seul de ces vaisseaux épibranchiaux accompagnant chaque artère branchiale propre, il y en a deux qui se réunissent en un seul tronc au moment où ils sortent de l'appareil respiratoire (a). On remarque aussi chez ces Poissons des troncs anastomotiques qui relient entre elles les artères épibranchiales vers le milieu de leur trajet.

Chez les Myxinoïdes, ces vaisseaux donnent aussi naissance à des branches anastomotiques longitudinales qui contournent les orifices branchiaux en forme d'anneau (b).

(2) Chez l'*Orthragoriscus mola*, les artères épibranchiales ne suivent pas une marche aussi régulière, et naissent par deux branches, l'une antérieure, l'autre postérieure, qui se réunissent vers le milieu de chaque arc branchial pour constituer un tronc ascendant, lequel se dirige vers la base du crâne et va concourir à la formation de l'aorte dorsale. Ceux venant des branches des deux dernières paires se confondent en une seule paire de racines aortiques, et les six vaisseaux ainsi constitués se réunissent en un même point pour former l'aorte dorsale. L'artère viscérale naît aussi de ce point de rencontre des artères épibranchiales.

(a) Monro, *Structure and Physiology of Fishes*, pl. 1, fig. 5.
— Cuvier, *Histoire des Poissons*, t. I, p. 514.
(b) Müller, *Vergl. Anat. der Myxinoiden*, 3e partie, pl. 1, fig. 1 (*Mém. de l'Acad. de Berlin pour* 1839).

Disposition
particulière
des
arcs aortiques
chez
l'Amphipnous
et le
Lepidosiren.

§ 10. — La disposition que je viens d'indiquer est en général commune à toutes les crosses qui établissent le passage entre la portion cardiaque et la portion rachidienne du système aortique, ou, en d'autres mots, entre l'artère branchiale et l'aorte dorsale, et chez tous les Poissons elle se rencontre dans plusieurs de ces arcs vasculaires. Mais, dans quelques espèces, la forme embryonnaire persiste dans une portion de ce système de vaisseaux, et l'on rencontre quelques artères branchiales propres qui ne se ramifient pas, et se continuent directement jusqu'à l'aorte dorsale de façon à représenter dans leur portion supérieure les artères épibranchiales et à ne pas être séparées de celles-ci par un réseau capillaire. Ce sont par conséquent des arcs aortiques simples, et nous verrons bientôt qu'ils sont tout à fait comparables aux crosses de l'aorte chez les Vertébrés à respiration pulmonaire.

Ainsi, chez le Cuchia du Gange (ou *Amphipnous*), dont j'ai déjà fait connaître l'appareil respiratoire anormal (1), les artères branchiales propres de la dernière paire, après avoir contourné l'appareil hyoïdien sans y fournir aucun ramuscule, se réunissent directement entre elles pour constituer sur la ligne médiane l'aorte dorsale, tandis que les artères branchiales des arcs antérieurs se terminent comme d'ordinaire par un lacis capillaire respiratoire (2).

(1) Voyez ci-dessus, tome II, p. 237 et p. 382.

(2) L'artère branchiale commune du Cuchia est très longue et se termine antérieurement par trois branches qui sont à peu près de même calibre. Deux de ces branches, qui sont paires, constituent les arcs vasculaires postérieurs et suivent les arcs branchiaux de la dernière paire, lesquels, ainsi que nous l'avons déjà vu, sont dépourvus d'appendices pectiniformes. Ces crosses postérieures, parvenues à l'extrémité supérieure de l'appareil hyoïdien, se recourbent en arrière, et se réunissent entre elles sur la ligne médiane, au dessous de la dixième vertèbre, pour constituer le tronc de l'aorte dorsale. La troisième branche de l'artère branchiale commune est impaire, et représente en réalité la continuation de ce vaisseau. Elle se porte en avant, fournit de chaque côté des artères branchiales propres aux arcs branchiaux

Un mode d'organisation analogue se rencontre chez les Lépidosiren, que la plupart des zoologistes rangent aussi dans la classe des Poissons. En effet, chez ces Animaux, de même que chez l'*Amphipnous*, quelques-uns des arcs vasculaires qui naissent de l'artère branchiale commune se ramifient comme d'ordinaire à la surface des lamelles branchiales, et ne communiquent avec l'aorte dorsale que par l'intermédiaire d'un réseau capillaire dont les canaux efférents constituent les troncs épibranchiaux, ou veines branchiales de la plupart des auteurs; mais d'autres branches de cette même artère basilaire forment des arcs continus et indivis qui débouchent directement dans le système aortique postbranchial (1).

de la deuxième et troisième paire, qui sont branchifères, et se termine antérieurement en se ramifiant sur les poches respiratoires dont les arcs branchiaux de la première paire sont garnis. De petits vaisseaux analogues aux artères épibranchiales ordinaires (ou veines branchiales des auteurs) reçoivent le sang qui a traversé ces réseaux capillaires, et vont déboucher dans les crosses postérieures avant que celles-ci aient quitté l'appareil hyoïdien pour aller constituer l'aorte (a).

(1) Chez le *Lepidosiren annectens*, l'artère branchiale commune, aussitôt sa sortie du cœur, se divise en deux paires de gros vaisseaux qui se courbent en dehors et bientôt se bifurquent à leur tour pour constituer ainsi quatre paires d'artères branchiales propres. La première de celles-ci donne en avant une branche qui va se ramifier dans la branchie accessoire ou hyoïdienne, puis continue sa route le long du bord inférieur du pre-

mier arc branchial, et va concourir à la formation de l'aorte dorsale sans avoir donné naissance à aucune ramification branchiale. Le second arc vasculaire est également indivis, et se comporte de la même manière, si ce n'est qu'au moment de se recourber au-dessus de l'appareil hyoïdien, il fournit une très petite branche qui se rend aux branchies externes. Les artères branchiales propres des deux paires suivantes se ramifient au contraire dans les appendices dont les trois derniers arcs branchiaux sont garnis, et envoient aussi chacune un rameau aux branchies externes. Le réseau capillaire résultant des divisions de ces deux derniers troncs donne naissance à deux vaisseaux efférents, ou artères épibranchiales, qui vont s'anastomoser avec l'extrémité supérieure des deux crosses précédentes, et former ainsi de chaque côté un gros vaisseau unique. Enfin, les deux troncs ainsi constitués se joi-

(a) J. Taylor, *On the Respiratory Organs and Air-Bladder of Certain Fishes of the Ganges* (Edinburgh *Journal of Science*, 1834, new series, t. V, p. 47).

Il en résulte que chez les Amphipnous, de même que chez les Lepidosiren, une portion seulement du sang lancé par le cœur vient respirer dans les appendices branchiaux, et qu'une portion plus ou moins considérable de ce liquide arrive dans

gnent entre eux sur la ligne médiane pour constituer l'aorte dorsale ; mais chacun d'eux fournit à son origine un gros vaisseau qui se rend au poumon du côté correspondant. Ainsi, le sang qui, en partant du cœur, traverse les deux premiers arcs vasculaires, arrive dans les racines de l'aorte sans avoir respiré ; tandis que la portion du même liquide qui s'est engagée dans les deux arcs vasculaires postérieurs s'y transforme en sang artériel avant d'arriver au même point où il se mêle au précédent, et le mélange ainsi formé se divise de nouveau en deux courants, dont l'un va aux poumons et l'autre pénètre dans l'aorte dorsale (a).

Chez le *Lepidosiren paradoxa*, la disposition de cette portion du système circulatoire est à peu près la même, si ce n'est que l'artère branchiale commune ne se divise qu'en trois paires d'arcs vasculaires, et que les artères pulmonaires sont en continuité directe avec les artères branchiales propres de la dernière paire. Les deux premières paires de crosses sont simples, et vont former directement les racines de l'aorte dorsale, comme chez le *Lepidosiren annectens* (b).

Quant aux veines pulmonaires qui ramènent le sang des poumons, elles longent le côté externe de ces organes et se réunissent en un tronc impair, lequel débouche dans le cœur (c).

Il est aussi à noter que chez le PO-LYPTÈRE les artères de la vessie natatoire naissent aussi des derniers vaisseaux efférents, ou artères épibranchiales, avant leur réunion pour constituer l'aorte dorsale ; mais le sang qui y arrive a traversé en totalité le réseau capillaire branchial, et il n'existe pas, comme chez l'*Amphipnous* et chez les *Lepidosiren*, des communications directes entre l'artère branchiale ou aorte cardiaque et l'analogue de l'artère pulmonaire ou l'aorte dorsale (d). Il en résulte que cette poche, dont la disposition anatomique ressemble tant à celle des poumons d'un Lepidosiren, ne reçoit que du sang déjà artérialisé.

(a) Voyez la figure que M. Peters a donnée de ce système vasculaire (*Ueber einen dem Lepidosiren annectens verwandten Fisch von Quellimane* (Müller's *Archiv für Anat. and Physiol.*, 1845, pl. 1, fig. 3). — Les principaux vaisseaux ont été très bien représentés aussi par M. Owen (*Lectures on the Comp. Anat. of the Vertebr. Animals*, 1846, p. 266, fig. 71).

(b) Bischoff, *Descript. anat. du* Lepidosiren paradoxa (*Ann. des sciences nat.*, 1840, 2e série, t. XIV, pl. 9, fig. 5).

— Hyrtl, *Lepidosiren paradoxa Monographie* (Abhandl. der *Böhmischen Gesellschaft der Wissenschaften*, 1845, 5e série, t. III, p. 642, pl. 4, fig. 2).

— Duvernoy, *Cours d'histoire naturelle* (Revue zoologique de la Société cuviérienne, 1846, pl. 1, fig. 1, d'après Hyrtl).

(c) Owen, *Descript. of the* Lepidosiren annectens (*Trans. of the Linn. Soc.*, vol. XVIII, p. 548, pl. 26, fig. 2).

(d) Müller, *Fernere Bemerkungen über den Bau der Ganoiden* (Bericht. Acad. Berlin, 1846, p. 72).

l'aorte dorsale sans avoir subi l'influence vivifiante de l'eau aérée dont l'appareil respiratoire est baigné. Chez l'Amphipnous, c'est donc toujours un mélange de sang artériel et de sang veineux qui se distribue à l'économie, et, d'après les calibres respectifs des vaisseaux qui arrivent à l'aorte dorsale sans avoir traversé les branchies, et de ceux qui s'y ramifient avant de déboucher dans cette artère, on peut voir que dans ce mélange la proportion de sang veineux l'emporte de beaucoup sur celle du sang artérialisé. Mais, chez les Lepidosiren, il en est autrement, car les arcs aortiques postérieurs ne se rendent pas intégralement à l'aorte dorsale; chemin faisant, ils fournissent de chaque côté une branche considérable qui va se ramifier dans les sacs pulmonaires dont ces Animaux sont pourvus, et de la sorte une portion considérable du sang qui coule dans leur intérieur dévie de la route directe pour aller subir l'influence de la respiration aérienne, puis revient au cœur à l'état de sang artériel par l'intermédiaire de veines pulmonaires particulières. Il en résulte donc que le sang veineux est déjà mêlé de sang artériel avant de s'engager dans le système des vaisseaux branchiaux, où une portion de ce liquide doit respirer de nouveau et une autre passer directement dans le système irrigatoire général de l'organisme.

Origine des artères pulmonaires chez les Lepidosiren.

Mais ce mode de circulation est tout à fait exceptionnel dans la classe des Poissons, et, dans l'immense majorité des cas, la totalité du sang veineux qui entre dans le cœur passe dans les branchies, comme nous venons de le voir, et n'arrive aux artères chargées de le distribuer dans les diverses parties de l'économie que par l'intermédiaire des vaisseaux efférents de l'appareil branchial. Quelquefois une portion du sang veineux apporté à l'appareil respiratoire par les artères branchiales ne traverse pas les lamelles des branchies proprement dites, et se dévie un peu de la route ordinaire pour traverser une sorte de branchie accessoire : chez l'*Heterotis*,

Disposition des artères épibranchiales chez les Poissons ordinaires.

par exemple (1) ; mais toujours la totalité ou la presque totalité du sang passe dans les artères épibranchiales, ou vaisseaux efférents de l'appareil respiratoire, lesquels donnent naissance à l'ensemble de la portion irrigatoire du système artériel.

Origine de l'aorte dorsale et autres artères du corps.

§ 11. — Voyons donc maintenant comment ces canaux centrifuges chargés de porter le sang artériel dans tous les organes prennent naissance et se répandent dans l'économie.

Pendant que les vaisseaux épibranchiaux sont encore logés dans l'appareil hyoïdien, ils fournissent quelques artères qui sont destinées à porter le sang aux parties voisines. Telles sont les artérioles nourricières des lamelles branchiales (2), l'artère

---

(1) M. Hyrtl a trouvé que l'appendice branchial en forme de Limaçon placé au sommet de la cavité respiratoire reçoit une branche de l'artère branchiale propre de la dernière branchie, et fournit un vaisseau qui va déboucher dans l'artère épibranchiale (ou veine branchiale des auteurs) correspondante. Ainsi, le sang suit dans cet organe la même marche que dans les branchies proprement dites (a).

Une structure analogue se retrouve chez les Clupéacés qui possèdent, comme l'*Heterotis*, une de ces branchies accessoires en forme de limaçon (b).

J'ajouterai que chez les Poissons de l'ordre des PLAGIOSTOMES, qui à l'état fœtal sont pourvus de branchies externes (c), ces appendices filiformes renferment chacun une anse vasculaire dont les connexions varient suivant la position de ces organes transitoires.

Dans les branchies externes qui naissent directement de l'appareil hyoïdien et qui sont fixées au bord des ouïes, ces vaisseaux sont en continuité avec ceux des branchies internes, et constituent autant d'anses anastomotiques entre les artères branchiales propres et les artères épibranchiales correspondantes ; mais ceux qui appartiennent aux branchies externes qui naissent des évents sont fournis par les branches du réseau admirable dépendant de la pseudo-branchie dont j'aurai bientôt à parler (d).

(2) Les *artères nourricières des branchies* naissent de l'artériole efférente des feuillets branchiaux, et se ramifient dans la substance de ces appendices pectiniformes, de façon à y former un réseau capillaire indépendant de celui qui sert d'intermédiaire entre les artères branchiales, ou vaisseaux afférents, et les artères épibran-

---

(a) Hyrtl, *Beiträge zur Anatomie von Heterotis Ehrenbergii* (*Denkschriften der Akad. der Wissensch. zu Wien*, t. VIII, p. 73, pl. 3, fig. 1).
(b) Hyrtl, *Ueber die Accessorischen Kiemenorgane der Clupeaceen* (Op. cit., 1855, t. X, p. 47).
(c) Voyez tome II, page 245.
(d) Cornalia, *Sulle branchie transitorie dei feti Plagiostomi*, p. 16, pl. 1, fig. 10, 11, 12, etc. (extrait du *Giorn. dell' Istituto Lombardo*, t. IX, Milan, 1857).

coronaire du cœur (1), et les artères hyoïdiennes, dont les branches se distribuent aux parties inférieures de la tête et des parois abdominales, et concourent à former les organes vasculaires appelés pseudo-branchies, dont j'ai déjà eu l'occasion de dire quelques mots en traitant de la structure de l'appareil

chiales, ou vaisseaux efférents. Le sang, après avoir traversé ce réseau nourricier, est ramené au cœur par les *veines de Duverney*, dont il sera question plus loin (a).

(1) L'*artère coronaire* naît ordinairement de la pénultième artère épibranchiale (ou veine branchiale des auteurs), vers la partie inférieure de l'arc branchial, et se porte directement en bas et en arrière pour aller se ramifier dans l'épaisseur des parois du ventricule et des autres parties du cœur (b). Suivant Cuvier, cette artère naîtrait du vaisseau épibranchial antérieur chez la Perche (c).

J'ai remarqué que chez l'*Orthragoriscus mola*, la disposition de ces vaisseaux est moins simple; ils prennent un développement très considérable, et sont au nombre de deux, l'un antérieur et inférieur, l'autre postérieur et supérieur. Chaque artère épibranchiale (ou veine branchiale des auteurs) de la première paire, près de son extrémité antérieure, donne naissance à une artère assez forte qui bientôt se bifurque; une de ses branches se porte en avant, fournit des rameaux à la langue, puis se recourbe en bas et en arrière pour gagner la mâchoire inférieure; l'autre se re-

courbe en dedans et en arrière pour aller s'anastomoser avec un vaisseau analogue fourni par la deuxième artère épibranchiale; le tronc ainsi formé reçoit bientôt une troisième artère provenant de l'artère épibranchiale suivante, et ensuite se joint avec son congénère pour constituer un vaisseau impair et médian qui se recourbe en bas et en arrière, passe sous l'artère branchiale commune, et se divise en deux branches, dont l'une se distribue aux muscles du cou et l'autre constitue l'*artère coronaire inférieure*. Les artères épibranchiales de la quatrième paire fournissent aussi à leur extrémité antérieure une paire de vaisseaux analogues aux précédents, qui s'anastomosent tout de suite sur la ligne médiane, et forment ainsi une seconde artère médiane. Celle-ci gagne aussi la face inférieure de l'appareil hyoïdien, et s'y divise en deux branches, l'une destinée aux parois de la chambre respiratoire, l'autre au cœur: cette dernière est l'*artère coronaire supérieure*. Il est aussi à noter que les troncs d'origine de ces vaisseaux fournissent plusieurs petites artères nourricières aux parois des artères branchiales.

(a) Müller, *Vergleichende Anatomie der Myxinoiden*, dritter Fortsetz. (*Mém. de l'Acad. de Berlin* pour 1839, pl. 3, fig. 1).
— Voyez Agassiz et Vogt, *Anat. des Salmones*, pl. O, fig. 1.
(b) Voyez Agassiz et Vogt, *Anatomie des Salmones*, p. 125, pl. K, fig. 2.
(c) Cuvier, *Histoire des Poissons*, t. I, p. 514, pl. 17, fig. 1.
— Voyez aussi Laurillard, *Atlas des Poissons* de la grande édition du *Règne animal* de Cuvier, pl. 2, fig. 1.

respiratoire des Poissons (1). Elles s'y divisent en une multitude de ramuscules capillaires qui bientôt se réunissent de nouveau entre eux pour constituer un tronc commun destiné à porter le sang aux yeux (2).

Le mode de jonction des vaisseaux efférents des branchies

(1) Voyez tome II, p. 238.

(2) Chez les Poissons osseux ordinaires qui n'ont que quatre paires d'artères branchiales propres, les *artères hyoïdiennes* (ou *hyoïdales* d'Agassiz, *artères operculaires* de quelques auteurs) se détachent des vaisseaux épibranchiaux (ou veines branchiales) de la paire antérieure, vers le tiers inférieur de celle-ci, et côtoient l'arc branchial correspondant jusqu'au basihyal. Elles remontent alors le long des cornes hyoïdiennes, et traversent la joue pour pénétrer entre les muscles élévateurs de la mâchoire inférieure. Pendant ce trajet, chacune d'elles fournit divers rameaux aux parties voisines, puis rentre sous la voûte de la chambre respiratoire pour s'y bifurquer et envoyer une de ses branches sous le crâne, où elle s'anastomose avec le cercle aortique ou céphalique, l'autre dans la pseudo-branchie correspondante. Ce dernier organe, comme nous l'avons déjà vu (a), ressemble beaucoup aux branchies proprement dites par sa structure, et les branches de l'artère hyoïdienne se ramifient dans les feuillets qui le constituent et y forment un lacis vasculaire très riche. Enfin, les capillaires de ce réseau se réunissent entre eux pour constituer les racines des artères efférentes, dites *veines pseudo-branchiales*, qui, après avoir gagné la voûte

du palais et s'y être anastomosées entre elles à l'aide d'une branche transversale, se rendent dans l'intérieur des yeux, et s'y ramifient dans les ganglions vasculaires appelés *corps rouges de la choroïde* ou *glandes choroïdiennes*.

Ainsi, le sang artériel qui a déjà traversé l'appareil respiratoire, et qui est contenu dans les artères hyoïdiennes, traverse un système capillaire accessoire de la nature de ceux que les anatomistes désignent sous le nom de *rete mirabile*, avant que d'arriver aux yeux. On doit la connaissance de cette disposition curieuse à M. J. Müller, qui en a fait l'objet de recherches très approfondies chez le *Gadus callarias* (b). MM. Agassiz et Vogt ont trouvé cette portion du système circulatoire disposée exactement de la même manière chez la Truite (c).

Il est, du reste, à noter que le *rete mirabile* des pseudo-branchies ne tire pas toujours son origine des artères hyoïdiennes. Ainsi, chez le Brochet, il est formé par des branches du cercle céphalique.

Chez les Ganoïdes qui sont pourvus d'une branchie accessoire ou operculaire, et qui ont par conséquent cinq paires d'artères épibranchiales aussi bien que cinq paires d'artères branchiales propres, les artères épibranchiales antérieures ou accessoires don-

(a) Voyez ci-dessus, tome II, page 238.

(b) Müller, *Vergl. Anat. der Myxinoiden* (*Acad. de Berlin pour* 1839, pl. 3, fig. 13, et pl. 4, fig. 3).

(c) Agassiz et Vogt, *Anatomie des Salmones*, p. 120, pl. K, fig. 2, et pl. L, fig. 1, 2, 3.

ou artères épibranchiales varie un peu ; mais, en général, ces tubes sanguifères se réunissent de façon à former de chaque côté de la base du crâne un tronc qui se dirige obliquement en arrière et en dedans, pour aller s'unir à son congénère et con-

nent naissance de chaque côté de la tête à l'artère operculaire ou hyoïdienne, laquelle se rend, comme d'ordinaire, à la pseudo-branchie. Mais le vaisseau efférent du plexus vasculaire formé par ses ramuscules terminaux (ou veine pseudo-branchiale des auteurs) ne se rend pas directement au plexus choroïdien, et pénètre dans le crâne pour y remplir le rôle d'une carotide interne (a).

Chez les Plagiostomes, la pseudo-branchie est représentée par les replis pectiniformes qui garnissent la partie terminale des évents et qui reçoivent une grosse artère provenant de la partie moyenne de l'artère épibranchiale accessoire ou antérieure, et analogue, par conséquent, à l'artère hyoïdienne ou operculaire des Poissons osseux (b). D'après M. Müller, le tronc efférent de cette pseudo-branchie descendrait vers la voûte palatine, et irait se ramifier dans l'œil et les par-

ties voisines de la face et de l'encéphale (c).

Des recherches récentes de M. Hyrtl tendraient à établir que le sang ne suit pas cette direction et reviendrait de la pseudo-branchie vers l'aorte ; mais les observations de cet anatomiste ne me sont pas encore suffisamment connues pour que je puisse en apprécier la valeur (d).

Le corps que les anatomistes désignent sous le nom de *glande choroïdienne* est aussi un *rete mirabile* ou ganglion vasculaire, logé entre le feuillet fibreux et le feuillet vasculaire de la choroïde où il contourne la portion terminale du nerf optique (e).

Pour plus de détails au sujet du mode de structure de ces lacis vasculaires, je renverrai au grand travail de M. Müller, inséré dans son ouvrage sur l'anatomie comparée des Myxinoïdes (f), et à son second Mémoire sur les Ganoïdes (g).

(a) Müller, *Ueber den Bau und die Grenzen der Ganoiden* (Mém. de l'Acad. de Berlin, 1844).
(b) Le trajet de ces artères chez le Marteau a été figuré par MM. Carus et A. Otto (*Tab. anat. comp.*, pars VII, pl. 4, fig. 2 et 3).
(c) Müller, *Vergl. Anat. der Myxinoiden* (Mém. de l'Acad. de Berlin pour 1839, p. 236).
(d) Hyrtl, *Sur le système vasculaire des Raies* (Institut, 1857, n° 1239, p. 325).
(e) Voyez à ce sujet : Eichwald, *De Selachis Aristotelis specimen inaugurale.* Wilna, 1819, p. 37.
— Owen, *Catal. of the Mus. of the Coll. of Surgeons*, t. III, p. 145.
— Wharton Jones, *On the so-called Choroid Gland of the Fish's Eye* (Lond. Med. Gazette, 1837, 2ᵉ série, t. I, p. 651, fig. 1).
— Treviranus, *Beobachtungen aus der Zootomie und Physiologie*, t. I, p. 20, pl. 5 et 6, fig. 32-35.
— Erdl, *Disquisitiones de Piscium glandula choroideali* (Dissert. inaug., Munich, 1839, fig.).
— Müller, *Vergl. Anat. der Myxinoiden* (Mém. de l'Acad. de Berlin pour 1839, p. 254).
(f) Müller, *Von Gefässes-System der Nebenkiemen und accessorischen Athmen Organe und von der Nebenkiemen der Fische* (voyez les Mém. de l'Acad. de Berlin pour 1839, p. 213 et suiv.).
(g) Müller, *Fernere Bemerkungen über den Bau der Ganoiden* (Bericht der Akad. der Wissensch. zu Berlin, 1846, p. 68).

stituer avec lui l'artère principale du corps appelée l'*aorte dorsale* (1).

Les artères épibranchiales antérieures se divisent en deux

(1) Chez la Perche, les vaisseaux efférents des branchies postérieures se réunissent de chaque côté à celles de la paire précédente, avant que de s'anastomoser avec les crosses aortiques formées par la réunion des artères épibranchiales des deux paires antérieures (*a*).

Chez la Truite, l'artère épibranchiale antérieure se réunit à la suivante, et constitue de la sorte un vaisseau assez gros qui se porte en dedans et en arrière pour se joindre à son congénère et former avec lui un tronc médian qui est le commencement de l'aorte, et qui, à une certaine distance, reçoit de chaque côté les vaisseaux efférents des deux branchies postérieures, unis préalablement entre eux, ou tout au moins fort rapprochés l'un de l'autre (*b*). Ce mode de groupement se voit aussi chez le Thon (*c*).

Chez la Baudroie, il n'y a que trois paires d'artères épibranchiales, et celles des deux dernières paires se réunissent de chaque côté, en sorte que l'appareil respiratoire ne fournit en définitive à l'aorte que deux paires de racines (*d*).

M. Hyrtl a constaté récemment une particularité remarquable dans la disposition des racines de l'aorte dorsale

chez le Lépisostée. Les deux vaisseaux afférents des branchies antérieures se réunissent directement entre eux sur la ligne médiane, et constituent un premier tronc aortique impair qui se dirige en arrière. La paire suivante des artères épibranchiales se comporte de même, et constitue un second tronc aortique qui se dirige en arrière au dessous du précédent, et s'anastomose bientôt avec lui. Enfin, les vaisseaux efférents de la troisième et de la quatrième branchie se réunissent de chaque côté en un seul tronc qui va se joindre à son congénère pour former un troisième tronc médian. Ce dernier est plus gros que le précédent, dont il longe la face inférieure, et, après s'être confondu avec lui, constitue l'aorte dorsale. Il a par conséquent à la base du crâne trois vaisseaux médians et impairs qui sont superposés, et qui se réunissent successivement entre eux pour constituer l'aorte dorsale (*e*).

Chez les Esturgeons, les artères épibranchiales, en quittant l'appareil hyoïdien pour aller constituer l'aorte dorsale, ne s'appliquent pas contre la base du crâne, mais pénètrent dans des cavités creusées dans la substance des parois cartilagineuses de cette boîte céphalique. Il est aussi à noter que

(*a*) Voyez Laurillard, *Atlas du Règne animal*, POISSONS, pl. 2, fig. 1.
(*b*) Agassiz et Vogt, *Anatomie des Salmones*, p. 119, pl. L, fig. 2.
(*c*) Eschricht et Müller, *Ueber die arteriosen und venosen Wundernetze* (Mém. de l'Acad. de Berlin pour 1835, pl. 3, fig. 6).
(*d*) Meckel, *Anatomie comparée*, t. IX, p. 255.
(*e*) Hyrtl, *Ueber das Arteriensystem des Lepisosteus* (Sitzungsbericht der Acad. der Wissenschaften von Wien, 1852, t. VIII, p. 234).

branches au moment où elles sortent de l'extrémité supérieure de l'appareil respiratoire pour gagner la base du crâne : l'une de ces branches se recourbe en arrière pour s'anastomoser

les troncs des deux côtés du corps s'y croisent avant de s'anastomoser sur la ligne médiane (a).

Chez les SÉLACIENS ou PLAGIO-STOMES, le mode de groupement des vaisseaux efférents de l'appareil respiratoire n'est pas tout à fait le même que chez les Poissons osseux ordinaires. Il y a une artère épibranchiale pour chaque demi-branchie ou série de lamelles branchiales, et ces vaisseaux s'anastomosent entre eux deux à deux en dehors aussi bien qu'en dedans de chaque loge respiratoire, de manière à former quatre anneaux vasculaires, suivis d'une artère épibranchiale simple qui dépend de la demi-branchie renfermée dans la cinquième loge respiratoire (b). Tous ces vaisseaux s'anastomosent aussi entre eux par une série de troncs placés au-dessus des cloisons interbranchiales, vers le milieu de leur longueur, et, du côté externe, d'autres anastomoses les font communiquer avec une des branches de l'artère de la nageoire. Enfin, un tronc correspondant à chacune des cloisons interbranchiales naît de l'extrémité interne de ces mêmes anneaux vasculaires, et constitue la portion terminale du système efférent. Ces derniers troncs correspondent donc à la portion sous-crânienne des artères épibranchiales chez les Poissons osseux, et constituent également les

racines de l'aorte. Ils sont au nombre de quatre de chaque côté de la tête, et chez les Squales ils restent isolés jusqu'au moment où ils se rencontrent sur la ligne médiane, pour donner naissance à l'aorte dorsale (c). Mais chez les Raies, le premier et le second de ces vaisseaux se réunissent pour former un tronc commun, et par conséquent le nombre des racines de l'aorte se trouve réduit à trois paires (d).

Chez la grande LAMPROIE, il naît une artère afférente de chaque demi-branchie, et sauf la première et la dernière de chaque série, ces vaisseaux se réunissent deux à deux avant d'aller constituer le tronc aortique dorsal. Il y a par conséquent de chaque côté huit racines aortiques dont deux sont simples et six prennent naissance dans les moitiés contiguës de deux sacs branchiaux.

Enfin, chez les MYXINES, le tronc médian dans lequel tous les vaisseaux afférents des branchies viennent se rendre successivement, se continue en avant entre les deux artères céphaliques, où il forme une *artère céphalique accessoire*, et, après avoir fourni plusieurs branches latérales et avoir beaucoup diminué de calibre, il s'anastomose avec la partie antérieure du cercle aortique (e).

(a) Hyrtl, Op. cit. (Sitzungsbericht der Akad. der Wissensch. zu Wien, t. VIII, p. 236).
(b) Voyez, pour la disposition de ces branchies, la treizième Leçon, t. II, p. 244.
(c) Hyrtl, loc. cit.
(d) Monro, Structure of Fishes, pl. 1, fig. 5. — Martin-Saint-Ange, Circulation considérée chez le fœtus, etc., fig. 29.
(e) Müller, Vergl. Anat. der Myxinoiden, 3e partie, pl. 1, fig. 1.

avec le vaisseau efférent de la branchie suivante, et concourir, comme nous le verrons bientôt, à la constitution de l'aorte dorsale ; l'autre, au contraire, se porte en avant et distribue ses rameaux dans toute la portion antérieure et supérieure de la tête. On la désigne ordinairement sous les noms d'*artère carotide* ou d'*artère céphalique*, et il est à remarquer qu'en général ce vaisseau s'anastomose avec son congénère sous la base du crâne, de façon à clore en avant l'espèce de fourche formée par les racines de l'aorte dorsale, et à donner ainsi naissance à une sorte d'anneau vasculaire que les anatomistes désignent ordinairement sous les noms de *cercle artériel* ou de *cercle céphalique* (1).

(1) Il existe des variations nombreuses dans le mode d'origine et de division des artères de la tête des Poissons.

Ainsi, chez les Salmonés, où la disposition de ces vaisseaux a été étudiée avec beaucoup de soin par MM. Agassiz et Vogt, l'*artère carotide* ou *céphalique*, formée de la sorte par l'une des branches de la bifurcation de l'artère épibranchiale antérieure, ou vaisseau efférent de la première branchie, se divise presque immédiatement en deux troncs principaux, savoir : une *artère faciale*, ou *carotide externe*, et une *artère encéphalo-palatine*, ou *carotide interne* (a). Quelquefois cependant ces vaisseaux naissent isolément.

L'*artère faciale* accompagne le tronc du nerf trijumeau, et envoie des rameaux à l'orbite, aux fosses nasales, aux muscles des joues, à la peau du museau, etc. (b).

L'*artère carotide interne* ou *encéphalo-palatine* se divise bientôt en deux branches. Une, externe, dite *artère orbito-palatine*, qui pénètre dans l'orbite, envoie des rameaux aux muscles oculaires, passe ensuite dans les fosses nasales, où elle fournit du sang à la membrane pituitaire, va de là aux coins de la bouche, et s'y termine dans les os et les téguments de la partie antérieure de la face. L'autre branche, dite *artère encéphalo-oculaire*, semble être la continuation de la carotide primitive, et se réunit à sa congénère pour former la portion antérieure du *cercle artériel* et donner naissance à un tronc médian impair, lequel fournit à son tour les *artères cérébrales* et les *artères oculaires*.

Les *artères cérébrales* se bifurquent, et leurs deux branches, dirigées l'une en avant, l'autre en arrière, s'anastomosent sur la ligne médiane, de

(a) Exemple : la Truite (voyez Agassiz et Vogt, *Op. cit.*, pl. L, fig. 3).
(b) Voyez Agassiz et Vogt, *Op. cit.*, pl. K, fig. 1.

L'aorte dorsale occupe la ligne médiane et s'étend dans toute la longueur du corps, au-dessous de la colonne vertébrale. Dans la région abdominale, elle est appliquée contre la face inférieure du corps des vertèbres, ou logée dans un sillon dont

Aorte dorsale
et ses branches.

façon à constituer à la base de l'encéphale un rhombe artériel qui est l'analogue du cercle de Willis, dont j'aurai à parler bientôt en traitant des Vertébrés supérieurs, et qui donne naissance aux artérioles de l'encéphale, ainsi qu'à une artère impaire accolée à la face inférieure de la moelle épinière (a).

Le cercle artériel céphalique ou aortique est mieux caractérisé chez les Gades, comme on peut le voir dans une très belle figure donnée par M. Müller (b).

Ainsi que je l'ai déjà dit, cet anatomiste a trouvé que chez les Ganoïdes qui sont pourvus d'une branchie accessoire, le vaisseau efférent de la pseudo-branchie constitue la carotide interne, et pénètre directement dans la cavité crânienne. Chez les Lépisostées la carotide interne se résout aussi en un réseau plexiforme, et la carotide externe ou faciale naît directement de la première artère épibranchiale proprement dite.

Il est aussi à noter que chez le Polyptère M. Müller a trouvé les carotides internes représentées par un vaisseau impair qui naît du point de jonction des artères épibranchiales et traverse la base de l'os occipital (c).

Chez la Chimère arctique, le mode

d'origine de ces vaisseaux n'est pas tout à fait le même que chez les Poissons ordinaires. Le premier vaisseau afférent, ou artère épibranchiale antérieure, pénètre dans la cavité crânienne pour remplir le rôle d'une carotide interne, et le second vaisseau efférent, qui d'ailleurs concourt comme les suivants à la formation de l'aorte dorsale, donne naissance à une artère carotide antérieure dont les branches se distribuent à l'orbite (d).

Chez la Raie, le cercle aortique n'est pas fermé en avant et l'encéphale reçoit le sang par deux paires d'artères : l'une, antérieure, qui, d'après M. Müller, naîtrait de la pseudo-branchie, comme chez les Ganoïdes, et qui paraît mériter plus particulièrement le nom de *carotide interne* (e) ; l'autre qui provient du cercle aortique en arrière du point de réunion des artères épibranchiales de la première et de la seconde paire, et qui est désignée ordinairement sous le nom de *carotide interne postérieure*, mais qui paraît être l'analogue de l'artère vertébrale des Mammifères. Parvenue dans la cavité crânienne, cette dernière s'anastomose avec sa congénère de manière à constituer un anneau vasculaire assez semblable au cercle de Willis, dont l'extrémité postérieure se

(a) Agassiz et Vogt, *Op. cit.*, pl. L, fig. 3 à 6.
(b) Müller, *Vergl. Anat. der Myxinoïden* (*Mém. de l'Acad. de Berlin pour* 1839, pl. 3, fig. 13).
(c) Müller, *Fernere Bemerk. über den Bau der Ganoïden* (*Bericht der Akad. zu Berlin*, 1846, p. 68).
(d) Stannius et Siebold, *Nouveau Manuel d'anatomie comparée*, t. II, p. 112.
(e) Müller, *Vergl. Anat. der Myxinoïden* (*Mém. de l'Acad. de Berlin pour* 1839, p. 236).

elles sont creusées ; mais, dans la région caudale, elle se trouve en général engagée dans une sorte de canal à claire-voie formé par les racines des apophyses épineuses sous-vertébrales (1). Chemin faisant, elle fournit, au niveau de chaque

prolonge en une artère spinale médiane (a).

M. Hyrtl a communiqué dernièrement à l'Académie de Vienne de nouvelles observations sur la disposition des artères céphaliques des Raies, mais je ne connais son travail que par l'extrait fort court qui en a été donné par le *Journal de l'Institut* (b).

On retrouve encore le même plan organique fondamental chez les Myxinoïdes, mais avec d'autres modifications d'une importance secondaire : ainsi les branches qui correspondent aux artères céphaliques sont excessivement allongées et ne s'anastomosent entre elles que très loin de l'appareil branchial, tout près de la bouche, et, ainsi que je l'ai déjà dit, une artère médio-céphalique impaire se voit dans l'espace qui les sépare (c).

(1) En général, l'aorte dorsale est d'un calibre assez uniforme et se rétrécit graduellement d'avant en arrière ; mais, chez plusieurs Cyprinoïdes, elle se dilate en forme de sinus sous chaque vertèbre abdominale.

Chez les Esturgeons, ce tronc artériel est logé dans une gaîne cartilagineuse ou un sillon plus ou moins profond situé à la face inférieure de la colonne vertébrale, et ses parois

y adhèrent très intimement : d'après M. Stannius, elles ne seraient même représentées que par le périchondre (d); un ligament fibro-élastique longitudinal fait saillie dans ce canal (e). Les Spatulaires présentent une disposition analogue.

Chez plusieurs Squales et chez divers Poissons osseux ordinaires, tels que l'Alose, le Hareng, le Brochet et le Silure, l'aorte ventrale est logée dans un sillon creusé à la face inférieure de la colonne vertébrale et n'est pourvu d'une tunique élastique qu'à sa face inférieure ; des bandes aponévrotiques passent d'un bord à l'autre de ce canal, d'espace en espace, en manière de sangles, et dans les intervalles le vaisseau ainsi bridé en dessous se renfle. De même que chez les Esturgeons, il y a dans ce même canal un ligament qui vient du crâne, et la tunique élastique paraît être un prolongement de cette bande. Lorsque l'aorte est libre, elle n'est pas toujours placée sur la ligne médiane du corps. Ainsi, chez l'*Esox Bellone* et le *Sphyræna Spet,* elle est à gauche (f). Chez les Syngnathes, ce vaisseau se trouve dans un sillon pratiqué à la face inférieure du rein gauche, et chez l'*Echeneis* il adhère au rein droit ; chez l'*Engraulis*

(a) Voyez Monro, *Structure of Fishes*, pl. 1, fig. 5.
(b) N° 1239, 30 septembre 1857, p. 324.
(c) Müller, *Vergl. Anat. der Myxinoiden*, 3 Fortsetz., pl. 1, fig. 1 (*Mém. de l'Acad. de Berlin pour* 1839).
(d) Voyez Stannius et Siebold, *Handb. der Zootomie*, 2e édit., t. II, p. 243.
(e) Baër, *Bericht der anatom. Anstalt zu Kœnigsberg*, 1819, p. 27.
(f) Stannius, *loc. cit.*, p. 243.

espace intervertébral, une paire d'artères intercostales qui distribuent leurs branches aux muscles du tronc et de la queue (1). Enfin elle donne aussi naissance à un grand vaisseau qui est chargé de porter le sang aux viscères abdominaux (2), et qui fournit à la vessie natatoire une branche dont

il est logé dans la substance de cette glande (a).

(1) Chez la Perche (b) et l'Aspe, ou *Leuciscus aspius* (c), il existe une paire d'artères intercostales correspondante à chaque vertèbre. Il en est de même chez les Truites, dans le très jeune âge (d) ; mais, par les progrès du développement, ce caractère d'uniformité disparaît, et l'on ne trouve qu'une paire de ces vaisseaux pour deux ou trois espaces intervertébraux (e). Quoi qu'il en soit, une de leurs branches remonte le long des apophyses épineuses des vertèbres et va se ramifier dans les muscles de la région dorsale du corps, ou même dans la nageoire médiane dont cette partie est garnie ; une autre branche se porte en bas, en suivant la direction des côtes, et se distribue de la même manière aux muscles et aux téguments de la portion ventrale du corps. Les artères intercostales qui se prolongent dans les nageoires abdominales, et qui correspondent par conséquent aux artères iliaques et crurales des Vertébrés supérieurs, sont un peu plus développées que les autres, mais ne présentent du reste aucune particularité importante.

Une autre série de petites branches artérielles naît aussi de chaque côté, soit de la face inférieure de l'aorte dorsale, soit des intercostales, et se distribue aux reins et à la vessie natatoire.

Les artérioles qui se rendent à la moelle épinière ont une origine analogue.

(2) Chez les Poissons osseux, la plupart des artères destinées aux viscères abdominaux naissent d'un tronc unique qui se détache de l'aorte dorsale presque aussitôt la naissance de celle-ci, traverse la portion antérieure des reins, et se montre à découvert au-dessus de l'œsophage, pour se porter ensuite obliquement en arrière et en bas. La manière dont cette *artère abdominale* (ou *artère cœliaque*, Cuvier) se ramifie, varie un peu suivant les espèces. Ainsi, dans la Truite (f), elle fournit quatre branches principales :

1° Une *artère intestinale*, dont les principales divisions sont : une *artère gastro-splénique*, qui suit la grande courbure de l'estomac, envoie beaucoup de ramuscules à cet organe, et va se terminer dans la rate ; une *artère gastro-hépatique*, qui passe à droite de l'estomac, longe la petite courbure de cet organe, y distribue des ramuscules, fournit au foie une

(a) Hyrtl, *Das uropoëtische System der Knochenfische.* (Mém. de l'Acad. de Vienne, t. II, p. 23).
(b) Cuvier, *Histoire des Poissons*, t. I, pl. 7, fig. 1.
(c) Carus et A. Otto, *Tab. Anat. Comp. Illustr.*, pars VI, pl. 4, fig. 1.
(d) Vogt, *Embryologie des Salmones*, pl. 4 a, fig. 9 1.
(e) Agassiz et Vogt, *Anatomie des Salmones*, pl. K, fig. 1.
(f) Voyez Agassiz et Vogt, *Anatomie des Salmonés*, pl. K, fig. 2.

les ramuscules forment dans l'intérieur de cet organe les plexus vasculaires connus sous le nom de *corps rouges* (1).

La plupart des artères ne présentent rien de bien remarquable. Celles qui se rendent aux nageoires pectorales, et qui peuvent

artère hépatique et aux appendices pyloriques plusieurs ramuscules, puis se termine comme la précédente dans la rate ; enfin deux *artères mésentériques* qui suivent les deux bords opposés de l'intestin jusque dans le voisinage de l'anus.

2° Une *artère de la vessie natatoire*, qui est très grêle et qui longe la face inférieure de cet organe.

3° Deux *artères spermatiques*, qui se logent dans le sillon pratiqué à la face inférieure des ovaires ou des testicules, et y fournissent des ramuscules dont la disposition rappelle un peu celle des barbes d'une plume.

Chez la Perche, le mode de distribution de ces vaisseaux est à peu près le même (*a*).

Chez la Raie, l'artère abdominale est remplacée par deux troncs impairs qui naissent de l'aorte, à quelque distance l'un de l'autre (*b*). On donne généralement le nom d'*artère cœliaque* au premier de ces vaisseaux, dont les branches se distribuent principalement à la valvule spirale de l'intestin, au foie et à l'estomac. Le second, appelé *artère mésentérique*, fournit des rameaux au pancréas et à l'intestin (*c*). D'autres branches de l'aorte naissent plus en arrière et se distri-

buent à l'oviducte, etc. Enfin les *artères rénales*, au lieu de consister en une multitude de branches provenant des intercostales, sont fournies par un gros tronc qui naît de la partie postérieure de l'aorte ventrale, s'avance le long des reins en y donnant des ramuscules, fournit une branche épigastrique et va se terminer dans la nageoire de l'anus (*d*).

(1) Voyez ci-dessus, t. II, p. 377.

Le mode d'origine et de distribution des artères de la vessie natatoire varie beaucoup. Tantôt elles naissent directement de l'aorte, comme nous venons de le voir chez la Perche; d'autres fois elles proviennent du tronc cœliaque (chez la Morue, par exemple), et, ainsi que j'ai déjà eu l'occasion de le dire, elles sont quelquefois fournies par les artères épibranchiales postérieures (*e*). M. J. Müller, qui en a fait une étude attentive, distingue dans leur mode de distribution quatre formes principales. Ainsi, chez certains Poissons (la Carpe, par exemple), ces vaisseaux se résolvent en petites touffes de capillaires disposées en éventail et disséminées sur presque toute la surface interne de la vessie natatoire. Dans le second type, leurs ramuscules terminaux se réunissent

(a) Voyez Cuvier, *Histoire des Poissons*, t. 1, pl. 7, fig. 1, et pl. 8, fig. 2 et 3.
— Laurillard, *Atlas du Règne animal* de Cuvier, Poissons, pl. 2, fig. 1.
(b) Voyez Monro, *Op. cit.*, pl. 1, fig. 5.
(c) Monro, *Op. cit.*, pl. 3.
(d) Cuvier, *Leçons d'anatomie comparée*, t. VI, p. 222 (2ᵉ édit.).
(e) Voyez ci-dessus, page 336.

être désignées sous le nom d'*artères claviculaires* (1), offrent parfois un petit renflement que plusieurs anatomistes ont considéré comme étant un bulbe contractile propre à pousser le sang vers les parties périphériques de l'appareil circulatoire ;

en petits paquets radiés, et se localisent plus que dans le cas précédent, de façon à constituer des ganglions vasculaires rudimentaires ; mode d'organisation qui se voit chez le Brochet. Dans le troisième type, l'artère se divise en plusieurs branches et constitue ensuite un gros *rete mirabile* en forme de houppes, dont les canaux efférents se dirigent vers le bord de l'organe pour se ramifier ensuite au loin (exemples : la Morue, la Lotte, la Perche, etc.). Enfin, le quatrième type est caractérisé par l'existence de réseaux admirables en forme de faisceaux bipolaires, disposition qui se voit chez les Anguilles (a).

Chez les Ganoïdes, les vaisseaux sanguins de la vessie aérienne ne se résolvent pas en ganglions sanguins, mais se distribuent tout de suite dans les parois de cet organe, sous la forme de réseaux capillaires ordinaires.

On doit à M. Quekett de très bonnes figures représentant le mode d'arrangement des vaisseaux sanguins dans les corps rouges et les autres parties de la vessie natatoire chez divers Poissons, et plus spécialement chez l'Anguille et la Morue (b).

(1) L'existence de ces renflements en forme de bulbes, sur le trajet des artères claviculaires, a été constatée à peu près en même temps par Duvernoy chez la Chimère arctique (c) et par M. J. Davy chez la Torpille (d). Duvernoy et M. Valentin (e) ont considéré ces organes comme des cœurs accessoires. Mais, d'après les observations récentes de M. Leydig, il paraît que les bourrelets dont ces artères sont entourées ne sont pas de nature musculaire (f). Du reste, lors même qu'ils seraient contractiles, rien ne nous autoriserait à penser qu'ils pourraient accélérer le cours du sang.

(a) Müller, *Vergl. Anat. der Myxinoiden* (Mém. de l'Acad. de Berlin pour 1839, pl. 5). Voyez aussi à ce sujet : De la Roche, *Observ. sur la vessie aérienne des Poissons* (Ann. du Muséum, 1809, t. XIV, p. 202 et suiv.). — Cuvier, *Rapport sur le Mémoire de M. de la Roche* (loc. cit., p. 176). — Idem, *Histoire naturelle des Poissons*, t. 1, pl. 7, fig. 1. — Rathke, *Zur Anatomie der Fische* (Müller's Archiv für Anat. und Physiol., 1838, p. 413, pl. 12, fig. 3, 4 et 9). — Treviranus, *Beobacht. aus der Anat. und Physiol.*, 1839, t. I, p. 19, pl. 5, fig. 31. (b) Quekett, *On a Peculiar Arrangement of Blood-Vessels in the Air-Bladder of Fishes* (Trans. of the Microscop. Soc. of London, 1844, p. 99, pl. 12 et 13). (c) Duvernoy, *Note sur deux bulbes artériels faisant fonction de cœurs accessoires chez la Chimère arctique* (Ann. des sciences nat., 1837, 2e série, t. VIII, p. 35, pl. 3, fig. 1). (d) J. Davy, *Exp. and Observ. on the Torpedo* (Research., Physiol. and Anat., 1839, t. I, p. 43, pl. 1, fig. 3). (e) Valentin, *Ueber das centrale Nervensystem und die Nebenherzen der Chimæra monstrosa* (Müller's Archiv für Anat. und Physiol., 1842, p. 42, pl. 2, fig. 6). (f) Leydig, *Zur Anatomie und Histologie der Chimæra monstrosa* (Müller's Archiv für Anat. und Physiol., 1851, p. 256).

III.

23

mais ces prétendus *cœurs accessoires* ne paraissent pas être de nature musculaire, et lors même qu'ils seraient contractiles, leur action aurait plutôt pour effet de retarder le passage de ce liquide (1).

Je dois faire remarquer aussi que chez le Thon les principales branches de l'artère abdominale ou cœliaque présentent une disposition analogue à celle que nous avions déjà rencontrée sur le trajet des artères hyoïdiennes. En effet, elles se divisent en houppes de vaisseaux très grêles qui bientôt se réunissent de nouveau pour constituer des troncs de distribution, et elles constituent de la sorte des lacis capillaires que les anatomistes désignent sous le nom de *rete mi-*

En effet, l'artère ne présente dans ce point aucune valvule qui puisse empêcher le reflux de ce liquide, et l'obliger à couler vers le système capillaire avec une vitesse plus grande quand le vaisseau se rétrécirait, et, par conséquent, toute constriction de ce genre aurait pour effet de ralentir le courant plutôt que de l'accélérer.

(1) Les *artères claviculaires* (que les anatomistes désignent aussi parfois sous les noms d'*artères scapulaires*, *artères axillaires*, *artères innominées*, etc.) naissent en général sous la base du crâne, mais varient beaucoup dans leur mode d'origine. En effet, tantôt elles proviennent directement de l'aorte, ainsi que cela se voit chez la Perche, la Baudroie et la Raie ; d'autres fois elles sortent des racines de l'aorte, chez les Gades, par exemple (a) ; et d'autres fois encore

elles sont fournies par le tronc commun des deux artères épibranchiales antérieures, disposition qui se rencontre chez le Brochet. Quoi qu'il en soit, ces vaisseaux se portent en arrière, côtoient le bord des os de l'épaule, et se divisent d'ordinaire en deux branches principales, dont l'une longe la ligne latérale du corps et l'autre va se terminer dans la nageoire pectorale.

Il est à noter que, chez les Raies, ces artères, dont le volume est très considérable, envoient vers la tête une grosse branche anastomotique qui communique avec la série entière des vaisseaux efférents des branchies, ou artères épibranchiales, le long du côté externe de l'appareil respiratoire (a).

Chez le Thon, ces artères naissent plus en arrière que l'artère viscérale (b).

(a) Monro, *The Structure of Fishes*, pl. 1, fig. 4 et 5).
(b) Eschricht et Müller, *Op. cit.* (*Mém. de l'Acad. de Berlin pour 1835*, pl. 3, fig. 6).

rabile (1). Une disposition analogue a été observée chez des Squales (2).

§ 12. — La portion veineuse de l'appareil circulatoire, qui est chargée de ramener le sang de toutes les parties du corps des Poissons jusque dans le cœur se compose de deux systèmes principaux de vaisseaux à parois minces. L'un de ces systèmes appartient essentiellement aux muscles et aux autres organes de la vie de relation, et l'on peut le désigner sous le nom de *système veineux rachidien*, à raison de ses rapports intimes avec la colonne vertébrale et ses dépendances. L'autre est spécialement affecté au service des viscères abdominaux, et on l'appelle généralement le *système de la veine porte*, ou *système viscéral*. Enfin, il est encore un troisième système veineux qui dépend de l'appareil hyoïdien, mais qui n'offre que peu d'importance : on lui a donné le nom de *système bronchique*, ou *veine de Duvernoy*.

Ces divers systèmes sont liés entre eux d'une manière plus ou moins intime, et ils vont tous verser le sang dans un grand réservoir veineux qui est en quelque sorte le vestibule de l'oreil-

Système veineux des Poissons.

(1) Ces réseaux capillaires, situés sur le trajet du sang artériel qui se rend aux principaux organes de la digestion, se voient près de la surface inférieure du foie, et constituent un nombre considérable de mèches vasculaires de forme conique, dans lesquelles on trouve des veines disposées de la même manière, mais sans communication avec les artérioles. On en doit la connaissance au professeur Eschricht, de Copenhague (*a*).

(2) Chez l'*Alopias vulpes*, un *rete mirabile* diffus, composé de branches artérielles et veineuses, s'étend sur presque toute la surface de l'estomac et du gros intestin (*b*).

Chez le Squale-nez, ou *Lamna cornubica*, une disposition analogue se voit à la partie antérieure de l'abdomen, près de l'œsophage. Les plexus vasculaires ainsi constitués ressemblent à ceux du Thon (*c*).

(*a*) Eschricht et Müller, *Ueber die arteriösen und venösen Wundernetze an der Leber und einen merkwürdigen Bau dieses Organes beim Thunfische* (*Mém. de l'Acad. de Berlin pour* 1835, p. 10 et suiv., pl. 2 et 3, fig. 1, 3 et 4).
(*b*) Al. Barth, *De retibus mirabilibus* (Dissert. inaug., Berlin, 1837, p. 9, fig. 1).
(*c*) Müller, *Vergl. Anat. der Myxinoiden* (*Mém. de l'Acad. de Berlin pour* 1839, pl. 5).

lette du cœur, et qui est connu des anatomistes sous le nom de *sinus de Cuvier*, ou sinus précardiaque.

Pour embrasser d'un seul coup d'œil l'ensemble de cet appareil vasculaire, il est bon d'observer la circulation chez un très jeune Poisson, dont les tissus offrent encore assez de transparence pour nous permettre de distinguer les courants sanguins jusque dans les parties les plus profondes de l'organisme : une petite Truite nouvellement éclose, par exemple (1). On voit alors que chacune des artères intercostales est accompagnée d'une veine qui se dirige vers la face inférieure de la colonne vertébrale et y débouche dans un vaisseau longitudinal situé de chaque côté de la ligne médiane au-dessous de l'artère aorte. Ces deux troncs longitudinaux, appelés *veines cardinales*, sont d'abord accolés l'un à l'autre, ou confondus en un seul vaisseau, et se portent directement d'arrière en avant depuis l'extrémité postérieure de la queue jusque dans l'abdomen ; mais, vers la partie antérieure de cette chambre viscérale, ils s'écartent entre eux pour gagner la partie latérale du corps, et reçoivent le sang qui revient de la tête par une paire de vaisseaux dits *veines jugulaires*, lesquelles se dirigent d'avant en arrière. Le tronc commun formé de chaque côté du corps par la réunion de la veine cardinale et de la veine jugulaire a reçu le nom de *canal de Cuvier*, et se porte en dedans vers son congénère pour aller concourir à former avec lui le sinus veineux précardiaque.

La disposition du *système de la veine porte* est moins simple. Les veinules qui naissent sur les parois de la portion postérieure de l'intestin se réunissent pour constituer un vaisseau principal qui, situé à la partie inférieure de l'abdomen, se dirige d'arrière

(1) Nous étudierons plus tard les diverses formes par lesquelles l'appareil veineux des Poissons passe avant que d'acquérir la forme presque définitive dont il est question ici, et dont on trouve de très bonnes figures dans l'ouvrage de M. Vogt (*a*).

(*a*) Vogt, *Embryologie des Salmones*, pl. 4, fig. 94, etc.

en avant, et, chemin faisant, reçoit des branches des autres portions du canal digestif. Parvenue au foie, cette veine s'y enfonce et s'y ramifie de façon à y constituer un lacis vasculaire très riche, dont les branches se rejoignent ensuite de nouveau pour reformer un tronc veineux auquel on donne le nom de *veine hépatique*. Enfin, cette dernière veine va se déverser comme les autres dans le sinus précardiaque.

Telle est la composition générale du système veineux des jeunes Poissons. Voyons maintenant comment chacune des parties constitutives de cet appareil est disposée chez l'Animal parfait.

§ 13. — Les courants sanguins qui retournent au cœur varient beaucoup dans leur mode de groupement, et ont une tendance remarquable à se disjoindre, pour ainsi dire, sur certains points, de façon à reconstituer des capillaires plus ou moins comparables au réseau veineux que nous avons vu se développer sur le trajet des veines viscérales dans l'intérieur du foie, et donner au système de la veine porte son caractère le plus important. Cette disposition est toujours plus ou moins marquée dans quelques-unes des veines qui traversent les reins, et il en résulte qu'une portion du sang qui revient des parties postérieures du corps par les veines cardinales est distribuée dans la substance de ces glandes à la manière du sang artériel, puis ce sang est réuni de nouveau dans des troncs veineux qui le conduisent vers le cœur. Il y a donc chez les Poissons une *veine porte rénale* aussi bien qu'une *veine porte hépatique*. On en doit la découverte à un anatomiste danois, Jacobson, et l'on donne souvent le nom de cet observateur au système circulatoire rénal ainsi constitué (1).

Veines cardinales et leurs dépendances.

(1) Jacobson, dont le travail sur le système veineux des Poissons, des Rep- tiles et des Oiseaux, parut en 1821 (*a*), n'a indiqué sa découverte que d'une

(*a*) Jacobson, *De systemate venoso peculiari in permultis Animalibus observato*. Copenhague.

Chez les Poissons, où ce mode d'organisation est le mieux caractérisé, tels que les Baudroies et les Gymnotes, la *veine caudale*, ou portion postérieure de la veine cardinale, après avoir reçu les branches veineuses de toute la portion postérieure du corps, arrive dans la cavité abdominale, et là se divise en deux branches ; mais celles-ci, au lieu de poursuivre leur route vers le cœur, ainsi que le font les veines cardinales de l'embryon, plongent dans la substance des reins et s'y divisent en rameaux dont le chevelu constitue un réseau capillaire ; puis les canalicules de ce lacis, venant à se réunir de nouveau, deviennent les racines d'un système de *veines rénales efférentes*, et se continuent en avant avec la portion antérieure des veines cardinales, lesquelles, après s'être réunies aux veines jugulaires, vont déboucher dans le sinus précardiaque. La veine cardinale primitive, qui d'abord s'était bifurquée seulement dans la cavité

manière très succincte, et, bien que les principaux résultats qu'il annonça aient été bientôt après confirmés par les recherches de Nicolai (*a*), la plupart des anatomistes ont cru devoir révoquer en doute l'existence d'une veine porte rénale, et interpréter d'une autre manière le cours du sang dans cette portion de l'appareil circulatoire. Ainsi Cuvier, Meckel, Duvernoy, M. Owen et plusieurs autres naturalistes éminents ont pensé que les prétendues *veines rénales efférentes* de Jacobson n'é-

taient que des veines ordinaires qui suivaient une marche récurrente (*b*). Mais cette opinion repose sur des observations incomplètes ou erronées, et les nouvelles recherches faites depuis quelques années sur ce sujet par plusieurs anatomistes habiles, et surtout par M. Bonsdorff, de Helsingfors, et M. le professeur Hyrtl, de Vienne, mettent hors de toute contestation l'existence d'une circulation veineuse portale plus ou moins développée dans cette classe d'animaux (*c*).

(*a*) Nicolai, *Untersuchungen über den Verlauf und die Vertheilung der Veinen bei einigen Vögeln, Amphibien, und Fischen* (Isis, 1826, t. I, p. 404).
(*b*) Cuvier, *Histoire des Poissons*, t. I, p. 516.
— Meckel, *Anatomie comparée*, t. IX, p. 266.
— Duvernoy, *Anatomie comparée de Cuvier*, 2ᵉ édit., t. VI, p. 262.
— Owen, *Lectures on the Comp. Anat. and Physiol. of the Vertebrate Animals*, p. 251.
(*c*) Bonsdorff, *Bidrag till Blodkärlsystemets jemförande Anatomie. Portven systemet hos Gadus Lota* (Acta Soc. scient. Fennica, 1852, t. III, p. 574, pl. 9).
Hyrtl, *Das uropoëtische System der Knochenfische* (Denkschriften der kais. Akad. der Wissenschaften zu Wien, 1854, t. II, p. 27).
— Stannius, *Handbuch der Zootomie*, 2ᵉ édit., 1854, t. II, p. 247.

abdominale pour constituer en avant les deux troncs à l'aide desquels la plus grande partie du sang veineux de la partie post-céphalique du corps est versée dans les jugulaires, se trouve donc interrompue vers le milieu de son cours, et sa moitié postérieure ou caudale ne communique avec sa moitié antérieure que par l'intermédiaire d'un réseau capillaire dont la portion postérieure constitue les *veines rénales afférentes*, et la portion antérieure forme les *veines rénales efférentes* ou *veines rénales* proprement dites; enfin les tronçons antérieurs des deux veines cardinales qui font suite à ces veines efférentes, et qui peuvent être désignées sous le nom de *veines abdominales* (1), représentent, comme nous le verrons bientôt, les veines azygos des Vertébrés supérieurs (2).

Chez la plupart des Poissons, cette transformation n'est pas aussi complète : une des divisions de la veine caudale plonge dans la substance du rein et s'y ramifie, tandis que sa partie antérieure forme, comme dans le cas précédent, une veine rénale efférente, et entre ces deux points elle s'atrophie; mais

(1) Quelques anatomistes appellent ces vaisseaux, des *veines caves postérieures* (a); mais, ainsi que nous le verrons bientôt, ils ne sont pas les analogues de la veine cave inférieure de l'Homme et des autres Vertébrés supérieurs, et par conséquent ils ne doivent pas porter le même nom.

(2) M. Hyrtl a constaté ce mode d'organisation chez les Merluches et les Scorpénoïdes du genre *Pterois*. Une structure analogue existe aussi chez les Diodons, les Tétrodons, les Triacanthes, les Rubans (*Cepola*) et quelques Siluroïdes; seulement la veine caudale ne se bifurque pas avant de plonger dans la substance des reins pour s'y ramifier (b). Cette dernière disposition se rencontre également chez la Lotte, où elle avait été aperçue par Nicolaï (c), et où elle avait été démontrée d'une manière très satisfaisante par M. Bonsdorff, qui en a donné une excellente figure (d).

(a) Monro, *Structure of Fishes*, p. 17.
— Cuvier, *Anat. comparée*, t. VI, p. 257.
— Meckel, *Anat. comparée*, t. IX, p. 261.
(b) Hyrtl, *Op. cit.* (*Mém. de l'Acad. de Vienne*, t. II, p. 34, pl. 9, fig. 2).
(c) Nicolaï, *Op. cit.* (Isis, 1826, p. 404).
(d) Bonsdorff, *Bidrag till Blodkärlsystemets jemförande Anatomie* (*Acta Societatis scientiarum Fennicæ*, 1852, t. III, p. 447, pl. 9).

l'autre branche continue sa route vers le cœur sans subir aucune interruption de ce genre, et va constituer l'une des veines abdominales sans avoir changé de caractère (1). Dans ce cas, les reins ne reçoivent qu'une petite portion du sang veineux de la queue, la plus grande partie de ce liquide continuant directement sa route par le grand vaisseau, qui prend successivement les noms de *veine caudale* et de *veine abdominale*, ou branche terminale de la veine cardinale. Mais le système portal n'en existe pas moins dans les glandes urinaires, car il y a toujours un certain nombre des veines du dos ou veines intercostales qui, au lieu d'aller déboucher directement dans les troncs cardinaux, pénètrent dans la substance des reins, s'y ramifient, et s'anastomosent par leurs ramuscules terminaux avec les racines des veines rénales efférentes (2).

(1) Lorsque les reins sont agglomérés dans toute leur longueur, la veine caudale, devenue ainsi la veine abdominale (ou veine cardinale, Hyrtl), reste sur la ligne médiane et reçoit des veinules des deux moitiés de cet organe. Mais lorsque les reins se divisent en deux, suivant leur longueur, ce vaisseau s'applique d'ordinaire sur le bord interne du rein droit, et y reçoit une partie des veinules efférentes du rein gauche aussi bien que toutes celles du rein droit; les autres veinules efférentes du rein gauche se déversent directement dans la veine rénale, qui, tout en naissant dans cette glande, représente le tronc cardinal gauche et va constituer la veine abdominale gauche (*a*). Quelquefois c'est l'inverse qui s'observe, et c'est contre le bord du rein gauche que s'applique la veine cardinale non interrompue : chez les Erythrines, par exemple.

(2) Ainsi M. Hyrtl a constaté que chez les Plagiostomes, où la veine caudale ne porte pas de sang aux reins, les veines intercostales vont se ramifier dans ces organes, et constituent les veines afférentes du système de Jacobson.

Chez le Brochet, le *Cottus quadricornis*, le *Scorpœna scrofa*, l'*Exocetus exsiliens*, les Gymnodontes et quelques Siluroïdes, toutes les veines costales deviennent ainsi des veines rénales afférentes, et chez le *Mugil cephalus* six paires de ces vaisseaux se comportent de la même manière (*b*).

Cuvier avait cru que chez la Perche et la plupart des autres Poissons, les veines costales se rendaient à un

(*a*) Hyrtl, *Das uropoëtische System der Knochenfische* (*Mém. de Vienne*, t. II, p. 33, pl. 10, fig. 1).
(*b*) Idem, *ibid.*, p. 35.

Ainsi, qu'il y ait ou non interruption dans la portion rénale des veines cardinales, ces vaisseaux se trouvent représentés dans la partie antérieure de l'abdomen par les deux veines abdominales, qui vont se réunir aux veines jugulaires derrière la tête. Quelquefois ces deux troncs sont de même calibre (1); mais en général ils sont très inégalement développés, et celui du côté droit est d'ordinaire beaucoup plus gros et plus long que celui du côté gauche (2).

tronc rachidien situé au-dessus de la moelle épinière, dans l'intérieur du canal vertébral, et recevant aussi en avant des branches veineuses des reins, tandis que plus en arrière des branches anastomotiques l'auraient uni à la veine caudale. C'est même sur cette disposition qu'il s'est appuyé pour révoquer en doute les découvertes de Jacobson (a). Mais M. Hyrtl a constaté que ce vaisseau, auquel M. Owen a donné le nom de *veine neuralis* (b), est un tronc lymphatique et ne contient pas de sang (c).

(1) Par exemple, chez les Diodons, les Tétrodons et le Schilbé (d).

(2) Exemples : *Tinca*, *Exocetus*, *Anthias*, *Anableps*, *Clinus*, *Ammodytes*, *Periophthalmus*, *Coryphæna*, *Loricaria*, *Centriscus* et *Syngnathus* (e).

Chez la Lotte cette inégalité est très peu marquée (f).

Quelquefois l'une de ces veines manque complétement : celle de gauche chez le *Cepola rubescens*, et celle de droite chez l'*Erythrinus unitæ-*

niatus. Enfin, chez d'autres Poissons, il n'existe qu'une seule veine rénale médiane qui ne se dévie à droite que tout près de l'extrémité antérieure de la colonne vertébrale; notamment chez les Gonnelles (g).

Il est aussi à noter que les veines rénales présentent souvent sur un ou plusieurs points de leur longueur des dilatations en forme de sinus. Chez le Tétrodon, chacun de ces troncs constitue ainsi un sinus arrondi après sa sortie des reins, mais en général c'est dans l'intérieur de ces organes que ces réservoirs sont ménagés. Chez l'*Anableps tetrophthalmus*, le *Trigla*, l'*Oreosoma*, le *Blepsias*, etc., la veine rénale du côté droit présente un grand sinus réniforme; chez le *Sphyræna picuda*, le *Cobitis fossilis*, l'*Argentina*, etc., ce vaisseau en offre deux, qui sont placés l'un en avant de l'autre, et chez la Tanche il y a tout un chapelet de ces sinus; enfin, chez le *Tetrodon maculatus*, chacune de ces veines se renfle de la sorte dans son point de jonction avec la jugulaire (h).

(a) Cuvier et Valenciennes, *Histoire naturelle des Poissons*, t. 1, p. 546, pl. 7, fig. 1.
(b) Owen, *Lectures on the Comp. Anat. of the Vertebrate Animals*, p. 251.
(c) Hyrtl, *loc. cit.*, p. 30.
(d) Idem, *ibid.*, p. 33.
(e) Idem, *ibid.*, p. 33.
(f) Voyez Bonsdorff, *Op. cit.* (Mém. de la Soc. Finnoise, t. III, pl. 9).
(g) Hyrtl, *Op. cit.*, p. 33.
(h) Idem, *ibid.*, p. 34.

Il est aussi à noter que chez quelques Poissons les veines abdominales se dilatent beaucoup, et communiquent même avec des sinus caverneux situés à la partie supérieure de la cavité viscérale. Cette disposition se voit dans la famille des Raies, et se trouve portée très loin chez les Lamproies (1).

Pendant leur trajet vers le sinus précardiaque, les veines

(1) Je reviendrai bientôt sur l'étude des sinus veineux des Lamproies, et je me bornerai à ajouter ici que Monro a trouvé chez la Raie des sinus sanguins très considérables qui sont formés, soit par les veines abdominales dont le tronc est très dilaté, soit par les branches anastomotiques qui unissent entre eux ces deux vaisseaux, et par des réceptacles situés au-dessus des organes génitaux (a). M. Natalis Guillot a étudié de nouveau ces sinus, et les considère comme étant formés principalement par un tissu caverneux ou lacunaire (b). Ces réservoirs veineux, que l'on désigne sous le nom de *sinus de Monro*, ont été trouvés aussi chez les Squales par M. Robin. Voici la description que ce dernier anatomiste en donne : « Chez les Squales comme chez les Raies, ce réservoir se remplit lorsqu'on injecte le vaisseau lymphatique de la ligne latérale du corps ; comme chez les Raies aussi, on le remplit en poussant une injection d'air par une des veines situées sur les côtés de la colonne vertébrale. En remplissant ce réservoir par l'insufflation de l'air, on peut très facilement en étudier la disposition, surtout pour ce qui concerne la structure des parois et les filaments fibreux entrecroisés que présente l'intérieur du réservoir, sur les côtés et en avant, près de l'abouchement dans le sinus de Cuvier de la veine qui lui fait suite et de laquelle il n'est qu'une sorte d'appendice. Cet abouchement se fait de chaque côté par un orifice très étroit relativement à la capacité du réservoir. Chez les Raies, chez les Squales, mais plus facilement chez ces derniers, on peut remplir le réservoir lacuneux en poussant l'injection par la veine caudale. Les parois du réservoir sont très minces, de couleur rosée, analogue à celle des parois des oreillettes, et elles ont un aspect aréolaire, lâche, dû à des faisceaux d'un tissu rougeâtre, diversement entrecroisés. Le réservoir lui-même, dans sa portion la plus large, est divisé en deux lobes, l'un à droite, plus grand, et l'autre à gauche, plus petit. Cette division en deux lobes est due à l'existence d'une cloison située sur la ligne médiane de la colonne vertébrale : du reste, cette cloison est incomplète ; elle est percée d'un grand nombre de trous très larges, permettant une facile communication d'un des lobes du réservoir dans l'autre (c). »

(a) Monro, *The Structure of Fishes*, p. 17.
(b) Natalis Guillot, *Sur un réservoir particulier de la circulation des Raies* (Comptes rendus de l'Acad. des sciences, 1845, t. XXI, p. 1170).
(c) Robin, *Communication sur le système veineux des Raies, etc.* (Journal de l'Institut, 1845, t. XIII, p. 429).

abdominales reçoivent plusieurs branches, notamment la *veine spermatique*, qui revient des testicules ou de l'ovaire (1), et un petit tronc qui appartient à la vessie natatoire. Enfin, les *veines jugulaires* (2), auxquelles ces deux grands vaisseaux se réunissent d'ordinaire avant que de déboucher dans le sinus précardiaque (3), proviennent des parties latérales de la tête, et reçoivent en général quatre branches principales, savoir : une veine cérébrale, une veine oculaire, une veine faciale interne et une veine faciale externe. En général, ces veines de la tête suivent le trajet des principales artères, et il est à noter aussi que les veines jugulaires communiquent entre elles par un tronc anastomotique assez large, et constituent en général, derrière les orbites, un sinus plus ou moins vaste (4).

(1) Ces veines accompagnent les artères spermatiques, et, après avoir passé au-dessus de l'estomac, traversent l'extrémité antérieure des reins pour aller déboucher dans les veines cardinales (a).

(2) *Veines cardinales antérieures* de quelques auteurs.

(3) Suivant quelques anatomistes, les deux veines jugulaires du Thon se réuniraient pour former un tronc commun qui irait s'ouvrir directement dans le sinus précardiaque (b). Mais on voit, par les recherches de MM. Eschricht et Müller, que ces vaisseaux débouchent comme d'ordinaire sur les deux côtés du sinus commun (c).

(4) Ce sinus se trouve entre la base du crâne et le sommet de l'appareil hyoïdien (d). M. Hyrtl le désigne sous le nom de *bulbe ophthalmique de la veine jugulaire* (e). Il est extrêmement développé chez les Squales, et constitue de chaque côté des branchies un vaste réservoir qui s'étend dans les cavités orbitaires (f).

Les veines qui y rapportent le sang des diverses parties de la tête forment de chaque côté quatre troncs principaux, savoir : 1° une *veine cérébrale*, qui sort de la cavité crânienne par le trou du nerf optique ; 2° une *veine oculaire*, qui vient de l'œil et longe le nerf optique ; 3° une *veine faciale interne*, qui occupe le bord

(a) Voyez Cuvier, *Histoire des Poissons*, t. 1, pl. 7, fig. 1, et pl. 8, fig. 2.
— Agassiz et Vogt, *Anatomie des Salmones*, pl. K, fig. 2.
(b) Owen, *Lectures on the Comp. Anat. of the Vertebrate Animals*, p. 251.
(c) Eschricht et Müller, *Ueber die arteriösen und venösen Wundernetze an der Leber des Thunfische* (*Mém. de l'Acad. de Berlin pour* 1835, pl. 3, fig. 1 e).
(d) Voyez Cuvier, *Histoire des Poissons*, t. 1, pl. 7, fig. 1.
(e) Hyrtl, *Sur les sinus caudal et céphalique des Poissons* (*Ann. des sciences nat.*, 1843, 2ᵉ série, t. XX, p. 225, pl. 7, fig. 8).
(f) Robin, *Sur le système veineux des Poissons cartilagineux* (*Comptes rendus de l'Acad. des sciences*, 1845, t. XXI, p. 1282).

§ 14. — Le système de la veine porte hépatique est formé, comme je l'ai déjà dit, par les veines de l'intestin, de l'estomac et de la rate, dont les troncs terminaux se ramifient dans le foie (1), et par les veines hépatiques qui naissent du réseau

inférieur de l'orbite ; 4° une *veine faciale externe*, qui se trouve au bord externe du muscle masséter. Ces vaisseaux suivent en général les artères correspondantes, et, arrivés au bord postérieur de l'orbite, ils débouchent dans le bulbe ophthalmique de la veine jugulaire. Ce sinus est mis en communication avec son congénère par un tronc anastomotique transversal. Chez la Truite il est peu développé (*a*); mais, chez d'autres Poissons, tels que les Silures, il acquiert un volume assez considérable (*b*).

La veine jugulaire se dirige ensuite en arrière, sur les côtés de la base du crâne, et, arrivée près de la ceinture scapulaire, reçoit la veine abdominale. Enfin le tronc qui résulte de l'union de ces deux vaisseaux, et qui peut être désigné sous le nom de *veine cave antérieure*, se porte en dedans, et va s'unir à son congénère pour former derrière l'oreillette le *sinus de Cuvier*, ou sinus précardiaque, qui est par conséquent le représentant d'une veine cave antérieure commune (*c*).

Il est aussi à noter que les veines qui naissent du réseau capillaire de la choroïde se ramifient de nouveau dans le ganglion vasculaire, et s'y entremêlent avec les divisions du réseau admirable artériel dont il a été question ci-dessus.

(1) Chez quelques Poissons, tels que les Cyprins et les Lottes, la majeure partie du sang venant des organes génitaux est versée également dans la veine porte hépatique (*d*), et il paraîtrait même que chez le *Silurus glanis*, une des grosses branches de la veine caudale concourt à la formation de ce système (*e*)

Il est aussi à noter que chez les Cyprins, où le foie entrelace ses lobes avec les replis de l'intestin, la veine porte est en quelque sorte diffuse, car les veinules viscérales y pénètrent directement, sans s'être réunies au préalable en un ou plusieurs gros troncs. Mais cette disposition est exceptionnelle, et, en général, ces vaisseaux se groupent de la manière suivante :

Tantôt toutes les veines viscérales se réunissent en trois troncs qui pénètrent isolément dans le foie (exemple, *Cottus scorpius*), ou bien ne forment que deux troncs principaux avant d'entrer dans cet organe, disposition

(a) Agassiz et Vogt, *Anatomie des Salmones*, p. 131, pl. K, fig. 2.
(b) Hyrtl, *Sur l'appareil vasculaire des Poissons* (*Ann. des sciences nat.*, 1843, t. XX, pl. 7, fig. 8).
(c) Voyez Monro, *Anat. of Fishes*, pl. 2.
— Cuvier, *Histoire des Poissons*, t. 1, pl. 26, fig. 1 et 2 ; pl. 7, fig. 1.
— Agassiz et Vogt, *Op. cit.*, pl. K, fig. 2.
— Bonsdorff, *Op. cit.* (*Mém. de la Soc. de Finlande*, t. III, pl. 9).
(d) Rathke, *Ueber die Leber und das Pforlader-System der Fische* (Meckel's *Archiv für Physiol.* 1826, p. 126), et *Mém. sur le foie, etc.* (*Ann. des sciences nat.*, 1826, t. IX, p. 169).
(e) Nicolai, *Untersuchungen über den Verlauf und die Vertheilung der Venen bei einigen Vögeln, Amphibien und Fischen* (*Isis*, 1826, t. 1, p. 413).

vasculaire ainsi constitué, et se terminent antérieurement par un seul tronc, lequel, presque aussitôt après sa sortie de ce viscère, débouche dans le sinus précardiaque, vers le milieu de la paroi postérieure de ce réservoir, et constitue l'analogue du vaisseau

que M. Rathke a trouvée chez le Brochet, l'Éperlan, le Hareng, les Épinoches, divers Pleuronectes, etc., et qui existe aussi chez le Spatulaire (a) et le Gymnote (b). D'autres fois la plus grande partie de ces veines forme un seul tronc, mais il y a encore des petits rameaux qui pénètrent isolément dans le foie, ainsi que cela se voit chez la Perche, la Lotte, l'Alose, le Silure, etc. Enfin, d'autres fois encore tous ces vaisseaux se réunissent en un seul tronc avant d'arriver au foie ; genre de centralisation qui se rencontre chez l'Anguille, la Lotte, le Goujon, les Truites, etc. (c).

En général, les principales branches sont disposées d'une manière assez simple. Ainsi, chez les Salmones, deux troncs veineux longent l'intestin dans toute sa longueur et, après l'avoir abandonné en avant, se réunissent en un seul tronc qui s'anastomose avec une seconde branche venant de la rate et de l'estomac. Une troisième branche, venant également de la rate, longe la partie postérieure de l'estomac et reçoit des ramuscules des appendices pyloriques. Enfin ces diverses branches se réunissent en un seul tronc, à la face interne du foie, près

du point où le conduit biliaire s'ouvre dans la vésicule du fiel ; ce tronc pénètre dans cette glande et s'y divise en rayonnant (d).

Je ferai remarquer aussi que souvent le tronc principal de la veine porte se divise en plusieurs branches avant de pénétrer dans la substance du foie, disposition qui a été très bien représentée chez la Lotte par M. Bonsdorff (e).

Chez les Plagiostomes du genre Marteau (Zygœna, Cuv.), la partie postérieure du tronc principal de la veine porte, ou veine mésentérique, présente une disposition très singulière. Au lieu d'être logée comme d'ordinaire à l'extérieur de l'intestin, elle se trouve dans la cavité de ce tube, insérée au bord du grand repli membraneux qui fait saillie dans l'intérieur du gros intestin, et y constitue l'appendice nommé valvule spirale. Duvernoy, qui a fait connaître cette particularité, a trouvé aussi que les parois de cette portion de la veine porte sont très épaisses et d'apparence musculaire ; aussi suppose-t-il qu'elle est pulsatile et remplit les fonctions d'un cœur veineux (f).

Cette disposition n'a été observée

(a) Alb. Wagner, De Spatulariarum anatome (Dissert. inaug., Berolini, 1848, fig. 4).
(b) Delle Chiaje, Dissertazioni sull' Anatomia umana comparata e pathologica, t. I, p. 94, pl. 48.
(c) Rathke, Op. cit. (Ann. des sciences nat., t. IX, p. 171).
(d) Agassiz et Vogt, Op. cit., p. 133, pl. K, fig. 2.
(e) Bonsdorff, Op. cit., (Mém. de la Soc. Finnoise, t. III, pl. 8).
(f) Duvernoy, Sur quelques particularités du système sanguin abdominal et du canal alimentaire de plusieurs Poissons cartilagineux (Ann. des sciences nat., 1835, 2e série, t. III, p. 274, pl. 10, fig. 2).

qui, chez l'Homme et les autres Vertébrés supérieurs, est connu sous le nom de *veine cave postérieure*.

Chez la plupart des Poissons, aucune autre veine ne vient déboucher dans ce tronc terminal du système hépatique ou veine cave postérieure ; mais chez quelques Ganoïdes, ce vaisseau acquiert plus d'importance et ressemble davantage à ce que nous trouverons chez les Vertébrés supérieurs. En effet, il prend naissance vers la partie postérieure de l'abdomen, où il s'anastomose avec les veines cardinales ou abdominales, et en s'avançant vers le cœur il reçoit les veines provenant de la vessie aérienne (1).

chez aucun autre Plagiostome, si ce n'est dans une espèce indéterminée voisine des Milandres. Mais je dois ajouter que chez la Lamproie le tronc principal de la veine porte est également logé dans un repli intérieur de la tunique muqueuse de l'intestin (*a*).

Enfin il y a aussi de grandes variations dans le mode de groupement des veines hépatiques qui naissent des ramuscules de la veine porte, et qui sortent du foie pour se rendre vers le cœur.

Ainsi, chez l'*Esox Bellone*, le *Cyclopterus Lumph*, la Blennie, l'Anguille, les Salmones, le Silure, l'Esturgeon, etc., ces veines se réunissent toutes en un seul tronc qui va déboucher au milieu du sinus commun. Chez la Tanche, le Goujon, la petite Brème, le Brochet, les Pleuronectes, etc.,

il y a deux de ces troncs. Enfin, chez la Perche, la grande Brème, le Chabot scorpion, etc., on en trouve trois. Du reste, ces variations ont peu d'importance, car elles se rencontrent parfois dans les différentes espèces d'un même genre naturel : par exemple, chez l'Épinoche (*Gasterosteus spinachia*), il y a deux troncs hépatiques, tandis que chez le *Gasterosteus aculeatus* et le *G. pungitius*, il n'y en a qu'un seul.

Pour plus de détails sur l'origine et le mode de groupement des branches constitutives de la veine porte, je renverrai au Mémoire déjà cité de M. Rathke, et à un travail plus récent sur le même sujet par M. Schmid (*b*).

(1) Cette disposition, dont nous devons la connaissance à M. J. Müller (*c*), offre beaucoup d'analogie avec le mode d'organisation de cette por-

(*a*) Magendie et Desmoulins, *Note sur l'anatomie de la Lamproie* (*Journal de physiologie de Magendie*, 1822, t. II, p. 229).

— Rathke, *Anatomische-physiologische Bemerkungen* (Meckel's *Deutsches Archiv für die Physiologie*, 1823, t. VIII, p. 51).

(*b*) F. Ch. Schmid, *Ueber die Leber und das Pfortadersystem der Fische* (Dissert. inaug. Augsbourg, 1849).

(*c*) J. Müller, *Fernere Bemerkungen über den Bau der Ganoïden* (*Bericht der Akad. der Wissensch. zu Berlin*, 1846, p. 68).

Chez le Thon, plusieurs des gros troncs de la veine porte présentent une disposition très remarquable : elles communiquent entre elles par des branches anastomotiques, et ces rameaux, ainsi que plusieurs des ramuscules terminaux, au lieu d'être simples, comme d'ordinaire, se subdivisent en une multitude de capillaires rangés parallèlement comme les fils d'un écheveau, puis se réunissent de nouveau en un tronc commun avant de déboucher dans le vaisseau auquel ils se rendent pour pénétrer dans la substance du foie. Ces houppes vasculaires, ou *réseaux admirables*, pour me servir du terme généralement

tion du système vasculaire chez le *Lepidosiren paradoxa*; mais chez ce dernier les veines pulmonaires, au lieu de déboucher dans la veine cave, se rendent directement au cœur. La portion postérieure du système des veines cardinales est représentée par deux veines caudales qui côtoient l'aorte, et qui viennent s'appliquer sur le bord externe des reins, où elles reçoivent les veines ovariennes et donnent naissance aux veines afférentes ou veines artérieuses des reins. Mais elles ne se terminent pas dans ces organes, et vont s'anastomoser de chaque côté avec une des veines costales qui vient des parois latérales de l'abdomen et débouche dans la veine cave correspondante. Les veines efférentes des reins naissent sur le bord opposé de ces glandes, et constituent les veines caves. Celle de gauche est très grêle et déverse tout de suite une portion de son contenu dans sa congénère, à l'aide de plusieurs branches anastomotiques transversales. La grosse veine cave, située à droite, se dirige directement

en avant, se loge dans un sillon du bord dorsal du foie, où elle reçoit directement les veines hépatiques, puis débouche dans l'oreillette (a). Une paire de veines caves antérieures, formées par la réunion des veines jugulaires et claviculaires, se rendent aussi à l'oreillette, et sont mises en communication avec les veines caves postérieures à l'aide d'une paire de branches anastomotiques longitudinales qui correspondent aux veines cardinales ou abdominales des Poissons, et qui portent le nom de *veines azygos*.

Il est aussi à noter que chez cet Animal la veine porte, après avoir formé un tronc principal très court, se divise en deux branches artérieuses ou afférentes, l'une inférieure, l'autre supérieure, qui reçoivent diverses branches gastriques. Les veines efférentes de ce système, ou veines hépatiques proprement dites, ne se réunissent pas en un ou plusieurs troncs hors du foie, mais débouchent directement dans la portion de la grande veine cave qui adhère à la face supérieure de cet organe (b).

(a) Hyrtl, *Lepidosiren paradoxa Monographie (Mém. de l'Acad. de Bohême, t. V, pl. 5).*
(b) Idem, *ibid.*, pl. 3, fig. 3.

usité par les anatomistes, rappellent, jusqu'à un certain point,
les lacis capillaires que ces mêmes veines vont former dans
l'intérieur du foie et que les veines afférentes des reins constituent dans la profondeur de la substance de ces organes;
mais au lieu d'être en connexion avec le tissu d'une glande,
ce chevelu vasculaire se trouve ici à nu (1).

Chez quelques Squales, où la veine porte ne présente rien
de particulier, une disposition analogue s'observe dans les
veines hépatiques qui sortent du foie pour déboucher dans le
sinus précardiaque (2).

Enfin il est aussi à noter que dans l'estomac de la Loche
des étangs, où nous avons vu un travail respiratoire s'accomplir (3), les ramuscules veineux se prolongent en forme de
houppes dont la structure rappelle beaucoup celle des ganglions
vasculaires de la vessie natatoire de quelques Poissons (4).

Veines
de Duvernoy.

§ 15. — Enfin les veines de Duvernoy, ou veines hyoïdiennes,
qui rapportent le sang fourni à l'appareil respiratoire par les

---

(1) Ces mèches de vaisseaux capillaires se trouvent pour la plupart près
de la face postérieure du foie, et sont
mêlées à celles formées par les artères
gastriques, hépatiques, etc. Mais il ne
paraît y avoir aucune communication
anastomotique entre ces deux ordres
de vaisseaux (a).

(2) M. Müller a trouvé ce mode
d'organisation chez le *Lamna cornubica*. Les mèches vasculaires formées
par les divisions chevelues des veines
hépatiques constituent à la partie antérieure de l'abdomen, de chaque côté
de l'œsophage, une masse volumineuse

où il y a aussi des capillaires artériels, mais dont l'origine n'a pas été
déterminée. M. Müller n'a trouvé rien
de semblable chez les autres Plagiostomes dont il a fait l'anatomie (b).

(3) Voyez tome II, page 383.

(4) M. Treviranus a trouvé que
les veines gastriques du *Cobitis fossilis* constituent des houppes qui ont
beaucoup d'analogie avec un *rete mirabile* diffus; disposition qui ne se
voit pas chez la plupart des Poissons,
lors même que la membrane muqueuse intestinale est très vasculaire,
comme chez les Trigles (c).

(a) Eschricht et Müller, *Ueber die arteriösen und venösen Wundernetze an der Leber und einen merkwürdigen Bau dieses Organes beim Thunfische* (Mém. de l'Acad. de Berlin pour 1835, p. 6, pl. 2 et 3).

(b) Eschricht et Müller, *loc. cit.*, p. 21.

(c) Treviranus, *Beobachtungen aus der Zootomie und Physiologie*, erstes Heft, 1839, p. 40.

artères nourricières des branchies, débouchent aussi directement dans le sinus veineux commun, près de son entrée dans
l'oreillette (1).

Si le Lepidosiren est bien réellement un Poisson, ainsi que
le pensent presque tous les zoologistes du jour, il faut noter
encore ici l'existence exceptionnelle de veines pulmonaires. En
effet, le sang qui a été distribué aux poumons de ces singuliers
animaux par les artères pulmonaires provenant des artères branchiales, revient directement au cœur par deux veines situées à
la face supérieure de ces organes, et se réunit en un tronc
unique pour aller déboucher dans l'oreillette, au point où ce
réservoir se confond avec la terminaison des veines caves (2).

(1) Les radicules veineuses provenant des artères nourricières des feuillets branchiaux naissent sur les deux
faces de la lame cartilagineuse qui se
trouve dans l'intérieur de ces appendices, et elles vont se réunir dans une
veine marginale située au côté interne
de chaque feuillet, parallèlement à la
branche marginale de l'artère branchiale. Les veines disposées ainsi sur
les deux faces de chaque feuillet débouchent dans un tronc basilaire qui
longe le milieu du bord inférieur de
l'arc branchial, et qui va s'anastomoser avec ses congénères pour constituer sur la portion basilaire de l'appareil hyoïdien une paire de veines
longitudinales situées au-dessus de
l'artère branchiale commune. Enfin
ces deux veines principales se réunissent postérieurement en un tronc
commun qui traverse le péricarde
pour aller déboucher dans le sinus

précardiaque (a). La portion radiculaire de ce système veineux hyoïdien
avait été d'abord considérée comme
appartenant au système lymphatique (b). Mais sa véritable nature a été
constatée par M. Müller (c) ainsi que
par MM. Agassiz et Vogt.

On voit donc qu'il existe dans chaque feuillet branchial, de deux côtés
de la lame cartilagineuse médiane, un
lacis vasculaire profond composé des
vaisseaux nourriciers, et un lacis superficiel formé par les vaisseaux respiratoires. Sur les arcs branchiaux la
veine hyoïdienne se trouve à peu de
distance de l'extrémité du connectif
des feuillets ; vient ensuite l'artère
branchiale propre ; plus profondément encore le vaisseau épibranchial
(dit *veine branchiale*).

(2) L'orifice auriculaire du Lepidosiren n'est pas garni de valvules.

Je ferai remarquer aussi que les

(a) Agassiz et Vogt, *Anatomie des Salmones*, p. 128 et suiv.
(b) Fohmann, *Das Saugadersystem der Wirbelthiere*, p. 34, pl. 9, fig. 3.
(c) Müller, *Vergl. Anat. der Myxinoiden*, 3e partie (*Acad. de Berlin*, 1839, p. 200).

III.

Sinus
des
veines caves.

§ 16.—Le sinus précardiaque, que l'on pourrait appeler aussi la *veine cave commune*, est donc le point de réunion de toutes les veines du corps. C'est un grand réservoir disposé transversalement, relevé et atténué des deux côtés, et situé tantôt entre les lames aponévrotiques qui limitent en avant la cavité abdominale (1), tantôt dans l'intérieur du péricarde, derrière et au-dessus du cœur (2).

Valvules
des veines.

Un genre de perfectionnement qui acquiert beaucoup d'importance chez les Vertébrés supérieurs commence à s'introduire dans le système veineux des Poissons, et consiste dans la formation de certains replis de leur membrane interne, disposés en manière de valvules et servant à empêcher le reflux du sang. On en trouve à l'entrée des principales veines dans le sinus commun (3).

§ 17. — On voit, par tout ce qui précède, que le système veineux des Poissons ordinaires est constitué de façon à former avec les artères un ensemble de tubes clos, et que l'appareil circulatoire de ces Vertébrés n'emprunte jamais, pour se com-

veines pulmonaires de cet Animal reçoivent à leur extrémité postérieure quelques branches anastomotiques venant des parois de l'abdomen (a). Le tronc commun des veines pulmonaires s'accole à la veine cave postérieure, mais n'y débouche pas (b).

(1) Chez les Poissons osseux, ce grand sinus veineux est très bien représenté dans la figure de l'anatomie de la Perche donnée par Cuvier (c), et se voit également dans les planches relatives à l'anatomie du Saumon

dans l'ouvrage de Monro (d). Chez le Thon, ses parois sont garnies d'un réseau lâche de fibres musculaires (e).

(2) Chez les Plagiostomes.

(3) Monro a très bien représenté ces valvules chez la Raie (f) et chez le Saumon (g).

J'ajouterai que chez les Plagiostomes il y a des canaux lymphatiques qui entourent certaines veines, ainsi que nous le verrons aussi chez les Batraciens (h).

(a) Hyrtl, *Lepidosiren paradoxa* (*Mém. de Bohême*, 1845, t. III, pl. 3, fig. 2).
(b) Owen, *On the* Lepidosiren annectens (*loc. cit.*, pl. 26, fig. 2).
(c) Cuvier, *Histoire des Poissons*, t. 1, pl. 7, fig. 1.
— Voyez aussi Laurillard, *Atlas du Règne animal*, POISSONS, pl. 2, fig. 1.
(d) Monro, *Struct. and Physiol. of Fishes*, pl. 26, fig. 1 et 2 ; pl. 28 et 29.
(e) Leydig, *Anat. histol. Untersuch. über Fische und Reptilien*, p. 25.
(f) Monro, *Struct. of Fishes*, pl. 2.
(g) *Op. cit.*, pl. 26, fig. 2.
(h) Leydig, *Beitr. zur mikrosc. Anat. und Entwick. der Rochen und Raie*, p. 69, et *Anat. Unters. über Fische und Reptilien*, p. 25.

pléter, la grande cavité viscérale qui, chez la plupart des Invertébrés, remplit les fonctions d'un réservoir sanguin. Mais, chez
quelques Poissons cartilagineux, on aperçoit des indices d'une
dégradation organique qui paraît constituer un degré intermédiaire entre ces deux formes d'appareil irrigatoire. En effet,
chez les Lamproies, une portion considérable du système veineux semble être formée par une série de lacunes plutôt que par
des vaisseaux proprement dits, et plusieurs des canaux parcourus par le sang veineux n'ont guère pour parois que les
organes circonvoisins tapissés d'un peu de tissu conjonctif plus
ou moins condensé en forme de membrane (1). Il existe chez
ces Poissons une veine caudale disposée comme d'ordinaire et
se bifurquant à son entrée dans l'abdomen, où elle forme deux
veines cardinales qui longent de chaque côté l'artère aorte
abdominale ; mais au-dessous de ces vaisseaux il règne dans
presque toute la longueur du tronc un énorme sinus médian
qui occupe le milieu des reins et qui reçoit tout le sang
venant de ces organes, ainsi que des ovaires ou des testicules
situés au-dessous. Les veines de ces viscères sont aussi des sinus
ou des canaux sans parois bien distinctes, plutôt que des
tubes vasculaires ordinaires, et le grand réservoir rénal communique avec les veines cardinales par un grand nombre de
pertuis (2). Enfin, celles-ci débouchent dans le sinus précardiaque où viennent aussi se terminer une série de sinus
céphaliques qui tiennent lieu de veines jugulaires, et qui
paraissent être des lacunes interorganiques seulement (3).

(1) Cet état de dégradation du système veineux chez les Lamproies a
été brièvement indiqué par M. Duméril, en 1812 (a).

(2) Ainsi que l'a fait remarquer
M. Retzius, ce grand réservoir consiste en un tissu spongieux dont les
trabécules sont de texture fibreuse.

(3) Lorsqu'on injecte le système veineux de ces Animaux par la partie postérieure du corps, on voit se remplir
d'abord les vaisseaux et les sinus de
la région abdominale, puis, dans la
région céphalique, une cavité mé-

(a) Duméril, *Dissertation sur la famille des Poissons Cyclostomes,* suivie d'un *Mémoire sur
l'anatomie des Lamproies,* p. 52.

Chez les Myxinoïdes, ces anomalies ne s'observent pas, et le système veineux est constitué à peu près de la même manière que chez les Poissons ordinaires (1).

diane qui est traversée par l'artère branchiale et qui communique de chaque côté avec des sinus, dans l'intérieur de chacun desquels se trouve suspendue une des poches branchiales. Enfin on reconnaît que toutes ces veines communiquent aussi très librement avec une grande lacune labiale qui occupe la partie antérieure et inférieure de la tête. Sur des Lamproies très fraîches, j'ai trouvé toutes ces lacunes occupées par du sang, et, en y poussant un injection colorée, j'ai vu les veines abdominales se remplir.

(1) Quelques particularités assez importantes dans la marche et le mode de groupement des veines se remarquent cependant chez ces Cyclostomes. Ainsi les deux veines jugulaires communes ne sont pas disposées symétriquement. Celle du côté gauche se porte en ligne droite de la partie antérieure et latérale de la tête vers l'abdomen, en passant au-dessus des sacs branchiaux, et va s'anastomoser comme d'ordinaire avec l'extrémité antérieure de la veine cardinale du même côté (a). Mais le tronc jugulaire du côté droit, arrivé vers le milieu de l'appareil branchial, descend sur la ligne médiane sternale, longe l'artère branchiale commune, et se porte à gauche, où il débouche dans la veine cave commune,

près de l'entrée de celle-ci dans l'oreillette (b).

La veine caudale, en entrant dans la cavité abdominale, devient comme d'ordinaire la veine cardinale gauche, qui se place à côté de l'aorte et reçoit les veines intercostales du même côté, etc. Une veine cardinale droite, plus petite, prend naissance sur le rein du côté droit, s'anastomose avec sa congénère par une multitude de petits vaisseaux transversaux, et va enfin se confondre avec ce tronc à la partie antérieure de l'abdomen. La veine cardinale gauche, après avoir reçu le sang apporté ainsi par la veine cardinale droite et par quelques veines gastriques, constitue une veine cave antérieure qui se courbe à gauche du cardia, se joint à la jugulaire correspondante, et débouche dans l'oreillette après avoir reçu aussi la veine hépatique et la jugulaire droite réunies (c).

Il est aussi à noter que les veines costales s'anastomosent entre elles par une double série de branches longitudinales, de façon à former de chaque côté des mailles quadrilatères qui entourent les glandes sous-cutanées (d).

La veine porte est formée principalement par la veine mésentérique, qui longe l'intestin et qui reçoit des branches des veines des organes gé-

(a) Voyez Müller, Vergl. Anat. der Myxinoiden, 1re partie, pl. 7, fig. 1.
(b) Retzius, Mém. sur l'anatomie de la Myxine (Ann. des sciences nat., 1828, t. XIV, pl. 9, fig. 2, n° 9).
(c) Voyez Retzius, loc. cit., fig. 15.
(d) Idem, ibid., fig. 3, n° 12.

§ 18.—Pour terminer cette esquisse de l'histoire anatomique de l'appareil circulatoire des Poissons, il me reste encore à signaler une disposition très remarquable du système veineux. Divers canaux qui ne contiennent pas de sang viennent déboucher dans les veines caudales et dans les veines de la tête, mais leurs orifices terminaux sont garnis de valvules qui s'opposent à l'entrée du sang dans l'intérieur de ces vaisseaux, tout en laissant passer les liquides de l'intérieur de ceux-ci dans le système circulatoire. Lorsque nous étudierons l'appareil lymphatique, nous reviendrons sur l'examen de ces tubes que les naturalistes désignent, mais probablement à tort, sous le nom de *canaux mucipares* (1), et je me bornerai à ajouter ici que l'organe

nitaux et une partie des veines de l'estomac, ainsi qu'une branche venant des parois latérales du corps. Parvenu près du foie, ce tronc se dilate et forme une grande poche ou sinus (*a*), que quelques anatomistes ont considéré comme une espèce de cœur accessoire, car on y voit des pulsations (*b*) ; mais, comme M. Müller le fait remarquer, ce réservoir n'est pas pourvu de valvules intérieurement, et les faisceaux de fibres dont ses parois sont garnis paraissent être composés principalement d'un tissu jaune élastique, et non de tissu musculaire. Les veines afférentes, ou veines artérielles du foie, naissent de l'extrémité anté-

rieure de ce réservoir et se distribuent dans le foie. La veine hépatique, ou veine efférente de cet organe, traverse la capsule cartilagineuse qui loge le péricarde, et débouche dans la veine cave commune, au confluent des veines jugulaires, par conséquent sous la portion de ce vaisseau qui correspond au sinus précardiaque des Poissons ordinaires.

Pour plus de détails sur ce sujet, on peut consulter les descriptions données par M. Retzius et M. Müller (*c*).

(1) Voyez à ce sujet les travaux de M. Hyrtl, de MM. Agassiz et Vogt, et de M. Robin, etc. (*d*).

(*a*) Voyez Retzius, *loc. cit.*, pl. 9, fig. 1.

(*b*) Müller, *Bemerkungen über eigenthümliche Herzen des Arterien-und Venensystems* (*Archiv für Anat. und Physiol.*, 1842, p. 477).

(*c*) Retzius, *Bidrag till åder-och Nervsystemets Anatomie hos Myxine glutinosa* (*Vetenskopsnat. Academiens Handlingar för 1822*, p. 233, pl. 3), trad. en français dans les *Ann. des sciences nat.*, 1828, t. XIV, p. 148.

— Müller, *Vergl. Anat. der Myxinoiden*, 3e partie (*Mém. de l'Acad. de Berlin pour 1839*, p. 186 et suiv.).

(*d*) Hyrtl, *Ueber die Caudal-und Kopf-Sinuse der Fische* (*Müller's Archiv für Anat. und Physiol.*, 1843, p. 224).

— *Sur les sinus caudal et céphalique des Poissons, et sur le système des vaisseaux latéraux avec lesquels ils sont en connexion* (*Ann. des sciences nat.*, 1843, 2e série, t. XX, p. 214).

— Robin, *Note sur un appareil particulier des vaisseaux lymphatiques chez les Poissons* (*Journal de l'Institut*, 1845, t. XIII, p. 144 et 452).

pulsatile découvert dans la queue de l'Anguille par Marshall-Hall, et décrit par ce physiologiste comme étant un cœur accessoire (1), appartient à ce système, et non à l'appareil circulatoire.

(1) Marshall-Hall, *A Critical and Experimental Essay on the Circulation of the Blood*, 1831, p.170, pl. 10.

M. J. Davy a remarqué dans les appendices accessoires mâles des Raies et des Torpilles une cavité pulsatile qui renfermait du sang, et que cet auteur considère comme un cœur accessoire; mais il n'a pas fait connaître les relations de ce réservoir avec le système vasculaire (a). D'après les nouvelles observations de M. Hyrtl, il paraît que cet organe appartient au système lymphatique (b).

(a) J. Davy, *On the Male Organs of some of the Cartilaginous Fishes* (Philos. Trans., 1839, p. 445).

(b) Hyrtl, *Sur le système vascul. des Raies* (l'Institut, 1857, t. XXV, p. 325).

VINGT-SEPTIÈME LEÇON.

De l'appareil circulatoire dans la classe des Batraciens,

§ 1. — L'étude de l'appareil circulatoire des Batraciens Disposition
générale, offre beaucoup d'intérêt, parce que ce système, adapté successivement au service d'une respiration branchiale et d'une respiration pulmonaire chez le même individu, présente à certains égards, d'abord les caractères de l'appareil circulatoire des Poissons, puis ceux de ce même appareil chez les Vertébrés supérieurs. Son étude nous permet donc de bien saisir les ressemblances fondamentales qui peuvent exister dans le système vasculaire de tous ces Animaux, malgré les différences qui se rencontrent chez ceux dont le mode de respiration varie, et de bien apprécier les modifications que cette différence physiologique entraîne dans la structure de cette portion de l'organisme.

Les Batraciens offrent des exemples de quatre formes principales de l'appareil circulatoire, suivant que ces animaux respirent à l'aide de branchies externes seulement; qu'ils possèdent des branchies internes sans avoir en même temps des poumons; qu'ils ont à la fois des branchies et des poumons; ou bien qu'ils ne respirent qu'à l'aide de ces derniers organes.

§ 2. — Le cœur de ces Animaux (1) se compose d'une Structure
du cœur. série de trois cavités contractiles qui correspondent par leur

---

(1) Le cœur des Batraciens est situé à peu de distance de la tête, presque immédiatement derrière l'appareil hyoïdien. Chez les Pérennibranches et chez les têtards des Batraciens Abranches, il se trouve au milieu de la région jugulaire, au-devant du foie; chez les Anoures, il est placé plus en arrière. En général, il est suspendu librement dans le péricarde, mais chez la Grenouille il y est fixé postérieurement par un frein aponé-

position et leurs usages à l'oreillette, au ventricule et au bulbe aortique du cœur des Poissons. Chez les Batraciens qui ne respirent que par des branchies, ainsi que cela a lieu chez les Têtards pendant le jeune âge, la première de ces pompes cardiaques est simple comme dans la classe précédente. Mais ce mode d'organisation n'est que transitoire, et chez le Batracien adulte, soit que celui-ci respire tout à la fois par des branchies et des poumons, ou qu'il ne possède plus que des poumons, l'oreillette est divisée en deux loges par une cloison verticale, ou plutôt il existe deux oreillettes, dont la disposition rappelle ce que nous avons déjà vu chez le Lepidosiren (1). Effectivement l'une de ces loges, celle du côté droit, communique avec le système veineux général du corps, tandis que celle du côté gauche reçoit le sang artériel qui revient des poumons par les veines pulmonaires (2). Du reste, ces deux loges débouchent dans le ventricule par un orifice commun ou très près l'un

vrotique, et chez les Salamandres un ligament analogue s'étend tout le long de son bord droit (a).

(1) Voyez ci-dessus, page 318.

(2) Depuis Harvey (b) jusque dans ces dernières années, les anatomistes pensaient que les Batraciens avaient tous un cœur à une seule oreillette, et dans la méthode de classification des Reptiles par Alex. Brongniart (c), que Cuvier a toujours suivie (d), cette particularité de structure est employée comme un des principaux caractères

propres à distinguer les premiers des Ophidiens, des Sauriens et des Chéloniens. Meckel pensait aussi que les Batraciens ont généralement un cœur à oreillette uniloculaire, mais il découvrit que chez le Pipa la cavité de cet organe est divisée en deux loges par un voile membraneux (e). M. J. Davy a trouvé, de son côté, que le cœur présente la même structure chez la Grenouille et chez le Crapaud (f). Plus récemment ces résultats ont été étendus aux Salamandres par M. Mar-

(a) Meckel, Anatomie comparée, t. IX, p. 287.
(b) Harvey, Exercit. anat. de motu cordis, cap. XVII.
(c) Brongniart, Essai d'une classification naturelle des Reptiles, 1805.
(d) Cuvier, Règne animal, t. II, p. 104 (2e édit., 1829).
— La même opinion était soutenue en 1829 par Altena, Commentatio ad quæstionem. Systematice enumerentur species indigenæ Reptilium ex ordine Batrachiorum, addita unius saltem speciei anatome, etc., p. 54. Leyde, 1829.
(e) Meckel, Anatomie comparée, t. IX, p. 287.
(f) J. Davy, Observ. on the Structure of the Heart of Animals of the Genus Rana (Jameson's New Philos. Journal, 1828, t. V, p. 160, et Research., Physiol. and Anat., vol. I, p. 135 et suiv.).

de l'autre, et leur séparation ne semble pas pouvoir influer notablement sur le cours du sang (1).

Le ventricule, dont les parois sont très charnues et d'une

tin Saint-Ange (a), à la Sirène, à l'Amphiume et au Protée par M. Owen (b).

Dans la plupart des traités d'anatomie comparée, on cite le *Menobranchus* et l'*Axolotl* comme faisant exception à cette règle et comme n'ayant qu'une seule oreillette (c). Cependant chez ces deux Batraciens la portion auriculaire du cœur est divisée plus ou moins complétement en deux loges. Ainsi, M. Calori a trouvé que, chez l'Axolotl, l'oreillette, en apparence unique, est divisée intérieurement en deux cavités ou loges dont l'une, grande et située en avant, reçoit les veines caves, et une postérieure, plus petite, reçoit les veines pulmonaires(d). M. Mayer a trouvé aussi dans l'intérieur de la cavité auriculaire du cœur du *Menobranchus* une saillie charnue qui la divise incomplétement en deux loges (e).

M. Hyrtl a trouvé que chez le *Proteus anguinus* (ou *Hypochthon Laurentii*), la cloison qui sépare les deux oreillettes s'étend jusqu'à l'orifice ventriculaire, mais est incomplète (f).

M. Stannius pense qu'il en est de même chez la Cécilie (g).

(1) En général, la séparation des oreillettes est peu ou point distincte extérieurement, et ces organes sont situés plus ou moins à gauche au-dessus du ventricule.

Chez le *Siren lacertina*, la forme des oreillettes est rendue très bizarre par l'existence d'un nombre considérable de prolongements ou digitations frangées qui en garnissent les parties latérales, et qui se replient en dessous de façon à embrasser le ventricule en dehors (h). A l'intérieur, ces loges sont garnies d'une sorte de treillis formé de faisceaux charnus ; l'oreillette artérieuse est petite et communique avec le ventricule par un orifice ovalaire situé à côté de l'ouverture auriculo-ventriculaire droite, mais distincte de celle-ci. Les veines pulmonaires y débouchent. L'oreillette droite ou veineuse est très grande et communique avec le sinus commun des veines caves (i).

Chez l'*Amphiuma*, les oreillettes sont moins développées, moins fran-

(a) Martin Saint-Ange, *Circulation du sang considérée chez le fœtus de l'Homme, et comparativement dans les quatre classes des Vertébrés.* 1 feuille sans date.
(b) Owen, *On the Structure of the Heart in the Perennibranchiate Batrachia (Trans. of the Zool. Soc.*, 1835, vol. I, p. 213).
(c) Duvernoy, *Anatomie comparée de Cuvier*, 2ᵉ édit., t. VI, p. 335.
(d) Calori, *Sull' anatomia dell' Axolotl commentario*, p. 45, pl. 3, fig. 12 (extrait des *Mém. de l'Institut de Bologne*).
(e) Mayer, *Analecten für Vergleichende Anatomie*, 1835, p. 73.
(f) Hyrtl, *Berichtigungen über den Bau des Gefäss-Systems von Hypochthon Laurentii (Medicinische Jahrbücher des Oesterreichischen Staates*, 1844, t. XLVIII, p. 258).
(g) Stannius et Siebold, *Nouveau Manuel d'anatomie comparée*, t. I, p. 235.
— Rusconi, *Amours des Salamandres aquatiques*, pl. 5, fig. 7.
(i) Owen, *loc. cit.*, fig. 2.

structure caverneuse intérieurement (1), est arrondi et ne présente rien de remarquable, si ce n'est que sa portion postérieure est quelquefois divisée en deux loges par une cloison charnue (2). Son orifice auriculaire est garni de valvules plus ou moins bien constituées (3), et antérieurement il débouche dans le bulbe. Enfin on aperçoit dans son tissu beaucoup de filaments nerveux, mais les centres ganglionnaires n'y sont pas très nombreux (4).

gées latéralement et placées plus à gauche (a).

Chez le *Menobranchus*, les oreillettes sont très lisses à l'extérieur, et la cloison qui les sépare est placée transversalement (b).

Chez le *Protée*, la portion auriculaire du cœur est très large et arrondie latéralement (c).

Chez les Grenouilles, et surtout chez les Crapauds, elle est peu développée et embrasse latéralement et en arrière le tronc aortique, ainsi que la base du ventricule (d); tandis que chez les Salamandres (e), de même que chez le Ménopome, elle est située tout à fait à gauche du ventricule (f), ainsi que chez l'Axolotl (g).

(1) M. Brücke a trouvé que chez les Batraciens Anoures, les faisceaux musculaires dont la tunique charnue du ventricule est formée circonscrivent une multitude de petites cavités irrégulières qui communiquent les unes avec les autres, et qui débouchent dans un espace libre situé près de l'orifice auriculo-ventriculaire (h).

(2) Chez le *Siren lacertina*, où cette disposition existe, la cloison ventriculaire s'étend dans la moitié postérieure du cœur, et se termine en avant par un bord concave dirigé vers l'orifice aortique. La surface interne du ventricule est réticulée par des colonnes charnues. Enfin le bord inférieur de la cloison interauriculaire est attaché aux parois du ventricule par une bride charnue, et présente de chaque côté un petit prolongement membraneux en forme de valvule (i).

(3) Ces valvules, comme je viens de le dire, sont très peu développées chez la Sirène.

(4) Les nerfs du cœur de la Grenouille proviennent des pneumogastriques, et présentent sur leur trajet plusieurs centres ganglionnaires composés d'utricules médullaires. Quel-

(a) Cuvier, *Mém. sur un genre de Reptiles nommé* Amphiuma (*Mém. du Muséum*, 1827, t. XIV, pl. 2, fig. 1 et 2).
(b) Mayer, *Analecten für vergl. Anat.*, p. 73, pl. 7, fig. 1.
(c) Delle Chiaje, *Ricerche anatomico-biologiche sul Proteo serpentino*, pl. 2, fig. 1.
(d) Meckel, *Anatomie comparée*, t. IX, p. 285.
(e) Funk, *De Salamandræ terrestris vita tractatus*, pl. 1, fig. 1.
(f) Voyez Mayer, *Analecten für vergl. Anat.*, pl. 7, fig. 3.
(g) Calori, *Op. cit.*, pl. 3, fig. 13.
(h) Brücke, *Beiträge zur vergleichenden Anatomie und Physiologie der Gefäss-Systems* (*Mém. de l'Académie des sciences de Vienne*, 1852, t. III, p. 355, pl. 22, fig. 12 et 13).
(i) Owen, *On the Struct. of the Heart in the Perennibr. Batrachia* (*Trans. of the Zool. Soc.*, t. I, p. 216, pl. 31, fig. 3).

Dans les premiers temps de la formation du cœur chez l'embryon de tous les Vertébrés, on remarque entre le ventricule et le bulbe un étranglement plus ou moins allongé que l'on désigne d'ordinaire sous le nom de *détroit de Haller*, en l'honneur du physiologiste célèbre de Berne, qui, vers le milieu du siècle dernier, fut un des premiers à bien observer le développement de cet organe. Chez les Poissons, de même que chez les Vertébrés supérieurs, ce détroit ne tarde pas à disparaître et devient seulement l'orifice artériel du ventricule ; mais chez les Batraciens, au contraire, il persiste, et il acquiert souvent une longueur considérable (1). Chez la Sirène, où il est un peu contourné en spirale, il est garni de valvules à ses deux extrémités (2).

ques-uns de ces ganglions sont logés dans la cloison interauriculaire ; d'autres se trouvent dans le ventricule, à la base des valvules auriculo-ventriculaires (a).

(1) Chez les têtards du Triton, ce détroit est très allongé, en forme de tube dont l'extrémité antérieure est renflée pour constituer le bulbe aortique (b) ; chez le *Monobranchus*, il est plus court et presque droit (c).

(2) M. Owen a trouvé à la base de ce détroit deux valvules, dont une grande et l'autre rudimentaire. Deux valvules plus petites sont placées à l'extrémité antérieure du détroit, là où commence le bulbe (d).

M. Hyrtl a signalé aussi l'existence de deux séries de ces valvules chez le Protée (e).

Chez le *Menopoma*, cette structure est encore plus développée, chaque rangée de valvules se composant de quatre languettes membraneuses (f).

Il est aussi à noter que le détroit de Haller est quelquefois un peu renflé vers le milieu, et constitue alors le bulbe accessoire, ou bulbe postérieur dont l'existence a été signalée par

(a) Ludwig, *Ueber die Herznerven des Frosches* (Müller's Archiv für Anat. und Physiol., 1848, p. 139, pl. 5). — Bidder, *Ueber functionell verschiedene und räumlich getrennte Nervencentra im Froschherzen* (Müller's Archiv, 1852, p. 168, pl. 5).
(b) Valentin, *Grundriss der Physiologie*, p. 551, fig. 376.
(c) Rusconi, *Amours des Salamandres aquatiques*, pl. 5, fig. 4.
(d) Mayer, *Analecten für vergleichende Anatomie*, pl. 7, fig. 4.
(e) Owen, *Op. cit.* (Trans. of the Zool. Soc., t. I, p. 246).
Hyrtl, *Berichtig. über den Bau des Gefäss-Systems von Hypochthon* (Medicin. Jahrb., t. XLVIII, p. 259).
(f) Hunter, *Gen. Observ. on Pneumobranchiata* (Descript. and Illustrated Catalogue of the Physiological Series of Comp. Anat. contained in the Museum of the College of Surgeons in London, t. II, pl. 23, fig. 2).

Le bulbe aortique, qui fait suite au détroit de Haller, est en général très développé, et présente, chez quelques espèces, une disposition curieuse dont nous apprécierons plus tard l'importance. En effet, chez la Grenouille et le Crapaud, sa cavité est incomplétement divisée en deux canaux parallèles par des replis membraneux longitudinaux dont les bords se rencontrent, mais restent distincts (1).

§ 3. — C'est principalement dans la disposition de la portion antérieure du système aortique que résident les grandes différences dont j'ai annoncé l'existence chez les Batraciens, où l'appareil respiratoire est constitué suivant les quatre types rappelés ci-dessus, et, pour bien saisir l'ensemble de ces modifications, il est nécessaire de suivre le développement de ces vaisseaux dans l'embryon.

Chez tous les Batraciens, le tronc aortique qui fait suite au bulbe artériel du cœur se divise presque aussitôt en une double série d'arcs ou de crosses, et chez l'embryon ces arcs vasculaires, après avoir embrassé le tube digestif, vont se réunir au-dessus de celui-ci pour constituer l'aorte dorsale. Par consé-

Système aortique.

Vaisseaux branchiaux des Têtards.

---

quelques anatomistes chez certains Batraciens, tels que le Protée (a).

(1) Les deux replis longitudinaux qui divisent incomplétement le canal du bulbe chez les Batraciens Anoures mentionnés ci-dessus ont été signalés par M. Hyrtl, comme étant tout à fait semblables à ceux que cet anatomiste a trouvés chez le *Lepidosiren paradoxa* (b).

Quelque chose d'analogue, mais moins bien développé, se remarque

chez le *Siren lacertina*. Un bourrelet saillant se détache de la paroi supérieure du bulbe, se prolonge dans toute sa longueur, et offre en dessous des sillons qui correspondent aux artères formées par la division de l'extrémité antérieure de cette portion aortique du cœur (c).

Une disposition semblable a été trouvée chez l'Axolotl par M. Calori (d).

(a) Delle Chiaje, *Ricerche anatomico-biologiche sul Protco serpentino*, pl. 2, fig. 1.
— Hyrtl, *Op. cit. (Med. Jahrb. des Oesterreich. Staates*, 1844, t. XLVIII).
— Stannius et Siebold, *Nouveau Manuel d'anatomie comparée*, t. II, p. 236.
(b) Owen, *loc. cit.*, p. 216, pl. 31, fig. 3 g.
(c) Hyrtl, *Lepidosiren paradoxa Monographie (Mém. de Bohême*, t. III, p. 641).
(d) Calori, *Op. cit.*, p. 45.

quent, la disposition de ces crosses aortiques est d'abord la même que chez l'embryon des Poissons, sauf le nombre, car chez les Batraciens il n'en existe que quatre paires. Mais cet état n'est que transitoire, et bientôt chacune des crosses des trois premières paires donne naissance latéralement à une petite anse vasculaire qui se développe dans la branchie externe correspondante. Ces anses secondaires, d'abord simples, se ramifient et se multiplient à la file, de façon à constituer dans chaque branchie externe deux vaisseaux, marchant parallèlement et communiquant entre eux par des réseaux capillaires (1). A mesure que la branchie externe grandit, ces deux vaisseaux, dont l'un est afférent ou centrifuge, l'autre efférent et centripète, grossissent; la quantité de sang qui y pénètre devient de plus en plus considérable, et lorsque leur développement est achevé, l'un d'eux constitue le prolongement de la portion inférieure ou cardiaque de l'arc aortique dont il dépend, tandis que l'autre devient le commencement de la portion dorsale du même arc; car, en général, la partie intermédiaire de la crosse primitive comprise entre les points d'origine de ces deux troncs branchiaux s'atrophie et disparaît. Ainsi, par suite de ces changements organogéniques, l'arc aortique, qui primitivement était simple et continu, se trouve divisé en deux parties : une *artère branchiale*, qui part du bulbe pour se ramifier dans la branchie externe correspondante, et un vaisseau efférent, ou *artère épibranchiale*, qui ressemble à une veine par son mode d'origine dans le réseau capillaire branchial, et qui va contribuer à la formation de l'aorte dorsale (2).

(1) Il paraît que chez le Protée, où les globules du sang sont remarquablement grands, les vaisseaux des filaments branchiaux sont ondulés seulement et ne se résolvent pas en un réseau de véritables capillaires (a).

(2) Chez la Grenouille, cette transformation des arcs aortiques en deux

(a) Hyrtl, *Op. cit.* (*Medicin. Jahrb.*, 1844, t. XLVIII, p. 260).

Le mode d'organisation de la portion centrale du système artériel ressemble alors à ce qui existe chez les Poissons, avec cette différence cependant que les arcs aortiques de la quatrième paire, toujours très grêles et confondus à leur base avec ceux de la paire précédente, débouchent dans l'aorte dorsale sans s'être ramifiés dans l'appareil respiratoire, et que les artères branchiales formées par les trois premières paires de crosses se terminent dans un réseau capillaire situé à l'extérieur du corps, au lieu de se ramifier pendant leur trajet le long des arcs branchiaux de l'hyoïde.

Ce mode de circulation est très nettement caractérisé chez les larves des Tritons (1), et se voit aussi chez les Têtards de la Grenouille pendant les premiers moments de la vie. Mais chez ces derniers, une modification importante ne tarde pas à s'y manifester. Des ramifications naissent tout le long de la portion hyoïdienne des artères branchiales, et, après avoir formé un réseau capillaire dans les franges membraneuses dont les arcs branchiaux se garnissent, se réunissent de nouveau pour constituer des vaisseaux efférents qui débouchent dans les racines

vaisseaux réunis par un système capillaire respiratoire n'est pas complète, et chaque artère branchiale propre communique aussi avec l'artère épibranchiale par un canal anastomotique très large, disposition sur laquelle je reviendrai bientôt (a).

(1) La disposition générale de ces vaisseaux chez la larve du Triton a été très bien étudiée et représentée par M. Rusconi (b).

J'ajouterai à ce qui a été dit ci-dessus, qu'à une certaine époque des métamorphoses, le tronc de chacune des artères branchiales, avant son entrée dans la branchie, communique avec le vaisseau efférent correspondant par deux ou plusieurs petits canaux anastomotiques transversaux, qui plus tard se réduisent à un seul.

(a) Lambotte, Observ. anat. et physiol. sur les appareils sanguins et respiratoires des Batraciens Anoures (Mém. couronnés de l'Acad. de Bruxelles, 1838, t. XIII, fig. 24).
(b) Mauro Rusconi, Descrizione anatomica degli organi della circolazione delle larve delle Salamandre acquatiche. Pavia, 1817, pl. 1, fig. 6.
— Amours des Salamandres aquatiques et développement du têtard de ces Salamandres, 1821, pl. 5, fig. 1 à 4.
— Voyez aussi Martin Saint-Ange, Circulation du sang, fig. 25.
— Carus et V. Otto, Tabulæ Anatomiam comparativam illustrantes, pars VI, pl. 5, fig. 1.

aortiques correspondantes. La portion terminale du système vasculaire respiratoire s'atrophie en même temps que ces rameaux nouveaux se développent, et bientôt les branchies externes cessent d'exister, mais les branchies internes qui viennent de se constituer remplissent les mêmes fonctions : et chez ces Têtards, de même que chez les larves des Tritons, un réseau vasculaire branchial se trouve placé sur le trajet du sang qui se rend du cœur à l'aorte dorsale ; seulement ce réseau, au lieu d'appartenir à des appendices cutanés externes, comme chez ces derniers, naît sur les arcs de l'appareil hyoïdien et constitue les branchies internes.

En ce qui concerne les arcs aortiques des trois paires antérieures, le premier de ces deux modes d'organisation persiste pendant toute la vie, chez les Batraciens Pérennibranches, c'est-à-dire chez les Protées, les Sirènes, les Axolotls, les Ménobranches, etc. Mais les crosses aortiques postérieures ne restent pas simples comme chez la larve du Triton, et, en se développant, changent complétement le caractère de l'appareil respiratoire. En effet, des phénomènes organogéniques, analogues à ceux que nous avons vus se produire sur le trajet des arcs vasculaires des trois premières paires dans le point où les branchies externes prennent naissance, se manifestent dans un point du trajet de chacun de ces vaisseaux. Deux organes nouveaux, les poumons, se développent dans le voisinage de ces arcs aortiques postérieurs, et à mesure qu'ils se forment, des branches venant de ceux-ci se ramifient dans les parois de ces sacs membraneux, où elles s'anastomosent avec d'autres vaisseaux dépendants de la portion centripète du système circulatoire enfin ; la partie dorsale de ces arcs aortiques postérieurs s'atrophie à mesure que les branches pulmonaires se développent : de sorte que ces crosses, au lieu de devenir des artères branchiales comme celles des paires précédentes, deviennent des artères pulmonaires.

Artères branchiales des Pérennibranches.

C'est ainsi que se trouve réalisée la troisième forme de l'appareil circulatoire des Batraciens : celle qui est propre aux Pérennibranches.

Chez ces Animaux, en effet, le bulbe aortique donne naissance à trois paires d'artères branchiales qui, après avoir suivi le bord inférieur des arcs hyoïdiens correspondants, vont se ramifier dans les branchies extérieures, et à une paire d'artères pulmonaires qui se recourbent en arrière pour aller distribuer une portion du sang veineux aux poumons (1).

(1) Ainsi chez l'*Axolotl*, où la disposition de ces vaisseaux a été brièvement indiquée par Cuvier (a) et étudiée avec beaucoup de soin par M. Calori, le tronc aortique commun, ou bulbe, fournit quatre paires d'arcs vasculaires dont les troncs antérieurs naissent isolément et les deux derniers sont confondus à leur base de chaque côté. Les trois premiers arcs constituent les artères branchiales, qui se portent en avant et en dehors, longent le bord inférieur des arcs hyoïdiens correspondants, et sur les côtés du cou se détachent du corps pour pénétrer dans les branchies, dont elles occupent le bord antéro-inférieur (b). Là elles donnent naissance à une double série de ramuscules qui pénètrent dans les franges branchiales, s'y ramifient, et constituent vers le bout de ces appendices filiformes un réseau capillaire d'où naissent les racines du vaisseau branchial efférent correspondant (c). Celui-ci va déboucher dans un tronc récurrent ou artère épibranchiale qui longe le bord postéro-supérieur de la branchie, pénètre dans le cou, et va sur la paroi supérieure de la cavité viscérale s'anastomoser avec ses congénères du même côté pour constituer les racines de l'aorte, etc. Les arcs aortiques de la quatrième paire se contournent aussi l'œsophage en se portant obliquement en arrière et en dehors ; puis parvenus sur les côtés du cou, se bifurquent pour aller d'une part s'anastomoser avec les racines de l'aorte, d'autre part se distribuer aux poumons, dont ils occupent la face externe (d).

Chez le *Siren lacertina*, la quatrième paire d'arcs aortiques paraît manquer, et les artères pulmonaires naissent des crosses de la troisième paire, au delà du point où celles-ci sont interrompues par le système capillaire branchial ; ces artères sont par conséquent des branches des racines aortiques ou artères épibran-

(a) Cuvier, *Recherches anatomiques sur les Reptiles regardés encore comme douteux par les naturalistes* (Humboldt et Bonpland, *Recueil d'observations de zoologie et d'anatomie comparée*, 1811, t. 1, p. 114).
(b) Calori, *Sull' anatomia dell' Axolotl commentario*, Bologne, 1852 (extrait des *Mémoires de l'Académie des sciences de l'Institut de Bologne*, t. III).
(c) Calori, loc. cit., pl. 4, fig. 17.
(d) Idem, ibid., pl. 4, fig. 18.

Les vaisseaux qui reçoivent le sang fourni à l'appareil pneumatique par ces dernières artères n'ont pas de représentants dans l'appareil circulatoire des Poissons ordinaires ou des jeunes larves de Batraciens ; ce sont des organes de création nouvelle qui sont introduits dans l'économie pour répondre aux besoins qu'entraîne le perfectionnement de la respiration chez les Vertébrés supérieurs. Ils consistent en veines qui naissent du réseau capillaire des parois des poumons, et qui vont directement au cœur pour y déboucher dans l'oreillette droite.

Le sang qui, en sortant du cœur, au lieu de s'engager dans

chiales postérieures, vaisseaux efférents que les anatomistes désignent généralement sous le nom de *veines branchiales* (a).

Chez le PROTÉE, ce système de vaisseaux se centralise davantage : le tronc commun de l'aorte se divise d'abord en une paire de branches, et bientôt celles-ci se bifurquent pour former une artère branchiale antérieure qui reste simple, et un rameau postérieur qui à son tour se divise en deux, afin de constituer les artères branchiales propres des deux derniers arcs (b). Les trois paires d'arcs vasculaires ainsi formées portent le sang aux branchies externes, mais à la base de ces appendices elles sont unies aux vaisseaux efférents correspondants (ou artères épibranchiales) par des anastomoses directes ; de sorte que la plus grande partie du liquide qui les traverse n'arrive pas dans l'appareil respiratoire et passe

directement dans les racines de l'aorte (c).

Le mode d'origine des artères pulmonaires est le même que chez la Sirène.

Il est aussi à noter que, par suite de la position de l'anastomose entre l'arc vasculaire pulmonaire et le système aortique, le sang qui se distribue à la tête est plus complétement artérialisé que celui destiné au tronc. En effet, les artères carotides, etc., naissent de la portion antérieure du système aortique avant que celui-ci ait reçu les deux branches anastomotiques qui y déversent une portion du courant veineux dont le reste va aux poumons. Lorsque la respiration aérienne est interrompue et que les poumons sont affaissés, ces anastomoses servent aussi au passage de presque tout le sang, qui dans le cas contraire traverse ces derniers organes.

(a) Cuvier, *Reptiles douteux* (loc. cit., p. 107, pl. 11, fig. 2 et 3).
— Owen, *On the Structure of the Heart in the Perennibranchiate Batrachia* (Trans. of the Zool. Soc., vol. I, p. 217, pl. 34, fig. 1 et 3).
(b) Configliachi et Rusconi, *Del Proteo anguino di Laurenti monographia*, 1819, p. 70, pl. 4, fig. 8.
— Delle Chiaje, *Ricerche anat.-biol. sul Proteo serpentino*, pl. 3, fig. 3.
(c) Hyrtl, *Op. cit.* (Medicin. Jahrb., 1844, t. XLVIII, p. 258).

les artères pulmonaires, s'avance dans les artères branchiales et arrive dans les panaches cervicaux, où la respiration aquatique a son siége, passe, comme je l'ai déjà dit, dans le réseau capillaire branchial, puis revient en sens inverse par les artères efférentes de ces appendices, et ces vaisseaux, en se réunissant entre eux, vont constituer l'artère dorsale, sur la disposition de laquelle je reviendrai bientôt.

Ce mode de circulation, qui se voit aussi chez la larve du Triton à une certaine période de la vie, se retrouve à peu de chose près chez le Têtard de la Grenouille, lorsque celui-ci a déjà des poumons et que ses métamorphoses cependant ne sont pas encore achevées. Mais il n'est permanent que chez les Pérennibranches. En effet, chez tous les Batraciens dont la respiration devient exclusivement pulmonaire quand ils sont à l'état parfait, tout le système capillaire branchial disparaît complétement, et, de même que chez l'embryon, le sang passe directement du cœur dans l'aorte dorsale par des crosses non interrompues.

Mode de transformation des vaisseaux branchiaux en crosses aortiques chez les Batraciens Abranches.

Mais comment la continuité se rétablit-elle entre la portion cardiaque et la portion dorsale du système aortique, et comment les crosses qui, dans la première période embryologique, reliaient l'artère dorsale au cœur, peuvent-elles se reconstituer?

A première vue, on pourrait croire que cela doit nécessiter de grands travaux organogéniques et entraîner de nouvelles complications dans l'économie de ces Animaux. Mais, en réalité, rien n'est plus simple, ni plus facile à obtenir ; car, pour réaliser ce changement physiologique si important, il suffit de l'élargissement de quelques anastomoses entre les vaisseaux préexistants, et, en effet, c'est de la sorte que les choses se passent.

Pour bien comprendre les phénomènes qui se produisent ainsi dans l'organisme des Batraciens, il est utile de connaître les procédés employés par la Nature pour obvier aux inconvénients résultant de l'oblitération accidentelle d'une artère dans le corps humain. Lorsque, par suite de la pression exercée par une ligature ou toute autre cause, un de ces vaisseaux vient à être oblitéré dans une portion de sa longueur, le sang ne peut plus passer directement dans la portion du tube placée au delà de l'obstacle; mais la circulation tend néanmoins à se continuer dans les parties auxquelles les branches de l'artère ainsi barrée se distribuent, des voies de communication latérales se forment entre les deux portions du tronc situées en amont et en aval de l'obstacle, et la continuité du système irrigatoire se rétablit, soit par le fait de la simple dilatation de ramuscules anastomotiques préexistants, soit à l'aide d'une production nouvelle de canaux de jonction. C'est sur la connaissance de ce mode de rétablissement du courant sanguin dans les parties dont le tronc artériel afférent a été oblitéré, que repose la méthode généralement employée par les chirurgiens pour le traitement de certaines blessures ou maladies des grosses artères, telles que les anévrysmes, et c'est à l'aide d'un travail réparateur analogue que les portions du système artériel situées en amont et en aval des branchies des Batraciens se retrouvent en continuité, lorsque le sang cesse de traverser le réseau capillaire qui les reliait l'une à l'autre dans ces organes de respiration aquatique, phénomène dont l'atrophie de ceux-ci est nécessairement accompagnée.

Effectivement, le professeur Rusconi, de Pavie, auteur de plusieurs ouvrages importants sur l'histoire naturelle des Batraciens, a trouvé à la base de chacune des branchies de la larve du Triton une petite branche capillaire qui naît du vaisseau afférent, et qui, au lieu de se ramifier dans ces organes, va s'anastomoser directement avec la portion voisine du tronc efférent (1).

(1) Cette branche anastomotique basilaire se voit dans les figures que M. Rusconi a données de l'appareil circulatoire de la larve du Triton, ou

Tant que le sang poussé dans l'artère branchiale par les contractions du cœur trouve une voie facile à suivre pour se rendre de cette artère dans le réseau respiratoire des branchies, cette petite branche anastomotique reste très grêle et n'a aucune fonction importante à remplir; mais lorsque les branchies commencent à se flétrir et que les vaisseaux qui les traversent se rétrécissent ou s'effacent, le chemin de traverse préparé au moyen de cette anastomose capillaire s'élargit, de plus en plus et une portion du sang s'y engage pour aller de l'artère branchiale à l'artère épibranchiale, ou racine de l'aorte, sans traverser la branchie. A une certaine période de la métamorphose, la portion basilaire de chaque artère branchiale se trouve ainsi terminée par deux troncs de grosseur à peu près égale, l'un se continuant en dehors pour pénétrer dans le panache branchial et s'y ramifier, l'autre se recourbant en haut et en arrière pour déboucher directement dans le vaisseau efférent de cette même branchie, dans le point où cette artère épibranchiale rentre dans l'intérieur du corps pour constituer une des racines de l'aorte. Les changements en sens inverse qui s'effectuent de la sorte dans la branche appendiculaire et la branche anastomotique de l'artère branchiale se prononçant davantage, cette branche devient bientôt la continuation du tronc de ce vaisseau, l'autre un rameau accessoire. Puis enfin le rameau terminal ou branchial, s'atrophiant à mesure que les branchies cessent de fonctionner, finit par disparaître entièrement, et le canal anastomotique établit

Salamandre aquatique (*a*). Mais les divers degrés de son développement et les modifications correspondantes sont mieux représentés dans le tableau lithographié que M. Martin St-Ange a publié plus tard sur la circulation dans les divers Vertébrés comparés au fœtus de l'Homme (*b*). Ces dernières figures ont été reproduites dans divers ouvrages élémentaires (*c*).

(a) Rusconi, *Descriz. anat. degli organi della circolazione delle larve delle Salamandre acquatiche*, pl. 1, fig. 6, et *Amours des Salamandres*, pl. 5, fig. 4.
(b) Martin Saint-Ange, *Circulation du sang considérée chez le fœtus de l'Homme, etc.*, fig. 24 à 27.
(c) Milne Edwards, *Éléments de zoologie*, 3e partie, p. 221, fig. 367, 368 et 369.

une continuité complète entre les portions cardiaque et dorsale des crosses aortiques qui auparavant se trouvaient séparées par le réseau capillaire respiratoire. Ces crosses reprennent donc le caractère qu'elles avaient chez l'embryon avant la formation des branchies, et le sang lancé dans l'aorte cardiaque passe directement dans l'aorte dorsale.

Les choses se passent à peu près de la même manière chez les Têtards à branchies internes, et c'est de la sorte que chez tous les Batraciens à respiration exclusivement pulmonaire la quatrième forme de l'appareil circulatoire se trouve réalisée.

Chez ceux-ci, en effet, le bulbe aortique donne naissance à deux systèmes artériels, l'un destiné aux poumons, l'autre à l'ensemble de l'organisme, et ce dernier se compose d'un certain nombre de crosses qui embrassent l'œsophage à droite et à gauche, pour aller s'anastomoser dans la région dorsale et constituer l'aorte descendante, les carotides et les autres artères du corps. Ainsi le vaisseau qui, chez le Têtard, était une artère branchiale devient le commencement de l'aorte, et les crosses aortiques représentent la portion basilaire du système vasculaire des branchies.

§ 4. — Pendant que ces changements s'opèrent dans le tracé des grandes voies de la circulation, des modifications d'une importance secondaire s'effectuent dans le mode de distribution de diverses artères qui naissent de ces troncs, et, pour les faire connaître, il est nécessaire de préciser davantage la disposition anatomique de ces vaisseaux chez l'adulte.

Mode d'origine des artères pulmonaires et des carotides.

Le premier exemple que je choisirai pour cette étude est le *Menopoma alleghanensis*, grand Batracien de l'Amérique septentrionale, qui ressemble beaucoup aux Tritons et perd ses branchies comme eux, mais conserve de chaque côté du cou un orifice respiratoire. En effet, chez ce Batracien, le système artériel, tout en prenant la forme caractéristique de notre quatrième type, ne s'éloigne du reste que fort peu de l'état primordial (1).

Ainsi le tronc commun de l'aorte, un peu renflé en bulbe à son extrémité antérieure, s'y divise en quatre paires de crosses qui, après avoir contourné le pharynx, vont toutes s'anastomoser entre elles de chaque côté de la face supérieure de cette portion du tube digestif; mais ces crosses se développent inégalement, et celles de la deuxième et de la troisième paire deviennent les plus grosses, tandis que les arcs de la quatrième paire restent extrêmement grêles ; enfin ce sont surtout les deux grosses branches dont il vient d'être question qui, en se réunissant en un tronc commun de chaque côté, forment les racines de l'aorte, lesquelles convergent pour constituer sur la ligne médiane la grande artère du corps ou aorte dorsale. Il est aussi à noter que la branche anastomotique postérieure qui naît de la troisième crosse un peu avant cette jonction, et qui va rejoindre le quatrième arc vasculaire, est très forte, et que c'est dans son point de réunion avec la quatrième crosse que celle-ci, devenue l'artère pulmonaire, se porte en arrière pour aller gagner les poumons. Il en résulte que l'artère pulmonaire a deux racines, une postérieure et inférieure, formée par le quatrième arc ou crosse aortique, et une antérieure et supérieure, provenant de la bifurcation terminale du troisième arc.

On comprend donc facilement que des variations considérables dans le mode d'origine des artères pulmonaires puissent être déterminées par un développement ultérieur inégal de ces diverses branches anastomotiques. En effet, si le quatrième arc

(1) Les parties principales du système artériel du Ménopome ont été très bien représentées dans un travail posthume de Hunter, qui a été publié par les soins de M. Owen en 1834, dans le Catalogue du musée anatomique et physiologique du Collége des chirurgiens de Londres (a).

(a) Descript. and illustrated Catalogue of the Physiological Series of Comparative Anatomy contained in the Museum of the Royal College of Surgeons in London, t. II, pl. 23 et 24.

vasculaire, déjà très grêle chez le Ménopome, vient à s'atrophier et à disparaître, les artères pulmonaires seront une continuation des crosses de la troisième paire, et si ces dernières envoient la totalité de leur sang dans la branche postérieure ou pulmonaire, qui chez le Ménopome est seulement une des branches de la bifurcation terminale de ces vaisseaux, l'autre branche qui s'anastomose avec la deuxième crosse pour constituer la racine de l'aorte se flétrira à son tour, et pourra disparaître de l'organisme. Or, il en résultera que les crosses aortiques de la troisième paire formeront alors à elles seules les artères pulmonaires, et que l'aorte dorsale aura essentiellement pour origine une seule paire de grandes crosses constituées par les arcs vasculaires de la deuxième paire.

Des changements analogues peuvent s'opérer dans les arcs aortiques de la première paire. De même que chez les Poissons, le premier arc, après avoir quitté l'appareil hyoïdien, fournit en avant l'artère carotide ou céphalique, et se recourbe ensuite en travers pour s'anastomoser avec le second arc ou crosse aortique principale. Il suffira donc de l'atrophie de cette portion terminale et anastomotique des arcs de la première paire pour que ceux-ci deviennent les artères carotides seulement et cessent d'avoir des connexions avec les racines aortiques.

Mode d'origine des artères pulmonaires, carotides, etc.

Enfin les nombreux exemples de coalescence des divers troncs vasculaires que nous avons déjà rencontrés, soit chez les Poissons, soit chez les Animaux invertébrés, nous permettent de prévoir que dans la classe des Batraciens il pourra y avoir des variations dans la disposition des artères qui soient dépendantes de la même cause, et que par l'effet d'une tendance croissante à la centralisation, certaines branches vasculaires, au lieu de naître isolément du bulbe aortique, pourront être confondues en un tronc commun dans une étendue plus ou moins considérable de leur trajet.

Ces diverses modifications se trouvent réalisées chez les

Batraciens à respiration exclusivement pulmonaire, et les considérations que je viens de présenter nous permettent de retrouver dans le plan organique de tous ces Animaux le même type essentiel quant à la disposition du système artériel.

Ainsi, chez les Tritons, le tronc aortique commun, ou bulbe artériel, se divise à son extrémité antérieure en trois paires de vaisseaux qui se recourbent en avant et en dehors. Les branches de la paire postérieure constituent les artères pulmonaires; celles de la paire moyenne forment à elles seules les crosses de l'aorte, et vont se réunir assez loin en arrière, sous la colonne vertébrale, où elles deviennent l'aorte ventrale; enfin les branches de la première paire se recourbent en avant et constituent les artères carotides. Chez l'Animal parfait ces dernières ne présentent plus de trace des troncs anastomotiques qui primitivement les reliaient en haut et en dehors aux autres racines aortiques; et, au lieu d'avoir la forme de crosses, elles se portent presque directement en avant et en dehors vers la tête, où elles se distribuent. Les artères pulmonaires sont le résultat de l'atrophie des arcs vasculaires de la quatrième paire et du développement de la portion anastomotique qui primitivement réunissait ceux-ci aux arcs aortiques de la troisième paire. En effet, bien qu'il n'y ait plus rien dans leur conformation qui indique ces différences primordiales, elles représentent en réalité les portions du système vasculaire qui chez la larve constituent : 1° un tronc commun aux arcs aortiques des troisième et quatrième paires; 2° la portion du troisième arc aortique comprise entre le point où il se sépare de l'arc postérieur en dessous et le point où, en dessus et en dehors, il se bifurque pour s'anastomoser d'une part avec les racines aortiques venant du deuxième arc vasculaire, et d'autre part avec le quatrième arc, là où celui-ci va prendre les caractères d'une artère pulmonaire; 3° enfin la portion terminale du quatrième arc situé, au delà de son point de jonction avec la branche anastomotique dont il vient d'être question. La branche anastomotique qui chez la larve unit le troisième arc vasculaire au second ne disparaît pas, et par conséquent chez l'adulte l'artère pulmonaire se trouve aussi reliée aux crosses de l'aorte par un canal de jonction, et peut recevoir du sang, soit directement du cœur par sa portion basilaire, soit des crosses de l'aorte par cette branche anastomotique qui est, pour ainsi dire, une seconde racine du système artériel pulmonaire (1).

La disposition de tous ces vaisseaux est à peu près la même

(1) Ce mode d'origine des artères pulmonaires se voit très bien dans les figures du système artériel du Triton publiées, il y a environ quarante ans, par M. Rusconi (a), et se trouve également représenté dans le tableau donné plus récemment par M. Martin Saint-Ange (b). D'après M. Delle Chiaje, les trois branches de l'aorte primitive de chaque côté seraient réunies à leur base en un tronc commun très court (c).

La disposition de ces vaisseaux est à peu près la même chez les Salamandres terrestres, mais s'y rapproche un peu plus de la forme embryonnaire commune. En effet, M. Brücke a trouvé chez ces Animaux les représentants des quatre paires d'arcs vasculaires. Les deux derniers arcs de chaque côté naissent de l'aorte par un tronc commun qui bientôt se bifurque : sa branche antérieure, qui constitue le troisième arc et qui est très courte, va déboucher presque tout

de suite dans le deuxième arc, tandis que sa branche postérieure continue à se porter en dehors, et, après avoir reçu un rameau anastomotique venant de la portion externe du deuxième arc (ou racines aortiques du même côté), se recourbe en arrière pour aller aux poumons. Ici l'artère pulmonaire résulte donc du développement du quatrième arc branchial, et sa racine externe, constituée par la branche anastomotique fournie par les racines de l'aorte, est d'une importance secondaire (d).

La disposition générale de ces vaisseaux, chez ces Batraciens Urodèles, a été représentée aussi par Funk, mais d'une manière moins exacte (e).

Chez le Pipa, les artères pulmonaires partent aussi directement ou presque directement du tronc aortique commun ; elles sont très allongées et conservent la forme d'une troisième paire d'arcs (f).

(a) Rusconi, *Circol. delle larve delle Salamandre acquatiche*, pl. 1, fig. 8 et 9, et *Amours des Salamandres*, pl. 5, fig. 6.
(b) Martin Saint-Ange, *Op. cit.*, fig. 27.
(c) Delle Chiaje, *Dissertazioni sull' anatomia umana, comparata e patologica*, t. I, p. 41, pl. 11, fig. 1.
(d) Brücke, *Op. cit.* (Mém. de l'Acad. de Vienne, 1852, t. III, pl. 23, fig. 16).
(e) Funk, *De Salamandræ terrestris vita tractatus*, p. 17, pl. 3, fig. 7 et 8.
(f) Mayer, *Beiträge zu einer anatomischen Monographie der Rana pipa* (Mém. de l'Acad. des curieux de la Nat., t. XII, pl. 9).
— Carus et V. Otto, *Tab. Anat. compar. illustr.*, pars vi, pl. 5, fig. 2.

chez les Grenouilles et chez les Crapauds, mais la centralisation des gros troncs devient plus grande et les différences entre l'état adulte et l'état embryonnaire plus considérables (1). Effectivement l'aorte, en sortant du cœur, se divise en deux troncs seulement, qui se portent, l'un à droite, l'autre à gauche, pour constituer les crosses ou racines de l'aorte dorsale, et, chemin faisant, chacun de ces arcs fournit d'abord une artère carotide en avant, et plus loin une artère pulmonaire qui se dirige en arrière (2). Les anatomistes n'ont pas encore suivi pas à pas tous les degrés par lesquels le système vasculaire du Têtard passe successivement pour revêtir cette dernière forme; mais, par analogie, il est permis de croire que la transformation résulte, d'une part, de la centralisation de la portion basilaire des arcs vasculaires des deux premières paires, et, d'autre part, de la disparition de toute la portion inférieure des

(1) Swammerdam, qui fut le premier à étudier anatomiquement l'appareil circulatoire de la Grenouille, a donné une assez bonne description des principales artères de ce Batracien (a). Mais l'ensemble de ce système a été mieux représenté par quelques auteurs modernes, et notamment par M. Delle Chiaje, de Naples (b). Plus récemment, M. Brücke a figuré aussi d'une manière plus exacte le mode d'origine de ces vaisseaux (c).

Le mode de division et de distribution des artères du Crapaud a été étudié avec beaucoup de soin par le professeur Bonsdorff, de Helsingfors (d).

Il est aussi à noter que les principaux vaisseaux sanguins du Pipa se trouvent figurés dans l'ouvrage de M. Carus (e).

(2) Chez le Têtard, le tronc formé par la bifurcation de l'aorte ascendante se subdivise presque aussitôt; mais chez la Grenouille adulte il s'allonge beaucoup, de façon que les artères carotides et pulmonaires naissent de la partie antérieure de la crosse aortique, à une certaine distance de cette bifurcation (f).

(a) Swammerdam, *Biblia Naturæ*, t. II, p. 381, pl. 49, fig. 3.
(b) *Dissertazioni sull' anatomia umana, comparata e patologica*, t. I, pl. 49, fig. 1. On cite également à ce sujet un opuscule de Burow intitulé : *Dissertatio de vasis sanguiferis Ranarum, cum tab. æn.* (Regiom., 1834); mais je n'ai pas eu l'occasion de consulter ce travail.
(c) Brücke, *Op. cit.* (Mém. de l'Acad. de Vienne, t. III, pl. 23, fig. 14).
(d) Bonsdorff, *Bidrag till Blodkärlsystemets jemförande Anatomie. Det arteriella Kärlsystemet hos Paddan* (Actes de la Société Finnoise, 1852, t. III, p. 447, pl. 5).
(e) Carus et V. Otto, *Tab. Anat. compar. illustr.*, pars VI, pl. 5, fig. 2.
(f) Lambotte, *Observations anatomiques et physiologiques sur les appareils sanguin et respiratoire des Batraciens Anoures*, fig. 21 et 22 (Mém. couronnés de l'Acad. de Bruxelles, 1838, t. XIII).

arcs de la troisième et de la quatrième paire : de sorte que la branche anastomotique que nous avons vue se porter du second au troisième arc, et devenir chez les Tritons une seconde racine de l'artère pulmonaire, devient l'unique origine de ce dernier vaisseau et le transforme en une simple branche de la crosse aortique (1). Il est aussi à noter que les artères pulmo-

(1) Suivant M. Lambotte, la transformation de l'appareil circulatoire ne serait pas tout à fait aussi simple chez le têtard de la Grenouille, où l'apparition des branchies internes constitue une période intermédiaire entre les deux états que nous avons examinés chez les larves du Triton.

En effet, cet anatomiste a trouvé que chez le Têtard, dont les branchies internes sont très développées et dont les poumons sont déjà bien formés, le premier arc vasculaire ne contribue pas à la formation de l'aorte dorsale, mais fournit à la base de la branchie correspondante un tronc qui, après avoir donné naissance à un rameau sous-maxillaire, longe la portion branchifère de ce premier segment de l'appareil respiratoire dont il reçoit le sang par plusieurs ramuscules anastomotiques. Ce tronc joue par conséquent le rôle d'une artère épibranchiale, et il va constituer l'artère carotide. Le vaisseau efférent de la deuxième branchie naît aussi de la base de l'artère branchiale propre correspondante, longe toute la portion branchiale de celle-ci, et reçoit, chemin faisant, à l'aide de plusieurs branches anastomotiques, le sang artérialisé

dans ses ramifications capillaires, puis quitte l'appareil hyoïdien pour se recourber en arrière, et former avec son congénère les deux racines de l'aorte dorsale. Les artères branchiales propres des deux dernières paires se comportent autrement : vers l'extrémité supérieure et externe de l'appareil hyoïdien elles s'anastomosent directement avec les vaisseaux efférents (ou veines branchiales des auteurs), et ceux-ci, unis entre eux par une grosse branche anastomotique, vont former ensuite, l'un l'artère cutanée cervicale, l'autre l'artère pulmonaire. A l'époque des dernières métamorphoses de la Grenouille, ce serait donc l'atrophie de la portion hyoïdienne des artères branchiales des deux premières paires, et de la portion également hyoïdienne des artères épibranchiales (ou veines branchiales) des deux paires postérieures, qui donnerait à l'aorte et à ses dépendances leur mode de conformation définitive (a).

La disposition des vaisseaux branchiaux du têtard de la Grenouille avait été étudiée précédemment par plusieurs anatomistes, et notamment par M. Rusconi et par M. Calori, mais d'une manière moins précise (b),

(a) Lambotte, loc. cit., p. 13 et suiv., fig. 21 et 22.
(b) Rusconi, Développement de la Grenouille commune, p. 50, pl. 4, fig. 14.
— Calori, Descriptio anatomica branchiarum internarum gyrini Ranæ (Novi Comment. Acad. scient. Inst. Bononiensis, 1842, t. V, p. 111, pl. 11, fig. 5 à 7).

naires ne servent pas uniquement à porter le sang aux organes
de la respiration, mais, chemin faisant, donnent naissance à des
rameaux qui se distribuent à la peau et à d'autres parties voisines (1).

Je pourrais citer ici d'autres variations dans le mode d'arrangement des vaisseaux qui, chez les Batraciens adultes, proviennent des arcs aortiques de l'embryon ; mais les exemples
que je viens de faire connaître me semblent devoir suffire pour
donner une idée de la constitution de cette portion de l'appareil
circulatoire, et pour montrer comment un même tracé organique fondamental peut se prêter à l'introduction de différences
de structure très considérables chez les diverses espèces qui

(1) M. J. Davy a remarqué que chez
le Crapaud le tronc de l'artère pulmonaire se divise en deux branches, dont
l'une se rend au poumon correspondant, et l'autre va se ramifier dans la
peau, sur les côtes de la région cervicale, et y donne naissance à un réseau
vasculaire en rapport avec les glan-
dules sous-cutanées, que l'on désigne
quelquefois, mais à tort, sous le nom
de *parotides* (a).

Chez la Grenouille, on trouve de
chaque côté du corps une grande artère sous-cutanée qui est formée par
la réunion de deux branches venant,
l'une de l'aorte, l'autre de l'artère
pulmonaire. M. Lambotte a fait voir
que chez le Têtard ce vaisseau est la
continuation de l'artère épibranchiale
de la troisième paire, qui, en sortant
de la branchie dont elle dépend, s'a-
nastomose, d'une part avec l'artère

branchiale dont elle est la satellite,
d'autre part avec le tronc de la quatrième artère épibranchiale. Or, chez
l'adulte, ce dernier vaisseau constitue
l'artère pulmonaire, et la branche
anastomotique dont je viens de parler
en dernier lieu forme la racine postérieure (ou pulmonaire) de l'artère
cervicale cutanée, tandis que la racine antérieure de cette même artère
n'est autre chose que l'arc vasculaire
de la troisième paire (b). M. Gratiolet,
qui ne paraît pas avoir connu le travail de M. Lambotte, a trouvé aussi
que l'artère sous-cutanée, fournie
ainsi par l'artère pulmonaire, se distribue à la peau du tronc aussi bien
qu'à celle de la tête (c).

Chez l'Amphiume et le Ménopome,
l'artère pulmonaire fournit des branches à l'œsophage (d).

(a) J. Davy, *On the Acid Fluid secreted by the Common Toad* (Philos. Trans., 1826 ; et Researches, *Physiological and Anatomical*, 1839, t. I, p. 111).
(b) Lambotte, *Op. cit.* (Mém. couronnés de l'Acad. de Bruxelles, t. XIII, p. 17 et 35, fig. 21
et 22).
(c) Gratiolet, *Note sur le système veineux des Reptiles* (Journal de l'Institut, 1853, t. XXI, p. 64).
(d) Owen, *Op. cit.* (Trans. of the Zool. Soc., vol. 1, p. 217).

dérivent d'un type classique commun, et qui appartiennent par conséquent à un même groupe zoologique. Je ne m'arrêterai donc pas davantage sur ce point, et je me hâterai de terminer cet examen, un peu aride, de l'appareil circulatoire des Batraciens, en indiquant la disposition de la portion périphérique du système artériel.

§ 5. — Les artères qui naissent de l'aorte pour distribuer le sang aux diverses parties du corps varient un peu, quant à leurs points d'origine, mais ne présentent rien de bien important à noter.

Mode de distribution des artères.

L'aorte, comme on a pu le voir, est simple à sa naissance, mais bientôt se divise en deux crosses, dirigées une à droite, l'autre à gauche, qui embrassent le tube digestif, pour reconstituer au-dessus de celui-ci un tronc unique, l'aorte dorsale. Cette réunion a lieu dans la région cervicale chez les Pérennibranches et les Urodèles, mais se fait beaucoup plus loin en arrière chez les Batraciens Anoures, où les crosses ou racines de l'aorte dorsale sont très longues. Il est aussi à noter que chez ceux-ci l'aorte ventrale se termine dans le point où elle donne naissance aux artères des membres postérieurs, tandis que chez les Urodèles et les Pérennibranches, de même que chez les Têtards, elle se continue en constituant l'artère caudale.

Le sang est porté à la tête, d'abord par les deux *artères carotides*, dont nous avons déjà vu le mode d'origine et dont les branches se distribuent principalement à la langue et aux parties voisines de la bouche (1); puis par une paire d'*artères vertébrales*

(1) Les artères carotides de la Grenouille sont très courtes, à raison de la brièveté de la région cervicale chez ces Animaux, et présentent sur leur trajet un renflement grisâtre dont l'existence a été signalée par Swammerdam (a), mais dont la nature n'est pas encore bien connue. M. Huschke, qui en a fait l'objet d'un travail spécial, considère ce corps comme étant un *rete mirabile*, et pense que c'est un vestige des branchies antérieures atro-

(a) Swammerdam, *Biblia Naturæ*, p. 382, pl. 49, fig. 3.

qui proviennent des crosses aortiques. En général, les artères des membres antérieurs, ou *artères brachiales*, sont fournies aussi par les crosses aortiques, quelquefois par l'aorte dorsale.

pliées (*a*). Mais M. Stannius n'y a pas trouvé la structure caractéristique de ces réseaux vasculaires, et il est porté à croire que c'est une glande ganglionnaire comparable à une thyroïde rudimentaire (*b*). M. Brücke a publié plus récemment de nouvelles observations sur cet organe singulier, et y a reconnu un tissu spongieux sanguifère (*c*) ; mais, d'après les observations de M. Leydig, faites principalement sur la Rainette, ce renflement vasculaire paraît être composé essentiellement de fibres musculaires entrelacées en réseau (*d*).

L'artère abdominale (ou mésentérico-cœliaque) fournit en général l'artère hépatique, aussi bien que les artères coronaires de l'estomac et l'artère mésentérique antérieure, qui forme par ses anastomoses une série d'arcs sur le bord postérieur de l'intestin.

Voyez, pour la distribution de ces vaisseaux, la figure qu'en a donnée M. Delle Chiaje (*e*). Il y a cependant dans cette représentation plusieurs inexactitudes, notamment en ce qui touche à l'origine de l'artère linguale.

Ainsi que je l'ai déjà dit, le système artériel du Crapaud a été étudié avec beaucoup de soin par M. Bonsdorff, et comme le travail de cet anatomiste, publié en suédois, est peu connu, je crois devoir en donner ici un extrait (*f*).

L'*aorte*, à très peu de distance du cœur, se divise en deux crosses qui se dirigent en dehors pour gagner les côtés de l'œsophage, puis se recourber en haut et en arrière, et se joindre comme d'ordinaire sur la ligne médiane, où elles constituent l'aorte dorsale. Pendant ce trajet, chacune de ces crosses fournit cinq branches principales, savoir, une artère carotide externe, une artère pulmo-cervicale, une artère laryngienne, une artère occipitale et une artère sous-clavière ou brachiale.

L'*artère carotide externe* se porte en avant sur les côtés du cou, constitue bientôt le sinus ou ganglion carotidien, dont il a déjà été question et dont partent deux branches, savoir : 1° l'*artère linguale*, qui, à son tour, donne naissance à un rameau musculaire destiné aux muscles mylo-hyoïdiens, sterno-hyoïdiens, génio-glosses, etc., et à une artère sublinguale ; 2° une *artère pharyngienne ascendante*.

L'*artère pulmo-cervicale* est d'un fort calibre et se divise bientôt en deux branches : 1° l'*artère pulmonaire*, qui se porte en arrière et se distribue au poumon, où elle forme deux rameaux principaux, l'un superficiel, l'autre profond ; 2° l'*artère occipito-dorsale*, qui continue à se diriger en dehors,

(*a*) Huschke, *Ueber die Karotidendrüse einiger Amphibien* (Tiedemann's *Zeitschr. für Physiol.* t. IV, p. 113, pl. 6, fig. 7).
(*b*) Stannius et Siebold, *Nouv. Manuel d'anatomie comparée*, t. II, p. 237.
(*c*) Brücke, *Op. cit.* (*Mém. de l'Acad. de Vienne*, t. III, p. 355, pl. 23, fig. 15).
(*d*) Leydig, *Anat. histol. Untersuch. über Fische und Reptilien*, p. 56.
(*e*) Voyez Delle Chiaje, *Dissertazioni sull' anatomia umana, comparata e patologica*, t. I, pl. 16.
(*f*) Bonsdorff, *Bidrag till Blodkärlsystemets jemförande Anatomie 1. Det arteriella Kärlsystemet hos Paddan* (*Acta Societatis scientiarum Fennicæ*; 1852, t. III, p. 447, pl. 5).

Une grosse branche impaire naît de ce dernier tronc, soit dans le point même où il commence, ainsi que cela se voit chez les Batraciens Anoures, soit plus en arrière, et se rend au foie, à l'estomac

contourne les muscles de la région parotidienne, et s'y bifurque pour constituer une artère cutanée dorso-scapulaire, et une petite artère maxillaire interne, laquelle traverse la région temporale, et, parvenue à la face, y distribue des ramuscules aux muscles voisins et à l'oreille interne.

L'*artère laryngienne* naît de la crosse aortique, très près des deux précédentes, et se dirige obliquement en dedans, puis fournit une branche palatine ascendante et un rameau au muscle hypoglosse.

L'*artère occipitale* gagne la région dorsale du cou et donne naissance : 1° à une branche destinée aux muscles élévateurs de l'épaule ; 2° à une *artère cervicale* qui se recourbe en arrière, se prolonge jusqu'au sacrum, et fournit, chemin faisant, des rameaux musculaires, des rameaux rachidiens destinés à la moelle épinière, des ramuscules lombaires et des branches anastomotiques allant aux artères rénales ; 3° à une *artère méningienne postérieure* qui pénètre dans la cavité du crâne, se réunit à sa congénère et forme à la base du cerveau un réseau vasculaire ; 4° à une *artère temporale* qui s'avance sur les côtés de la région du même nom, et y fournit une branche *maxillaire externe* et une branche *sous-orbitaire* destinées l'une et l'autre à la face.

L'*artère sous-clavière* ou brachiale naît de la crosse aortique, derrière l'artère occipitale, et se porte en dehors pour pénétrer dans le membre thoracique. Dans la région axillaire elle fournit : 1° une artère thoracique externe qui se distribue aux muscles de la poitrine et de l'abdomen ; 2° une artère thoracique externe accessoire qui va aux muscles de la région cervico-dorsale ; 3° une artère sous-scapulaire ; 4° une artère circonflexe de l'humérus qui se distribue aux muscles de l'épaule, et 5° une artère brachiale profonde qui descend sur la face externe de l'avant-bras et va se terminer dans la main. L'artère sous-clavière, que l'on appelle souvent artère axillaire dans la région du même nom, et artère brachiale proprement dite après son entrée dans le bras, descend le long de la face antéro-interne de la patte jusqu'à la main, fournit, chemin faisant, une artère circonflexe antérieure, des branches cutanées, musculaires, etc. Dans l'avant-bras, elle prend le nom d'artère radiale, fournit une branche récurrente, et se termine par deux branches carpiennes, une palmaire et l'autre dorsale, dont naissent les artères des doigts, etc.

La portion descendante de la crosse aortique fournit une artère œsophagienne. Après sa réunion avec son congénère, ce tronc prend le nom d'aorte abdominale, et fournit aussitôt l'*artère mésentérico-cœliaque*, qui est très grosse, et se dirige en arrière pour gagner le cardia, où elle se divise en deux branches : 1° une artère cœliaque dont naissent une artère coronaire antérieure de l'estomac, laquelle distribue des ramuscules à la partie droite de ce viscère, au foie et à la vésicule biliaire, et une artère coronaire posté-

et à l'intestin. Une autre branche impaire quitte l'aorte dans la région lombaire pour se ramifier également dans le tube intestinal. Enfin, entre les origines de ces deux vaisseaux, l'aorte ventrale fournit une paire d'artères ovariennes (ou testiculaires), une paire d'artères rénales, et quelques autres rameaux de moindre importance. Quant aux artères des pattes, elles sont d'abord simples, mais dans le voisinage du genou elles se bifurquent, et, parvenues dans les pieds, leurs branches s'anastomosent et donnent ensuite naissance à une double série d'artères digitales qui longent les doigts latéralement.

rieure de l'estomac; 2° une *artère mésentérique* qui va à l'intestin grêle et à la rate.

Dans la région postérieure de l'abdomen, l'aorte fournit des artères surrénales et rénales. Ces dernières donnent naissance aux artères ovariennes et à des artères lombaires.

Enfin, l'aorte se bifurque pour constituer les deux artères iliaques primitives, qui s'écartent l'une de l'autre pour se rendre aux membres postérieurs, et prennent le nom d'*artères ischiatiques* quand elles sont sorties du bassin. Pendant ce trajet, elles fournissent: 1° une artère vésico-épigastrique dont les principales branches s'avancent vers le thorax et se distribuent dans les parois de l'abdomen; 2° une artère crurale ou fémorale qui se divise en circonflexe fémorale interne et circonflexe iliaque; 3° une artère circonflexe fémorale externe qui se rend à la région coccygienne et aux muscles fessiers; 4° une artère fémo-

rale profonde; 5° une artère articulaire supérieure externe qui contourne le genou; 6° une artère jambière supérieure qui donne des rameaux aux muscles du mollet. Enfin, vers le bas de la cuisse, elle se bifurque pour constituer l'*artère tibiale postérieure* et l'*artère tibiale antérieure*, qui se rendent à la patte et y donnent naissance aux *artères digitales*.

La disposition des gros troncs artériels est à peu près la même chez le Pipa *(a)*.

Chez le Ménopome, les artères brachiales naissent de l'aorte dorsale, très loin du point de jonction des deux racines de ce tronc *(b)*.

Il en est de même chez l'Axolotl*(c)* et chez le Protée *(d)*. J'ajouterai que chez ces Pérennibranches l'artère hépatique provient directement de l'aorte cœliaque, en arrière de l'artère cœliaque, et l'intestin reçoit le sang par une série nombreuse de rameaux qui naissent également de ce vaisseau *(e)*.

(a) Carus et Otto, *Tab. Anat. compar. illustr.*, pars VI, pl. 5, fig. 2.
(b) Hunter, *Op. cit.* (*Catalogue of the Mus. of the Coll. of Surg.*, vol. II, pl. 24).
(c) Calori, *Op. cit.*, pl. 4, fig. 18.
(d) Configliachi et Rusconi, *Op. cit.*, pl. 4, fig. 8.
— Delle Chiaje, *Ricerche anat. biol. sul Proteo serpentino*, 1840, pl. 4, fig. 1.
(e) Calori, *Op. cit.*
— Delle Chiaje, *Op. cit.*, t. I, pl. 19.

§ 6. — Le système veineux général présente une disposition assez semblable à ce que nous avons vu chez les Poissons. Ainsi, chez la Grenouille, le sang est ramené de la tête par une paire de veines jugulaires et une paire de veines vertébrales antérieures qui vont constituer près du cœur une paire de veines caves antérieures ; celles-ci reçoivent aussi les veines des membres thoraciques et vont déboucher dans l'oreillette (1).

Système veineux.

Veines caves antérieures.

Les veines qui ramènent le sang des membres postérieurs sont formées par la réunion de deux branches principales, la veine ischiatique et la veine iliaque externe, et, parvenues dans l'abdomen, elles se divisent chacune en deux troncs, dont l'un va s'anastomoser avec son congénère pour donner naissance à la veine abdominale, sur laquelle je reviendrai bientôt, et dont l'autre constitue la veine afférente des reins. Celle-ci vient s'appliquer contre le bord externe de ces glandes, où elle se par-

Veine porte rénale.

---

(1) On doit à M. Gruby un travail très approfondi sur le mode de distribution des veines de la Grenouille (a), et cet anatomiste a signalé dans la marche des veines sous-cutanées de la portion supérieure du corps une disposition remarquable.

En effet, le sang des capillaires sous-cutanés de la tête et du dos est reçu par une grosse veine qui, de chaque côté, part de la face, passe près des omoplates, gagne les côtés de l'abdomen, et, parvenue dans la région lombaire, abandonne la peau pour traverser les muscles, remonter vers les clavicules et aller déboucher dans la veine axillaire (b).

Suivant M. Gratiolet, ce système de veines sous-cutanées ne se retrouverait pas chez la Salamandre terrestre, où les ramuscules venant de la peau se déversent dans les veines intercostales, qui à leur tour débouchent dans le système de la veine porte rénale (c).

La disposition générale du système veineux du Pipa se voit très bien dans une figure donnée par MM. Carus et V. Otto (d).

(a) Gruby, Recherches anatomiques sur le système veineux de la Grenouille (Ann. des sciences nat., 1842, 2ᵉ série, t. XVII, p. 209, pl. 9 et 10).
(b) Gruby, Op. cit., p. 223.
— Voyez aussi la figure du système veineux du Rana mangereccia, par M. Delle Chiaje (Dissertazioni sull' anatomia umana, comparata e patol., t. 1, pl. 12).
(c) Gratiolet, Note sur le système veineux des Reptiles (Journal de l'Institut, 1853, t. XXI, p. 61).
(d) Carus et Otto, Tab. Anat. compar. illustr., pars VI, pl. 5, fig. 2.

III. 26

tage en deux branches qui se ramifient dans leur substance. D'autres branches, venant des oviductes et d'une grande veine dorso-lombaire, se répandent aussi dans ces organes et complètent un système porte rénal, analogue à celui que nous avons déjà rencontré chez les Poissons (1).

Veine cave inférieure.

Les veines efférentes des reins se rassemblent dans un sinus à la surface interne de ces glandes, et vont constituer la veine cave ventrale, qui remonte vers le cœur en passant au-dessus du foie.

(1) Swammerdam avait remarqué la direction de ces veines, mais sans se rendre compte de la manière dont elles se comportent dans les reins, et c'est à Jacobson qu'on doit réellement la découverte du système de la veine porte rénale chez les Batraciens aussi bien que chez les Poissons (a). Les vues de cet anatomiste relativement à la marche du sang dans ce système ne furent pas admises de prime abord par tous les auteurs, par Duvernoy par exemple, mais ont été pleinement confirmées par les recherches plus récentes de MM. de Martino, Gruby et Delle Chiaje (b), ainsi que par les observations de M. Nicolucci sur l'anatomie des Tritons (c). M. de Martino, en étudiant la circulation chez des Animaux vivants, a vu que la direction suivie par le sang est bien celle indiquée ci-dessus.

Chez la Grenouille, que j'ai choi-

sie comme exemple, une des branches terminales de la veine porte rénale se ramifie en forme d'arbre sur la face dorsale des reins, et ses ramuscules se dirigent de dehors en dedans, puis se réfléchissent en dessous pour aller concourir à constituer le réseau capillaire. L'autre branche marche le long du bord externe du rein jusqu'à l'extrémité antérieure de cet organe, et, chemin faisant, reçoit huit branches qui viennent des oviductes et une grosse veine dorso-basilaire qui vient des muscles de la région lombaire. Enfin, cette branche externe de la veine porte rénale fournit du côté interne cinq branches qui se ramifient dans la substance des reins, et comme celles de l'autre branche, et forment avec elles le réseau capillaire dont naissent les veines rénales efférentes (d).

(a) Jacobson, *De systemate venoso peculiari in permultis Animalibus observato*, p. 3, 1840.
(b) Delle Chiaje, *Ricerche anatomico-biologiche sul Proteo serpentino*, p. 7, pl. 1. Naples, 1840.
— *Monographia sul sistema sanguigno degli Animali Rettili (Dissertazioni sull' anatomia umana, comparata e patologica*, 1847, t. I, p. 19).
— A. de Martino, *Mém. sur la direction de la circulation dans le système rénal de Jacobson chez les Reptiles*, etc. (*Ann. des sciences nat.*, 1841, 2ᵉ série, t. XVI, p. 305).
— Gruby, *Recherches anatomiques sur le système veineux de la Grenouille* (*Ann. des sciences nat.*, 2ᵉ série, t. XVII, p. 214).
(c) Nicolucci, *Sul sistema nervoso e circolatorio della Salamandra acquajuola*. Naples, 1852.
(d) Gruby, *loc. cit.*, pl. 9, fig. 2, 3, 5, et pl. 10, fig. 6 et 7.

Tout le sang veineux qui revient des membres postérieurs ne suit pas cette route à travers les reins.

Les veines fémorales et iliaques externes fournissent, comme nous l'avons vu, vers le bord du bassin, une paire de branches anastomotiques; après s'être réunies de chaque côté en un tronc commun, elles viennent se confondre en un tronc impair qui occupe la ligne médiane de la paroi inférieure de l'abdomen et se dirige vers le foie, où il se partage en trois branches : deux de celles-ci s'enfoncent directement dans la substance de cette glande pour s'y ramifier; l'autre se recourbe d'abord en bas, et reçoit deux troncs formés, l'un par les veines des intestins et de la rate, l'autre par les veines de l'estomac (1); puis, elle va aussi se ramifier dans le foie et compléter ainsi le système de la veine porte hépatique, mais avant de s'y engager, elle donne naissance à une petite veine qui se rend directement au cœur (2). Les veines efférentes hépatiques naissent du réseau capillaire de la veine porte, et se réunissent vers le milieu du bord postérieur du foie pour déboucher dans la veine cave ventrale, laquelle se termine dans l'oreillette.

Enfin les veines pulmonaires, qui forment sur chacun des poumons un tronc assez gros, se rapprochent entre elles, et s'avancent sous la veine cave postérieure pour aller déboucher très près l'une de l'autre dans l'oreillette du cœur (3). Mais je dois faire

Veines pulmonaires.

(1) M. Hyrtl a trouvé que les branches de la veine porte constituent sur la paroi supérieure du pharynx une sorte de *rete mirabile* qui ressemble presque à un tissu érectile et qui s'anastomose avec plusieurs veines de la tête (a).

(2) Cette branche, qui se rend directement de la veine porte au cœur, sans traverser le foie, n'a été signalée que chez la Grenouille (b).

(3) M. Delle Chiaje a représenté ces veines comme se réunissant aux veines axillaires (c), mais leur trajet a été indiqué avec beaucoup de précision par M. Gruby (d).

(a) Hyrtl, *Ueber einige Wundernetze bei Amphibien (Medicinische Jahrbücher des Oesterreichischen Staates*, 1842, N. F., Bd. XXIX, p 260).
(b) Gruby, *loc. cit.*, pl. 9, fig. 1.
(c) Delle Chiaje, *Op. cit.*, t. I, pl. 16, fig. 10.
(d) Gruby, *Op. cit. (Ann. des sciences nat.*, 1842, 2e série, t. XVII, p. 221).

remarquer que ces vaisseaux ne ramènent pas toujours la totalité du sang qui a été porté aux poumons par les artères pulmonaires : ainsi, chez le Protée, une portion considérable de ce liquide est versée dans la veine cave abdominale par des branches veineuses venant de la surface dorsale de ces organes (1).

Structure des veines.

§ 7. — Les veines de la Grenouille ne présentent dans leur intérieur que fort peu de valvules, mais elles offrent dans plusieurs points une autre particularité fort remarquable. En effet, plusieurs des gros troncs ont des parois musculaires et sont le siége de battements rhythmiques. Ce fait, observé par Haller et par quelques autres naturalistes, a été complétement établi par les expériences de M. Flourens (2).

Ainsi les pulsations qui ont lieu dans les deux veines caves, les veines iliaques, les veines axillaires et les veines pulmo-

(1) Les veines pulmonaires inférieures qui, chez le Protée, vont directement à l'oreillette, sont très grêles et avaient échappé aux recherches de Rusconi et Configliachi. Celles qui occupent la face dorsale de ces organes sont au nombre de quatre ou cinq, et débouchent en partie dans les veines ovariques, en partie dans la veine cave postérieure. M. Hyrtl, a qui l'on doit la découverte de cette disposition curieuse, s'est assuré qu'il n'y a rien de semblable chez le Triton, où les poumons sont cependant fixés à la paroi dorsale de l'abdomen par une bande membraneuse (a).

Sous ce rapport, le Protée établit donc le passage entre les Vertébrés pulmonés ordinaires et les Poissons, tels que le *Polypterus Bichir*, dont les veines de la vessie pneumatique versent tout leur sang dans le système de la veine cave (b).

(2) Haller avait remarqué ces battements dans les gros troncs veineux de la Grenouille, mais il considérait ces mouvements comme étant analogues à ceux qui se voient dans certaines veines chez les Vertébrés supérieurs, où ce phénomène est d'une tout autre nature (c). Plusieurs autres naturalistes en avaient également dit quelques mots : Spallanzani, par exemple, les avaient signalés chez les Tritons et les Rainettes (d). Enfin, les expériences de M. Flourens ont prouvé de la manière la plus nette l'existence d'une force contractile propre dans les pa-

(a) Hyrtl, *Berichtigungen über den Bau des Gefäss-Systems von Hypochthon Laurentii (Medicinische Jahrbücher des Oesterreichischen Staates*, 1844, t. XLVIII, p. 258).

(b) Voyez tome II, page 367.

(c) Haller, *Mém. sur le mouvement du sang*, p. 319, etc.

(d) Spallanzani, *Expériences sur la circulation*, p. 135, 364.

naires, sont complétement indépendantes des contractions du cœur. M. Flourens a vu que ces battements persistaient quand, à l'aide de ligatures, il avait interrompu toute communication entre ces vaisseaux et le cœur. Ils continuent même après que le cœur a été extirpé.

Il est aussi à noter que chez les Batraciens, les grosses veines de l'abdomen sont contenues dans des canaux lymphatiques (1), et que parfois leur surface est garnie de petits prolongements en forme de glomérules qui flottent dans le liquide ambiant (2).

§ 8. — Les faits anatomiques que nous venons de passer en revue montrent que le mode de circulation du sang varie beaucoup dans la classe des Batraciens, mais présente chez tous ces Animaux, quand ils sont arrivés à l'état parfait, un caractère commun, dont l'importance physiologique est très grande.

Cours du sang
dans
le système
vasculaire.

Nous avons vu que chez les Poissons, de même que chez les Invertébrés les plus parfaits, le sang ne parcourt qu'un seul cercle vasculaire, et que tout ce liquide, lancé dans le système artériel par les contractions du cœur, passe successivement dans le système capillaire respiratoire, puis dans le système capil-

---

rois de ces vaisseaux (a). M. Hyrtl a obtenu des résultats analogues chez le Protée (b).

M. Leydig a reconnu des fibres musculaires striées dans ces veines pulsatiles (c).

(1) Cette disposition singulière des vaisseaux lymphatiques, dont on doit la connaissance à M. Panizza, sera dé-

crite plus en détail dans une autre partie de ce cours (d).

(2) M. Leydig, en étudiant ces appendices au microscope, a reconnu que ce ne sont pas de simples cæcums, mais des anses vasculaires en communication avec la veine par leurs deux extrémités (e).

(a) Flourens, *Expériences sur la force de contraction propre des veines principales dans la Grenouille* (Ann. des sciences nat., 1833, t. XXVIII, p. 65).
(b) Hyrtl, *Berichtigungen über den Bau des Gefäss-Systems von* Hypochthon Laurentii (Medicinische Jahrbücher des Oesterreichischen Staates, 1844, t. XLVIII, p. 258).
(c) Leydig, *Anat.-histol. Untersuch. über Fische und Reptilien*, p. 57.
(d) Panizza, *Riflessioni sopra il sistema linfatico dei Rettili*. Pavia, 1845.
(e) Leydig, *Anatomisch-histologische Untersuchungen über Fische und Reptilien*, p. 57.

laire nourricier avant de revenir à son point de départ. Mais chez les Batraciens dont le développement est achevé, il en est autrement. Il y a deux cercles vasculaires ; il y a une grande et une petite circulation dans chacune desquelles le sang, parti du cœur, revient à cet organe avant de s'engager dans le cercle complémentaire, et ces deux cercles se confondent dans l'intérieur de cet organe, de sorte que le sang venant de l'un de ces systèmes vasculaires s'y mêle toujours avec celui venant de l'autre.

Mélange du sang artériel et du sang veineux.
En effet, c'est du ventricule unique du cœur que naissent les deux courants, qui bientôt se séparent pour aller, l'un aux poumons par les artères pulmonaires, l'autre au réseau des vaisseaux nourriciers de tout le corps par l'intermédiaire de l'artère aorte. Le sang qui revient des poumons pénètre dans l'oreillette gauche ; celui qui revient de l'ensemble de l'organisme est reçu dans l'oreillette droite ; mais ces deux oreillettes déversent leur contenu dans le ventricule unique, et par conséquent là les deux courants se mêlent et se confondent.

Il en résulte que, même chez les Batraciens où l'appareil pulmonaire est le plus développé, tels que les Salamandres et les Grenouilles, l'effet utile de la respiration est fort minime, car le sang artérialisé par le contact de l'air dans les poumons vient se mêler dans le ventricule du cœur avec tout le sang veineux qui revient des diverses parties du corps, et c'est une portion de ce mélange qui se distribue de nouveau dans le système irrigatoire de l'organisme, tandis qu'une autre portion retourne aux poumons. Les capillaires nourriciers ne reçoivent donc que du sang imparfaitement artérialisé ; et lorsqu'on examine avec attention les diverses portions de cet appareil circulatoire, on voit que la proportion de sang artériel ainsi délayé, pour ainsi dire, dans du sang veineux, doit être très faible, car les artères pulmonaires sont fort grêles comparativement à toutes les autres divisions vasculaires qui naissent de l'aorte commune, et par conséquent le filet sanguin qu'elles débitent doit être toujours plus ou moins mince par rapport au courant qui, engagé dans le système artériel général, revient au cœur à l'état de sang veineux.

Cette faiblesse de l'action pulmonaire dépendante de la structure de l'appareil de la circulation peut, il est vrai, se trouver compensée en partie par la respiration cutanée. Presque tous les Batraciens ont la peau nue, et le sang contenu dans les nombreux vaisseaux qui viennent s'y ramifier peut y subir facilement l'influence de l'air; aussi avons-nous vu que chez ces Animaux la respiration cutanée acquiert une grande importance (1). Il en résulte que le sang veineux qui des parties profondes de l'organisme revient au cœur est déjà mêlé à une certaine proportion de sang artérialisé dans les vaisseaux sous-cutanés, et que celui-ci vient, pour ainsi dire, en aide au sang artériel élaboré en petite quantité dans les poumons.

Mais il est des Batraciens chez lesquels cette ressource manque presque complétement, car leur peau, au lieu d'être nue comme celle de la Grenouille, est revêtue d'écailles. Les Cécilies, qui, à raison de leur forme et de l'absence de pattes, ont été pendant longtemps rangées par les naturalistes dans l'ordre des Serpents, mais qui sont en réalité des Batraciens apodes, nous offrent un exemple de ce mode d'organisation, et par conséquent chez elles la respiration cutanée ne saurait être que très faible (2).

Chez les Batraciens Pérennibranches la pauvreté de la circulation pulmonaire est compensée en partie par l'appareil bran-

---

(1) Voyez tome I, page 503.

(2) L'appareil circulatoire des Cécilies a été décrit par M. Rathke, et ne diffère que peu de celui des Grenouilles (a).

(a) Rathke, *Bemerkungen über mehrere Körpertheile der Cœcilia annulata* (Müller's *Archiv für Anat. und Physiol.*, 1852, p. 352 et suiv., pl. 9, fig. 4).

chial situé sur le passage du sang qui se rend du cœur aux
diverses parties de l'organisme ; mais il est à remarquer que
les panaches respiratoires dont cet appareil se compose ne peuvent guère fonctionner utilement quand l'animal est hors de
l'eau, et que, d'un autre côté, les poumons cessent d'artérialiser
le sang qui les traverse quand l'animal est submergé. Dans l'un
et l'autre cas , il y a donc une portion du sang qui, en circulant, échappe à l'action de l'oxygène ambiant ; et pour que le
travail respiratoire ait toute l'activité dont il est susceptible, il
faut que l'animal soit dans l'eau pour utiliser ses branchies et
qu'il puisse venir souvent à la surface de ce liquide pour satisfaire aux besoins de la respiration pulmonaire (1). Et encore la
totalité de son sang ne sera-t-elle pas toujours soumise à l'influence de cette fonction ; car nous avons vu que l'une des
branches terminales des arcs vasculaires postérieurs va en général s'anastomoser avec les racines de l'aorte , sans passer
ni par les branchies, ni par les poumons.

Rapports
entre
les Batraciens
et les Poissons.
§ 9. — Je ferai remarquer aussi combien les transitions sont
graduelles entre le mode d'organisation typique de l'appareil
circulatoire dans les deux classes de Vertébrés Anallantoïdiens,
les Batraciens et les Poissons. Les ressemblances n'existent
pas seulement entre la disposition du système vasculaire chez
le têtard du Batracien et le Poisson , soit à l'état d'embryon,
soit à l'état adulte ; mais les deux formes qui sont si distinctes chez les principaux représentants de ces groupes se
rapprochent et se confondent chez quelques espèces qui semblent lier les deux classes entre elles. Ainsi, soit que l'on range
le Lepidosiren dans la classe des Poissons, soit qu'on le place

(1) Il paraîtrait , d'après les observations de M. Hyrtl, que le Protée ne
vient que très rarement à la surface
de l'eau pour respirer l'air (a).

(a) Hyrtl, Berichtigungen über den Bau des Gefäss-Systems von Hypochthon Laurentii (Medicinische Jahrbücher des Oesterreichischen Staates, 1844, t. XLVIII, p. 257).

parmi les Batraciens, nous voyons que cet animal, par le mode de constitution de son appareil circulatoire, aussi bien que par la disposition des organes de la respiration, diffère à peine des Batraciens Pérennibranches, tels que l'Axolotl et la Sirène, d'une part, et des Poissons des genres Polyptère, Amia et Lépisostée de l'autre.

Les caractères que l'on peut invoquer pour établir ici la ligne de démarcation n'ont aucune fixité, et par conséquent ne peu-vent avoir que peu d'importance dans la Nature.

J'insiste sur ce point, parce que les auteurs se forment souvent des idées fausses touchant la circonscription des familles ou des classes zoologiques. On les représente d'ordinaire comme ayant des limites parfaitement nettes et comme pouvant être définies à l'aide de quelques mots. Cela est vrai pour les types ou représentants ordinaires de la plupart de ces groupes, mais ne l'est pas pour ces groupes eux-mêmes ; car presque toujours ceux-ci se rencontrent et se confondent plus ou moins complé-tement entre eux sur quelques points de leur circonférence. Les discussions qui se sont élevées depuis quelques années, parmi les zoologistes, sur la place que le Lepidosiren doit occuper dans nos systèmes de classification, fournissent la preuve de ce que j'avance ici, et montrent combien certaines espèces intermédiaires se ressemblent, soit qu'elles dérivent du type ichthyologique, et qu'elles revêtent la plupart des carac-tères des Batraciens, soit que le tracé organique propre à ce dernier y ait été modifié par des emprunts faits au plan anato-mique du Poisson. Mais c'est là un sujet qui est du domaine de la taxinomie zoologique plutôt que de la physiologie ou de l'anatomie, et par conséquent je ne m'y arrêterai pas ici, et je passerai tout de suite à l'étude de l'appareil circulatoire dans la classe des Reptiles.

VINGT-HUITIÈME LEÇON.

De la circulation du sang chez les Reptiles.

§ 1. — Dans cette grande division de l'embranchement des Vertébrés, de même que chez les Batraciens, il y a toujours mélange d'une portion plus ou moins considérable de sang veineux avec le sang artériel; mais les deux cercles vasculaires tendent à se juxtaposer seulement et à se compléter l'un l'autre, au lieu de se confondre, et par conséquent nous rencontrons ici de nouveaux perfectionnements dans l'appareil irrigatoire (1). En effet, le cœur, composé de deux oreillettes et d'un ventricule unique chez la plupart des Reptiles, montre chez plusieurs de ces Animaux une tendance à se diviser en quatre cavités, deux ventricules, aussi bien que deux oreillettes, et parfois même cette séparation devient complète, de façon que le sang veineux reçu dans une des moitiés de l'organe ne pénètre pas dans l'autre, qui ne reçoit que du sang artériel. Mais, dans tous les cas, ces deux portions du fluide nourricier se mêlent plus ou moins complétement avant d'être distribuées dans le système capillaire; car ici, de même que chez les Batraciens, l'aorte dorsale résulte de la réunion de deux ou de plusieurs crosses paires, et lorsque la portion ventriculaire du cœur est complétement divisée en deux loges, dont une est artérielle et l'autre veineuse, ces deux racines de l'aorte naissent de ces deux moitiés du cœur, de façon à conduire dans la grande artère du corps un courant de sang veineux aussi bien qu'un courant de sang artériel, et le mélange de ces deux liquides est rendu plus

Caractère général de l'appareil circulatoire des Reptiles.

(1) Claude PERRAULT, le célèbre architecte à qui l'on doit la colonnade du Louvre et un recueil important de recherches sur l'anatomie des Animaux, fut, je crois, le premier à constater ce mode de circulation chez une grande Tortue de l'Inde. Ce naturaliste éminent mourut en 1688;

complet par une communication directe ouverte entre ces crosses, près de leur origine.

§ 2. — D'autres différences dans l'appareil circulatoire des Reptiles, comparé à celui des Batraciens, dépendent d'une centralisation plus grande dans la portion antérieure du cœur, et la division du travail se prononce davantage dans les gros vaisseaux qui sortent de cet organe. Chez l'embryon, la conformation de ces parties est à peu près la même dans ces deux classes d'Animaux. Le cœur offre en avant un bulbe arrondi qui est séparé du ventricule par un rétrécissement, ou détroit de Haller, très bien marqué, et l'aorte se divise, comme d'ordinaire, en une double série d'arcs vasculaires (1). Mais, par les progrès du développement, le bulbe tend de plus en plus à se rapprocher du ventricule, se confond avec lui, et finit par disparaître plus ou moins complétement (2), de façon que le cœur ne se trouve composé que de deux étages, une portion auriculaire et une portion ventriculaire.

La séparation longitudinale que nous avons vue s'établir d'une

---

mais le mémoire contenant la découverte dont je viens de parler ne fut publié que fort longtemps après (a).

Perrault se livra à l'exercice de la médecine avec distinction ; c'était un homme remarquable par sa douceur et sa bienfaisance. Il est donc fâcheux, pour la réputation morale de Boileau, que ce poète ait osé le désigner au mépris du public en l'appelant « médecin ignorant » et « assassin » (b).

(1) Nous reviendrons plus tard sur le mode de développement de l'appareil circulatoire de ces Animaux, et, pour le moment, je me bornerai à renvoyer aux travaux publiés sur ce sujet par MM. Baer, Rathke et Agassiz (c).

(2) Chez les Scinques, le bulbe est très réduit, mais se voit encore bien distinctement à la face antérieure du cœur (d).

(a) Perrault, Description anatomique d'une grande Tortue des Indes (Mém. pour servir à l'histoire naturelle des animaux, t. III, 2e partie, 1732, p. 190).
(b) Boileau Despréaux, Art poétique, chant IV, et Épigramme à un médecin.
(c) Baer, Ueber die Entwickelungsgeschichte der Thiere, t. II, p. 159 (1837).
— Rathke, Entwickelungsgeschichte der Natter (Coluber natrix), pl. 4, fig. 1 à 9, etc. (1839), et Entwickelung der Schildkröten, 1848, p. 210 et suiv.
— Agassiz, Contributions to the Natural History of the United States of America, t. II, p. 594 et suiv., pl. 14, fig. 4, etc. (1857).
(d) De Natale, Ricerche anatomiche sullo Scinco variegato, p. 38, pl. 2, fig. 1 (extrait des Mém. de l'Acad. de Turin, 2e série, t. XIII, 1852).

manière incomplète dans le commencement de l'aorte commune chez quelques Batraciens, se perfectionne chez les Reptiles, et amène une distinction complète entre le système artériel pulmonaire et le système artériel général. Enfin, le mouvement de retrait qui fait disparaître le bulbe semble se prolonger et s'étendre à la base des arcs aortiques, de sorte que souvent les principaux troncs artériels, au lieu de naître comme des branches d'un tronc commun, partent directement du ventricule.

Ces diverses modifications ne se prononcent pas toujours au même degré, et venant à se combiner avec celles qui s'effectuent dans la structure du cœur, déterminent des variations nombreuses et importantes dans la constitution de l'appareil circulaire chez les divers Reptiles.

Pour l'étude de cet appareil, je choisirai comme premier exemple la Tortue (1).

(1) La plupart des faits fondamentaux relatifs à la structure de l'appareil circulatoire des Tortues ont été constatés par les anatomistes du XVIIe siècle ou du commencement du siècle suivant : ainsi Perrault d'abord, puis Méry et Duverney, contribuèrent à faire connaître la disposition du cœur et des gros vaisseaux (a). Peu de temps après, Bussière à Londres, et Morgagni à Pavie, publièrent de nouvelles observations sur le même sujet (b). En 1781, Gottwaldt ajouta quelques faits nouveaux relatifs à l'anatomie des Carets (c). En 1808, Wrisberg publia des recherches sur le cœur de la Tortue franche, ou Chelonia Midas (d). Mais le travail le plus approfondi sur ce point d'anatomie physiologique est la belle monographie de Bojanus sur la Tortue bourbeuse (e). J'aurais aussi à citer ici les recherches plus récentes

(a) Perrault, *Op. cit.*
— Duverney, *Observations sur la circulation du sang dans le fœtus, et description du cœur de la Tortue et de quelques autres animaux* (*Mém. de l'Acad. des sciences*, 1699, et *Œuvres anatomiques*, t. II, p. 458).
— Méry, *Description du cœur d'une grande Tortue d'Amérique* (*Mém. de l'Acad. des sciences*, 1703, p. 457, pl. 12, fig. 1 à 8).
(b) Bussière, *An Anatomical Description of the Heart of Land Tortoises from America* (*Philos. Trans.*, 1710, p. 170, pl. n° 328, fig. 1 à 4).
— Morgagni, *Adversaria anatomica quinta*, animadversio XVII (1719) (*Opera omnia*, t. II, p. 153).
(c) Gottwaldt, *Physikalisch-anatomische Bemerkungen über die Schildkröten*. Nürnberg, 1781.
(d) Wrisberg, *Observ. anat. de corde Testudinis marinæ Midas dictæ* (*Commentationes Societatis scientiarum Gottengensis*, 1808, t. XVI, p. 48, fig.).
(e) Bojanus, *Anatome Testudinis europææ*, in-fol. Vilnæ, 1819-1821.

§ 3. — Le cœur des Chéloniens, de même que celui de la plupart des autres Reptiles, se compose de deux oreillettes et d'un seul ventricule.

Cet organe est situé sous les poumons, immédiatement au-devant du foie, et la poche séreuse qui le renferme se confond en arrière avec la membrane péritonéale dont cette glande est revêtue. Il est bon de noter aussi qu'au lieu d'être suspendu librement dans le péricarde, comme chez les Vertébrés supé-rieurs, le cœur des Tortues ressemble à celui des Poissons par la manière dont il est, pour ainsi dire, amarré dans sa loge par des cordons fibreux en nombre plus ou moins considérable (1). Il est grand et de forme ramassée ; en général, il est même beau-coup plus large que long.

Les oreillettes, peu distinctes extérieurement, débordent le ventricule en avant et sur les côtés. Celle de droite est la plus volumineuse, et reçoit le sang venant du système veineux général. Les veines pulmonaires débouchent dans celle de gauche. A l'intérieur, ces deux organes sont séparés entre eux par une cloison membraneuse qui parfois est per-forée, mais qui, en général, est complète, et s'étend en arrière jusque sur la grande valvule auriculo-ventriculaire,

de Treviranus et de quelques autres naturalistes (a).

(1) Le péricarde est grand et épais ; postérieurement il est uni à la mem-brane qui revêt le foie, et il adhère aussi à la surface du cœur par un nombre plus ou moins considérable de brides filiformes, dont une plus forte que les autres, se fixe au sommet du ventricule (b), et contiendrait, d'a-près Bojanus, une des veines du cœur (c); mais cette disposition ne paraît pas être constante, car souvent Meckel n'a pu découvrir dans cette bride aucune trace de l'existence d'un vaisseau sanguin (d).

(a) Treviranus, Bau des Herzens der Schildkröten, etc. (Beobachtungen aus der Zootomie und Physiologie, I. Heft, p. 2, 1839).
(b) Duverney, Observ. sur la circulation du sang dans le fœtus, et description du cœur de la Tortue (Acad. des sciences, 1699, et Œuvres anatomiques, t. II, p. 459, pl. 6, fig. 3). — Gottwaldt, Physikalisch-Anatomische Beobachtungen über Schildkröten, pl. C, fig. 3 (1781).
(c) Bojanus, Anatome Testudinis europææ, pl. 29, fig. 160.
(d) Meckel, Anat. comp., t. IX, p. 297.

laquelle constitue la paroi postérieure de ces cavités vestibulaires (1).

L'orifice par lequel les veines caves débouchent dans l'oreillette droite est, en général, simple et garni de valvules qui ne laissent entre elles qu'une fente en forme de boutonnière (2); quelquefois les deux veines caves se terminent séparément dans cette chambre vestibulaire, et il paraîtrait même que chez le Caret la veine cave d'un côté du corps seulement s'y ouvrirait, tandis que l'autre se rendrait directement au ventricule (3). L'une des veines pulmonaires présente la même anomalie chez

(1) L'existence d'une cloison interauriculaire perforée a été constatée par Munniks chez le Cinosterne scorpioïde, ou *Terrapene tricarinata* de Merrem (a).

Treviranus a trouvé aussi que chez la Cistude de la Caroline (*Terrapene clausa*, Merrem), les deux oreillettes communiquent entre elles (b).

(2) Duverney qui, vers la fin du XVIIe siècle, a très bien décrit la structure du cœur des Tortues d'après une grosse espèce américaine indéterminée, compare à deux paupières les valvules de l'ouverture unique par laquelle le sinus veineux commun débouche dans l'oreillette droite, et fait remarquer qu'un faisceau de fibres fixées à leur angle externe s'épanouit sur le fond de cette cavité (c).

L'orifice unique des deux veines caves avec ses deux valvules a été très bien figuré par Bojanus chez la Tortue bourbeuse, ou Cistude d'Europe (d).

(3) Treviranus a trouvé que chez l'*Emys reticulata*, l'*E. serrata* et la Cistude de la Caroline (ou *Terrapene clausa*), les deux veines caves débouchent séparément dans l'oreillette (e).

Le même anatomiste a décrit avec beaucoup de détails le mode de terminaison anormal de l'une des veines caves dans le ventricule chez le Caret (ou *Chelonia imbricata*). La cloison interauriculaire se compose de deux feuillets qui s'écartent entre eux aux approches du ventricule, et c'est dans l'espace médian ainsi constitué que débouche le tronc des veines caves d'un côté. Il n'y a pas de valvules aux bords de cet orifice, et la gouttière où il est situé se continue avec la cavité du ventricule (f).

(a) Munniks, *Observ. de anatomia Testudinis scorpioidis* (*Observationes variæ*, Groningue, 1805, p. 43).
(b) Treviranus, *Beobachtungen aus der Zootomie und Physiologie*, t. I, p. 5, pl. 1, fig. 5 et 6.
(c) Duverney, *Op. cit.* (Œuvres, t. II, p. 460, pl. 6, fig. 6, et pl. 8, fig. 13, BB).
(d) Bojanus, *Op. cit.*, pl. 29, fig. 169.
(e) Treviranus, *Beobachtungen aus der Zootomie und Physiologie*, I. Heft, S. 4.
(f) Idem, *ibid.*, p. 4, pl. 2, fig. 8, o.

la Tortue marquetée, ou *Chersine tessellata* de Merrem (1). Mais chez tous les autres Chéloniens examinés jusqu'ici, ces deux vaisseaux débouchent dans l'oreillette gauche par un orifice commun ou par deux orifices très rapprochés (2).

L'orifice ventriculaire de chacune de ces oreillettes en occupe la base, et, comme je l'ai déjà dit, se trouve garni d'une valvule quadrilatère qui naît de la cloison interauriculaire, où elle se confond avec sa congénère pour constituer une espèce de grand voile tendu en travers au-devant du ventricule. Les bords supérieur et inférieur de cette valvule commune (c'est-à-dire ses bords dorsal et sternal) adhèrent aux parois du cœur, mais ses deux bords latéraux sont libres, et laissent ainsi de chaque côté une fente qui se dilate quand le sang pousse d'avant en arrière l'espèce de soupape ainsi constituée, mais se ferme quand ce liquide, pressé par les contractions du ventricule, tend à refluer dans les oreillettes (3).

(1) C'est aussi dans l'espace laissé par l'écartement des deux feuillets de la cloison interauriculaire, près de leur bord ventriculaire, que l'une des veines pulmonaires débouche et verse son sang dans le ventricule chez ce Chélonien ; disposition qui a été constatée par Treviranus (a).

(2) Chez la Cistude d'Europe, l'orifice commun des deux veines pulmonaires, situé à l'angle postérieur et interne de l'oreillette gauche, est de forme semi-lunaire et n'est pas pourvu de valvules, mais la cloison interauriculaire le recouvre en grande partie au moment de la systole des oreillettes,

et, par conséquent, tient lieu de soupape (b).

Treviranus a représenté les deux orifices terminaux des veines pulmonaires dans l'oreillette droite chez l'*Emys reticulata* (c).

L'existence d'un repli valvulaire simple, à l'orifice de l'artère pulmonaire, a été constaté chez la Tortue indienne par Guthrie (d).

(3) La disposition générale de cette valvule se voit dans les figures données par Duverney, mais a été représentée d'une manière beaucoup plus nette par Bussière et par Duvernoy (e). Cependant la disposition des orifices

(a) Treviranus, *Op. cit.*, p. 5.
(b) Voyez Bojanus, *Op. cit.*, pl. 29, fig. 108.
(c) Treviranus, *Op. cit.*, pl. 1, fig. 1 et 2 *q*, *q'*.
(d) *Observ. on the Structure of the Heart of the* Testudo indica (*Zool. Journal*, 1829, t. IV, p. 322).
(e) Duvernoy, *Op. cit.* (Œuvres, t. II, pl. 8, fig. 17).
— Bussière, *Op. cit.* (*Philos. Trans.*, 1710, pl. n° 328, fig. 2 *a*).
— Duvernoy, *Atlas du Règne animal* de Cuvier, REPTILES, pl. 2, fig. 3.

Le ventricule, arrondi et en général très large, a des parois musculaires fort épaisses et dont la portion interne présente une structure réticulée ou caverneuse. Les petites cavités, ainsi circonscrites par des faisceaux charnus, communiquent entre elles ainsi qu'avec la grande cavité centrale, et ordinairement les colonnes musculaires qui se prolongent en dedans divisent l'intérieur du ventricule en deux loges principales, situées l'une à droite, l'autre à gauche. Cette dernière, beaucoup moins grande que la loge ventriculaire droite, est en communication avec l'oreillette gauche, et, au moment de sa dilatation, reçoit le sang artériel chassé par la contraction de celle-ci ; mais elle ne donne naissance à aucune artère, et le liquide dont elle s'est chargée de la sorte est obligé de passer ensuite dans l'autre compartiment du ventricule. Elle mérite donc le nom de *loge artérielle*, mais c'est à tort que beaucoup d'anatomistes la considèrent comme étant un ventricule distinct. La *loge veineuse*, ou loge principale dans laquelle débouche l'oreillette droite, présente au contraire trois orifices qui sont l'origine des vaisseaux destinés à porter le sang aux poumons aussi bien que dans le système circulatoire général (1).

auriculo-ventriculaires n'est pas tout à fait aussi simple que ces anatomistes le supposaient. En effet, M. Brücke a reconnu que chacune de ces ouvertures est garnie, du côté externe, d'un petit rebord membraneux qui représente une seconde valvule rudimentaire opposée à la première. Du reste, ce prolongement de la lèvre externe de l'orifice est rigide et ne fait pas office de soupape (a).

(1) Il y a eu beaucoup de discussions entre les anciens anatomistes au sujet du nombre et des usages de ces compartiments plus ou moins distincts dans le ventricule unique du cœur des Chéloniens, et il existait jusqu'à ces derniers temps de grandes incertitudes au sujet du mode de distribution du sang artériel et veineux dans l'intérieur de cet organe. Mais M. Brücke a fait à ce sujet des expériences sur des Animaux, vivants et me paraît avoir résolu la question d'une manière très satisfaisante. En effet, il a constaté qu'au moment de la diastole du ventricule, les cavités situées dans cette portion du cœur ne se colorent pas de la même manière ; la partie qui dépend de la loge droite et qui

(a) Brücke, *Beiträge zur vergl. Anat. und Physiol. des Gefäss-Systems* (*Mém. de l'Acad. de Vienne*, 1852, t. III, p. 336).

Il en résulte que chez les Chéloniens, de même que chez les Batraciens, il y a un mélange du sang artériel et du sang veineux qui s'opère dans l'intérieur du ventricule ; mais ce mélange est moins complet qu'on ne serait porté à le supposer au premier abord ; car, à l'aide de quelques dispositions très simples, dont nous devons la connaissance à un observateur habile de l'école de Vienne, M. Brücke, la plus grande partie du sang contenu dans la loge artérielle se rend à l'aorte, et il n'en passe que très peu dans l'artère pulmonaire. En effet, M. Brücke a reconnu que dans le mouvement de systole du ventricule, les

communique directement avec l'orifice auriculo-ventriculaire du même côté, c'est-à-dire avec l'oreillette du système pulmonaire, prend une teinte vermeille, tandis que la partie où se trouve la loge principale, et où débouche l'oreillette faisant suite aux veines caves, se colore en rouge sombre. On en peut conclure que le premier de ces compartiments se remplit de sang artériel, le second de sang veineux (a).

M. Brücke désigne donc la portion gauche du ventricule sous le nom de cavum arteriosum, et il appelle cavum venosum la portion située au milieu et à droite où arrive le sang noir.

Chez la Tortue bourbeuse, ou Cistudo europæa (Emys europæa de Schweigger), il n'existe aucune cloison entre ces deux portions du cœur (b), et il paraît en être à peu près de même chez quelques autres espèces, telles que la Tortue grecque. Mais chez d'autres Chéloniens les brides

charnues se ramifient et se prolongent davantage entre ces deux loges, de manière à constituer quelquefois une cloison assez bien caractérisée, quoique toujours incomplète.

Ainsi, chez le Caret (Chelonia imbricata, Schw.), la séparation entre les deux loges est très développée (c). Enfin, chez la Tortue franche, ou Chelonia Midas, la cloison ventriculaire ainsi constituée est percée seulement par un trou ovalaire qui est situé sous le fond de la valvule auriculo-ventriculaire droite, de façon à être bouché par celle-ci quand, au moment de la systole de l'oreillette, elle vient à être distendue par le sang veineux et à se gonfler sous la pression ainsi exercée. Il en résulte que, au moment de l'entrée du sang veineux dans le ventricule, le passage de la loge principale dans la loge artérieuse se trouve fermé. La disposition de ces parties se voit assez nettement dans une coupe du cœur de cette Tortue marine, publiée par MM. Carus et V. Otto (d).

(a) Brücke, Unters. über vergl. Anat. und Phys. des Gefäss-Systems (Mém. de l'Acad. de Vienne, 1852, t. III, p. 335).
(b) Brücke, Op. cit., p. 339.
(c) Voyez Treviranus, Op. cit., p. 4, pl. 2, fig. 8 et 9.
(d) Carus et V. Otto, Tabulæ Anat. compar. illustr., pars vi, pl. 5, fig. 4 (1845).

III.

27

deux portions de cet organe ne se contractent pas tout à fait en
même temps ; c'est la portion correspondante de la loge principale, ou loge droite, qui agit d'abord, et qui pousse le sang
veineux dont elle est remplie dans les artères pulmonaires aussi
bien que dans le système aortique ; mais, vers le milieu du
temps occupé par ce mouvement, l'entrée des vaisseaux de la
petite circulation est fortement resserrée par la contraction de
fibres charnues annulaires dont les artères pulmonaires sont
garnies à leur origine, et, par conséquent, la seule voie libre pour
l'écoulement du reste de l'ondée sanguine, pendant la seconde
moitié de la systole, est celle offerte par les orifices des troncs
aortiques. Or, c'est précisément alors que la loge artérielle du
ventricule entre en jeu, et, en se contractant, déverse son contenu dans la loge principale. Le sang artériel, dont elle était
gorgée, ne se mêle donc qu'avec le reste du sang veineux contenu dans cette dernière pompe, et ce mélange, riche en sang
vermeil, passe presque en totalité dans les vaisseaux de la
grande circulation.

Je dois ajouter que le passage presque direct du sang veineux
de l'oreillette droite dans l'embouchure du système pulmonaire
est, en général, favorisé aussi par l'existence d'une éminence
charnue qui est terminée par un cartilage ou un petit os conique,
et située entre l'orifice auriculo-ventriculaire droit et la loge
artérieuse du ventricule, de façon à s'opposer un peu au passage
du sang veineux de droite à gauche, et à diriger le courant formé
par ce liquide vers l'embouchure des artères pulmonaires (1).

(1) Ce petit osselet a été découvert
par Bojanus, dans le cœur de la Tortue bourbeuse (C. europœa) ; il est de
forme conique et un peu arqué (a).
Sa base est dirigée vers les embouchures aortiques, et sa pointe est en-
veloppée dans un faisceau musculo-
tendineux qui recouvre comme une
valvule les abords de l'artère pulmonaire du côté gauche.

(a) Bojanus, *Anatomia Testudinis europœœ*, pl. 20, fig. 170-172.

La direction des divers orifices favorise aussi ce mode de répartition du sang (1).

Les orifices des artères sont, comme d'ordinaire, garnis de valvules qui s'écartent pour laisser sortir le sang, et qui se rapprochent quand le ventricule se dilate.

§ 4. — Le cœur des Ophidiens (2), au lieu d'être élargi comme celui des Tortues, est très allongé, mais du reste il y ressemble beaucoup par sa composition, et il est situé aussi très loin de la tête (3). Les deux oreillettes sont complétement

Cœur des Ophidiens.

(1) M. Mayer a étudié avec beaucoup de soin ces particularités de structure chez la *Testudo tessellata*, et y attribue une influence très grande sur la direction des courants de sang artériel vers les orifices de l'aorte et du sang veineux vers l'embouchure des vaisseaux pulmonaires (a).

Cette bande charnue se porte obliquement du sommet de la loge principale du ventricule à la partie antérieure de sa paroi inférieure, et tend à diviser la cavité de cette loge en deux portions dont l'une renferme l'orifice de l'artère pulmonaire, et l'autre les orifices aortiques. Le rôle de cette colonne charnue dans le mécanisme de la circulation a été très nettement indiqué par Guthrie (b).

(2) Les principaux travaux sur le système circulatoire des Serpents sont ceux de MM. Schlemm, Retzius, Jacquart et Brücke (c). M. Martin Saint-Ange a donné aussi une figure de l'intérieur du cœur de la Couleuvre à collier (d). Enfin, tout récemment, M. Rathke a publié des observations sur le cœur et les artères des Amphisbènes, Reptiles serpentiformes que Cuvier rangeait dans l'ordre des Ophidiens, mais que la plupart des zoologistes du jour considèrent comme appartenant au groupe des Sauriens (e).

(3) Chez les Orvets, le cœur est situé très près de la région pharyngienne; mais, chez la plupart des Serpents, il est placé vers le quart de la longueur du corps, ainsi que cela se voit chez la Couleuvre à collier (f) et chez le Python (g).

(a) Mayer, *Kreislauf des Blutes bei den Amphibien* (*Analecten für vergleichende Anatomie*, p. 45, pl. 6, fig. 1).
(b) Guthrie, *Obs. on the Struct. of the Heart of the Testudo indica* (*Zool. Journ.*, 1829, t. IV, p. 324).
(c) Schlemm, *Anatomische Beschreibung des Blutgefäss-Systems der Schlangen* (*Zeitschr. für Physiologie* von Treviranus, 1826, t. II, p. 104, pl. 7).
— Retzius, *Anatomisk undersökning öfver några delar af* Python bivittatus (*Mém. de l'Acad. de Stockholm*, 1829, p. 84, et Isis, 1832, t. I, p. 511).
— Jacquart, *Mémoire sur les organes de la circulation chez le Serpent Python* (*Ann. des sciences nat.*, 1855, 4e série, t. IV, p. 321, pl. 9, 10 et 11).
— Brücke, *Op. cit.* (*Mém. de l'Acad. de Vienne*, 1852, t. III, p. 342.
(d) Martin Saint-Ange, *Circulation du sang*, fig. 20.
(e) Rathke, *Untersuchungen über die Aortenwurzeln der Saurien* (*Denkschrift der Akad. der Wissensch. zu Wien*, t. XIII, 1857).
(f) Milne Edwards, *Éléments de zoologie*, 3e partie, p. 205, fig. 356.
(g) Jacquart, *loc. cit.*, pl. 9, fig. 1.

séparées entre elles, et leurs parois sont garnies intérieurement de piliers charnus. Chez le Python, que je choisirai ici comme exemple principal, parce que l'anatomie vient d'en être faite avec beaucoup de soin par M. Jacquart, l'un des aides naturalistes attachés au Muséum, les orifices des deux grands troncs veineux (savoir, d'un côté le sinus formé par la veine jugulaire droite et la veine cave postérieure, de l'autre la veine jugulaire gauche) sont très rapprochés, et protégés par un appareil valvulaire commun qui se compose de deux voiles membraneux comparables à des paupières et séparés entre eux par une fente allongée. L'ouverture qui conduit dans le ventricule est occupée par une grosse valvule semi-circulaire dont la base se continue avec le bord postérieur de la cloison interauriculaire (1).

L'oreillette gauche, à peu près de moitié plus petite que la précédente, reçoit le sang du poumon par un orifice pratiqué à la partie postérieure de sa paroi supérieure et dépourvu de valvules. Son orifice auriculo-ventriculaire est disposé comme celui de l'oreillette droite (2).

Le ventricule du cœur des Serpents est divisé, comme celui des Tortues marines, en deux loges (3), par une cloison charnue

(1) La face postérieure ou ventriculaire de cette valvule est convexe, et son bord libre est attaché aux parois du ventricule par des piliers fibreux qui en occupent les angles (a).

(2) La valvule auriculo-ventriculaire gauche forme avec celle de droite, à laquelle elle est unie par sa base, une espèce de voile transversal qui adhère au bord postérieur de la cloison interauriculaire, et qui ressemble beaucoup à l'appareil correspondant, chez les Tortues, mais qui forme ici, pour chaque orifice une soupape semi-lunaire plus distincte (b).

(3) Toute la portion périphérique de chacune de ces loges est subdivisée en une multitude de petites cavités accessoires par des trabécules charnues ou tendineuses, qui se réunissent entre eux de façon à constituer une sorte de trame irrégulière ou de masse caverneuse. Cette disposition compliquée a été très bien mise en évidence par les préparations anatomiques de M. Brücke (c).

(a) Voyez Jacquart, Op. cit. (Ann. des sciences nat., 4e série, t. IV, pl. 10, fig. 7, n° 9, et fig. 8, n° 15).
(b) Jacquart, loc. cit., pl. 10, fig. 11, et pl. 11, fig. 10, n° 1.
(c) Brücke, Beiträge zur vergleich. Anat. und Physiol. des Gefäss-Systems (Mém. de l'Acad. de Vienne, 1852, t. III, p. 342, pl. 19, fig. 6 et 7).

incomplète qui s'étend longitudinalement du sommet ou pointe de cet organe vers sa base, et qui correspond à un léger sillon visible à l'extrémité (1). La loge artérieuse, ou loge gauche, est très petite, et n'a d'autre orifice que l'ouverture auriculo–ventriculaire par laquelle le sang rouge y arrive, et le pertuis pratiqué dans la cloison qui la sépare de la loge principale du ventricule. Ce trou est situé immédiatement derrière la base des deux valvules auriculo-ventriculaires, et se trouve bouché par elles quand ces soupapes s'abaissent pour laisser entrer le sang des oreillettes dans le ventricule (2).

La loge principale, ou loge droite du ventricule, est très spacieuse, et sa cavité est incomplétement subdivisée en deux compartiments, ou niches, par un pilier charnu ou bourrelet qui adhère à sa paroi dorsale et se porte de son sommet vers l'embouchure des troncs artériels. L'un des compartiments ainsi délimités est situé du côté ventral, et présente à sa partie antérieure l'orifice de l'artère pulmonaire, disposition qui lui vaut le nom de *vestibule* ou *sinus pulmonaire*; l'autre occupe la partie supérieure ou dorsale du ventricule droit, et l'on peut l'appeler le *vestibule aortique*, parce qu'il donne naissance aux deux aortes, dont les orifices, de même que celui de l'artère pulmonaire, sont pourvus chacun de deux valvules sigmoïdes. Enfin, il est aussi à noter que l'orifice de la loge artérieuse du

(1) Cette cloison charnue naît du fond de la cavité du ventricule, et se porte vers la paroi antérieure ou auriculaire de cette chambre, mais n'y arrive pas complétement, et c'est l'espace laissé entre son bord inférieur concave et la base des deux valvules auriculo-ventriculaires adossées l'une à l'autre qui constitue le passage laissé libre entre la loge antérieure du ventricule et la loge principale ou veineuse de cet organe. La structure de cette cloison a été décrite avec beaucoup de soin par M. Jacquart. Un sillon y correspond extérieurement (a).

(2) MM. Hopkinson et Pancoast ont décrit cette disposition chez le Python réticulé (b).

(a) Jacquart, *loc. cit.*, p. 329, pl. 10. fig. 8, et pl. 11, fig. 10.
(b) Hopkinson and Pancoast, *On the Visceral Anatomy of the Python* (*Trans. of the American Philosoph. Society*, 1835, new series, vol. V, p. 120).

ventricule est placé à la partie antérieure de cette portion aortique de la loge principale, et se trouve, par conséquent, séparé de l'embouchure de l'artère pulmonaire par le bourrelet charnu dont il vient d'être question (1).

Il résulte de ces dispositions organiques qu'au moment de la diastole de la portion ventriculaire du cœur et de la contraction des deux oreillettes, le sang artériel venant des poumons, et contenu dans l'oreillette gauche, va remplir la petite loge gauche du ventricule, et le sang veineux renfermé dans l'oreillette droite pénètre dans la loge ventriculaire principale. Puis, au moment de la systole du ventricule, la portion du sang veineux contenu dans le compartiment inférieur de cette dernière loge s'en écoule par l'orifice de l'artère pulmonaire, pendant que la portion du même liquide contenue dans le vestibule aortique, et le sang artériel qui y arrive de la loge ventriculaire gauche par le pertuis de la cloison, se mêlent et pénètrent dans les aortes. M. Brücke a remarqué aussi que la loge artérieuse ne se vide que pendant la seconde moitié de la systole ventriculaire, et que dans le même moment le bourrelet cloisonnaire de la loge principale s'applique contre l'orifice de l'artère pulmonaire et l'obstrue ; de telle sorte que chez les Serpents, de même que chez les Tortues, le sang vermeil, tout en passant dans le ventricule où arrive aussi le sang veineux, ne retourne pas aux poumons et se rend dans les vaisseaux de la grande circulation (2).

(1) La colonne charnue qui constitue cette cloison incomplète, ou bourrelet, adhère à la paroi dorsale du ventricule par son bord supérieur, et son bord inférieur, qui est libre, fait saillie entre les deux portions de la loge principale. Antérieurement cette bande musculaire se termine au-des-

sus des orifices aortiques, tandis que l'orifice de l'artère pulmonaire est situé beaucoup plus de côté dans le compartiment inférieur (a).

(2) Le sang, reçu par tous les organes, n'en est pas moins un mélange de sang veineux et de sang artériel ; seulement, à l'aide de la disposition

(a) Voyez Jacquart, Op. cit. (Ann. des sciences nat., 4e série, t. IV, pl. 10, fig. 8).

§ 5. — Chez quelques Sauriens, la structure du cœur est à peu près la même que dans les deux groupes dont je viens de parler (1). Ainsi, chez les Lézards et les Varans, le ventricule est partagé en deux loges par une cloison plus ou moins complète, et la loge artérieuse dans laquelle débouche l'oreillette gauche ne donne naissance à aucun vaisseau, mais verse le sang qu'elle a reçu dans la loge principale, où se trouvent les orifices des artères aortiques, aussi bien que celui de l'artère pulmonaire ; enfin des dispositions analogues à celles dont les Ophidiens et les Chéloniens nous ont déjà offert des exemples tendent à y diriger le sang veineux plus particulièrement vers cette dernière ouverture, tandis que le sang artériel se porte de préférence vers les artères du système aortique (2),

observée par M. Brücke, la totalité ou la presque totalité du sang rendu artériel dans les poumons se trouve utilisée dans la circulation générale, et c'est du sang veineux presque pur qui retourne aux poumons (a).

(1) Chez la plupart des Sauriens ordinaires, le cœur est situé très près du cou, au-dessus de la portion antérieure du sternum ; mais chez le Varan il se trouve plus en arrière. Pour plus de détails à ce sujet, on peut consulter un travail récent de M. Rathke (b). En général, le sommet du ventricule adhère au péricarde par un filament court et épais. Chez le *Pseudopus Pallasii*, on trouve une quinzaine de ces brides (c).

(2) Chez le Varan (*Psammosaurus griseus*), le ventricule est divisé comme d'ordinaire en deux loges inégales, dont l'une, moins grande, mais plus

musculaire que l'autre, est placée à gauche et au-dessus de celle-ci. La cloison qui sépare ces deux cavités n'est percée qu'en avant, immédiatement derrière l'orifice auriculaire droit, et le passage ainsi ménagé entre les loges artérieuse et veineuse du ventricule est garni de brides charnues ou tendineuses. La loge artérieuse, ou gauche, présente au milieu une cavité assez spacieuse dans laquelle débouche l'oreillette gauche, et tout autour des cavités accessoires très irrégulières, ménagées entre les colonnes et trabécules charnues dont ses parois sont garnies ; elle ne communique d'ailleurs qu'avec la loge veineuse. Celle-ci est plus grande que la précédente et se trouve, comme d'ordinaire, incomplétement subdivisée en deux portions par le bourrelet ou pilier musculaire dont il a été déjà

(a) Brüke, *Op. cit.*, p. 342.
(b) H. Rathke, *Untersuchungen über die Aortenwurzeln, und die von ihnen ausgehenden Arterien der Saurier*, p. 9 (extr. des *Denkschriften der Akad. der Wissensch. zu Wien.*, 1857, t. XIII).
(c) Meckel, *Anatomie comparée*, t. IX, p. 300.

Chez le Caméléon, la structure du cœur se simplifie même davantage, et les deux loges dont il vient d'être question se confondent (1).

Mais chez d'autres Sauriens ordinaires, tels que les Iguanes, la portion ventriculaire du cœur présente un mode de conformation très différent. Une cloison incomplète, qui paraît correspondre à la bande charnue que nous avons rencontrée question chez d'autres Reptiles. Ce pilier, saillant, adhère à la cloison interloculaire et se dirige vers les ouvertures du système artériel, de telle sorte que le compartiment de gauche où débouche la loge artérieuse renferme l'orifice de l'aorte gauche, et le compartiment de droite, qui est de beaucoup le plus grand, contient l'ouverture auriculo-ventriculaire droite et l'ouverture de l'artère pulmonaire, ainsi que celle du tronc aortique droit (a). M. Brücke, à qui l'on doit une étude très attentive de la structure du cœur de ce Saurien, a reconnu que, lors des mouvements de diastole des ventricules, la loge gauche prend une teinte rouge clair, qui est due à l'entrée du sang artériel, tandis que la loge droite devient d'un rouge sombre, ce qui dépend de l'abord du sang noir venant de l'oreillette droite. Le sang qui s'engage dans l'artère pulmonaire est aussi d'une teinte foncée, tandis que dans les aortes ce liquide est plus vermeil. J'ajouterai que M. Corti, dans sa Monographie anatomique du Psammosaure, Reptile de la famille des Varaniens, désigne la portion inférieure ou veineuse de la loge droite, sous le nom de ventricule droit, et appelle *spatium interventriculare* le sinus ou compartiment artériel qui est en communication directe avec la loge gauche ou loge artérieuse, à laquelle cet anatomiste applique le nom de ventricule gauche (b).

Le cœur du Fouette-queue d'Égypte (*Uromastix*) ressemble à celui des Varans (c).

Chez les LÉZARDS, la cloison interloculaire du ventricule est moins développée et paraît offrir plusieurs pertuis, indépendamment de la grande ouverture située à sa partie antérieure, près des orifices auriculo-ventriculaires. Il est aussi à noter que le bord supérieur de l'appareil valvulaire dont ces derniers orifices sont garnis, se prolonge contre une partie saillante des parois du ventricule, de façon à constituer une espèce de gouttière transversale, destinée à conduire le sang artériel de la loge gauche dans la loge principale du ventricule (d).

Le même mode d'organisation paraît exister chez le Gecko (*Platydactylus guttatus*) et le *Bibes Pallasii*.

(1) Duvernoy a constaté que chez le

(a) Voyez Brücke, *Beiträge zur vergleichenden Anatomie und Physiologie des Gefäss-Systems*, g c, Eidechsen (*Mém. de l'Acad. de Vienne*, t. III, p. 344 et suiv., pl 5, fig. 8).
(b) Corti, *De systemate vasorum Psammosauri grisei*, p. 13 et suiv. Vienne, 1847.
(c) Brücke, *Op. cit.*, p. 319.
(d) Duvernoy, *Leçons d'anatomie comparée* de Cuvier, 2ᵉ édit., t. VI, p. 320.
— Martin Saint-Ange, *Circulation*, fig. 22.

dans l'intérieur de la loge veineuse du cœur du Python et de beaucoup d'autres Reptiles, se développe de façon à diviser cette cavité en deux chambres, qui ont chacune non-seulement une entrée auriculaire, mais une sortie dans le système artériel. Ce sont, par conséquent, deux ventricules; celui de gauche, il est vrai, n'est que peu développé, et semble être seulement une dépendance de l'autre, mais il donne naissance à l'aorte gauche. Le ventricule droit, dans lequel débouche l'oreillette veineuse, loge l'orifice de l'autre crosse aortique, ainsi que l'orifice de l'artère pulmonaire (1).

Le cours du sang vermeil qui arrive des poumons peut donc se continuer jusque dans le système artériel aortique par l'intermédiaire de ce ventricule gauche de nouvelle création, pendant que le sang noir versé dans l'oreillette droite par l'ensemble des veines du corps traverse le ventricule droit pour se rendre, en partie au moins, dans l'artère pulmonaire. Mais le mélange du sang veineux et du sang artériel a encore lieu, d'abord dans l'intérieur du cœur, puis dans le système irrigatoire; car la cloison interventriculaire est largement perforée, et les deux crosses aortiques qui naissent, l'une du ventricule artériel, l'autre du ventricule veineux, se réunissent bientôt pour constituer la grande artère longitudinale du corps ou aorte dorsale, et, par conséquent, les deux courants, dont les points de départ sont différents, ne tardent pas à se confondre.

Caméléon ordinaire le ventricule présente en avant un enfoncement circulaire qui est commun aux orifices des deux oreillettes, et plus à gauche un autre enfoncement où se trouvent les embouchures des artères aortiques et pulmonaires. La cavité du ventricule se bifurque à droite et à gauche, mais sans que les compartiments ainsi formés puissent être comparés aux loges distinctes du cœur des Lézards. Il est aussi à noter que les parois du ventricule ont une structure très caverneuse (a).

(1) Voy. Cuvier, *Anat. comp.*, t. VI, p. 321.

(a) Duvernoy, *Leçons d'anatomie comparée* de Cuvier, 2ᵉ édit., t. VI, p. 321.

§ 6. — Enfin, dans la famille des Crocodiliens (1), la division du travail fait un pas de plus ; la cloison interventriculaire se complète, et les deux ventricules se trouvent entièrement séparés l'un de l'autre. L'oreillette droite, parfaitement distincte de la gauche, recouvre en dessous la base du ventricule, et reçoit les grosses veines du corps par un orifice pratiqué à sa paroi supérieure et pourvu de valvules, à peu près comme chez les Tortues et les autres Reptiles. Le ventricule droit, situé auprès, a des parois charnues très épaisses, et reçoit le sang veineux de l'oreillette par une large ouverture dont les bords sont garnis de valvules. Enfin, à sa partie antérieure, ce ventricule présente deux autres orifices qui sont très rapprochés et garnis également de valvules : l'un appartient à l'artère pulmonaire et se trouve au fond d'un petit sinus (2), l'autre est l'entrée de la crosse aortique droite. L'oreillette gauche, beaucoup moins développée que sa congénère et logée en majeure partie au-dessus des gros vaisseaux du cœur, reçoit par sa partie antérieure et interne les veines pulmonaires, et le sang artériel qui arrive ainsi dans sa cavité passe ensuite dans le ventricule gauche. Celui-ci est situé au-dessus du ventricule droit ; son orifice auriculaire est pourvu de valvules, comme d'ordinaire, et à sa partie antérieure cette chambre artérieuse donne naissance à la seconde crosse aortique. Il n'existe aucun passage direct entre les deux ventricules, et par conséquent le sang veineux qui arrive des deux parties du corps, et le sang artériel qui vient des poumons, ne se mêlent pas dans le cœur, ainsi que cela a lieu chez les autres Reptiles ; mais ce mélange ne tarde pas à s'effectuer dans les gros troncs artériels, à l'aide

(1) Le cœur de ces Reptiles est logé en partie entre les deux lobes du foie, et se trouve plus loin de la tête que chez les autres Sauriens.

(2) C'est ce sinus, situé à la partie moyenne de la base du cœur, qui a été considéré comme une troisième loge par Cuvier (a).

(a) Cuvier, *Leçons d'anatomie comparée*, 1re édit., t. IV, p. 224 (1805).

d'une disposition anatomique fort simple : savoir, d'une part, l'établissement d'une communication directe entre les deux crosses aortiques, au moment même de leur sortie du cœur, et, un peu plus loin, la réunion de ces deux vaisseaux en un tronc unique (1).

(1) La structure du cœur et de ses dépendances n'était pas bien connue de Cuvier, qui admettait l'existence de pertuis conduisant d'un ventricule à l'autre, et qui a cru devoir distinguer trois loges ventriculaires (a). En 1824, une très bonne description en fut donnée par un anatomiste américain peu connu, Hentz (b), et les observations de celui-ci furent confirmées par Harlan (c) ; mais quelques années après, M. Martin Saint-Ange, tout en arrivant au même résultat en ce qui concerne la non-perforation de la cloison interventriculaire, méconnut l'existence de l'orifice de communication entre la base des deux troncs aortiques, et donna de la sorte une idée fausse du mode de circulation du sang chez ces Reptiles (d). Cette erreur fut relevée d'abord par Panizza (e), puis par M. Mayer et par quelques

autres naturalistes (f). Aujourd'hui, on est généralement d'accord sur ce point d'anatomie physiologique, et tous les auteurs les plus récents décrivent le cœur des Crocodiliens à peu près comme l'avait fait Hentz, il y a plus de trente ans. Il est aussi à noter que Duvernoy, tout en confirmant les observations de ses prédécesseurs, quant à l'existence de l'orifice anastomotique, dit *foramen Panizzæ*, avait supposé que cette ouverture se rétrécissait et s'oblitérait même complétement par les progrès de l'âge (g) ; mais M. Poey a constaté qu'il en est tout autrement (h). Plus récemment, la persistance du trou de Panizza et l'absence de perforations dans la cloison interventriculaire ont été constatées aussi chez un nombre considérable de Caïmans et de Crocodiles adultes par M. Crisp (i).

(a) Cuvier, *Leçons d'anatomie comparée*, t. IV, p. 224 (1805).
(b) N. M. Hentz, *Some Observations on the Anatomy and Physiology of the Alligator of North America*. Communicated to the American Philosophical Society in 1820 (*Transactions of the American Philosophical Society*, 1825, new series, vol. II, p. 216, pl. 2).
(c) Letter from Dr Harlan to N. M. Hentz, containing some further Observations on the Physiology of the Alligator (*Trans. of the Amer. Philos. Soc.*, vol. II, p. 226).
(d) Martin Saint-Ange, *Circulation du sang considérée chez le fœtus de l'Homme, et comparativement dans les quatre classes des Vertébrés*, lithogr. in-fol.
(e) Panizza, *Sopra il sistema linfatico dei Rettili* (*Ricerche zootomiche*, p. 12, Pavie, 1833).
(f) Mayer, *Analecten für vergleichende Anatomie*, 1835, p. 45.
— Bischoff, *Ueber den Bau des Crocodil-Herzens, besonders von Crocodilus Lucius* (Müller's Archiv für Anat. und Physiol., 1836, p. 1, pl. 1).
— Van der Hoeven, *Over het Hart der Krokodillen* (Tijdschrift voor natuurlijke Geschiedenis en Physiologie, 1839, t. VI, p. 151).
— Brücke, *Op. cit.* (Mém. de Vienne, t. III, p. 350).
(g) Duvernoy, *Note sur la structure du cœur des Crocodiliens* (Journal de l'Institut, 1838, p. 233, et Leçons d'anat comp. de Cuvier, t. VI, p. 317).
(h) Poey, *Circulacion del Crocodilo* (Memorias sobra la historia natural de la isla de Cuba, t. I, p. 158, pl. 23, et Append., p. 435, 1853).
(i) Crisp, *On the Heart of Reptiles* (Medical Times, 1855, t. X, p. 321).

Pour bien saisir les conséquences de ces anastomoses, il est nécessaire de connaître la disposition du système artériel de ces Animaux.

§ 7. — Chez la plupart des Reptiles, le système artériel présente à sa sortie du cœur une disposition analogue à celle que nous avons déjà vue chez les Batraciens et les Poissons, mais qui s'éloigne davantage de la forme primitive qui est commune à l'embryon de tous ces Vertébrés. Toujours les crosses aortiques sont paires et forment une sorte d'anneau vasculaire autour de l'œsophage; mais la symétrie de ces arcs artériels est moins complète, et la moitié droite de cette portion du système tend à acquérir une importance de plus en plus grande.

Quelquefois, chez les Scinques, par exemple, on reconnaît encore bien distinctement trois paires d'arcs vasculaires qui sont conformés à peu près de même que chez les Batraciens, et dont la première paire constitue les artères carotides, et les secondes les deux crosses de l'aorte, tandis que les troisièmes forment les artères pulmonaires (1).

Chez les Lézards, les transformations des arcs vasculaires sont portées plus loin, et par suite de divers changements dont il est facile de se rendre compte lorsqu'on étudie le mode de développement du système circulatoire de ces Animaux, non-seulement les deux crosses aortiques sont dès leur naissance distinctes du tronc commun des artères pulmonaires, mais la symétrie de ces vaisseaux se perd en partie. L'une des crosses

(1) Chez les Scinques, le système artériel ressemble beaucoup à celui des Batraciens Anoures. En effet, M. de Natale a trouvé que chez ces Sauriens le cœur fournit en avant deux troncs qui se dirigent en avant et en dehors, l'un à droite, l'autre à gauche, et qui se divisent chacun en trois branches recourbées en forme d'arcs ou de crosses : la première paire de ces arcs vasculaires constitue les artères carotides; la seconde paire forme les crosses ou racines de l'aorte dorsale, et la troisième fournit les artères pulmonaires, ainsi qu'une paire d'artères musculo-cutanées (a).

(a) G. de Natale, *Ricerche anatomiche sullo Scinco variegato*, 1852, p. 38, pl. 1, fig. 9 (extr. des *Mém. de l'Acad. de Turin*, 2ᵉ série, t. XIII).

aortiques, celle qui se recourbe à gauche, reste simple et ne donne naissance à aucune branche, tandis que l'autre, située à droite, fournit tout le système artériel de la tête et de la portion antérieure du corps. Néanmoins les arcs carotidiens conservent leurs relations primitives avec la portion dorsale ou récurrente des crosses aortiques, et contribuent aussi à la formation de l'aorte dorsale ; de sorte que ce dernier vaisseau a en réalité quatre racines, et qu'on voit de chaque côté du cou deux crosses aortiques qui se confondent supérieurement, savoir, une crosse principale ou postérieure, et une crosse accessoire ou antérieure dont naît la carotide correspondante (1).

(1) M. Rathke vient de publier un travail très approfondi sur la disposition et le mode de formation de cette portion du système aortique chez le Lézard et un grand nombre d'autres Sauriens (a).

Chez l'embryon du Lézard, de même que chez le têtard du Batracien, il part du cœur trois paires d'arcs vasculaires qui, après avoir contourné les côtés du cou, se réunissent pour constituer les deux racines de l'aorte dorsale (b). Les arcs de la paire postérieure donnent naissance aux artères pulmonaires, et, par les progrès du développement, leur portion terminale, qui allait déboucher dans l'aorte dorsale, se flétrit et disparaît ; de façon qu'ils cessent d'avoir la forme de crosses, et que l'aorte dorsale ne conserve de chaque côté que deux racines formées, l'une par l'arc de la seconde paire, ou arc principal, et l'autre par l'arc antérieur, ou arc carotidien. Enfin, la concentration de la portion inférieure ou cardiaque de ces quatre crosses amène dans leur disposition une autre modification importante, car celles de la première paire se confondent à leur base avec la deuxième crosse du côté droit, de manière à en devenir des dépendances.

Il en résulte que chez le Lézard adulte il ne part du cœur que deux crosses aortiques, et que celle du côté gauche reste simple et ne produit aucune branche, tandis que celle du côté droit donne presque immédiatement naissance à une paire de crosses carotidiennes ou crosses antérieures, lesquelles, après avoir fourni les carotides et quelques autres rameaux cervicaux, se recourbent en arrière et en haut pour aller se joindre aux crosses aortiques principales et concourir à la formation de l'aorte dorsale (c).

La disposition de ces vaisseaux est

(a) Rathke, Untersuchungen über die Aortenwurzeln und die von ihnen ausgehenden Arterien der Saurier, 1857 (extr. des Mém. de l'Acad. de Vienne, t. XIII).
(b) Rathke, Op. cit., pl. 2, fig. 5, 6 et 7.
(c) Hyrtl, Beob. aus dem Gebiethe der vergl. Gefässlehre medicin. Jahresb. des Oesterreich. Staates, 1838, t. XXIV, pl. 3, fig. 2. — Rathke, Op. cit., pl. 2, fig. 4.

Chez d'autres Sauriens, cette portion du système artériel éprouve, par les progrès du développement, des changements plus grands, et chez l'Animal adulte on ne trouve de chaque côté du cou qu'une seule crosse au lieu de deux. En effet, la partie récurrente et terminale des arcs carotidiens s'atrophie et disparaît, de façon que la branche anastomotique, qui, chez le Lézard, s'étend de la base de chaque carotide primitive à la racine aortique et complète en dessus la crosse accessoire, n'existe plus. Ce mode d'organisation se voit chez le Caméléon d'Afrique et chez les Monitors ou Varans. Chez les Ophidiens proprement dits, les arcs vasculaires de la pénultième paire sont aussi les seuls qui concourent à la formation de l'aorte dorsale, et, par conséquent, de même que chez les Chéloniens, il n'y a de chaque côté qu'une crosse aortique simple (1).

à peu près la même chez le Stellion (a), le Gecko (b), l'Iguane (c), le Lyriocéphale (d), l'Ameiva (e), etc.

Il est aussi à noter que tous ces vaisseaux, à leur sortie du cœur, sont unis entre eux par du tissu fibreux, de façon qu'au premier abord ils ne paraissent former qu'un seul tronc; disposition qui en a imposé à quelques anatomistes.

(1) On voit, par les belles recherches de M. Rathke sur le développement de la Couleuvre, que chez ces Animaux le système aortique se compose d'abord, comme chez les autres Reptiles, de trois paires d'arcs vasculaires qui se réunissent latéralement pour donner naissance aux racines de l'aorte. A

mesure que le travail organogénique s'avance, chacune de ces paires d'arcs tend à s'isoler par sa base et à constituer, aux dépens du tronc commun, un vaisseau particulier qui est pourvu d'un orifice distinct dans le ventricule. Les crosses de la troisième paire forment ainsi l'artère pulmonaire et ses deux branches. Mais la division qui s'établit entre la portion moyenne et la portion antérieure du tronc vasculaire commun des crosses, et qui commence au-devant des arcs de la seconde paire, se dirige obliquement, de façon à passer entre l'origine de ces deux vaisseaux et à laisser au-devant d'elle le point de naissance de l'arc droit, tandis qu'elle isole l'orifice

(a) Voyez Blanchard, *Organisation du Règne animal*, REPTILES, pl. 19 (1856).
(b) Delle Chiaje, *Dissertazioni sull' anatomia umana, comparata e patologica*, t. I, pl. 24, fig. 1.
(c) Carus, *Tabulæ Anatomiam comparativam illustrantes*, pars VI, pl. 5, fig. 5.
(d) Rathke, *Op. cit.*, pl. 2, fig. 3.
(e) Idem, *ibid.*, pl. 1, fig. 6.

§ 8. — Chez les Crocodiliens, des changements analogues ont lieu dans la série des arcs vasculaires primitifs, et amènent un mode de groupement analogue des gros troncs artériels ; mais il s'opère en même temps un mouvement de torsion plus complet dans le faisceau de tubes qui naît ainsi du cœur, et il en résulte que l'orifice de la crosse aortique gauche se trouve, ainsi que l'orifice de l'artère pulmonaire, dans le ventricule droit, tandis que l'orifice de la crosse droite se trouve dans le ventricule gauche. A raison de la division complète de la portion ventriculaire du cœur en deux cavités distinctes, ces deux moitiés du système aortique deviennent par conséquent tout à fait isolées l'une de l'autre ; mais si leur individualisation se prononce davantage sous ce rapport, elle devient moins complète au dehors du cœur. En effet, la cloison qui sépare la

de l'arc gauche, et, en s'avançant vers le cœur, prolonge cette branche artérielle jusque dans le ventricule. Il en résulte que le troisième canal longitudinal basilaire résultant de ces cloisonnements appartient en commun à la crosse moyenne droite et aux deux crosses antérieures. Puis la portion terminale de ces derniers arcs vasculaires, située au delà de l'origine des branches qu'ils fournissent à la tête, s'atrophie, et ces vaisseaux, qui étaient primitivement les racines antérieures de l'aorte dorsale, cessent de communiquer avec ce tronc, deviennent seulement les artères carotides et se présentent sous la forme de branches dépendantes de la crosse aortique du côté droit. Enfin les anastomoses des arcs de la troisième paire avec le tronc aortique dorsal s'obli-

tèrent et disparaissent également, de façon que les racines de cette aorte ne se trouvent plus composées que de deux crosses correspondantes aux arcs vasculaires moyens (a).

Ce mode d'organisation ne se voit pas chez tous les Reptiles que Cuvier rangeait dans l'ordre des Ophidiens, et sous ce rapport, comme dans beaucoup d'autres, les ANGUIS ne diffèrent pas notablement des Lézards ; aussi est-on assez généralement d'accord aujourd'hui pour les considérer comme des Sauriens serpentiformes, et les désigner sous les noms de Saurophidiens ou de Cyclosaures (b). Effectivement, chez le Scheltopusik ou *Psodopus Pallasii*, il y a de chaque côté deux crosses qui sont presque de même grosseur, qui se réunissent pour former la racine aortique corres-

(a) Voyez Rathke, *Entwickelungsgeschichte der Natter*, 1839, p. 100 et suiv., pl. 4, fig. 13 et 14.

(b) Voyez Duméril et Bibron, *Erpétologie*, t. V, p. 318.

portion basilaire des deux crosses aortiques ne s'étend pas tout à fait jusqu'à l'embouchure de ces vaisseaux dans les ventricules, et laisse un espace libre appelé *foramen Panizzæ*, ou *pertuis aortique,* par lequel, ainsi que je l'ai déjà dit, ils communiquent entre eux (1).

C'est de la sorte que se trouve réalisée la double disposition qui maintient, chez les Crocodiliens, le caractère général du mode de circulation commun à tous les Reptiles, bien que le

pondante. La crosse postérieure est la crosse aortique proprement dite, et c'est de la convexité de la crosse antérieure que naît la carotide (*a*).

Chez l'*Acontias Meleagris* et l'*Ophisaurus ventralis,* l'anse formée par l'arc carotidien s'allonge et devient un peu plus grêle (*b*).

Chez les Sauriens, il y a des passages entre les deux formes extrêmes mentionnées ci-dessus, et, chez quelques-uns de ces Reptiles, l'oblitération de la branche anastomotique qui relie l'arc carotidien à la crosse aortique ne paraît s'effectuer que très tardivement.

Ainsi, chez le Caméléon d'Afrique, comme je l'ai déjà dit, on ne trouve aucune trace de cette portion dorsale de la crosse carotidienne (*c*); mais, chez une autre espèce du même genre (le *Chamæleon planiceps*), il existe une branche anastomotique excessivement grêle qui unit la portion antérieure

de cet arc vasculaire à la racine de l'aorte (*d*).

Chez l'*Istiurus amboinensis* et le *Basilicus mitratus,* cette branche anastomotique est très grêle (*e*), et chez le Sauvegarde (*Podinema* ou *Tejus teguixin*) elle s'oblitère par les progrès de l'âge (*f*).

Chez les *Psammosaurus griseus* (*g*), ainsi que chez le *Varanus bivittatus* (*h*), le *V. niloticus* et le *V. ornatus,* cette branche anastomotique manque complétement, de même que chez les Crocodiliens.

(1) C'est parce que l'on attribuait généralement la découverte de ce pertuis à Panizza, que M. Brücke a donné au passage interaortique le nom de cet anatomiste. Mais cette découverte appartient en réalité à Hentz (*i*), et par conséquent je préférerai appeler cet orifice anastomotique le *pertuis aortique.*

(*a*) Barkow, *Zootomische Beobachtungen,* 1851, p. 27, fig. 13.
— Rathke, *Unters. über die Aortenwurzeln,* pl. 1, fig. 5 (*Acad. de Vienne,* 1857, t. XIII).
(*b*) Rathke, *Op. cit.,* pl. 2, fig. 1 et 2.
(*c*) Delle Chiaje, *Op. cit.,* t. I, pl. 22, fig. 10.
— Rathke, *Op. cit.,* pl. 2, fig. 10.
(*d*) Idem, *ibid.,* p. 27, pl. 2, fig. 9.
(*e*) Idem, *ibid.,* pl. 2, fig. 8.
(*f*) Brücke, *Beitr. zur vergl. Anat. und Physiol. des Gefäss-Systems* (*Denkschriften der Akad. der Wissensch. zu Wien,* 1852, t. III, p. 350).
(*g*) Corti, *De systemate vasorum Psammosauri grisci,* pl. 1, fig. 1.
(*h*) Rathke, *Op. cit.,* p. 30, pl. 3, fig. 1.
(*i*) Voyez ci-dessus, page 425.

cœur de ces Sauriens, au lieu de n'offrir, comme d'ordinaire, qu'un seul ventricule, soit divisé en deux portions parfaitement distinctes : l'une pour le sang artériel, l'autre pour le sang veineux. En effet, chez les Crocodiliens, le sang rouge venant des poumons ne se mêle pas au sang noir dans l'intérieur du cœur et passe tout entier du ventricule gauche dans la crosse aortique du côté droit, tandis que le sang veineux, versé dans le ventricule droit, s'écoule en partie dans l'artère pulmonaire et en partie dans la crosse aortique du côté gauche. Mais avant même que la crosse aortique, traversée ainsi par le courant du sang artériel, ait fourni aucune branche de distribution, le mélange de ce sang avec le sang noir de l'autre crosse commence à s'effectuer à l'aide du passage que forme le pertuis de Panizza, et plus loin ce mélange s'achève lorsque les deux crosses s'anastomosent dans l'abdomen pour constituer l'aorte dorsale (1).

(1) Les naturalistes sont partagés d'opinion relativement au rôle du pertuis aortique. Hentz pensait qu'à raison de la disposition des parties voisines, cet orifice ne devait livrer passage qu'à très peu de sang, quand le Crocodile respire librement; mais que la gêne produite dans la circulation pulmonaire, par la suspension de la respiration, devait déterminer l'écoulement d'une portion du sang veineux dans la crosse aortique, par cette voie, quand l'animal reste sous l'eau(a). M. Bischoff a émis une opinion analogue (b); mais, ainsi que le fait remarquer M. Brücke, rien ne nous autorise à admettre que la suspension des mouvements respiratoires entraîne l'interruption de la circulation dans les vaisseaux du poumon (c), et il est plus probable que dans tous les cas un mélange partiel des deux courants se fait à travers ce pertuis. Il est, du reste, à noter qu'à raison du voisinage des valvules dont l'orifice de chaque tronc aortique est garni, ce trou de communication est bouché pendant que ces soupapes sont relevées, c'est-à-dire pendant la plus grande partie de la durée du mouvement de systole du ventricule. En effet, le pertuis se trouve placé immédiatement en avant de la base de la valvule semi-lunaire inférieure de l'aorte droite et de la

(a) Hentz, Op. cit. (Trans. of the American Philosophical Society of Philadelphia, 1825, New Series, vol. II, p. 222).
(b) Bischoff, Op. cit. (Müller's Archiv für Anat. und Physiol., 1836, p. 7).
(c) Brücke, Op. cit. (Mém. de l'Acad. de Vienne, 1852, t. III, p. 350).

Du reste, le perfectionnement introduit dans la structure du cœur des Crocodiliens n'en a pas moins une influence considérable sur le mode de distribution du sang artériel chez ces animaux. Le pertuis aortique, ou *foramen Panizzæ*, ne peut livrer passage qu'à une petite quantité de sang veineux, et par conséquent tous les organes dont les artères naissent de la crosse aortique droite, avant la jonction de celle-ci avec la crosse veineuse ou crosse gauche, doivent recevoir un mélange dans lequel le sang vermeil domine, tandis que ceux dont les artères naissent du point de jonction des deux crosses, ou plus loin, en arrière, doivent recevoir du sang veineux mêlé au sang artériel en proportion bien plus grande. Or les parties qui se trouvent dans la première de ces deux conditions sont précisément celles où l'excitation vitale a besoin d'être la plus puissante; car ce sont le cerveau, les organes des sens, les organes de préhension, etc., tandis que les parties où l'irrigation se fait avec du sang moins complétement artérialisé, sont les viscères abdominaux, le train de derrière et la queue.

§ 9. — Pour s'en assurer, il suffit de jeter un coup d'œil rapide sur le mode de distribution des principales artères d'un de ces grands Reptiles.

Système artériel général des Crocodiles.

valvule semi-lunaire supérieure de l'aorte gauche, de façon qu'il n'est à découvert que lorsque ces soupapes sont abaissées pour fermer l'entrée du système artériel. C'est donc pendant l'intervalle compris entre l'arrivée de deux ondées successives dans ces vaisseaux que les abords du pertuis aortique sont libres. Il paraîtrait aussi, d'après les observations de Panizza, que le passage par ce pertuis a lieu plus facilement de l'aorte droite dans l'aorte gauche que dans la direction contraire (*a*), et, par conséquent, il paraîtrait que ce serait du sang artériel qui irait se mêler au sang veineux plutôt que du sang noir qui se déverserait dans le courant du sang rouge. Ainsi tout s'accorde à faire penser que malgré l'existence du pertuis aortique, la portion de sang artériel qui circule dans les vaisseaux de la tête et des pattes antérieures ne doit être mêlée que de fort peu de sang veineux.

(*a*) Panizza, *Sulla structura del cuore e sulla circolazione del sangue del Crocodilus* (*Bibliotheca italiana*, t. LXX, p. 87).

Ainsi que je l'ai déjà dit, les deux troncs aortiques naissent isolément du cœur; mais, à leur origine, ils adhèrent entre eux et sont enveloppés dans le péricarde, de façon à former avec le tronc de l'artère pulmonaire un faisceau en apparence simple. Ils sont l'un et l'autre très renflés à leur base, et c'est de l'espèce de bulbe ou de sinus ainsi formé par l'aorte du côté droit (ou aorte artérieuse) que naît le tronc commun des deux *artères carotides*. Ce vaisseau est une *artère brachio-céphalique*. Effectivement, après s'être dégagée du péricarde, elle fournit presque aussitôt une grosse branche qui porte le sang au membre antérieur du côté gauche et constitue l'une des *artères sous-clavières*. Une autre branche semblable prend naissance un peu plus loin de la crosse aortique elle-même et va se distribuer dans le membre thoracique du côté opposé. Chacune de ces artères sous-clavières fournit aussi une *artère cervicale* qui s'avance directement vers la tête. Enfin, le vaisseau médian, ou *tronc carotidien commun* dont je viens de parler, gagne la base du crâne, et s'y bifurque pour former de chaque côté du cou une des artères *carotides* dites *primitives*, lesquelles se divisent bientôt en *carotides externes*, *carotides internes* et en quelques autres branches, pour aller se ramifier, d'une part aux mâchoires, etc., d'autre part au cerveau, aux yeux et à diverses parties de la face (1). La crosse aortique gauche, qui

(1) La disposition de cette portion du système artériel des Crocodiliens diffère notablement de ce qui existe chez les autres Reptiles, et la détermination des artères carotides a donné lieu à des divergences d'opinion assez grandes; mais M. Rathke vient de publier sur ce sujet des recherches très complètes qui lèvent toutes les incertitudes et qui permettent de comprendre la cause des erreurs commises par quelques-uns de ses devanciers.

Les deux grosses artères qui naissent de la crosse aortique et qui se dirigent vers la base du cou ont été considérées par Cuvier comme fournissant chacune la carotide et la sous-clavière du côté correspondant; et s'il en était ainsi, il faudrait donner à ces deux vaisseaux les noms de *troncs brachio-céphaliques* (a). Mais, ainsi que l'ont constaté Meckel et Hentz,

(a) Cuvier, *Leçons d'anatomie comparée*, 1ᵉ édit., t. IV, p 280.

naît du ventricule veineux, ne fournit aucune branche dans la région cervicale : arrivée sous la colonne vertébrale, elle s'anastomose avec la crosse du côté droit ; mais avant de s'y unir, elle fournit une grosse *artère viscérale*, qui, étant plus forte que sa portion anastomotique, semble même être la continuation du tronc primitif, tandis que la branche de jonction semble être une dépendance de ce dernier. L'artère viscérale ou cœliaque distribue ses branches à l'estomac, au foie, à la rate, etc.

Enfin, l'aorte dorsale, constituée par la réunion de la crosse

les deux carotides sont fournies par un tronc commun qui provient de l'une de ces branches aortiques, et l'artère qui naît de celle située à droite n'est pas une carotide comme le supposait Cuvier (*a*). Pour éviter toute confusion, j'appellerai donc ici la première grosse branche qui se détache de la crosse aortique droite, l'*artère brachio-céphalique*, et la seconde (celle qui se trouve à gauche), l'*artère brachio-cervicale*.

Les observations de M. Van der Hœven tendaient à faire penser que les deux modes d'organisation décrits par Cuvier et par Meckel appartenaient à des espèces différentes (*b*) ; mais les recherches récentes de M. Rathke établissent que chez tous les Crocodiliens la disposition normale de ces vaisseaux est la même, et qu'il y a toujours chez ces Reptiles trois artères allant de la base du cou vers la tête, savoir : une carotide commune au milieu et de chaque côté du cou, une *artère collatérale* qui accompagne le nerf pneumogastrique et la veine jugulaire correspondante, et qui va sous la base du crâne s'anastomoser avec une des branches de la carotide du même côté. Ainsi la première grosse branche qui sort de la crosse aortique, et qui porte le nom d'artère brachio-céphalique, donne naissance à la carotide commune impaire, à la sous-clavière gauche et à l'artère collatérale du cou du même côté ; tandis que la seconde branche, ou artère brachio-cervicale, fournit la collatérale du côté droit et la sous-clavière correspondante. Ces deux artères collatérales du cou n'ont pas été observées chez d'autres Reptiles, mais paraissent être les représentants de branches ascendantes qui se rencontrent dans la même position chez certains Oiseaux, ainsi que nous le verrons dans la prochaine Leçon (*c*). Je suis donc porté à croire que la disposition mentionnée par Cuvier n'était pas une anomalie, comme Duvernoy semblait le supposer (*d*), mais que ce

(*a*) Meckel, *Anatomie comparée*, t. IX, p. 328.
— Hentz, *Op. cit.* (*Trans. of the American Philos. Soc.*, New Series, 1825, vol. II, p. 234).
(*b*) Van der Hœven, *Op. cit.* (*Tijdschrift voor Natuurlijke Geschiedenis en Physiologie*, 1830, t. VI, p. 155, fig.).
(*c*) Rathke, *Ueber die Carotiden der Krokodile und der Vögel* (Müller's Archiv für Anat. und Physiol., 1850, p. 184), et *Untersuchung über die Aortenwurzeln* (extrait des Mém. de l'Acad. de Vienne, t. XIII, 1853, p. 43, pl. 5, fig. 8).
(*d*) Duvernoy, *Anatomie comparée* de Cuvier, t. VI, p. 205.

du côté droit et la branche anastomotique terminale de la crosse gauche, continue à se porter en arrière sous la colonne vertébrale, et, chemin faisant, fournit des artères intercostales, une artère mésentérique antérieure, des artères rénales, les artères des membres postérieurs et une artère mésentérique postérieure ; enfin, elle prend le nom d'artère caudale, et distribue sa dernière ramification dans la queue.

On voit donc que le sang distribué aux divers organes n'est

grand anatomiste, ayant négligé d'examiner le mode de terminaison des deux artères dont il avait reconnu la présence à la base du cou, avait pris la collatérale droite pour le pendant de la carotide commune, laquelle aurait été alors la carotide primitive gauche.

Il est aussi à noter que M. Rathke a trouvé que chez quelques jeunes Crocodiliens l'artère carotide commune, au lieu de sortir tout d'une pièce du tronc brachio-céphalique, était formée par la réunion de deux branches provenant l'une de ce tronc, l'autre de l'artère brachio-cervicale, de façon que la symétrie était presque complète dans cette portion du système circulatoire. J'ajouterai que le tronc carotidien commun (ou médian), quel qu'en soit le mode d'origine, reste simple et impair jusque dans le voisinage du crâne, où il se bifurque pour constituer les deux carotides dites primitives, qui sont très courtes (a), et qui, après avoir fourni chacune une artère sous-maxillaire dans laquelle l'artère collatérale correspondante vient se terminer (b), donnent naissance aux artères faciales ou carotides externes, et encéphaliques, ou carotides internes, ainsi qu'à quelques autres branches dont le mode de distribution a été étudié par M. Hyrtl et par M. Rathke.

Enfin, M. Hyrtl a remarqué aussi que la plupart de ces vaisseaux forment souvent sur leur trajet des réseaux anastomotiques plus ou moins développés. Ainsi, une des branches de la maxillaire externe, qui se rend au repli interne de l'oreille externe, y constitue un *rete mirabile* très bien caractérisé. L'artère maxillaire interne forme également un réseau semblable, qui accompagne le nerf dentaire, et il y a aussi des divisions anastomotiques fréquentes, et même un véritable *rete mirabile* dans les fosses nasales, sur le trajet des branches terminales de la carotide interne (c).

Duvernoy a donné aussi quelques détails relatifs aux artères du tronc et des membres du Caïman à lunettes, tirés d'un dessin inédit de Cuvier (d).

(a) Rathke, *Ueber die Aortenwurzeln*, pl. 5, fig. 1 et 3.
(b) Idem, *ibid.*, pl. 5, fig. 4.
(c) Hyrtl, *Ueber einige Wundernetze bei Amphibien* (Medicinische Jahrbücher, 1842, nouvelle série, t. XXIX, p. 258).
(d) *Anatomie comparée* de Cuvier, t. VI, p. 205.

pas de même qualité partout : celui qui arrive à la tête et aux membres antérieurs doit être du sang artériel mélangé de très peu de sang veineux ; celui qui se rend par l'aorte dorsale aux membres postérieurs et à la queue doit être plus chargé de sang noir, puisque de nouvelles quantités de ce liquide ont pu arriver dans cette portion du système artériel par la branche anastomotique terminale de la crosse gauche ; enfin le sang qui circule dans les vaisseaux du foie, de la rate et de l'estomac doit être principalement du sang veineux, car la majeure partie du courant vient du ventricule droit, et du sang vermeil n'a pu y arriver que par le pertuis aortique et par la branche anastomotique qui représente la portion terminale de la crosse gauche ou la racine aortique du même côté : or ces voies de communication sont étroites et semblent être disposées de façon à livrer passage au sang veineux dans la portion du système aortique où se trouve le sang rouge plutôt qu'à se laisser traverser en sens contraire.

Système artériel des Sauriens ordinaires.

§ 10. — On rencontre, même chez les différentes espèces de Crocodiles, quelques variations dans le mode de groupement et de distribution de quelques-unes de ces artères. Cependant la disposition du système artériel est aussi à peu près la même chez tous les Sauriens, où le cœur ne possède qu'un seul ventricule. Les modifications qui s'y remarquent dépendent principalement de divers degrés de rapprochement entre la portion basilaire des artères carotides et sous-clavières.

Ainsi, chez les Lézards, les Iguanes, les Geckos et la plupart des autres Sauriens ordinaires, les deux artères carotides primitives sont distinctes dès leur origine ou tout au moins dès leur sortie du péricarde, et les artères sous-clavières naissent l'une et l'autre de la portion postérieure de la crosse aortique droite, très loin des vaisseaux précédents (1).

(1) L'ensemble du système artériel a été représenté chez le Stellion par M. Blanchard, chez le Gecko et le Caméléon par M. Delle Chiaje, et chez

Chez les Varaniens, au contraire, les deux carotides primitives sont confondues à la base du cou en un tronc impair, ou carotide commune, et les deux artères sous-clavières proviennent aussi d'un vaisseau impair, mais celui-ci naît encore de la portion récurrente de la crosse aortique droite, très loin du précédent (1).

l'Iguane par MM. Carus et V. Otto (a). M. Tiedemann a dit quelques mots de ces vaisseaux chez le Dragon (b). Enfin, M. Hyrtl a décrit les crosses aortiques du Lézard (c), et M. Rathke a étudié avec beaucoup de soin les artères de la tête et du cou chez l'Iguane et plusieurs autres Sauriens du même groupe. Pour plus de détails à ce sujet, je renverrai au mémoire de cet anatomiste (d).

(1) Ainsi, chez le *Psammosaurus griseus*, dont le système artériel a été étudié avec beaucoup de soin par M. Corti, le faisceau artériel qui sort du cœur (ou *conus arteriosus*) se compose, comme je l'ai déjà dit, de l'artère pulmonaire, et de la portion basilaire des deux crosses aortiques (e). Le tronc aortique du côté droit fournit au cœur les petites branches appelées *artères coronaires antérieures* ou droites, et *artères coronaires postérieures* ou gauches, puis bientôt après donne naissance à un gros *tronc carotidien commun*, qui se porte en avant, et ne se bifurque, pour constituer les artères carotides

primitives droite et gauche, qu'au niveau de la division de la trachée en bronches. Beaucoup plus loin la même crosse aortique fournit un autre tronc impair qui se porte également en avant pour former, en se bifurquant, les deux *artères sous-clavières*.

L'artère carotide commune (ou médiane) donne naissance : 1° à une branche dite *artère mammaire interne*, d'après la nomenclature employée en angiologie humaine, qui, après avoir envoyé un ramuscule au péricarde, se recourbe en arrière et en bas, et se bifurque pour longer la paroi inférieure de la cavité viscérale et aller s'anastomoser avec les artères épigastriques, dont il sera question plus loin ; 2° à des petites artères bronchiques.

Chacune des *artères carotides* résultant de la bifurcation de ce tronc commun impair fournit en dessous une branche à la trachée, et en dessus une branche aux muscles du cou ; puis donne naissance à une *artère pharyngienne* qui à son tour se divise pour fournir un rameau hyoïdien

(a) Blanchard, *Organisation du Règne animal*, REPTILES, pl. 19. — Delle Chiaje, *Dissertazioni sull' anatomia umana, comparata e patologica*, t. I, pl. 22, et pl. 24.

— Carus et V. Otto, *Tab. Anat. compar. illustr.*, pars VI, pl. 5, fig. 5.
(b) Tiedemann, *Anatomie und Naturgeschichte des Drachens*, p. 24 (1811).
(c) Hyrtl, *Beobachtungen aus dem Gebiete der vergleichenden Gefässlehre* (*Medicinische Jahrbücher des Oesterreichischen Staates*, 1838, t. XXIV, p. 381, pl. 3, fig. 2).
(d) Rathke, *Untersuch. über die Aortenwurzeln*, p. 15 et suiv, pl. 3.
(e) Voyez Corti, *De systemate vasorum Psammosauri grisei*, p. 19 et suivantes, pl. 1, fig. 1.

Enfin, chez les Crocodiliens, ainsi que je l'ai déjà dit, les carotides et les sous-clavières se rapprochent à leur base, et c'est par l'intermédiaire d'une paire de branches aortiques seu-

et une artère maxillaire externe. Ces carotides donnent également naissance à une artère cervicale, dont une des branches pénètre dans le canal vertébral pour concourir à la formation de l'artère myélique dont il sera bientôt question. Enfin, elles se divisent chacune en une artère carotide externe et une carotide interne (a).

La *carotide interne* pénètre dans le crâne et s'y divise en plusieurs branches dont une côtoie le nerf optique et s'anastomose avec l'artère ophthalmique. Quelques autres branches se distribuent aux diverses parties de l'encéphale (b), et une, postérieure, se réunit à sa congénère, et forme une arcade cérébrale postérieure (ou *arcus Willisii*), qui à son tour donne naissance à une artère récurrente impaire à laquelle M. Corti donne le nom d'*arteria myelica* (c). Cette dernière longe la face inférieure de la moelle épinière, et reçoit de nombreuses branches anastomotiques venant des artères carotides et des artères vertébrales (d).

L'*artère carotide externe* fournit à la face plusieurs branches dont les principales sont : une *artère maxillaire interne*, qui envoie des ramuscules à l'oreille, aux muscles temporaux et aux parois de la bouche; fournit une *artère alvéolaire inférieure*, destinée principalement à la mâchoire infé-

rieure, et une artère buccale inférieure qui se ramifie dans la paroi inférieure de la bouche ; des *artères sus-orbitaires* ou frontales, une *artère ophthalmique* et une *alvéolaire supérieure*.

Les *artères sous-clavières* résultant de la bifurcation du tronc impair déjà mentionnée vont aux membres antérieurs, et donnent préalablement naissance à plusieurs branches spinales et à l'*artère vertébrale*, qui s'avance de chaque côté de la colonne vertébrale et fournit des ramuscules aux muscles profonds du cou, ainsi que des branches anastomotiques allant déboucher dans l'artère myélique. L'artère sous-clavière gagne ensuite la région de l'aisselle où elle prend le nom d'*artère axillaire*, et donne naissance à une *artère thoracique externe* (ou mammaire externe). Parvenues dans les pattes antérieures, les artères axillaires changent encore de nom et deviennent les *artères brachiales*. Enfin, cette même artère se bifurque dans l'avant-bras, et y constitue les *artères cubitale* et *radiale*, dont les branches terminales sont les *artères digitales* (e).

La crosse aortique gauche est grêle et se recourbe au-dessus des voies aériennes et digestives, puis se porte en arrière pour constituer une des racines de l'aorte dorsale sans avoir donné naissance à aucune branche ; mais, quand elle est arrivée très près

(a) Corti, *De systemate vasorum Psammosauri grisei*, pl. 2, fig. 4, et pl. 3, fig. 6.
(b) Idem, *ibid.*, pl. 3, fig. 6.
(c) Idem, *ibid.*, pl. 3, fig. 7.
(d) Idem, *ibid.*, pl. 2, fig. 5.
(e) Idem, *ibid.*, pl. 1, fig. 1 ; pl. 4, fig. 8 et 9.

lement que le sang se rend du cœur à toute la portion brachio-
céphalique du corps.

On remarque aussi quelques variations dans le point d'origine

de son point de jonction avec la crosse aortique principale, elle fournit un tronc qui, à raison de son volume, semble même en être la continuation, circonstance qui a valu souvent à cette crosse le nom d'*aorte viscérale*. En effet, l'artère qui en naît ainsi est une artère viscérale ou mésentérique commune, dont les rameaux se distribuent, d'une part à l'œsophage, d'autre part aux intestins (*a*).

L'*aorte dorsale*, formée par la continuation de la crosse droite, ainsi renforcée par son anastomose avec l'extrémité de la crosse gauche, marche d'avant en arrière sous la colonne vertébrale, et fournit bientôt une *artère cœliaque* dont une des branches se recourbe en avant pour se ramifier dans les parois de l'estomac, et constitue l'*artère gastrique antérieure* ou *coronaire* de l'estomac, et une autre l'*artère hépatique*. Des *artères intercostales*, des *artères spermatiques* et des *artères rénales* naissent aussi de l'aorte pendant son trajet dans la portion moyenne de la cavité abdominale, et vers le niveau du bassin il part aussi de ce tronc médian deux paires d'artères qui sont destinées principalement aux membres postérieurs (*b*). Celles de la paire antérieure, appelées *artères iliaques*

internes, ou *artères hypogastriques*, fournissent de chaque côté une branche qui se distribue dans les parois de l'abdomen et va s'anastomoser en avant avec l'artère thoracique interne (ou mammaire interne) dont il a déjà été question. Elles envoient aussi beaucoup de rameaux aux muscles du bassin, et vont se terminer à la partie interne des cuisses (*c*).

La paire suivante constitue les *artères iliaques externes*, et, après avoir pénétré dans la cuisse, prennent les noms d'*artères fémorales* ou *artères crurales*. Enfin elles se divisent en branches, appelées *artères tibiales antérieures* et *artères tibiales postérieures* (*d*).

On désigne quelquefois sous le nom d'*artère sacrée* la portion du tronc aortique qui est située au delà du point d'origine des artères iliaques externes. Elle fournit ici des branches appelées *spermatiques externes*, qui vont principalement aux organes génitaux. Enfin, la portion terminale de l'aorte prend le nom d'*artère caudale*, et fournit des branches latérales à mesure qu'elle s'avance vers l'extrémité de la queue.

La disposition des artères est la même chez les Varans proprement dits (*e*).

(*a*) Corti, *Op. cit.*, pl. 1, fig. 1 et 3.
(*b*) Idem, *ibid.*, pl. 1, fig. 1.
(*c*) Idem, *ibid.*, pl. 1, fig. 1.
(*d*) Idem, *ibid.*, pl. 4, fig. 8.
(*e*) Rathke, *Unters. über die Aortenwurzeln*, p. 30 et suiv., pl. 3, fig. 1-5 (*Acad. de Vienne*, t. XIII).

et dans le mode de division des artères qui, chez les Sauriens, se distribuent aux viscères et aux autres parties de la région postérieure du corps; mais ces particularités de structure n'ont pas assez d'importance pour que nous nous y arrêtions ici.

Système artériel des Ophidiens. § 11. — Chez les Ophidiens, le système irrigatoire présente la même conformation générale que chez les Sauriens, mais se simplifie un peu à raison de l'absence de membres, et la tête étant très petite, les artères carotides deviennent fort grêles et même le plus souvent l'une d'elles disparaît plus ou moins complétement. Il est aussi à noter que les artères vertébrales se trouvent représentées aussi par un tronc médian qui dépend de la crosse aortique du côté droit, et qui ressemble beaucoup à l'aorte antérieure que l'on voit naître du point de jonction des racines aortiques, chez les Poissons du genre Myxine. Les artères intercostales naissent avec une grande régularité, d'abord de cette artère vertébrale, puis de la portion récurrente de la crosse aortique droite, et plus en arrière de l'aorte dorsale qui y fait suite. Enfin les artères de l'estomac, du foie et des intestins ne proviennent pas d'un tronc principal, analogue à l'artère cœliaque de la plupart des Reptiles, mais se détachent successivement de l'aorte dorsale (1).

(1) Le système artériel a été étudié avec beaucoup de soin chez la Couleuvre à collier, par M. Schlemm (de Berlin), et chez le Python, par M. Jacquart. Ce dernier a trouvé deux petites artères carotides qui naissent de la crosse aortique droite par un tronc commun; mais il a reconnu que le degré de développement de l'un de ces vaisseaux est très variable, suivant les individus, et que parfois la carotide droite ne se prolonge pas jusqu'à la tête (a). Chez la Couleuvre, il n'y a, depuis le cœur jusqu'à la tête, qu'un seul tronc carotidien, que Cuvier appelle une *carotide commune*, et que M. Schlemm désigne sous le nom d'*artère céphalique*. Parvenu sous le crâne, cette carotide se ramifie, comme d'ordinaire, du côté gauche, et donne naissance à une branche occipitale qui tient lieu de carotide droite, passe à travers la nuque, gagne le côté du pharynx et se ramifie comme le ferait

(a) Jacquart, *Mém. sur les organes de la circulation du Serpent Python* (Ann. des sciences nat., 4e série, t. IV, p. 339, pl. 9, fig. 1 et 3).

§ 12. — Chez les Chéloniens, la symétrie originelle du système artériel est, au contraire, mieux conservée, même que chez la plupart des Sauriens, et sauf le point de départ des gros troncs là où ils adhèrent entre eux pour former un faisceau précardiaque, ceux-ci sont disposés à peu près identiquement à droite et à gauche de la base du cou. Ainsi chez la Tortue bourbeuse, par exemple, un tronc commun qui est situé presque sur la ligne médiane, et qui naît de la crosse droite de l'aorte très près du cœur, se porte en avant, et se divise bientôt en une paire d'artères carotides et une paire d'artères sous-clavières. Les premières sont très grêles et longent la trachée latéralement; les dernières sont fort grosses et se recourbent en dehors, en forme d'arcs, pour gagner les membres anté-

une carotide ordinaire (a). L'ensemble du système artériel de la Couleuvre à collier a été représenté d'une manière plus complète par M. Delle Chiaje (b).

M. Rathke vient de publier de nouvelles observations sur la disposition des carotides chez les Serpents. Il a trouvé que, dans le jeune âge, les deux troncs sont disposés symétriquement, et que cette disposition est permanente dans un grand nombre d'espèces, telles que la Couleuvre à collier (ou *Tropidonotus natrix*), l'*Eunectes murinus*, *Python tigris*, *P. javanicus*, *P. hieroglyphicus*, *Boa constrictor*, *Hydrophis gracilis*, *H. striatus*, *H. schistosus*, *Typhlops reticulatus*, *Echidna arietans*, *Crotalus horridus*, etc.; mais que chez d'autres toute la portion cervicale de l'une de ces artères se flétrit et dis-

paraît, tandis que la portion céphalique persiste et reçoit le sang par une anastomose qui s'établit entre une de ses branches et celle du côté opposé : par exemple, chez le *Vipera berus*, le *V. prester*, le *Scythale coronatum*, l'*Oligodon subtorquatum*, l'*Hilicops angulatus*, le *Spilotes variabilis*, l'*Elops micinctus*, le *Leptophis liocercus*, l'*Herpedodryas Bernieri* et l'*Homalosoma lutrix* (c).

Il est aussi à noter que chez quelques Serpents l'artère maxillaire interne forme un *rete mirabile* derrière la glande venimeuse; disposition que M. Hyrtl a constatée chez le *Vipera Redi* et le *V. Chersea*. Cet anatomiste n'a trouvé rien d'analogue chez le *Coluber Æsculapii*, le *C. austriacus* et le *C. natrix* (d).

(a) Schlemm, *Anatomische Beschreibung des Blutgefäss-systems der Schlangen* (Zeitschr. für Physiologie von Treviranus, t. II, pl. 7, fig. 4 et 5).
(b) Delle Chiaje, *Dissertazioni sull' anatomia umana, comparata e patologica*, t. I, pl. 20.
(c) Rathke, *Bemerkungen über die Carotiden der Schlangen* (Mém. de l'Acad. de Vienne, 1856).
(d) Hyrtl, *Ueber einige Wundernetze bei Amphibien* (Medicinische Jahrbücher des Oesterreichischen Staates, 1842, nouvelle série, t. XXIX, p. 260).

rieurs. Il est aussi à noter que chez ces Animaux les petits troncs anastomotiques qui, dans l'état embryonnaire, unissent la portion basilaire des artères pulmonaires aux crosses aortiques, sont plus ou moins persistants. Enfin, je ferai remarquer encore que dans toute sa portion antérieure la crosse aortique du côté gauche est presque aussi grosse que sa congénère, et qu'elle ne devient grêle qu'après avoir donné naissance aux artères cœliaques et mésentériques, et à quelques autres troncs qui partent de sa portion terminale (1).

Système veineux
des
Reptiles.

§ 13. — Le système veineux général des Reptiles ressemble beaucoup à celui des Batraciens. Il aboutit tout entier ou en majeure partie à un sinus à parois contractiles, qui débouche dans l'oreillette droite du cœur par un orifice dont les bords sont garnis de valvules ; mais il n'y a guère que le sang de la tête et des parties antérieures du corps qui revient ainsi directement du système capillaire général au centre de l'appareil circulatoire, et celui des parties postérieures du corps et des viscères abdominaux traverse des systèmes capillaires intermédiaires appartenant l'un au foie, l'autre aux reins (2).

(1) Pour plus de détails sur le mode de distribution des artères de la Tortue bourbeuse, je renverrai à la belle Monographie de Bojanus, où toutes les branches, aussi bien que les troncs principaux, ont été figurées avec le plus grand soin (a).

L'ensemble du système artériel a été très bien représenté par M. Delle Chiaje, chez le *T. græca* (b).

Duvernoy a figuré la disposition des gros troncs artériels chez le *T. radiata* (c).

MM. Carus et V. Otto ont représenté ces mêmes troncs chez le *Chelonia Midas*, où un tronc brachio-céphalique commun, ou aorte antérieure, naît de la crosse aortique droite et fournit les deux artères sous-clavières ainsi que les deux carotides primitives (d).

(2) La découverte du système porte

(a) Bojanus, *Anatome Testudinis europææ*, pl. 20, fig. 82; pl. 24, fig. 118; pl. 28, fig. 159; pl. 29, fig. 160, 161, 162, etc.
(b) Delle Chiaje, *Dissertazioni sull' anatomia umana, comparata e patologica*, t. I, pl. 23.
(c) Duvernoy, *Atlas des Reptiles du Règne animal de Cuvier*, pl. 2, fig. 1.
(d) Carus et V. Otto, *Tab. Anat. compar. illustr.*, pars VI, pl. 5, fig. 4.

Pour donner en peu de mots une idée générale de cet ensemble de vaisseaux, je choisirai d'abord les Serpents, parce qu'à raison de l'absence de membres chez ces Animaux, la disposition en est plus simple que chez les autres Reptiles, et aussi parce que la structure en a été très bien étudiée par M. Delle Chiaje et par M. Jacquart.

Chez le Python, le sang de la tête et de la partie antérieure du corps est conduit au cœur par une paire de veines jugulaires et par une grosse veine vertébrale. La veine jugulaire gauche, après avoir pénétré dans le péricarde, se recourbe à droite et va déboucher isolément dans l'oreillette. L'autre veine jugulaire reçoit à son extrémité postérieure la veine vertébrale et la veine azygos (1), puis s'unit à la veine cave postérieure, et constitue ainsi le sinus qui débouche dans l'oreillette droite.

Les veines caudales, en arrivant dans l'abdomen, forment deux troncs qui, après avoir reçu diverses branches venant de l'intestin ou des organes voisins, et avoir formé des anastomoses avec le système de la veine porte hépatique, se rendent aux reins et s'y ramifient.

Une veine rénale efférente naît de chacune de ces glandes et se dirige en avant. Ces deux vaisseaux se réunissent bientôt en un tronc unique qui constitue la grande veine cave postérieure.

Les veines de l'intestin et de l'ovaire, dont diverses branches

rénal des Reptiles est due à Jacobson (a). Nicolaï en a fait également l'objet de ses recherches (b), mais le mode de constitution de ce système et ses rapports avec les autres parties de l'appareil veineux n'ont été bien éclair-cis que par les travaux plus récents de MM. Delle Chiaje et Jacquart (c).

(1) M. Jacquart désigne le premier de ces vaisseaux sous le nom de *veine azygos antérieure.*

(a) Nicolaï, *Untersuch. über den Verlauf und die Vertheilung der Venen* (Isis, 1826, t. I, p. 408).

(b) Delle Chiaje, *Monographia sull' systema sanguigno degli animali Rettili* (*Dissertazioni sull' anatomia umana, comparata e patologica*, t. I, p. 19 et suiv.).

(c) Jacquart, *Mém. sur les organes de la circulation chez le Serpent Python* (Ann. des sciences nat., 1855, 4e série, t. IV, p. 345 et suiv.).

se sont anastomosées avec les branches de la veine porte rénale,
se réunissent peu à peu en une grosse veine porte hépatique
qui pénètre dans le foie et s'y ramifie. Enfin les veines hépatiques efférentes qui naissent du réseau capillaire ainsi formé
se déversent directement dans la veine cave postérieure, sans
se réunir en un ou plusieurs gros troncs, et cette veine cave,
comme je l'ai déjà dit, se termine dans l'oreillette droite du
cœur, après s'être confondue avec la jugulaire correspondante (1).

Veines
des
Sauriens.

Chez les Sauriens, la disposition du système veineux se complique davantage par suite de l'existence des membres; mais
le système porte rénal perd de son importance, car une
grande partie du sang qui revient de la région postérieure du
corps n'y entre pas, et se rend directement dans le système

(1) M. Delle Chiaje a trouvé que
chez la Couleuvre le réseau veineux
sous-cutané et les veines intercostales
se déversent en grande partie dans
une veine abdominale qui longe en
dessous les parois de la cavité visce-
rale, et va s'anastomoser près du
cloaque avec les veines afférentes rénales. Il signale aussi l'existence d'une
dilatation du tronc de la veine porte
hépatique, qui est contourné en spirale près du foie (a). La figure qu'il
donne des veines rénales efférentes,
de la veine cave postérieure et des
branches que celle-ci reçoit du système de la veine porte hépatique (b)
s'accorde aussi très bien avec les résultats des observations plus récentes
de M. Jacquart (c).

M. Gratiolet a remarqué aussi que
quelques branches veineuses forment
un réseau intermédiaire, ou système
portal, dans les capsules surrénales (d).

Il est aussi à noter que M. Brücke a
trouvé dans l'intérieur de la veine
porte hépatique, chez la Couleuvre,
une disposition très singulière : ce
vaisseau, contourné en spirale, comme
je l'ai déjà dit, est garni d'une sorte de
bourrelet qui fait saillie dans son inte-
rieur et qui décrit aussi une hélice.
M. Brücke considère ce mode d'organisation comme étant destiné à égaliser
le courant sanguin (e).

(a) Delle Chiaje, Op. cit., (Dissert. sull' anatomia umana, comparata e patol., t. 1, pl. 7, fig. 1).
(b) Idem, ibid., pl. 13, fig. 1.
(c) Jacquart, Op. cit. (Ann. des sciences nat., 1855, 4e série, t. IV, p. 345 et suiv., pl. 9, fig. 1
et 2 ; pl. 11, fig. 12).
(d) Gratiolet, Note sur le système veineux des Reptiles (Journal de l'Institut, 1853, t. XXI,
p. 60).
(e) Brücke, Beitr. zur vergl. Anat. und Physiol. des Gefäss-Systems (Mém. de l'Acad. de
Vienne, 1852, t. III, p. 364, pl. 24).

de la veine porte hépatique, par l'intermédiaire d'une veine sous-cutanée située dans la paroi inférieure de l'abdomen. Les relations de cette veine sont à peu près les mêmes que chez la Grenouille (1). Enfin une portion du sang de la queue et des pattes postérieures paraît pouvoir retourner au cœur sans traverser ni les reins ni le foie, mais en passant par une double série de petites branches anastomotiques (2) qui lient entre elles les veines intercostales, et qui débouchent dans les veines caves, près du cœur (3).

(1) Voyez ci-dessus, page 401.

(2) Ce sont les représentants des veines cardinales, ou azygos, dans cette portion du corps.

(3) M. Delle Chiaje a trouvé que chez le Lézard les veines des pattes postérieures, en s'approchant du bassin, se divisent chacune en trois branches: une interne et postérieure, qui constitue le tronc principal de la veine rénale afférente; une seconde, antérieure et inférieure, qui va s'unir à sa congénère pour former la veine sous-abdominale; et une troisième, moyenne et supérieure, qui est très grêle et qui va s'anastomoser avec les veines vertébrales. La veine médiane sous-abdominale, ainsi constituée, longe la paroi inférieure du ventre, et y reçoit, chemin faisant, les veinules sous-cutanées; enfin, parvenue dans le voisinage du foie, elle reçoit aussi une grosse veine thoracique récurrente, et va ensuite déboucher dans la veine porte, laquelle est formée par la grande veine intestinale et ses affluents. Les veines rénales efférentes se réunissent, comme d'ordinaire,

pour constituer la veine cave postérieure (a). Celle-ci, en passant le long du foie, reçoit les diverses branches veineuses qui sortent du foie, et va s'unir à la veine jugulaire droite, qui reçoit près de son embouchure la veine sous-clavière gauche, et se termine dans l'oreillette droite, à côté de sa congénère (b).

M. Delle Chiaje a représenté le système veineux du Caméléon à peu près de la même manière (c).

Suivant Nicolaï, la disposition du système porte rénal serait un peu différente chez le Crocodile. La veine caudale médiane, arrivée dans l'abdomen, se partage en deux troncs qui, après s'être réunis aux veines ischiatiques et crurales de chaque côté, s'avancent jusqu'aux reins, et là se divisent chacun en deux branches principales. L'une de celles-ci constitue le système afférent rénal; l'autre, plus grosse que la précédente, continue sa route vers le foie et s'y divise. Les veines rénales efférentes sortent, comme d'ordinaire, de la face interne des reins et se réunissent pour consti-

(a) Delle Chiaje, Op. cit., pl. 8, fig. 1.
(b) Idem, ibid., pl. 14, fig. 1.
(c) Idem, ibid., pl. 9.

Chez les Tortues, le système veineux de Jacobson se réduit davantage encore; la presque totalité du sang qui revient de la queue et des membres postérieurs trouve des voies faciles pour aller vers le cœur sans traverser la substance des reins, et les veines qui sortent de ces glandes pour constituer en quelque sorte les racines de la veine cave postérieure, sont grêles et peu nombreuses : aussi ce dernier vaisseau n'offre-t-il qu'un petit calibre jusqu'à ce qu'il ait passé sous le foie et reçu de cet organe les veines efférentes du système de la veine porte hépatique. Il serait trop long de décrire ici le trajet et les anastomoses très compliquées de tous ces vaisseaux, et je me bornerai à ajouter que les veines vertébrales prennent ici un grand développement aussi par les veines abdominales (1).

tuer la veine cave postérieure. Enfin celle-ci se joint à la veine cave antérieure au-dessus du cœur (a).

(1) Le système veineux de la Tortue bourbeuse a été étudié avec le plus grand soin par Bojanus, et parfaitement représenté dans les belles planches qui constituent la partie essentielle de l'ouvrage de cet anatomiste. Chez ce Reptile, le système des veines portes prend un très grand développement et reçoit la majeure partie du sang qui revient de la queue et des membres postérieurs, aussi bien que des intestins. En effet, ce système est formé principalement par une paire de grosses veines abdominales (ou veines ombilicales, Bojanus) qui longent le plastron sternal et vont former dans la substance du foie une grande arcade anastomotique, laquelle reçoit aussi les veines mésentériques ou veines portes ordinaires, et donne naissance aux rameaux destinés à distribuer le sang veineux dans la profondeur de cette glande (b).

Chacune de ces veines abdominales tire principalement son origine de trois troncs situés à la partie postérieure du bassin, savoir : 1° la veine fémorale, qui arrive de la cuisse (c); 2° la veine caudale et ses affluents (d); et 3° la veine hypogastrique (e), qui revient des organes génitaux externes, remonte vers la région lombaire et y reçoit quelques grosses branches four-

(a) Nicolaï, *Untersuchungen über den Verlauf und die Vertheilung der Venen bei einigen Vögeln, Amphibien und Fischen* (*Isis*, 1826, t. 1, p. 408).

(b) Ces veines abdominales ou ombilicales sont désignées par la lettre *x* dans les planches de Bojanus et se voient dans les figures 124 et 128.

(c) Bojanus, *Anatome Testudinis europææ*, fig. 124, *t*.

(d) Idem, *ibid.*, fig. 124, *s*.

(e) Idem, *ibid.*, fig. 124, *q, p, s*.

Le sang veineux de toutes les parties du corps se réunit ici dans un grand sinus commun formé par la jonction de la veine cave postérieure et des deux veines caves antérieures résultant de la réunion des carotides et des sous-clavières de chaque côté du cœur. Ce réservoir, comme nous l'avons déjà vu, dé-

nies par le système des veines vertébrales ou veines azygos (a).

Une de ces branches anastomotiques, qui réunit ainsi la veine hypogastrique aux veines vertébrales, est le point d'origine du système des veines afférentes rénales, ou veines portes de Jacobson. Effectivement, en passant près des reins, elles fournissent plusieurs branches qui se ramifient dans la substance de ces glandes et qui donnent naissance aux veines rénales efférentes (b). Ces dernières se réunissent à des veines provenant des ovaires ou des testicules, et constituent sur la ligne médiane un tronc impair qui n'est autre chose que la veine cave postérieure (Bojanus l'appelle veine spermatique), et qui s'avance obliquement vers le foie (c), traverse cet organe et va déboucher dans le grand sinus veineux cardiaque. Chemin faisant, elle reçoit les veines hépatiques ou vaisseaux efférents du système de la veine porte hépatique (d).

Le sang de la tête et du cou revient vers le cœur en partie par les veines jugulaires, mais principalement par les veines vertébrales antérieures ou cervicales, qui débouchent dans les veines axillaires et qui reçoivent aussi

des branches anastomotiques de la portion dorsale du système des veines vertébrales que nous avons déjà vues se déverser en partie dans les veines hypogastriques, à l'extrémité postérieure de l'abdomen.

Enfin, les veines caves antérieures, résultant de la jonction des veines jugulaires et sous-clavières (ou axillaires) de chaque côté, débouchent, de même que la veine cave postérieure, dans un grand sinus veineux situé au-dessus du cœur et s'ouvrant dans l'oreillette droite.

J'ajouterai que les veines intercostales se rendent dans les veines vertébrales ou azygos, et s'anastomosent aussi non-seulement entre elles, mais aussi avec le tronc des grosses veines abdominales (ou veines ombilicales), de façon que, suivant les circonstances, le sang qu'elles transportent peut arriver au cœur, soit par les veines caves antérieures, soit par le système de la veine porte hépatique, soit enfin par le système de la veine porte rénale et la veine cave postérieure (e); mais la voie la plus large et la plus fréquentée paraît être celle formée par les troncs hypogastriques, et les veines abdominales qui font suite à ces vaisseaux et qui vont se distribuer dans le foie.

(a) Bojanus, Op. cit., fig. 124, l.
(b) Idem, ibid., fig. 124, o.
(c) Idem, ibid., fig. 124, z; fig. 128, z; fig. 159, z; fig. 161, z, etc.
(d) Idem, ibid., fig. 128, fig. 178, etc.
(e) Idem, ibid., fig. 124 et 127.

III.

bouche à son tour dans l'oreillette droite, et par conséquent, pour achever l'étude du cercle irrigatoire de ces Animaux, il ne nous reste plus qu'à examiner les vaisseaux de la petite circulation, c'est-à-dire l'artère et la veine pulmonaires.

Vaisseaux de la petite circulation.

§ 14. — L'artère pulmonaire, qui, chez les Batraciens, est une simple branche de l'aorte, s'isole chez les Reptiles, et naît, comme nous l'avons déjà vu, par un orifice distinct placé dans la portion veineuse du ventricule unique, ou dans le ventricule droit, quand il existe deux ventricules distincts. Elle adhère d'abord aux crosses aortiques, et contribue à former ainsi le faisceau vasculaire auquel on donne les noms de *conus arterio-sus* (1); mais bientôt elle s'en dégage, remonte un peu à gauche, et se divise en deux troncs, dont l'un se porte directement en dehors et à gauche, puis se recourbe plus ou moins en arrière pour gagner le poumon correspondant, tandis que l'autre se dirige en sens opposé, passe au-dessus de la base des crosses aortiques et se rend de la même manière au poumon droit (2).

Les veines pulmonaires ne présentent aussi rien de bien particulier. Elles se réunissent de chaque côté en un tronc commun qui se rapproche de son congénère pour déboucher à côté de celui-ci dans l'oreillette gauche, où se confond même avec lui, et l'orifice tantôt simple, tantôt double, qui termine ce système, est garni de valvules pour empêcher le reflux du sang de l'intérieur du cœur (3).

(1) Chez les Crocodiles, ce vaisseau est renflé en forme de bulbe à sa base, comme le sont aussi les deux troncs aortiques (a).

(2) Chez les Serpents qui n'ont qu'un seul poumon bien distinct, tels que les Couleuvres, l'artère pulmonaire ne forme qu'un seul tronc (b). En général, les branches de chacune des artères pulmonaires se ramifient exclusivement dans le poumon correspondant; mais, chez le Python, celle du poumon droit envoie une grosse branche au petit poumon (c).

(3) Nous avons vu ci-dessus que chez quelques Chéloniens il existe des

(a) Voyez Martin Saint-Ange, *Circulation*, fig. 17 et 18.
(b) Schlemm, *Op. cit.* (*Zeitschrift für Physiologie von Treviranus*, t. II, p. 118).
(c) Jacquart, *Op. cit.* (*Ann. des sciences nat.*, 4ᵉ série, t. IV, pl. 9, fig. 1).

La petite circulation est complétée de la sorte ; mais, chez les Serpents, le réseau capillaire respiratoire des poumons reçoit aussi du sang provenant de l'aorte dorsale et en verse dans la veine porte (1).

anomalies dans le mode de terminaison d'une des veines pulmonaires (*a*).

(1) Le réseau capillaire du poumon des Serpents est aussi en communication avec d'autres vaisseaux de la grande circulation, et notamment avec une série de branches qui naissent de l'aorte dorsale et qui se distribuent dans la portion membraneuse de ce viscère, tandis que les artères pulmonaires proprement dites se ramifient dans la portion réticulée. Des veines correspondantes aux artères pulmonaires accessoires vont déboucher dans le tronc de la veine porte. La disposition de ces divers vaisseaux a été étudiée d'abord par M. Hyrtl (*b*), puis par M. Calori (*c*).

(*a*) Voyez ci-dessus, page 413.

(*b*) *Sirena anatomica de novis pulmonum vasis in Ophidiis nuperrime observatis rerum gnaris oblata a J. Hyrtl, ad solemnem cathedræ anatomicæ inaugurationem.* Prague, 1837.

(*c*) Calori, *De vasis pulmonum Ophidiorum secundariis observationes novæ* (*Novi Commentarii Academiæ scientiarum Bononiensis*, 1842, t. V, p. 375).

VINGT - NEUVIÈME LEÇON.

De l'appareil circulatoire chez les Oiseaux.

§ 1. — En passant en revue l'appareil circulatoire chez les Poissons, les Batraciens et les Reptiles, nous avons vu que dans chacune de ces grandes divisions de l'embranchement des Vertébrés, son mode de conformation s'éloigne de plus en plus de celui qui est commun à tous ces Animaux pendant les premières périodes de la vie embryonnaire, et que les divers types permanents qu'il nous offre ainsi se distinguent des formes transitoires primaires par des caractères plus ou moins importants. L'étude des Oiseaux, dont nous avons maintenant à nous occuper, nous montrera ces mêmes tendances se prononçant d'une manière encore plus marquée.

En effet, l'appareil circulatoire des Oiseaux ressemble d'abord en tout à celui des jeunes embryons des Poissons, des Batraciens et des Reptiles ; mais cet état n'est que transitoire, et de même que chez ces divers Vertébrés inférieurs, toutes les parties dont ce système irrigatoire se compose se perfectionnent, et ici ce perfectionnement est porté plus loin que dans aucune des classes précédentes. Du reste, en s'élevant ainsi en organisation, il ne passe par aucune des formes propres à l'état permanent du même système chez les Animaux inférieurs. Ce n'est pas le système circulatoire du Poisson qui se perfectionne pour constituer le système circulatoire des Reptiles, ni celui-ci qui, en se développant plus complétement, devient un appareil circulatoire d'Oiseau. Chacun de ces systèmes se constitue à l'aide d'un fonds commun ; mais pour arriver à la forme qui lui sera propre, il suit une route différente de celle qui a été parcourue par le même système chez les autres Vertébrés. Quelques anatomistes, se laissant séduire par de vagues ressemblances, ont été conduits à croire que la Nature, en créant cet appareil, marchait toujours dans la même voie, et jalonnait, pour ainsi dire, la route en laissant à chaque étape une des formes organiques par lesquelles tous les Vertébrés devaient passer, mais qui n'étaient que des formes transitoires pour les êtres les mieux doués, tandis qu'elles deviennent permanentes pour ceux qui restaient en chemin. Je ne connais aucune série d'organes dont les modifications paraissent, au premier abord, aussi favorables à cette hypothèse de la transmutation des espèces; mais ici, de même que partout ailleurs, elle ne résiste pas à un examen sérieux et ne peut conduire qu'à donner de ces choses une idée fausse (1).

§ 2. — Le cœur des Oiseaux est partagé, comme celui des Crocodiles, en deux moitiés parfaitement distinctes, et composées chacune d'un ventricule et d'une oreillette. Il se perfectionne même plus que chez ces Reptiles, car la division du travail physiologique y est portée plus loin, et le ventricule droit est affecté exclusivement au service de la circulation pulmonaire; mais, pour arriver à cet état, le cœur des Oiseaux, en partant d'une forme qui lui est commune avec celui de l'embryon des Poissons, des Batraciens et des Reptiles, ne passe par aucun des modes d'organisation qui sont définitifs chez ces Vertébrés inférieurs, et dès qu'il cesse d'être semblable à celui d'un Vertébré quelconque, il offre des caractères propres aux Vertébrés à sang chaud.

Développement du cœur.

(1) Les opinions que j'ai cru devoir combattre ici sont soutenues par le professeur d'anatomie comparée au Muséum d'histoire naturelle, et sont indiquées aussi, pour la plupart, dans un opuscule du même savant, sur ce qu'il nomme l'*anatomie transcendante* (a).

(a) Serres, *Précis d'anatomie transcendante appliquée à la physiologie.* In-8, Paris, 1842.

En effet, nous avons vu que chez les Vertébrés inférieurs, où la séparation commence à s'établir entre les parties droite et gauche de cet organe, c'est d'abord dans la portion auriculaire que le cloisonnement s'opère, de façon que chez les Batraciens et la plupart des Reptiles il y a deux oreillettes et un seul ventricule. Chez les Oiseaux, le travail organogénique, à l'aide duquel le cœur acquiert peu à peu le mode de constitution qui lui est propre, suit une autre direction. Le cloisonnement commence dans la portion ventriculaire du cœur et s'y achève avant que la séparation soit devenue complète entre les deux ventricules (1). Il y a donc chez l'Oiseau à l'état d'embryon, comme chez les Batraciens ou le Reptile à l'état adulte, un cœur à trois loges ou un cœur à quatre loges incomplétement séparées ; mais chez l'embryon de l'Oiseau, c'est la portion ventriculaire qui est double et la portion auriculaire qui est simple ou incomplétement séparée ; tandis que chez les Batraciens et les Reptiles, c'est la portion auriculaire qui est double et la portion ventriculaire qui est simple ou incomplétement divisée. Ainsi le cœur d'un Reptile adulte n'est jamais la représentation permanente de l'une quelconque des formes transitoires du cœur de l'Oiseau.

Structure du cœur. Je ne vois rien d'important à noter relativement à la position ou à la forme extérieure du cœur dans cette classe d'Animaux (2) ;

---

(1) Nous reviendrons sur ce sujet lorsque nous étudierons le développement des Animaux vertébrés, et pour des détails plus précis relativement à l'établissement tardif de la cloison inter-auriculaire, je renverrai aux écrits de M. Baer (a).

(2) Le cœur des Oiseaux est situé sur la ligne médiane à la partie antérieure du thorax, immédiatement derrière la cloison diaphragmatique antérieure, et le sac péricardique qui le renferme adhère en arrière à la cloison diaphragmatique postérieure (b), et sur les côtés au réservoir pneumatique cervical (c). La forme de cet or-

(a) Voyez son article sur le développement des oiseaux, dans le *Traité de Physiologie* par Burdach, t. III, p. 303.
(b) Voyez tome II, page 400.
(c) Voyez tome II, page 354.

mais cet organe, d'un volume considérable (1), offre dans sa structure intérieure quelques particularités qui ne se rencontrent pas ailleurs. Le ventricule droit, beaucoup moins développé que le ventricule gauche, enveloppe en quelque sorte celui-ci dans une moitié de sa circonférence, et la section transversale de sa cavité présente par conséquent la forme d'un croissant. Mais ce qui est plus digne de remarque, c'est la disposition de sa valvule auriculaire. En effet, cette soupape, au lieu d'être formée comme d'ordinaire par des languettes membraneuses dont le bord est retenu à l'aide de cordons fixés aux parois du ventricule, se compose d'une grande lame charnue qui semble être une portion de la paroi interne du ventricule, détachée de la cloison interventriculaire. Cette dernière est convexe, et l'orifice auriculo-ventriculaire se trouve dans l'espace compris entre elle et la valvule

gane est toujours conique : chez le Coq il est allongé et aigu (a); mais chez d'autres Oiseaux, tels que l'Autruche, il est large et court. Les oreillettes en occupent les parties antérieures, supérieures et latérales; elles sont petites et ne se prolongent que peu en forme d'auricules; celle du côté droit est la plus grande.

(1) M. J. Jones a fait récemment une série assez nombreuse d'observations comparatives sur les rapports qui existent entre le poids du cœur et le poids total de l'organisme chez divers Vertébrés, et il a trouvé que chez les Oiseaux le développement relatif de ce viscère est le plus considérable. Chez le Dindon sauvage (*Meleagris gallopavo*), son poids était d'environ 1/279e du poids du corps; chez un Chat-Huant d'Amérique (*Syrnium*

nebulosum), 1/220e; chez un Vautour (le *Coathartes atratus*), 1/113e, et chez le Tantale d'Amérique (*T. loculator*), de 1/103e et même de 1/100e du poids total.

Chez les Reptiles que M. Jones a examinés sous ce rapport, le cœur ne constituait que de 1/354e à 1/592e du poids du corps.

Enfin, chez les Mammifères, le rapport entre le poids du cœur et le poids du corps s'est trouvé n'être quelquefois que de 1 : 280, et ne s'est pas élevé au-dessus de 1 : 128.

Il est aussi à noter que, chez les Oiseaux, les battements de cet organe sont plus fréquents que chez les autres Vertébrés; on en observe rarement moins de 110 par minute, et chez quelques espèces on en compte d'ordinaire environ 200 (b).

(a) Voyez l'*Atlas du Règne animal* de Cuvier, OISEAUX, pl. 3, fig. 1.
(b) J. Jones, *Investigations Chemical and Physiological relative to certain American Vertebrata*, p. 74 et suiv. (extrait des *Mém. de la Soc. Smithsonienne à* Washington, 1856).

musculaire dont il vient d'être question, de façon que, quand celle-ci vient à se contracter au moment de la systole, elle s'applique contre cette cloison et ferme le passage (1).

La valvule auriculo-ventriculaire du côté gauche ne présente pas cette structure et n'offre rien de particulier (2). Les parois charnues de ce ventricule artériel sont d'une grande épaisseur (3), et l'orifice qui sert à la sortie du sang est placé comme

(1) Le jeu de cette valvule charnue dépend aussi de la direction de ses fibres qui sont disposées obliquement en travers. Quand celles-ci se relâchent, l'arc de cercle décrit par cette lame musculaire est plus grand que celui représenté par la paroi inter-ventriculaire et embrassé par la première. Son bord antérieur adhère au bord externe de l'orifice auriculo-ventriculaire, et son bord libre est dirigé obliquement en arrière vers la pointe du cœur. Enfin, il existe aussi un faisceau charnu saillant qui garnit le bord interne de l'orifice auriculo-ventriculaire, et concourt aussi à le fermer au moment de la systole. La structure et le mécanisme de cette valvule ont été bien observés par Blumenbach (a), et, pour en avoir une idée nette, il suffit de jeter les yeux sur les figures de l'intérieur du cœur du Cygne, données par MM. Carus et V. Otto (b). Mais, pour plus de détails sur la structure et le jeu de cet appareil, je renverrai à un travail spécial de M. King (c).

Il est aussi à noter que le ventricule droit ne présente que peu ou point de faisceaux charnus saillants à son intérieur, et qu'il ne s'étend pas, à beaucoup près, jusqu'à la pointe du cœur. Enfin, les valvules qui garnissent l'entrée de l'artère pulmonaire sont très épaisses et souvent attachées à de petits styles cartilagineux ou même osseux, logés dans les parois du vaisseau (d).

(2) La valvule auriculo-ventriculaire gauche se compose d'un voile membraneux qui naît du bord de l'ouverture, et qui est divisé en deux ou trois portions dont les bords libres sont comme déchirés et donnent attache à une multitude de filaments tendineux. Ceux-ci vont se fixer, par leur extrémité opposée, tantôt directement sur les parois du ventricule, tantôt sur un ou plusieurs mamelons charnus qui font saillie à la surface interne de cette cavité ; disposition qui se voit chez la Grue et l'Autruche.

(3) En général, les parois du ventricule gauche sont deux ou trois fois plus épaisses que celles du ventricule droit. On y remarque ordinairement un grand nombre de piliers charnus plus ou moins entrelacés.

(a) Blumenbach, Specimen physiologiæ comparatæ inter Animalia calidi sanguinis vivipara et ovipara, 1789, p. 13.
(b) Carus, Tab. Anat. compar. illustr., pars VI, pl. 6, fig. 2, 3, 4 et 5.
(c) Owen, Aves, (Todd's Cyclop. of Anat. and Physiol., t. I, p. 332).
(d) King, On the Safty Valve in Birds (Guy's Hospital Reports, 1837, t. II, p. 463, pl. 3).

d'ordinaire à sa partie antérieure et interne. Elle conduit dans l'aorte, et ses bords sont garnis de trois valvules semi-lunaires, au lieu de deux, comme chez les Reptiles.

L'oreillette gauche communique, d'autre part, avec les veines pulmonaires qui débouchent à sa paroi supérieure dans une espèce de sinus séparé de la portion auriculaire ou extérieure de ce réservoir par un bourrelet charnu (1).

L'oreillette droite est également subdivisée de la sorte en deux loges, savoir, un sinus où aboutissent trois veines caves, et une portion auriculaire, inférieure et externe, qui est très musculaire (2).

§ 3. — Le système irrigatoire qui part du cœur est disposé **Système artériel.** primitivement de la même manière que chez les Batraciens et les Reptiles, mais en se développant il éprouve d'autres modifications et se trouve réduit aux vaisseaux qui, chez les Tortues, ainsi que chez les Crocodiles et la plupart des autres Sauriens, constituent, d'une part l'artère pulmonaire, d'autre part la crosse aortique du côté droit et ses dépendances. Ici la crosse aortique gauche disparaît de bonne heure, et il n'existe aucune communication directe entre les vaisseaux qui naissent des deux ventricules du cœur, et qui reçoivent, l'un du sang artériel, l'autre du sang veineux.

Par conséquent, chez les Oiseaux, le mélange du sang noir et du sang vermeil, que nous avons vu s'effectuer toujours, chez

---

(1) Il est également à noter que dans la portion appendiculaire ou auriculaire de l'oreillette, les colonnes charnues dont les parois de cet organe sont garnies y prennent beaucoup de développement.

(2) On remarque aussi dans l'oreillette droite, à la cloison qui la sépare de sa congénère, une dépression appelée *fosse ovale*, qui correspond à l'orifice de communication inter-auriculaire chez l'embryon.

Le sinus ou la portion vestibulaire de l'oreillette est séparée de la portion appendiculaire par des brides charnues valvulaires, dont la disposition chez l'Emeu, ou Casoar à casque, a été décrite avec détail par M. Owen (a).

(a) Owen, Aves (Todd's *Cyclop. of Anat. and Physiol.*, t. I, p. 330, fig. 167).

les Reptiles et les Batraciens, soit dans l'intérieur du cœur, soit tout près de l'origine du système artériel, n'a lieu nulle part; la totalité du fluide nourricier, après être revenu des diverses parties de l'organisme, passe dans les poumons et y subit l'influence de l'air ; la totalité de ce liquide traverse aussi deux fois le cœur pour achever son trajet circulatoire : et c'est pour exprimer ces caractères physiologiques que l'on dit, dans le langage concis employé par les zoologistes, que les Oiseaux sont des *Animaux à circulation double et complète.*

Aorte.

§ 4. — Ainsi toutes les artères de la grande circulation naissent d'un tronc unique : l'artère aorte, qui, en se dégageant du ventricule gauche, se recourbe à droite et en haut, passe sur le côté de la bronche droite et de l'œsophage, gagne la face inférieure de la colonne vertébrale, et se dirige ensuite directement en arrière jusqu'à l'extrémité postérieure du corps (1).

Carotides.

Aussitôt après sa naissance et avant de se recourber en forme de crosse, ce gros tronc envoie vers la tête et les ailes une paire de vaisseaux appelés *brachio-céphaliques* (2), qui sont en général très gros, et qui ne tardent pas à se bifurquer pour constituer les artères carotides et les artères sous-clavières (3). Les pre-

(1) Chez quelques Oiseaux la crosse aortique est fort dilatée, et se rétrécit assez brusquement peu après avoir gagné la face inférieure de la colonne vertébrale, bien qu'elle n'ait fourni dans ce point aucune branche importante. Cette disposition a été signalée par Barkow chez le Pigeon de roche (*Columba Livia*) (a).

(2) Avant de donner naissance aux troncs brachio-céphaliques, l'aorte fournit aux parois du cœur deux petites artères dites *coronaires*, l'une infé-

rieure ou antérieure, l'autre supérieure ou postérieure (b).

(3) Les deux troncs brachio-céphaliques naissent souvent si près du cœur, qu'au premier abord il semble y avoir trois artères partant directement de ce dernier organe. Il est aussi à noter que chez beaucoup d'Oiseaux ces deux premières branches de l'aorte sont si grosses, que la portion suivante de la crosse aortique elle-même semble être une simple branche du tronc commun dont elles partent. Du reste,

(a) Barkow, *Disquisitiones recentiores de arteriis Mammalium et Avium* (*Nova Acta Acad. Nat. curios.*, t. XX, pl. 34, fig. 40).
(b) Voyez E. Hahn, *Commentatio de arteriis Anatis*, pl. 1, fig. 1.

miers remontent côte à côte, au milieu des muscles qui garnissent en avant la portion cervicale de la colonne vertébrale, et arrivés sous la base du crâne, ces vaisseaux se divisent chacun

le volume relatif des artères brachio-céphaliques et de la crosse aortique dépend des rapports qui existent entre le développement des parties que ces vaisseaux sont destinés à nourrir : savoir, d'une part, la tête et les ailes ; d'autre part, les pattes et l'abdomen. Ainsi, chez l'Aigle, dont le vol est puissant, l'aorte, après avoir fourni les deux artères brachio - céphaliques, n'est guère plus grosse que ces branches, tandis que chez l'Autruche, dont les ailes sont rudimentaires, ces dernières sont très grêles, et l'aorte continue à avoir un calibre considérable.

Les carotides primitives naissent en général d'une manière symétrique, comme cela se voit chez le Coq (a), les Pigeons, tous les Rapaces, l'Autruche d'Afrique, l'Aptéryx (b), etc.; mais il arrive souvent qu'elles proviennent toutes les deux du tronc brachio-céphalique gauche ; disposition qui paraît être surtout très commune chez les Passereaux, où elle a été constatée dans beaucoup d'espèces par Bauer, par Meckel et par M. Stannius (c).

Meckel l'a observée aussi chez le Nandou, ou Autruche d'Amérique, et chez le Toucan. Chez le Flamant, c'est au contraire le tronc céphalique droit qui fournit les deux carotides primitives (d). Il est aussi à noter que parfois les deux carotides primitives restent confondues en un tronc impair jusque vers la partie supérieure du cou : chez le Pic vert (e), la Pie (f) et la Grèbe (g), par exemple. Du reste, lors même que ces deux vaisseaux sont distincts dès la région claviculaire et naissent des deux troncs brachio-céphaliques, ils ne sont jamais placés symétriquement de chaque côté du cou, mais remontent vers la tête, en marchant accolés l'un à l'autre, et sont le plus ordinairement refoulés à gauche (h).

Chez les Perroquets, l'une des carotides primitives est souvent beaucoup plus grêle que l'autre, et dans quelques espèces ces artères ne sont représentées que par un tronc unique ; disposition qui a été observée chez les Cacatoës par Meckel (i). Enfin, on voit

(a) Voyez l'Atlas du Règne animal, OISEAUX, pl. 3, fig. 1.
(b) Owen, On the Anatomy on the Southern Apteryx (Trans. of the Zool. Soc., vol. II, p. 273, pl. 52, fig. 2).
(c) Bauer, Disquisitiones circa nonnullarum Avium systema arteriosum. Berlin, 1825.
— Meckel, Zur Geschichte des Gefäss-Systems der Vögel (Archiv für Anat. und Physiol., 1826, p. 19, et Traité d'anatomie comparée, t. IX, p. 364).
— Stannius et Siebold, Nouveau Manuel d'anatomie comparée, t. 1, p. 339.
(d) Meckel, loc. cit.
(e) Neugebauer, Systema venosum Avium, pl. 49, fig. 2 (extrait des Mém. des curieux de la Nature, t. XXI).
(f) Bauer, Op. cit., fig. 5.
(g) Barkow, Op. cit. (Archives de Meckel, 1829, pl. 8, fig. 1).
(h) Voyez une figure de l'appareil circulatoire de la Poule, dessinée par Hunter (Descriptive and illustrated Catalogue of the Physiolog. Series of Compar. Anat. contained in the Museum of the College of Surgeons in London, t. II, pl. 25).
(i) Meckel, Traité d'anatomie comparée, t. IX, p. 367.

en deux branches principales : une artère carotide externe qui se rend à la face, et une artère carotide interne qui pénètre dans le crâne (1). Les *artères sous-clavières* se portent en dehors pour

Artères sous-clavières,

aussi quelquefois ces deux carotides naître séparément et se réunir en un seul tronc vers le milieu du cou. Cela a été observé par Nitsch et par Meckel chez le Butor (a), mais ne se rencontre pas chez tous les individus de cette espèce (b).

(1) Le mode d'origine et de distribution des branches des artères carotides varie un peu, et pour l'indiquer ici avec précision, je choisirai comme exemple l'Oie, animal dont le système artériel a été étudié avec beaucoup de soin par F. Bauer et par Hahn (c). A la base du cou il naît de chaque artère carotide primitive : 1° une petite *artère thyroïdienne inférieure* dont partent un rameau bronchique et un rameau laryngien inférieur ; 2° une *artère œsophagienne inférieure* ou ascendante, dont l'extrémité supérieure s'anastomose avec une branche de la thyroïdienne supérieure ; 3° une *artère cervicale ascendante antérieure*, ou artère sous-cutanée du cou ; 4° une *artère vertébrale*, qui pénètre dans la série de trous pratiqués à la base des apophyses transverses des vertèbres cervicales, fournit une artère intercostale antérieure, ainsi qu'une série de branches spinales, et se termine près de la tête en s'anastomosant avec

l'artère occipitale ; 5° enfin une *artère cervicale transverse* dont naît une branche sous-cutanée supérieure (d).

Arrivée près de la tête, l'artère carotide primitive fournit quelques ramuscules, puis se divise en deux branches : une artère carotide externe et une artère *carotide interne*. Cette dernière fournit presque immédiatement une artère occipitale qui souvent naît directement de la carotide primitive, donne des ramuscules aux muscles voisins, et s'anastomose, comme je l'ai déjà dit, avec l'extrémité supérieure de l'artère vertébrale (e). Parvenue sous la base du crâne, la carotide interne pénètre dans un canal osseux et se bifurque pour constituer une artère *carotide cérébrale* et une artère *ophthalmique interne*. Celle-ci, après avoir fourni une branche occipitale, entre dans la fosse temporale et donne naissance à de petits rameaux qui s'anastomosent avec deux branches provenant, l'une de l'artère ethmoïdale, l'autre de l'artère ophthalmique externe, et constituent près de la base du nerf trijumeau un lacis vasculaire très remarquable, appelé *plexus temporal*. Puis cette artère fournit des ramuscules aux muscles masséters et à l'articulation de la mâchoire, au globe

(a) Nitsch, *Observationes de Avium arteria carotide communi*. Halle, 1829.
— Meckel, loc. cit.
(b) Barkow, *Anatomisch-pathologische Untersuchungen, vorzüglich über das Schlagadersystem der Vögel* (Meckel's Arch. für Anat., 1829, p. 378).
(c) Bauer, *Disquisitiones circa nonnullarum Avium systema arteriosum* (Thèse, Berlin, 1825).
— E. Hahn, *Commentatio de arteriis Anatis*, Hanovre, 1830.
(d) Voyez Hahn, *Op. cit.*, pl. 2, fig. 1.
(e) Idem, *ibid.*, pl. 1, fig. 2.

aller se distribuer aux ailes; mais, avant d'y arriver, elles fournissent de chaque côté une *artère thoracique*, dont le calibre, très considérable, est en rapport avec le grand développement des

de l'œil (artères ciliaires postérieures), à la paupière inférieure et à l'appareil lacrymal; elle se relie aussi aux artères voisines de la face par diverses anastomoses.

L'*artère cérébrale*, constituée par l'autre branche terminale de la carotide interne, s'engage dans le canal osseux, dit carotidien, et y donne naissance à une *artère ophthalmique externe* qui longe le *rete mirabile* temporal dont il vient d'être question, y fournit des rameaux, puis donne naissance à d'autres petits plexus, ainsi qu'aux artères ethmoïdales, aux artères ciliaires antérieures, etc.

En poursuivant sa route vers le cerveau, cette même artère carotide cérébrale donne naissance à une artère sphéno-maxillaire, et arrive bientôt dans l'intérieur de la boîte crânienne où elle se réunit à sa congénère, puis s'en sépare de nouveau et se divise en deux branches, une antérieure, l'autre postérieure. La première fournit au cerveau plusieurs ramuscules qui portent les noms des parties auxquelles ils se rendent; l'un de ceux-ci, en s'anastomosant avec son congénère, constitue la portion antérieure de l'anneau vasculaire appelé *cercle de Willis*. La branche postérieure a reçu le nom d'*artère communicante*, parce qu'elle va s'anastomoser avec les artères cérébrales profondes, puis se réunir à sa congénère pour déboucher dans l'artère spinale, qui se trouve à la face

inférieure de la moelle épinière (*a*).

L'*artère carotide externe* ou *artère faciale* se recourbe en avant pour gagner la joue, et fournit d'abord une artère laryngienne supérieure et une artère linguale, qui se ramifient dans la région hyoïdienne et dans les diverses parties de la paroi inférieure de la bouche. La carotide externe donne ensuite naissance à une *artère maxillaire interne* qui monte vers la fosse temporale, fournit des branches à un réseau vasculaire appelé *plexus maxillaire*, et va se distribuer dans la région frontale de la face. Enfin le tronc de la carotide externe gagne la mandibule supérieure et s'y divise en beaucoup de rameaux dont plusieurs s'anastomosent avec les autres artères de la face (*b*).

Chez les Oiseaux dont la tête est surmontée d'une crête érectile, le Coq, par exemple, une des branches terminales de cette artère mandibulaire prend un très grand développement et gagne le front pour aller se répandre dans cet appendice cutané (*c*).

Le mode de division de l'artère carotide primitive que nous venons d'étudier chez l'Oie ne se rencontre pas chez tous les Oiseaux. Ainsi, chez la Pie, ce tronc, au lieu de se bifurquer, se partage en trois branches presque égales en grosseur, dont deux sont, comme d'ordinaire, les carotides interne et externe, et l'autre est l'artère occipitale, qui en général est

(*a*) Voyez Bauer, *Op. cit.*, fig. 4.
(*b*) Idem, *ibid.*, fig. 2.
(*c*) Voyez Carus et V. Otto, *Tab. Anat. compar. illustr.*, pars VI, pl. 6, fig. 7.

muscles de la poitrine auxquels ce vaisseau se rend. Il est aussi
à noter que ces artères carotides se prolongent jusque dans le
voisinage du bassin et fournissent à la peau du ventre une multitude de branches. Le réseau vasculaire ainsi formé reçoit aussi
du sang par diverses branches des artères de la région pelvienne,
et il constitue quelquefois un plexus sous-cutané extrêmement
riche, où la circulation du sang doit se faire avec une grande
activité : il paraît être en rapport avec les fonctions de cette
partie du corps, lorsque les Oiseaux couvent leurs œufs; et
Barkow, à qui l'on en doit la connaissance, le désigne sous le
nom de *rete mirabile* de l'appareil d'incubation (1).

fournie par la carotide interne (*a*).
Chez le Coq, l'artère laryngienne est
très développée et provient aussi
directement de la carotide primitive (*b*).

Chez la Grèbe, les différences sont
plus considérables (*c*). On ne trouve à
la base du cou qu'une seule artère
carotide qui provient du tronc brachio-céphalique gauche, et qui passe
dans l'espèce de canal osseux formé
à la face antérieure des quatre ou
cinq vertèbres de la portion moyenne
du cou par le rapprochement des
apophyses épineuses inférieures. Ce
tronc impair ne se divise en carotides
droite et gauche qu'à peu de distance
de la tête, et il fournit près de son
extrémité inférieure : 1° une artère cervicale sous-cutanée antérieure qui remonte le long de la trachée, et forme de
chaque côté, à la partie supérieure du
cou, une série d'arcs anastomotiques

avec l'artère cervicale sous-cutanée latérale et une branche de l'artère occipitale ; 2° une artère œsophagienne antérieure ascendante ; 3° une branche
considérable qui se divise bientôt pour
constituer plusieurs rameaux dont les
plus importants sont l'artère vertébrale gauche et l'artère cervicale
transversale gauche, laquelle donne à
son tour naissance à l'artère sous-
cutanée latérale déjà mentionnée. Du
côté droit, cette artère sous-cutanée
latérale du cou naît directement de
l'artère sous-clavière dans le point
correspondant à l'origine de la carotide commune du côté gauche.

Le mode d'origine et de distribution des carotides est à peu près le
même chez le Pic vert (*d*).

(1) Souvent les artères thoraciques
sont si fortes, qu'elles paraissent être
la continuation du tronc des sous-clavières, et que les artères axillaires ont

(*a*) Bauer, *Op. cit.*, p. 9.
(*b*) Hunter, *loc. cit.*, pl. 25, fig. 1.
(*c*) Voyez Barkow, *Op. cit.* (*Archiv de Meckel*, 1829, pl. 8, fig. 1).
— Milne Edwards, *Cours élémentaire de zoologie*, p. 402, fig. 250.
(*d*) Voyez Neugebauer, *Syst. venosum Avium* (*Nova Acta Acad. Nat. curios.*, t. XXI, pl. 49,
fig. 2).

L'aorte descendante, c'est-à-dire la portion de l'aorte qui fait suite à la crosse et qui se dirige vers le bassin, fournit de chaque côté plusieurs artères intercostales et en dessous les artères viscérales.

Quelquefois les artères intercostales de la partie antérieure du thorax, au lieu de naître chacune directement de l'aorte, proviennent d'une paire de vaisseaux longitudinaux intermédiaires, qui sont formés par l'anastomose d'une branche descendante de l'artère vertébrale et une branche ascendante de la première intercostale abdominale (1). Les intercostales suivantes ne pré-

l'apparence de branches qui en naîtraient (a).

Le plexus sous-cutané abdominal, qui est formé par les branches terminales de ces artères thoraciques, est extrêmement développé chez la Grèbe (b). Le sang y arrive aussi par des branches anastomotiques provenant des artères de la cuisse et des parties génitales. Barkow n'a pas trouvé ce réseau vasculaire aussi développé chez la Foulque et la Cigogne.

Les artères sous-clavières fournissent plusieurs autres branches aux muscles de l'épaule et de la poitrine, ainsi qu'une artère thoracique interne, dite mammaire interne, qui descend sur les côtés de la face interne des parois thoraciques (c). Parvenus dans la portion humérale de l'aile, ces vaisseaux perdent le nom d'artères axillaires pour prendre celui d'artères brachiales ; et, avant d'arriver au niveau de l'articulation du coude, ou

même dans le voisinage de l'épaule, elles se divisent en deux branches, appelées *artère cubitale* et *artère radiale* ou *interosseuse* (d). Une autre branche de l'artère humérale, la *brachiale externe*, est très développée chez la plupart des Oiseaux. Chez le Condor, par exemple, on trouve dans toute la portion humérale de l'aile trois artères qui descendent parallèlement vers l'articulation du coude et qui sont presque de même calibre (e).

(1) Ainsi, chez l'Oie, l'artère vertébrale, fournie, comme nous l'avons déjà vu, par la portion inférieure de la carotide, pénètre dans le canal pratiqué à la base des apophyses transverses des vertèbres cervicales, et y donne naissance à une grosse branche récurrente qui va s'anastomoser avec la première intercostale abdominale du même côté. Le vaisseau longitudinal ainsi formé est une *artère costale commune* dont naissent toutes les

(a) Exemple : l'Oie. Voyez Hahn, *Op. cit.*, pl. 1, fig. 1.
(b) Barkow, *Op. cit.* (Arch. de Meckel, 1829, pl. 8, fig. 1).
(c) Voyez Hunter, *loc. cit.*, pl. 25, fig. 1.
(d) Exemple : le Coq. Voyez Neugebauer, *Systema venosum Avium* (Nova Acta Acad. Nat. curios., t. XXI, pl. 41, fig. 1 et 2).
(e) Exemple : le Condor. Voyez Schroeder van der Kolk et Vrolik, *Recherches sur les plexus vasculaires* (Ann. des sciences nat., 1856, 4ᵉ série, t. V, pl. 4, fig. 2).

sentent rien de remarquable. Il en est de même du tronc
cœliaque, qui naît du commencement de la portion abdominale
de l'aorte, et qui se rend à l'estomac et aux parties voisines
de l'intestin, ainsi qu'au foie, à la rate et au pancréas (1).

Un peu plus bas, l'aorte ventrale fournit une artère mésentérique supérieure, qui se distribue à la portion moyenne du tube

intercostales proprement dites dans la
région occupée par les poumons. Il
est aussi à noter que les trois premières intercostales abdominales sont
également reliées entre elles par des
branches anastomotiques qui font
suite à cette intercostale commune et
donnent naissance aux branches de
distribution (a). Ainsi, depuis la tête
jusqu'à l'abdomen, les artères de la
colonne vertébrale et de ses dépendances sont fournies de chaque côté
par un tronc longitudinal constitué
par l'artère vertébrale dans le cou,
l'artère costale commune dans le
thorax, et les arcades anastomotiques
des premières intercostales abdominales dans le ventre.

Chez le Coq, l'artère costale commune du thorax est représentée par
une branche descendante qui vient,
comme d'ordinaire, de l'artère vertébrale, et par une branche ascendante
qui naît de l'aorte, près du tronc cœliaque, et constitue la première intercostale abdominale. Chez l'Autruche,
la costale descendante provient directement de la sous-clavière gauche.

(1) Le *tronc cœliaque* se divise généralement en deux branches principales
ou artères gastriques, qui se distribuent principalement au gésier : l'une,
située à gauche, donne aussi des rameaux au ventricule succenturié et au
lobe gauche du foie ; l'autre fournit les
artères du cæcum du côté droit, du
duodénum et du pancréas (b).

Chez l'Aigle royal, l'*artère splénique*
naît aussi du tronc cœliaque ; mais,
dans d'autres Oiseaux, tels que l'Autruche, elle est une branche de l'artère
gastrique gauche ; chez l'Oie, elle provient aussi de celle-ci, mais est représentée par quatre ou cinq branches.

L'*artère hépatique* naît de l'artère
gastrique droite chez l'Aigle. Chez
l'Oie et le Dindon, les deux artères
gastriques fournissent chacune une
branche au lobe correspondant du foie.
Enfin, chez le Coq, le tronc cœliaque,
après avoir fourni deux artères gastriques, se continue vers la rate,
donne naissance à plusieurs petites
artères spléniques, ainsi qu'à une artère hépatique, et va se terminer dans
le duodénum, le pancréas, le cæcum, etc. (c).

La disposition des artères gastriques chez la Grèbe a été figurée par
Barkow (d).

(a) Voyez Bauer, *Disquisitiones circa nonnullarum Avium systema arteriosum*, fig. 3.
(b) Exemple : le Canard. Voyez Neugebauer, *Op. cit.* (Actes de l'Acad. des curieux de la Nature,
t. XXI, pl. 49, fig. 1).
(c) Cuvier, *Leçons d'anatomie comparée*, t. VI, p. 187.
(d) Barkow, *loc. cit.*, pl. 28 et 29.

intestinal (1), une paire de petites artères spermatiques qui vont aux testicules ou aux ovaires, et une artère mésentérique postérieure qui se rend à la portion terminale du gros intestin.

On donne le nom d'*artères crurales* à une paire de vaisseaux qui naissent de l'aorte, vers la fin de la région lombaire, et qui, après avoir fourni aux parois de l'abdomen les *artères épigastriques*, vont se terminer dans les muscles de la partie antérieure de la cuisse (2).

Artères
des pattes.

Une paire d'*artères ischiatiques* se détache aussi de l'aorte au niveau du bassin et fournit presque aussitôt les *artères rénales*. Plus loin, chacune d'elles donne naissance à une iliaque postérieure, puis descend le long de la cuisse et se rend à la patte, en prenant successivement les noms d'*artère fémorale*, d'*artère poplitée*, d'*artère tibiale antérieure*, et d'*artère tarsienne*, suivant la portion des membres où elle passe (3).

(1) M. Tiedemann a trouvé que chez l'Oie l'artère mésentérique supérieure présente, dans le point où elle fournit les branches intestinales, une dilatation dont les parois sont épaisses et garnies de valvules et de replis disposés en manière de réseau. Cette structure a été décrite aussi par Barkow (*a*).

(2) Les artères crurales sont, en général, médiocrement développées, et presque aussitôt après leur naissance elles fournissent les artères épigastriques (*b*), qui descendent sur les côtés du bassin, gagnent la région pelvienne, et remontent ensuite sur la paroi antérieure de l'abdomen, où elles se ramifient et s'anastomosent avec les branches terminales des artères sous-cutanées de l'abdomen provenant de l'artère thoracique. L'artère crurale occupe la partie antérieure de la cuisse et descend jusque dans les muscles de la jambe (*c*).

(3) Vers la partie moyenne de la jambe, l'artère tibiale antérieure se divise en deux ou plusieurs branches, qui sont réunies en faisceaux et qui souvent s'anastomosent de façon à constituer un plexus plus ou moins développé. Parvenue dans le pied, deux de ses branches principales suivent la face dorsale du tarse et se bifurquent pour constituer une artère collatérale, destinée à chacun des

(*a*) Tiedemann, *Anatomie und Naturgeschichte der Vögel* (*Zoologie*, 1810, t. II, p. 591).
— Barkow, *Disquisitiones recentiores de arteriis Mammalium et Avium* (*Nova Acta Acad. Nat. curios.*, t. XX, p. 705, pl. 34, fig. 42 et 43).
(*b*) Exemples : L'Oie. Voyez Huhn, *Op. cit.*, pl. 2, fig. 3.
— La Grive. Voyez Barkow, *loc. cit.*, pl. 8, fig. 1.
(*c*) La Poule. Voyez Hunter, *loc. cit.*, pl. 25, fig. 1.
(*c*) Voyez Carus et V. Otto, *Tab. Anat. compar. illustr.*, pars VI, pl. 6, fig. 6.

Terminaison
de l'aorte.

Enfin l'aorte, après avoir fourni les artères crurales, continue à se porter en arrière, et les anatomistes l'appellent alors *artère sacrée moyenne*, parce qu'elle longe la face antérieure du sacrum, où elle donne naissance à divers rameaux analogues aux intercostales. Dans le voisinage du cloaque, elle fournit les *artères hypogastriques* dont les principales branches se rendent aux organes de la copulation et forment dans les corps caverneux un plexus très riche ; puis elle arrive dans la queue et s'y termine par deux branches disposées en arcade sur les côtés du croupion (1).

Système
veineux.

§ 5. — Le système veineux des Oiseaux (2) ressemble beaucoup à celui des Reptiles supérieurs, mais se perfectionne davantage, car les valvules s'y développent en plus grand nombre et sont disposées avec plus de régularité ; or, ces replis membraneux, comme nous le verrons bientôt, facilitent le retour du sang vers le cœur.

Toutes les veines du système de la grande circulation se réunissent au-dessus de l'oreillette droite du cœur, et débou-

doigts interne et externe, et deux artères collatérales pour le doigt médian (*a*). Une autre branche, appelée plantaire, se porte à la face inférieure du pied et y forme une arcade vasculaire.

(1) La distribution des artères du cloaque et des parties voisines a été étudiée avec beaucoup de soin par Barkow chez la Grèbe et quelques autres Oiseaux (*b*). Elle a été représentée aussi chez la Poule par Hun-

ter (*c*), et d'une manière moins complète chez l'Oie par Hahn (*d*).

(2) Cette portion de l'appareil circulatoire des Oiseaux a été étudiée d'une manière très approfondie par M. Neugebauer, dont le travail est accompagné d'un grand nombre de planches très bien exécutées (*e*). Je citerai également ici la description des systèmes veineux des Oiseaux par Macartney (*f*).

(*a*) Voyez Hunter (*Catal. of the Mus. of the College of Surgeons*, t. II, pl. 25, fig. 2).
(*b*) Barkow, *loc. cit.*, pl. 9, fig. 20 et 21.
(*c*) Hunter, *loc. cit.*, pl. 25, fig. 1.
(*d*) Hahn, *Op. cit.*, pl. 2, fig. 3 et 4.
(*e*) L. A. Neugebauer, *Systema venosum Avium, cum eo Mammalium et imprimis Hominis collatum* (*Nova Acta Acad. Cæs. Leop. Carol. Nat. curios.*, t. XXI, p. 521, pl. 36 à 50).
(*f*) Macartney, article BIRDS (Rec's *Cyclopædia*, reproduit par M. Owen dans l'article AVES du *Cyclop. of Anat. and Physiol.* de Todd, t. I, p. 338).

chent dans cet organe par trois gros troncs dont deux appartiennent à la partie antérieure du corps et un à la partie postérieure : ce sont les veines caves supérieures ou antérieures, et
la veine cave inférieure ou postérieure.

Les premières, comme d'ordinaire, résultent essentiellement
de la réunion des veines jugulaires et sous-clavières de chaque
côté de la base du cou (1).

Veines
de la tête.

Les *veines jugulaires* sont placées superficiellement sur les
côtés du cou; quelquefois elles ont à peu près le même calibre (2), mais en général celle du côté gauche reste très grêle,
tandis que celle du côté droit offre un volume considérable (3).
Le sang arrive cependant en même quantité des deux côtés de
la tête; mais sous la base du crâne ces deux vaisseaux sont
réunis par une large anastomose transversale, et c'est par cette
voie qu'une grande partie de ce liquide passe du côté gauche
dans la jugulaire droite (4).

Les principales veines de la tête qui viennent aboutir dans

(1) Les deux veines caves supérieures sont très grosses et descendent
sur les côtés de la crosse aortique et
du tronc des veines pulmonaires, puis
se recourbent en dedans pour gagner
la face dorsale de l'oreillette droite (a).

(2) Par exemple, chez le Milan (b),
le Hibou (c), le Pigeon (d), la Per-
drix (e), le Coq (f).

(3) Cette inégalité est très pronon-

cée chez le Dindon (g), le Canard (h),
l'Ortolan (i), la Corneille (j), etc.

(4) Cette anastomose existe aussi
chez les espèces où les veines jugulaires restent symétriques, et se voit
entre l'extrémité supérieure de l'œsophage et la colonne vertébrale. Lorsque
la jugulaire gauche est très réduite,
cette branche transversale forme la continuation principale de la veine faciale

(a) Voyez Hunter, *loc. cit.*, pl. 25, fig. 1.
— Laurillard, *Atlas du Règne animal* de Cuvier, OISEAUX, pl. 3, fig. 1 et 1 a.
(b) Neugebauer, *Op. cit.*, pl. 39, fig. 4.
(c) Idem, *ibid.*, pl. 40, fig. 6.
(d) Idem, *ibid.*, pl. 40, fig. 5.
(e) Idem, *ibid.*, pl. 39, fig. 3.
(f) Hunter, *Op. cit.* (*Cat. of the Mus. of the Coll. of Surg.*, t. II, pl. 25, fig. 1).
— Laurillard, *Atlas du Règne animal* de Cuvier, OISEAUX, pl. 3, fig. 1 a.
(g) Neugebauer, *loc. cit.*, pl. 36, fig. 1.
(h) Idem, *ibid.*, pl. 38, fig. 1.
(i) Idem, *ibid.*, pl. 39, fig. 5.
(j) Idem, *ibid.*, pl. 40, fig. 3.

les jugulaires sont : 1° la faciale, ou céphalique antérieure, qui résulte de la réunion de deux branches principales, une superficielle et l'autre profonde ; 2° la veine céphalique postérieure, qui reçoit le sang de la cavité crânienne et de la partie postérieure de la tête. Le mode de groupement de tous ces vaisseaux est très complexe et ne présente pas assez d'intérêt pour nous arrêter ici ; mais je dois ajouter que plusieurs d'entre eux constituent dans la région temporale, dans la région sous-orbitaire et derrière l'oreille, des plexus très remarquables et analogues aux réseaux admirables que le système artériel nous a déjà offerts dans diverses parties de la tête de ces Animaux (1).

correspondante, qui semble se rendre du côté droit pour constituer avec sa congénère la jugulaire droite ; disposition qui se voit chez le Dindon (a).

Ce tronc anastomotique transversal reçoit aussi une veine occipitale qui vient de la colonne vertébrale.

(1) Chez le Dindon, une *veine maxillaire supérieure* vient du bec, communique avec la faciale sous-cutanée par une branche anastomotique située derrière l'œil (b), reçoit une veine sublinguale et une veine palatine supérieure (c) ; puis, au-dessus de l'articulation sphéno-ptérygoïdienne, se réunit à une *veine ophthalmique* venant de l'œil (d), de l'orbite et de la fosse temporale, pour constituer le tronc de la *veine faciale interne* ou *antérieure* (e). Celle-ci reçoit : 1° une veine alvéolaire qui accompagne le nerf de la mandibule (f) ; 2° quelques

rameaux venant des muscles voisins ; 3° les branches efférentes d'un plexus veineux situé près de l'os carré et formé par la veine temporale (*rete mirabile venosum quadratopterygoideum*), d'un *plexus basilaire* placé à la partie supérieure et postérieure du pharynx ; 4° une *veine palatine inférieure* (g) ; enfin elle se joint à la *veine faciale externe* ou *postérieure*. On donne ce nom au tronc qui contourne en arrière l'articulation de la mâchoire inférieure, et qui résulte de la réunion d'une veine faciale externe, d'une veine palpébrale commune, des veines temporales, d'une veine auriculaire et du réseau tympanoptérygoïdien déjà mentionné. La *faciale cutanée* vient du front ou de la caroncule cutanée dont celui-ci est garni, traverse obliquement la face, reçoit une veine mandibulaire et con-

(a) Neugebauer, *Op. cit.*, pl. 36, fig. 2.
(b) Idem, *ibid.*, pl. 37, fig. 1, n° 17.
(c) Idem, *ibid.*, pl. 36, fig. 2, n° 27.
(d) Idem, *ibid.*, pl. 36, fig. 5, n° 8.
(e) Idem, *ibid.*, pl. 36, fig. 2.
(f) Idem, *ibid.*, pl. 36, fig. 5, n° 3.
(g) Idem, *ibid.*, pl. 36, fig. 3, n°° 11 et 12.

Les veines des ailes sont, les unes superficielles, les autres profondes. Ces dernières suivent à peu près le même trajet que les principales artères, et chez plusieurs espèces d'Oiseaux grands voiliers, tels que le Condor, l'Épervier, la Grue et la Cigogne, elles forment autour des artères cubitale et radiale un plexus très remarquable (1). La veine axillaire, c'est-à-dire le tronc commun formé par la réunion de tous ces branches, reçoit les veines principales de la paroi antérieure de l'abdomen qui accompagnent les artères thoraciques et leurs dépendances. Enfin la continuation de ce grand vaisseau prend, dans la

située au-dessous de l'orbite un plexus fusiforme (a). La *veine palpébrale postérieure* forme aussi un *rete mirabile* en passant au côté externe du ligament temporo-maxillaire (b). Les *veines temporales* et auriculaires ne présentent rien de remarquable. Enfin le *réseau tympano-ptérygoïdien* contourne l'os carré ou tympanique, et provient en partie du rameau temporal de la veine ophthalmique (c).

Toutes ces veines concourent, comme je l'ai déjà dit, à former de chaque côté de la base du crâne une veine faciale commune ou céphalique antérieure, qui prend le nom de jugulaire après avoir reçu la *veine céphalique postérieure*, dans laquelle se déversent plusieurs grands sinus veineux qui sont logés dans la boîte crânienne et reçoivent le sang des vaisseaux de l'encéphale.

Les veines jugulaires reçoivent les

veines sous-cutanées du cou, des ramuscules venant de l'œsophage, de la trachée, de la colonne vertébrale, etc. Les branches veineuses du jabot y débouchent aussi à la base du cou et sont très développées dans les espèces où cet organe existe (d).

(1) Ce réseau veineux a été découvert par MM. Vrolik et Schröder van der Kolk, chez le *Sarcoramphus gryphus*, le *S. papa*, le *Falco (Haliœtos) albicilla*, le *F. Nisus*, le *Strix otus*, l'*Ardea purpurea*, le *Grus cinerea*, le *Podiceps cristatus*, le *Larus ridibundus*, le *Carbo cormoranus* et le *Cygnus olor*. Ces anatomistes l'ont trouvé faiblement développé chez l'*Anas niger*; mais ils n'en ont pas rencontré la moindre trace chez la Pie et le Corbeau; enfin, ils en ont trouvé des vestiges chez le Kakatoës, le Coq, le Dindon, le Pigeon, le Coq de Bruyère à queue fourchue, etc. (e).

(a) Neugebauer, *Op. cit.*, pl. 37, fig. 6, n° 7.
(b) Idem, *ibid.*, pl. 37, fig. 6, n° 4.
(c) Idem, *ibid.*, pl. 30, fig. 5, n° 24.
(d) Hunter, *Cat.*, t. II, pl. 25, fig. 1.
(e) Schrœder van der Kolk et W. Vrolik, *Nasporingen omtrent vaatvlechten bij onderscheiden Diervormen* (*Bijdragen tot de Dierkunde uitgegeven door het genootschap natura artis magistra te Amsterdam*, 1re partie, 1848). — *Recherches sur les plexus vasculaires chez différents Animaux* (*Ann. des sciences nat.*, 4e série, t. V, p. 111, pl. 4).

région claviculaire, le nom de veine sous-clavière, et se confond, comme je l'ai déjà dit, avec la jugulaire correspondante
pour constituer la veine cave supérieure du même côté.

Veines des pattes. Les veines des pattes forment en général au bas de la jambe
un plexus très développé, et le tronc principal auquel ces vaisseaux donnent naissance remonte d'abord dans la cuisse, à côté
de la grande artère fémorale ; mais, en approchant du bassin,
il l'abandonne pour se rapprocher de l'artère crurale et pénétrer dans l'abdomen, en passant devant le bord de l'os de la
hanche (1). La *veine crurale* ou *iliaque externe*, ainsi constituée,
reçoit dans la région pelvienne une grosse veine hypogastrique
ou iliaque interne, ainsi que des veines rénales ; enfin, sous le
nom d'iliaque commune, elle remonte obliquement vers la région
lombaire et se réunit à sa congénère pour former la veine cave
Veines viscérales. abdominale. Les veines hypogastriques qui apportent le sang
de la région anale traversent la substance des reins, mais ne
paraissent pas y fournir des branches afférentes comme chez les
Reptiles, les Batraciens et les Poissons, de sorte que l'on ne
retrouve plus dans la classe des Oiseaux de système de veines
portes rénales bien caractérisé (2); mais le système de la veine

(1) Pour plus de détails, au sujet de
l'origine et du trajet des veines iliaques et de leurs affluents, je renverrai
à la Monographie de M. Neugebauer (a).
MM. Carus et V. Otto ont donné aussi
une figure de ces vaisseaux chez le
Cygne (b), et Hunter les a représentés
chez le Coq (c).

Dans le Cormoran et le Cygne, les
veines forment un plexus réticulé très

beau autour du nerf et de l'artère
fémorale (d).

(2) Jacobson avait cru que les veines
hypogastriques qui ramènent le sang
des parties profondes du bassin se
ramifiaient dans la substance des
reins et constituaient pour ces glandes
un système de veines afférentes (e);
mais Nicolaï a reconnu que ces troncs
ne font que plonger en quelque sorte

(a) Neugebauer, *Op. cit.* (*Nova Acta Acad. Nat. curios.*, t. XXI, pl. 43, fig. 1 et 2).
(b) Carus et V. Otto, *Tab. Anat. compar. illustr.*, pars VI, pl. 6, fig. 1.
(c) Hunter, *loc. cit.*, t. II, pl. 25, fig. 1.
(d) Schrœder van der Kolk et Vrolik, *Op. cit.* (*Ann. des sciences nat.*, t. V, pl. 4, fig. 3).
(e) Jacobson, *De systemate venoso peculiari in permultis Animalibus observato*, p. 3 (1821).

porte hépatique est très développé et reçoit même une portion du sang qui arrive par les veines de la queue (1).

Les veines hépatiques qui, dans la substance du foie, nais-

dans le tissu rénal, et en ressortent bientôt pour aller déboucher dans les veines iliaques internes (a). Les observations de ce naturaliste ont été confirmées par les recherches plus récentes de Cuvier, de Meckel, et de M. Neugebauer (b).

M. Owen a présenté quelques vues intéressantes au sujet du rôle physiologique des communications qui existent entre les veines des reins et les autres parties du système circulatoire. Il a fait remarquer qu'à l'aide des anastomoses établies entre ces veines et les veines iliaques, d'une part, et certaines branches dépendantes des veines mésentériques, d'autre part, le sang qui a circulé dans cette glande peut aller en majeure partie, soit dans la veine cave et de là dans le système pulmonaire, soit dans le système de la veine porte, et il pense que le courant principal s'établit par l'une ou l'autre de ces voies, suivant le degré d'activité relative du travail respiratoire ou des fonctions digestives. Or la circulation pulmonaire doit être surtout active chez les Oiseaux grands voiliers, qui font une très grande dépense de forces musculaires; et c'est au contraire lorsque les Oiseaux de proie sont gorgés de nourriture, ce qui les plonge dans un

état de torpeur, que la circulation viscérale doit devenir prédominante. Il est cependant à noter que chez l'Aptéryx, oiseau qui est privé de la faculté de voler, M. Owen n'a rien observé dans la disposition des veines rénales qui soit en accord avec cette hypothèse relative aux modifications que l'état physiologique déterminerait dans le cours du sang veineux des viscères (c).

(1) Le système de la *veine porte* des Oiseaux se compose de deux troncs principaux et de leurs affluents : l'un est situé à droite, et pénètre dans la portion supérieure et droite du foie ; l'autre à gauche, et se rend à la portion inférieure et gauche du même organe (d). Le premier se compose de la réunion d'une *veine mésentérique commune*, qui elle-même reçoit une veine mésentérique inférieure fournie par l'arcade que les veines hypogastriques constituent au-devant du coccyx ; d'une *veine mésentérique antérieure*, qui naît dans la partie postérieure du tube intestinal ; d'une veine dont les branches viennent du pancréas, du duodénum, du cæcum, etc., et d'une veine gastro-splénique. La *veine porte gauche* est formée principalement par une veine gastrique.

(a) Nicolaï, *Untersuch. über den Verlauf und die Vertheilung der Venen bei einigen Vögeln*, etc. (*Isis*, 1826, t. I, p. 404).
(b) Cuvier, *Anatomie comparée*, t. VI, p. 244.
— Meckel, *Traité d'anatomie comparée*, t. IX, p. 374.
— Neugebauer, *Op. cit.*, p. 105.
(c) Owen, *On the Anatomy of the Southern Apteryx* (*Trans. of the Zool. Soc.*, t. II, p. 375).
(d) Hunter, *loc. cit.*, pl. 25, fig. 1.
— Neugebauer, *Op. cit.*, pl. 49, fig. 1, etc.

sent des ramuscules terminaux de la veine porte (1), débouchent, comme d'ordinaire, dans la veine cave inférieure qui traverse une portion de cet organe pour se rendre à l'oreillette (2), et qui sur ce point présente chez quelques Oiseaux aquatiques une grande dilatation en forme de réservoir (3).

Petite circulation.

§ 6. — L'artère pulmonaire, qui naît de la partie gauche du ventricule droit, ne présente rien de remarquable ; à son entrée elle est garnie de trois valvules semi-lunaires disposées de façon à empêcher le reflux du sang vers le cœur ; presque immédiatement elle se divise en deux branches qui divergent à droite et à gauche pour gagner les poumons correspondants, et qui, dès leur entrée dans ces organes, se subdivisent en trois rameaux et se terminent dans le réseau capillaire dont les cellules pulmonaires sont entourées (4). Le passage entre ces

(1) Ces veines forment deux gros troncs. Une veine ombilicale, dont les branches viennent des réservoirs pneumatiques de l'abdomen et du péritoine, remonte sur le devant du ventre et va déboucher dans la veine hépatique gauche (a).

(2) L'ouverture de la veine cave postérieure est placée à la partie supérieure et dorsale de l'oreillette, au-dessus de celle des veines caves antérieures qui arrivent horizontalement en contournant la base de l'oreillette (b). Le premier de ces orifices est bordé latéralement par deux larges valvules semi-lunaires, de structure musculo-membraneuse, dont la gauche détourne le courant sanguin de la fosse ovale, et dont la droite se prolonge sur le bord gauche de l'embouchure de la veine cave antérieure, de façon à diriger également le courant de ce vaisseau vers l'orifice auriculo-ventriculaire et à l'empêcher de se porter du côté de la fosse ovale. Une autre valvule, plus membraneuse, borde du côté droit l'embouchure de la veine cave antérieure droite (c).

(3) Meckel a constaté l'existence de ce réservoir veineux, formé par un élargissement de la veine cave postérieure, chez les Plongeons (d).

(4) L'artère pulmonaire commence à l'angle antérieur et interne du ventricule droit, passe sous l'origine de l'aorte, et se porte à gauche de ce vaisseau, puis se bifurque. La branche gauche passe derrière la veine cave

(a) Rathke, Ueber den Bau und die Entwickelung des Venensystems der Wirbelthiere (Dritter Bericht über das Naturwissenschaftliche Seminar zu Königsberg, 1838, p. 12 et 13).
— Neugebauer, Op. cit., p. 633, pl. 50.
(b) Voyez Laurillard, Atlas du Règne animal de Cuvier, OISEAUX, pl. 3, fig. 1.
(c) Duvernoy, Leçons d'anatomie comparée de Cuvier, t. VI, p. 298.
(d) Meckel, Traité d'anatomie comparée, t. IX, p. 373.

artérioles et les vaisseaux efférents du système de la petite circulation, ou veines pulmonaires, sont assez larges pour que les injections fines puissent couler facilement des unes dans les autres. Les principales branches veineuses qui en naissent suivent à peu près le même trajet que les artères et se réunissent en un tronc unique situé derrière le canal aérien. Enfin, les deux veines pulmonaires ainsi constituées se joignent sur la ligne médiane pour aller déboucher dans l'oreillette gauche (1).

Il est aussi à noter que chez les Oiseaux le système artériel de la grande circulation ne fournit pas de vaisseaux nourriciers aux canaux aérifères des poumons, et qu'il n'y a par conséquent dans le parenchyme de ces organes qu'une seule sorte de capillaires (2).

du côté gauche, et la branche droite contourne en arrière le commencement de l'aorte (a).

Chacune des artères pulmonaires spéciales, en arrivant au poumon, se trouve placée au-devant de la bronche correspondante. Une de ses branches principales se porte en avant et se distribue au tiers antérieur du poumon ; la seconde, qui semble être la continuation du tronc principal, accompagne d'abord la bronche intra-pulmonaire ; mais ses rameaux divergent dans tous les sens et n'ont aucun rapport avec les divisions bronchiques ; enfin la troisième, plus petite que les précédentes, est située entre le bord externe des poumons et les bronches dites costales. Les dernières ramifications de ces vaisseaux qui se répandent sur les parois des canaux et des canalicules, ou cellules aérifères, y affectent principalement la forme de pinceaux ou d'aigrettes (b).

(1) Ces veines passent entre la face antérieure des bronches et les veines caves, et débouchent à la partie supérieure et interne de l'oreillette gauche, derrière l'artère pulmonaire (c).

Quelquefois il existe, aux points de rencontre de leurs principales branches, des replis valvulaires assez bien caractérisés. Meckel a remarqué cette disposition chez l'Autruche et le Casoar (d).

(2) Il en résulte que la nutrition de ces organes s'effectue ici à l'aide des vaisseaux qui sont affectés principalement à la fonction de la respiration (e).

(a) Voyez l'*Atlas du Règne animal de Cuvier*, OISEAUX, pl. 3, fig. 1 a.
(b) Sappey, *Recherches sur l'appareil respiratoire des Oiseaux*, p. 11.
(c) Voyez l'*Atlas du Règne animal de Cuvier*, OISEAUX, pl. 3, fig. 1.
(d) Meckel, *Anatomie comparée*, t. IX, p. 376.
(e) Sappey, *Op. cit.*, p. 12.

§ 7. — En résumé, nous voyons donc que l'appareil circulatoire des Oiseaux est plus parfait que celui des Reptiles, que la division du travail physiologique y est portée plus loin, et que la centralisation des fonctions y est plus complète. Ici, en effet, la grande et la petite circulation sont parfaitement séparées, et les deux grandes divisions du système vasculaire qui y sont affectées sont pourvues chacune d'un organe d'impulsion spécial et indépendant. Non-seulement le cœur est pourvu de deux ventricules et de deux oreillettes distinctes, mode d'organisation que nous avons déjà rencontré chez les Reptiles supérieurs dont se compose la famille des Crocodiliens, mais le ventricule droit est affecté exclusivement au service de la circulation pulmonaire, disposition qui ne se voit chez aucun Vertébré à sang froid. C'est également dans la classe des Oiseaux que, pour la première fois, nous avons trouvé la totalité du système artériel général constitué par une seule crosse aortique impaire. Sous tous ces rapports, les Oiseaux ressemblent extrêmement aux Mammifères; mais, ainsi que nous le verrons dans la prochaine Leçon, ils s'en distinguent par certaines particularités du système circulatoire aussi bien que par les caractères que nous a déjà fournis l'appareil de la respiration.

TRENTIÈME LEÇON.

De l'appareil de la circulation chez les Mammifères.

§ 1. — Tout ce que j'ai dit dans les Leçons précédentes sur le mode de formation de l'appareil circulatoire pendant les premières périodes de la vie embryonnaire du Poisson, du Batracien, du Reptile et de l'Oiseau, est applicable aussi à la classe des Mammifères ; mais ici encore cette similitude primordiale n'est que transitoire, et des différences correspondantes aux divisions successives que la Nature semble avoir voulu établir parmi les dérivés du type Vertébré apparaissent successivement soit dans la conformation du cœur, soit dans la manière dont le système artériel se transforme pour arriver à son état définitif.

Chez tout embryon de Vertébré ordinaire, c'est-à-dire chez tous les Animaux de ce grand embranchement, l'Amphyoxus excepté, le cœur, représenté d'abord par un vaisseau longitudinal de forme cylindrique, se développe bientôt d'une manière inégale, et présente de la sorte une série de trois chambres ou poches placées à la file et séparées par des étranglements : le premier de ces réservoirs en allant, comme le fait le sang, d'arrière en avant, est le vestibule cardiaque ou sac auriculaire ; le second est le sac ventriculaire, et le troisième le sac artériel. Chez tous ces embryons, le tube moniliforme ainsi constitué se recourbe aussi en manière d'anse, et le sac postérieur ou auriculaire chevauche sur les réservoirs suivants, de façon à aller se placer au-dessus ou même en avant du sac ventriculaire, et c'est ce dernier dont les parois acquièrent le plus d'épaisseur (1).

A la fin de cette période commune, la direction du travail embryogénique varie suivant que le petit être en voie de formation appartient à la division des Vertébrés Anallantoïdiens ou des Vertébrés Allantoïdiens.

Dans le premier cas, le réservoir antérieur se perfectionne et devient le bulbe artériel; dans le second, il se confond avec le réservoir ventriculaire et disparaît.

Les arcs vasculaires qui en partent, et qui constituent la portion basilaire du système artériel, cessent aussi de se développer d'une manière similaire : chez les Anallantoïdiens, ils donnent naissance à une sorte de réseau capillaire qui en interrompt la continuité et devient le siége du travail respiratoire; chez les Allantoïdiens, ces arcs restent simples et ne se résolvent jamais en appendices branchiaux, mais se perfectionnent

(1) La première forme que le cœur revêt, savoir, celle d'un tube cylindrique presque droit, est plus facile à observer chez les Oiseaux (a) que chez les Mammifères, mais se voit très bien dans une figure donnée par M. Bischoff et représentant un embryon de Lapin âgé de quelques heures seulement (b), ainsi que dans les planches de M. Hausmann, relatives à la structure de l'embryon du Mouton et du Cheval (c). Pour les divers degrés de courbure, de renflement et de torsion que ce vaisseau présente à mesure qu'il se développe et constitue un cœur à plusieurs loges, je renverrai également aux ouvrages de ces deux derniers auteurs et aux planches publiées sur le même sujet par M. Wagner (d). Quelques-unes de ces formes transitoires ont été représentées dans les belles planches relatives à l'embryologie de la Brebis (e) et de l'espèce humaine (f), dues à M. Coste.

(a) Voyez Prévost et Dumas, *Développement du cœur* (Ann. des sciences nat., 1824, t. III, pl. IV, fig. 36).
— Remak, *Untersuch. über die Entwickelung der Wirbelthiere*, pl. 4, fig. 36 (1851).
(b) Bischoff, *Traité du développement de l'Homme et des Mammifères*, pl. 13, fig. 58 (Encyclop. anatomique, 1843, t. VIII).
(c) Hausmann, *Ueber die Zeugung und Entstehung des wahren weiblichen Eies bei den Säugethieren und Menschen*, pl. 6, fig. 1, et pl. 10, fig. 11 (1840).
(d) R. Wagner, *Icones physiologicæ*, pl. 6, fig. 13, 14 et 15.
(e) Coste, *Histoire générale et particulière du développement des corps organisés*, Vertébrés, Brebis, pl. 4, 5 et 6 (1844).
(f) Coste, *Op. cit.*, pl. 2 a, fig. 2, etc.

d'une autre manière, et deux d'entre eux constituent une paire de crosses aortiques.

Les embryons des Vertébrés Allantoïdiens, en avançant davantage dans leur développement, cessent d'être conformés sur le même plan, lorsqu'ils appartiennent, d'une part à la classe des Reptiles, d'autre part à celle des Oiseaux ou des Mammifères. Dans le premier cas, le jeune Animal conserve ses deux crosses aortiques paires, et le réservoir auriculaire du cœur se divise en deux loges avant que rien de semblable se soit effectué dans la loge ventriculaire. Dans le second cas, une seule crosse aortique se développe d'une manière permanente, et l'autre disparaît plus ou moins promptement. Enfin, le cloisonnement intérieur des cavités du cœur s'effectue autrement : le réservoir ventriculaire, qui, chez les Reptiles reste indivis ou ne se partage que tardivement en deux cavités, est ici le premier à s'enrichir d'une cloison complète, et le réservoir auriculaire reste, au contraire, imparfaitement divisé pendant toute la durée de la vie embryonnaire (1).

La similitude primordiale de l'appareil circulatoire se con- serve donc plus longtemps entre les Mammifères et les Oiseaux qu'entre ceux-ci et les Reptiles. La ressemblance définitive est aussi plus grande; mais cependant, longtemps avant la fin de la vie embryonnaire, les progrès du développement amènent certaines différences entre ces deux types d'Animaux à sang chaud. Ainsi, chez le Mammifère, ce n'est pas à l'aide de l'un des arcs vasculaires du côté droit du système artériel que la crosse aortique se constitue, mais au moyen de l'autre moitié de ce même système, de façon que cette crosse, au lieu de passer à

(1) Pour plus de détails à ce sujet, je renverrai à l'excellent ouvrage de M. Bischoff sur le développement de l'Homme et des Mammifères (1), me réservant d'y revenir dans la seconde partie de ce cours.

) Bischoff, *Op. cit.*, p. 252 et suiv

droite de l'œsophage, se trouve située du côté gauche de cet organe (1). Il y a aussi des différences dans le mode de perfectionnement du cœur, et les valvules auriculo-ventriculaires, au lieu d'être conformées d'une manière différente dans les cavités droites et gauches, offrent le même mode de structure des deux côtés.

Caractères
généraux
du système
circulatoire
des
Mammifères.

Il résulte de ce mode de développement que dans la classe des Mammifères, de même que chez les Oiseaux, le cœur est toujours complétement séparé en deux systèmes de cavités contractiles : une oreillette et un ventricule de chaque côté ; la circulation est double et complète ; enfin le système artériel est simple à son origine, c'est-à-dire pourvu d'une seule crosse aortique. Mais l'appareil circulatoire du Mammifère se distingue de celui de l'Oiseau par plusieurs caractères d'une valeur secondaire, tels que la direction de cette portion de l'aorte et la structure des valvules auriculo-ventriculaires des cavités droites du cœur. J'ajouterai aussi que chez les Mammifères le système veineux ne présente plus dans la partie postérieure de la région abdominale ce mode particulier de distribution que nous avons rencontré chez les Reptiles, les Batraciens et les Poissons : il n'y a plus aucune trace d'une veine porte rénale, et la veine porte hépatique est le seul réseau capillaire que le sang noir rencontre sur son passage en allant des veines vers le cœur.

Ces notions préliminaires étant acquises, examinons d'une manière plus attentive chacune des portions constitutives de

___

(1) L'étude comparative de l'emploi organique des différents arcs vasculaires, ou crosses aortiques primordiales, chez les divers Vertébrés, vient d'être reprise par M. Rathke, et les résultats obtenus ont été rendus faciles à saisir à l'aide d'une série de figures théoriques (a). Voyez aussi à ce sujet les recherches de M. Baer (b).

(a) Rathke, *Untersuchungen über die Aortenwurzeln*, p. 50 et suiv., pl. 6, fig. 6 à 10 (extrait des *Mém. de l'Acad. des sciences de Vienne*, t. XIII).
(b) Voyez Burdach, *Traité de physiologie*, t. III, p. 518, pl. 4, fig. 3.

l'appareil circulatoire chez les Mammifères en général, mais plus particulièrement chez l'Homme, et occupons-nous d'abord du cœur.

§ 2. — Chez l'Homme et les autres Mammifères, de même que chez les Oiseaux, les Reptiles, les Batraciens et les Poissons, le cœur se montre d'abord dans la région pharyngienne du corps, mais il ne conserve cette position que chez les Poissons, et chez tous les Vertébrés supérieurs, par suite de la croissance inégale des parties, il se trouve bientôt porté très loin de la tête et logé dans le thorax (1). Primitivement il y est simplement appendu, mais l'espèce de voûte que le corps du petit embryon forme dans cette région ne tarde pas à s'élargir et à descendre, puis à se recourber en dedans, de façon à constituer les parois latérales et sternales de la cavité viscérale, et à renfermer cet organe dans la chambre thoracique ainsi constituée. Chez l'embryon humain, à l'âge de cinq ou six semaines, le cœur se trouve suspendu verticalement sur la ligne médiane (2) et il descend jusque dans l'abdomen, car son volume relatif est très considérable et le diaphragme n'est pas encore formé; mais vers la fin du second mois, le développement du foie l'oblige à quitter sa direction verticale, et sa pointe se dirige alors en

Position du cœur.

(1) Cette position du cœur dans le voisinage immédiat de la région pharyngienne se voit chez quelques embryons humains très jeunes figurés par Meckel (a) et par M. Coste (b), mais était encore plus prononcée chez un jeune embryon de Cochon observé par M. Rathke (c), et surtout chez un embryon de Chien dont le développement était moins avancé, et dont M. Hausmann a donné des figures (d).

(2) Voyez comme exemple de cette disposition l'embryon humain d'environ vingt-huit jours représenté par M. Coste (e).

(a) Meckel, *Beiträge zur Bildungsgeschichte des Herzens und der Lungen der Säugethiere* (*Deutsches Archiv für die Physiologie*, 1816, t. II, p. 402, pl. 4, fig. 1, 3, etc.).
(b) Coste, *Histoire du développement des corps organisés*, pl. 3 a, fig. 1.
(c) Rathke, *Ueber die Entwickelung der Athmenwerkzeuge bei den Vögeln und Säugethieren* (*Nova Acta Acad. Nat. curios.*, 1828, t. XIV, pl. 17, fig. 3).
(d) Hausmann, *Op. cit.*, pl. 5, fig. 6 et 7.
(e) Coste, *Op. cit.*, pl. 3 a, fig. B.

avant. Chez la plupart des Mammifères, il conserve toujours cette position, et, placé à peu près sur la ligne médiane, il est dirigé directement d'avant en arrière. Chez l'Homme, au contraire, vers le commencement du quatrième mois de la vie embryonnaire, il cesse d'être placé symétriquement; il se contourne sur lui-même, et sa pointe se porte à gauche. Une déviation analogue se remarque aussi chez quelques autres Mammifères (1), et il résulte de cette disposition que chez ces espèces le cœur se trouve couché obliquement sur le diaphragme. Ainsi, chez l'Homme, son grand axe, dirigé de haut en bas, d'arrière en avant et de droite à gauche, forme avec la ligne verticale un angle d'environ 50 degrés; sa base correspond aux vertèbres dorsales comprises entre le quatrième et le huitième de ces os inclusivement, et son sommet s'applique contre les cartilages des cinquième et sixième côtes du côté droit (2). Il est suspendu par les gros vaisseaux qui sont en

(1) Cette position oblique du cœur existe aussi chez les Singes les plus élevés en organisation : elle est plus prononcée chez l'Orang et le Chimpanzé que chez les autres Quadrumanes, et quelques anatomistes pensent qu'elle se rattache à la position bipède (a); mais elle se remarque aussi chez quelques Mammifères dont le corps est horizontal, la Taupe, par exemple (b), et elle dépend de la forte saillie du diaphragme dans l'intérieur de la cavité du thorax.

Il est aussi à noter que chez l'Homme le plan longitudinal correspondant à la cloison interventriculaire est incliné de façon que le ventricule gauche se trouve en bas et en arrière, tandis que le ventricule droit est antérieur et supérieur. C'est à raison de cette obliquité qu'on désigne quelquefois le ventricule droit sous le nom de *ventricule antérieur*, et celui de gauche sous le nom de *ventricule postérieur*.

(2) La position du cœur est sujette à varier un peu, soit dans certaines attitudes du corps ou pendant les contractions violentes du diaphragme, soit dans quelques cas pathologiques. Ainsi, dans des cas d'hydrothorax du côté gauche, cet organe est souvent plus ou moins refoulé à droite.

On rencontre aussi parfois des cas du vice de conformation nommé *ectopie du cœur*, dans lesquels ce viscère est plus ou moins déplacé et se trouve

(a) Cruveilhier, *Traité d'anatomie descriptive*, t. II, p. 498 (1843).
(b) Daubenton. Voyez Buffon, *Histoire naturelle des Mammifères*, t. IV, p. 486.

connexité avec sa base, et il est maintenu en place de chaque côté par les parties voisines des deux plèvres costales qui, adossées l'une à l'autre, constituent au milieu de la poitrine une sorte de cloison membraneuse verticale, nommée *médiastin*. Latéralement il est en rapport avec les poumons, qui le débordent en avant, surtout vers sa base, et s'interposent ainsi entre sa face antérieure et les parois du thorax.

Le péricarde forme autour du cœur, comme chez les autres Vertébrés, une double tunique séreuse. Chez l'Homme, cette membrane se constitue vers la neuvième semaine de la vie embryonnaire, et son feuillet interne n'adhère d'abord que faiblement à la surface du cœur. Le feuillet externe de ce sac est aussi presque libre primitivement; mais, par les progrès du développement, il contracte une union intime avec la portion tendineuse correspondante du diaphragme, et s'accole latéralement aux deux lames du médiastin (1).

Péricarde.

rejeté à droite (*a*), ou même éloigné encore davantage de sa position normale; mais cela est très rare, et c'est seulement après avoir traité spécialement du développement de l'embryon que nous pourrons examiner utilement ces cas tératologiques. Je me bornerai à ajouter ici que, par l'effet d'un arrêt de développement du diaphragme, le cœur a pu être trouvé dans l'abdomen, et que, par suite d'un vice semblable dans le travail organogénique destiné à ame-

ner la clôture des parois antérieures du thorax, il peut rester hors de cette cavité, ainsi que cela a été observé chez quelques enfants nouveau-nés, ou être recouvert seulement par la peau. La plupart des médecins de Paris, de l'Allemagne et de l'Angleterre ont eu l'occasion d'observer, il y a peu d'années, un cas de ce genre chez un Homme adulte, nommé Groux, qui avait une fissure congénitale du sternum (*b*).

(1) Chez un petit nombre de Mam-

(*a*) Voyez Breschet, *Mém. sur l'ectopie de l'appareil de la circulation, et particulièrement du cœur* (*Répertoire général d'anatomie et de physiologie*, 1826, t. II, p. 1).
— Otto, *Seltene Beobachtungen*, 1re partie, p. 95, et 2e partie, p. 47.
(*b*) Hamernjk, *Fissura sterni* (*Wiener med. Wochenschr.*, 1853, nos 29-32, et Schmidt's *Jahrbücher der gesammten Medicin*, 1853, t. LXXX, p. 290).
— Martin, *Rapport fait à l'Académie de médecine sur un cas de fissure du sternum présenté par M. Groux* (*Gazette hebdomadaire*, 1855, t. II, p. 260).
— Ernst, *Studien über die Herzthätigkeit, mit besonderer Berücksichtigung der an H. Groux's Fissura sterni congenita gemachten Beobachtungen* (*Archiv für pathol. Anat. und Physiol*, t. IX, p. 260).

Le volume du cœur est assez considérable, comparativement à celui du corps, et continue à augmenter long-

mifères, mais surtout chez le Hérisson, le péricarde, dont j'ai déjà eu l'occasion de faire connaître la disposition générale (a), est si mince, qu'on ne le distingue qu'avec peine, et que son existence a été méconnue par quelques anatomistes, et notamment par Blasius et Peyer (b); mais il ne manque réellement chez aucun de ces Animaux, et les exemples de l'absence anormale de cette tunique sont même extrêmement rares. On cite cependant quelques cas où le cœur était réellement dépourvu de péricarde chez l'Homme. D'autres fois il a paru manquer, parce qu'il adhérait tout entier au cœur et se trouvait réduit presque à du tissu conjonctif (c). Dans l'état normal, son feuillet interne (ou l'épicarde), qui est très mince, adhère intimement à la surface du cœur et du commencement des gros vaisseaux, et n'est que juxtaposé à son feuillet externe, dont il est même séparé par une couche très mince de liquide séreux. Dans quelques cas pathologiques, ce liquide devient très abondant, et son accumulation constitue la maladie désignée sous le nom d'hydropéricarde ou d'hydropisie du cœur. Il est aussi à noter que la surface interne du péricarde est revêtue d'une couche de tissu épithélique pavimenteux, et que c'est seulement à la suite d'accidents inflammatoires que des brides analogues à celles dont nous avons rencon-

tré de si fréquents exemples chez les Vertébrés inférieurs, s'y développent. Le feuillet externe est beaucoup plus épais que le feuillet cardiaque, et les fibres élastiques qui le garnissent en dehors sont beaucoup plus développées; elles constituent un réseau et rendent la poche ainsi constituée peu extensible. Enfin du tissu conjonctif l'unit extérieurement au sternum en avant, et latéralement aux deux lames du médiastin, ou portion interne du feuillet costal des plèvres, entre lesquelles il se trouve placé. Chez l'Homme, chez l'Orang-Outang et chez quelques autres Singes, le péricarde adhère aussi très fortement au centre tendineux du diaphragme. Il en est de même chez les Baleines (d), les Dauphins et le Narwal; mais chez la plupart des Mammifères il se trouve complétement séparé de cette cloison musculaire, et, les poumons venant à s'interposer entre celle-ci et son extrémité postérieure, il est retenu dans cette direction par le médiastin seulement.

Les petits vaisseaux qui distribuent le sang dans la couche fibreuse du péricarde viennent des parties circonvoisines, et sont fournis par les artères bronchiques, œsophagienne, phrénique, mammaire interne, coronaire, etc. On y découvre aussi des vaisseaux lymphatiques et des filaments nerveux qui dépendent des

(a) Voyez ci-dessus, p. 314 et suiv.
(b) Voyez Blumenbach, Handbuch der vergleich. Anatomie, p. 224 (1805).
(c) Voyez Breschet, Mém. sur les vices de conformation congénitale des enveloppes du cœur (Répertoire général d'anatomie, t. 1, p. 212).
(d) Hunter, Observations sur la structure et l'économie des Baleines (Œuvres, t. IV, p 464).

temps après que les autres organes ont terminé leur croissance (1).

nerfs phréniques et récurrent du côté
droit (a).

C'est à raison du peu d'extensibilité
de cette tunique que l'épanchement
brusque d'une quantité minime de
sang dans son intérieur détermine
souvent une mort subite, en comprimant le cœur et l'empêchant de fonctionner. C'est de la sorte que parfois
une hémorrhagie de 250 grammes, qui
produirait à peine un peu de faiblesse
si elle était extérieure, peut devenir
mortelle instantanément quand elle a
son siége dans le péricarde.

L'épicarde, ou feuillet cardiaque du
péricarde, est généralement transparent, mais présente souvent des taches
blanchâtres qui ne paraissent pas être
dues à un état pathologique, et dépendent plutôt des modifications que l'âge
amène dans la constitution de cette
membrane (b).

(1) Dans les premiers temps de la
vie embryonnaire, le volume relatif du
cœur est beaucoup plus considérable
qu'à l'époque de la naissance. Ainsi
Meckel estime que cet organe représente $\frac{1}{50}$ du volume total du corps,
chez un embryon humain de deux à
trois mois, et seulement $\frac{1}{120}$ chez
un fœtus à terme. Pendant la jeu-
nesse et l'adolescence, le cœur paraît
grandir à peu près proportionnelle-

ment au reste du corps; mais il résulte des observations nombreuses
recueillies par M. Bizot, qu'il continue
à augmenter de volume après que la
croissance générale est terminée, et
qu'il grandit en épaisseur aussi bien
qu'en capacité jusque dans la vieillesse (c).

L'hypertrophie, ou développement
excessif du cœur, est une cause de trouble considérable dans les fonctions
de l'appareil circulatoire, et consécuti-
vement dans l'organisme tout entier ;
aussi les pathologistes ont-ils étudié
avec beaucoup d'attention le volume
et le poids normal de cet organe chez
l'Homme. Laënnec, à qui la médecine
doit beaucoup d'observations importantes pour le diagnostic des maladies
du cœur, estimait que dans l'état sain
le volume de cet organe est à peu près
égal à celui du poing du sujet auquel
il appartient (d); mais aujourd'hui on
ne se contente pas de cette approxima-
tion, et l'on a cherché à évaluer avec
plus de précision, d'une part les dimensions de ce viscère, d'autre part son
poids, et beaucoup de déterminations
de ce genre ont été faites par MM. Bouillaud, Bizot, Neucourt en France (e),
et par MM. Peacock et Clendenning en
Angleterre. Ce dernier (en se fondant
sur environ 400 observations) a trouvé

(a) Voyez Kölliker, Traité d'histologie, p. 600.
(b) Bizot, Recherches sur le cœur et le système artériel chez l'Homme (Mém. de la Soc. méd.
d'observation de Paris, 1836, t. I, p. 347).
(c) Bizot, Op. cit. (Mém. de la Soc. méd. d'observ. de Paris, 1836, t. I, p. 262).
(d) Laënnec, Traité de l'auscultation médiate, 1826, t. II, p. 404, 2ᵉ édit.
(e) Bouillaud, Traité clinique des maladies du cœur, 1835, t. I, p. 25 et suiv.
— Bizot, Op. cit. (Mém. de la Soc. méd. d'observation, 1836, t. I).
— Neucourt, De l'état du cœur chez le vieillard (Archives gén. de médecine, 1843, 3ᵉ série;
t. III, p. 1).
— Peacock, On the Weight and Dimensions of the Heart in Health and Diseases (Monthly
Journ. of Med. Sc., 1854, t. XVIII, p. 193).

Forme
du cœur.

A l'époque où le sac ventriculaire se divise intérieurement en deux loges par le développement d'une cloison, une scissure se forme à la surface extérieure de cet organe, et en partage le sommet ou partie inférieure en deux moitiés correspondantes

pour poids moyen, chez l'Homme, à l'état normal :

De 15 à 30 ans. . . 264 grammes.
   30 à 50. 272
   50 à 70. 298
   70 et au-dessus. . 312

Les pesées comparatives faites chez les femmes ont donné pour les mêmes catégories d'âges : 260, 272, 276 et 256 grammes (a).

Dans les cas d'hypertrophie du cœur, le poids de cet organe, au lieu de rester entre 250 et 280 grammes, comme cela se voit le plus ordinairement chez l'Homme adulte, dans l'état normal, peut devenir trois ou quatre fois plus grand ; il dépasse cependant rarement 650 ou 700 grammes.

Les recherches du même auteur montrent que le poids du cœur n'est pas dans un rapport constant avec le poids total du corps, mais ne varie d'ordinaire que dans des limites assez restreintes. Ainsi , chez les sujets qui n'étaient affectés ni de phthisie pulmonaire, ni de maladies du cœur, M. Clendenning a trouvé que ce poids relatif oscillait entre $\frac{1}{164}$ et $\frac{1}{140}$ chez les hommes de 15 à 70 ans ou davantage, et entre $\frac{1}{160}$ et $\frac{1}{121}$ chez les femmes. La moyenne générale était de $\frac{1}{158}$ pour les hommes, et de

$\frac{1}{149}$ pour les femmes. Chez les deux sexes, la fraction était la plus faible chez les individus de 15 à 30 ans, et c'est chez les femmes que la proportion s'est montrée la plus forte dans la vieillesse ($\frac{1}{121}$).

Si l'on prend pour poids moyen de l'Homme adulte 65 kilogrammes, et pour poids moyen du cœur 270 grammes, on trouvera que ce viscère constitue environ $\frac{1}{240}$ du poids total de l'organisme, proportion qui se rapproche beaucoup de celle constatée chez quelques Mammifères, tels que le Mouton et le Chat, par M. Jones ; mais qui est très inférieure à celle que le même physiologiste a trouvée chez le Chien et le Raton (*Procyon lator*). Dans ces derniers, le poids du cœur représentait de $\frac{1}{125}$ à $\frac{1}{164}$ du poids du corps, tandis que chez le Chat, la Sarigue, l'Écureuil et le Mouton, il variait entre $\frac{1}{256}$ et $\frac{1}{280}$ (b). M. Bouillaud a trouvé que le cœur d'un Bœuf pesait 1 kilogramme (c), et si l'on prend comme poids moyen des Bœufs abattus à Paris 400 kilogrammes, on aura aussi le rapport d'environ 1 à 410.

M. Parchappe a fait aussi une série de recherches à ce sujet (d), et il a trouvé que si l'on représente par 1000 le poids du corps, celui du cœur sera représenté par environ :

(a) Clendenning, *Exper. and Observ. relating to the Pathology of the Heart* (London Medical Gazette, 1837, 2ᵉ série, t. II, p. 445 et suiv.).

(b) Jones, *Investigations, Chemical and Physiological relative to certain American Vertebrata*, p. 74 (Smithsonian Contributions).

(c) Bouillaud, *Traité des maladies du cœur*, t. I, p. 79.

(d) Parchappe, *Du cœur, de sa structure et de ses mouvements*, p. 171.

aux deux ventricules (1). Pendant quelque temps cette disposition se prononce de plus en plus, mais les progrès ultérieurs du travail embryonnaire n'amènent pas, sous ce rapport, les mêmes résultats chez tous les Mammifères, et de là certaines différences

$5 \frac{1}{7}$ chez l'Homme adulte,

6 chez le Fœtus à terme,

$6 \frac{1}{2}$ chez le Singe,

$5 \frac{1}{3}$ chez le Chien,

$4 \frac{1}{7}$ chez le Chat,

9 chez le Lièvre,

$3 \frac{1}{2}$ chez le Lapin,

6 à 7 chez le Mouton, le Veau et le Cochon,

7 à $9 \frac{1}{2}$ chez le Coq et le Moineau,

3 chez le Crapaud,

$1 \frac{1}{4}$ chez la Grenouille et l'Anguille.

Ainsi, chez les Mammifères, le poids du cœur paraît osciller autour de $\frac{1}{200}$ du poids du corps; proportion qui se rapproche beaucoup de ce que nous avons déjà trouvé pour les Oiseaux, mais qui diffère considérablement de ce qui paraît exister d'ordinaire chez les Vertébrés à sang froid. Effectivement, ainsi que je l'ai déjà dit, M. Jones a vu que chez les Reptiles et les Batraciens, cette proportion variait seulement entre environ $\frac{1}{350}$ et $\frac{1}{570}$, et que chez les Poissons, elle variait d'environ $\frac{1}{300}$ à $\frac{1}{1150}$. Il existe donc une différence très grande dans le développement du cœur comparé à celui de l'ensemble de l'organisme chez les Vertébrés à sang chaud et les Vertébrés à sang froid.

M. Bizot a trouvé aussi que le cœur s'accroît sans cesse avec l'âge; que, toutes choses égales d'ailleurs, il est plus petit chez la femme que chez l'homme, et que son volume n'est pas proportionné à la taille des individus, mais est plutôt en rapport avec la largeur de la poitrine.

Voici les dimensions en longueur et en largeur constatées par cet anatomiste :

AGE.	HOMMES.		FEMMES.	
	LONGUEUR.	LARGEUR.	LONGUEUR.	LARGEUR.
	Lignes.	Lignes.	Lignes.	Lignes.
De 1 à 4 ans	22	27	22	25
5 à 9	31	33	26	29
10 à 15	34	37	29	31
16 à 29	42	45	38	42
30 à 49	43	47	41	44
50 à 79	45	52	42	46

(1) Cette bifurcation de la portion inférieure (ou postérieure) du cœur se voit très bien dans la figure que M. Hausmann a donnée de cet organe chez de très jeunes embryons de Cheval (a) et de Chien (b). Elle est

(a) Hausmann, Ueber die Zeugung und Entstehung des wahren weiblichen Eies bei den Säugethieren und dem Menschen, 1840, pl. 3, fig. 10 et 11.

(b) Idem, ibid. pl. 5, fig. 13 et 17.

dans la forme générale du cœur parmi les divers Animaux de cette classe. Effectivement, chez les uns cette séparation devient de plus en plus profonde, et se prononce d'une manière si forte, que, chez l'Animal parfait, les deux ventricules constituent deux cônes distincts, quoique accolés par leurs faces correspondantes, et que l'on croirait, au premier abord, avoir sous les yeux non un cœur unique, mais deux cœurs simplement soudés l'un à l'autre. C'est chez les Cétacés herbivores que cette disposition remarquable se rencontre, et c'est chez le Dugong qu'elle est portée le plus loin (1). Chez les autres Mammifères, la scissure primordiale, au lieu d'augmenter, suit chez l'embryon une marche récurrente et tend à disparaître, de façon que le cœur cesse bientôt d'être bifide, et que la séparation entre les deux ventricules n'est marquée extérieurement que par un sillon oblique. Sa forme est celle d'un cône à base presque circulaire et souvent arrondi. On y remarque chez les divers Mammifères quelques variations dans les proportions (2), mais ces diffé-

aussi fort distincte chez des embryons humains âgés d'environ vingt-huit et trente-cinq jours, représentés dans le grand atlas de M. Coste (a).

(1) Chez ce Mammifère pisciforme, les ventricules sont séparés de la sorte dans les deux tiers de leur étendue (b). Cuvier a trouvé le cœur fendu de la même manière dans la moitié de sa longueur, chez le Lamentin (c), et Steller a constaté la même division dans le tiers postérieur de cet organe, chez le Rytina (d).

Dans les Cétacés proprement dits, le cœur est remarquablement large, mais n'offre que rarement une bifurcation analogue à celle dont il vient d'être question. Quelquefois cependant Meckel a trouvé ce viscère fendu à une assez grande profondeur chez le Marsouin commun. Il a même rencontré un exemple de ce mode de conformation chez le Phoque (e).

(2) Le cœur est assez large et raccourci chez les Éléphants, les Pares-

(a) Coste, *Histoire générale et particulière du développement des corps organisés* (espèce humaine), pl. 3, fig. D, et pl. 4 a, fig. 2.
(b) Daubenton, *Description d'un embryon de Lamentin* (Buffon, MAMMIFÈRES, t. XII, p. 372).
— Home, *Comp. Anat.*, t. IV, pl. 50.
••• Rapp, *Die Cetaceen, zoologisch-anatomisch dargestellt*, pl. 8.
••• Carus et V. Otto, *Tab. Anat. compar. illustr.*, pars VI, pl. 7, fig. 3.
(c) Cuvier, *Leçons d'Anatomie comparée*, t. VI, p. 277.
(d) Steller, *De bestiis marinis* (*Novi Commentarii Acad. Petropolitanæ*, 1749, t. II, p. 316).
— Hunter, *Op. cit.* (*Œuvres*, t. IV, p. 464).
(e) Meckel, *Traité d'anatomie comparée*, t. IX, p. 382.

rences sont sans importance, et j'ajouterai seulement que le sillon interventriculaire ne passe pas par le sommet de l'organe, le ventricule gauche descendant plus bas que le ventricule droit. Un autre sillon transversal et circulaire, qui est ordinairement occupé par de la graisse, sépare les ventricules des oreillettes (1). Enfin ces dernières poches membrano-musculaires sont plus ou moins libres de chaque côté, de manière à constituer des appendices qui ont reçu plus particulièrement le nom d'*auricules*, parce qu'à raison de leur forme on les a comparés à de petites oreilles de Chien (2).

seux et chez chez les Phoques (a); chez la Baleine, il est plus aplati que chez les Quadrupèdes (b).

Il est arrondi chez la plupart des Rongeurs; mais chez le Lièvre, ainsi que chez les Ruminants, les Pachydermes ordinaires, les Carnassiers et la plupart des Quadrumanes, il a la forme d'un cône tronqué, à peu près comme chez l'Homme (c). Chez le Cheval il est plus pointu (d); chez le Fourmilier, au contraire, il est plus obtus (e).

(1) Ce sillon, quoique assez superficiel en apparence, est en réalité très profond et loge en arrière les vaisseaux coronaires du cœur. Ces vaisseaux occupent également les sillons antérieur et postérieur qui correspondent à la cloison interventriculaire, et qui, chez l'Homme, sont très obliques. En général, de la graisse s'accumule aussi dans ces sillons ventricu-

laires, et quelquefois même des flocons de cette substance recouvrent presque toute la surface des ventricules, entre la tunique péricardique et les fibres musculaires. Ce dépôt de graisse devient plus souvent abondant chez la Femme que chez l'Homme, et n'est pas en rapport avec l'état d'embonpoint général (f). C'est en grande partie à cette cause que tient l'augmentation du poids du cœur dans la vieillesse.

(2) Chez l'Homme, les deux oreillettes ne sont pas séparées entre elles extérieurement sur leur face antérieure, mais elles paraissent, au premier abord, très distinctes, parce que leur portion moyenne se trouve cachée derrière les gros troncs artériels qui sortent des ventricules et qu'à leur face supérieure un sillon concave leur sert de ligne de démarcation. Leurs extrémités latérales sont flottantes et

(a) Voyez Daubenton, dans Buffon, MAMMIFÈRES, pl. 397.
(b) Voyez Eschricht, *Unters. über die nordischen Waldthiere*, p. 104, fig. 25.
(c) Exemple : Chevrotain. Voyez Carus et V. Otto, *Op. cit.*, pars VI, pl. 7, fig. 2.
— Pécari. Voyez Daubenton, MAMMIFÈRES de Buffon, pl. 302.
— Helamys. Voyez Bianconi, *Specimina zoologica Mosambicana*, MAMMIFÈRES, pl. 5, fig. 16.
— Singe. Voy. Milne Edwards, *Cours élém. de zoologie*, fig. 4.
(d) Voyez Chauveau, *Anat. compar. des Animaux domestiques*, p. 467, fig. 147.
(e) Voyez Alessandrini, *Annotazioni anatomiche sul Formichiere didattilo* (Mem. dell' Acad. delle scienze di Bologna, 1851, t. III, pl. 31, fig. 2).
(f) Bizot, *Recherches sur le cœur* (*Mém. de la Société médicale d'observation*, t. I, p. 352).

Endocarde.

L'endocarde, ou membrane qui revêt intérieurement les cavités du cœur, et qui est en continuité avec la tunique interne des vaisseaux sanguins, est mince et transparente; mais elle se compose de plusieurs couches, dont l'interne est formée de cellules aplaties, et constitue une lame analogue à l'épithélium dont le péricarde est revêtu extérieurement (1).

Fibres musculaires du cœur.

Les fibres musculaires qui sont logées entre les deux tuniques formées par le péricarde et l'endocarde, et qui constituent la tunique moyenne du cœur, sont rouges, striées en travers et unies très intimement entre elles (2). Elles ne sont que peu développées dans les oreillettes, où elles peuvent même manquer sur quelques points; mais dans la portion ventriculaire

dentelées à la manière d'une crête de Coq. L'auricule droite est située en avant; l'auricule gauche se trouve plus en arrière, et un rétrécissement la sépare de la portion principale ou sinus de l'oreillette, dont elle dépend.

Chez les Marsupiaux, la portion appendiculaire de l'oreillette droite est toujours divisée en deux prolongements coniques situés, l'un en avant, l'autre en arrière de l'aorte (a).

(1) L'épithélium de l'endocarde se compose chez l'Homme de cellules polygonales à noyau et ayant de 0mm,015 à 0mm,027 de largeur (b). Il repose sur une membrane basilaire composée principalement de fibres élastiques disposées en réseaux plus ou moins serrés, mêlés de noyaux et parcourus par des vaisseaux sanguins. Enfin

celle-ci adhère aux parties sous-jacentes par une couche mince de tissu conjonctif ordinaire. L'épaisseur de la couche élastique varie; elle se développe beaucoup dans les oreillettes, et y constitue souvent une sorte de tunique fenêtrée de tissu jaune (c). Il est aussi à noter que le tissu épithélique est extrêmement délicat, et ne peut être bien étudié que fort peu de temps après la mort. M. Bowman en a figuré les éléments chez le Cheval (d).

(2) Les fibres du cœur sont non-seulement très serrées les unes contre les autres, mais encore unies entre elles par des bifurcations, et des faisceaux obliques et courts qui s'étendent entre les principaux faisceaux longitudinaux (e).

(a) Owen, *Marsupialia* (Todd's *Cyclop. of Anat. and Physiol.*, vol. III, p. 306, fig. 131 et 132).
(b) Luschka, *Das Endocardium und die Endocarditis* (Virchow's *Archiv für pathol. Anat. und Physiol.*, 1852, t. IV, p. 173, pl. 3, fig. 1).
(c) Kölliker, *Éléments d'histologie humaine*, p. 603.
(d) Todd et Bowman, *Physiological Anatomy and Physiology of Man*, t. II, p. 336, fig. 196 et 197.
(e) Leeuwenhoek, *Arcana Naturæ detecta*, epist. LII, p. 412.
--- Kölliker, *Éléments d'histologie*, p. 601, fig. 279.
— Remak, *Ueber den Bau des Herzens* (Müller's *Archiv für Anat. und Physiol.*, 1850, p. 76).

du cœur elles forment une couche très épaisse, surtout à gauche, et elles offrent une disposition très compliquée. Le mode d'arrangement de toutes ces fibres est fort complexe, et depuis Vésale son étude a souvent exercé la patience des anatomistes (1). Je ne m'arrêterai pas à en donner ici une description détaillée, mais je crois devoir en faire connaître les dispositions principales.

Les fibres musculaires des oreillettes et des ventricules sont parfaitement indépendantes les unes des autres. Celles de la

(1) Vésale, dont j'ai déjà eu l'occasion de citer les travaux (a), fut, je crois, le premier à étudier la direction des fibres charnues du cœur (b). Lower, en faisant durcir ces fibres par la coction, est parvenu à mieux comprendre leur disposition générale (c). Sténon, Vieussens, Lancisi, Glasius, Senac et Wolff, vinrent ensuite ajouter de nouveaux faits aux observations de leurs prédécesseurs (d). Enfin, de nos jours, ce point d'anatomie humaine a été traité d'une manière spéciale par Gerdy, MM. Searle, Parchappe, Ludwig, Donders et quelques autres auteurs (e).

Duvernoy a donné une description du mode d'arrangement des fibres du cœur du Bœuf (f).

Pour plus de détails sur les travaux des anciens anatomistes à ce sujet, je renverrai à la grande *Physiologie* de Haller (g).

(a) Voyez ci-dessus, page 14.
(b) Vésale, *De corporis humani fabrica* (*Opera omnia*, t. I, p. 508 et suiv., édit. de 1625.
(c) Lower, *Tractatus de corde*, cap. I, p. 28 et suiv., pl. 2, fig. 1-8, 1669 (reproduit dans Mangel, *Bibliotheca anatomica*, t. I, p. 882, édit. de 1699).
(d) Sténon, *Observat. anat. de musculis et glandulis specimen*, 1664.
— Vieussens, *Nouvelles découvertes sur le cœur*. Montpellier, 1706. Voyez aussi dans Mangel, *Bibl. anat.*, t. I, p. 926, pl. 47 à 49.
— Winslow, *Sur les fibres du cœur* (*Mém. de l'Acad. des sciences*, 1711).
— Glasius, *De circuitu sanguinis*. In-4°, 1736.
— Lancisi, *De structura motuque cordis*, 1728 (*Opera omnia*, t. IV, p. 89, 1749).
— Senac, *Traité de la structure du cœur*, t. I, p. 194 et suiv., pl. 10 à 13 (1777).
— Wolff, *Dissertationes de ordine fibrarum muscularium cordis* (*Acta Acad. Petropol.*, 1780-1782, et *Nova acta*, 1783 à 1792, t. I à X, dix Dissertations).
(e) Gerdy, *Mém. sur l'organisation du cœur* (*Journal complémentaire du Dictionnaire des sciences médicales*, t. X, p. 97).
— Palicki, *De musculari cordis structura* (*Dissert. inaug.*, Breslau, 1839).
— Searle, *On the Arrangement of the Fibres of the Heart* (Todd's *Cyclop. of Anat. and Physiol.*, vol. II, p. 619 et suiv., avec fig.).
— Chorial, *Considérations sur la structure, les mouvements et les bruits du cœur* (*Thèse*, Paris, 1841).
— Parchappe, *Du cœur, de sa structure et de ses mouvements*. Paris, 1844, in-8, avec atlas in-4.
— Ludwig, *Bau der Herzventrikel* (*Zeitschr. für ration. Med.*, t. VII, p. 189).
— Donders, *Onderzoekingen betrekkelijk den bouw van het menschelijke hart* (*Neederlandsch Lancet*, 1852, 3ᵉ série, t. I, p. 541).
— Kölliker, *Traité d'histologie*, p. 605.
(f) Voyez Cuvier, *Leçons d'anatomie comparée*, t. VI, p. 292.
(g) Haller, *Elementa physiologiæ*, t. I, p. 350 et suiv.

portion ventriculaire du cœur, dont je m'occuperai d'abord,
naissent pour la plupart, soit des orifices artériels, soit de l'anneau
fibro-cartilagineux qui entoure chaque orifice auriculo-ventriculaire (1), et elles sont de deux sortes, les unes appartenant
aux deux ventricules en commun, les autres étant destinées
seulement à l'un ou à l'autre de ces organes. Les fibres communes
occupent la superficie du cœur (2); les fibres propres à chaque
ventricule sont logées plus profondément, et, par leur assemblage, elles forment en quelque sorte deux bourses charnues intérieures qui, placées côte à côte, se trouvent renfermées dans une
troisième bourse commune. Mais les fibres musculaires superficielles qui constituent cette enveloppe générale ne se bornent
pas à revêtir ainsi les deux poches charnues formées par
les fibres propres à chaque ventricule; après être descendues
obliquement jusqu'à la pointe du cœur, elles se contournent en
spirale et rebroussent chemin pour pénétrer dans l'intérieur de
l'un et l'autre ventricule, puis remontent vers les zones fibreuses
qui occupent la paroi supérieure de ceux-ci, et se détachent,
pour ainsi dire, de leurs parois pour constituer des colonnes
dont l'extrémité supérieure est fixée, soit directement, soit à l'aide
de cordes tendineuses, à d'autres points de ces mêmes parois, ou
bien au bord libre des valvules auriculo-ventriculaires. Il résulte
de ce mode d'arrangement que toutes les parties du système ventriculaire sont très intimement unies entre elles; et, pour mieux

(1) Les anatomistes désignent souvent sous les noms de *cercles tendineux de Lower*, ou de *zones fibreuses*,
les bandes de tissu élastique qui entourent les deux orifices de chaque
ventricule et qui fournissent les principaux points d'attache aux fibres
musculaires du cœur.

(2) Winslow fut, je crois, le premier
à bien distinguer la couche des fibres
communes aux deux ventricules et
celles propres à chacune de ces cavités; la figure qu'il en donna (a)
se trouve reproduite avec quelques
légères modifications dans divers
ouvrages récents.

(a) Winslow, *Observations sur les fibres du cœur et sur les valvules, avec la manière de les
préparer pour les démontrer* (Mém. de l'Acad. des sciences, 1711, p. 151, pl. 4, fig. 1 et 2).

indiquer les fonctions des fibres communes dont il vient d'être question, quelques anatomistes les désignent sous le nom de *fibres unitives* (1). Il en résulte aussi que toutes ces fibres constituent des anses simples ou doubles qui entourent plus ou moins complétement les cavités occupées par le sang, et que

(1) Les fibres superficielles ou unitives des ventricules naissent des bandes fibro-cartilagineuses des quatre orifices qui occupent la base des ventricules, et elles descendent obliquement vers la pointe du cœur. Celles qui proviennent de la portion antérieure des zones auriculo-ventriculaires et de l'anneau de l'artère pulmonaire recouvrent la face antérieure ou sternale du cœur, et se dirigent en bas et à gauche vers la pointe de cet organe, où elles se contournent sur elles-mêmes dans le prolongement de l'axe du ventricule gauche, de façon à simuler une étoile à rayons courbes; puis elles rebroussent chemin et pénètrent dans ce même ventricule.

Les fibres superficielles qui recouvrent la face postérieure ou diaphragmatique du cœur se portent en bas et à droite vers son bord, puis s'engagent sous les précédentes, et remontent obliquement dans le ventricule droit.

Parvenues ainsi dans l'intérieur du cœur, ces fibres unitives se comportent différemment. Les unes forment des anses simples, et se dirigent de telle sorte que leur portion superficielle et leur portion profonde ne correspondent pas au même ventricule. Ainsi, celles dont la branche descendante, ou superficielle, correspond à la paroi antérieure du ventricule droit, jettent

leur branche ascendante ou profonde dans la paroi postérieure du ventricule gauche, et *vice versâ*. Les autres se recourbent en huit de chiffre '*a*), et remontent dans la même paroi du cœur par laquelle elles étaient descendues, mais de façon à correspondre à un autre ventricule. Par exemple, celles dont la branche superficielle appartient à la paroi antérieure du ventricule droit donnent leur branche profonde ou ascendante à la paroi antérieure du ventricule gauche.

Les fibres propres de chaque ventricule se trouvent donc comprises entre le plan superficiel des fibres communes ou unitives, et l'espèce de gerbe creuse formée intérieurement par la portion ascendante et profonde de ces mêmes fibres. Elles sont disposées aussi en forme d'anses simples ou en huit de chiffre, et constituent pour chaque ventricule un cylindre, ou plutôt un cône tronqué creux qui embrasse la portion ascendante des fibres unitives, après avoir été recouvert par la portion superficielle de ces mêmes fibres (*b*). Du côté interne, ces deux poches coniques, au lieu d'être unies à la couche superficielle commune, adhèrent entre elles et constituent la cloison interventriculaire; de façon qu'après avoir enlevé la couche superficielle commune, on

(*a*) Lower, *Tractatus de corde*, pl. 2, fig. 6 et 7.
(*b*) Voyez Parchappe, *Du cœur, de sa structure et de ses mouvements*, pl. 6, fig. 2.

leur contraction doit toujours tendre à diminuer la capacité des ventricules.

Les colonnes charnues qui garnissent l'intérieur des ventricules ne sont que peu nombreuses chez quelques Mammifères, tels que le Mouton, le Bœuf et le Lapin ; mais, en général, elles se multiplient et s'entrecroisent de façon à constituer dans le fond, ou même tout autour de ces cavités, une masse caverneuse ou aréolaire. Il est aussi à noter que ces faisceaux musculaires, plus ou moins libres, présentent un développement plus grand dans le ventricule droit que dans le ventricule gauche. On distingue trois sortes de colonnes charnues : les unes, que l'on pourrait appeler *pariétales*, adhèrent aux parois du cœur dans toute leur étendue, et constituent, par conséquent, des espèces de petites cloisons en forme de bourrelets ; les autres sont libres vers le milieu, et peuvent recevoir le nom de *trabécules*, ou de *colonnes sous-pariétales*, quand elles adhèrent entre elles ou aux parois ventriculaires par leurs deux extrémités, et celui de *muscles papillaires,* ou de *colonnes appendiculaires*, quand leur extrémité supérieure donne naissance à un cordon tendineux qui va s'attacher au bord libre des replis valvulaires dont l'embouchure de l'oreillette est garnie (1). Ces dernières sont les

peut séparer les deux ventricules l'un de l'autre sans les ouvrir (a).

Il est aussi à noter que les branches profondes des fibres unitives croisent à angles plus ou moins aigus la direction de la portion superficielle de ces mêmes fibres et celle des fibres propres.

Dans tout ce qui précède, il n'a été question que de la direction générale

des fibres ; mais celles-ci ne sont pas toutes parallèles entre elles, et chaque couche peut être ainsi subdivisée en plusieurs bandes contiguës ou superposées. Ainsi Wolff a décrit huit bandes distinctes à la surface du ventricule droit (b).

(1) En général, les anatomistes désignent les colonnes charnues appendiculaires sous le nom de colonnes du

(a) Winslow, *Observations sur les fibres du cœur* (Mém. de l'Acad. des sciences, 1711, p. 152, pl. A, fig. 1 et 2).
— Cette disposition se voit mieux dans une des préparations figurées par Bourgery et Jacob (*Anat. descriptive*, t. IV, pl. 10 bis, fig. 5).
(b) Wolff, *Op. cit.*, Dissert. VIII, (Acta Acad. Petropol., 1786).

plus grosses et les plus constantes dans leur disposition ; elles ont souvent la forme de gros mamelons, et, ainsi que nous le verrons dans la prochaine Leçon, elles jouent un rôle important dans le mécanisme de la circulation.

Il est aussi à noter que chez certains Mammifères un petit os se développe au sommet de la cloison interventriculaire et tend à encadrer imparfaitement l'orifice aortique. C'est surtout chez les Ruminants et les Pachydermes qu'on rencontre cette disposition, qui du reste n'est pas toujours constante dans les espèces où elle existe, et peut manquer chez des espèces très voisines des premières (1).

Os du cœur.

premier ordre, et appellent colonnes du second ordre celles qui vont directement d'un point de la paroi ventriculaire à un autre, ou qui s'étendent entre des colonnes voisines ; enfin, ils nomment colonnes du troisième ordre celles qui sont adhérentes dans toute leur étendue et que j'ai nommées colonnes pariétales.

Quelques auteurs réservent le nom de *muscles du cœur*, de *piliers du cœur*, ou de *muscles papillaires*, aux colonnes appendiculaires.

(1) L'existence de cet os chez divers grands Mammifères a été annoncée il y a quelques années comme une découverte nouvelle, mais elle était connue d'Aristote (a) et de Galien. Ce dernier

raconte même une anecdote relative à une discussion qui s'éleva entre lui et les médecins de Rome sur l'existence de l'os du cœur chez l'Éléphant, où il constata ce fait (b). Les anatomistes de la renaissance et du xviiie siècle en parlent aussi, comme on peut s'en assurer par les écrits d'Adami, de Reichenius, et des divers auteurs cités par Haller, etc. (c).

Chez le Bœuf adulte, on trouve toujours un de ces os en forme d'arc qui occupe le côté interne de l'orifice aortique, et en général, un second osselet logé du côté opposé de la zone fibreuse dont cet orifice est garni (d). Il paraît exister aussi d'une manière normale chez le Cerf ; mais chez le

(a) Aristote, *Histoire des Animaux*, livre II (trad. de Camus, t. I, p. 89).
(b) Galien, *Utilité des parties*, livre VI, chap. xx, et *Manuel des dissections*, livre VII, chap. x. (Voyez *Œuvres*, trad. par Daremberg, t. I, p. 447.)
(c) Adami, *Dissert. de osse cordis Cervi*. Giessæ, 1684.
— Haller, *Elementa physiologiæ*, t. I, p. 348.
— Reichenius, *De ossiculis e cordibus Animalium*. Gröningen, 1772.
— Lueth, *Dissert. sistens observat. nonnullas zootomicas os cordis, etc., spectantes*. Tubingue, 1844.
(d) Daubenton, *Description du Taureau* (Buffon, MAMMIFÈRES, t. II, p. 65 et 103, édit. in-8).
— Place, *Description des os situés à l'ouverture du cœur dans le Bœuf et le Mouton* (Recueil de médecine vétérinaire, par Girard, etc., 1828, t. V, p. 513).
— Carus et V. Otto, *Tab. Anat. compar. illustr.*, pars vi, pl. 8, fig. 1.
— Chauveau, *Anatomie comparée des Animaux domestiques*, p. 476.

Ventricule
gauche.

§ 3. — Les parois de la cavité ventriculaire gauche sont plus épaisses et plus régulièrement disposées que celles du ventricule droit (1) ; elles sont concaves du côté correspondant à la

Chevreuil et le Daim, où on le rencontre aussi (a), il manque souvent, et chez le Mouton il ne paraît se former qu'à un âge avancé (b).

On en a signalé aussi la présence chez le Chameau et le Lama (c), la Girafe (d), et chez le Gnou, parmi les Antilopes (e), mais pas chez d'autres espèces du même genre (f). Chez le Cochon, la Chèvre et chez l'Éléphant, son existence n'est pas constante (g) ; enfin, chez le Cheval, où il se développe aussi parfois dans la vieillesse, il est en général remplacé par une pièce cartilagineuse (h).

Chez la plupart des autres Mammifères, il n'est représenté que par deux petits points cartilagineux qui se trouvent aussi chez l'Homme.

Il ne faut pas confondre ces pièces osseuses avec les points d'ossification irrégulière qui se développent souvent, soit chez l'Homme, soit chez les Animaux, dans le pourtour des valvules auriculo-ventriculaires.

(1) L'épaisseur relative des parois des deux ventricules du cœur chez l'Homme a été évaluée d'une manière assez différente par divers anatomistes. Ainsi, Laënnec pense que les parois du ventricule droit n'ont tout au plus que la moitié de l'épaisseur de celles du ventricule gauche (i) ; Sœmmering adopte comme rapport normal 1 à 3 (j), tandis que, d'après M. Cruveilhier, ce même rapport ne serait que dans la proportion de 1 à 4 ou même 1 à 5 (k).

Ces discordances dépendent probablement en partie de la hauteur à laquelle ces observateurs avaient l'habitude de faire la section transversale du cœur pour prendre leurs mesures. En effet on sait, par les recherches de M. Bizot, que la partie la plus épaisse des parois du ventricule droit ne correspond pas à la partie du ventricule gauche, où les parois de celui-ci sont les plus fortes. Ainsi, au point de jonction du tiers moyen et du tiers supérieur du cœur, les parois du ventricule gauche offrent le maximum

(a) Greve, *Bruchstücke zur vergl. Anat. und Physiol.*, p. 21.
(b) Duvernoy, *Leçons d'anatomie comparée* de Cuvier, t. VI, p. 292.
— F. S. Leuckart, *Bemerkungen* (Meckel's *Deutsches Archiv*, t. VI, p. 136).
(c) Jæger, *Ueber das Vorkommen eines Knochens im Herzen des Hirsches und insbesondere eines Knochens im Zwerchfelle des Dromadars und des Vicunna* (Meckel's *Deutsches Archiv*, t. V, p. 113).
— F. S. Leuckart, *Zwerchfellknochen beim Dromadar* (Meckel's *Deutsches Archiv*, t. VIII, p. 441).
(d) Owen, *Notes on the Anat. of the Nubian Girafe* (*Trans. of the Zool. Soc.*, t. II, p. 220).
(e) Hyrtl, *Ueber den Herzknochen und die unpaarige Blutader bei Antelope Gnou* (*Med. Jahrbücher des Oester. Staates*, 1838, t. XV, p. 387).
(f) Pallas, *Spicilegia zoologica*, fasc. 1, p. 4.
(g) Perrault, *Description anatomique d'un Éléphant* (*Mém. pour servir à l'histoire naturelle des Animaux*, 3e partie, p. 134).
(h) Chauveau, *Anat. compar. des Animaux domestiques*, p. 473.
(i) Laënnec, *Traité de l'auscultation médiate*, t. II, p. 404 (1826).
(j) Sœmmering, *De corporis humani fabrica*, t. V, p. 23.
(k) Cruveilhier, *Traité d'anatomie descriptive*, t. II, p. 512 (1843).

cloison, aussi bien que dans le reste de leur circonférence, et chez l'Homme elles ne sont lisses que dans le voisinage de l'orifice artériel du côté interne (1) ; partout ailleurs on y remarque une multitude de fossettes ou aréoles ovalaires ou en forme de losanges, qui résultent de l'union des diverses colonnes charnues entre elles. Chez quelques Mammifères, le Bœuf par exemple, ces faisceaux musculaires sont plus gros et moins saillants. Il est aussi des espèces où l'intérieur du ventricule est presque entièrement lisse, ainsi que cela se voit chez le Lion. Enfin deux mamelons charnus simples ou deux faisceaux de colonnes appendiculaires naissent vers le milieu

d'épaisseur, et celles du ventricule droit n'arrivent à ce maximum que tout près de la base du cœur, à environ 4 lignes au-dessous de la zone tendineuse.

M. Andral a remarqué aussi que l'épaisseur relative des deux ventricules varie avec l'âge, et que chez les enfants, de même que chez les vieillards, la prépondérance du ventricule gauche sur le ventricule droit est plus considérable que chez les hommes de moyen âge (a). Les mesures prises par M. Bizot s'accordent avec cette observation. En effet, il a trouvé que l'épaisseur des parois du ventricule droit est plus stationnaire que celle du ventricule gauche, qui s'accroît notablement dans la vieillesse. La paroi du ventricule gauche, mesurée vers la partie moyenne du cœur chez l'Homme, lui a donné les résultats suivants :

			Lignes.
De	1 à	4 ans....	$2\frac{1}{10}$
	5 à	9.......	$3\frac{3}{6}$
	10 à	15.......	$3\frac{5}{6}$
	18 à	29.......	$3\frac{7}{9}$
	30 à	40.......	$5\frac{1}{11}$
	50 à	79.......	$29\frac{20}{18}$

On trouve dans le mémoire de M. Bizot beaucoup d'autres mesures relatives à l'épaisseur des diverses parties du cœur, à la grandeur des orifices et à la capacité des diverses cavités de cet organe (b).

D'après quelques observations de Cuvier, il paraîtrait que chez le Dauphin l'épaisseur relative des parois du ventricule droit serait beaucoup plus grande que chez l'Homme et la plupart des autres Mammifères. Cependant ce fait n'a pas été confirmé par les recherches ultérieures de Meckel (c).

(1) C'est-à-dire sur la paroi formée par la cloison interventriculaire.

(a) Andral, *Anatomie pathologique*, t. II, p. 283.
(b) Bizot, *Recherches sur le cœur et le système artériel chez l'Homme* (*Mém. de la Soc. méd. d'observation*, 1837, t. I, p. 262).
(c) Cuvier, *Leçons d'anatomie comparée*, t. VI, p. 285.
— Meckel, *Traité d'anatomie comparée*, t. IX, p. 384.

ou le tiers inférieur du ventricule, et les cordes tendineuses qui les terminent vont se fixer à la face inférieure, ainsi qu'au bord libre de la valvule auriculo-ventriculaire (1). Celle-ci se compose

(1) Ces muscles papillaires, ou colonnes charnues appendiculaires, constituent la portion la plus importante et la plus constante du système de faisceaux et de trabécules dont les parois du ventricule gauche sont garnies, et bien que leur forme et leur volume varient beaucoup suivant les espèces, leur disposition générale est toujours à peu près la même. Chez l'Homme, ces mamelons sont en général bifides ou trifides à leur sommet, et ils semblent résulter chacun de la juxtaposition de deux ou plusieurs colonnes plus petites réunies entre elles et se résolvant inférieurement en un réseau caverneux (a). L'un d'eux naît de la paroi externe, l'autre de la paroi postérieure du ventricule, et les nombreuses cordes tendineuses qui partent de chacun d'eux vont, en s'irradiant, se fixer aux deux valvules dont la commissure est située au-dessus. Il est aussi à noter qu'ils sont disposés de façon à s'ajuster assez exactement l'un contre l'autre et à représenter par leur réunion une sorte de pilier central. Pour plus de détails sur leur forme et leur mode d'engrenage, je renverrai à la description très détaillée qu'en a donnée M. Parchappe (b).

Chez quelques Mammifères, la forme columnaire de ces deux muscles ou faisceaux de muscles papillaires est plus marquée et leur volume est plus considérable, tandis que la structure des autres parties des parois du ventricule gauche se simplifie. Ainsi, chez le Lapin, ils sont très développés et presque indivis ; mais ils s'engrènent moins exactement l'un dans l'autre, et quelques trabécules fort grêles en partent horizontalement, soit pour les relier entre eux, soit pour les attacher aux parties circonvoisines du ventricule (c). Chez le Cheval, ils sont encore plus gros proportionnellement, mais ils adhèrent aux parois correspondantes du ventricule jusqu'à une petite distance de leur sommet, où ils sont conformés de façon à s'engrener lorsqu'ils se rapprochent. Chez le Mouton, leur volume est aussi très considérable, mais ils sont digités vers le bout.

Les *freins valvulaires*, ou cordons tendineux qui naissent du sommet de chacun de ces deux piliers charnus, montent en divergeant, de façon à décrire un hémicycle, et vont se fixer à la moitié correspondante des deux voiles de la valvule mitrale; de sorte que lors du rapprochement des piliers, ces filaments circonscrivent un espace conique dont la base est représentée par le cercle tendineux de l'orifice auriculo-ventriculaire, et que chaque languette de la valvule se trouve attachée à la fois aux deux

(a) Voyez Bourgery et Jacob, *Anatomie descriptive*, t. IV, pl. 11 *bis*, fig. 2 et 4.
— Parchappe, *Du cœur, de sa structure*, etc., pl. 2, fig. 1.
— Sappey, *Op. cit.*, t. I, fig. 118.
(b) Parchappe, *Op. cit.*, p. 32.
(c) Idem, *ibid.*, p. 103, pl. 7, fig. 2.

de deux voiles qui naissent du bord de l'orifice auriculaire et se rencontrent vers le milieu de ce passage; disposition qui lui a valu le nom de *valvule bicuspide* ou de *valvule mitrale* (1). Enfin,

piliers (a). La disposition de ce système d'amarres vasculaires a été étudiée d'une manière très approfondie par M. Parchappe et fort bien représentée dans les planches de son ouvrage (b).

Chez plusieurs Mammifères, tels que la Martre, le Lièvre, le Lapin, etc., les parois du ventricule gauche sont lisses ou garnies seulement de quelques piliers peu saillants. Chez le Bœuf et le Mouton, ces colonnes pariétales sont plus larges et se détachent davantage; mais elles ne sont séparées entre elles que par des fossettes peu profondes. La structure caverneuse, qui est si prononcée chez l'Homme, est aussi à peine indiquée chez le Chevreuil (c). Cuvier a fait remarquer que chez le Dauphin et le Marsouin les colonnes charnues sont au contraire plus saillantes, plus libres et plus grosses que chez l'Homme, mais moins nombreuses. Enfin il cite le Mandrill comme ayant le ventricule gauche garni de cordons charnus beaucoup plus minces et plus nombreux que chez l'Homme (d).

(1) Ce nom, employé par Vésale et la plupart des anatomistes, vient de ce qu'on a comparé les deux segments de la valvule aux feuillets d'une mitre rabattue. La moitié gauche de cette soupape, située un peu du côté postérieur et inférieur, est moins grande

que l'autre et se termine par un bord concave; en se rabattant, elle s'applique contre la paroi ventriculaire. La moitié droite, qui est supérieure et antérieure, est plus large; son bord libre est convexe, et, en se rabattant dans la cavité du ventricule, elle constitue une sorte de cloison oblique qui sépare la portion gauche de la portion aortique de cette cavité.

Ces voiles se composent d'un repli très saillant de l'endocarde ou tunique interne du cœur, entre les deux feuillets duquel s'étend une couche de tissu conjonctif et un réseau de tissu élastique provenant de la zone auriculoventriculaire; leur face supérieure est lisse, mais à leur face inférieure ou ventriculaire le réseau élastique détermine des saillies et se relie aux cordes tendineuses ou *freins* provenant des colonnes charnues situées au-dessous.

Les valvules du cœur, ainsi que je l'ai déjà dit (e), étaient connues d'Érasistrate et de Galien; mais Vésale et Lower furent les premiers à les décrire avec précision. Pour plus de détails au sujet des observations subséquentes dont elles furent l'objet de la part de Vieussens, Lancisi, Morgagni, Winslow et les autres anatomistes de la même époque, on peut consulter l'examen critique qu'en a fait Senac (f).

(a) Voyez Bourgery, *Op. cit.*, t. IV, pl. 18, fig. 7.
(b) Parchappe, *Op. cit.*, p. 31, pl. 11, fig. 1 à 4.
(c) Carus et V. Otto, *Tabulæ Anat. compar. illustr.*, pars. vi, pl. 7, fig. 2.
(d) Cuvier, *Leçons d'anatomie comparée*, t. VI, p. 291.
(e) Voyez ci-dessus, page 9.
(f) Senac, *Traité de la structure du cœur*, t. I, p. 69 et suiv.

Orifice
aortique.

au côté interne de l'ouverture auriculo-ventriculaire, se trouve l'orifice aortique dont les bords sont garnis de trois *valvules sigmoïdes*, soupapes qui ont la forme de petites poches membraneuses dont le fond serait dirigé vers le ventricule et dont le bord semi-circulaire serait tourné vers le centre de l'artère (1).

(1) Chacune de ces valvules ressemble à la moitié d'une bourse qui, par sa section, serait accolée aux parois du vaisseau, et dans les ouvrages d'anatomie descriptive on les compare souvent aux petits paniers demi-circulaires qui s'accrochent aux murs et qui sont employés pour faire couver les œufs de pigeon. Elles consistent en un repli de l'endocarde ou membrane interne du cœur, dont le bord est renforcé par une petite bande transversale de fibres élastiques, et dont le fond se dilate en manière de sac. Elles occupent toute la circonférence de l'orifice aortique ; leur concavité est dirigée en haut vers l'intérieur de l'artère, et lorsqu'elles sont gonflées par la pression du liquide contenu dans ce vaisseau, elles se rapprochent de façon à se toucher et à fermer le passage. Il est aussi à noter qu'au milieu de leur bord libre se trouve un petit tubercule, appelé *corpuscule d'Arantius*, qui concourt à la clôture de l'appareil quand ces valvules se rapprochent, et qu'une bande fibreuse longe aussi leur bord externe et inférieur ou bord adhérent. On trouve également quelques fibrilles

très grêles entre ces deux bandes marginales, et les anciens anatomistes les considéraient comme étant de nature charnue (a). Mais elles sont tendineuses comme les précédentes (b). La structure de ces valvules et leurs rapports avec les parties adjacentes ont été étudiés avec beaucoup de soin par M. Luschka (c).

Le corpuscule d'Arantius, qui occupe le milieu du bord libre de chacune de ces valvules, est très petit chez les enfants ; mais il se développe par les progrès de l'âge, et chez les vieillards il est tout à fait cartilagineux (d). On le désigne sous ce nom parce que Morgagni en attribuait la découverte à Arantius, anatomiste célèbre de Bologne, dont les travaux datent d'environ 1670 (e) ; mais ce tubercule avait été décrit précédemment par Vidius (f), médecin florentin pour lequel François Ier fonda, en 1544, au collège de France, la chaire de médecine qui est occupée aujourd'hui par mon savant collègue M. Cl. Bernard (g).

La portion de la paroi artérielle correspondante à la cavité de chacun des replis semi-lunaires qui constituent les valvules sigmoïdes est un peu di-

(a) Senac, *Traité de la structure du cœur*, t. I, p. 218.
(b) Kölliker, *Éléments d'histologie*, p. 603.
(c) Luschka, *Die Structur der halbmondförmigen Klappen des Herzens (Arch. für phys. Heilk.* 1856, t. XV, p. 37, pl. 3, fig. 1).
(d) Bizot, *Op. cit. (Mém. de la Soc. méd. d'observ.*, t. I, p. 262).
(e) Morgagni, *Adversaria anatomica*, V, animad. 21 (*Opera omnia*, t. I, p. 155), p. 22, 23.
(f) Vidus Vidius (Sen.), *De anatome corporis humani*, lib. VI, p. 303 (1611).
(g) G. Duval, *Le collége royal de France*. In-4, 1644, p. 63 (anonyme).

Il est aussi à remarquer que la cavité du ventricule se trouve incomplétement divisée en deux portions ou chambres par le bord interne de l'orifice auriculaire, la valvule qui y est appendue et les colonnes charnues qui s'attachent à ce voile. L'une de ces chambres est en rapport avec l'orifice aortique et se prolonge inférieurement jusqu'à la pointe du cœur ; l'autre, située à gauche de la précédente, fait suite à l'orifice auriculo-ventriculaire : elle est moins spacieuse que la précédente, et se termine en un cul-de-sac réticulé (1).

Subdivision du ventricule gauche.

La cavité du ventricule droit n'est pas conique comme celle du ventricule gauche, car sa paroi interne, formée par la cloison interventriculaire, est convexe et fait saillie dans son intérieur ; la coupe transversale de cette cavité est par conséquent plus ou moins en forme de croissant (2), mais elle n'est

Ventricule droit.

latée, et les renflements ainsi formés ont reçu le nom de *sinus de Valsalva*, en l'honneur de l'anatomiste qui le premier en signala l'existence (a).

Nous reviendrons sur le jeu de ces valvules lorsque nous étudierons le mécanisme de la circulation.

(1) Cette disposition a été très bien décrite et représentée par M. Parchappe (b). Quelques anatomistes désignent sous le nom d'*infundibulum de l'aorte* la portion supérieure et droite du ventricule dans laquelle se trouve l'orifice aortique ; ouverture qui du reste est tout à fait contigüe à l'orifice auriculaire. En effet, le bord adhérent de la portion droite de la valvule mitrale est uni à la base de la valvule sigmoïde correspondante de l'aorte.

Je dois ajouter que parfois on appelle *sinus* de ce ventricule les portions de sa cavité qui, à droite et à gauche, se prolongent en haut derrière la valvule mitrale, et s'y terminent en culs-de-sac.

(2) Si l'on fait une section transversale du cœur, les parois du ventricule gauche se présentent sous la forme d'un cercle, tandis que celles du ventricule droit décrivent deux arcs de cercles concentriques à eux-mêmes et à la paroi droite du ventricule gauche (c).

Il est aussi à noter que les axes des deux ventricules ne sont pas dirigés tout à fait dans le même sens, et que le ventricule droit contourne obliquement le ventricule gauche.

(a) Valsalva, professeur à Bologne vers la fin du XVIIe siècle, et maître de Morgagni.
(b) Parchappe, *Du cœur, de sa structure et de ses mouvements*, p. 28 et suiv., pl. 2, fig. 1 ; pl. 3, fig. 1.
(c) Voyez Bourgery et Jacob, *Anatomie descriptive*, t. IV, pl. 11, fig. 2 et 3.

jamais étroite comme chez les Oiseaux, et bien qu'elle ne des-
cende pas aussi loin vers la pointe du cœur que le ventricule
gauche, sa capacité est au moins aussi considérable (1). Chez
l'Homme, sa portion inférieure est occupée par le réseau
caverneux résultant de l'entrecroisement et de l'union de nombreuses colonnes et trabécules charnues ; mais sa portion supérieure est lisse, et se prolonge en forme d'entonnoir vers l'orifice de l'artère pulmonaire, qui est situé à sa partie supérieure,
antérieure et interne, et présente, comme d'ordinaire, trois
valvules sigmoïdes (2). La disposition des piliers ou mamelons

(1) Les anciens anatomistes ont attaché beaucoup d'importance à l'étude
de la capacité relative des deux ventricules du cœur chez l'Homme, et la plupart des auteurs, depuis Hippocrate,
admettent que le ventricule droit est le
plus grand. Suivant les uns (Winslow,
Duverney et Morgagni, par exemple),
la différence serait dans le rapport de
5 à 6. Mais d'autres observateurs n'ont
pas trouvé une inégalité aussi grande,
et il en est plusieurs qui regardent les
deux ventricules comme ayant la
même capacité (a). Il est certain que
sur le cadavre le ventricule droit est
en général moins contracté que l'autre;
mais, ainsi que l'a fait remarquer Sabatier, cela tient probablement à la
manière dont le sang s'accumule dans
le système veineux et abandonne le
système artériel après la mort : et ce
chirurgien célèbre a fait voir qu'on
pouvait à volonté faire varier cette
prédominance apparente du ventricule

droit, et même rendre la cavité du
ventricule gauche la plus grande en
empêchant le sang de se distribuer de
la manière ordinaire dans le cadavre (b). Weiss a obtenu des résultats
analogues (c).

Il est cependant à remarquer que
dans les expériences faites par Legallois sur des Chiens, des Chats, des
Lapins et des Cochons d'Inde, la capacité du ventricule droit s'est trouvée
être plus grande que celle du ventricule gauche, même quand l'animal
avait péri par hémorrhagie (d). Les
mesures prises par M. Bizot, de Genève, indiquent toujours une certaine
prédominance dans la capacité du
ventricule droit (e).

(2) La structure de ces valvules semi-
lunaires est la même que celle des valvules aortiques. Par leur bord externe
ces soupapes adhèrent à la zone fibreuse qui entoure l'orifice de l'artère
pulmonaire, et leur bord libre est ren-

(a) Voyez Senac, Traité de la structure du cœur, t. 1, p. 189.
— Haller, Élém. physiol., t. I, p. 327.
(b) Sabatier, Ergò in vivis Animalibus ventriculorum cordis eadem capacitas, 1772.
(c) Weiss, De dextro cordis ventriculo post mortem ampliori. Altorf, 1767.
(d) Legallois, Anat. et physiol. du cœur (Œuvres, t. 1, p. 334 et suiv.).
(e) Bizot, Recherches sur le cœur et le système artériel chez l'Homme (Mém. de la Soc. méd.
d'observation, 1837, t. 1, p. 280).

charnus dont naissent les *freins* ou cordes tendineuses de la valvule auriculo - ventriculaire est à peu près la même que dans le ventricule gauche (1) ; mais il y a aussi plusieurs de ces

forcé par une petite bande fibreuse au milieu de laquelle se trouve un petit tubercule nommé *corpus Arantii*, *corpus Morgagnii* ou *corpus sesamoideum*. Ici les *sinus de Valsalva* sont moins marqués que dans l'aorte.

(1) Chez l'Homme, les subdivisions de la cavité du ventricule droit sont beaucoup plus nombreuses et plus compliquées que celles du ventricule gauche (*a*) ; mais de même que dans cette dernière, on peut y distinguer deux portions principales que M. Parchappe désigne sous les noms de *chambre droite* ou *auriculaire*, et de *chambre gauche* ou *pulmonaire*. Cet anatomiste appelle *sinus antérieur* du ventricule droit la portion angulaire circonscrite en avant par la rencontre de la paroi externe et concave de cette cavité avec sa paroi interne et convexe (ou cloison interventriculaire), et *sinus postérieur* la partie correspondante du côté dorsal du cœur ; enfin, il donne le nom de *sinus supérieur* au sillon qui se trouve entre la ligne d'attache de la valvule tricuspide et les parois du ventricule, en avant, à droite et en arrière. La chambre pulmonaire, dont la portion supérieure (ou *infundibulum*) se continue avec l'artère du même nom et occupe la portion que quelques auteurs appellent l'*appendice conoïdal* du ventricule droit, est séparée de la chambre auriculaire par des arcades musculaires principales et par un réseau à claire-voie, mais communique librement avec elle par les espaces que ces brides charnues laissent entre elles. On remarque sur ses parois beaucoup de saillies musculaires dont les principales se dirigent verticalement en forme de piliers qui correspondent généralement par leur extrémité supérieure au bord convexe et adhérent des valvules sigmoïdes, tandis qu'inférieurement ils se divisent, se réunissent entre eux et finissent par se résoudre en un réseau à mailles plus ou moins serrées. Un de ces pilastres, naissant de la paroi postérieure, est mieux caractérisé que les autres et forme l'arc postérieur de l'ouverture principale de communication entre les deux chambres. Le bord antérieur de cet orifice est constitué d'une manière analogue, mais est moins bien dessiné (*b*). La chambre auriculaire est beaucoup plus vaste ; elle se termine inférieurement en cul-de-sac au sommet du ventricule, et elle comprend les sinus antérieur, postérieur et supérieur (*c*). Les prolongements charnus qui en garnissent les parois sont en très grand nombre et constituent par leur réunion un réseau caverneux très irrégulier et fort variable suivant les individus. Ainsi que je l'ai déjà dit, les freins valvulaires naissent en partie d'un simple tubercule de la paroi convexe ou cloi-

(*a*) Voyez Bourgery et Jacob, *Anatomie descriptive*, t. IV, pl. 11, fig. 3 ; pl. 11 bis, fig. 1 et 4.
(*b*) Parchappe, *Du cœur*, etc., p. 11 et suiv., pl. 1, fig. 1.
(*c*) Idem, *ibid.*, pl. 1, fig. 2.

cordes qui partent directement des parois du ventricule. Ainsi un faisceau de ces cordes se détache du milieu de la portion lisse de la cloison interventriculaire, pour aller se fixer sur les parties voisines de la valvule. Les autres naissent pour la plupart, soit d'une colonne charnue antérieure et à fût simple, soit d'un groupe de colonnes postérieures. Enfin des cordes charnues, disposées horizontalement vers la base de ces colonnes, se réunissent entre elles, et rattachent aussi la paroi externe et concave du ventricule à la cloison interventriculaire. Jusque dans ces derniers temps les anatomistes n'avaient pas accordé assez d'attention à ces liens musculaires ; lorsque nous étudierons le mécanisme de la circulation, nous verrons cependant qu'ils ne sont pas sans importance, et, à raison de leurs fonctions, on les a désignés sous le nom de *trabécules régulatrices*.

Valvule tricuspide. Le sommet de la chambre auriculaire du ventricule droit est occupé par l'orifice qui la fait communiquer avec l'oreillette correspondante (1). La valvule dont elle est garnie n'est pas

son interventriculaire, en partie de colonnes charnues qui se détachent, soit directement de la paroi externe et concave, soit du réseau caverneux intermédiaire. Les fils tendineux de chaque faisceau s'insèrent sur les deux bords contigus de chacune des échancrures qui séparent ces lobes valvulaires. Enfin il y a aussi des traverses charnues et des trabécules aponévrotiques qui s'étendent presque horizontalement de la cloison interventriculaire à la paroi externe (a) ; les arcades musculaires dont il a déjà été question font partie de ce système de liens consolidateurs. M. King a étudié avec beaucoup de soin la disposition de ces faisceaux transversaux chez l'Homme et chez divers Mammifères, et il les désigne sous le nom de *moderator bands*, expression que je traduirai par les mots *trabécules régulatrices* (b).

(1) J. Meyer a fait beaucoup d'observations sur la position que les orifices artériels et auriculo-ventriculaires du cœur occupent dans le thorax. Il employa dans ce but de longues aiguilles qu'il enfonçait dans cet organe à travers les parois du thorax, et il a trouvé ainsi que presque toujours les valvules de l'embouchure de l'artère pulmonaire correspondent au deuxième espace intercostal, entre 8 et

(a) Voyez Bourgery, *Op. cit.*, t. IV, pl. 11 *bis*, fig. 4.
(b) T. King, *On the Safty-valve Function in the Right Ventricle of the Heart* (*Guy's Hospital Reports*, 1837, t. II, p. 129 et sqq., pl. 1, fig. 1 à 4).

charnue, comme dans la classe des Oiseaux ; elle est membraneuse et construite sur le même plan que la valvule mitrale ; mais elle s'en distingue par son mode de division, et, à raison de cette particularité anatomique, elle a reçu les noms de *valvule tricuspide* ou *triglochine* (1). En effet, ce voile membraneux, au lieu d'être fendu seulement en deux lèvres, comme la valvule mitrale, est partagé en plusieurs languettes dont les principales sont au nombre de trois (2).

Chez presque tous les Mammifères, la disposition de cet appareil isolant est à peu près la même que chez l'Homme (3) ;

12 millimètres du bord sternal. L'embouchure de l'aorte est située derrière l'extrémité sternale de la troisième côte du côté gauche. La valvule mitrale se trouve également derrière cette côte, et la valvule tricuspide derrière le sternum, un peu moins bas. La détermination précise de ces rapports peut avoir de l'intérêt pour l'étude des bruits du cœur ; mais on rencontre à cet égard quelques différences suivant les individus. Du reste, la position du cœur est à peu près la même dans les deux sexes (a).

(1) De τριγλώχιν, ayant trois pointes.

(2) Chez l'Homme et les Singes, les trois lobes, ou lèvres de la valvule triglochine, sont arrondis ; mais, chez le Bœuf et le Mouton, leur portion terminale s'allonge en une pointe aiguë.

Il est aussi à noter que le lobe interne qui naît de la portion de l'anneau auriculo-ventriculaire voisine de l'orifice artériel est très large et attaché très près de la paroi convexe ou

interne du ventricule, de façon qu'en se rabattant il tend à fermer l'entrée de l'infundibulum.

(3) Le nombre et le volume des mamelons charnus dont naissent les cordes tendineuses de la valvule triglochine varient un peu suivant les espèces. Chez le Bœuf, on en trouve trois qui sont gros, courts et terminés par un bord arqué d'où partent des filets tendineux assez forts. Chez le Mandrill, on en compte cinq, et ils sont allongés, cylindriques et bifides ou trifides à leur extrémité. Chez le Cochon, le mamelon de la paroi antérieure du ventricule est le seul qui soit bien développé, et les faisceaux de fils tendineux qui correspondent aux deux autres échancrures de la valvule s'attachent directement à la paroi interne et convexe du ventricule. Pour plus de détails à ce sujet, on peut consulter les additions faites par Duvernoy à la 2ᵉ édition de l'*Anatomie comparée* de Cuvier (b), et les recherches de M. Parchappe sur le cœur du Lapin,

(a) J. Meyer, *Ueber die Lage der einzelnen Herzabschnitte zur Thorax-wand und die Bedeutung dieses Verhältnisses für die Auscultation des Herzens* (Virchow's Archiv für pathol. Anat., 1854, t. III, p. 265).

(b) *Op. cit.*, t. VI, p. 289.

mais, chez l'Ornithorhynque, sa structure est différente et se
rapproche un peu de ce que nous avons vu chez les Oiseaux,
car on y remarque des espèces de clapets charnus (1).

du Chien, du Chat et de quelques
autres Mammifères (a).

Mais ce qui paraît plus important
à noter, ce sont les différences qui
existent dans les rapports des freins
valvulaires, soit avec la trabécule mo-
dératrice, soit avec la paroi externe et
concave du ventricule, la seule qui
soit extensible ; car, ainsi que nous le
verrons par la suite, cette circonstance
influe sur le jeu plus ou moins parfait
de l'appareil valvulaire. M. King établit à cet égard, parmi les Mammifères, quatre catégories principales,
mais les passages des uns aux autres
sont nombreux et gradués. Dans le
premier groupe, il range les espèces
chez lesquelles tous les freins de la
moitié droite de la valvule tricuspide,
aussi bien que ceux de la moitié gauche, sont fixés à la paroi gauche ou
convexe du ventricule (c'est-à-dire à
la cloison interventriculaire), de façon
à être complétement indépendants
des mouvements de la paroi concave
et extensible de ce réservoir ; mode
d'organisation qui est accompagné
d'un état plus ou moins rudimentaire
des trabécules modératrices, et se rencontre chez la plupart des Rongeurs
et des Marsupiaux. Dans le deuxième
groupe, M. King place les espèces où
les freins de cette même portion
externe de l'appareil valvulaire naissent de colonnes charnues et se fixent
inférieurement sur la trabécule mo-
dératrice, mais très près de la ter-

minaison de cette traverse dans la
paroi convexe et résistante du ventricule. Cette disposition coïncide avec
un développement plus considérable
des trabécules modératrices, et se voit
chez les Animaux du genre Chat ;
tandis que la plupart des autres Carnassiers présentent une structure intermédiaire entre cette forme et la
précédente. Dans le troisième type,
décrit par M. King, la trabécule régu-
latrice est encore plus développée, et
les colonnes charnues qui donnent attache aux freins déjà mentionnés naissent de sa partie externe, près de la
paroi concave du ventricule. Exemple :
les Quadrumanes et l'Homme. Enfin,
dans la quatrième forme organique,
les colonnes charnues dont dépendent
ces freins naissent directement de la
paroi concave et externe du ventricule, au point d'insertion de la bande
transversale ou même plus ou moins
loin de celle-ci. Exemples : le Mouton
et la Chèvre, ainsi que la plupart des
autres Ruminants.

Pour plus de détails relatifs à la
disposition de ces valvules et des
faisceaux musculaires qui s'y attachent chez l'Homme et divers Mammifères, on peut consulter le travail
de M. King (b).

(1) Chez l'Ornithorhynque la valvule
tricuspide se compose de deux portions membraneuses et deux portions
charnues. L'une de ces dernières est
placée près de l'origine de l'artère

(a) Parchappe, Du cœur, p. 101, 174 et suiv.
(b) T. King, An Essay on the Safty-valve Function in the Right Ventricle of the Heart (Guy's
Hospital Reports, vol. II, p. 121, 142 et suiv., pl. 1 et 2).

§ 4. — Les oreillettes ont des parois minces, mais dans lesquelles on distingue aussi des fibres musculaires de divers ordres : les unes sont communes aux deux oreillettes et forment sur leur partie antérieure une bande transversale; les autres sont propres à chacun de ces organes, et constituent, d'une part, divers faisceaux disposés en écharpe autour des orifices veineux, ou qui s'entrecroisent en manière de réseau sur leur partie antérieure; d'autre part, des colonnes charnues qui en garnissent l'intérieur. Du reste, presque tous ces faisceaux s'unissent aux zones fibreuses qui occupent la base des oreil-lettes et entourent les orifices ventriculaires (1).

L'oreillette gauche est beaucoup plus petite que la droite, et sa portion principale, qui semble être seulement une dilatation du confluent des veines pulmonaires, est très nettement séparée de sa portion auriculaire. C'est dans celle-ci seulement qu'on trouve des colonnes charnues bien développées, et les parois du sinus sont lisses. Enfin les orifices des veines pulmonaires sont situés sur la face postérieure dont ils occupent les parties laté-rales; ils sont au nombre de quatre et ils sont dépourvus de replis valvulaires (2).

pulmonaire et paraît correspondre au bourrelet, ou petite valvule charnue, qui se remarque à la même place chez les grands Oiseaux, tels que l'Autruche; elle est attachée tout le long du côté de la portion membra-neuse adjacente. L'autre portion charnue peut être comparée, jusqu'à un certain point, à la grande lame valvulaire des Oiseaux; mais elle n'adhère pas aux parois du ventricule par son bord latéral. Supérieurement elle est attachée à la portion mem-

braneuse correspondante qui se trouve reliée aussi aux parois du ventricule par de petites cordes tendineuses (a). Chez l'Échidné, ce mode d'organisa-tion n'existe pas.

(1) Chez l'Homme, la disposition des divers faisceaux musculaires est sur-tout très compliquée à la partie supé-rieure de l'oreillette gauche, où ils s'entrecroisent pour embrasser la base des veines pulmonaires (b).

(2) Nous reviendrons bientôt sur les différences qui s'observent dans les

(a) Meckel, Ornithorhynchi paradoxi descriptio anatomica, p. 81, pl. 7, fig. 2. — Owen, Monotremata (Todd's Cyclopædia of Anat. and Physiol., vol. III, p. 390). (b) Voyez Bourgery, Anatomie descriptive, t. IV, pl. 10 bis, fig. 2, et pl. 10 ter, fig. 4.

Oreillette
droite.

Dans l'oreillette droite la distinction entre la portion principale (ou sinus) et l'appendice auriculaire est moins nette que
dans l'oreillette gauche (1), et les colonnes charnues qui font
saillie dans l'intérieur de cet organe sont plus nombreuses et
plus fortes : les principaux de ces faisceaux s'élèvent de la
portion inférieure de l'oreillette près de l'orifice ventriculaire
et rayonnent vers l'appendice auriculaire, disposition qui leur
a valu le nom de *muscles pectinés du cœur*.

Ainsi que je l'ai déjà dit, la cloison qui sépare entre elles les
deux oreillettes ne s'établit qu'incomplétement chez le fœtus, et
même, dans les premiers temps qui suivent la naissance, on y
aperçoit un orifice appelé *trou ovale*, ou *trou de Botal* (2).
Mais en général ce pertuis ne tarde pas à se fermer, et du côté
de l'oreillette gauche on n'en trouve presque aucune trace chez
l'adulte ; seulement, dans le ventricule droit, il reste indiqué par
une dépression qui, à raison de sa forme, est appelée la *fosse
ovale* (3).

orifices veineux de l'oreillette gauche,
lorsque nous étudierons les vaisseaux
de la petite circulation.

(1) Chez le Phoque, il y a un second
appendice de ce genre en arrière (a).

(2) L'existence de l'orifice interauriculaire, ou trou ovale, était connue
de Galien, et les anatomistes de la
renaissance en avaient également
parlé : Vésale, par exemple. C'est
donc à tort que quelques auteurs en
ont attribué la découverte à Botal,
médecin de Charles IX. La description qu'il en donna vers la fin du
xvi⁰ siècle n'ajouta même rien d'im-

portant à ce que l'on connaissait
déjà (b). Il serait donc préférable
d'appeler cet orifice le *pertuis interauriculaire* ou le *trou ovale*, plutôt
que le *trou de Botal* ; mais l'usage de
ce dernier nom est tellement enra-
ciné, qu'il serait difficile de le changer
aujourd'hui.

La conformation et la clôture de
cet orifice ont été mieux étudiées par
Ridley que par ses prédécesseurs (c).
Lieutaud en a donné aussi une description très détaillée (d).

(3) Chez l'Homme, cette fosse, située à la partie inférieure de la paroi

(a) Duvernoy, *Leçons d'anatomie comparée de Cuvier*, t. VI, p. 282.
(b) Voyez Senac, *Traité de la structure du cœur*, t. I, p. 151.
— Portal, *Histoire de l'anatomie et de la chirurgie*, t. II, p. 562.
(c) Ridley, *Observationes quædam medico-practicæ et physiologicæ*, 1703, obs. 32.
(d) Lieutaud, *Observations anatomiques sur le cœur* (*Mém. de l'Académie des sciences*, 1754,
p. 377).

Le nombre des orifices veineux de l'oreillette droite varie suivant qu'il existe une ou deux veines caves antérieures. Chez l'Homme, l'embouchure de la veine cave supérieure se trouve à gauche de l'oreillette droite, est superficielle, et le bourrelet musculaire qui en occupe les bords et qui a reçu le nom d'*anneau de Vieussens*, s'efface vers sa partie inférieure (*a*). Souvent on trouve à sa partie supérieure une petite fente oblique qui s'avance vers l'oreillette gauche et qui peut même y déboucher, mais qui ne laisse pas passer le sang à cause de la manière dont ses deux lèvres sont appliquées l'une contre l'autre. Senac parle de cette fissure comme pouvant presque toujours se laisser traverser par une grosse tête d'épingle (*b*), et M. Cruveilhier a constaté que dans beaucoup de cas on pouvait par cette voie faire pénétrer le manche d'un scalpel jusque dans l'oreillette gauche (*c*). Quelquefois la persistance de cette communication entre les deux oreillettes chez l'adulte est complète (*d*), mais en général le trou de Botal est fermé, ou du moins cesse de livrer passage au sang vers le huitième jour après la naissance, quelquefois même beaucoup plus tôt (*e*). Du reste, il paraît que les perforations de la cloison interauriculaire qui se rencontrent chez les adultes ne sont pas toujours congénitales et résultent quelquefois de la rupture de la lame membraneuse, assez mince, qui occupe le fond de la fosse ovale (*f*).

M. Bizot a trouvé le trou de Botal ouvert chez 44 sujets sur 155 qu'il a examinés sous ce rapport, et il est à noter que 18 de ces cas de non-oblitération se sont rencontrés chez des sujets âgés de seize à trente-neuf ans, et 14 chez des individus âgés de plus de quarante ans ; enfin, chez aucun d'entre eux il ne s'était manifesté aucun symptôme indicatif d'un état pathologique du cœur (*g*).

Quelques anatomistes ont trouvé le trou de Botal largement ouvert chez les Phoques plus ou moins avancés en âge (*h*), et ont pensé que cette voie de communication entre les deux oreil-

(*a*) Voyez Bourgery, *Anat. descript.*, t. IV, pl. 11, fig. 4.
(*b*) Senac, *Traité de la structure du cœur*, t. I, p. 168.
(*c*) Cruveilhier, *Traité d'anatomie descriptive*, t. II, p. 515.
(*d*) Sappey, *Traité d'anatomie descriptive*, t. I, p. 352.
(*e*) Voyez Billard, *Traité des maladies des enfants nouveau-nés*, 1828, p. 557.
(*f*) Morgagni, *De sedibus et causis morborum*, epist. XVII (*Opera omnia*, 1764, t. I, p. 133). — Corvisart, *Essai sur les maladies et les lésions organiques du cœur*, p. 290 et suiv. (édit. de 1818).
— Abernethy, *Observ. on the Foramina Thebesii of the Heart* (*Phil. Trans.*, t. LXXIX, p. 107).
— Otto, *Seltene Beobachtungen zur Anatomie, Physiologie und Pathologie*, 1816, t. I, p. 97.
— Pasqualini, *Mem. sulla frequente opertura del foramine ovale rinvenuto nei cadaveri dei tisici*. Rome, 1827.
(*g*) Bizot, *Op. cit.* (*Mém. de la Soc. méd. d'observation*, 1837, t. I, p. 358).
(*h*) Perrault, *Description anatomique d'un Veau marin* (*Mém. pour servir à l'histoire des Animaux*, t. I, p. 196).
— Kuhn, *Phocæ anatome* (*Acta Acad. Nat. curios.*, 1721, t. I, p. 16).
— Parson, *Some Account of the Phoca* (*Philos. Trans.*, 1743, t. XLII, p. 384).
— Portal, *Observations sur la structure de quelques parties du Veau marin* (*Mém. de l'Acad. des sciences*, 1770, p. 414).
— Blumenbach, *Handbuch der Vergleichenden Anatomie*, § 160 (4ᵉ édit., 1824).

la partie supérieure et postérieure de ce réservoir (1) ; celle de la veine cave inférieure est placée beaucoup plus bas, et l'on remarque dans son voisinage une troisième ouverture qui appartient à la grosse veine coronaire du cœur (2). Enfin il est aussi à

lettes était permanente chez ces Animaux, et même chez tous les Mammifères plongeurs. Mais des recherches plus multipliées ont bien établi qu'à l'état adulte, ce mode d'organisation n'est normal ni chez ces Carnassiers (a), ni chez le Castor (b), le Marsouin (c), le Narwal (d), le Dugong (e), le Rytina (f), le Cachalot (g), l'Ornithorhynque (h), ou tout autre Mammifère. Il est seulement à noter que, chez les Phoques et quelques autres espèces, le pertuis interauriculaire ne paraît pas se fermer aussi promptement que chez les espèces plus complétement terrestres.

(1) Chez l'Éléphant, le Porc-Épic et les autres Mammifères qui ont deux veines caves antérieures, celle du côté gauche s'ouvre dans l'oreillette, tout près de son embouchure dans le ventricule.

(2) Chez l'Homme, il existe à l'entrée de cette veine un petit repli semi-lunaire, appelé *valvule de Thébésius* (i). Mais souvent on n'en voit aucune trace : ainsi, chez le Rhinocéros indien, l'orifice de la veine coronaire, qui est de la grosseur du doigt, est complétement libre (j).

Il est aussi à noter qu'on aperçoit sur les parois de l'oreillette droite d'autres orifices accessoires de petites dimensions, appelés trous de Thébésius (*foraminula Thebesii*) : les uns appartiennent à des veines du cœur ; les autres correspondent seulement aux espaces ménagés entre les colonnes charnues et donnent dans des culs-de-sac.

La découverte de la valvule dont l'orifice des veines coronaires est garni appartient en réalité à Eustachi, anatomiste célèbre qui exerçait la méde-

(a) Schelhamer, *Phocæ maris anatome* (*Ephemiridum Acad. Nat. curios.*, dec. 3, ann. VII et VIII, append., p. 24).
— Hartmann, *Dissert. de Phoca, seu Vitulo marino.* Regiomont., 1683.
— Cuvier, *Leçons d'anatomie comparée*, t. VI, p. 281.
— Albers, *Beiträge zur Anatomie und Physiologie der Thiere*, t. 1, p. 11.
— Meckel, *Traité d'anatomie comparée*, t. IX, p. 386.
— Lobstein, *Observ. d'anat. comparée sur le Phoque*, p. 26.
— Owen, *Descript. and Illustr. Catal. of the Mus. of the Coll. of Surgeons*, t. II, p. 54.
(b) Wepfer, *De Castore* (Blasius, Anatome Animalium, p. 45).
— Meckel, *loc. cit.*
(c) Idem, *ibid.*
(d) Albers, *Undersøgelse over Eenhiörningen* (Monodon Narwal) *Hierte*, p. 4 (extrait des *Actes de l'Acad. de Copenhague*, 1809, 3ᵉ série, t. V).
(e) Raffles, *Account of a Dugong* (*Philos. Trans.*, 1820, p. 178).
(f) Steller, *De Bestiis marinis* (*Nov. Comment. Acad. Petropol.*, t. II, p. 317).
(g) Jackson, *Dissect. of a Spermaceti Whale* (*Boston Journ. of Nat. Hist.*, t. V, p. 147).
(h) Meckel, *Ornithorhynchi paradoxi descriptio anatomica*, p. 31.
(i) Voyez Bourgery, *Anat. descript.*, t. IV, pl. 10, fig. 2 ; pl. 11, fig. 1.
— J. Marshall, *On the Development of the Great Anterior Veins in Man and Mammalia* (*Philos. Trans.*, 1850, pl. 1, fig. 11).
(j) Owen, *On the Anatomy of the Indian Rhinoceros* (*Trans. of the Zool. Soc.*, 1852, vol. IV, p. 47).

noter que l'embouchure de la veine cave supérieure est dépourvue de valvules, mais qu'il existe au-dessus de l'orifice de la veine cave inférieure un grand repli membraneux, appelé *valvule d'Eustache*, qui le recouvre en partie quand le ventricule se contracte (1). Cette valvule est plus développée chez quelques Mammifères, tels que l'Éléphant et les Singes, mais elle manque chez le grand nombre de ces Animaux, par exemple, chez les Solipèdes et chez la plupart des Carnassiers (2).

cinc à Rome vers le milieu du XVIᵉ siècle ; mais Thébésius fut le premier à faire bien connaître la disposition des vaisseaux propres du cœur, et son nom est resté attaché à plusieurs parties de cet organe, bien que son travail ne date que du commencement du XVIIIᵉ siècle (*a*).

(1) L'existence de cette valvule avait été brièvement indiquée vers le milieu du XVIᵉ siècle par Jacques Dubois (ou Sylvius), l'un des maîtres et des détracteurs du célèbre Vésale ; mais Eustachi fut le premier à la faire bien connaître (*b*), et Winslow y donna le nom de cet anatomiste (*c*). Haller en publia ensuite une description plus détaillée et plus exacte (*d*).

C'est un repli de forme semi-lunaire qui entoure la moitié ou même les deux tiers antérieurs de l'ouverture de la veine cave inférieure ; son bord libre et concave est dirigé en haut, et l'une de ses extrémités se continue avec le pourtour de la fosse ovale,

tandis que l'autre se perd sur le bord de l'embouchure de la veine cave. On remarque un faisceau musculaire dans l'épaisseur de sa partie inférieure (*c*). Sa grandeur est très variable chez l'adulte ; mais chez le fœtus, ainsi que nous le verrons plus tard, cette valvule est très développée.

(2) Il paraît, d'après les observations de Meckel, que la valvule d'Eustachi manque le plus ordinairement chez les Carnassiers, mais elle existe chez quelques espèces de cet ordre, telles que le Putois et l'Ichneumon. Cet anatomiste en a constaté la présence chez plusieurs Singes, chez les Makis, chez divers Rongeurs, savoir : le Rat, le Cochon d'Inde, le Castor et l'Agouti, ainsi que chez le Daman, parmi les Pachydermes. Enfin il en a reconnu l'absence chez d'autres Rongeurs (l'Écureuil, le Paca et la Marmotte), ainsi que chez les Solipèdes, le Cochon, le Pécari, le Cerf, le Chamois, les Chats, les Chiens, l'Hyène, les Genettes, la

(a) Thebesius, *Dissertatio medica de circulo sanguinis in corde*. Leyde, 1716.
(b) Eustachi, *De vena sine pari* (*Opuscula anatomica*, 1564, et *Tabulæ anatomicæ*, tab. 8, fig. 6).
(c) Winslow, *Description d'une valvule singulière de la veine cave inférieure* (*Mém. de l'Acad. des sciences*, 1717).
(d) Haller, *Observat. de valvula Eustachi* (*Opera minora*, t. 1, p. 24, pl. 1 à 4).
(e) Voyez Bourgery, *Op. cit.*, t. IV, pl. 11 *bis*, fig. 3 et 4.
— Parchappe, *Du cœur, sa structure et ses mouvements*, pl. 3, fig. 2.
— Retzius, *Einige Bemerkungen über die Scheidewand des Herzens* (*Müller's Archiv für Anat. und Physiol.*, 1835, p. 161, pl. 1, fig. 2).

J'ajouterai que l'oreillette droite est en général plus grande que celle de gauche, et que la capacité de ces réservoirs est notablement inférieure à celle des ventricules, surtout chez quelques grands Mammifères, tels que le Cheval et le Bœuf (1).

Nerfs du cœur.

§ 5. — Quant aux filets nerveux et aux ganglions en nombre très considérable qui se rencontrent dans la substance du cœur ou à la surface de cet organe (2), je me bornerai, pour le moment,

Loutre, le Blaireau, plusieurs Martres, l'Ours, le Coati, le Raton, la Musaraigne, le Marsouin et la Sarigue. M. Owen n'en a vu aucune trace chez le Rhinocéros (a). D'après Cuvier, Albers et Duvernoy, cette valvule serait très développée chez le Phoque (b); mais Meckel n'en a trouvé aucun vestige chez plusieurs individus dont il a fait l'anatomie, et il pense qu'il y a eu à ce sujet quelque erreur dans la détermination des parties (c).

(1) Chez le Cheval, les oreillettes sont très petites comparativement aux ventricules (d).

(2) Les premiers anatomistes de l'époque de la renaissance, Eustachi et Vésale, par exemple, ont entrevu les nerfs du cœur, et Fallope a découvert l'espèce de réseau ou plexus que ces cordons grêles et blanchâtres forment vers la base de cet organe ; mais leur préparation anatomique présente quelques difficultés, et leur existence fut ensuite révoquée en doute par des auteurs dont l'autorité était très grande

aux yeux de leurs contemporains, tels que Riolan, le célèbre adversaire de Harvey. Les recherches subséquentes de Lieutaud, Willis, Vieussens, Duverney, Lancisi, Winslow, ne laissèrent subsister aucune incertitude à cet égard ; mais les descriptions données par ces différents anatomistes s'accordaient mal entre elles, et Haller pensait qu'il devait y avoir dans la disposition des nerfs cardiaques de grandes variations individuelles (e). Senac, après avoir exposé avec beaucoup de soin les travaux de ses devanciers, a donné à son tour une description assez détaillée des principaux troncs nerveux dont le cœur est pourvu, et la question sur laquelle les anatomistes du xviie siècle étaient divisés se trouvait résolue, lorsque des incertitudes surgirent relativement à un autre point important de l'histoire anatomique de ces nerfs. Sœmmering reconnut que toutes les principales branches des nerfs cardiaques accompagnent les vaisseaux coronaires, et il

(a) Owen, *Op. cit.* (*Trans. of the Zool. Soc.*, t. IV, p. 47).
(b) Cuvier, *Anatomie comparée*, t. VI, p. 282.
— Albers, *Beitr. zur Anat. und Physiol. der Thiere*, p. 11.
— Duvernoy, *Leçons d'anatomie comparée* de Cuvier, 2e édit., t. VI, p. 282.
(c) Meckel, *Anatomie comparée*, t. IX, p. 388.
(d) Voyez Lafosse, *Cours d'hippiatrique*, pl. 40, fig. 2 et 3.
— Chauveau, *Traité d'anatomie comparée des Animaux domestiques*, p. 476, fig. 147.
(e) Pour plus de détails au sujet de ces travaux, je renverrai à l'historique qui en a été donné par Senac (*Traité de la structure du cœur*, t. I, p. 116 et suiv.), et par Haller (*Elem. physiol.*, t. I, p. 362)..

à en signaler l'existence et à en indiquer les principaux caractères, me réservant d'en parler plus au long dans une autre partie de ce cours.

Ces nerfs proviennent de deux sources : les uns sont fournis par le système cérébro-spinal et naissent des nerfs pneumo-gastriques ou de leurs branches; les autres sont fournis par le système sympathique, et se détachent soit des ganglions cervicaux, soit du premier ganglion dorsal de ce système. Ils forment près de la base du cœur des plexus très remarquables, dans lesquels il est en général facile de distinguer quelques masses de tissu médullaire constituant ce que les anatomistes appellent des ganglions ou centres nerveux. Enfin les branches qui sortent de ces plexus suivent d'abord le trajet des

pensa que leurs ramifications étaient destinées aux parois de ces vaisseaux plutôt qu'à la substance charnue du cœur (a). Son élève Behrends alla plus loin, et affirma que la substance musculaire du cœur ne recevait pas un seul filament nerveux (b), et cette opinion, combattue par Munniks (c), eut un grand retentissement, à raison des questions qui se débattaient alors parmi les physiologistes relativement à la source de la faculté contractile des muscles. Par suite de ces discussions, Scarpa, l'un des anatomistes les plus célèbres de la seconde moitié du XVIIIe siècle, entreprit une série de recherches approfondies sur le mode

de distribution des nerfs du cœur, et fit voir que leurs ramifications se comportent dans les parois charnues de ce viscère comme dans les muscles de l'appareil de la locomotion. Il publia à ce sujet un magnifique ouvrage (d); mais tout en décrivant avec une rare précision la manière dont les nerfs du cœur se répandent dans la substance des parois de cet organe, il ne donna pas une attention suffisante aux renflements ganglioniformes situés sur leur trajet, particularité anatomique qui n'a été mise bien en évidence que par les travaux récents de MM. Remak, Lee et Bowman (e).

(a) Sœmmering, *Corporis humani fabrica*, t. V, p. 43.
(b) Behrends, *Dissertatio inauguralis anatomico-physiologica qua demonstratur cor nervis carere*. In-4, Moguntiæ, 1792.
(c) Munniks, *Observ. prima qua indigatur num cordis substantiam muscularem re vera nervi occupent* (*Observationes variæ*, p. 1, pl. 1 et 2, Groningue, 1785).
(d) Scarpa, *Tabulæ nevrologicæ ad illustrandum historiam anatomicam cardiacorum nervorum*, 1794.
(e) Lee, *On the Ganglia and Nerves of the Heart* (*Philos. Trans.*, 1849, p. 43, pl. 1 à 5).
— Remak, *Nevrologische Erläuterungen* (*Müller's Archiv für Anat. und Physiol.*, 1844, p. 463, pl. 12).
— Bowman et Todd, *Physiological Anatomy*, t. II, p. 342.

artères coronaires, mais s'en séparent ensuite, et se répandent non-seulement à la surface des ventricules, mais aussi dans la profondeur de ces organes et dans les parois des oreillettes. Il est aussi à noter que ces branches, au lieu de rester cylindriques et uniformes, comme les nerfs ordinaires, présentent sur leur trajet une multitude de petits renflements dont quelques-uns paraissent être de véritables ganglions (1).

(1) Les nerfs du cœur présentent une disposition très complexe, et ils varient beaucoup dans le mode de division et de groupement de leurs filaments suivant les individus aussi bien que dans les espèces différentes. Chez l'Homme, où l'on en a fait une étude très attentive, ces variations sont même si grandes et si fréquentes, que M. Cruveilhier regarde comme impossible d'en donner une description à la fois détaillée et applicable au plus grand nombre des sujets (a). En général, cependant, on peut reconnaître comme origine du plexus situé près de la base de cet organe : 1° trois paires de *nerfs cardiaques* fournis par la portion cervicale du grand sympathique, savoir, de chaque côté, un *nerf cardiaque supérieur* ou *superficiel*, qui vient du ganglion cervical supérieur ou de son rameau descendant; un *nerf cardiaque profond* (ou grand nerf cardiaque), qui naît du ganglion cervical moyen ; et un *petit nerf cardiaque*, qui est fourni par le ganglion cervical inférieur ; —

2° des branches provenant des nerfs pneumogastriques, les unes directement du tronc de ce nerf, les autres de la grosse branche qu'il envoie au larynx, et que l'on connaît sous le nom de *nerf récurrent* (b) ; — 3° quelques filets venant du premier ganglion thoracique du système sympathique. Tous ces nerfs, non-seulement ceux du même côté, mais aussi ceux des côtés opposés, s'anastomosent entre eux d'une manière très variable, et constituent au-dessus du cœur un plexus fort étendu, dont la portion principale, appelée le *grand plexus cardiaque*, ou *plexus cardiaque profond*, est logée derrière la crosse aortique, au-dessus du tronc de l'artère pulmonaire et devant la portion correspondante de la trachée. Au centre de ce plexus, on trouve ordinairement un ganglion gris rougeâtre, appelé *ganglion de Wrisberg*, ou *ganglion cardiaque inférieur* (c), et assez souvent, au lieu d'un seul de ces corps, on en aperçoit deux, ou même trois. Un autre ganglion (le *ganglion car-*

(a) Cruveilhier, *Traité d'anatomie descriptive*, t. IV, p. 736.
(b) Andersch, *Fragmentum descriptionis nervorum cardiacorum* (Ludwig, *Scriptores nevrologici minores selecti*, t. II, p. 187 et suiv., pl. 5).
— Neubauer, *Descr. anat. nervorum cardiacorum* (*Opera anatomica*, p. 139 et suiv., pl. 3 à 5).
— Scarpa, *Tabulæ nevrologicæ*, pl. 3 et 4).
— Bourgery et Jacob, *Op. cit.*, t. IV, pl. 12, fig. 1.
(c) Wrisberg, *Obs. anat. phys. de nervis arterias venasque comitantibus* (*Commentationes Societatis scientiarum Gottingensis*, 1784, t. VII, p. 127).

§ 6. — Les artères qui partent du ventricule gauche du cœur pour se distribuer dans les diverses parties de l'économie

diaque supérieur) se voit aussi très souvent à la partie supérieure de ce lacis plexiforme, au-dessous de l'artère thyroïdienne inférieure. Ce plexus se prolonge inférieurement en enlaçant les gros vaisseaux, et ses branches, après avoir formé trois groupes principaux et avoir donné des ramuscules aux vaisseaux adjacents, vont constituer à la base de la portion ventriculaire du cœur deux plexus secondaires qui sont en rapport avec les artères propres de cet organe, et qui peuvent être distingués sous les noms de *plexus coronaire antérieur* (ou gauche) et *plexus coronaire postérieur* (*a*). Ils suivent pendant un certain temps le trajet des artères dont ils portent les noms ; mais leurs branches ne tardent pas à s'en séparer, soit pour descendre vers la pointe du cœur en marchant à peu près parallèlement sous la tunique péricardique , soit pour se distribuer aux parois des oreillettes ; leurs ramifications pénètrent non-seulement dans l'épaisseur des parois des ventricules, mais arrivent jusque sous l'endocarde et distribuent des filets aux colonnes charnues. Il y a aussi des branches qui pénètrent directement dans la profondeur de la cloison interventriculaire. Enfin on remarque , tant au milieu des plexus coronaires que sur

le trajet des branches de ces nerfs ventriculaires, une multitude de renflements ganglioniformes, dont les principaux n'avaient pas échappé à l'attention de Scarpa, mais dont les autres n'ont été reconnus que plus récemment par MM. Lee et Remak.

M. Lee en a trouvé un nombre très considérable jusque sur les plus petits rameaux de ces nerfs (*b*) ; mais il paraîtrait que beaucoup de ces renflements sont dus à un épaississement du névrilème seulement , et ne sont pas de véritables ganglions (*c*). Pour d'autres , cependant , la nature ganglionnaire n'est pas douteuse, car on a reconnu dans leur substance le tissu utriculaire qui est caractéristique des centres nerveux (*d*). M. Remak a rencontré de ces ganglions dans l'épaisseur de la cloison interventriculaire (*e*).

La disposition du plexus cardiaque et de ses branches d'origine a été représentée par Swan chez le Veau et le Renard (*f*). Weber aussi a donné une figure de ces nerfs chez le Veau (*g*).

M. Heidenheim a publié dernièrement un travail spécial sur les nerfs du cœur ; mais n'ayant pu me procurer cet opuscule, je ne puis indiquer les résultats obtenus par son auteur (*h*).

(*a*) Scarpa, *Op. cit.*, pl. 6, fig. 1 et 2, et pour le cœur du Cheval, pl. 7, fig. 1 et 2.
(*b*) Lee, *On the Ganglia and Nerves of the Heart* (*Philos. Trans.*, 1849, pl. 2, 3, 4 et 5).
(*c*) Kölliker, *Éléments d'histologie*, p. 604.
(*d*) Bowmann et Todd, *Physiological Anatomy*, t. II, p. 342.
(*e*) Remak, *Op. cit.* (Müller's *Archiv für Anat. und Phys.*, 1844, pl. 12, fig. 1 et 2).
(*f*) Swan, *Illustrations of the Comparative Anatomy of the Nervous System*, 1835, pl. 26, fig. 1, 2, et pl. 33).
(*g*) E. H. Weber, *Anatomia comparata nervi sympathici*, 1817, pl. 4.
(*h*) Heidenheim, *Disquisitio de nervis cordis*. Berlin, 1854.

ont, chez les Mammifères, des parois plus épaisses et plus
fortement constituées que dans les classes inférieures du Règne
animal; leur structure intime a été étudiée aussi avec plus de
soin, et par conséquent je ne puis passer aussi rapidement sur
leur histoire anatomique que j'ai cru devoir le faire en parlant
du système circulatoire des autres Animaux (1).

Structure
des artères.

Lorsqu'on examine le mode de constitution d'un de ces tubes
et qu'on fait choix d'un gros vaisseau, il est facile de distinguer
dans ses parois trois couches principales qui, à raison de leurs
positions relatives, sont généralement désignées sous les noms de
tuniques interne, moyenne et *externe.* Mais ces couches ne sont
pas simples; elles se laissent décomposer en strates secondaires
et elles tendent à s'affaiblir ou à disparaître même vers les
parties terminales du système artériel, où tous les vaisseaux
se réduisent en capillaires.

La tunique interne des artères est la continuation de l'endocarde ou membrane interne du cœur; elle a beaucoup d'analogie avec les tuniques séreuses dont les diverses cavités viscérales sont tapissées, la plèvre et le péricarde, par exemple,
et elle offre trois couches assez distinctes. L'une de celles-ci

---

(1) Les principaux travaux histologiques sur les vaisseaux sanguins de
l'Homme et de quelques autres Mammifères dont la science a été enrichie
depuis quelques années, sont dus à
MM. Henle, Räuschel, Reichert,
Valentin, Kölliker, Schultze, Remak, etc. (a).

(a) Henle, *Traité d'anatomie générale,* t. II, p. 23 et suiv.
— Räuschel, *De arteriarum et venarum structura* (Dissert.). Vratisl., 1836.
— Reichert, *Bericht über die Fortschritte der mikros. Anat.* (Arch. de Müller, 1841, CLXXXII).
— Valentin, *Gewebe des menschl. und thierischen Körpers,* t. I, p. 675 (Wagner's *Handwörterb.
der Physiologie*).
— Jaesche, *De telis epithelialibus in genere et de iis vasorum in specie.* Dorpat, 1847.
— Kölliker, *Beiträge zur Kenntniss der glatten Muskeln* (*Zeitschrift für wissenschaftliche
Zoologie,* 1849, t. I, p. 79, pl. 6, fig. 13-15, pl. 7, fig. 27 et 28), et *Éléments d'histologie
humaine,* 1855, p. 606 et suiv.).
— Max. Schultze, *De arteriarum structura, constitutione chemica et situ; disquisitio critica.*
Gryphiæ, 1850.
— Remak, *Histologische Bemerkungen über die Blutgefässwände* (Müller's *Archiv für Anat.
und Physiol.,* 1850, p. 79).
— Donders et Jansen, *Unters. über die krankh. Veränder. der Arterienwände* (Arch. für
Physiol. Heilkunde, t. VII, p. 361).
— Bowman et Todd, *Physiological Anatomy,* vol. II, p. 316 et suiv., 1856.

en occupe la surface libre et se compose de tissu épithélique, dont les cellules constitutives sont fusiformes, très pâles et pourvues d'un noyau ovalaire. Quelquefois ces noyaux seuls sont distincts, et quand on examine ce tissu à l'aide d'un microscope dont la puissance n'est pas très grande, ils lui donnent un aspect grenu (1). Au-dessous de cet épithélium se trouve une couche basilaire, qui est ordinairement désignée par les histologistes sous le nom de *membrane fenêtrée* ou de *tunique striée*, et qui se compose d'une substance amorphe et de fibrilles hyalines disposées en réseau. Enfin, plus profondément encore, on rencontre des fibres plus distinctes, dont la direction dominante est longitudinale, mais qui ne paraissent différer que peu des précédentes (2).

(1) L'existence de cette couche mince de tissu épithélique pavimenteux à la face interne des vaisseaux a été constatée en 1838 par M. Henle, et a été confirmée par les observations plus récentes de MM. Schwann, Valentin, Rosenthal, Kölliker, Bowman, etc. (*a*).

Les éléments anatomiques de cette couche superficielle de la tunique interne des artères se dissocient et s'altèrent très promptement après la mort. Ce sont des cellules ovalaires ou fusiformes, terminées en pointe et ayant dans les gros troncs de 0^m,014 à 0^m,02 de long (*a*). Dans les très petits vaisseaux les noyaux seuls sont visibles, et le reste de la pellicule interne paraît formé d'une substance amorphe. Quelques auteurs la désignent sous le nom de *tunique celluleuse ;* mais cette expression peut donner lieu à de la confusion, car on l'a appliquée aussi à la tunique externe des artères.

(2) Cette couche fibreuse est décrite par quelques histologistes comme appartenant à la tunique moyenne des artères ; mais le passage entre elle et la membrane striée est graduel, et, à raison de la direction des fibres, la ligne de démarcation me paraît mieux établie entre elle et la couche des fibres transversales.

(*a*) Henle, *Ueber die Ausbreitung des Epithelium im menschlichen Körper* (Müller's *Archiv für Anat. und Physiol.*, 1838, p. 127).
— Schwann, *Mikroscopischen Untersuchungen*, p. 84.
— Valentin, *Zur Entwickelung der Gewebe des Muskel, des Blutgefäss- und des Nervensystems* (Müller's *Archiv*, 1840, p. 215).
— Rosenthal, *Formatio granulosa*, p. 12 (1839).
(*b*) Voyez Henle, *Traité d'anatomie générale*, pl. 1, fig. 2.
— Kölliker, *Éléments d'histologie*, p. 51, fig. 11.
— Bowman et Todd, *Physiological Anatomy*, t. II, p. 321, fig. 192 et 193 (cellules épithéliales de l'aorte du Bœuf et du Cheval).

La tunique moyenne qui engaîne le tube membraneux constitué par les éléments histogéniques dont je viens de parler, est épaisse, jaunâtre et très élastique : les anciens anatomistes ont beaucoup varié d'opinion touchant sa nature intime, et c'est seulement dans ces dernières années que, par l'emploi combiné du microscope et de certaines réactions chimiques, on est parvenu à s'en former une idée nette. Aujourd'hui on sait que dans les gros vaisseaux elle se compose de deux couches assez distinctes : la première est formée principalement de fibres transversales qui se bifurquent parfois et se réunissent de manière à simuler des anneaux ou plutôt un lacis irrégulier dont les principales mèches représentent des segments de cercle plus ou moins grands. Le tissu jaune qui les constitue est d'une nature particulière; il est cassant, il ne résiste pas à l'action de l'acide acétique, comme le font les fibres longitudinales de la tunique précédente, et il paraît être composé de cellules fusiformes très allongées. Enfin des fibres musculaires lisses se trouvent mêlées en plus ou moins grand nombre à ces fibres de tissu jaune. Dans les grosses artères il n'y en a que très peu, mais dans les petites elles deviennent dominantes (1).

(1) Cet élément histologique des artères est constitué par des cellules très allongées à noyau également allongé. MM. Kölliker et Remak en ont trouvé aussi dans la tunique interne de diverses artères chez l'Homme.

La prédominance du tissu musculaire dans la tunique moyenne des artères, à mesure qu'on approche de la partie périphérique du système circulatoire, avait été remarquée par Cuvier (a), et ressort nettement des observations plus récentes de M. Kölliker. Suivant ce dernier, cette tunique serait composée uniquement de fibres musculaires dans les artères, dont le diamètre n'excède pas chez l'Homme 1mm,5 à 2mm. Dans les vaisseaux de moyen calibre le tissu musculaire tend à former des couches qui alternent avec le tissu élastique. Enfin, dans les gros vaisseaux, on n'en trouve que des traces, et les cellules fibrillaires qui le représentent sont si peu développées, que M. Kölliker les considère comme ne possédant plus la contractilité d'une manière bien prononcée (b).

(a) Cuvier, Leçons d'anatomie comparée, t. VI, p. 102.
(b) Kölliker, Éléments d'histologie, p. 612 et 616.

La seconde couche de la tunique moyenne se compose principalement d'un tissu élastique blanchâtre qui ne se laisse pas
diviser en fibres annulaires, mais constitue des lames d'une
structure réticulée. De même que la couche précédente, elle
est élastique dans la direction normale à l'axe du vaisseau, mais
se casse très facilement quand on la tiraille en sens contraire.
Elle se subdivise en plusieurs strates, mais celles-ci ne forment
pas des gaînes distinctes et s'enchevêtrent.

Du tissu conjonctif ordinaire (ou tissu cellulaire, pour em-
employer l'expression généralement adoptée par les anciens
anatomistes) se trouve mêlé à ces divers matériaux constitutifs des parois artérielles, et devient surtout abondant vers
leur surface extérieure, où, renforcé par des filaments de tissu
aponévrotique, il constitue la tunique externe et se continue
avec le tissu conjonctif logé entre les vaisseaux et les organes
circonvoisins. Les filaments de cette gaîne externe sont entrecroisés dans tous les sens et constituent une sorte de feutrage ;
mais cependant leur direction dominante est longitudinale. De
même que la tunique moyenne, elle disparaît dans les capillaires,
où l'on ne trouve plus que la tunique interne.

On distingue aussi, dans l'épaisseur des parois artérielles, de
petits vaisseaux sanguins (1), des vaisseaux lymphatiques et des
filaments nerveux qui proviennent principalement du système
ganglionnaire (2).

---

(1) Les vaisseaux nourriciers des artères (ou *vasa vasorum*) ne communiquent pas directement avec leur cavité. Les artérioles naissent des
branches voisines et se distribuent principalement dans la tunique externe de ces tubes ; elles y forment un réseau capillaire assez riche, dont
les mailles sont plus ou moins arron-
dies, et elles se prolongent aussi dans
les couches superficielles de la tunique moyenne ; il ne paraît en exister aucune trace dans la tunique
interne (*a*).

(2) Les divers plexus du grand sympathique fournissent aux artères un

(*a*) E. Burdach, *Bericht der anatomischen Anstalt in Kœnigsberg*, 1835 (voy. Müller's *Archiv für Anat. und Physiol.*, 1836, p. XXVII).
— Kölliker, *Éléments d'histologie*, p. 610.

§ 7. — Chez les Mammifères, de même que chez les autres Vertébrés, il y a une période de la vie embryonnaire pendant laquelle un bulbe contractile occupe la base du système aortique, et celui-ci présente, à son origine, une série d'arcs ou de crosses qui se portent à droite et à gauche pour embrasser le tube digestif et se réunir en un tronc médian contre la colonne vertébrale (1); mais ce mode d'organisation, au lieu de se perfec-

grand nombre de petites branches ; mais ces vaisseaux en reçoivent aussi quelques-unes provenant du système cérébro-spinal (a). En général , ces filaments nerveux semblent accompagner le vaisseau plutôt que de se distribuer réellement dans la substance de ses parois ; et lorsqu'ils y pénètrent, c'est ordinairement entre les tuniques externe et moyenne qu'on les voit ramper. Dans quelques cas, cependant, on les a suivis jusque dans la tunique moyenne (b), mais ils ne paraissaient pas y rayonner comme l'a supposé Luca (c). M. Burggraeve croit en avoir distingué des filaments jusque dans cette tunique (e), et quelquefois ils s'y perdent bien évidemment (d). Ribes a suivi des filets du grand sympathique jusque dans l'artère poplitée et dans les

branches de l'artère branchiale (f). M. Henle a trouvé des nerfs dans des artères d'un très petit calibre (g) ; cependant beaucoup de ces vaisseaux paraissent en être complétement dépourvus. Ainsi M. Kölliker en a constaté l'absence dans les parois de la plupart des artères du cerveau, de la moelle épinière et du placenta, et même de beaucoup d'artères musculaires (h). Les extrémités libres que ce dernier histologiste a observées dans les nerfs des parois vasculaires chez les Batraciens (i) n'ont pas encore été découvertes chez les Mammifères.

(1) Cet état transitoire du système artériel, dans lequel il existe de chaque côté du cou une série d'arcs vasculaires ou crosses aortiques primitives, se voit très bien dans les figures de

(a) Wrisberg, *De nervis arterias venasque comitantibus* (*Commentationes Soc. scient. Gottingensis*, 1784, t. VII, p. 95).
— Gœring, *De nervis vasa adeuntibus*, p. 12.
(b) Pappenheim, *Die specielle Gewebelhere des Gehörorganes*, p. 67. Breslau, 1840.
(c) Luca, *Anatomische Beobachtungen über die Nerven die zu den Arterien gehen und sie begleiten, nebst einem Anhang über das Zellgewebe* (Reil's *Archiv für die Physiologie*, 1810, t. IX, p. 551, pl. XI b).
(d) Schlemm, *Gefäss-Nerven* (*Encyclopädisches Wörterbuch der medicinischen Wissenschaften*).
(e) Burggraeve, *Histologie*, p. 285 (1843).
(f) Ribes, *Exposé sommaire de quelques recherches anatomiques, physiologiques et pathologiques* (*Mém. de la Soc. méd. d'émulation*, 1816, t. VIII, p. 607).
(g) Par exemple, dans des artères de la pie-mère ayant seulement 0mm,009 (Henle, *Traité d'anatomie générale*, t. II, p. 43).
— Voyez aussi Valentin, *Ueber den Verlauf und die letzten Enden der Nerven* (*Nova Acta Acad. Nat. curios.*, 1836, t. XVIII, p. 121).
(h) Kölliker, *Éléments d'histologie*, p. 610.
(i) Kölliker, *Mikroskopische Anatomie*, t. II, p. 533.

tionner, comme chez les Poissons ou les Batraciens, ne tarde pas à disparaître ; le bulbe aortique se confond avec le ventricule du cœur, et, de même que chez les Oiseaux, un seul des arcs vasculaires se développe pour constituer la crosse aortique ; seulement, ici, comme je l'ai déjà dit, ce n'est pas aux dépens de la portion droite de ce système d'arcs artériels que ce tronc unique se forme, c'est à l'aide d'une des branches situées du côté gauche ; et par conséquent, chez l'Animal parfait, ce vaisseau, au lieu de se recourber à droite, comme chez l'Oiseau, se recourbe à gauche. Cette différence dans la direction de la courbure de l'aorte, qui au premier abord peut paraître de peu d'importance, tient donc à un mode d'origine particulier de cette portion du système artériel dans la classe des Mammifères et mérite de fixer l'attention.

Ainsi, dans chacune des cinq formes secondaires de l'Animal vertébré, la portion du travail organogénique, qui a pour résultat la constitution définitive du tronc aortique, se fait d'une façon différente. Le développement des arcs vasculaires se poursuit d'une manière symétrique chez le Poisson, le Batracien et le Reptile. Chez les deux premiers ces arcs, primitivement simples et continus jusqu'à leur point de jonction dans la région dorsale, donnent naissance à un système capillaire intermédiaire qui les sépare en deux moitiés, l'une inférieure et afférente à l'appareil branchial, l'autre supérieure et efférente à ce même appareil. Chez le Poisson, ce réseau intermédiaire, qui devient l'organe essentiel de la respiration, se perfectionne de plus en plus, tandis que chez le Batracien il tend à disparaître, et n'est jamais traversé par la totalité du sang chez

l'embryon de la Brebis données par M. Coste. On y distingue trois paires de ces arcs qui remontent vers le dos et s'anastomosent entre eux par leur extrémité supérieure pour donner naissance à l'aorte dorsale (a).

(a) Voyez Coste, *Histoire générale du développement des êtres organisés*, VERTÉBRÉS, Brebis, pl. 6 et 7.

l'Animal adulte. Dans les trois classes de Vertébrés Allantoïdiens, le développement des arcs aortiques se poursuit sans que ceux-ci soient jamais interrompus dans leur trajet par un réseau capillaire; mais ce développement porte sur une paire de ces arcs chez les Reptiles, et sur un seul des mêmes arcs chez les Oiseaux et les Mammifères. Enfin cet arc unique qui doit fournir toutes les artères du corps, appartient, chez les Oiseaux, à la moitié droite du système primitivement symétrique, et chez les Mammifères à la moitié gauche. Quelquefois cependant la nature se départit accidentellement de ces règles, et il est à noter que dans les anomalies ainsi produites elle laisse apercevoir la tendance à l'imitation des types voisins dont j'ai eu l'occasion de parler au commencement de ce cours. Ainsi on connaît des exemples de vice de conformation de l'aorte chez l'Homme, qui rappellent jusqu'à un certain point la forme normale du système artériel de l'Oiseau ou du Reptile; mais, ainsi que nous le verrons par la suite, ces déviations ne sont pas le résultat d'un simple arrêt de développement, et sont la conséquence d'un développement progressif vicié par imitation (1).

(1) Ainsi Malacarne a observé chez un vieillard un cas de vice de conformation où l'aorte, aussitôt après sa naissance, se divisait en deux crosses qui, après avoir fourni chacune les artères sous-clavières et carotides correspondantes, se réunissaient pour constituer l'aorte descendante (a). Chez un sujet disséqué par Hommel, la crosse aortique se bifurquait de façon à former un anneau vasculaire autour de la trachée et de l'œsophage (b), disposition qui s'explique également par le développement des deux arcs aortiques primordiaux. Enfin on cite aussi des exemples de la courbure de la crosse aortique à droite, chez l'Homme, à peu près comme cela a lieu normalement chez les Oiseaux (c).

(a) Malacarne, *Osservazioni di chirurgia*, t. II, p. 119, pl. 1, fig. 1, 2, 1784. — La figure représentant cette anomalie a été reproduite par M. Tiedemann (*Tabulæ arteriarum corporis humani*, pl. 4, fig. 7).
— Voyez aussi Zagorsky, *Arcus aortæ bipartitio præternaturalis* (*Mém. de l'Acad. de Saint-Pétersbourg*, 1824, t. IX, p. 387).
(b) Hommel, dans le *Commercium litterarium*. Norimbergiæ, 1737, p. 161, pl. 2, fig. 1 et 2.
(c) Forati, *Insolita posizione dell' aorta e stravagante origine de'suoi primi rami* (*Saggi scientifici e litterari dell' Acad. di Padova*, 1786, t. 1, p. 69.
— Meckel, *Man. d'anat. descript.*, t. II, p. 312.

§ 8. — La crosse, ainsi constituée, suit à peu près la même Crosse
de l'aorte. direction chez l'Homme et chez les divers Mammifères. Chez le premier, dont la position est verticale, ce vaisseau naît du ventricule gauche (1), derrière l'artère pulmonaire, et se dirige d'abord en haut et à droite, puis se recourbe à gauche en passant devant et au-dessus de la bifurcation de cette même artère, remonte vers la base du cou, se contourne sur le côté gauche de la trachée et de l'œsophage, enfin gagne la face antérieure de la colonne vertébrale en se dirigeant en arrière, et descend ensuite en ligne droite vers l'abdomen. On donne le nom de *crosse de l'aorte* à la portion comprise entre le cœur et la colonne, et les anatomistes appellent *aorte descendante* la portion qui est adossée à cette tige osseuse (2).

(1) Dans quelques cas pathologiques on a trouvé l'orifice de l'aorte en communication avec les deux ventricules du cœur ; mais cette anomalie était probablement le résultat d'une lésion organique dont l'explication est donnée par les observations de M. Hauska. Cet anatomiste a remarqué que, immédiatement au-dessous de l'angle de réunion des valvules semi-lunaires droite et postérieure de l'aorte, il existe dans la cloison interventriculaire un espace dépourvu de fibres musculaires et occupé par les membranes endocardiques seulement. Dans les cas d'endocardite, la tunique interne du cœur devient souvent plus ou moins friable, et lorsqu'une altération de ce genre a lieu dans la portion amincie de la cloison dont il vient d'être question, la rupture de celle-ci peut en résulter. Une communication s'établit alors entre les deux ventricules, et à chaque systole un courant de sang veineux pénètre dans l'aorte ; peu à peu l'orifice de ce vaisseau se trouve ainsi dévié et s'incline à droite, de façon qu'il paraît appartenir aux deux ventricules et être à cheval sur la cloison. C'est de la sorte que M. Hauska rend compte de la disposition anormale dans l'origine de l'aorte dont il vient d'être question; état qui a été comparé par quelques anatomistes à ce qui existe d'une manière normale chez divers Reptiles (*a*).

(2) On distingue encore dans celle-ci la portion thoracique sous le nom d'aorte descendante supérieure, et la portion abdominale sous celui d'aorte descendante inférieure ; mais toutes ces dénominations s'appliquent, comme on le voit, à un seul et même vaisseau, dans les divers points de son parcours.

(*a*) Hauska, *Ueber den Durchbruch des septum ventricul. cord.* (*Wiener medizinische Wochenschrift*, 1855, n° 9).

Il est à noter que chez l'Homme la grande courbure de cette crosse présente une dilatation assez prononcée, et que cette disposition, dépendante sans doute de la pression exercée par le sang qui sort du cœur, augmente avec l'âge. Chez les Mammifères plongeurs, la dilatation de cette portion de l'aorte est souvent encore plus marquée (1).

§ 9. — Immédiatement au delà des valvules qui en garnissent l'entrée, la crosse aortique donne naissance aux branches destinées à porter le sang dans la substance du cœur, et appelées *artères coronaires* (2). Elle fournit ensuite plus ou moins direc-

(1) Cette dilatation de la crosse de l'aorte a été remarquée chez les Phoques (*a*), le Dauphin et le Narwal (*b*), ainsi que chez la Loutre et le Castor (*c*).

(2) Chez l'Homme et la plupart des Mammifères, l'aorte donne naissance à deux *artères cardiaques* ou *coronaires du cœur*. Elles se détachent de la face sternale de ce vaisseau et se dirigent immédiatement en bas. L'une, appelée artère cardiaque antérieure ou gauche, suit le sillon qui, à la face antérieure du cœur, correspond à la ligne de séparation entre les deux ventricules; elle fournit une grosse branche auriculo-ventriculaire qui se loge dans le sillon situé entre la base du ventricule gauche et l'oreillette correspondante; enfin ses ramifications se distribuent dans les parties voisines et s'anastomosent aussi avec divers rameaux de l'autre division principale (ou artère cardiaque posté-rieure). Celle-ci passe entre la base du ventricule droit et l'oreillette correspondante, et contourne ainsi le cœur pour gagner le sillon interventriculaire postérieur; elle donne naissance à une branche transversale qui va s'anastomoser avec la portion terminale de l'artère auriculo-ventriculaire fournie par l'artère cardiaque antérieure; enfin elle s'anastomose elle-même avec la portion terminale de ce dernier vaisseau. Il en résulte que ces artères forment autour du cœur deux cercles, dont l'un embrasse cet organe suivant la ligne de partage des oreillettes et des ventricules; l'autre contourne sa portion ventriculaire en sens opposé et suit le sillon qui correspond à la cloison interventriculaire (*d*). De ces deux cercles vasculaires partent les branches de distribution tant pour les oreillettes que pour les ventricules, et une de celles-ci a reçu le nom d'*artère de la cloison*, parce qu'elle

(*a*) Severinus, *De Phoca* (Blasius, *Anatome Animalium*, 1681, p. 285).
— Seger, *De anatome Phocæ fœmellæ junioris* (Ephem. Nat. cur., déc. 1, ann IX, p. 252).
— Blumenbach, *Handbuch der vergl. Anatomie*, p. 224.
— Rapp, *Die Cetaceen zoologisch-anatomisch. Dargestellt*, 1805, p. 158.
(*b*) Albers, *Undersögelse over Eenhörningens hierte*, p. 5 (extrait des *Actes de l'Acad. de Copenhague*, 3ᵉ série, t. V).
(*c*) Meckel, *Traité d'anatomie comparée*, t. IX, p. 434.
(*d*) Voyez Bourgery et Jacob, *Anat. descript.*, t. IV, pl. 12, fig. 2.

tement les artères qui servent à porter le sang à la tête et aux membres antérieurs, ainsi qu'à la partie antérieure du thorax, c'est-à-dire les artères carotides et vertébrales, les sous-clavières et les mammaires ; mais il existe de grandes variations dans le mode d'origine de ces divers vaisseaux, ou plutôt dans leur mode de groupement dans le voisinage du cœur, et l'étude de ces différences a de l'intérêt, non à raison de quelque relation qu'elles auraient avec des particularités physiologiques, mais parce qu'elles jettent beaucoup de lumière sur la théorie anatomique des modifications du système vasculaire, et parce qu'elles correspondent souvent à certaines anomalies dont l'organisation de l'Homme nous offre parfois des exemples.

En effet, presque toutes ces modifications se laissent ramener à un type unique, si l'on admet que par un mouvement de centralisation analogue à celui qui détermine la disparition du bulbe aortique chez l'embryon, la portion basilaire du système des artères brachio-céphaliques rentre à divers degrés et se confond dans le tronc aortique dont il est une dépendance, et que des phénomènes du même genre puissent transporter jusque dans cette portion basilaire l'embouchure de diverses branches qui, dans le tracé primitif, s'en trouvaient plus ou moins éloignées. *Mode d'origine des artères carotides et sous-clavières.*

Ainsi, prenons pour premier exemple le Mouton. Chez cet Animal, la crosse de l'aorte donne naissance à un seul tronc

---

se loge dans l'épaisseur de la cloison interventriculaire et y distribue ses rameaux.

Chez quelques Mammifères, toutes les artères cardiaques naissent de l'aorte par un tronc commun. Camper a signalé cette disposition chez l'Éléphant (*a*), et accidentellement on l'a rencontrée chez l'Homme (*b*). D'autres fois, au contraire, trois ou même quatre branches cardiaques partent isolément de l'aorte, mais ces variations ne changent en rien le mode de distribution de ces vaisseaux à la surface du cœur.

(*a*) Camper, *Œuvres*, t. II, p. 133.
(*b*) Meckel, *Manuel d'anatomie descriptive*, t. II, p. 314.

médian dont toutes les artères de la tête et des membres antérieurs du corps sont des dépendances. C'est une sorte d'*aorte
cervicale* qui se dirige en avant, et qui fournit successivement,
à des hauteurs différentes, d'abord la sous-clavière gauche,
puis la sous-clavière droite, et enfin les deux carotides qui en
sont les branches terminales. Les artères vertébrales et mammaires ne naissent pas directement de ce tronc aortique antérieur, mais se détachent des sous-clavières près de la base de
ces vaisseaux.

Chez le Cheval, la disposition de ce système est la même, si
ce n'est que la portion basilaire de l'aorte cervicale, située en
amont de l'origine de la sous-clavière gauche, est plus courte.

Chez le Dromadaire, elle se raccourcit encore davantage.

Enfin, chez la Girafe, elle semble avoir été absorbée en
entier par la crosse de l'aorte, de façon que la sous-clavière
gauche naît alors directement de cette crosse, et que l'aorte
cervicale ne fournit que la sous-clavière droite et les deux
carotides.

Le même mode de conformation se rencontre chez le Chien,
le Chat et un grand nombre d'autres Mammifères; mais quelquefois, chez le Cochon d'Inde, par exemple, elle se modifie un
peu par suite d'un changement analogue à celui dont il vient
d'être question, qui s'opère dans la portion terminale du tronc
commun. Le tronçon de ce vaisseau compris entre le point
d'origine de la sous-clavière droite et la séparation des deux
carotides disparaît, de façon que ces trois branches naissent
ensemble, ou bien la coalescence faisant plus de progrès entre
les vaisseaux voisins, le tronc commun se continue après avoir
fourni la carotide gauche, et la séparation entre la carotide
droite et la sous-clavière du même côté ne s'effectue qu'un peu
plus loin.

Un degré de plus dans cette espèce de centralisation des
gros vaisseaux artériels de la base du cou transformera le tracé

que nous venons de rencontrer chez le Cochon d'Inde en celui qui se voit chez l'Homme et plusieurs autres Mammifères. En effet, si le mouvement de retrait que nous avons supposé à la base de l'aorte cervicale, après avoir fait rentrer, comme chez ce Rongeur et chez le Chien, un premier tronçon de celle-ci dans la crosse aortique, et avoir de la sorte ramené le point d'origine de la sous-clavière gauche jusque sur les parois de cette crosse, se continue au delà du point de séparation de la portion restante de l'aorte cervicale et de la carotide gauche, il arrivera aussi que ce dernier vaisseau deviendra une branche de la crosse, et que le tronc commun de tout le système cé-phalo-brachial ne se trouvera plus représenté que par la portion terminale, qui, chez le Cochon d'Inde, se bifurque pour cons-tituer la carotide et la sous-clavière droites. Or, c'est là préci-sément le mode d'organisation qui se voit chez l'Homme, où la crosse aortique fournit à la base du cou trois grosses artères, savoir : 1° un tronc brachio-céphalique dont la bifurcation produit la sous-clavière et la carotide droite; 2° la carotide gauche, et 3° la sous-clavière du même côté.

Chez d'autres Mammifères on rencontre des particularités qui ne s'expliquent pas de la même manière, et qui semblent dues à la persistance de la division binaire et symétrique de toute cette portion du système aortique chez l'embryon.

Ainsi, chez la Taupe, la crosse aortique donne naissance à une paire de troncs analogues à l'aorte cervicale commune dont il vient d'être question, et chacun de ces troncs mérite de porter le nom d'artère brachio-céphalique, car il se bifurque pour constituer la carotide et la sous-clavière de son côté.

Un mouvement de centralisation qui s'opérerait à la fois d'avant en arrière et de dehors en dedans transformerait les vaisseaux, ainsi disposés, en un système semblable en tout à celui que Cuvier a trouvé chez l'Éléphant (1).

(1) Ainsi, en résumé, le système · des artères fournies à la tête et aux

Je ne connais aucun exemple d'une centralisation normale plus grande de ces gros vaisseaux, mouvement qui amènerait chacun d'eux directement à la crosse aortique, et ferait que celle-ci donnerait naissance à deux carotides et deux sous-clavières distinctes

membres antérieurs par la crosse aortique naît de la manière suivante :

1° Par un seul tronc ou aorte antérieure, chez les Solipèdes, la plupart des Pachydermes ordinaires et des Ruminants, ainsi que chez quelques Rongeurs. Exemple : le Cheval (a), le Chameau (b), le Mouton, le Chevreuil (c) et le Porc-Épic (d). Meckel a rencontré aussi ce mode d'organisation chez un Carnassier, le *Viverra genetta* (e).

2° Par deux troncs, savoir :

Tantôt une paire d'artères brachio-céphaliques donnant naissance chacune à l'une des sous-clavières et à la carotide du même côté ; disposition qui se voit chez la Taupe (f), les Chauves-Souris (g) et le Marsouin (h).

D'autres fois une artère sous-clavière gauche et une aorte antérieure qui fournit les deux carotides et la sous-clavière droite, et dont la première branche est tantôt la carotide gauche, comme cela se voit chez certains Singes, tels que le Magot (i); chez le Putois (j), la Martre (k), le Blaireau, le Tigre (l), parmi les Carnassiers; l'Écureuil (m), le Souslik (n), la Marmotte, le Cochon d'Inde (o), le Lapin (p), parmi les Rongeurs ; et chez le Cochon domestique (q), parmi les Pachydermes; le Pangolin (r), etc. ; tantôt une carotide primitive, dont la bifurcation donne naissance aux deux carotides. Exemple : le Chien (s), le Chat, le Lion,

(a) Voyez Leyh, *Handbuch der Anatomie der Hausthiere*, p. 363, fig. 100.
— Chauveau, *Anatomie comparée des Animaux domestiques*, fig. 147.
(b) Daubenton, *Description du Dromadaire* (Buffon, MAMMIFÈRES, t. X, p. 205).
— Cuvier, *Leçons d'anatomie comparée*, t. VI, p. 112.
(c) Carus, *Traité élémentaire d'anatomie comparée*, t. II, p. 253.
(d) Cuvier, *Leçons d'anatomie comparée*, t. VI, p. 112.
(e) Meckel, *Traité d'anatomie comparée*, t. IX, p. 396.
(f) Otto, *De Animalium quorumdam per hiemem dormientium vasis cephalicis et aure interna* (Nova Acta Acad. Nat. curios., 1826, t. XIII). — *Mém. sur les vaisseaux céphaliques des Animaux qui s'engourdissent pendant l'hiver* (Ann. des sciences nat., 1827, t. XI, p. 79).
(g) Otto, *Op. cit.* (Ann. des sciences nat., t. XI, p. 73).
(h) Rapp, *Die Cetaceen*, p. 159.
— Stannius, *Ueber den Verlauf der Arterien bei* Delphinus phocæna (Müller's *Archiv für Anat. und Physiol.*, 1841, p. 382).
(i) Cuvier, *Leçons d'anatomie comparée*, t. VI, p. 110.
(j) Barkow, *Disquisit. circa originem et decursum arteriarum Mammalium*, p. 14.
(k) Barkow, *Disquisit. recentiores de arteriis Mammalium et Avium* (Nova Acta Acad. Nat. curios., 1844, t. XX, p. 640).
(l) Cuvier, *loc. cit.*
(m) Otto, *Op. cit.* (Ann. des sciences nat., 1827, t. XI, p. 92).
— Carus et V. Otto, *Tab. Anat. compar. illustr.*, pars VI, pl. 7, fig. 1.
(n) Barkow, *Disquisit. recent.* (Nova Acta Acad. Nat. curios., t. XX, p. 648)
(o) Cuvier, *loc. cit.*
(p) Cuvier, *loc. cit.*, p. 110.
— Barkow, *Disquisit. circa origin. et decurs. arter. Mammalium*, p. 39 et 43.
(q) Barkow, *Disquisit. recentiores* (Nova Acta Acad. Nat. curios., t. XX, p. 609).
(r) Hyrtl, *Beitr. zur vergl. Angiol.* (Mém. de l'Acad. de Vienne, t. VI, pl. 4, fig. 1).
(s) Barkow, *Disquisit. circa origin. et decurs. arter. Mammalium*, p. 1.

dès leur origine (1); mais on comprend qu'un phénomène de ce genre pourrait facilement se manifester, et, en effet, la disposition qui en résulterait s'est rencontrée dans quelques cas de vice de conformation du système vasculaire chez l'Homme (2).

Je pourrais citer d'autres particularités de structure dans le mode d'origine des artères de la tête et des membres thoraciques chez quelques Mammifères, et montrer que, dans certains cas tératologiques, la Nature semble avoir voulu les reproduire chez l'Homme; mais ces faits de détail n'offrent pas

l'Ours, la Loutre (a), la Musaraigne (b), la Girafe (c) et le Kanguroo (d);

3° Par trois troncs, lesquels sont :

Tantôt une artère brachio-céphalique droite, une carotide gauche et une sous-clavière gauche, comme chez l'Homme (e), le Chimpanzé (f), le Hérisson (g), le Phoque (h), le Surmulot (i), le Loir, le Castor, le Rat, la Gerbille (j), l'Hélamys (k), le Paresseux (l), le Phascolome (m), l'Ornithorhynque (n).

D'autres fois une paire d'artères sous-clavières entre lesquelles se trouve une carotide commune. Exemple : l'Éléphant (o).

On comprend que le mode d'organisation propre à ce système de vaisseaux chez l'Homme pourrait dériver du mouvement centripète d'un de ces deux troncs brachio-céphaliques, aussi bien que des transformations décrites ci-dessus pour montrer les liaisons entre le type asymétrique du tronc aortique cervical, et le type qui offre un tronc commun pour le côté droit du corps et deux troncs séparés pour le côté gauche.

(1) Il me paraît probable cependant que cette disposition se rencontre chez le Morse, car Daubenton a remarqué que chez cet Animal la crosse aortique fournit quatre branches, mais il ne s'explique pas sur la nature de ces vaisseaux (p).

(2) Cette disposition anormale a été observée dans quelques cas tératologiques décrits par Heister, Winslow,

(a) Cuvier, loc. cit.
(b) Otto, loc. cit. (Ann. des sciences nat., t. X, p. 77).
(c) On the Nubian Girafe (Trans. of the Zool. Soc., t. II, p. 229).
(d) Owen, art. MARSUPIALIA (Todd's Cyclop. of Anat. and Physiol., t. III, p. 306, fig. 131).
(e) Voyez Bourgery et Jacob (Op. cit., t. IV, pl. 15), ou toute autre iconographie anatomique du corps humain.
(f) Vrolik, Recherches d'anatomie comparée sur le Chimpanzé, pl. 6, fig. 4.
(g) Barkow, Disquisit. circa origin. et decurs. arter. Mammalium, p. 24, pl. 1, fig. 1.
— Otto, Op. cit. (Ann. des sciences nat., t. XI, p. 75).
(h) Cuvier, Leçons d'anatomie comparée, t. VI, p. 111.
(i) Barkow, Disquisit. circa origin. et decurs. arter. Mammalium, p. 31.
(j) Otto, Op. cit. (Ann. des sciences nat., t. XI, p. 83 et suiv.).
(k) Bianconi, Specimina zoologica Mosambicana, MAMMALIA, pl. 5, fig. 16.
(l) Owen, art. MARSUPIALIA (Todd's Cyclop. of Anat. and Physiol., t. III, p. 307, fig. 132).
(m) Cuvier, Leçons d'anatomie comparée, t. VI, p. 112.
(n) Meckel, Ornithorhynchi paradoxi descriptio anatomica, pl. 7, fig. 1.
(o) Cuvier, Op. cit., p. 111.
(p) Daubenton, Description du Morse (Buffon, MAMMIFÈRES, t. XII, p. 363).

assez d'importance pour nous arrêter plus longuement ici,
et les exemples que j'ai déjà passés en revue me semblent

Bœmer, Walter, Zagorsky, Neubauer
et plusieurs autres anatomistes (a). On
cite également des exemples de l'origine
des artères vertébrales sur la crosse
aortique (b). Parfois aussi les artères
thyroïdiennes inférieures en naissent.

Pour plus de détails sur ces diverses
anomalies angiologiques, je renverrai aux écrits des anatomistes que je
viens de citer, et de quelques autres (c), dont Meckel a rendu compte
dans ses différents ouvrages (d). J'a-

(a) Heister, *Compendium anatomicum*, t. II, p. 123 (4e édit.).
— Winslow, *Exposition anatomique du corps humain*, 1732, p. 363.
— Huber, *Observ. aliquot de arcus aortæ ramis*, etc. (*Acta Helvetica*, 1777, t. VIII, p. 68, pl. 3, fig. 3).
— Bellay, *Diversités anatomiques* (*Journal de médecine* de Vandermonde, 1758, t. VIII, p. 443).
— Neubauer, *Descriptio anatomica arteriæ innominatæ et thyreoideæ imæ* (*Opera anatomica*, p. 269).
— Zagorsky, *Observationum anatomicarum quadrigæ, de singulari arteriarum aberratione* (*Mém. de l'Acad. de Saint-Pétersbourg*, 1803-1806, t. I, p. 385).
— Meckel, *Handbuch der pathologischen Anatomie*, t. II, 1re partie, p. 107.
— Tiedemann, *Tab. arteriarum corporis humani*, pl. 3, fig. 3.
— Alessandrini, *Descriptio anatomica humani fœtus bicorporei-monocephali* (*Novi Comment. Acad. Bononiensis*, 1836, t. II, p. 179).
— Frandsen, *Arteriæ subclaviæ dextræ originis abnormis ac decursus casus* (*Dissert. inaug.*) Kiel, 1854).
(b) Penada, *Saggio terzo di osserv. e mem. pathologico-anatomiche*. Padova, 1801, p. 44.
— Tiedemann, *Op. cit.*, pl. 4, fig. 4 et 5.
(c) Bœmer, *Observationes anatomicas binas de quatuor et quinque ramis ex arcu arteriæ magnæ ascendentibus* (Haller, *Disputationum anatomicarum selectarum*, 1747, t. II, p. 449, pl. 3).
— Hunauld, *Observations anatomiques* (*Histoire de l'Académie des sciences*, 1735, p. 20).
— Petsche, *Dissert. inaug. qua sylloge anatomicarum selectarum observationum continetur*. Hallæ, 1736.
— Loder, *Progr. de nonnullis arteriarum varietatibus*. Ienæ, 1781.
— Murray, *Anatomische Bemerkungen bey einer sonderbaren Stellung einiger grössern Puls-adernstämme unweit des Herzens* (*Der schwedischen Akad. der Wissenschaften Abhandl.*, 1768, t. XXX, p. 92, pl. 3).
— Sandifort, *Museum anatomicum Academiæ Lugduno-Batavæ descriptum*, 1793, t. I, p. 242 et 273, pl. 106, fig. 2, et pl. 107, fig. 1, 2.
— Zagorsky, *De arcus aortæ abnormitate*, etc. (*Mém. de l'Acad. de Saint-Pétersbourg*, 1807-1808, t. II, p. 318, pl. 13).
— Koberwein, *De vasorum decursu abnormi*, etc. Wittenb., 1810.
— Ryan, *Dissert. de quarumdam arteriarum in corpore humani distributione*. Edinb., 1812.
— G. Fleischmann, *Leichenöffnungen*, 1815, p. 236.
— Bayer, *De ramis ex arcu aortæ prodeuntibus*. Salzb., 1817 (præsid. Tiedemann).
— Bernhard, *Dissert. de arter. e corde prodeuntium aberrationibus*. Berlin, 1818.
— Schoen, *De nonnull. arteriarum ortu et decursu abnorm*. Halle, 1823.
— Isaaks, *Anomalies of Arteries* (*American Journ. of Med. Scienc.*, 1855, new Series, vol. XXX, p. 400).
— Cavasse, *Anomalies artérielles* (*Bulletin de la Société anatomique de Paris*, 1836, 2e série, t. I, p. 72).
(d) Meckel, *Ueber die Bildungsfehler des Herzens* (Reil's *Archiv für die Physiologie*, 1805, t. VI, p. 549). — *Handbuch der pathologischen Anatomie*, t. II, 1re partie, p. 98 et suiv. — *Manuel d'anatomie générale et descriptive*, t. II, p. 318.
— Voyez aussi Tiedemann, *Explicationes tabularum arteriarum corporis humani*, p. 12 et suiv.).
— Isidore Geoffroy Saint-Hilaire, *Histoire générale et particulière des anomalies de l'organisation*, t. I, p. 358.

devoir suffire pour nous donner la clef de toutes ces modifications (1).

§ 10. — Chez l'Homme, ainsi que chez les autres Mammifères dont le cou n'est pas remarquablement court, les deux *artères carotides* s'avancent directement vers la tête en longeant latéralement la trachée et l'œsophage, et ne donnent en général aucune branche jusqu'à ce qu'elles soient parvenues dans la région pharyngienne (2), où elles se bifurquent pour constituer

Artères carotides.

jouterai que M. Tiedemann a donné une série de figures, les unes originales, les autres tirées des ouvrages de ses prédécesseurs, et représentant les principales variations dans l'origine des artères en question (a), figures qui, pour la plupart, ont été reproduites par Bourgery (b).

(1) Les autres modifications qui se rencontrent dans cette portion du système artériel n'affectent pas le mode d'origine des branches fournies directement par la crosse aortique, mais dépendent de certaines variations dans la disposition des grosses branches qui, d'ordinaire, sont fournies par les artères sous-clavières et qui parfois s'avancent davantage vers le cœur.

Ainsi chez le Rhinocéros, où tout le système brachio-céphalique naît d'un tronc impair commun, celui-ci fournit d'abord une paire d'artères thoraciques, puis les deux sous-clavières et plus loin les deux carotides (c). Cuvier a observé une disposition analogue chez le Porc-Épic (d) ; mais dans l'individu décrit par Otto, la crosse aor-

tique donnait naissance à un tronc brachio-céphalique et à une carotide gauche (e).

Chez le Dauphin, cette tendance à la centralisation des troncs latéraux porte sur les artères vertébrales, qui, au lieu de naître des sous-clavières comme d'ordinaire, résultent, conjointement avec les carotides et les sous-clavières, de la trifurcation de deux troncs brachio-céphaliques pairs (f).

(2) Chez quelques Mammifères où la région cervicale est très développée, les carotides primitives donnent naissance à un nombre considérable de petites branches latérales qui vont se distribuer aux muscles voisins et à la trachée. M. Vrolik a observé environ soixante et dix de ces branches chez le Dromadaire, et il a constaté une disposition analogue chez l'Élan (g).

Les artères thyroïdiennes inférieures, qui, chez l'Homme et quelques Mammifères, proviennent des sous-clavières et passent obliquement derrière les carotides pour gagner la partie antérieure du cou et se distri-

(a) Voyez Tiedemann, *Op. cit.*, pl. 2, fig. 3-9; pl. 3 et 4.
(b) Bourgery, *Anatomie descriptive*, t. IV, pl. 33, fig. 6, 9, etc.
(c) Owen, *On the Anat. of the Indian Rhinoceros (Trans. of the Zool. Soc.*, t. IV, p. 47).
(d) Cuvier, *Leçons d'anatomie comparée*, t. VI, p. 112.
(e) Otto, *Op. cit. (Ann. des sciences nat.*, t. X, p. 95).
(f) Cuvier, *Op. cit.*, p. 111.
(g) Vrolik, *Het Leven en het maaksel der Dieren*, 1854, t. II, p. 62.

528 APPAREIL DE LA CIRCULATION

la carotide externe et la carotide interne. Mais, chez quelques Cétacés, où le cou est extrêmement court, ce tronc, intermédiaire entre l'aorte et les artères particulières de la face et du crâne, ne se développe pas, et les carotides internes et externes naissent directement des troncs brachio-céphaliques (1).

Souvent la carotide cervicale (ou carotide primitive) de chaque côté, au lieu de se bifurquer supérieurement, se divise en trois branches, dont la première se dirige en avant et en

buer principalement dans le corps thyroïde, sont souvent fournies directement par les carotides. Cette disposition se rencontre chez le Hérisson, le Putois (a), le Lièvre, le Cochon d'Inde (b), les Quadrumanes, etc.

Dans la Loutre, cette paire d'artères est représentée de chaque côté par deux petits rameaux qui naissent de la carotide (c).

D'après Meckel, chez le Fourmilier tridactyle, ces artères, ainsi que la thyroïdienne supérieure, seraient remplacées par un tronc unique qui proviendrait de l'artère brachio-céphalique ou aortique antérieure (d); mais M. Hyrtl les a vues naître de la sous-clavière, tandis que les thyroïdiennes supérieures étaient fournies par les carotides (e).

Il est aussi à noter que dans certains cas d'anomalies angiologiques on a rencontré une disposition assez analogue chez l'Homme, car on a vu une artère thyroïdienne inférieure naître directement de la crosse aortique ou du tronc brachio-céphalique (f).

Chez l'Aï, les carotides primitives s'élèvent, comme d'ordinaire, des deux côtés du cou; mais, au niveau de chaque espace intervertébral, elles s'anastomosent avec les artères vertébrales à l'aide de petites branches transversales (g).

(1) Chez le Marsouin, le tronc brachio-céphalique (*arteria anonyma*) du côté droit donne naissance à une artère thoracique postérieure, à une artère carotide cérébrale ou interne, et à une artère carotide faciale ou externe, puis se continue sous le nom d'artère sous-clavière pour fournir la mammaire interne, etc. Le tronc brachio-céphalique gauche fournit la carotide interne, la carotide externe gauche, et une artère cervico-occipitale, puis, comme sous-clavière, donne naissance à la mammaire interne gauche. Une troisième branche qui se détache aussi de la crosse aortique constitue l'artère thoracique postérieure du côté gauche (h).

(a) Barkow, *Disquisit. circa originem et decursum arteriarum Mammalium*, p. 15, 21.
(b) Otto, *Op. cit.* (Ann. des sciences nat., t. XI, p. 96 et 97).
(c) Meckel, *Anatomie comparée*, t. IX, p. 403.
(d) Meckel, *loc. cit.*
(e) Hyrtl, *Beiträge zur vergleichenden Angiologie* (Mém. de l'Académie de Vienne, t. VI, p. 33, pl. 1, fig. 1).
(f) Voyez Tiedemann, *Explicationes tabularum arteriarum corporis humani*, p. 59.
(g) Hyrtl, *Vergl. Angiol.* (Mém. de l'Acad. de Vienne, t. I, p. 24, pl. 2, fig. 1).
(h) Stannius, *Ueber den Verlauf der Arterien bei Delphinus phocæna* (Müller's Archiv für Anat. und Physiol., 1841, p. 383).

bas, et porte le nom d'*artère thyroïdienne supérieure;* mais d'autres fois celle-ci n'est qu'un rameau de la carotide externe. Quoi qu'il en soit, elle se distribue au larynx, au corps thyroïde et aux muscles de la partie antérieure du cou (1).

Il est aussi à noter que d'autres fois la bifurcation de l'artère carotide cervicale ou primitive, qui est si bien caractérisée chez l'Homme, ne se voit pas; la carotide interne n'est représentée que par une petite branche, et le tronc commun, en se continuant, constitue la carotide externe; disposition qui se voit chez le Cochon d'Inde, par exemple (2).

L'artère carotide externe remonte derrière l'angle de la mâchoire inférieure, et, parvenue auprès de l'articulation de cet os, se divise en deux branches appelées *artères temporale superficielle* et *maxillaire interne;* mais, avant d'arriver à ce point, elle fournit plusieurs rameaux.

Ainsi, chez l'Homme, il en part d'abord l'artère thyroïdienne supérieure, dont j'ai déjà parlé; puis une *artère linguale,* dont une branche se rend au larynx et dont le tronc se distribue dans la langue, la glande sublinguale et les muscles voisins; une *artère faciale* qui contourne en dessous l'angle de la mâchoire et remonte obliquement sur la joue, vers l'angle du nez, et se prolonge jusque sur le milieu du front, en fournissant, chemin faisant, les artères labiales, etc.; une *artère occipitale* destinée aux téguments et aux muscles de la nuque;

Artère carotide
externe
chez l Homme.

---

(1) Les branches terminales de la thyroïdienne supérieure s'anastomosent avec leurs congénères et avec celles de la thyroïdienne inférieure. Ce vaisseau fournit aussi des ramuscules aux muscles voisins (*a*).

(2) Pour plus de détails à ce sujet, voyez les Mémoires d'Otto et de Barkow (*b*). Chez les Fourmiliers, la carotide primitive paraît trifurquée à raison du grand développement de l'artère linguale (*c*).

(*a*) Voyez Tiedemann, *Tabulæ arteriarum corporis humani,* pl. 6.
— Bourgery et Jacob, *Anat. descript.,* t, IV, pl. 29.
(*b*) Otto, *Op. cit.* (*Ann. des sciences nat.,* 1827, t. XI, p. 97).
— Barkow, *Disquisit. circa originem et decursum arteriarum Mammalium,* p. 38.
(*c*) Hyrtl, *Vergl. Angiol.* (*Mém. de l'Acad. de Vienne,* 1854, t. VI, pl. 3, fig. 1).

une *artère auriculaire postérieure* qui remonte sur le côté du crâne en passant derrière l'oreille; enfin une *artère pharyngienne inférieure* qui se rend au pharynx et envoie un rameau jusque dans l'intérieur du crâne (1).

L'*artère temporale superficielle*, qui est une des branches terminales de la carotide externe, passe devant l'oreille et remonte sur les côtés du crâne en marchant sous la peau et en fournissant, chemin faisant, des ramuscules au muscle masséter et aux autres parties latérales de la joue. Un de ses rameaux se dirige en avant au-dessus de l'arcade orbitaire et se répand sur le front.

Enfin, l'*artère maxillaire interne*, constituée par l'autre division terminale de la carotide interne, s'enfonce sous la branche montante de la mâchoire inférieure, se dirige vers le fond de l'orbite, et donne naissance à plusieurs branches importantes qui se distribuent principalement aux parties profondes de la face et des tempes, mais dont quelques-unes pénètrent dans l'intérieur du crâne (2).

(1) Pour se faire une idée nette de la disposition de ces diverses artères, il est bon d'avoir sous les yeux les figures qui en ont été données dans l'une des iconographies anatomiques du corps humain : par exemple, le grand atlas de M. Tiedemann ou l'ouvrage de Bourgery et Jacob (a).

(2) On compte chez l'Homme treize branches qui naissent de la *maxillaire interne*, indépendamment de sa portion terminale, que les anatomistes désignent sous le nom d'artère sphéno-palatine.

Sept de ces branches s'en détachent près du col du condyle de la mâchoire inférieure. Ce sont :

1° L'*artère tympanique*, petit rameau qui donne des ramuscules au conduit auditif externe et à la caisse du tympan par la scissure de Glaser, mais qui provient quelquefois de l'artère temporale.

2° L'*artère méningée moyenne*, ou *artère sphéno-épineuse*, qui pénètre dans l'intérieur du crâne pour s'y distribuer à la dure-mère et aux os crâniens.

3° L'*artère maxillaire inférieure*, ou *dentaire inférieure*, qui se loge dans le canal dentaire de la mâchoire inférieure, et fournit en avant une branche dite *artère mentonnière*, laquelle sort de ce canal par le trou dont elle porte le nom, et se distribue aux parties molles du menton.

4° L'*artère temporale profonde postérieure*, qui remonte verticale-

(a) Tiedemann, *Tabulæ arteriarum corporis humani*, pl. 5, 6 et 7.
— Bourgery, *Op. cit.*, t. IV, pl. 27, 28 et 29.

L'*artère carotide interne* de chaque côté pénètre par la base
du crâne dans l'intérieur de cette boîte osseuse et y fournit deux
ordres de vaisseaux : une artère ophthalmique qui sort de cette
cavité pour pénétrer dans l'orbite et fournir de nombreuses
branches au globe de l'œil et à ses muscles, ainsi qu'aux parties
voisines des fosses nasales et du front (1); puis des artères

ment sous le muscle temporal et se ramifie à la surface des os du crâne.

5° L'*artère massétérine*, petite branche qui se rend au muscle masséter.

6° Une ou plusieurs petites *artères ptérygoïdiennes* se distribuant aux muscles du même nom.

7° Une petite *artère ptérygo-méningée*, qui se rend en partie au voile du palais et en partie à la dure-mère.

Un peu plus loin, dans le voisinage de la tubérosité maxillaire, l'artère maxillaire interne donne naissance à quatre autres branches, savoir :

Une *artère buccale*, qui se répand dans le muscle buccinateur ; une *artère temporale profonde antérieure*, dont le nom indique suffisamment la position ; une *artère alvéolaire* ou *dentaire supérieure*, qui contourne la partie postérieure de la mâchoire supérieure et donne des ramuscules aux muscles voisins, aux racines des dents, etc.; une *artère sous-orbitaire*, qui traverse le canal du même nom, donne quelques ramuscules aux dents canines et incisives, puis se dégage à la partie antérieure de la joue, pour distribuer ses ramuscules aux téguments et s'anastomoser avec les branches de l'artère buccale externe.

Parvenue au sommet de la fosse zygomatique ou ptérygo-maxillaire,

l'artère maxillaire interne fournit encore :

1° Une *artère vidienne* ou *ptérygoïdienne*, qui est très grêle, traverse le conduit dont elle porte le nom et va s'épanouir dans le pharynx et la trompe d'Eustache.

2° Une *artère ptérygo-palatine* ou *pharyngienne supérieure*, qui traverse le conduit ptérygo-palatin et se termine comme la précédente.

3° Une *artère palatine supérieure*, qui descend par le conduit palatin postérieur dans la bouche, et se distribue à la voûte du palais où elle s'anastomose en arcade avec sa congénère.

Enfin la portion terminale de la maxillaire interne, connue sous les noms d'*artère nasale postérieure* ou d'*artère sphéno-palatine*, pénètre dans les fosses nasales par le trou sphéno-palatin et se distribue à la membrane pituitaire.

Toutes ces artères sont très bien représentées dans le grand ouvrage de Bourgery (a) et dans la plupart des autres iconographies anatomiques du corps humain.

(1) L'artère carotide interne de l'Homme est très grosse, et s'enfonce dans l'espace compris entre la branche montante de la mâchoire inférieure, le pharynx et le sommet de la

(a) Bourgery et Jacob, *Op. cit.*, t. IV, pl. 31.

cérébrales qui se répandent dans les diverses parties de l'encéphale et s'anastomosent aussi avec les artères vertébrales.

Pour en bien saisir la disposition, il est nécessaire de ne pas en séparer l'étude de celle de ce dernier vaisseau, qui est

colonne vertébrale ; elle s'engage ensuite dans le canal carotidien dont la portion rocheuse de l'os temporal est creusée, et pénètre dans la cavité du crâne, où elle se trouve logée dans un grand réservoir veineux, appelé le *sinus caverneux*. Avant son entrée dans le canal carotidien, elle ne fournit aucune branche, et, pendant son trajet à travers celui-ci, elle ne donne que quelques ramuscules à la caisse du tympan. Dans le sinus caverneux on en voit partir quelques branches qui se répandent sur le corps pituitaire et sur les parties voisines de la dure-mère. Enfin, en passant au-dessus de l'apophyse clinoïde antérieure de l'os sphénoïde, elle fournit l'*artère ophthalmique*, qui sort immédiatement du crâne par le trou optique correspondant, pénètre dans l'orbite (*a*), et se termine par deux branches principales appelées *artère nasale* et *artère frontale*. Pendant ce trajet, l'artère ophthalmique donne naissance à un grand nombre de branches dont les plus importantes sont :

1° L'*artère lacrymale*, qui naît au fond de l'orbite, traverse la glande lacrymale en y distribuant beaucoup de ramuscules, et va se terminer dans la conjonctive.

2° L'*artère centrale de la rétine*, qui est très grêle et qui occupe le centre du nerf optique, avec lequel elle pénètre dans le globe de l'œil pour aller se ramifier dans la rétine, la membrane

hyaloïde et la capsule du cristallin.

3° Les *artères ciliaires*, qu'on distingue en *ciliaires courtes* ou *postérieures*, *moyennes* ou *longues* et *antérieures*. Les premières, au nombre de trente ou quarante, longent le nerf optique, pénètrent dans le globe de l'œil, et se répandent dans la choroïde et les procès ciliaires ; les secondes, au nombre de deux, vont former autour de l'iris un cercle vasculaire ; enfin les dernières, en nombre indéterminé, donnent quelques rameaux à la conjonctive, traversent la sclérotique près de la cornée et se rendent à l'iris.

4° Deux *artères musculaires* : l'une supérieure, destinée aux muscles élévateur de la paupière, droit supérieur, droit interne et grand oblique de l'œil ; l'autre, inférieure, qui se distribue aux muscles droit externe, droit inférieur et petit oblique de l'œil.

5° Les *artères ethmoïdales*, qui rentrent dans le crâne et donnent des ramuscules à la dure-mère et aux parties supérieures des fosses nasales.

6° Deux *artères palpébrales*, l'une supérieure, l'autre inférieure.

Enfin l'*artère nasale*, qui est constituée par une des branches terminales de l'artère ophthalmique, sort de l'orbite pour se ramifier sur les côtés et sur le dos du nez, et l'*artère frontale*, formée par l'autre branche, se distribue aux muscles et à la peau du front.

(*a*) Voyez Bourgery, *Op. cit.*, pl. 30, fig. 1.

une branche de la grande artère sous-clavière et qui monte de chaque côté du cou dans le canal formé par les trous situés à la base des apophyses transverses des vertèbres cervicales. Parvenue à la base du crâne, l'*artère vertébrale* contourne la partie latérale de l'atlas, traverse le grand trou occipital, et va se réunir à sa congénère pour constituer un vaisseau impair médian, appelé le *tronc basilaire*, qui s'avance entre le plancher de la cavité crânienne et l'encéphale, jusque auprès de la portion saillante de l'os sphénoïde, appelée selle turcique, où il se bifurque. Les deux branches ainsi constituées portent le nom d'*artères cérébrales postérieures*, et fournissent de chaque côté de la selle turcique une branche anastomotique qui se joint à une des divisions de la carotide interne (1). Une autre paire d'artères, provenant aussi des carotides internes, se dirige en

(1) On donne à cette branche anastomotique le nom d'*artère communicante de Willis*, ou d'*artère communicante postérieure*.

Les artères vertébrales, en s'élevant du thorax à la tête, fournissent, au niveau de chaque espace intervertébral, une petite artère spinale qui pénètre dans le canal vertébral par le trou de conjugaison et une petite branche musculaire (*a*). Dans l'intérieur du crâne elles fournissent avant leur réunion deux paires d'artères cérébelleuses : l'une inférieure, l'autre supérieure, qui se distribuent au cervelet. Enfin, le *tronc basilaire*, formé par la réunion des deux artères vertébrales, fournit deux paires d'artères dites *cérébelleuses antéro-inférieures*, et *cérébelleuses supérieures*, lesquelles se distribuent également au cervelet.

Les branches terminales du tronc basilaire, ou *artères cérébrales postérieures*, se séparent à angle droit de ce vaisseau, et vont se ramifier dans les parties postérieures de l'encéphale.

Chez le Kanguroo, les artères vertébrales naissent comme d'ordinaire des artères sous-clavières et se rendent à la boîte crânienne par le canal pratiqué à la base des apophyses transverses ; au-dessous de la moelle allongée, elles s'unissent entre elles pour constituer le tronc basilaire dont naît à angle droit une paire d'artères cérébelleuses ; enfin, vers le niveau du bord antérieur du pont de Varole, ce tronc se bifurque pour aller concourir à la formation du cercle de Willis, et ses deux branches sont reliées entre elles par deux vaisseaux anastomotiques transversaux (*b*).

(*a*) Voyez Bourgery, *Op. cit.*, t. IV, pl. 30, fig. 2, 3 et 4.
(*b*) Owen, MARSUPIALIA (Todd's *Cyclop. of Anat. and Physiol.*, t. III, p. 308).

APPAREIL DE LA CIRCULATION

avant et s'anastomose sur la ligne médiane, de façon qu'il existe à la base de l'encéphale un cercle artériel qui tire son origine tout à la fois des artères vertébrales et des artères carotides internes, et qui peut être considéré comme le principal point de départ des artères du cerveau (1). Cette disposition, comme on le voit, est à peu près la même que celle de l'anneau artériel que nous avons vu à la base de la cavité crânienne chez les Vertébrés inférieurs, et que l'on a appelé le *cercle de Willis.*

Artères
de la tête
chez les autres
Mammifères.

La disposition des artères de la tête est en général à peu près la même dans toute la classe des Mammifères ; mais, indépendamment de diverses variations dans l'origine de plusieurs branches, on y remarque, chez quelques espèces, des particularités qui influent sur la manière dont le sang arrive au cerveau et qui méritent d'être notées. Ainsi, on a trouvé que chez la plupart des Mammifères hibernants la carotide interne pénètre dans l'intérieur du crâne par une route moins directe que chez l'Homme et les autres Mammifères ordinaires ; elle traverse la caisse du tympan et elle ne fournit au cerveau que peu de sang ; mais cette circonstance n'a pas toute l'importance physiologique qu'au premier abord elle pourrait sembler avoir, car les artères

(1) Les *artères cérébrales anté-rieures,* ou *artères du corps calleux,* qui sont formées par une des branches terminales de la carotide interne, et qui se portent en avant pour gagner la grande scissure du cerveau et se distribuer dans le corps calleux, se rapprochent beaucoup entre elles immédiatement au-devant de la selle turcique, et s'y réunissent au moyen d'un petit tronc anastomotique transversal, appelé *artère communicante antérieure* (a).

Les carotides internes fournissent aussi, sur le côté de l'anneau de Willis, une paire d'*artères cérébrales moyennes* qui suivent la scissure de Sylvius et se terminent sur les parties voisines des hémisphères cérébraux. Enfin, on donne le nom d'*artère choroïdienne* à une petite branche qui naît de la carotide interne, en dessous de l'artère communicante, et qui pénètre dans le ventricule latéral du cerveau, où elle se termine dans un réseau appelé *plexus choroïde.*

(a) Voyez Bourgery, *Op. cit.,* t. IV, pl. 30, fig. 4, et t. III, pl. 29.

vertébrales sont assez développées pour que les vaisseaux de l'encéphale, reliés entre eux par le cercle de Willis, aient leur calibre ordinaire (1).

Chez les Ruminants et quelques autres Mammifères, les artères carotides internes ou les branches correspondantes, en pénétrant dans le crâne, se divisent en une multitude de rameaux pour former un *rete mirabile*, ou plexus vasculaire, dont les rameaux efférents se réunissent de nouveau pour constituer de chaque côté un tronc qui, à son tour, donne naissance au cercle artériel de Willis ; et il est à noter que chez les Animaux où cette disposition est bien caractérisée, le cerveau ne reçoit que peu ou point de sang par l'intermédiaire des artères vertébrales (2). Chez d'autres Mammifères, l'inéga-

---

(1) Chez le Hérisson, par exemple, l'artère carotide interne n'est guère plus petite que la carotide externe ; mais, avant d'entrer dans le crâne, elle fournit les branches occipitales, qui, chez l'Homme, proviennent de cette dernière. Elle s'engage ensuite dans le trou jugulaire, pénètre dans la caisse du tympan, et s'y divise en deux branches. L'une de celles-ci correspond jusqu'à un certain point à l'artère ophthalmique, et, après avoir traversé l'étrier, arrive dans la cavité du crâne, y donne naissance à l'artère méningée moyenne (qui chez l'Homme est une branche de la maxillaire interne), et se rend ensuite à l'orbite. L'autre branche gagne la partie la plus profonde de la caisse du tympan, pénètre dans la cavité du crâne, et débouche dans le cercle de Willis qui

est formé principalement aux dépens des artères vertébrales.

La disposition de ces vaisseaux est à peu près la même chez beaucoup d'autres Insectivores et Rongeurs, tels que la Musaraigne, la Taupe, la Marmotte, l'Écureuil, le Loir, le Rat, le Hamster, le Lemming, les Mériones et les Gerbilles, ainsi que chez les Chauves-Souris, qui sont également des animaux hibernants (a).

Chez le Castor, le Lapin, le Lièvre, le Blaireau, l'Ours, etc., l'artère carotide interne passe par le canal carotidien ; mais chez ce dernier, avant d'aller déboucher dans le cercle de Willis, elle se replie en arrière, de façon à former une anse très longue (b).

(2) Le plexus carotidien ou crânien, qui est extrêmement développé chez le Veau, et qui se voit très facilement

---

(a) Otto, *Op. cit.* (Ann. des sciences nat., 1827, t. XI, p. 70, pl. 20, fig. 1, 2, 3. — *De Animalium quorumdam per hiemem dormientium vasis cephalicis et aure interna* (Nova Acta Acad. Nat. curios., t. XIII).

(b) Barkow, *Disquisit. circa orig. et decurs. arter. Mammalium*, p. 107, pl. 4, fig. 1.

lité entre ces deux artères céphaliques se prononce en sens inverse. Ainsi, chez le Cochon d'Inde et l'Agouti, la carotide interne est un petit rameau fourni par la portion terminale de

chez le Mouton, la Chèvre et les autres Ruminants, ainsi que chez le Cochon, a été remarqué par les anatomistes de l'antiquité et décrit par eux comme existant chez l'Homme (a); mais on sait aujourd'hui qu'il manque dans l'espèce humaine ainsi que chez les Singes, la plupart des Carnassiers, les Rongeurs, l'Éléphant, le Cheval, etc. Barkow et Rapp en ont fait une étude très attentive (b).

Ce *rete mirabile* se trouve à la base du crâne, sur les côtés de la selle turcique, au-dessous de la dure-mère et dans l'intérieur du sinus caverneux, où il baigne dans le sang veineux. Il est plus développé chez le fœtus que chez l'animal adulte, et il provient de deux branches carotidiennes qui, chez les Ruminants, pénètrent, l'une par un trou situé derrière le *foramen ovale*, l'autre par la fissure sphénoïdale ou orbitaire supérieure, mais qui, chez le Cochon, passent l'une et l'autre par le trou déchiré antérieur (c). Les vaisseaux qui le constituent sont très grêles et très nombreux chez le Mouton; chez la Chèvre, le Chamois et le Veau, ils sont plus gros et très flexueux. Des branches anastomotiques transversales réunis-

sent entre eux les deux réseaux des deux côtés de la tête, et les branches efférentes de chacun de ces plexus vasculaires se rassemblent en un tronc unique qui perce la dure-mère pour aller constituer le cercle de Willis, dont la disposition est à peu près la même que chez les espèces où les artères vertébrales concourent à sa formation.

Chez les Ruminants, ces derniers vaisseaux pénètrent dans le canal vertébral assez loin de la tête (en général entre la deuxième et la troisième vertèbre cervicale), et après s'être réunis sur la ligne médiane, soit en un tronc impair très court, ainsi que cela se voit chez la Chèvre (d), soit à l'aide de quelques branches anastomotiques transversales seulement, comme chez le Veau (e), ils vont se terminer de chaque côté dans l'artère condyloïdienne, qui est une des branches occipitales provenant de la carotide interne.

Quelquefois le *rete mirabile* de la base du crâne s'étend en arrière jusqu'auprès du trou occipital et reçoit des branches anastomotiques des artères vertébrales (chez le Veau, par exemple), et d'autres fois il s'anastomose avec les artères condyloïdiennes (chez le Cha-

(a) Galien, *De l'utilité des parties du corps*, livre IX, chap. IV, trad. de Daremberg, *Œuvres*, t. 1, p. 575.
(b) Rapp, *Ueber das Wundernetz* (Meckel's *Archiv für Anat. und Physiol.*, 1827, p. 1, pl. 1 et 2).
— Barkow, *Ueber der Verlauf der Schlagadern am Kopfe des Schafes* (Nova Acta Acad. Nat. curios., 1826, t. XIII, p. 395), et *Disquisitiones circa originem et decursum arteriarum Mammalium*, in-4, 1829.
(c) Chez le Mouton, la carotide interne se trouve représentée ainsi par trois branches de l'artère maxillaire interne (voy. Chauveau, *Op. cit.*, p. 562, fig. 160).
(d) Rapp, *Op. cit.*, pl. 2.
(e) Idem, *ibid.*, pl. 1, fig. 1.
— Carus et Otto, *Tab. Anat. compar. illustr.*, pars VI, pl. 8, fig. 2.
— Chauveau, *Traité d'anatomie comparée des Animaux domestiques*, p. 563, fig. 161.

la maxillaire interne, et le cercle de Willis où elle va déboucher est formé principalement par les artères vertébrales.

Chez divers Mammifères, on trouve aussi des plexus vasculaires plus ou moins développés sur le trajet de plusieurs artères de la face. Ainsi, chez le Chat, la carotide externe

mois); mais c'est seulement le tronc efférent de ce plexus qui, de chaque côté, traverse la dure-mère pour aller constituer l'anneau de Willis et fournir par son intermédiaire toutes les artères du cerveau. Ce tronc carotidien encéphalique se bifurque; une de ses branches se dégage en avant et se comporte à peu près comme l'artère cérébrale antérieure chez l'Homme; l'autre branche représente l'artère communicante postérieure dont il a été question ci-dessus, mais au lieu de se joindre à la fourche formée par l'artère basilaire et provenant des vertébrales, elle s'unit à sa congénère pour compléter en arrière l'arcade de Willis et donner naissance à une artère médiane qui longe en dessous la moelle épinière (a). Chez le Chameau, il y a un plexus carotidien comme chez les autres Ruminants (b).

Chez le Chien, l'artère carotide interne, après s'être engagée dans le canal osseux qu'elle traverse pour pénétrer dans le crâne, forme une anse et reparaît au dehors pour recevoir une branche anastomotique de la carotide externe; puis, parvenue sur les côtés de la selle turcique, elle s'anastomose avec des branches rentrantes de l'artère ophthalmique et de la sphéno-épineuse, de façon à représenter à l'état rudimentaire le *rete mirabile* crânien, qui acquiert chez les Ruminants un si haut degré de développement (c).

Chez le Chat, ce plexus carotidien est plus considérable: mais ici, de même que chez le Chien, les artères vertébrales participent à la formation du cercle de Willis (d).

Chez le Cochon, au contraire, l'artère vertébrale ne se rend pas au cerveau et se termine dans l'artère occipitale (e).

La Loutre présente aussi des vestiges d'un *rete mirabile* carotidien (f).

Enfin, chez le Marsouin, les carotides cérébrales, en entrant dans le crâne, constituent un plexus très considérable dont partent les principales artères de la dure-mère et du cerveau, et dont la partie postérieure est en communication avec le plexus costal (g).

(a) Voyez Rapp, *Op. cit.*, pl. 1, fig. 2.
(b) Fr. Müller et Wedl, *Beiträge zur Anatomie des Zweibuckeligen Kameles* (Mém. de l'Acad. de Vienne, 1852, t. III, p. 277).
(c) Barkow, *Disquisit. circa orig. et decurs. arter. Mammalium*, p. 1, pl. 3, fig. 1.
— Chauveau, *Op. cit.*, p. 557.
(d) Barkow, *Disquisit. circa orig. et decurs. arter. Mammalium*, p. 10, pl. 3, fig. 2.
(e) Barkow, *Disquisitiones recentiores de arteriis Mammalium et Avium* (Actes de l'Acad. des curieux de la Nature, 1844, t. XX, p. 610, pl. 27, fig. 1).
(f) Barkow, *Ueber einige Eigenthümlichkeiten im Verlaufe der Schlagadern der Fischotter* (Meckel's Archiv für Anat., 1829, p. 35).
(g) Stannius, *Ueber den Verlauf der Arterien bei Delphinus phocœna* (Müller's Archiv, 1841, p. 386, pl. 14, fig. 1).
— Breschet, *Histoire anatomique et physiologique d'un organe particulier de nature vasculaire, découvert chez les Cétacés*, 1836, pl. 4, fig. 2.

forme derrière le condyle de la mâchoire inférieure un *rete mirabile* très grand, et chez l'Aï il existe des réseaux du même genre sur les joues, aussi bien que dans les régions temporales et oculaires (1).

Enfin, je dois faire remarquer encore que chez les Ruminants et le Cochon, qui sont pourvus d'un plexus carotidien bien développé, la portion terminale de l'artère maxillaire interne fournie par la carotide externe constitue sur les parois des fosses nasales un plexus vasculaire très beau (2). Quant aux autres particularités qui s'observent dans le mode de distribution des artères de la tête chez les divers Animaux de cette classe, elles n'offrent pas assez d'importance pour que nous nous y arrêtions ici (3).

(1) M. Hyrtl a trouvé chez l'Aï un plexus sous-orbitaire, un plexus temporal et un plexus ophthalmique, mais ces réseaux ne paraissent être formés que par un petit nombre de branches vasculaires (a).

Le plexus maxillaire du Chat est en continuité avec le plexus carotidien dont il a déjà été question, et donne naissance aux artères maxillaire interne, ciliaire, ethmoïdale, ophthalmique propre et méningée antérieure (b).

Chez l'Éléphant, on trouve un plexus artériel très développé sous la peau entre l'oreille et l'œil (c).

Chez les Ruminants (le Mouton, par exemple), l'artère ophthalmique, qui naît de l'artère maxillaire interne, se résout en un plexus arrondi dont naissent l'artère sourcilière et le tronc commun des artères de l'œil (d).

(2) Ce plexus nasal est formé par l'artère sphéno-palatine et revêt les deux faces du cornet inférieur, à travers la substance duquel il envoie beaucoup de branches anastomotiques; de sorte que son existence se décèle même sur le squelette par la structure criblée de cet os. M. Hyrtl a trouvé ce *rete mirabile* dans la membrane pituitaire du Chamois, du Cerf, de la Chèvre, du Mouton, du Bœuf et du Cochon, mais n'en a aperçu aucune trace ni chez le Cheval, ni chez les Carnassiers, les Rongeurs, les Quadrumanes, etc. (e).

(3) Pour plus de détails sur le mode d'origine et de distribution des artères de la tête, je renverrai aux recherches de A. G. Otto sur les Chauves-Souris,

(a) Hyrtl, *Beitr. zur vergleichenden Angiologie* (*Denkschriften der Akad. der Wissenschaften zu Wien*, t. 1, pl. 2, fig. 2).
(b) Barkow, *Disquisit. circa originem et decursum arteriarum Mammalium*, p. 9.
— Carus et Otto, *Tab. Anat. compar. illustr.*, pars VI, pl. 7, fig. 4.
(c) Carus et Otto, *Op. cit.*, p. 16, pl. 8, fig. 3.
(d) Chauveau, *Traité d'anatomie comparée des Animaux domestiques*, p. 562, fig. 160. i. 1.
(e) Hyrtl, *Beiträge zur vergleichenden Angiologie* (*Mém. de l'Acad. de Vienne*, 1849, p. 13, pl. 1, fig. 1 à 3).

§ 11. — Les *artères sous-clavières*, dont nous avons déjà vu naître les artères vertébrales, se rendent aux membres thoraciques, et prennent successivement les noms d'*artère axillaire* dans la région de l'aisselle, et d'*artère brachiale* ou *humérale* dans le bras. Avant d'arriver au niveau de l'articulation de l'épaule, elles fournissent plusieurs grosses branches, dont les unes se rendent aux parties latérales et inférieures du cou, d'autres aux parois antérieures du thorax, et d'autres encore aux muscles de l'épaule (1).

le Hérisson, la Musaraigne, la Taupe, l'Ours, le Blaireau, le Castor, la Marmotte, l'Écureuil et plusieurs autres Rongeurs (*a*) ; de Barkow sur le Mouton (*b*), le Chien, le Chat, le Putois, le Hérisson, le Surmulot, le Cabiai, le Lapin, le Callitriche (*Cercopithecus sabœus*), le Veau (*c*), la Loutre (*d*), le Cochon, le Souslik (*Arctomys citillus*), le Hamster, la Martre, etc. (*e*) ; de Burow sur le Phoque (*f*) ; de M. Hyrtl sur les Fourmiliers, les Pangolins, les Tatous (*g*) et l'Échidné (*h*) ; enfin de M. Stannius sur le Marsouin (*i*).

Les divisions de la carotide externe chez le Cheval sont représentées dans l'ouvrage de Leyh (*j*).

(1) Chez l'Homme, cette grande artère sort de la cavité thoracique en passant entre la première côte et la clavicule ; elle conserve le nom de *sous-clavière* jusqu'à ce qu'elle se soit dégagée de dessous ce dernier os, et, pendant cette première portion de son trajet, elle fournit l'artère vertébrale et l'artère thyroïdienne inférieure dont il a été déjà question (*k*) ; une *artère mammaire, interne* ou *thoracique interne*, qui descend dans la cavité du thorax entre les cartilages costaux et la plèvre, donne naissance à l'artère diaphragmatique inférieure et se termine dans la paroi antérieure de l'abdomen (*l*) ; une *artère cervi-*

(*a*) Barkow, *Ueber den Verlauf der Schlagadern am Kopfe des Schafes* (Nova Acta Acad. Nat. curios., 1826, t. XIII, p. 397).
(*b*) Barkow, *Disquisit. circa originem et decursum arteriarum Mammalium*. Lipsiæ, 1829.
(*c*) Barkow, *Ueber einige Eigenthümlichkeiten im Verlaufe der Schlagadern der Fischotter* (Meckel's Archiv, 1829, p. 30).
(*d*) Barkow, *Disquisitiones recentiores de arteriis Mammalium et Avium* (Nova Acta Acad. Nat. curios., 1843, t. XX, p. 609).
(*e*) Otto, *Dea nimalium quorumdam per hiemem dormientium vasis cephalicis et aure interna* (Nova Acta Acad. Nat. curios., 1826, t. XIII, p. 25).
(*f*) Burow, *Ueber die Gefäss-System der Robben* (Müller's Archiv für Anat. und Physiol., 1838, p. 230).
(*g*) Hyrtl, *Vergl. Angiol.* (Mém. de l'Acad. de Vienne, 1854, t. VI, p. 21, pl. 1, 2 et 3).
(*h*) Idem, *ibid.* (Mém. de l'Acad. de Vienne, 1853, t. V, p. 2, pl. 2).
(*i*) Stannius, *Ueber den Verlauf der Arterien bei Delphinus phocœna* (Müller's Archiv, 1841, p. 379).
(*j*) Leyh, *Handbuch der Anatomie der Hausthiere*, p. 370, fig. 162.
(*k*) Voyez ci-dessus, p. 527 et 532.
(*l*) Voyez Bourgery, *Anatomie descriptive*, t. IV, pl. 15, 21, 23, 24, 27 et 29.
— Tiedemann, *Tabulæ arteriarum corporis humani*, pl. 18 (reproduite en petit par M. Sappey, Traité d'anat. descript., t. I, p. 448, fig. 138).

L'*artère brachiale* de l'Homme longe la partie antérieure et interne du bras, donne naissance à plusieurs branches dont les plus importantes ont reçu les noms d'*artères collatérales externe* et *interne*; enfin elle se bifurque vers le niveau du pli du coude pour constituer les deux artères principales de l'avant-bras, qui, à raison de leur position, sont appelées *artère radiale* et *artère cubitale* (1). Cette dernière fournit une

cale transverse ou *scapulaire postérieure*, qui se porte en dehors pour gagner la partie postérieure du cou et de l'épaule (a) ; une artère *cervicale profonde* ou *cervicale postérieure*, qui remonte également sur les côtés de la région cervicale postérieure, mais dans le voisinage immédiat de la colonne vertébrale (b); une *artère intercostale supérieure* (c) et une *scapulaire supérieure* (d) : mais il est à noter que souvent deux ou même plusieurs de ces branches naissent par un tronc commun.

La portion suivante du même vaisseau (ou l'artère axillaire) fournit également des branches aux parois du thorax ainsi qu'aux muscles de l'épaule. Le plus important des rameaux thoraciques est l'*artère mammaire externe*, qui descend entre les muscles pectoraux et les côtes (e). Je citerai aussi l'*artère thoracique supérieure*, ou *acromio-thoracique*, dont

une des divisions se rend aux muscles pectoraux et aux parties voisines, l'autre au muscle deltoïde, etc. (f); l'*artère scapulaire inférieure*, qui descend le long du bord antérieur des muscles de la région scapulaire et qui envoie aussi quelques rameaux sur les parties latérales de la poitrine; enfin, les *artères circonflexes postérieures* et *antérieures*, qui contournent la partie supérieure de l'humérus et se distribuent à cet os et aux parties molles d'alentour (g).

(1) Chez l'Homme, l'*artère brachiale* descend le long du bord interne du muscle biceps, à peu de distance de la peau, dans une gaîne aponévrotique où se loge aussi le nerf médian du bras.

L'*artère collatérale externe*, ou *humérale profonde*, naît de sa partie supérieure, au niveau du bord inférieur du muscle grand rond ou scapulo-huméral, soit isolément, soit

(a) Voyez Bourgery, *Op. cit.*, t. IV, pl. 15, 18 et 24.
— Tiedemann, *Op. cit.*, pl. 10.
— Sappey, *Op. cit.*, t. 1, p. 455, fig. 141.
(b) Voyez Bourgery, *Op. cit.*, t. IV, pl. 17, et pl. 30, fig. 3.
— Tiedemann, *Op. cit.*, pl. 8, fig. 1.
— Sappey, *Op. cit.*, t. 1, p. 443, fig. 140.
(c) Voyez Bourgery, *loc. cit.*, pl. 15, 21, 22.
— Tiedemann, *Op. cit.*, pl. 8, fig. 6.
— Sappey, *Op. cit.*, t. 1, p. 450, fig. 139.
(d) Voyez Bourgery, *loc. cit.*, pl. 15, 18, 27, 29.
(e) Idem, *ibid.*, pl. 19, 32.
(f) Idem, *ibid.*, pl. 15, 20, 23.
(g) Idem, *ibid.*, pl. 32, 36.

grosse artère dite *interosseuse*, qui se rend à la face postérieure de l'avant-bras. Enfin l'artère radiale, après avoir remonté sur la base du pouce, et avoir fourni des rameaux au

par un tronc commun avec l'artère circonflexe postérieure. Elle contourne l'humérus et gagne la face postérieure du bras, où elle se divise en deux branches principales : l'une, superficielle, qui descend vers le coude en accompagnant le nerf radial ; l'autre, profonde, qui suit la même direction au milieu des fibres charnues du muscle triceps brachial et s'anastomose comme la précédente avec les artères de la région du coude (*a*).

L'*artère collatérale interne*, beaucoup plus petite que l'humérale profonde dont elle provient quelquefois, naît vers la partie moyenne du bras et se porte en dedans et en arrière pour se distribuer aux muscles voisins. Souvent elle est représentée par deux branches qui naissent à quelque distance l'une de l'autre (*b*).

La hauteur à laquelle l'artère brachiale se bifurque est assez variable : en général, c'est vers le niveau de l'articulation du coude ; mais quelquefois beaucoup plus haut (*c*).

L'*artère radiale*, qui en est la branche terminale externe (la main étant en supination), fournit, presque aussitôt après sa naissance, une *artère récurrente* qui remonte sur le bras entre les muscles de la portion antérieure et externe de cette région. La radiale continue ensuite sa route

vers la main, en longeant la face antérieure de l'os dont elle porte le nom ; parvenue dans le voisinage du poignet, elle repose sur cet os et se trouve très près de la peau, de façon que ses battements sont faciles à sentir, et que les médecins la choisissent d'ordinaire pour tâter le pouls de leurs malades. Elle se recourbe ensuite devant l'articulation du poignet et gagne le dos de la main, où elle fournit plusieurs branches parmi lesquelles je citerai l'*artère transverse dorsale du carpe*, qui s'anastomose avec des branches de la cubitale, et la *collatérale externe du pouce* ; puis elle passe entre le premier et le second os métacarpien pour s'enfoncer dans la paume de la main, et va concourir à la formation des arcades palmaires.

L'*artère cubitale* fournit à la partie interne du coude une branche qui est analogue à la récurrente radiale, et se divise en deux rameaux, l'un antérieur, l'autre postérieur, dont les ramuscules s'anastomosent avec les branches terminales de la collatérale interne du bras.

Une *artère interosseuse* naît aussi de la cubitale, à peu de distance au-dessous du pli du coude, et plonge tout de suite vers la membrane fibreuse qui unit entre eux les deux os de l'avant-bras (*d*). Là elle se divise en une *artère interosseuse antérieure* qui longe la

(*a*) Voyez Bourgery, t. IV, pl. 36, fig. 2.
(*b*) Voyez Bourgery, *Op. cit.*, pl. 36, fig. 1.
(*c*) Voyez les exemples de variations figurées dans le grand ouvrage de M. Tiedemann (*Tab. arter. corp. hum.*, pl. 14, 15 et 16), et dans l'*Anatomie descriptive* de Bourgery et Jacob, t. IV, pl. 38, fig. 1 à 6.
(*d*) Bourgery, *Op. cit.*, t. IV, pl. 36, fig. 2 et 4.

dos du poignet, gagne la paume de la main, s'y anastomose avec l'artère cubitale, et concourt avec elle à former des arcades dont naissent les artères des doigts. Celles-ci occupent les côtés de ces organes et s'anastomosent en arcade à leur extrémité, où elles constituent un réseau sous-cutané très riche.

En général, la disposition des artères des membres thoraciques est à peu près la même dans toute la classe des Mammifères (1); mais on y remarque, dans quelques espèces, des

face antérieure de cette cloison aponévrotique jusque dans le voisinage du poignet, où elle la traverse pour devenir dorsale et s'anastomoser avec l'artère dorsale du carpe ; et une *artère interosseuse postérieure* qui traverse tout de suite le ligament interosseux dont il vient d'être question, fournit une *artère radiale récurrente postérieure*, et descend sous les muscles de la face postérieure de l'avant-bras auxquels ses rameaux se distribuent.

L'*artère cubitale* continue ensuite sa route à la partie antérieure et interne de l'avant-bras, en longeant la face antérieure de l'os cubitus, et se termine dans la paume de la main par deux branches dont l'une concourt à la formation de l'*arcade palmaire profonde* et l'autre constitue l'*arcade palmaire superficielle* (a). Cette dernière se recourbe transversalement en dehors et fournit successivement une série d'*artères digitales* qui descendent dans les espaces interosseux du métacarpe, et vont constituer directement, ou en se bifurquant, les *artères collatérales des doigts*. Celles-ci côtoient les bords latéraux des doigts et forment à l'extrémité de

ces organes un réseau anastomotique assez développé.

L'*arcade palmaire profonde* est formée par l'autre branche de l'artère cubitale et par la portion terminale de l'artère radiale qui s'anastomosent entre elles. Cette arcade est située dans la paume de la main, entre les os du métacarpe et les tendons des muscles fléchisseurs des doigts et les autres parties molles de cette région. Enfin elle fournit d'ordinaire une série de *branches interosseuses palmaires* qui s'anastomosent avec les artères digitales ; et des *branches perforantes* qui gagnent la face dorsale de la main et s'y logent dans les espaces interosseux.

(1) La disposition du système artériel des membres thoraciques ressemble beaucoup à ce qui existe chez l'Homme, lors même que le nombre des doigts se trouve beaucoup réduit. Ainsi, chez le Cheval, l'artère brachiale, qui descend le long de la face interne du bras, se bifurque dans le voisinage de l'extrémité inférieure de l'humérus pour former deux artères qui représentent la radiale et la cubitale de l'Homme, et qui sont désignées par les

(a) Voyez Bourgery, *Op. cit.*, pl. 36, fig. 1, et pl. 37, fig. 1.

particularités analogues à celles que nous avons déjà rencontrées dans l'aile de certains Oiseaux. En effet, les principaux troncs sont quelquefois remplacés par un faisceau de petits vaisseaux qui marchent parallèlement entre eux, et s'anastomosent de loin en loin ou se réunissent de façon à constituer un plexus

vétérinaires sous les noms d'*artères radiales antérieure* et *postérieure* (*a*). L'un de ces vaisseaux se place au-devant de l'os de l'avant-bras et se termine sur la face dorsale du carpe où il s'anastomose avec les rameaux voisins de la branche postérieure. Ce dernier vaisseau descend derrière l'os de l'avant-bras, fournit une artère interosseuse d'un volume considérable, et, parvenu dans la région carpienne, se divise en deux branches : l'une superficielle, l'autre profonde. La branche superficielle (appelée *artère collatérale du canon*) représente, en raison de son volume, la continuation du tronc commun, et correspond à l'une des artères digitales de l'Homme ; elle donne naissance à une arcade palmaire rudimentaire et, vers l'extrémité inférieure du canon, se divise en deux rameaux analogues aux artères collatérales des doigts ; enfin celles-ci s'anastomosent en arcade sous la dernière phalange. La branche profonde forme au-dessous de la précédente une arcade palmaire profonde qui donne naissance à une série de branches interosseuses métacarpiennes (*b*).

Quelques anatomistes considèrent la branche terminale antérieure de l'artère brachiale (ou radiale antérieure) comme étant l'analogue de l'artère cubitale de l'Homme et la branche postérieure comme représentant notre artère radiale (*c*) ; mais cette détermination ne me paraît pas admissible. Effectivement l'artère radiale antérieure du Cheval, de même que notre artère radiale, occupe le côté interne du membre (celui-ci étant supposé dans la même position, de part et d'autre, savoir, avec la face palmaire dirigée en arrière), et l'artère radiale postérieure du Cheval, de même que notre artère cubitale, fournit l'artère interosseuse, puis se termine dans la face plantaire du pied, à peu près comme notre artère cubitale se termine dans la paume de la main.

Pour la description du mode de division et de distribution des artères des membres thoraciques chez les Ruminants, le Cochon, les Carnassiers, etc., je renverrai aux ouvrages de Meckel, Cuvier, Barkow et M. Chauveau (*d*).

(*a*) Voyez, pour plus de détails à ce sujet : Chauveau, *Traité d'anatomie comparée des Animaux domestiques*, p. 530 et suiv.
— Leyh, *Handbuch der Anatomie der Hausthiere*, p. 384, fig. 165.
(*b*) Voyez Chauveau, *Op. cit.*, p. 533, fig. 138.
(*c*) Chauveau, *Op. cit.*, p. 531 et 532.
(*d*) Meckel, *Traité d'anatomie comparée*, t. IX, p. 408 et suiv.
— Cuvier, *Leçons d'anatomie comparée*, t. VI, p. 126 et suiv.
— Barkow, *Disquisit. recentiores* (*Nova Acta Acad. Nat. curios.*, t. XX, p. 613, etc.).
— Chauveau, *Op. cit.*, p. 536 et suiv.

à mailles serrées. Ce mode d'organisation a été observé d'abord chez le Paresseux et le Loris, animaux dont les mouvements sont extrêmement lents ; mais il existe aussi chez tous les Édentés proprement dits, ainsi que chez les Lamentins et les Phoques ; on en trouve aussi quelques vestiges chez le Cochon (1).

Chez quelques autres Mammifères, une tendance contraire

(1) Carlisle, qui a découvert cette disposition plexiforme de l'artère brachiale chez le Loris du Bengale (Stenops tardigradus), petit Quadrumane de la famille des Makis ou Lémuriens que l'on désigne quelquefois sous le nom de Singe paresseux, vit ce vaisseau, en arrivant au bras, se diviser tout de suite en un faisceau composé de plus de vingt branches (a). La même structure a été décrite chez le Loris grêle, par M. W. Vrolik (b).

Chez l'Aï, ou Paresseux à trois doigts (Bradypus tridactylus), une disposition analogue se rencontre, mais les branches formées par le tronc brachial sont plus nombreuses et s'anastomosent plus fréquemment entre elles (c). M. Gaimard et M. Oken en ont révoqué en doute l'existence (d) ; mais elle a été constatée par Meckel, M. Vrolik et plusieurs autres observateurs (e). Meckel a compté soixante-deux vaisseaux réunis ainsi en faisceaux dans le bras de cet animal. Il paraît cependant que l'un de ces tubes, situé au centre du faisceau, représente plus spécialement le tronc de l'artère brachiale. Une disposition semblable se voit chez le Bradypus torquatus (f). Chez l'Unau, ou Paresseux à deux doigts, le nombre des branches dans lequel l'artère brachiale se résout est peu considérable (g).

Chez le Fourmilier à deux doigts (Myrmecophaga didactyla), l'artère brachiale se divise en deux faisceaux de petits vaisseaux qui s'étendent dans l'avant-bras, où l'un représente l'artère radiale et l'autre la cubitale (h). Chez le Tamandua (M. tetradactyla), plusieurs des divisions de l'artère brachiale sont représentées aussi par un faisceau de petites artères (i),

(a) A. Carlisle, Account of a Peculiarity in the Distribution of the Arteries sent to the Limbs of slow-moving Animals (Philos. Trans., 1800, p. 98, pl. 1).
(b) W. Vrolik, Disquisit. anat. physiol. de peculiari arteriarum extremitatum in nonnullis Animalibus dispositione, p. 8, pl. 2. Amsterd., 1826.
(c) Carlisle, Op. cit., pl. 2, fig. 1.
(d) Gaimard, Note sur le Paresseux à dos brûlé (Journal de physique, 1822, t. XCIV, p. 380).
— Oken, Beschreibung und Zergliederung eines fœtus von Bradypus torquatus (Beitr. zur Naturgesch. von Brasilien von Max. Pr. zu Wied, 1826, t. II, p. 496).
(e) Vrolik, Op. cit.
— Meckel, Anatomie comparée, t. IX, p. 442.
(f) Carlisle, Op. cit. (Philos. Trans., 1800, p. 100, pl. 2, fig. 3).
(g) Hyrtl, Vergl. Angiol. (Mém. de l'Acad. de Vienne, t. VI, p. 53, pl. 8, fig. 1).
(h) Meckel, Anat. des zweizehigen Ameisenfressers (Deutsches Arch., 1829, t. V, p. 60).
— Vrolik, Op. cit., p. 6, pl. 1, fig. 2.
— Hyrtl, Op. cit. (Mém. de l'Acad. de Vienne, t. VI, p. 36, pl. 3, fig. 2).
(i) Idem, ibid. (loc. cit., p. 28, pl. 1, fig. 2).

s'observe. Ainsi, chez le Morse, l'artère brachiale, après avoir fourni la collatérale externe (ou brachiale profonde), se continue jusque dans la main sans se bifurquer, et le tronc unique qui représente ici les artères radiale et cubitale s'y termine par une série de branches digitales dont les bifurcations constituent comme d'ordinaire les artères collatérales des doigts (1).

Il est une autre particularité que je crois devoir signaler ici, bien qu'elle n'ait en elle-même que peu d'importance. Chez plusieurs Mammifères, tels que le Sajou et les Makis, l'artère brachiale ou la cubitale, pour se rendre de la partie interne du bras à la face palmaire de l'avant-bras, passe dans un trou ou un canal creusé dans le condyle interne de l'humérus (2).

et chez le Pangolin cette disposition est encore plus prononcée.

M. Allman a trouvé aussi un plexus brachial fasciculaire chez le Tatou Encoubert (*Dasypus sexcinctus* (a), et M. Hyrtl a fait connaître une disposition analogue chez le Tatou à neuf bandes (b).

Chez le Lamentin, toutes les principales branches de l'artère brachiale, ainsi que le tronc de ce vaisseau, sont représentées par des faisceaux de petits tubes artériels (c).

Chez le Phoque, les artères des bras et de l'avant-bras affectent aussi la forme de plexus (d).

Chez le Cochon, il existe un petit plexus artériel constitué aux dépens de la branche interosseuse de la cubitale (e).

(1) L'artère brachiale se continue dans l'avant-bras et jusque sur le carpe sans s'être bifurquée; mais, vers le tiers supérieur de l'avant-bras, elle donne naissance à une petite branche qui contourne l'os radius et qui représente l'artère radiale (f)

(2) Le trou condylien, dont l'existence a été signalée depuis longtemps chez divers Singes (g), se trouve aussi chez la Taupe, parmi les Insectivores; chez le Blaireau, la Loutre, les Mar-

(a) Allman, *On certain Peculiarities in the Arteries of the Six-banded Armadillo* (Report of the 13th meeting of the Brit. Associat. Cork,, 1843, sect., p. 68).
(b) Hyrtl, *Op. cit.* (Mém. de l'Acad. de Vienne, t. VI, p. 46, pl. 6, fig. 1).
(c) Baer, *Ueber die Geflechte in welche sich einige grössere Schlagadern der Säugethiere früh auflösen* (Mém. présentés à l'Acad. des sciences de Saint-Pétersbourg, 1835, t. II, p. 190, fig. 2).
(d) Baer, *loc. cit.*, fig. 1.
(e) Barkow, *Disquisitiones recentiores de arteriis Mammalium et Avium* (Nova Acta Acad. Nat. curios., t. XX, p. 613, pl. 27, fig. 2).
(f) Baer, *Op. cit.* (Mém. présentés à l'Académie de Saint-Pétersbourg, t. II, p. 201, fig. 3).
(g) Coiter, *Externarum et internarum principalium humani corporis partium tabulæ, etc.*, p. 61.

— Tiedemann, *Ueber einen am Oberarmbein bei mehreren geschwänzten Affen vorkommenden Kanal und eine damit in Verbindung stehende besondere Anordnung der Arterien und Nerven des Arms* (Meckel's Deutsches Archiv für die Physiol., 1818, t. IV, p. 544, pl. 5, fig. 1 et 2).
— Duvernoy, *Anatomie comparée* de Cuvier, t. VI, p. 123.

J'ajouterai aussi que chez divers Mammifères l'artère brachiale se bifurque pour constituer les artères radiale et cubitale vers le milieu du bras, tandis que dans d'autres espèces cette division ne se fait qu'assez loin au-dessus de l'articulation du coude (1).

Aorte descendante. § 12. — La grande artère aorte, après avoir fourni les troncs dont naissent les vaisseaux destinés à la tête et aux membres antérieurs, s'applique contre la colonne vertébrale et se dirige presque en ligne droite vers le bassin. Chez les Mammifères qui sont pourvus d'une queue bien développée, elle continue ainsi sa route jusqu'à l'extrémité de cet organe, en diminuant de grosseur peu à peu ; mais chez l'Homme et les Singes anthropomorphes, de même que chez les autres Mammifères dont la queue est rudimentaire ou très courte, elle semble se terminer à l'entrée du bassin, au-devant de l'os sacrum, où elle donne naissance aux artères des membres postérieurs, et elle n'est représentée dans sa portion terminale que par un petit vaisseau

tres, les Civettes, les Mangoustes, les Chats et les Phoques parmi les Carnassiers ; l'Écureuil, le Hamster et l'Hélamys parmi les Rongeurs ; les Tatous et les Fourmiliers parmi les Édentés ; les Marsupiaux et les Monotrèmes. Mais il ne donne pas toujours passage à l'artère : ainsi Meckel a remarqué que chez quelques Fourmiliers et chez l'Arctomys, il n'est traversé que par le nerf médian (a). Il est cependant à noter que, chez le Fourmilier tamandua, le trou condylien est traversé aussi par l'artère (b).

(1) Ainsi, chez les Sarigues, les Kangaroos et la plupart des autres Marsupiaux, l'artère brachiale se bifurque dès le milieu du bras (c).

Chez la Loutre, la bifurcation de l'artère brachiale n'a lieu que vers le milieu de l'avant-bras, après la naissance de l'artère interosseuse.

Il est aussi à noter que le volume relatif des artères radiale et cubitale varie beaucoup suivant les espèces. Ainsi, chez le Chat, le dernier de ces vaisseaux n'est représenté que par une branche très grêle, et c'est l'artère radiale qui porte la plus grande partie du sang à la patte et qui fournit les artères digitales. Chez le Tigre, au contraire, c'est l'artère cubitale qui est la plus forte (d).

(a) Meckel, *Traité d'anatomie comparée*, t. IX, p. 412.
(b) Hyrtl, *Vergl. Angiol.* (Mém. de l'Acad. de Vienne, t. VI, pl. 3, fig. 2).
(c) Cuvier, *Anatomie comparée*, t. VI, p. 127.
(d) Cuvier, *loc. cit.*

impair nommé *artère sacrée moyenne*. Quelquefois même on ne trouve plus de trace de l'aorte dans cette région, et ce vaisseau se termine réellement là où il se bifurque pour constituer les artères iliaques (1).

Du reste, quelles que soient les modifications que l'on remarque à cet égard, l'aorte descendante, ou aorte postérieure, se comporte à peu près de même, et donne naissance à trois systèmes de branches destinés, l'un à la colonne vertébrale et à ses dépendances, un autre aux principaux viscères abdominaux, et le troisième aux membres postérieurs et aux parties externes de la région pelvienne.

J'ajouterai que quelquefois l'artère caudale, formée par la portion terminale de l'aorte, s'entoure d'un plexus vasculaire analogue à celui que nous avons déjà rencontré dans le crâne de divers Mammifères. Cette structure a été observée chez le Marsouin (2),

(1) Cette disposition se voit chez le Lamentin, où des branches des artères iliaques internes (ou hypogastriques) pénètrent dans le canal sous-rachidien pour constituer le système artériel de la région caudale (a).

Il est aussi à noter que chez l'Homme et beaucoup d'autres Mammifères, les branches transversales de ce système, au lieu de provenir toutes de l'artère sacrée moyenne, partent pour la plupart de deux troncs collatéraux qui se détachent des artères iliaques internes, et se comportent dans la région du sacrum (b) à peu près de la même manière que les artères thoraciques postérieures, provenant du tronc bra-

chio-céphalique ou vertébral, le font à la partie supérieure du thorax.

(2) M. Baer, en signalant l'existence de ce plexus, avait pensé qu'il tenait lieu de l'artère caudale (c). Mais M. Stannius a vu que ce vaisseau en est seulement entouré comme d'une gaîne, et poursuit sa route en ligne droite jusqu'auprès de la nageoire caudale, en fournissant à droite et à gauche une série de branches analogues aux artères lombaires. Le tronc artériel, ainsi enveloppé d'un lacis de vaisseaux très fins, disposés sur plusieurs couches, est logé dans le canal sous-vertébral (d).

(a) Stannius, *Beiträge zur Kenntniss der amerikanischen Manati's*, p. 33.
(b) Voyez Bourgery, *Op. cit.*, t. IV, pl. 16 et 24.
(c) Baer, *Ueber das Gefäss-System des Braunfisches* (*Nova Acta Acad. Nat. curios.*, t. XVII, p. 405).
(d) Stannius, *Ueber den Verlauf der Arterien bei* Delphinus phocæna (*Müller's Archiv für Anat. und Physiol.*, 1841, p. 398).

les Fourmiliers, le Pangolin, le Tatou et quelques autres Mammifères (1).

§ 13. — Les artères du système rachidien naissent par paires de la face dorsale du tronc aortique, au niveau des diverses vertèbres de la portion postcéphalique du corps, et se portent en dehors pour se répandre dans les parois de la grande cavité viscérale. Dans le thorax, elles suivent le bord inférieur des côtes, et sont désignées sous le nom d'*artères intercostales*. Dans la région lombaire, où les côtes manquent, elles suivent encore la même direction, et sont appelées *artères lombaires*. Dans la région pelvienne, on en trouve encore des vestiges, et, chez les Animaux à grosse queue, les analogues de ces vaisseaux se détachent de la portion terminale de l'aorte de vertèbre en vertèbre. Enfin, dans la région cervicale, ces mêmes vaisseaux sont représentés par une série de branches provenant des artères vertébrales, de sorte que, dans toute la longueur de la portion postcéphalique du corps, ce système se trouve constitué à peu près de la même manière dans chaque tronçon correspondant à une vertèbre. Mais c'est dans le thorax que ces artères latérales sont le plus développées. Là chacune d'elles, aussitôt arrivée dans l'espace intercostal correspondant, se divise en deux branches : l'une, dorsale, passe entre les apophyses transverses des vertèbres, et, après avoir fourni un rameau qui pénètre dans le canal vertébral pour s'y distribuer à la moelle épinière et à ses enveloppes, va se répandre dans les muscles et les téguments du dos ; l'autre branche de l'artère intercostale continue sa route en dehors, se loge dans une gouttière creusée au bord inférieur de la côte adjacente,

Artères intercostales.

---

(1) Voyez, à ce sujet, les recherches de M. Vrolik et de M. Hyrtl (*a*).

(*a*) Vrolik, *Disquisit. de peculiari arteriarum extremitatum in nonnullis Animalibus disposi-tione*, 1826.
— Hyrtl, *Vergleichende Angiologie. Arterielle Gefäss-System der Edentaten* (*Denkschriften der Akad. der Wissensch. zu Wien*, 1854, t. VI, pl. 2, fig. 2 ; pl. 4, fig. 4 ; pl. 7, fig. 4).

fournit des ramuscules aux muscles intercostaux, et se termine à la partie antérieure du thorax, où elle s'anastomose avec des rameaux de l'artère mammaire et d'autres vaisseaux de cette région (1).

La disposition des artères intercostales est à peu près la même chez presque tous les Mammifères, sauf quelques variations dans leur nombre et le mode d'origine de celles de la partie antérieure du thorax (2); mais, chez la plupart des Cétacés, elles sont entourées par une multitude de petites artères flexueuses qui naissent principalement d'une série de branches impaires fournies par l'aorte, et qui se prolongent sur la paroi dorsale du thorax, de façon à y constituer deux plexus vasculaires énormes (3).

(1) Chez l'Homme, les artères intercostales correspondantes aux côtes des deux ou trois premières paires naissent d'un tronc commun provenant de l'artère sous-clavière, de façon que l'aorte n'en fournit directement que huit ou neuf paires; mais leur origine n'influe pas notablement sur leur direction, ni sur leur mode de distribution.

Les artères lombaires, qui représentent ces artères intercostales là où la colonne vertébrale cesse de porter des côtes et n'est pas encore unie aux os des hanches pour former le bassin, ne sont qu'au nombre de trois ou cinq paires, et leur branche antérieure est peu développée. Enfin, les branches latérales de l'artère sacrée moyenne de l'Homme sont rudimentaires.

Toute la portion cervicale thoracique et abdominale de ce système d'artères a été très bien représentée par Bourgery et Jacob (a).

(2) Ainsi, chez le Cheval, la première intercostale vient de l'artère cervicale supérieure; les trois suivantes naissent tantôt du même vaisseau, tantôt d'un tronc commun fourni par l'aorte, et les treize suivantes sortent directement de cette dernière artère (b). Elles sont suivies par cinq ou six paires d'artères lombaires dont la dernière provient de l'artère iliaque.

(3) Les gros paquets de vaisseaux flexueux ainsi constitués avaient été remarqués chez le Marsouin par Tyson, qui les considérait comme une sorte de glande vasculaire (c). Hunter en a bien reconnu la nature chez la Baleine (d), et plus récemment la disposition de ces plexus a été étudiée avec

(a) Op. cit., t. IV, pl. 22.
(b) Voyez Chauveau, Op. cit., p. 486, fig. 157.
(c) Tyson, Anatomy of a Porpesse, p. 32, pl. 2, fig. 7, et Dublin Philos. Journ., 1826, t. II, p. 196.
(d) Hunter, Observ. on the Struct. and Economy of Whales (Philos. Trans., 1787, p. 571, et Œuvres, t. IV, p. 465).

§ 14. — Le système des artères viscérales, auquel se rattachent quelques petites branches œsophagiennes (1) et bron-

plus de soin par Breschet et par
M. Stannius (a). Breschet en a constaté
l'existence chez le *Delphinus globiceps*
et chez un fœtus de Baleine aussi bien
que chez le Marsouin ; M. Jackson
les a aperçus chez le *Delphinus del-
phis* (b) ; enfin M. Stannius les a rencontrés chez le Lamentin (c), mais il
paraîtrait, d'après les observations de
M. Owen, qu'ils manquent chez le
Dugong (d).

Chez le Marsouin, les artères intercostales des cinq premières paires sont
formées de chaque côté par un tronc
unique (ou artère thoracique postérieure, Stannius) qui naît de l'aorte à
gauche et du tronc brachio-céphalique
à droite. Celles de la sixième paire et
des paires suivantes proviennent de
l'aorte, soit par des troncs impairs
qui se bifurquent (ainsi que cela se voit
pour celles des sixième, septième et
huitième paires), soit isolément. Enfin,
au-devant d'elles, l'aorte donne aussi
naissance à deux branches impaires,
qui bientôt se bifurquent pour aller se
ramifier dans les deux plexus thoraciques. Les intercostales fournissent
comme d'ordinaire des branches dorsales et des branches qui longent les
côtes, mais elles donnent aussi naissance à un grand nombre de rameaux
flexueux qui se pelotonnent autour des
premières et entrent dans la constitu-

tion du plexus. Celui-ci occupe l'espace
du médiastin postérieur et s'étend entre
les côtes, jusque sur la partie dorsale de
la colonne vertébrale ; en arrière, il ne
dépasse guère la neuvième côte, mais
en avant il se prolonge dans le cou et
se relie au plexus cervical. Les vaisseaux qui le constituent sont, les uns
thoraciques, les autres dorsaux. Les
premiers proviennent : 1° des artères
thoraciques postérieures dont naissent
aussi les intercostales des cinq premières paires ; 2° des deux troncs impairs qui se détachent de l'aorte au-
devant du tronc également impair
dont naissent les intercostales de la
sixième paire ; 3° des intercostales des
sixième, septième, huitième et neuvième paires. Les racines dorsales du
plexus sont fournies par des branches
de l'artère méningée spinale, qui provient de l'artère carotide interne ;
branches qui sortent du canal vertébral par les trous de conjugaison et
se pelotonnent déjà dans la région
dorsale. Ainsi les branches de distribution des artères intercostales ne se
résolvent pas en capillaires pour constituer ce *rete mirabile*, mais le traversent
seulement pour se rendre à leur des-
tination ordinaire, et le plexus est un
appareil vasculaire surajouté à ces
vaisseaux (e).

(1) Les *artères œsophagiennes* sont

(a) Breschet, *Histoire anatomique et physiologique d'un organe de nature vasculaire découvert
dans les Cétacés*. In-4, 1836, pl. 2 et 3.
— Stannius, *Ueber den Verlauf der Arterien bei* Delphinus phocœna (Müller's *Archiv für Anat.
und Physiol.*, 1841, p. 392).
(b) J. B. Jackson, *Dissection of a Spermaceti Whale and three other Cetaceous* (Boston Journ.
of Nat. Hist., 1845, vol. V, p. 158).
(c) Stannius, *Beiträge zur Kenntniss der amerikanischen Manati's* (Zur Geschichte der Natur-
wissensch. Institute der Universität Rostock, 1846, p. 32).
(d) Owen, *On the Anatomy of the Dugong* (Proceedings of the Zool. Soc., 1838, p. 35).
(e) Stannius, *Op. cit.*

chiques fournies par la portion thoracique de l'aorte, se compose principalement des *artères cœliaque, mésentérique supérieure, spermatiques, capsulaires moyennes, rénales* et *mésentérique inférieure*, qui naissent toutes dans l'abdomen.

Chez l'Homme, l'*artère cœliaque* (1) se sépare du tronc aortique immédiatement après que celui-ci a traversé le diaphragme, et elle ne tarde pas à se diviser en trois branches (2), dont l'une, appelée *artère coronaire stomachique*, ou *gastrique supérieure*, suit la petite courbure de l'estomac et distribue ses rameaux à ce viscère ainsi qu'à l'œsophage (3). Une autre de ces divisions du tronc cœliaque constitue l'*artère hépatique*, qui se termine dans le foie, après avoir donné une petite artère

Artère
cœliaque.

de très petits vaisseaux qui, au nombre de trois ou quatre (ou même davantage) naissent de la face antérieure de l'aorte thoracique et vont se ramifier dans la portion voisine de l'œsophage (*a*). Les *artères médiastines* postérieures qui se distribuent au médiastin naissent tantôt des artères œsophagiennes, d'autres fois du tronc aortique ou même des artères intercostales.

L'aorte, en traversant le diaphragme, fournit à ce muscle une paire d'*artères* dites *diaphragmatiques inférieures*, parce que cette cloison charnue reçoit aussi une paire d'artères qui naissent plus haut et qui se répandent sur sa partie supérieure et antérieure. Ces dernières, appelées *diaphragmatiques supérieures*, sont des branches des artères mammaires internes (*b*).

(1) C'est-à-dire, artère ventrale. De κοιλία, ventre.

(2) Les anatomistes désignent quelquefois ce vaisseau sous le nom de *trépied de Haller*, à cause de la comparaison que cet auteur emploie pour en indiquer la forme.

(3) L'*artère coronaire stomachique*, moins grosse que les deux autres branches terminales du tronc cœliaque, se porte obliquement en haut et en avant vers l'extrémité inférieure de l'œsophage, puis se contourne à droite, en longeant la petite courbure de l'estomac, et va se terminer près du pylore en s'y anastomosant avec une branche de l'artère hépatique (*c*). Pendant ce trajet, elle fournit quelques branches ascendantes qui vont à l'œsophage, et beaucoup de branches transverses ou descendantes qui se répandent sur les parois de l'estomac et y forment quelques anastomoses avec des branches de l'artère splénique.

(*a*) Voyez Bourgery et Jacob, *Op. cit.*, t. IV, pl. 14.
(*b*) Voyez Bourgery et Jacob, t. IV, pl. 15.
— Tiedemann, *Op. cit.*, pl. 20.
(*c*) Voyez Bourgery, *Op. cit.*, t. V, pl. 20 et 20 *bis*.
— Tiedemann, *Op. cit.*, pl. 21 et 22.

dite *pylorique*, destinée à l'estomac, et une *artère gastro-épiploïque droite* dont les ramuscules se rendent dans le pylore, au pancréas et à l'épiploon, pour s'y anastomoser avec l'artère mésentérique supérieure (1). Enfin, le troisième de ces vaisseaux porte le nom d'*artère splénique*, et après avoir fourni des rameaux au pancréas, une artère gastro-épiploïque gauche et plusieurs *vaisseaux courts* qui se rendent à l'estomac pour s'anastomoser avec des rameaux de la coronaire stomachique, il se termine par un grand nombre de branches qui pénètrent dans la rate (2).

(1) L'*artère hépatique* se dirige transversalement de gauche à droite, et gagne ainsi le sillon transversal du foie où elle se bifurque avant de pénétrer dans cet organe (a). L'*artère pylorique*, qui en naît, va s'anastomoser avec l'extrémité de la coronaire stomachique, de façon à former avec elle une arcade. L'*artère gastro-épiploïque droite* s'en sépare un peu plus loin, descend derrière le duodénum, et se recourbe ensuite à gauche pour suivre la grande courbure de l'estomac et s'y terminer en s'anastomosant avec sa congénère. Pendant ce trajet elle fournit plusieurs branches ascendantes au pylore et à l'estomac, ainsi que des branches descendantes qui se logent dans l'épiploon et se terminent à l'arc transversal du côlon.

Enfin l'*artère cystique*, qui naît de la branche terminale droite de l'artère hépatique, est très grêle et se répand dans les parois de la vésicule du fiel.

(2) L'*artère splénique* de l'Homme est la plus grosse des trois branches terminales du tronc cœliaque; elle descend obliquement derrière l'estomac, en décrivant des flexuosités plus ou moins nombreuses et en se logeant dans une rainure creusée dans le bord supérieur du pancréas (b). Les branches qu'elle fournit à cette glande sont assez grosses et varient en nombre. L'artère gastro-épiploïque gauche, qui en naît au niveau de la grosse tubérosité de l'estomac, gagne la grande courbure de cet organe, et, comme je l'ai déjà dit, s'y anastomose avec l'artère gastro-épiploïque droite. Les branches ascendantes qui naissent de l'arcade vasculaire ainsi constituée se répandent sur les deux faces de l'estomac et s'y anastomosent avec les autres artères de cet organe, de façon à former un réseau à grosses mailles irrégulières. Enfin les branches appelées *vaisseaux courts* naissent ordinairement d'un ou de plusieurs des rameaux terminaux de l'artère splénique, au moment où ceux-ci pénètrent dans la rate, et elles retournent vers le grand cul-de-sac de l'estomac et vers le cardia, où elles s'anastomosent avec les branches provenant de l'artère coronaire stomachique.

(a) Voyez Bourgery, *Anatomie descriptive*, t. V, pl. 36.
— Tiedemann, *loc. cit.*
(b) Voyez Tiedemann, *Op. cit.*, pl. 22, fig. 1.

Le mode de distribution de l'artère cœliaque est à peu près le même chez tous les Mammifères ; seulement, au lieu de se diviser immédiatement en trois branches, il arrive souvent qu'elle fournit successivement les artères gastrique, hépatique et splénique (1).

Chez le Cochon, la branche gastrique de ce tronc artériel présente cependant une particularité remarquable, car elle se résout en un plexus avant de se ramifier sur la paroi postérieure de l'estomac (2).

L'artère mésentérique supérieure naît de l'aorte ventrale, — Artères mésentériques.

---

(1) Cette disposition se rencontre chez les Ruminants. Ainsi, chez le Mouton, le tronc cœliaque descend sur la panse et fournit successivement : 1° plusieurs petites artères diaphragmatiques; 2° une artère splénique, qui, à son origine, fournit souvent l'artère supérieure de la panse ; 3° l'artère du bonnet, qui se divise en deux branches, l'une supérieure, l'autre inférieure, lesquelles naissent souvent isolément ; 4° l'artère hépatique, et 5° une artère gastrique, dont une branche supérieure passe sur le feuillet et suit la petite courbure de la caillette pour aller se terminer par inosculation dans une branche duodénale de l'artère hépatique ; l'autre branche franchit la grande courbure de la caillette pour aller se perdre dans l'épiploon (a).

Chez le Chat, la cœliaque fournit d'abord une artère capsulaire droite, puis l'hépatique, ensuite la gastrique, et se termine par la splénique (b).

Chez le Cheval, le mode de division du tronc cœliaque est à peu près le même que chez l'Homme (c).

Chez le Porc-Épic, le tronc cœliaque se bifurque : la branche gauche constitue l'artère splénique, et sa branche droite se subdivise en artères hépatique et gastrique (d).

Cuvier a trouvé le tronc cœliaque confondu, à son origine, avec l'artère mésentérique supérieure chez le Marsouin (e). Mais cette disposition n'est pas constante (f).

(2) Ce *rete mirabile* gastrique a été décrit et figuré, il y a une quinzaine d'années, par Barkow (g), mais paraît avoir échappé aux recherches des auteurs qui, dans ces derniers temps, ont écrit sur l'anatomie des animaux domestiques.

(a) Voyez Chauveau, *Op. cit.*, p. 499, fig. 152.
(b) Cuvier, *Anatomie comparée*, t. VI, p. 146.
(c) Voyez Chauveau, *Op. cit.*, p. 490, fig. 149.
— Leyh, *Op. cit.*, p. 393, fig. 168.
(d) Cuvier, *Anat. comp.*, t. VI, p. 147.
(e) Cuvier, *Anat. comp.*, t. VI, p. 148.
(f) Stannius, *Ueber den Verlauf der Arterien bei* Delphinus phocœna (Müller's *Archiv*, 1841, p. 394).
(g) Barkow, *Disquisitiones recentiores de arteriis Mammalium* (*Nova Acta Acad. Nat. curios.*, t. XX, p. 614, pl. 28, fig. 4).

immédiatement au-dessous du tronc cœliaque, et distribue ses branches à l'intestin grêle et à la moitié droite du gros intestin. Elle descend entre les deux lames du mésentère, et décrit une légère courbure, de la convexité de laquelle il part un nombre considérable de grosses branches qui se bifurquent pour s'anastomoser entre elles et constituer des arcades. Le bord convexe de celles-ci produit d'autres branches qui, en s'anastomosant d'une manière analogue, forment une seconde série d'arcades plus petites, auxquelles succède une troisième série d'anses vasculaires disposées de la même manière, mais encore plus petites ; puis, dans la partie moyenne de ce système de vaisseaux, un quatrième ou même un cinquième ordre d'arcades, dont la convexité est dirigée vers l'intestin, donne enfin naissance à une multitude de ramuscules qui vont se répandre dans les parois de cette portion du tube digestif (1). D'autres branches naissent de la concavité de l'artère mésentérique supérieure, et vont former de grandes arcades le long du gros intestin auquel leurs ramuscules se distribuent. Enfin, dans les premiers temps de la vie intra-utérine, cette artère fournit aussi une branche ombilicale, appelée *artère omphalo-mésentérique*, qui sort de l'abdomen pour se loger dans le cordon ombilical et se rendre à la vésicule du même nom (2).

(1) Chacune de ces branches se divise en deux ordres de rameaux : les uns sont superficiels et se répandent sur l'intestin en marchant sous sa tunique péritonéale, et vont s'anastomoser sur son bord convexe ; les autres sont profonds et pénètrent jusqu'à la tunique muqueuse, où ils constituent un réseau inextricable.

Pour la disposition générale de l'artère mésentérique supérieure, voyez les planches de M. Tiedemann ou de Bourgery (a).

(2) Nous reviendrons sur ce vaisseau lorsque nous étudierons le développement de l'embryon ; son trajet se voit dans les planches de M. Coste (b).

(a) Tiedemann, *Op. cit.*, pl. 23 et 24 (réduites dans Sappey, *Op. cit.*, t. I, fig. 128 et 129). — Bourgery, *Op. cit.*, t. V, pl. 27.
(b) Coste, *Histoire générale du développement des êtres organisés*, espèce humaine, pl. 3 a, fig. 1 ; pl. 4 a, fig. 1.

L'*artère mésentérique inférieure* naît beaucoup plus bas, et complète cet ensemble des vaisseaux de l'intestin en allant distribuer ses branches à la portion gauche du gros intestin et au rectum (1).

Les particularités qui s'observent dans le mode de division de ces vaisseaux, chez les autres Mammifères ordinaires, n'offrent rien d'important à noter ; mais il est à remarquer que chez les Marsupiaux les artères mésentériques postérieures manquent (2).

(1) Voyez les Iconographies anatomiques (a).

(2) M. Owen considère l'absence de l'artère mésentérique inférieure comme étant constante dans l'ordre des Marsupiaux et comme se liant au mode particulier de suspension des intestins chez ces Mammifères (b).

Chez le Cheval, l'artère mésentérique antérieure (ou grande mésentérique) présente une disposition plus compliquée que chez l'Homme, et les branches qui en partent forment trois faisceaux assez distincts (c), savoir : 1° un faisceau gauche, composé de quinze à vingt *artères de l'intestin grêle*, qui, arrivées près du bord mésentérique de l'intestin, se bifurquent pour s'anastomoser en une série d'arcades dont naissent les rameaux de distribution (d) ; — 2° un faisceau droit, composé de l'*artère iléo-cœcale*, qui suit le bord de la portion terminale de l'intestin grêle, et forme, par son inosculation avec la dernière branche du faisceau précédent, une grande arcade ; d'une *artère cœcale supérieure* ou externe, qui se loge dans le sillon antérieur du cæcum et se distribue aux parois de cette portion de l'intestin ; d'une *artère cœcale inférieure*, qui contourne la face externe du cæcum, donne naissance à une branche remarquable destinée à l'arc du côlon, et se termine en s'anastomosant avec la cæcale interne ; enfin, d'une *artère colique droite* ; — 3° un faisceau antérieur composé d'une *artère colique gauche*, qui se réunit par inosculation avec la précédente et constitue ainsi une arcade très allongée appartenant à l'anse du côlon (e) ; enfin, d'une *artère colique postérieure*, qui suit le bord et la portion flottante du côlon et s'anastomose en arcade avec une des branches de la *mésentérique postérieure* ou *petite mésentérique*. Cette dernière artère (f) décrit

(a) Tiedemann, *Op. cit.*, pl. 24.
— Bourgery, *Op. cit.*, t. VIII, pl. 31.
(b) Owen, MARSUPIALIA (Todd's *Cyclop. of Anat. and Physiol.*, vol. III, p. 308, fig. 134).
(c) Voyez Chauveau, *Op. cit.*, p. 493, fig. 150.
(d) Voyez Leyh, *Op. cit.*, p. 397, fig. 169.
(e) Leyh, *Op. cit.*, p. 398, fig. 170.
(f) Chauveau, *Op. cit.*, p. 496, fig. 151.
— Leyh, *Op. cit.*, p. 401, fig. 168.

Artères
rénales.

Les *artères rénales* sont paires et naissent de l'aorte ventrale, un peu au-dessus de la mésentérique inférieure ; elles se portent directement en dehors, et, après avoir fourni quelques petits rameaux aux capsules surrénales, elles se divisent en plusieurs branches et plongent dans la substance des reins, où elles se résolvent en un réseau capillaire dont je ferai connaître la disposition remarquable quand je traiterai de la structure intime de ces glandes (1).

Artères
capsulaires.

Quant aux *artères capsulaires moyennes*, qui naissent de l'aorte au-dessus des précédentes et qui se rendent aux capsules surrénales, elles sont très petites et ne présentent rien d'important à noter.

Artères
spermatiques

Enfin, les *artères spermatiques* naissent de l'aorte, vers le niveau de l'origine des rénales, et se portent immédiatement en bas, pour gagner le bassin et se rendre aux ovaires ou aux testicules. Chez l'Homme, elles sortent de l'abdomen par le canal inguinal ; elles sont remarquables par leur grande longueur, et, comme nous le verrons plus tard, cette particularité dépend du déplacement que les glandes auxquelles elles se distribuent éprouvent pendant le développement du fœtus (2).

une courbe en se rendant au rectum, et, chemin faisant, donne à la portion flottante ou terminale du côlon des branches dont les premières forment des arcades comme les précédentes, et les autres se ramifient directement dans les parois de l'intestin.

Chez les Ruminants, la disposition de ces vaisseaux est à peu près la même que chez le Cheval. La mésentérique postérieure est très petite chez ces animaux ainsi que chez les Carnassiers.

Chez le Marsouin, la mésentérique postérieure naît de l'artère iliaque (a).

Carlisle indique l'existence d'une disposition plexiforme dans les artères des parois du gros intestin chez l'Agouti (b).

(1) Chez l'Homme, ces artères sont courtes et grosses (c) ; quelquefois l'aorte envoie deux artères à l'un des reins.

(2) Les artères spermatiques descendent de la région lombaire, derrière le péritoine, jusque dans le bassin,

(a) Cuvier, *Anatomie comparée*, t. VI, p. 150.
(b) Carlisle, *Continuation of an Account of a Peculiar Arrangement in the Arteries distributed in the Muscles of slow-moving Animals* (*Philos. Trans.*, 1804, p. 19, pl. 1, fig. 2).
(c) Voyez Bourgery, t. IV, pl. 24 ; t. V, pl. 6, etc.

§ 15. — Le système artériel des membres abdominaux se compose de deux paires de vaisseaux principaux qui portent les noms d'*artères iliaques externes* et d'*artères hypogastriques* ou *iliaques internes*. Artères
des membres
inférieurs.

Chez l'Homme, ces artères sont confondues à leur base, et l'aorte, arrivée vers le bas de la région lombaire, semble se bifurquer pour donner naissance aux deux troncs ainsi constitués. On appelle ceux-ci les *iliaques primitives*. Ils s'écartent l'un de l'autre, en descendant, et chez l'adulte les iliaques externes semblent en être la continuation. Artères iliaques
primitives.

Les *artères hypogastriques*, ou *iliaques internes*, s'en séparent au niveau du bord supérieur du sacrum, et descendent en se portant en arrière, pour s'enfoncer dans le bassin et aller se distribuer aux viscères contenus dans cette partie de la cavité abdominale, ainsi qu'aux muscles de la région fessière et aux parties génitales externes (1). Chez le fœtus, elles Artères
hypogastriques.

sans fournir aucune branche (a). Parvenues dans le canal inguinal, elles donnent quelques ramuscules très grêles au muscle crémaster et au cordon spermatique ; enfin, arrivées dans le scrotum, elles se bifurquent pour pénétrer dans l'épididyme et le testicule.

Chez les Mammifères, dont les testicules restent dans l'abdomen (l'Éléphant et le Rhinocéros, par exemple), ou ne se logent que dans le pli de l'aine, comme chez le Chameau, ces vaisseaux sont moins longs.

Chez le Marsouin, ils forment des plexus très remarquables (b).

Chez les Mammifères femelles, les artères spermatiques prennent le nom d'*artères ovariennes*, et vont se distribuer à l'utérus aussi bien qu'à l'ovaire (c). Pendant la gestation, elles prennent un grand développement, et leurs branches terminales deviennent extrêmement flexueuses.

Chez le Kanguroo, les artères ovariennes naissent par un tronc commun (d).

(1) Les branches de l'artère hypogastrique peuvent être rangées en deux groupes, suivant qu'elles sont destinées principalement aux viscères (e) ou aux parois de la cavité

(a) Voyez Tiedemann, *Op. cit.*, pl 20.
— Bourgery, *Op. cit.*, t. IV, pl. 16.
(b) Duvernoy, *Anatomie comparée* de Cuvier, t. VI, p. 153.
(c) Voyez Tiedemann, *Op. cit.*, pl. 27.
(d) Owen, MARSUPIALIA (Todd's *Cyclop. of Anat. and Physiol.*, t. III, p. 308, fig. 134).
(e) Voyez Tiedemann, *Op. cit.*, pl. 25, fig. 1 ; pl. 26, fig. 1.
— Bourgery, *Op. cit.*, t. IV, pl. 14, 16.

se continuent en avant et en haut avec les artères ombilicales, dont nous aurons à nous occuper par la suite.

Chez les Quadrumanes, la plupart des Rongeurs et quelques autres Mammifères, les deux paires d'artères destinées aux

pelvienne et aux parties molles qui entourent le bassin (a). Les branches vésicales sont : 1° les *artères vésicales*, qui, en nombre variable, naissent soit du tronc hypogastrique, soit de la branche ombilicale ou même de quelque autre rameau, et se rendent à la vessie ; 2° l'*artère hémorrhoïdale moyenne*, qui se distribue à la partie antérieure des parois du rectum ; 3° l'*artère utérine*, qui est souvent confondue, à son origine, avec une des artères viscérales et qui se porte transversalement en dedans pour gagner la matrice, où ses rameaux décrivent de nombreuses flexuosités ; 4° l'*artère vaginale*, qui descend sur les côtés du vagin et s'anastomose en arcade avec sa congénère.

Les branches essentiellement pariétales sont : 1° l'*artère iléo-lombaire*, qui remonte entre les muscles de la paroi dorsale de l'abdomen, et y joue le rôle d'une intercostale en donnant un rameau musculaire aux lombes, un rameau spinal à la colonne vertébrale et un rameau transversal aux parois latérales de l'abdomen ; 2° les *artères sacrées latérales*, qui descendent sur la face interne du sacrum, de chaque côté de l'artère sacrée moyenne, et fournissent latéralement des rameaux destinés, les uns à s'anastomoser avec celle-ci, les autres à gagner la face postérieure du bassin et

à s'y distribuer à peu près comme le font les artères lombaires un peu plus haut ; 3° l'*artère obturatrice* (à moins que celle-ci ne naisse de l'iliaque externe, comme cela se voit souvent), vaisseau qui fournit des rameaux au muscle iliaque situé sur les côtés de la cavité du bassin, puis se rend en partie au pubis, en partie aux organes génitaux externes, et aux muscles de la partie supérieure et interne de la cuisse ; 4° l'*artère fessière*, ou *iliaque postérieure*, qui peut être considérée comme la continuation du tronc hypogastrique, et qui sort du bassin par le sommet de l'échancrure ischiatique pour aller se ramifier dans les muscles dont elle porte le nom ; 5° l'*artère ischiatique*, ou *fessière inférieure*, qui, à son origine, est souvent confondue avec la précédente, et sort du bassin plus bas pour se distribuer en partie aux mêmes muscles, en partie dans la région coccygienne et fémorale interne (b).

Enfin, une branche, dont les divisions appartiennent à la fois aux viscères et aux parties pariétales du bassin, est appelée *artère honteuse interne*. Elle sort du bassin avec l'ischiatique, puis rentre dans cette cavité dans le voisinage de l'anus, y fournit un ou plusieurs ramuscules appelés *artères hémorrhoïdales inférieures*, et se divise ensuite en deux

(a) Voyez Tiedemann, *Op. cit.*, pl. 25, fig. 2, et 26, fig. 2.
— Bourgery, *Op. cit.*, t. IV, pl. 24, 25, 44 et 45.
(b) Voyez Bourgery, *Op. cit.*, t. IV, p. 42.

membres abdominaux naissent d'une paire de troncs iliaques primitifs, comme chez l'Homme (1); mais chez le Chien, le Cheval et un grand nombre d'autres Animaux de cette classe, les artères hypogastriques proviennent directement de l'aorte, à quelque distance en arrière des iliaques externes (2). Quel-

branches principales, dont l'une est superficielle ou inférieure, et se rend au périnée, et dont l'autre appartient aux organes génitaux. La première fournit l'artère dorsale de la verge et l'artère caverneuse.

Chez l'enfant nouveau-né, de même que chez le fœtus, les deux artères hypogastriques se continuent sous la forme d'artères ombilicales, sortent de l'abdomen par l'ombilic, et vont se ramifier dans le placenta (a); mais lorsque le cordon ombilical s'est flétri, ces derniers vaisseaux s'atrophient et se transforment peu à peu en un cordon ligamenteux qui s'étend de chaque côté de la vessie jusqu'à l'ombilic et fait suite au tronc des artères vésicales (b).

(1) Ces vaisseaux naissent des artères iliaques primitives, chez le Hérisson (c), le Surmulot (d), le Cochon d'Inde (e), le Lapin (f), le Porc-Épic (g), l'Écureuil (h), le Souslik (i), le Phoque (j), le Pangolin (k). Il en est de même chez le Fourmilier, soit des deux côtés (l), soit d'un côté seulement (m), défaut de symétrie qui se voit aussi chez le Tatou (n).

(2) L'origine bilatérale des artères hypogastriques sur le tronc aortique, en arrière des iliaques externes, se voit chez la plupart des Carnassiers, tels que le Chat, le Lion, le Tigre, l'Ours (o); chez le Cheval (p), le Cochon (q), les Ruminants (r), les Marsupiaux (s), et chez l'Échidné (t).

Chez le Putois, une partie des ar-

(a) Voyez Bourgery, *Anatomie descriptive*, t. VIII, pl. 12, et pl. 13, fig. 6.
— Martin Saint-Ange, *Circulation du sang considéré chez le fœtus*, etc., fig. 1, et *Dict. univ. d'hist. nat.* de d'Orbigny, MAMMIFÈRES, pl. 4, fig. 1.
(b) Voyez Tiedemann, *Op. cit.*, pl. 25, fig. 1.
(c) Barkow, *Disquisit. circa origin. et decurs. arteriarum Mammalium*, p. 29, pl. 1, fig. 1.
(d) Idem, *ibid*, p. 36.
(e) Idem, *ibid.*, p. 42.
(f) Idem, *ibid.*, p. 52.
(g) Cuvier, *Anatomie comparée*, t. VI, p. 158.
(h) Barkow, *Disquisit. recent. de arter. Mammal.* (*Nova Acta Acad. Nat. curios.*, t. XX, p. 633).
(i) Idem, *ibid.*, p. 625.
(j) Cuvier, *loc. cit.*, p. 160.
(k) Hyrtl, *Op. cit.* (*Mém. de l'Acad. de Vienne*, t. VI, pl. 2, fig. 2).
(l) Meckel, *Traité d'anatomie comparée*, t. IX, p. 416.
(m) Hyrtl, *Op. cit.* (*ibid.*, pl. 4, fig. 1).
(n) Idem, *ibid.*, pl. 7, fig. 1.
(o) Cuvier, *Anatomie comparée*, t. VI, p. 158.
(p) Voyez Leyh, *Handbuch der Anat. der Hausthiere*, p. 403, fig. 171.
— Chauveau, *Op. cit.*, p. 506, fig. 154.
(q) Barkow, *Disquisit. recent.* (*Op. cit.*, t. XX, p. 633).
(r) Meckel, *Op. cit.*, t. IX, p. 417.
(s) Owen, MARSUPIALIA (Todd's *Cyclop. of Anat. and Physiol.*, t. III, p. 308).
(t) Hyrtl, *Op. cit.* (*Mém. de l'Acad. de Vienne*, t. V, pl. 3, fig. 1).

III.   36

quefois elles forment à leur origine un tronc impair qui se dirige en arrière, au-dessous de l'artère sacrée moyenne, laquelle représente, comme d'ordinaire, la portion terminale de l'aorte (1). Enfin, chez les Cétacés, dont le corps, comme on le sait, est dépourvu des membres postérieurs, les artères iliaques externes manquent, et les branches abdominales, qui d'ordinaire en naissent, sont fournies par les hypogastriques.

Artères iliaques externes.

L'artère iliaque externe ressemble beaucoup à l'artère sous-clavière et se divise à peu près de la même manière. Ainsi, avant d'arriver à la cuisse, elle fournit aux parties antérieures et latérales des parois de la grande cavité viscérale diverses branches dont les plus importantes sont l'artère épigastrique et l'artère iliaque antérieure ; or, ces vaisseaux représentent pour ainsi dire les artères mammaire interne et thoracique inférieure (2).

tères qui d'ordinaire dépendent de l'hypogastrique viennent des iliaques, et les autres des artères sacrées latérales (a).

(1) Cette disposition a été observée chez le Blaireau (b).

(2) L'artère épigastrique naît de l'iliaque externe au moment où celle-ci quitte le bassin, en s'engageant sous le ligament dont se compose l'arcade crurale. Souvent elle est confondue, à son origine, avec l'artère obturatrice ; mais, quoi qu'il en soit à cet égard, elle se porte en dedans, puis se recourbe en haut, et remonte sur la paroi antérieure de l'abdomen pour s'y distribuer et s'anastomoser avec des branches descendantes de la mammaire interne (c).

Une autre branche pariétale naît au-dessous de l'arcade crurale et remonte aussi sur la paroi antérieure de l'abdomen ; on l'appelle *artère sous-cutanée abdominale*, et l'on peut la considérer comme le représentant de l'artère mammaire externe (d).

L'*artère iliaque antérieure*, ou *circonflexe iliaque*, naît au même niveau que l'épigastrique, et remonte obliquement derrière l'arcade crurale jusqu'à la crête de l'os iliaque, où elle se divise en deux branches : une ascendante, qui marche parallèlement à l'épigastrique, se distribue aux muscles de la paroi latérale de l'abdomen, et s'y anastomose avec les artères lombaires et intercostales ;

(a) Barkow, *Disquisit. circa origin. arter. Mammalium*, p. 23, et *Disquisit. recentiores* (loc. cit., t. XX, p. 658).

(b) Duvernoy, *Anatomie comparée* de Cuvier, t. VI, p. 158.

(c) Voyez Bourgery, *Anat. descript.*, t. IV, pl. 21 et 22.
— Tiedemann, *Op. cit.*, pl. 18.

(d) Voyez Bourgery, *Op. cit.*, t. IV, pl. 23.

Elle longe ensuite la partie interne de la cuisse, où elle prend le Artère fémorale. nom d'*artère fémorale*, et donne naissance à une grosse branche collatérale que je comparerai à la brachiale profonde (1); puis elle se porte obliquement en arrière, passe dans le creux du jarret, où on la désigne sous le nom d'*artère poplitée*, et arrive à la partie supérieure et postérieure de la jambe, où elle se bifurque pour constituer deux branches divergentes dont l'une Artères de la jambe. se subdivise bientôt, de sorte qu'ici, de même qu'à l'avant-bras, il y a trois artères principales : une qui traverse l'aponévrose interosseuse pour descendre le long de la face opposée de la jambe vers le dos du pied, comme le fait l'artère interosseuse du membre supérieur, et qui prend le nom d'*artère tibiale anté- rieure*; deux (appelées *artères tibiale postérieure* et *péronière*) qui restent à la partie postérieure de la jambe, et qui sont les analogues des artères cubitale et radiale. Mais le mode de ter- minaison de ces vaisseaux n'est pas tout à fait le même que pour les artères de la main. Ainsi l'artère pédieuse, qui se trouve sur la face dorsale du pied et qui s'y comporte à peu

l'autre, transverse, qui continue à longer la crête iliaque et se dirige vers les lombes (*a*).

L'artère hypogastrique correspond à peu près à l'artère cervicale trans- verse.

(1) L'artère fémorale ou crurale sort du bassin en passant entre le bord su- périeur de l'os iliaque et l'arcade cru- rale ; elle se trouve d'abord à la partie antérieure et supérieure de la cuisse, à peu de distance sous la peau, mais elle ne tarde pas à s'enfoncer entre les muscles, et après être descendue pres- que verticalement le long de la face interne du fémur, dont elle est séparée

par du tissu musculaire, elle gagne la face postérieure de la cuisse et con- tinue sa route vers la jambe, sous le nom d'*artère poplitée*.

A la partie supérieure et interne de la cuisse, elle fournit les *artères hon- teuses externes* qui vont se rendre aux parties génitales externes. Elle donne naissance à diverses branches muscu- laires, dont la plus importante est l'*artère fémorale profonde*, qui se détache à peu de distance du pubis et descend verticalement au milieu des muscles profonds de la cuisse (*b*), à peu près comme l'artère humérale profonde dans le bras.

(*a*) Voyez Bourgery, *Op. cit.*, pl. 21, 22 et 24.
(*b*) Idem, *ibid.*, pl. 41, 42 et 43.

près comme la portion terminale de la radiale sur le métacarpe, est la continuation de la tibiale antérieure. L'artère péronière, qui, par sa position, est comparable à l'artère cubitale, tend à s'atrophier, et au lieu de donner naissance à une arcade plantaire superficielle, se termine dans le voisinage de la malléole externe. Enfin l'artère tibiale postérieure, que je comparerai à la radiale, se rend directement sous la face plantaire du pied, et y forme, avec une branche perforante de la pédieuse, une arcade profonde qui donne naissance aux artères interosseuses métatarsiennes dont les branches terminales constituent les artères collatérales des orteils (1).

(1) L'*artère poplitée*, en passant dans le creux du jarret, fournit de chaque côté des branches articulaires transversales qui contournent le genou, et qui ressemblent beaucoup aux artères collatérales et récurrentes du coude.

La *tibiale antérieure*, que j'ai comparée à l'artère interosseuse postérieure de l'avant-bras, naît avant la division du tronc tibio-péronier et se porte immédiatement en avant, perce la partie supérieure du ligament interosseux et descend ensuite verticalement sous les muscles extérieurs des orteils et le jambier antérieur, fournit des rameaux à l'articulation tibio-tarsienne, et va constituer sur la face supérieure du tarse l'artère pédieuse ou dorsale du pied, qui s'avance jusqu'au sommet du premier espace interosseux du métatarse, et y plonge pour aller s'anastomoser par inosculation avec l'arcade plantaire (*a*). Mais, avant de quitter la face dorsale du pied, elle fournit plusieurs branches, dont une, disposée en arcade et appelée *artère dorsale du métatarse*, donne naissance à une série d'artères interosseuses dorsales, qui s'anastomosent aussi avec des branches perforantes de la plantaire, et qui, en se bifurquant, vont former les artères collatérales des doigts (*b*).

L'*artère péronière* descend directement jusqu'au calcanéum, et son calibre, qui varie beaucoup, est le plus ordinairement en raison inverse de celui de la tibiale antérieure (*c*).

L'*artère tibiale postérieure*, plus grosse que les précédentes, descend le long de la partie postérieure et interne de la jambe, passe derrière la malléole externe, et pénètre sous la voûte du pied où elle se divise en deux branches appelées *artères plantaires interne* et *externe* (*d*). La première de celles-ci longe le côté interne de la plante du pied et va constituer les artères collatérales du gros orteil. La

(*a*) Voyez Bourgery, *Op. cit.*, t. IV, pl. 45, fig. 2, et pl. 46, fig. 2.
(*b*) Idem, *ibid.*, pl. 48, fig. 1 et 2.
(*c*) Idem, *ibid.*, pl. 46, fig. 2.
(*d*) Voyez Bourgery et Jacob, *Op. cit.*, t. IV, pl. 48 et 49.

Le mode de division et de distribution de l'espèce d'arbre vasculaire dont l'artère crurale représente le tronc est à peu près le même chez la plupart des Mammifères, et les différences qui s'y rencontrent dépendent, en général, soit de la hauteur variable à laquelle certaines branches prennent naissance, soit de la simplification de la partie pédieuse du système vasculaire, lorsque le nombre des doigts vient à diminuer. Comme exemple de ces modifications, je citerai, d'une part, les Makis, où le tronc crural se bifurque pour constituer les artères tibiales antérieures et postérieures dès le haut de la cuisse; d'autre part, le Cheval, où l'artère péronière disparaît presque complétement, et où l'artère pédieuse fournit à elle seule la plupart des branches destinées au pied (1). Toujours il y a pour

plantaire externe se rapproche du bord externe du pied, puis se recourbe en dedans pour former une arcade et s'anastomoser par inosculation avec la branche perforante de la pédieuse, dont il a déjà été question. Enfin, l'arcade ainsi constituée fournit diverses branches perforantes qui vont s'anastomoser avec les interosseuses dorsales et cinq artères interosseuses plantaires qui se bifurquent pour constituer les collatérales des orteils.

Quelques anatomistes considèrent l'artère tibiale antérieure comme étant le représentant de l'artère radiale; l'artère péronière comme correspondant à l'interosseuse de l'avant-bras, et l'artère tibiale postérieure comme l'analogue de l'artère cubitale (a). Mais ces rapprochements ne me semblent pas admissibles. En effet, pour que la main soit dans la même position que le pied, elle doit être en pronation, c'est-à-dire avec le pouce

en dedans. Alors l'artère radiale occupe le côté interne de la face palmaire de l'avant-bras, comme l'artère tibiale postérieure longe le côté interne de la face plantaire de la jambe; l'artère cubitale se trouve du côté du petit doigt, comme l'artère péronière est du côté du petit orteil, et c'est sur la face opposée du membre que se trouvent l'artère interosseuse postérieure de l'avant-bras et l'artère tibiale antérieure de la jambe. Il est vrai que dans le pied c'est l'artère tibiale postérieure qui joue le même rôle que l'artère cubitale dans la main, et que l'artère dorsale du pied se comporte comme la portion terminale de l'artère radiale; mais cette substitution s'explique facilement par les anastomoses terminales de ces deux vaisseaux.

(1) Duvernoy dit que chez le Cheval l'artère fémorale ne fournit pas, comme d'ordinaire, une branche

(a) Cruveilhier, *Anatomie descriptive*, t. II, p. 749.

chaque doigt, comme aux membres antérieurs, deux artères collatérales qui longent les faces latérales de ces organes, et les vaisseaux dont ces artères terminales naissent forment des arcades à la face plantaire du pied.

Les divisions fasciculaires et les plexus que nous avons rencontrés dans le système artériel des membres thoraciques, chez les Paresseux et quelques autres Mammifères, se retrouvent également dans les artères des membres abdominaux. Ainsi, chez l'Unau, l'artère crurale se résout presque entièrement en un plexus très gros, et cette disposition se continue même dans la portion tibiale du vaisseau; chez l'Aï, ce mode d'organisation se voit aussi, mais ne se prolonge guère au-dessous du genou. Il en est de même chez le Loris grêle, et je ferai remarquer que chez le Tarsier elle est plus développée dans les pattes postérieures que dans les membres antérieurs (1).

musculaire profonde (a); mais cette anomalie n'existe pas. La crurale profonde naît de la fémorale au niveau du bord pelvien, se porte obliquement en arrière et descend entre les muscles de la partie interne et postérieure de la cuisse (b).

L'artère tibiale postérieure, parvenue derrière le tarse, se divise en deux artères palmaires qui représentent celles de l'Homme, mais qui sont rudimentaires.

L'artère tibiale antérieure prend, comme d'ordinaire, le nom d'artère pédieuse dans la région tarsienne, et se divise en deux branches principales, une dite pédieuse métatarsienne, qui correspond à une interosseuse dorsale chez l'Homme, et qui fournit les artères collatérales du doigt, et une branche perforante qui gagne la face plantaire du pied et s'y anastomose en arcade avec les branches terminales de la tibiale postérieure ou artères plantaires. Pour plus de détails sur la disposition des artères du pied du Cheval, je renverrai aux ouvrages spéciaux sur l'anatomie de ces animaux (c).

(1) Chez le Loris grêle, les iliaques naissent très haut dans l'abdomen, et se divisent tout de suite en un faisceau de petites artères dont une portion s'enfonce dans le bassin pour tenir lieu d'hypogastrique, et le reste pénètre dans la cuisse, mais ne paraît pas atteindre le genou. Il y a aussi dans le bassin un faisceau vasculaire

(a) Duvernoy, Anatomie comparée de Cuvier, t. VI, p. 164.
(b) Voyez Chauveau, Op. cit., p. 512, fig. 155.
(c) Leyh, Handbuch der Anatomie der Hausthiere, p. 407, fig. 173, etc (1850).
— Chauveau, Anatomie comparée des Animaux domestiques, p. 513 et suiv., fig. 155 et 156.

Il est aussi à noter que les branches artérielles fournies aux parois de l'abdomen par le tronc crural, vers le point où il sort du bassin (1), et qui remontent vers le thorax pour s'anastomoser avec les mammaires, sont quelquefois très développées. Ainsi, chez le Hérisson, elles forment de chaque côté du ventre un système de vaisseaux sous-cutanés très remarquables, et, lorsque les mamelles sont logées sous l'abdomen ou dans la région inguinale, ainsi que cela se voit chez la Jument, ce sont ces vaisseaux, et non les artères mammaires, qui portent le sang aux glandes de ce nom (2).

médian qui représente l'artère sacrée moyenne (a).

Chez le Loris du Bengale, le plexus iliaque commence après l'origine des artères hypogastriques (b).

Chez l'Aï ou Paresseux à trois doigts, il y a un plexus sacré et un plexus hypogastrique très développé, aussi bien qu'un plexus crural (c). Il en est de même chez l'Aï à collier noir (Bradypus torquatus) (d).

Chez l'Unau, le nombre des petits vaisseaux dont le faisceau crural se compose est moins considérable, mais le plexus ainsi constitué se prolonge jusqu'au talon (e). Il est aussi à noter que chez ces deux Édentés on retrouve, au milieu du plexus, un tronc principal qui représente le tronc de l'artère crurale, tandis que chez les

Loris ce vaisseau se résout tout entier en un pinceau vasculaire.

Chez le Tarsier et chez le Fourmilier à deux doigts (f), cette dernière disposition se rencontre aussi. Chez le Tamandua et le Pangolin (g), la disposition plexiforme de ces vaisseaux est moins marquée; mais ils se divisent en plusieurs branches dans le voisinage du genou (h).

Chez l'Échidné, la plupart des branches de distribution destinées aux muscles de la hanche et de la cuisse naissent très près de l'origine des iliaques, de façon à constituer dans le bassin des pinceaux vasculaires très remarquables, mais elles ne paraissent pas y former de plexus proprement dit (i).

(1) Voyez ci-dessus, page 560.
(2) Ainsi, chez la Jument, une

(a) Vrolik, Disquisit. anat. physiol. de peculiari arteriarum extremitatum in nonnullis Animalibus dispositione, pl. 2.
(b) Carlisle, Op. cit. (Philos. Trans., 1800, pl. 1).
(c) Idem, ibid., pl. 2, fig. 2.
— Vrolik, Op. cit., pl. 1, fig. 1.
(d) Hyrtl, Vergl. Angiol. (Mém. de l'Acad. de Vienne, t. VI, p. 56, pl. 8, fig. 2.
(e) Vrolik, Op. cit., pl. 1, fig. 3.
(f) Idem, ibid., pl. 1, fig. 4 (Tarsier).
(g) Hyrtl, Op. cit. (Mém. de l'Acad. de Vienne, t. VI, p. 34, pl. 2, fig. 1; et pl. 4, fig. 1 et 2).
(h) Hyrtl, loc. cit., pl. 7, fig. 1.
(i) Hyrtl, Das arterielle Gefäss-System der Monotremen (Mém. de l'Acad. de Vienne, 1853, t. V, pl. 1, fig. 2).

§ 16. — Les artères dont nous venons de suivre le mode de distribution dans les diverses parties de l'économie se ramifient de plus en plus à mesure qu'elles s'avancent vers leurs destinations respectives; quelquefois elles s'anastomosent directement avec les veines (1), mais presque toujours elles se résolvent en vaisseaux capillaires d'une grande ténuité, qui se réunissent entre eux de façon à former un réseau à mailles plus ou moins serrées. Il y a des tissus qui n'en possèdent pas, les membranes épithéliques, par exemple (2); et ces vaisseaux ne pénètrent pas dans la substance de la plupart des matériaux primaires des organes, mais accompagnent le tissu conjonctif qui les unit, et ils occupent par conséquent les espaces que ces éléments anatomiques laissent entre eux (3). Il en résulte que la disposition

artère prépubienne naît de l'artère fémorale et se divise en deux branches : l'une, dite *abdominale postérieure*, qui correspond à l'épigastrique de l'Homme ; l'autre, qui est l'analogue de l'artère honteuse externe, et c'est un rameau de cette dernière qui se rend à la mamelle (*a*).

Chez le Hérisson, l'artère épigastrique et l'artère sous-cutanée abdominale (*b*) sont très développées et s'unissent par inosculation avec les artères mammaire externe et thoracique, de façon à former de chaque côté deux grandes arcades vasculaires qui relient entre elles les artères sous-clavières et fémorales et qui donnent des branches aux muscles sous-cutanés de l'abdomen (*c*).

(1) Quelquefois des anastomoses de ce genre se voient au milieu du réseau capillaire qui unit les artères aux

veines ; disposition qui a été observée par M. Paget dans l'aile de la Chauve-Souris (*d*), et que j'ai remarquée plusieurs fois dans les vaisseaux sous-cutanés des Batraciens et des Poissons. Il est aussi à noter que dans le tissu érectile les artères déversent le sang dans des espaces ou lacunes veineuses dont naissent les veines ordinaires (*e*). Enfin, on trouve aussi dans les parois de l'utérus, pendant la gestation, des artères qui débouchent dans de grands sinus veineux (*f*).

(2) On n'aperçoit pas de vaisseaux sanguins dans les cartilages articulaires, dans le tissu du cristallin, ni dans le tissu corné. Le tissu dentaire de l'Homme en est également dépourvu; mais chez les Poissons ce tissu est souvent très vasculaire.

(3) Ainsi, les capillaires sanguins ne pénètrent jamais dans la substance

(*a*) Chauveau, *Anatomie des Animaux domestiques*, p. 512.
(*b*) Voyez ci-dessus, page 560.
(*c*) Barkow, *Disquisitiones circa originen et decursum arteriarum Mammalium*, p. 28, pl. 1.
(*d*) Paget, *Lectures on Inflammation*.
(*e*) Voyez Kölliker, *Éléments d'histologie*, p. 565.
(*f*) Voyez Kölliker, *Op. cit.*, p. 587.

du réseau capillaire est généralement subordonnée à celle des parties constitutives du tissu où il se trouve et varie avec les caractères de ceux-ci. Ainsi, dans les organes dont la texture est fibreuse, comme les muscles et les nerfs, les vaisseaux capillaires sont placés parallèlement aux filaments constitutifs de ces parties et sont réunis d'espace en espace par des branches transversales, tandis que dans les membranes muqueuses ils sont flexueux et forment des mailles arrondies. Ce n'est pas dans ce moment que nous pourrions étudier utilement ces variations ; mais je dois faire remarquer qu'il existe d'ordinaire un rapport direct entre l'abondance des capillaires sanguins dont chaque organe ou portion d'organe est pourvue, et par conséquent aussi entre la petitesse des mailles du réseau vasculaire et le degré d'activité du travail physiologique dont cette partie de l'économie est le siége.

Dans les glandes, par exemple, où le sang doit alimenter en quelque sorte la fabrication de certaines humeurs dont la production est rapide et abondante, les vaisseaux capillaires sont en très grand nombre et constituent un réseau à mailles très serrées. Ils forment également un lacis fort riche dans les membranes muqueuses qui sont le siége de phénomènes du même genre, et ils sont aussi très nombreux dans les muscles et dans la substance grise du cerveau. C'est à la présence du sang dont ils abreuvent les muscles que ces organes doivent leur couleur rouge, et il est facile de voir que cette teinte est d'autant plus intense que la puissance motrice de ceux-ci est plus grande. Chez les jeunes Animaux, le Veau, par exemple, les chairs sont pâles, parce que le système capillaire des muscles est médiocrement développé ; tandis que chez les individus adultes, tels que le Bœuf, dont la puissance muscu-

---

des fibres musculaires striées, ou dans les tubes élémentaires des nerfs, ou dans les cellules des glandes, mais les contournent.

laire devient très grande, les chairs sont d'un rouge intense par
suite de la quantité considérable de sang que ces petits vaisseaux renferment. Il est aussi à noter que dans les organes
dont l'activité est périodique, le système capillaire se développe
ou s'atrophie en partie alternativement, et que toute excitation,
pathologique aussi bien que normale, tend à augmenter la
vascularité de la partie sur laquelle le stimulant exerce son
influence.

Ainsi que je l'ai déjà dit, les artères, en se résolvant en ramuscules d'une grande finesse, perdent peu à peu presque
toutes les parties dont leurs parois sont composées, et se trouvent
réduites à leur tunique interne, qui elle-même se simplifie.
Effectivement, dans les capillaires, celle-ci se présente sous la
forme d'une simple membrane hyaline, amorphe, lisse et d'une
grande ténuité (1). Elle est parsemée de petits renflements dus

(1) Jusque dans ces dernières années, les anatomistes ont été partagés
d'opinion au sujet de l'existence de
parois propres dans les capillaires
sanguins. Les uns pensaient que les
très petits vaisseaux n'étaient que des
canaux creusés dans la substance des
organes auxquels ils appartiennent (a),
d'autres les considéraient comme des
tubes membraneux à parois distinctes
des parties circonvoisines. L'indépendance des parois des vaisseaux capillaires a été démontrée dans divers
organes dont la substance se laisse
facilement détruire par la macération,
et dont le réseau vasculaire a pu être
ainsi isolé : résultat qui a été obtenu
par M. Windischmann, en opérant sur
quelques parties de l'oreille interne
chez les Oiseaux, et par MM. Treviranus, Müller, Valentin et Schultz,
en étudiant d'une manière analogue
la structure intime des reins et de
quelques autres parties (b) ; mais ce

(a) Leeuwenhoek, Opera omnia, t. II, epist. LXVI.
— Doellinger, Vom Kreislaufe des Blutes (Mém. de l'Acad. de Munich, 1821, 4e série, t. VII,
p. 165).
— Kaltenbrunner, Exper. de inflammatione. Munich, 1826, p. 106.
— Oesterreicher, Kreislauf des Blutes. Nuremb., 1826.
— Meyer, De primis vitæ phenomenis (Dissert. inaug.) Berlin, 1826.
— Wedemeyer, Ueber den Kreislauf des Blutes, 1828, p. 262.
— Baumgartner, Beobacht. über die Nerven und das Blut. Fribourg, 1820.
(b) Windischmann, De penitiore auris in Amphibiis structura, 1834, p. 38.
— Treviranus, Neue Untersuch. über die organischen Elemente der thierischen Körper (Bei-
träge zur Aufklärung der Erscheinungen und Gesetze des organischen Lebens, 1835, t. I,
2e partie, p. 99).
— Müller, Manuel de physiologie, t. I, p. 167.
— Valentin, Handbuch der Entwickelungsgeschichte des Menschen, 1835, p. 299.
— Schultz, System der Circulation, p. 474.

à la présence de granulations auxquelles les histologistes donnent le nom de *noyaux de cellules* (1) ; on n'y aperçoit généralement aucune trace d'épithélium, et le tube membraneux constitué de la sorte n'est pas revêtu extérieurement par des fibres élastiques ou musculaires. Leur petitesse est extrême (2) :

sont surtout les observations microscopiques récentes qui ont fixé l'opinion des histologistes sur la généralité de ce mode d'organisation (*a*), et aujourd'hui il ne peut guère y avoir d'incertitude à cet égard qu'en ce qui concerne les capillaires du foie (*b*).

(1) Les corpuscules dont la membrane hyaline de ces vaisseaux est parsemée avaient été d'abord pris pour des globules du sang (*c*). Ils sont en général ovalaires et leur grand axe est dirigé longitudinalement : quand la membrane qui les porte devient extrêmement mince, ils paraissent être placés à sa surface interne ; mais quand elle offre plus d'épaisseur, ils sont bien évidemment logés dans sa substance (*d*). Vers les artères, ces noyaux sont plus serrés ; on évalue leur longueur à environ 0^mm,008 (*e*).

Quelquefois on remarque aussi sur les parois des vaisseaux capillaires des stries transversales, et, dans le voisinage des veines, ils ne tardent pas à se revêtir d'une tunique externe qui paraît être composée d'abord de tissu conjonctif seulement, puis de ce même tissu mêlé de fibres musculaires lisses.

(2) MM. E. Weber et Henle ont mesuré le calibre des capillaires sanguins sur diverses préparations injectées et sèches, faites par un anatomiste très habile du siècle dernier, Lieberkühn, et ils ont trouvé que dans le tissu nerveux ces canalicules n'avaient parfois que 0^mm,002, mais offrent en moyenne 0^mm,003 de diamètre (*f*). M. Kölliker évalue le calibre des capillaires entre 0^mm,005 et 0^mm,014. Les plus fins se rencontrent dans les nerfs et les muscles. D'après ce dernier anatomiste, ceux de la peau et des membranes muqueuses ont en général de 0^mm,007 à 0^mm,01 ; ceux des glandes, de 0^mm,009 à 0^mm,014 ; enfin, ceux des os ont jusqu'à 0^mm,02 (*g*). M. Valentin évalue de

(*a*) Spallanzani, *Expériences sur la circulation*, p. 169.
— Müller, *Ueber den sichtbaren Kreislauf des Blutes in der Leber der jungen Salamanderlarven* (Meckel's Archiv für Physiol., 1829, p. 185).
— Schwann, *Mikroscopische Untersuchungen*, 1838, p. 183.
— Henle, *Traité d'anatomie générale*, t. II, p. 20.
— Kölliker, *Éléments d'histologie*, p. 620.
(*b*) Guillot, *Mém. sur la structure du foie* (Ann. des sciences nat., 1848, 2ᵉ série, t. IX, p. 145).
— Bowmann et Todd, *Physiol. Anat. of Man*, t. II, p. 330.
(*c*) Treviranus, *loc. cit.* (Mém. de l'Acad. de Berlin, 1836).
(*d*) Henle, *Op. cit.*, t. II, p. 20, pl. 3, fig. 7.
— Bowmann et Todd, *Physiological Anatomy of Man*, 1856, vol. II, p. 329, fig. 195.
(*e*) Kölliker, *Op. cit.*, p. 623, fig. 291.
(*f*) Henle, *Traité d'anatomie générale*, t. II, p. 3.
(*g*) Kölliker, *Éléments d'histologie*, p. 624.

chez l'Homme, par exemple, le diamètre de ceux qui méritent l'épithète de *gros capillaires*, n'est en général que d'environ 1/100ᵉ de millimètre, et les *petits capillaires* n'ont souvent que 1/200ᵉ de millimètre (1).

Structure des veines.

§ 17. — Les capillaires, qui, en se réunissant, augmentent de calibre et constituent les racines du système veineux, éprouvent dans leur structure des modifications analogues, mais inverses de celles que les artères présentent lorsqu'elles se résolvent en ce réseau terminal. La tunique amorphe et hyaline qui en constitue les parois se revêt peu à peu sur ses deux surfaces d'une couche accessoire ; à l'intérieur, elle se garnit d'un épithélium à cellules oblongues ou sphériques, et à l'extérieur elle s'entoure d'une gaîne de tissu conjonctif dans l'épaisseur duquel se développent bientôt des fibres musculaires. Dans les veines qui sont encore très petites, mais qui sont déjà bien caractérisées, la tunique externe ainsi constituée présente des fibres musculaires dont la disposition est circulaire, et les fibres

la manière suivante leur calibre, dans les divers organes, en prenant pour unité de mesure les capillaires les plus fins de la substance nerveuse :

Poumons	0,97
Nerf médian	2,30
Muscle biceps brachial. . . .	3,30
Derme	3,60
Villosités intestinales	4,40
Intestin grêle.	4,90
Estomac	5,40
Reins.	5,50
Corpuscules de Malpighi. . .	7,09 (a).

(1) D'après les recherches de M. Krause, le diamètre des capillaires serait parfois inférieur au diamètre des globules du sang : ainsi, en pratiquant des injections successives avec des dissolutions de chromate de potasse et d'acétate de plomb, il a rempli des vaisseaux dont le diamètre ne lui a paru être que de $\frac{1}{1200}$ de ligne (b). Des résultats analogues ont été obtenus par M. Lambotte (c), ainsi que par MM. Doyère et Quatrefages (d). Nous reviendrons sur ce point lorsque nous nous occuperons de la communication des capillaires sanguins avec les vaisseaux lymphatiques.

(a) Valentin, *Ueber die Gestalt und Grösse der Durchmesser der feinsten Blutgefässe* (Hecker's *Annalen der Gesammt. Heilk.*, 1834, p. 277).
(b) Krause, *Vermischte Beobachtungen und Bemerkungen* (Müller's *Archiv*, 1837, p. 4).
(c) Lambotte, *Mémoire sur l'organisation des membranes séreuses* (*Bullet. de l'Académie de Bruxelles*, 1840).
(d) Quatrefages et Doyère, *Sur les capillaires sanguins* (*l'Institut*, 1840, t. IX, p. 73).

du tissu conjonctif situé au-dessous affectent en général une direction longitudinale. Dans les branches veineuses d'un volume plus considérable, les parois s'enveloppent d'un réseau élastique, et dans celles d'un diamètre moyen il y a, comme dans les artères, une série assez nombreuse de couches plus ou moins différentes entre elles; mais ici l'élément musculaire domine. Enfin, dans les gros troncs, les couches qui représentent la tunique moyenne s'affaiblissent beaucoup et peuvent même disparaître, tandis que des éléments de tissu contractile se développent souvent dans la tunique externe (1). Mais ce qu'il importe surtout de remarquer dans la structure des veines comparée à celle des artères , c'est l'absence presque complète de ce tissu élastique à fibres circulaires, qui joue un rôle si important dans la constitution de ces derniers vaisseaux. Aussi dit - on communément qu'elles manquent de tunique moyenne et ne sont composées que d'une tunique séreuse, qui est interne, et d'une tunique dite celluleuse, qui est externe (2). Il en résulte de grandes différences dans les

(1) Les anciens anatomistes étaient très divisés d'opinion au sujet de la structure des parois des veines. Vésale admettait l'existence de trois sortes de fibres : les unes longitudinales, d'autres transversales, et d'autres encore dont la direction serait oblique. Fallope et Bartholin nièrent cette disposition fibreuse ; et Diemerbroeck soutenait que ces vaisseaux ne sont pourvus que d'une seule tunique , tandis que Willis, Nicolaï et Blancard crurent pouvoir y reconnaître jusqu'à quatre enveloppes distinctes. Senac les considère comme étant formées de trois tuniques, dont la moyenne serait de nature musculaire et ne se composerait que de fibres longitudinales (a). Haller nie aussi l'existence des fibres musculaires transverses que Borelli et quelques autres observateurs avaient décrites (b). Enfin Bichat ne distingue dans les parois des veines , indépendamment du tissu conjonctif (ou cellulaire) dont elles sont revêtues, que deux tuniques : une membrane et une couche de fibres de nature particulière, différentes de celles des artères et de celles du tissu musculaire (c).

(2) Il y a encore aujourd'hui des anatomistes qui nient l'existence de

(a) Senac, *Traité de la structure du cœur*, t. I, p. 254.
(b) Haller, *Elementa physiologiæ corporis humani*, t. I, p. 124.
(c) Bichat, *Anatomie générale*, t. I, p. 364 (édit. de 1818).

propriétés physiques et physiologiques des parois de ces deux ordres de vaisseaux. L'artère, à raison de l'élasticité de sa tunique moyenne, conserve sa forme tubulaire lorsqu'elle est vide; et si l'on vient à en fendre les parois, on voit les bords de la plaie s'écarter ou se renverser même en dehors, et ne se cicatriser jamais d'une manière parfaite. Les veines, au contraire, sont flasques; dès qu'elles ne sont plus distendues par le

tout vestige d'une tunique moyenne dans les veines de l'Homme, et qui assurent n'avoir jamais pu y découvrir les fibres longitudinales dont tant d'auteurs avaient fait mention (a). Effectivement, quand on étudie la structure de ces vaisseaux à l'œil nu seulement, on ne parvient que difficilement à y distinguer autre chose que les deux tuniques indiquées ci-dessus; mais lorsqu'on fait l'analyse anatomique d'un de ces tubes sous le microscope, on voit que l'organisation de leurs parois est, en réalité, beaucoup plus complexe, et que l'opinion de Senac ne s'éloignait que peu de la vérité.

La tunique interne des veines, comme celle des artères, est garnie d'une couche de cellules épithéliales. La forme de celles-ci est oblongue ou sphérique et leur noyau est bien distinct (b). La tunique moyenne est généralement mince et d'une couleur gris rougeâtre; elle n'est jamais jaune, comme aux artères, et contient beaucoup de tissu conjonctif; on y trouve aussi des fibres musculaires et des couches de fibres élastiques disposées longitudinalement. La tunique externe ou tunique adventive est, en général, la plus considérable, et elle ressemble

à celle des artères, si ce n'est qu'on y rencontre souvent des fibres musculaires longitudinales très distinctes.

Dans les très petites veines le tissu conjonctif, faiblement fibrillaire, revêt presque directement la couche épithéliale interne. Dans celles d'environ $0^{mm},05$ de diamètre, la couche musculaire, composée de fibres circulaires, commence à se montrer. Elle se compose de cellules oblongues pourvues d'un petit noyau, qui sont d'abord très écartées entre elles, mais qui forment bientôt une couche continue.

Dans les veines de moyen calibre (c'est-à-dire de 2 à 9 millimètres de diamètre), la tunique moyenne acquiert un développement plus considérable et se compose de couches fibreuses transversales, aussi bien que de couches à fibres longitudinales. Les premières sont formées par du tissu conjonctif ordinaire, mêlé à quelques fibres élastiques fines et ondulées, et à beaucoup de fibres musculaires lisses. Les couches longitudinales sont formées par des fibres élastiques réunies en forme de réseau. La tunique externe, en général très épaisse, se compose essentiellement de tissu conjonctif et de fibres élastiques dirigées

(a) Cruveilhier, *Traité d'anatomie descriptive*, 1843, t. III, p. 9.
(b) Voyez Salter, *Veins* (Todd's *Cyclop. of Anat. and Physiol.*, t. IV, p. 1369, fig. 853).

sang, elles s'affaissent, et quand elles ont été ouvertes, les lèvres de la plaie se laissent facilement rapprocher et se soudent promptement entre elles. Du reste, les canaux veineux ne se perfectionnent, comme je viens de l'indiquer, que là où les parois sont susceptibles de se dilater sous la pression exercée de dedans en dehors par le sang en circulation. Dans les points où ils se trouvent limités par des parties très résistantes, telles que des lames osseuses ou des cloisons aponévrotiques, ils n'acquièrent que leur tunique interne, et souvent, au lieu d'affecter une forme

longitudinalement et réunies en réseau (a); quelquefois on y voit aussi des fibres musculaires longitudinales. Enfin la tunique interne se compose de trois couches : 1° une lame épithélique très mince ; 2° une lame striée (quelquefois plusieurs) ; 3o une membrane élastique à fibres longitudinales réunies en un réseau extrêmement serré.

Les gros troncs veineux se font remarquer par le faible développement de la tunique moyenne, et plus particulièrement des fibres musculaires de cette gaîne intermédiaire qui parfois manque complétement. La tunique externe devient, au contraire, plus épaisse et renferme souvent beaucoup de fibres musculaires lisses dont la direction est longitudinale, mêlées à quelques fibres élastiques (b). Dans le voisinage du cœur on trouve aussi à la face externe des veines une couche de fibres musculaires striées, qui n'avaient pas échappé à l'attention de

quelques anciens anatomistes, tels que Borelli et Bidloo (c), mais qui n'ont été bien observées et nettement caractérisées que dans ces dernières années (d).

Les vaisseaux nourriciers des parois des veines sont visibles dans les ramuscules dont le diamètre n'est que d'environ 1 millimètre. Les artérioles qui s'y ramifient proviennent de branches qui se distribuent aussi aux parties voisines, et les veinules de ce système de *vasa vasorum* débouchent, en général, directement dans l'intérieur du vaisseau auquel elles appartiennent.

Des filets nerveux s'y distribuent aussi, mais en très petit nombre, et dans la plupart des veines on n'en aperçoit aucune trace.

Pour plus de détails sur la structure intime des tuniques des veines, je renverrai aux travaux de MM. Henle, Salter et Kölliker (e).

(a) Kölliker, *Op. cit.*, p. 618, fig. 288.
(b) Räuschel, *De arteriar. et venar. struct.* (Dissert. inaug.). Vratisl., 1836.
(c) Borelli, *De motu Animalium*, pars II, cap. 4, prop. 37, p. 52.
— Bidloo, *Anatomia corporis humani*, pl. 23, fig. 1-3.
(d) Bernard, *Disposit. des fibres musc. dans la veine cave du Cheval* (*Gaz. méd.*, 1849, p. 331).
— Salter, *Op. cit.* (Todd's *Cyclop. of Anat. and Physiol.*, t. IV, p. 1376, fig. 801).
— Kölliker, *Op. cit.*, p. 620, fig. 290.
(e) Voyez Kölliker, *Beiträge zur Kenntniss der glatten Muskeln* (*Zeitschrift für wissenschaftl. Zool.*, 1849, t. I, p. 83).

tubulaire, ils occupent tout l'espace que ces parties laissent entre elles, de façon à constituer des réservoirs ou *sinus* qui ressemblent beaucoup aux cavités lacunaires, qui, chez la plupart des Animaux invertébrés, jouent un rôle si considérable dans la constitution de l'appareil circulatoire. Ainsi, dans la substance des os spongieux, le sang veineux occupe presque toutes les cellules dont le tissu de ces organes est formé, et les cavités vasculaires ainsi constituées ne sont tapissées que par une lame membraneuse extrêmement mince en continuité avec la tunique interne des veines adjacentes. Quelques-uns de ces canaux du diploé se terminent en cul-de-sac, et leur trajet, ainsi que leur forme, paraît être déterminé seulement par la position des lamelles osseuses circonvoisines (1).

Les grosses veines de l'Homme et des autres Mammifères se font remarquer aussi par les nombreuses valvules dont elles sont garnies (2). Les très petites branches en sont dépourvues,

---

(1) Les anciens anatomistes n'avaient que des notions très vagues sur la disposition des veines des os. En 1813, Fleury et Dupuytren (*a*) en firent une étude sérieuse, et plus tard Chaussier s'en occupa aussi (*b*); mais c'est à mon ancien ami et collaborateur Gilbert Breschet que l'on doit les travaux les plus importants sur ce sujet intéressant (*c*).

(2) Ainsi que je l'ai déjà dit, la présence de valvules, dans quelques-unes des veines du corps humain, avait été constatée vers le milieu du XVIᵉ siècle, d'abord par Ch. Étienne (*d*), puis par Sylvius, Canani, Piccolomini, et quelques autres anatomistes de la même époque; mais les faits annoncés par ces auteurs furent révoqués en doute par Fallope, Eustachi, etc., et Fabricius d'Acquapendente fut le premier à en faire une étude attentive et à en donner une description générale. Ses recherches datent de 1574 (*e*).

Pour plus de détails sur l'historique

(a) Dupuytren, *Propositions sur quelques points d'anatomie, de physiologie et d'anatomie pathologique* (Thèse, Paris, an XII).
— Fleury, *Lettre sur la découv. des canaux veineux des os* (*Gaz. méd.*, 1836, p. 429).
(b) Chaussier, *De l'encéphale*, p. XIX et suiv., pl. *.
(c) Breschet, *Untersuch. über einige neuentdeckte Theile des Venensystems* (*Nova Acta Acad. Nat. curios.*, 1826, t. XIII, p. 359, pl. 17 à 19), et *Recherches anat., physiol. et pathol. sur le système veineux*. In-fol.
— Raciborski, *Hist. des découvertes relatives au système veineux* (*Mém. de l'Acad. de méd.*, t. IX, 1841).
(d) Voyez Haller, *Elementa physiologiæ*, t. 1, p. 137.
— Portal, *Histoire de l'anatomie*, t. 1, p. 339.
(e) Fabricius ab Acquapendente, *De venarum ostiolis* (*Opera omnia*, p. 150).

mais celles d'un calibre un peu fort en présentent presque toujours à leur embouchure, et dans les gros troncs on en trouve ordinairement de distance en distance. En général, ces espèces de soupapes sont disposées par paires, et elles ressemblent, par leur mode de conformation, aux valvules sigmoïdes que nous avons rencontrées à l'entrée des grosses artères qui naissent du cœur. Leur surface concave, et par conséquent aussi leur bord libre, sont toujours dirigés vers ce dernier organe ; elles se rabattent facilement contre les parois du vaisseau, mais lorsqu'elles sont distendues, elles se rencontrent et ferment plus ou moins complétement le canal : aussi est-il facile d'injecter le système veineux de la périphérie vers le centre de l'appareil ; néanmoins, quand on cherche à pousser le liquide en sens inverse, on se trouve bientôt arrêté, car ces valvules, comme des portes d'écluse, se rapprochent alors et interceptent le passage. Elles semblent être formées par un repli ou un prolongement de la membrane interne de la veine (1) ; mais, malgré

des découvertes relatives aux valvules des veines, je renverrai à la thèse de M. Houzé (a).

(1) M. Henle considère les valvules comme étant formées non par une duplicature de la tunique interne des veines, mais par un prolongement de la tunique épithéliale renforcée intérieurement par du tissu conjonctif et des faisceaux de fibres analogues à celles de la tunique striée (b) ; cependant il est souvent facile d'y reconnaître deux feuillets adossés l'un à l'autre.

La couche épithéliale est très mince et, en général, sa présence n'est indiquée que par les noyaux épars sur la surface de ces appendices ou adhérents à leurs bords. La couche fibreuse, située au-dessous, se compose principalement de filaments ondulés dont la direction générale est parallèle au bord libre de la valvule, et dont les extrémités paraissent être en continuité avec la couche de fibres transversales de la paroi veineuse (c). M. Kölliker n'y a pas trouvé de fibres musculaires (d), mais quelques observateurs en ont aperçu (e) ; et lorsqu'on traite un de ces appendices lamelleux par de l'acide acétique,

(a) Houzé de l'Aulnoit, *Recherches anatomiques et physiologiques sur les valvules des veines.* Paris, 1854, n° 44.
(b) Henle, *Traité d'anatomie générale,* t. II, p. 38.
(c) Salter, *Veins* (Todd's *Cyclop. of Anat. and Physiol.*, t. IV, p. 1380, fig. 865, A).
(d) Kölliker, *Éléments d'histologie,* p. 622.
(e) Wahlgren, *Vensystemets allmänn. Anatomie.* Lund, 1851.

leur grande minceur, on trouve aussi dans leur substance des fibres élastiques, et elles sont très résistantes. A la tête et au cou, elles manquent ou n'existent qu'en très petit nombre. Le système de la veine porte en est dépourvu, ainsi que les veines des reins, de l'utérus, du poumon et de quelques autres parties du tronc. Mais, dans les membres, on en rencontre beaucoup ; et comme d'ordinaire les parois du vaisseau se dilatent un peu en aval de chacun de ces petits appareils, les veines des extrémités ont en général une forme noueuse et paraissent comme étranglées de distance en distance (1).

§ 18. — Chez l'Homme et les autres Mammifères, de même que chez les Vertébrés inférieurs, les veines sont plus grosses et plus nombreuses que les artères. Les anciens physiologistes ont cherché à évaluer la différence de capacité qui existe entre ces deux systèmes de vaisseaux ; mais les bases nous manquent pour de pareils calculs, et par conséquent je ne m'y arrêterai pas ici (2).

Il est aussi à noter que les veines communiquent entre elles

on y distingue deux ordres de noyaux dont les uns, disposés parallèlement au bord libre, dépendent des fibres onduleuses, et dont les autres, dirigés en sens opposé, paraissent provenir de fibres musculaires (a).

(1) Chez l'Homme on trouve quelquefois des valvules dans des veines qui n'ont guère plus de 1 millimètre en diamètre (b). Dans les petites veines elles sont en général simples, mais dans les grosses elles sont presque toujours opposées par paires. Quelques anatomistes citent des cas

où il existait des rangées de trois de ces replis semi-lunaires (c), et chez les grands Mammifères cette disposition n'est pas rare.

Je reviendrai sur l'histoire de ces valvules, en traitant du mécanisme de la circulation ; et, pour plus de détails sur leur structure, je renverrai à un très bon article sur les veines, publié récemment par M. Salter (d).

(2) En prenant la capacité des artères comme unité, la capacité des veines a été évaluée à 2 environ par Haller, et à 4 par Borelli (e).

(a) Salter, Op. cit., fig. 865, B.
(b) Henle, Traité d'anatomie générale, t. II, p. 38.
(c) Haller, Elementa physiologiæ, t. 1, p. 441.
(d) Dans le Cyclopædia of Anat. and Physiol., t. IV, p. 1377.
(e) Voyez Haller, Elementa physiologiæ, t. 1, p. 191.

beaucoup plus fréquemment que ne le font les artères. Les branches d'un volume considérable constituent souvent un réseau à larges mailles, et les plexus veineux sont très communs. Il existe même des anastomoses plus ou moins directes entre tous les gros troncs, et si un de ces vaisseaux vient à être oblitéré dans un point, le retour du sang vers le cœur ne s'en effectue pas moins à l'aide des voies latérales qui lui sont ainsi ouvertes.

§ 19. — Pour donner en peu de mots une idée nette de la disposition de l'ensemble du système veineux de l'Homme et des autres Mammifères, il est bon de remonter jusqu'aux premières périodes de la vie embryonnaire, et de voir comment cet appareil vasculaire se constitue peu à peu. Ce sujet a été étudié avec beaucoup de soin par plusieurs physiologistes, plus particulièrement par le professeur Rathke, et nous aurons à y revenir dans une autre partie de ce cours ; mais en ce moment je n'entrerai dans aucun détail, et je me bornerai à indiquer brièvement les faits dont la connaissance est nécessaire pour nous faire saisir les liens qui existent entre le mode d'organisation du système veineux de l'Homme et celui des autres Vertébrés (1).

Chez l'embryon de tous ces Animaux, le retour du sang vers le cœur s'effectue d'abord par deux paires de vaisseaux, dont les uns viennent de la tête, et peuvent être désignés sous le nom de *veines céphaliques* (2), et les autres, appartenant à la

Mode de développement du système veineux.

(1) Pour plus de détails à ce sujet, je renverrai aux travaux de MM. Rathke, Stork et Marshall (*a*).

(2) M. Rathke et la plupart des au- tres embryologistes désignent ces vais- seaux sous le nom de *veines jugu- laires* ; mais ils correspondent aux veines caves supérieures et aux troncs

(*a*) Rathke, *Ueber den Bau und die Entwickelung des Venensystems der Wirbelthiere* (*Dritter Bericht über das naturwissenschaftliche Seminar bei der Universität zu Königsberg*, 1838).

— Stark, *Comment. anat. phys. de venæ azygos natura, vi atque munere.* Lipsiæ, 1835.

— J. Marshall, *On the Development of the Great Anterior Veins in Man and Mammalia* (*Philos. Trans.*, 1850; p. 133).

portion rachidienne du corps, suivent une marche inverse et
ont été appelés *veines cardinales.*

La veine céphalique et la veine cardinale du même côté se
réunissent dans le voisinage du cœur pour constituer un tronc
commun analogue au *canal de Cuvier*, dont il a déjà été question chez les Poissons, et les deux troncs ainsi constitués vont
s'ouvrir dans l'oreillette droite. Plus tard des vaisseaux dépendants des veines cardinales se montrent dans la région cervicale, et un système de *veines viscérales*, qui forment en quelque
sorte pendant aux veines céphaliques, se développe dans la
région abdominale et se termine dans l'oreillette droite du
cœur. Enfin deux paires de systèmes veineux, que l'on pourrait
appeler *appendiculaires*, car elles appartiennent aux membres,
se constituent, et viennent déboucher, l'une dans les veines
céphaliques, l'autre dans les veines viscérales. Il en résulte que,
dans le voisinage immédiat du cœur, les veines du système
céphalique, du système rachidien et du système appendiculaire
antérieur, se confondent en une seule paire de vaisseaux appelés
les *veines caves antérieures ;* et que, d'autre part, les veines
viscérales et les veines appendiculaires postérieures se terminent en s'unissant pour constituer un tronc impair unique,
appelé *veine cave postérieure.*

Mais les transformations du système veineux ne se bornent
pas là. Par suite d'une sorte de contre-balancement organique, les
veines cardinales et leurs affluents se rétrécissent, et perdent de
leur importance à mesure que la veine cave inférieure et ses
annexes se développent. Des anastomoses s'établissent entre
les divers systèmes, et vers la base de la région cervicale un
canal transversal fait communiquer entre elles les deux veines
céphaliques.

brachio-céphaliques aussi bien qu'aux   conséquent il m'a semblé préférable
jugulaires de l'animal parfait, et par   de les en distinguer nominalement.

Chez quelques Mammifères, ce mode d'organisation persiste et se perfectionne ; par conséquent, sauf l'anastomose entre deux veines céphaliques, la disposition de ce système vasculaire est à peu près la même que chez les Oiseaux. En effet, la portion antérieure des veines céphaliques constitue les jugulaires ; la portion suivante qui se trouve en aval du confluent de ces vaisseaux avec le tronc principal du système appendiculaire antérieur, c'est-à-dire la veine sous-clavière, prend le nom de *tronc brachio-céphalique*, et ce même tronc, en approchant davantage du cœur, constitue de chaque côté une veine cave antérieure. Mais, chez la plupart des Animaux de cette classe, ainsi que chez l'Homme, des changements ultérieurs se manifestent dans ce système de gros vaisseaux et font disparaître la symétrie qui s'y remarquait primitivement. La branche anastomotique transversale qui unit la grosse veine céphalique gauche à celle du côté droit, s'élargit de façon à permettre à la totalité du sang venant de la tête et du membre thoracique par le premier de ces vaisseaux, de passer dans le second, et en même temps la veine cave antérieure du côté gauche, c'est-à-dire la portion de la veine céphalique comprise entre l'anastomose en question et le cœur, se rétrécit et disparaît plus ou moins complétement.

Le tronc brachio-céphalique gauche se continue alors avec la branche anastomotique transversale qui se confond avec lui, et la veine cave du côté droit devient le canal d'écoulement commun des deux moitiés des systèmes veineux de la tête et des membres supérieurs.

La veine cardinale du côté droit, qui y débouche, ne se développe que peu et constitue la grande veine azygos.

Enfin la portion terminale de la veine céphalique gauche, qui formait d'abord une seconde veine cave antérieure et qui s'est flétrie, disparaît plus ou moins complétement ; mais on en trouve encore des traces dans le voisinage immédiat de son embouchure dans l'oreillette, où elle constitue le canal appelé *sinus coronaire du cœur* (1).

D'autres fois cette portion cardiaque de la veine céphalique primordiale est moins atrophiée, et la veine cardinale de ce côté se retrouve sous la forme d'une veine azygos gauche, où viennent aboutir les veines intercostales correspondantes, ainsi que certaines veines du cœur.

Quant aux changements qui s'opèrent dans la veine cave inférieure et ses affluents, c'est-à-dire dans les veines viscérales et les veines des membres postérieurs, nous pouvons les négliger pour le moment, car les données que nous possédons déjà suffiront pour nous fournir la clef des variations qui se rencontrent dans le système veineux général des divers Mammifères, et nous permettre d'y reconnaître toujours le même plan fondamental. Mais pour acquérir une connaissance suffisante des voies ouvertes ainsi au sang qui revient des diverses parties de l'organisme vers le cœur, il est nécessaire d'examiner de plus près la disposition de chacune des portions de ce vaste ensemble de canaux centripètes.

§ 20. — Chez l'Homme, les veines qui naissent des capillaires fournis par les ramuscules terminaux des artères carotides, et qui appartiennent à la tête, constituent par leurs rameaux deux paires de troncs principaux. Ces grosses veines céphaliques, que l'on désigne sous le nom de *jugulaires*, correspondent, jusqu'à un certain point, les unes aux carotides externes, les autres aux carotides internes, mais elles ne se confondent pas entre elles de chaque côté du cou, comme le font ces artères, et elles descendent isolément jusque dans le thorax (2).

Veines chez l'Homme.

Veines jugulaires.

(1) Voyez, à ce sujet, les observations de M. Marshall (*loc. cit.*).

(2) La veine jugulaire externe descend presque verticalement du voisinage de l'oreille vers le tiers interne de la clavicule, à peu de distance de la peau, dont elle n'est séparée que par le muscle peaucier et en dehors

Les branches dépendantes du cuir chevelu s'anastomosent Veine jugulaire externe et ses affluents.
fréquemment entre elles et forment sous la peau du crâne un
réseau à larges mailles dont naissent de chaque côté trois veines
principales situées, l'une à la partie antérieure du front, une
autre sur la tempe, et la troisième derrière l'oreille. La *veine
temporale* accompagne l'artère du même nom et descend verticalement derrière l'articulation de la mâchoire pour gagner les
côtés du cou, et y former la veine jugulaire externe, après avoir
reçu la *veine occipitale* en arrière et la veine satellite de l'*artère
maxillaire interne* en avant (1). D'ordinaire la *veine faciale*, qui
descend du front sur les ailes du nez et traverse obliquement la
joue, y débouche également derrière l'angle de la mâchoire (2).
La *veine jugulaire externe*, ainsi constituée, reçoit souvent
d'autres branches venant de la région linguale et pharyngienne,
et par conséquent la presque totalité du sang provenant de la
face et des parties superficielles du crâne y arrive, mais une
portion plus ou moins considérable de ce liquide peut s'écouler
immédiatement dans la jugulaire profonde, car il existe toujours
dans l'épaisseur de la glande parotide une branche anastomo-

du muscle sterno-mastoïdien, qui croise obliquement sa direction. En général, elle est dilatée en forme d'ampoule à sa partie inférieure, au-dessus de la valvule qui garnit son embouchure dans la veine sous-clavière (*a*).

(1) La *veine temporale superficielle* dont il est ici question reçoit au-devant de l'oreille une *veine temporale moyenne* qui y arrive de la partie latérale du front, en descendant obliquement derrière l'arcade sourcilière (*b*). La *veine maxillaire interne* est située profondément et passe der-rière la branche montante de la mâchoire inférieure pour aller déboucher dans la veine temporale, à la hauteur du lobule de l'oreille. Souvent une grosse branche anastomotique qui en part, et qui va s'ouvrir plus bas dans la veine jugulaire interne, semble en être la continuation principale (*c*).

(2) Très souvent la veine faciale va déboucher dans la veine jugulaire interne, au lieu de s'ouvrir dans la jugulaire externe (*d*).

(*a*) Voyez Bourgery, *Anatomie descriptive*, t. IV, pl. 65, 67, etc.
(*b*) Idem, *ibid.*, t. IV, pl. 65.
(*c*) Idem, *ibid.*, t. IV, pl. 66, fig. 1 et 2.
(*d*) Idem, *ibid.*, pl. 67.

tique, dite *branche communicante*, qui réunit ces deux grands vaisseaux entre eux, et qui offre en général un développement très considérable.

Les diverses veines superficielles dont je viens de signaler l'existence ne présentent dans leur disposition rien de remarquable, si ce n'est que la veine maxillaire interne forme derrière la branche ascendante de la mâchoire inférieure un plexus très considérable.

Dépendances de la veine jugulaire interne. Les veines profondes qui rapportent le sang de l'encéphale offrent, au contraire, des particularités très importantes à noter. En effet, les principaux troncs de ce système sont remplacés, dans l'intérieur du crâne, par de grandes cavités à parois fibreuses, qui semblent être des lacunes ménagées entre les lames de la dure-mère, et qui sont tapissées seulement par une expansion membraneuse en continuité avec la tunique interne des tubes veineux d'alentour. Ces réservoirs sont appelés les **Sinus de a dure-mère.** *sinus de la dure-mère;* ils correspondent généralement aux espaces compris entre les grandes masses nerveuses de l'encéphale; ils communiquent tous entre eux de façon à former un grand système de canaux, et par l'intermédiaire de deux d'entre eux, situés de chaque côté de la base du crâne, ils débouchent au dehors dans les veines jugulaires internes. On en compte quatorze, dont cinq sont pairs et quatre occupent la ligne médiane.

L'un de ces derniers, appelé *sinus longitudinal supérieur* ou *sinus triangulaire*, occupe l'intérieur du bord supérieur de la face du cerveau, grand repli vertical de la dure-mère qui descend de la voûte du crâne entre les deux hémisphères cérébraux (1).

_____

(1) Ce sinus est situé par conséquent immédiatement au-dessous de la voûte du crâne, et il s'étend, en décrivant un demi-cercle, depuis l'ethmoïde en avant jusqu'au niveau de la protubérance occipitale en arrière (*a*). Il reçoit non-seulement beaucoup de veines de la dure-mère

(*a*) Voyez Bourgery, *Op. cit.*, t. IV, pl. 72, fig. 3 ; pl. 73, fig. 1.

Sa cavité est traversée par beaucoup de brides fibreuses, et il reçoit les veines cérébrales supérieures et internes, ainsi que diverses branches venant de la dure-mère et des os du crâne. En arrière, ce sinus longitudinal se réunit à un autre réservoir de même nature, qui, situé également sur le plan médian, occupe la ligne de jonction de la faux du cerveau avec un second repli de la dure-mère disposé horizontalement en travers, et appelé *tente du cervelet.*

Cette dernière cavité veineuse est nommée le *sinus droit* (1). Diverses veines venant des ventricules du cerveau et d'autres parties profondes de l'encéphale s'y déversent. De même que le précédent, il débouche postérieurement dans les sinus latéraux, sur un point où vient se terminer aussi une paire de sinus appelés *occipitaux inférieurs*, à raison de leur position (2). Le confluent de ces quatre sinus et des deux sinus latéraux

et des os crâniens, mais aussi plusieurs branches anastomotiques provenant des veines superficielles du cuir chevelu. Deux de ces vaisseaux de communication, appelés *veines de Santorini*, traversent le trou pariétal. Il est aussi à noter que la surface interne du sinus longitudinal supérieur est garnie de petites granulations appelées *glandes de Pacchioni ;* mais ces corpuscules naissent dans l'arachnoïde et pénètrent ensuite entre les lames de la dure-mère. Leur développement commence en général vers l'âge de deux ans, et, dans la vieillesse, ils arrivent jusque dans la substance des os crâniens. On trouve dans ces granulations de la silice aussi bien que du phosphate de chaux (a).

(1) On distingue, en général, sous le nom de *sinus longitudinal inférieur*, la portion antérieure de ce réservoir veineux qui occupe le bord libre de la faux cérébrale, et l'on réserve le nom de *sinus droit* pour la portion qui longe la ligne de jonction de ce repli falciforme avec la tente du cervelet (*b*). Parmi les veines qui viennent y déboucher, je signalerai celles dites *ventriculaires*, ou *veines de Galien*, qui naissent du plexus choroïde.

(2) Les sinus occipitaux inférieurs ou postérieurs naissent sur les bords du trou occipital dans l'épaisseur de la dure-mère, et remontent, en convergeant, dans l'épaisseur de la faux du cervelet pour aller déboucher dans le confluent occipital.

(a) Faivre, *Observations sur les granulations méningiennes, ou glandes de Pacchioni* (Ann. des sciences nat., 1853, 3ᵉ série, t. XX, p. 321).
(b) Voyez Bourgery, *Op. cit.*, t. IV, pl. 73, fig. 1.

a reçu le nom de *pressoir d'Hérophile*, parce que cet anatomiste (1), qui en a donné une description, il y a plus de deux mille ans, supposait que les colonnes de sang contenues dans les réservoirs d'alentour devaient y exercer une pression les unes sur les autres.

Les *sinus latéraux* qui naissent du confluent dont il vient d'être question occupent les gouttières latérales de la base du crâne, et sont logés en grande partie dans le bord postérieur de la tente du cervelet. Ils se dirigent par conséquent d'abord horizontalement en dehors et en avant; puis, arrivés à la base du rocher, ils descendent obliquement vers l'orifice crânien appelé *trou déchiré postérieur*, où ils se continuent de chaque côté avec les veines jugulaires internes et reçoivent le sang venant des *sinus pétreux inférieurs*.

Les *sinus pétreux supérieurs*, qui longent le bord supérieur du rocher et occupent la moitié antérieure de la tente du cervelet, reçoivent quelques veines des parties latérales du cerveau, et, par leur extrémité postérieure, s'ouvrent aussi de chaque côté de la base du crâne dans le sinus latéral; mais en avant ils communiquent avec le point de jonction d'une autre série de réservoirs appartenant à la partie antérieure de l'encéphale, confluent où s'ouvrent également les sinus pétreux supérieurs dont il a déjà été question. Ce système antérieur se compose principalement des *sinus caverneux*, qui occupent les côtés de la selle turcique, et qui sont traversés, comme nous l'avons déjà vu, par l'artère carotide interne, ainsi que par divers troncs nerveux. Les *veines ophthalmiques*, qui s'anastomosent avec les veines faciales, y débouchent et établissent une communication facile entre les vaisseaux profonds et superficiels de la partie antérieure de la tête. Les deux sinus caverneux sont unis entre eux par un canal transversal appelé *sinus coronaire* ou *sinus circulaire de Ridley*.

(1) Voyez page 8.

Enfin les *sinus pétreux inférieurs*, qui vont des sinus caverneux aux sinus latéraux, dans le point où ceux-ci débouchent
au dehors dans la veine jugulaire, sont également reliés entre
eux par un sinus impair et transversal, appelé *sinus basilaire*
ou *sinus occipital transverse*. Ces sinus pétreux sont par conséquent les canaux d'écoulement du système veineux de la
portion antérieure et inférieure de l'encéphale, comme les sinus
latéraux le sont pour toutes les portions postérieures et supérieures du même système (1).

Je rappellerai que ni les veines du cerveau, ni les réservoirs
dont je viens d'indiquer la position, ne présentent de valvules
dans leur intérieur, et, ainsi que nous le verrons bientôt, les
sinus avoisinant le grand trou occipital communiquent sur plusieurs points avec les veines plexiformes du canal rachidien (2).

La *veine jugulaire interne*, qui, de chaque côté de la tête, fait Veine jugulaire
suite à ces sinus encéphaliques, sort du crâne par le trou dé- interne.
chiré postérieur, où elle forme une sorte d'ampoule, appelée
golfe. Elle descend verticalement sur le côté du cou, en passant
sous le muscle sterno-mastoïdien et en longeant l'artère carotide. Très souvent la veine faciale y débouche, au lieu de s'ou-

(1) En résumé, nous voyons donc
que les sinus encéphaliques sont partout continus les uns avec les autres
et forment par leur réunion plusieurs
confluents dont les principaux sont :
1° le confluent postérieur ou occipital,
situé au point de rencontre du sinus
longitudinal supérieur, du sinus droit,
des sinus occipitaux et des sinus latéraux ; 2° le confluent antérieur ou
pétro-sphénoïdal, qui se trouve de
chaque côté au-dessus du trou déchiré antérieur, à la jonction des sinus
caverneux, pétreux supérieur et pétreux inférieur (*a*) ; 3° le confluent
terminal, qui, de chaque côté aussi,
correspond au trou déchiré postérieur, et présente en avant l'embouchure du sinus pétreux inférieur et
en arrière celle du sinus latéral.

(2) Ces anastomoses des plexus in-
tra-rachidiens ont lieu avec les sinus
occipitaux et transverses, ainsi qu'avec
le golfe de la jugulaire interne (*b*).

(*a*) Bourgery, *loc. cit.*, pl. 72, fig. 4.
(*b*) Voyez Breschet, *Recherches anatomiques, physiologiques et pathologiques sur le système
veineux*, pl. 4.

vrir dans la jugulaire externe, et, dans la région pharyngienne, d'autres veines de la langue, du larynx, de l'arrière-bouche, s'y rendent aussi, à moins qu'elles ne rejoignent la jugulaire externe ; car, à cet égard, les variations sont très fréquentes, et ces deux grands troncs cervicaux qui s'anastomosent aussi vers le haut du cou à l'aide de branches de communication plus ou moins fortes, semblent pouvoir se suppléer mutuellement sans inconvénient (1).

Veines
jugulaires
antérieures.Sur le devant du cou on trouve deux autres veines qui ont reçu le nom de *jugulaires antérieures*. Elles viennent du menton et descendent sous la peau jusque dans le voisinage du sternum, où elles se portent obliquement en dehors pour passer devant les jugulaires externe et interne, et aller déboucher, comme le font ces deux vaisseaux, dans le tronc sous-clavier correspondant (2).

Veines
vertébrales.Enfin la *veine vertébrale*, qui accompagne l'artère du même nom, naît dans la région occipitale, et après avoir reçu des séries de petits rameaux venant, les uns des muscles postérieurs du cou, les autres de l'intérieur du canal rachidien, se termine inférieurement dans le tronc sous-clavier, derrière la jugulaire externe ou même dans ce dernier vaisseau. Mais ces veines vertébrales, tout en venant déboucher ainsi dans le système des veines céphaliques, n'y appartiennent pas et dépendent du

(1) La veine jugulaire interne de l'Homme est beaucoup plus grosse que la jugulaire externe, et son extrémité inférieure est souvent très dilatée en forme d'ampoule (a). Chez les asthmatiques et les autres personnes dont la respiration est gênée, cet élargissement devient très considérable.

(2) Les veines jugulaires antérieures sont unies entre elles par plusieurs branches anastomotiques transversales, dont une, située vers le bas du cou, est remarquablement développée (b). Ces veines s'anastomosent aussi avec les jugulaires externes par plusieurs branches transversales.

(a) Voyez Bourgery, *Op. cit.*, t. IV, pl. 67 et 68.
(b) Idem, *ibid.*, pl. 67.

système des veines cardinales ou rachidiennes, sur la description desquelles je reviendrai bientôt.

La disposition des veines de la tête est à peu près la même chez les autres Mammifères ; mais, chez un grand nombre de ces Animaux, les communications entre les canaux veineux de l'encéphale et les jugulaires externes sont plus directes, et la plus grande partie du sang qui revient du cerveau passe dans ces derniers vaisseaux par un canal ou une fente pratiquée à la base du crâne dans l'os temporal ou entre cet os et le rocher. Cette particularité a été remarquée d'abord chez divers Animaux hibernants (1) ; mais elle se rencontre aussi chez des Quadrupèdes qui ne s'engourdissent pas en hiver : le Cheval, par exemple ; et elle paraît être liée seulement à la position de la tête chez ces Mammifères, dont le corps est horizontal.

Chez ces Quadrupèdes, les veines jugulaires internes sont en même temps très petites, et les veines vertébrales, au contraire, prennent un développement considérable (2).

(1) Otto a découvert cette disposition chez la Chauve-Souris, le Hérisson, la Musaraigne, l'Ours, le Blaireau, le Castor, le Loir, les Rats, la Marmotte, l'Écureuil, le Lapin et le Cabiai.

Chez la Taupe, le système des sinus encéphaliques communique au dehors par une troisième voie constituée à l'aide d'une cavité veineuse située transversalement au-devant de la lame criblée de l'ethmoïde et débouchant dans la veine maxillaire interne à la partie supérieure de l'orbite (a).

(2) Ainsi, chez le Cheval, la veine jugulaire interne, qui accompagne l'artère carotide, est en général très grêle, et ne provient que de la région occipitale ; quelquefois elle manque complètement (b). Les jugulaires internes sont également peu distinctes et sans communication avec les vaisseaux intracrâniens chez le Rat (c).

Elles sont mieux développées chez le Chien, le Chat, la Martre, l'Ours, le Blaireau, le Hérisson, etc. Enfin, chez les Singes, de même que chez l'Homme, elles sont, en général, plus grosses que les jugulaires externes.

Pour les détails relatifs à la dispo-

(a) Otto, De Animalium quorumdam per hiemem dormientium vasis cephalicis et aure interna (Nova Acta Acad. Nat. curios., 1826, t. XIII, p. 23, et Ann. des sciences nat., 1827, t. XI, p. 70).
(b) Chauveau, Traité d'anatomie comparée des Animaux domestiques, p. 568 et suiv.
(c) Rathke, Dritter Bericht (voyez Stannius et Siebold, Nouveau Manuel d'anatomie comparée, t. II, p. 484).

Les veines des membres thoraciques, auxquelles les précédentes viennent se réunir dans le voisinage du cœur, forment aussi deux systèmes bien distincts, quoique associés entre eux : les unes sont superficielles et se trouvent sous la peau ; les autres sont profondes et suivent le même trajet que les artères dont elles reçoivent les noms. Ces dernières veines sont en général doubles et côtoient de chaque côté l'artère qu'elles accompagnent. Près de l'épaule, cependant, les deux veines satellites de l'artère brachiale se réunissent en un seul tronc qui, en s'avançant vers le thorax, prend successivement les noms de *veine axillaire* et de *veine sous-clavière* (1).

Les principales veines sous-cutanées occupent d'abord la face dorsale de la main ; mais, en remontant sur l'avant-bras, elles constituent un réseau à larges mailles dont les troncs les plus considérables se dirigent vers le pli du coude (2) ; leur

sition des veines de la tête et du cou chez le Cheval, je renverrai aux ouvrages spéciaux sur l'anatomie de ces Animaux (*a*).

(1) Les veines brachiales sont souvent reliées entre elles par plusieurs branches anastomotiques (*b*).

(2) On donne le nom de *veine céphalique du pouce*, puis de *veine radiale superficielle*, à une veine sous-cutanée qui, après avoir suivi le bord dorsal du pouce et du premier os métacarpien, remonte le long du bord externe du radius, et qui est souvent double au-dessus du pli du coude ; elle reçoit une branche anastomotique très considérable, appelée *veine médiane céphalique*, puis elle prend le nom de *veine céphalique*, longe le bord

externe du muscle biceps, ainsi que le bord antérieur du deltoïde, et débouche dans la veine axillaire, au moment où celle-ci va s'engager sous la clavicule.

Une autre grosse veine sous-cutanée, désignée sous le nom de *veine médiane*, provient des veines antérieures du poignet et de l'avant-bras. Elle se trouve d'abord très rapprochée de la radiale superficielle, mais s'en écarte vers le pli du coude, où elle reçoit une grosse branche anastomotique venant des veines profondes ; puis elle se divise en deux branches, dont l'une, appelée *médiane céphalique*, remonte obliquement en dehors pour se réunir à la radiale et constituer, comme je l'ai déjà dit, la veine céphalique, et

(*a*) Voyez Leyh, *Handbuch der Anatomie der Hausthiere*, p. 418, fig. 174.
— Chauveau, *Op. cit.*, p. 592.
(*b*) Voyez Bourgery, *Op. cit.*, t. IV, pl. 65, fig. 1.

disposition ne présente d'ailleurs rien d'important à noter pour le physiologiste , et si les chirurgiens en décrivent le trajet avec beaucoup de soin, c'est surtout à raison des facilités que ces vaisseaux présentent pour l'opération de la saignée.

La veine sous-clavière, qui fait suite à la veine axillaire, reçoit, comme je l'ai déjà dit, les veines jugulaires superficielles ; et, après s'être réunie à la jugulaire interne , elle constitue de chaque côté du sommet du thorax un gros tronc appelé *veine brachio-céphalique,* où viennent déboucher les veines thyroïdiennes inférieures. Chez l'Homme, les deux troncs brachiocéphaliques ne tardent pas à se réunir à leur tour, et forment la veine cave supérieure, qui descend à côté de l'aorte et va déboucher à la face postérieure de l'oreillette droite du cœur, après avoir reçu la *veine azygos,* sur les relations de laquelle je reviendrai bientôt.

La disposition des gros troncs terminaux des systèmes brachio-céphaliques que nous venons de trouver chez l'Homme se voit aussi chez les Singes, les Carnassiers, les Solipèdes, les Ruminants, les Édentés, les Cétacés proprement dits et quelques autres Mammifères (1). Mais, chez l'Éléphant, la plupart des Rongeurs, des Insectivores et des Chéiroptères, ainsi que chez les Marsupiaux et les Monotrèmes, le mode d'organisation embryonnaire commun persiste, et il y a par conséquent deux veines caves antérieures (2). Du reste, comme je l'ai déjà dit,

dont l'autre, nommée *médiane basilique,* continue son trajet sans changer de direction, et, après avoir reçu les veines cubitales superficielles antérieure et postérieure, forme le tronc brachial appelé *veine basilique,* qui suit le bord interne du muscle biceps et va se terminer dans la veine axillaire, près de l'extrémité supérieure de l'humérus (*a*).

(1) Par exemple, chez la Taupe, parmi les Insectivores.

(2) Exemples : Parmi les Rongeurs, le Lapin, le Lièvre, la Marmotte, le

(*a*) Voyez Bourgery, *Op. cit.,* t. IV, pl. 64.

ces deux troncs sont reliés entre eux par une branche anastomotique transversale qui correspond à la veine brachio-céphalique gauche, chez les espèces où la veine cave de ce côté
disparaît.

§ 21. — Les veines des membres abdominaux sont disposées
à peu près de la même manière que celles des membres thoraciques. Celles qui appartiennent au système profond accompagnent, comme d'ordinaire, les artères, et dans la jambe, ainsi
que dans le pied, elles constituent pour chacun de ces derniers
vaisseaux deux troncs satellites qui s'anastomosent très fréquemment entre eux ; mais, à partir du creux poplité (ou creux
du genou), ces deux veines se réunissent en une seule qui prend
le nom de *veine fémorale* et monte d'abord à la partie postérieure
de la cuisse, puis à la partie interne de ce membre, et va pénétrer dans le bassin par l'arcade crurale, où passe aussi l'artère
fémorale. Les veines sous-cutanées forment, comme à la main
et à l'avant-bras, un réseau à grandes mailles, dont l'un des
troncs principaux suit en dessus le bord interne du pied, puis
monte vers le bassin, à la face interne de la jambe et de la
cuisse. Ce vaisseau correspond à la veine radiale superficielle,
et porte le nom de *veine saphène interne.* Parvenu près du pli
de l'aine, il pénètre sous l'aponévrose de la cuisse et va déboucher dans la veine fémorale. La *veine saphène externe,* qui
occupe le milieu du mollet, correspond à peu près aux bran-

Rat, la Souris, l'Échimys, le Castor,
le Hamster, l'Écureuil (a).

Parmi les Insectivores, le Hérisson
et le Chrysochlore du Cap.

Chez l'Ornithorhynque, la veine cave
gauche est aussi grosse que sa congénère, et le tronc transversal qui réunit
ces deux vaisseaux est très développé (b).

Il existe dans les annales de la
science un assez grand nombre
d'exemples de l'existence d'une seconde veine cave chez l'Homme,
même chez des adultes (c).

(a) Voyez Carus et Otto, *Tabulæ Anatomiam comparativam illustrantes*, pars VI, pl. 7, fig. 1.
(b) Meckel, *Ornithorhynchi paradoxi descriptio anatomica*, pl. 7, fig. 1.
(c) Voyez, à sujet, le résumé des observations de Meckel, de Wiese, de Breschet et de plusieurs
autres anatomistes, présenté par M. Marshall (*Op. cit.*, *Philos. Trans.*, 1850, p. 160).

ches cubitales et médianes dont la racine constitue la veine basilique du bras; mais, au lieu de remonter le long de la cuisse, elle va se jeter dans le tronc principal du système veineux profond, au niveau du creux poplité (1).

Les deux veines fémorales qui reçoivent ainsi la presque totalité du sang provenant des membres inférieurs côtoient les artères iliaques, reçoivent les veines hypogastriques, et vont se réunir entre elles au-dessus de la partie postérieure du bassin, où elles constituent la veine cave inférieure.

§ 22. — Ce gros tronc vasculaire est adossé à la colonne vertébrale et se place à droite de l'aorte ventrale; il monte presque verticalement jusqu'au diaphragme, traverse cette cloison musculaire par un orifice spécial situé beaucoup plus haut que celui qui livre passage à l'aorte, et va se terminer dans l'oreillette droite du cœur au-dessous de l'orifice de la veine cave supérieure (2). Pendant ce trajet il reçoit de chaque côté plusieurs veines lombaires qui dépendent du système des veines costo-dorsales sur lesquelles nous aurons bientôt à revenir. *Veine cave inférieure.*

La veine cave inférieure, en remontant vers le thorax, reçoit aussi quelques veines viscérales, savoir : les veines rénales ou émulgentes, les veines capsulaires moyennes et les veines utéro-ovariques ou les spermatiques; des branches venant du diaphragme s'y terminent également; mais les veines

(1) Pour plus de détails à ce sujet, voyez les traités d'anatomie descriptive (*a*).

(2) La disposition générale de la veine cave inférieure est très bien figurée dans les belles planches de Breschet sur le système veineux (*b*). M. Retzius a décrit avec plus de soin le mode de terminaison de ce vaisseau dans le cœur (*c*).

(*a*) Par exemple : Cruveilhier, *Op. cit.*, t. III, p. 70 et suiv.
— Bourgery, *Op. cit.*, t. IV, pl. 55 à 59.
(*b*) Breschet, *Recherches sur le système veineux*, 4ᵉ livr., pl. 1 à 6.
(*c*) Retzius, *Ueber die Scheidewand des Herzens beim Menschen* (Müller's *Archiv für Anat. und Physiol.*, 1835, p. 164, pl. 1, fig. 2).

de toute la portion abdominale du tube digestif, de la rate et
du pancréas n'y débouchent pas directement, et, après s'être
réunies, constituent dans le foie un réseau capillaire intermédiaire, ou système portal hépatique (1).

Système
de
la veine porte.

Chez l'Homme, trois veines principales convergent pour
former la veine porte, savoir : 1° la *veine mésentérique supérieure*,
ou *grande mésaraïque*, qui vient de l'intestin grêle et de la moitié
droite du gros intestin ; 2° la *mésentérique inférieure*, ou *petite
mésaraïque*, qui naît sur les parois du rectum et de la moitié
gauche du côlon. Les branches postérieures de ce vaisseau ,
appelées *veines hémorrhoïdales supérieures*, s'anastomosent
près de l'anus avec les *veines hémorrhoïdales inférieures* et les
plexus veineux qui dépendent des veines hypogastriques ou
iliaques internes. Il y a par conséquent, dans cette région, fusion
entre le système portal et le système veineux général. Enfin,
3° la *veine splénique*, qui a son origine dans la rate et qui reçoit
diverses branches venant de l'estomac et du duodénum. Le
tronc de la veine porte, ainsi constitué, s'étend de l'extrémité
droite et postérieure du pancréas au sillon transversal du foie ;
chemin faisant, il reçoit quelques veinules venant de la première
de ces glandes, de l'estomac et de la vésicule biliaire ; puis il
se divise en deux branches pour pénétrer dans la substance du
foie et s'y ramifier (2) ; mais chez le fœtus il communique aussi

(1) La disposition générale de la
veine porte était connue des anciens,
et Galien la comparait à un arbre
dont le tronc serait dans le foie et les
racines dans le ventre. On a désigné
ainsi ce vaisseau, parce qu'on le considérait comme étant chargé de transporter jusque dans le foie les matières
élaborées dans l'estomac (*a*). Pour les

rapports entre les branches de ce
système et les racines de la veine hépatique, voyez les planches de l'ouvrage de Bourgery et Jacob (*b*).

(2) On appelle *sinus de la veine
porte* la portion divergente de ces
deux branches qui occupe le sillon
transversal du foie. Les divisions ultérieures de ce vaisseau accompagnent

(*a*) Galien, *De l'utilité des parties* (Œuvres, trad. par Daremberg, t. 1, p. 280).
(*b*) Bourgery, *Op. cit.*, t. V, pl. 38, 39, etc.

avec une veine dite *ombilicale,* qui se rend directement à la veine cave sans se répandre dans le foie (1).

Les veines hépatiques ou conduits efférents de ce système portal naissent dans les granulations élémentaires du foie, et convergent d'avant en arrière pour former un certain nombre de grosses branches (2) qui vont déboucher dans la veine cave pendant que celle-ci parcourt la gouttière creusée dans le bord postérieur de cette glande.

Les injections passent facilement soit des branches terminales de la veine porte dans les veines efférentes du foie, soit en sens inverse, ce qui indique l'absence de valvules dans l'intérieur de ce système de vaisseaux. Les veines qui vont des intestins et de la rate vers le foie en sont également dépourvues (3).

La disposition du système de la veine porte est à peu près la même chez les autres Mammifères (4). Dans quelques espèces,

dans leur trajet les ramifications de l'artère hépatique et des conduits biliaires.

(1) Ce vaisseau est appelé le canal veineux; nous l'étudierons avec plus de détail quand nous nous occuperons du développement des Animaux.

(2) La plupart des ramuscules de ce système efférent se réunissent successivement en branches de plus en plus grosses, comme le font les veines ordinaires; mais d'autres vont déboucher directement dans les troncs ainsi constitués, de façon que les parois de ces veines sont criblées de trous formés par les orifices des vaisseaux capillaires circonvoisins.

(3) Bauer a rencontré des valvules dans les *veines courtes* qui vont de l'estomac à la veine splénique ; mais l'existence de ces replis n'est pas constante, et d'autres anatomistes n'ont pu en découvrir aucune trace (*a*).

(4) La disposition générale de ce système a été étudiée chez le Singe, le Chien, le Lapin et la Brebis, par Hönlein (*b*).

M. Baer avait pensé que chez les Cétacés, les anastomoses de ce système avec les veines pelviennes étaient plus nombreuses que chez les Mammifères ordinaires (*c*) ; mais cette opinion ne paraît pas fondée (*d*).

(*a*) Cruveilhier, *Anatomie descriptive*, t. II, p. 85.
(*b*) Hönlein, *Descriptio anatomica systematis venæ portarum in homine et quibusdam brutis.* Francof., 1808.
(*c*) Baer, *Ueber das Gefäss-System des Braunfisches* (*Nova Acta Acad. Nat. curios.*, t. XVII), p. 401.
(*d*) Stannius et Siebold, *Nouveau Manuel d'anatomie comparée*, t. I, p. 486.

cependant, on rencontre dans ces vaisseaux des valvules plus ou moins nombreuses (1).

§ 22. — Le tronc de la veine cave inférieure présente chez l'Homme une dilatation dans le point où les veines hépatiques viennent s'y ouvrir (2). Mais chez divers Mammifères cette disposition est beaucoup plus prononcée, et parfois ce vaisseau constitue au-dessous du diaphragme un grand réservoir en forme de sac. Ce mode d'organisation est très marqué chez les Phoques, la Loutre, le Castor, l'Ornithorhynque et quelques autres Mammifères plongeurs, et paraît être en relation avec le ralentissement du cours du sang dans les poumons, quand la respiration se trouve suspendue. Chez les Phoques, la veine cave présente même une autre particularité ont l'utilité s'explique de la même manière : après son passage dans le diaphragme, ce vaisseau est entouré d'un anneau musculaire dont la contraction doit modérer l'afflux du sang veineux dans le cœur (3).

(1) L'existence de valvules dans le système portal a été observée chez le Cheval et le Bœuf (a).

(2) Quelques anatomistes désignent ce renflement sous le nom de *grande ampoule de la veine cave* (b).

(3) Meckel a trouvé que chez les Phoques la dilatation de la veine cave inférieure commence au-dessus du foie, et constitue au niveau de cet organe un sac ovalaire qui s'étend jusqu'au diaphragme. Chez un individu long de trois pieds, ce réservoir avait cinq pouces de large sur huit de long.

Après avoir traversé le diaphragme, la veine cave reprend brusquement son calibre primitif (c). L'anneau charnu qui l'entoure dans ce point provient du diaphragme et se compose de fibres musculaires striées (d).

Chez la Loutre, la veine cave est extrêmement dilatée depuis les reins jusqu'au diaphragme, au delà duquel elle reprend son calibre ordinaire. Les veines hépatiques sont aussi très élargies, surtout à droite (e).

Chez le Castor, la veine cave double de volume au-devant des reins et se

(a) Weigel, *De strato musculoso tunicæ venarum mediæ*. Lipsiæ, 1823, p. 31.
(b) Cruveilhier, *Op. cit.*, p. 84.
(c) Meckel, *Anatomie comparée*, t. IX, p. 446.
(d) M. J. Weber, *Beschreibung nebst Abbildungen des Zwerchfelles einer ausgewachsenen weiblichen Phoca vitulina* (Müller's Archiv für Anat. und Physiol., 1840, p. 236, pl. 6 à 8).
— Stannius et Siebold, *Nouveau Manuel d'anatomie comparée*, t. I, p. 486.
(e) Albers, *A Description of the Anat. of the Sea Otter* (Philos. Trans., 1706, p. 391).

§ 24. — Les deux veines cardinales, qui chez les jeunes Veines azygos.
embryons se dirigent d'arrière en avant et vont se joindre aux
veines céphaliques dans le voisinage du cœur, se développent
beaucoup dans leur portion périphérique, et constituent un vaste
système de vaisseaux qui rapportent le sang de la région rachidienne du tronc et des parois des grandes cavités viscérales ;
mais leur portion terminale, au contraire, diminue d'importance
et s'atrophie en partie, de façon que chez l'individu parfait la
plus grande partie du sang contenu dans les racines de ce
système s'écoule dans les branches voisines du système brachio-céphalique ou dans la veine cave inférieure, et que ses
deux troncs terminaux correspondants aux grosses veines cardinales primitives ne sont plus représentés que par les veines
azygos.

Chez quelques Mammifères où il existe deux veines caves
supérieures, ces vaisseaux sont au nombre de deux, et le nom
qu'on leur applique ne pourrait en donner que des idées fausses
si l'on attachait quelque importance à son étymologie ; car ces
veines dites *azygos*, c'est-à-dire impaires (1), sont en réalité à
peu près symétriques ; elles remontent de chaque côté de la

rétrécit de nouveau au delà du diaphragme (*a*).

Chez le Desman de Russie, cette dilatation de la veine cave est double,
et les veines iliaques sont tellement
renflées, qu'elles forment aussi de
véritables poches (*b*).

Chez le Marsouin, où la dilatation
de la veine cave est aussi très considérable au-dessous du diaphragme (*c*),

il paraît exister quelquefois un anneau
musculaire, comme chez les Phoques (*d*), mais d'autres fois ce sphincter manque entièrement (*e*).

Chez l'Ornithorhynque, ce tronc
vasculaire offre aussi une dilatation
considérable au niveau du foie (*f*).

(1) De α privatif, et ζυγὸς, pair, ou
vena sine pari.

(*a*) Meckel, *Anatomie comparée*, t. IX, p. 447.
(*b*) Pallas, *Sorices aliquot illustrati* (*Acta Petropolitanæ*, 1781, p. 332).
(*c*) Meckel, *Op. cit.*, p. 448.
(*d*) Weber, *loc. cit.*, p. 239.
(*e*) Stannius, *Op. cit.*, p. 486.
(*f*) Meckel, *Ornithorhynchi paradoxi descript. anat.*, p. 32.

colonne vertébrale, s'anastomosent entre elles par des branches
transversales et vont déboucher dans les veines caves correspondantes. Mais, chez l'Homme et la plupart des Mammifères,
un seul de ces troncs, celui du côté droit, conserve sa disposition
primitive, tandis que l'autre (situé à gauche) disparaît en grande
partie, et au lieu de s'étendre jusque dans le voisinage du cœur,
se déverse, par une anastomose, dans l'azygos droite, à une
distance plus ou moins considérable de cet organe. On donne à
cette portion persistante de la veine cardinale gauche le nom de
hémiazygos, et dans la partie du corps où elle existe on voit les
veines intercostales y déboucher, comme elles débouchent du
côté opposé dans la grande azygos (1). Chez d'autres Mammi-

(1) Chez l'Homme, l'*azygos* proprement dite, ou *grande azygos* (ou
veine cardinale droite), et l'*hémiazygos* (c'est-à-dire le représentant de
la veine cardinale du côté gauche), forment dans la partie supérieure de l'abdomen et dans la portion inférieure du
thorax deux troncs ascendants, disposés symétriquement au-devant de la
colonne vertébrale et derrière l'aorte
et la veine cave inférieure (a). Les
veines intercostales correspondantes
s'y ouvrent, ainsi que les veines lombaires ; mais la plupart de ces dernières se continuent au delà et vont
se terminer dans la veine cave abdominale. Inférieurement l'azygos et sa
congénère perdent plus ou moins
complétement les caractères de troncs
vasculaires, et se résolvent en deux ou
plusieurs séries de branches anastomotiques longitudinales, appelées
veines lombaires ascendantes, dont
les dernières se prolongent jusque
dans le bassin et s'y relient aux veines

iliaques primitives (b). D'espace en
espace on remarque aussi des branches transversales qui se portent obliquement de l'hémiazygos à la grande
azygos, et c'est une de ces anastomoses qui constitue la portion terminale
du premier de ces deux troncs.

La *grande azygos*, après avoir
reçu ainsi la majeure partie du sang
contenu dans sa congénère, continue
à monter le long du côté droit de la
face antérieure de la colonne vertébrale, reçoit, chemin faisant, les
veines intercostales correspondantes
du même côté, et va se terminer dans
la veine cave supérieure, vers le point
où ce vaisseau s'engage dans le péricarde pour gagner le cœur.

On donne quelquefois le nom de
petite azygos supérieure ou de *veine
intercostale commune gauche*, à une
branche qui reçoit les veines intercostales du côté gauche de la partie
supérieure du thorax, et qui fait en
quelque sorte pendant à la portion

(a) Voyez Bourgery et Jacob, *Anatomie descriptive*, t. IV, pl. 76 et 77.
(b) Voyez Breschet, *Recherch. sur le syst. veineux*, 3e livr., pl. 2 et 4.

fères, le Chien, par exemple, le tronc cardinal gauche disparaît complétement, et il ne reste que la veine azygos droite qui reçoit les veines intercostales correspondantes des deux côtés du corps. Enfin il est aussi des animaux de cette classe où les deux veines cardinales se flétrissent de même, et où par conséquent il n'y a plus de veine azygos. Mais, quoi qu'il en soit à cet égard, le système veineux, qui, dans l'origine, dépendait des veines cardinales, et que l'on pourrait appeler le système dorso-costal ou pariétal, contracte des relations multipliées avec les veines du système céphalo-brachial, ainsi qu'avec les affluents de la veine cave inférieure, de façon qu'une portion plus ou moins considérable du sang contenu dans ces vaisseaux revient au cœur sans passer par les veines azygos (1).

La portion périphérique ou radiculaire de ce système est en effet très étendue et se compose de deux groupes de vaisseaux appartenant les uns à la colonne vertébrale et à ses dépendances, les autres aux côtes et aux parties qui servent à cloisonner latéralement les grandes cavités du tronc. *Veines rachidiennes.*

Les veines rachidiennes forment à la face dorsale de la colonne vertébrale, ainsi que dans l'intérieur du canal dont cette

supérieure de la grande azygos : elle se continue inférieurement avec l'hémi-azygos.

Enfin, il y a aussi à droite une petite branche ascendante qui semble être une continuation de la grande azygos au-dessus de son point de déversement dans la veine cave : c'est une veine intercostale commune qui reçoit les veines intercostales proprement dites, correspondantes aux deux ou aux trois premières côtes (a); mais il arrive fréquemment que ces veines intercostales vont s'ouvrir aussi direc-

tement soit dans le tronc brachio-céphalique, soit dans la veine cave supérieure. Souvent une anastomose assez considérable fait communiquer la partie supérieure de ce vaisseau longitudinal avec le tronc brachio-céphalique droit. Enfin, il est aussi à noter que parfois la veine cervicale postérieure, au lieu de se terminer dans la veine vertébrale, vient s'ouvrir dans ce tronc intercostal commun et en constitue la partie supérieure.

(1) On peut résumer de la manière suivante les principales variations qui

(a) Voyez Breschet, *Op. cit.*, 3ᵉ livr., pl. 3.

colonne est creusée, un réseau très riche qui s'étend depuis la base du crâne jusqu'au sacrum ou même jusque dans la queue, lorsque cet appendice acquiert un développement considérable. On y distingue un plexus superficiel postérieur, un plexus inter-rachidien postérieur situé derrière la moelle épinière, un plexus intra-rachidien antérieur qui occupe la face antérieure de la moelle épinière (ou inférieure chez les Quadrupèdes), et des plexus transversaux qui, au niveau de chaque vertèbre, relient tous ces réseaux entre eux (1). Dans la portion moyenne du

se rencontrent dans la disposition de cette portion du système veineux chez les divers Mammifères (a).

1° Mammifères ayant deux veines caves supérieures.

a. Deux veines azygos se terminant dans ces troncs, c'est-à-dire une azygos proprement dite à droite, et une hémiazygos à gauche.

* Les deux veines azygos également développées.

Exemples : Monotrèmes, Marsupiaux.

** Les deux azygos inégalement développées.

L'azygos droite plus grande que l'azygos gauche.

Exemples : Hérisson, Rat, Souris.

L'azygos droite moins grande que l'azygos gauche.

Exemple : Lapin.

b. Une veine azygos seulement (à droite).

Exemples : Lièvre, Écureuil.

2° Mammifères ayant une seule veine cave supérieure.

c. Une azygos et une hémiazygos.

* L'hémiazygos débouchant directement dans l'oreillette droite.

Exemple : Taupe.

** L'hémiazygos débouchant dans l'azygos vers le milieu du thorax.

Exemple : Homme.

d. Une veine azygos à droite qui reçoit les veines intercostales des deux côtés du corps ; pas d'hémiazygos.

Exemples : Chien, Chat, Tigre, Hyène, Cheval, Ane, Tapir.

e. Point de veine azygos à droite ; mais, à gauche, une veine hémiazygos qui reçoit quelques veines intercostales, ainsi que la grande veine coronaire, et débouche directement dans l'oreillette droite.

Exemples : Mouton, Bœuf, Chèvre, Chevrotain, Cochon, Tapir.

f. Point de veine azygos ni de veine hémiazygos.

Exemple : Les Cétacés.

(1) Chez l'Homme, ce système de veines, dont la disposition a été très bien étudiée par Breschet (b), est fort développé. Les *veines dorsi-spinales* ou *rachidiennes postérieures superficielles* naissent des téguments et des muscles de la région vertébrale postérieure, et constituent un plexus presque inextricable, qui embrasse dans

(a) Voyez, à ce sujet :

— Bardeleben, *Ueber Vena Azygos, Hemiazygos und Coronaria cordis bei den Säugethieren* (Müller's *Archiv für Anat. und Physiol.*, 1848, p. 407).

— Marshall, *On the Development of the Great Anterior Veins of Man and Mammalia* (*Philos. Trans.*, 1850, p. 150).

(b) Breschet, *Recherches anatomiques, physiologiques et pathologiques sur le système veineux.*

torse, les canaux d'écoulement de ce lacis vasculaire débouchent dans les veines intercostales qui sont les satellites des
artères du même nom, et ces veines intercostales vont se
terminer dans les azygos ; mais dans la portion inférieure de
l'abdomen, ainsi que dans la région cervicale, les veines qui
tiennent lieu d'intercostales vont s'ouvrir, les unes dans la veine
cave inférieure ou dans quelques-uns de ses affluents, les
autres dans les veines appelées vertébrales, qui représentent
dans la région cervicale les troncs cardinaux (ou veines azygos)
et qui se terminent dans les veines caves supérieures.

Ainsi, on trouve au niveau de chaque vertèbre, dans toute
la longueur du corps, depuis la tête jusqu'au sacrum, ou même
jusque dans la queue, une paire de veines qui pourraient être

ses mailles les apophyses épineuses, les lames vertébrales, les apophyses transverses et les apophyses articulaires des Vertèbres. Supérieurement ce réseau s'anastomose avec les veines occipitales qui se rendent aux jugulaires externes, avec les veines jugulaires internes et avec les veines vertébrales ; au niveau de chaque trou de conjugaison, il communique aussi avec les veines intra-rachidiennes, et souvent directement aussi avec les intercostales ; enfin, il s'anastomose inférieurement avec les veines iliaques, et se prolonge sur le sacrum et jusque sur les côtés du coccyx (a).

Les *veines intra-rachidiennes* forment de chaque côté, entre la dure-mère et les parois du canal vertébral : 1° un *plexus postérieur* qui est plus développé dans la région lombaire

que dans sa portion supérieure ; 2° un *plexus antérieur* qui est très considérable et qui est souvent désigné sous le nom de *sinus vertébral*. Au niveau du corps de chaque vertèbre, des branches anastomotiques transversales relient ces quatre plexus longitudinaux entre eux, et constituent ainsi des réseaux appelés *plexus transversaux*. Les veines propres des corps des vertèbres y débouchent, et des branches efférentes qui en partent traversent les trous de conjugaison pour aller s'ouvrir dans les veines vertébrales, intercostales, lombaires et sacrées latérales (b).

Pour plus de détails à ce sujet, je renverrai aux recherches de Breschet et aux ouvrages d'anatomie descriptive, où les observations de ce savant ont été reproduites.

(a) Breschet, *Op. cit.*, pl. 3 et 4.
— Voyez aussi Bourgery et Jacob, *Op. cit.*, t. IV, pl. 74, fig. 3.
(b) Breschet, *Op. cit.*, pl. 4, 1ᵉ livr., pl. 5 et 6, et 2ᵉ livr., pl. 1 à 6.
— Voyez aussi Bourgery et Jacob, *Op. cit.*, t. IV, pl. 73 et 74, fig. 1.

désignées sous le nom commun de *veines pleuro-rachidiennes*, qui ramènent le sang des parties molles du dos, de la colonne vertébrale et de ses annexes, et qui débouchent presque toutes dans une série de vaisseaux longitudinaux placés de chaque côté de la face antérieure du rachis et se terminant dans les veines caves ou leurs affluents principaux. Dans la région cervicale, ces vaisseaux longitudinaux, qui correspondent aux veines cardinales de l'embryon, sont les veines vertébrales (1); dans la portion moyenne du tronc, ce sont les azygos; dans la région des lombes, ce sont des branches anastomotiques plus ou moins régulières qui unissent entre elles les veines lombaires, lesquelles sont les analogues des veines intercostales; enfin, dans la région pelvienne, ces représentants des troncs cardinaux sont les veines dites sacrées latérales (2).

Il existe, chez l'Homme, de grandes variations dans la disposition des branches secondaires de ce système de veines dorso-pariétales, même d'individu à individu; mais leur mode d'arrangement est toujours tel que, par l'intermédiaire de ces vaisseaux, tous les autres systèmes veineux sont mis en communication, et que le sang de toutes les parties de l'organisme peut arriver au cœur, lors même que l'un des gros troncs en continuité directe avec cet organe viendrait à être obstrué. Souvent même une des anastomoses de la portion inférieure de la veine azygos avec la veine cave inférieure devient si

(1) Voyez ci-dessus, page 586.

(2) Chez l'Homme, les *veines sacrées latérales* sont très petites et longent la face antérieure du sacrum pour aller se jeter dans les iliaques. Elles s'anastomosent aussi par des branches transversales avec les veines sacrées moyennes, et elles reçoivent des branches venant des plexus inter-rachidiens : du reste, leur disposition est très irrégulière.

Chez les Mammifères dont la queue est très développée, ces veines acquièrent plus d'importance (a).

(a) Exemple : l'Écureuil. Voyez Carus et Otto, *Tab. Anat. compar. illustr.*, pars VI, pl. 7, fig. 1.

large et si directe, que le premier de ces vaisseaux semble être une branche du second (1).

La principale veine du cœur va s'ouvrir dans la veine cave supérieure gauche, chez les Mammifères, où ce vaisseau est bien développé. Lorsque celui-ci s'atrophie plus ou moins complétement, comme cela a lieu chez l'Homme, elle se termine au contraire dans un canal appelé *sinus coronaire*, qui est logé dans le sillon transversal du cœur, et qui débouche directement dans l'oreillette droite ; mais ce sinus est, en réalité, le dernier vestige de la veine cave supérieure gauche qui existait chez l'embryon ; et chez quelques espèces de Mammifères, où son atrophie est portée moins loin, on trouve de ce côté une veine hémiazygos qui reçoit à la fois la grosse veine cardiaque et les veines intercostales voisines (2).

(marginale) Veines du cœur.

(1) Pour que la veine azygos ait l'apparence d'une branche fournie directement par la veine cave inférieure, il suffit que son anastomose avec l'une des veines lombaires ait lieu très près de l'embouchure de celle-ci, dans la veine cave, et que le calibre de ce vaisseau transversal soit très faible au delà de son point de jonction avec le premier. Effectivement la portion de cette veine lombaire comprise entre sa jonction avec la veine azygos et sa terminaison dans la veine cave semble être alors la continuation du tronc azygos, et sa portion externe affecte la forme d'une branche de ce même tronc.

Il arrive souvent aussi qu'une branche anastomotique, établie entre la veine rénale droite et l'azygos, se développe de façon à constituer une des principales racines de ce dernier vaisseau (*a*).

(2) Chez le Mouton, par exemple, la veine azygos gauche vient se loger dans le sillon auriculo-ventriculaire creusé à la face postérieure du cœur, et va déboucher à la partie inférieure et interne de l'oreillette droite, sous l'orifice de la veine cave inférieure. Chemin faisant, elle reçoit plusieurs veines cardiaques, qui, à leur embouchure dans l'espèce de sinus formé par sa portion terminale, sont garnies de valvules, mais n'en présentent pas dans le reste de leur étendue (*b*).

Chez l'Homme, cette portion terminale et cardiaque de la veine azygos gauche est représentée par le *sinus coronaire* (*c*), que les anatomistes

(a) Voyez Breschet, *Op. cit.*, 3ᵉ livr., pl. 2.
(b) Eustachius, *Opuscula anat. de vena sine pari*, p. 273.
— Scarpa, *Tabulæ nevrologicæ*, pl. 7, fig. 4.
— Marshall, *Op. cit.*, pl. 1, fig. 2 (*Philos. Trans.*, 1850).
(c) Idem, *ibid.*, pl. 1, fig. 1.

On voit qu'il existe beaucoup de variations dans le mode de terminaison des veines qui dépendent des deux troncs cardinaux primitifs; mais cela n'a rien de surprenant, car la fixité dans le mode d'organisation d'une partie de l'économie est toujours un signe de son importance, et, ainsi que je l'ai déjà dit, cette portion terminale du système des veines rachidiennes, qui est très développée dans les premiers temps de la vie embryonnaire, tend à disparaître par les progrès du travail organogénique, et, chez l'adulte, se trouve réduite à un état plus ou moins rudimentaire.

Plexus veineux chez divers Mammifères.

La disposition des autres parties du système veineux présente aussi moins de fixité que celle du système artériel, et il arrive souvent que, chez l'Homme, telle ou telle grosse branche dont je viens de donner une description sommaire est remplacée par deux ou même un plus grand nombre de vaisseaux à peu près parallèles qui communiquent fréquemment entre eux. Il en est de même chez les autres Mammifères, et la tendance à former des plexus est portée beaucoup plus loin chez certaines espèces, où la multiplicité des veines similaires devient normale (1).

Cette particularité d'organisation est portée au plus haut

décrivent comme étant seulement une portion élargie de la grande veine cardiaque, mais qui est séparée de la portion ascendante de ce vaisseau par des valvules, comme chez les Ruminants (a). La continuité entre ce sinus et le canal cuviérien gauche, c'est-à-dire le tronc représentant une veine cave supérieure gauche, et constitué par la réunion de la veine céphalique et de la veine cardinale (ou azygos) de ce côté, se voit très bien chez l'embryon humain (b).

(1) Chez l'Aï (*Bradypus tridactylus*), la veine brachiale est représentée par un réseau disposé en manière de gaine autour du plexus artériel qui tient lieu de l'artère brachiale (c). Une disposition analogue se voit dans les membres postérieurs (d), et des

(a) Voyez Bourgery, *Op. cit.*, t. IV, pl. 9 bis.
(b) Marshall, *Op. cit.*, pl. 3, fig. 1 et 3.
(c) Vrolik, *Recherches sur les plexus vasculaires* (Ann. des sciences nat., 4e série, t. V, pl. 4, fig. 1).
(d) Vrolik, *Op. cit.*

degré chez les Cétacés. Ainsi, chez le Marsouin, à l'exception des troncs principaux, presque toutes les veines ordinaires sont remplacées par des plexus (1).

§ 25. — J'ai déjà fait connaître la disposition des orifices du système veineux général dans l'oreillette droite du cœur, ainsi que le mode d'origine de l'*artère pulmonaire*, qui est mise en communication avec ces vaisseaux par l'intermédiaire de cette oreillette et du ventricule dont elle dépend.

Vaisseaux
de la petite
circulation.

Cette artère, en sortant de l'angle supérieur et interne du ventricule droit vers la partie moyenne et antérieure du cœur chez l'Homme, passe devant l'aorte, et, se dirigeant obliquement en avant, va se placer à gauche de ce vaisseau. Bientôt elle se bifurque, et une de ses branches se porte directement à gauche vers le poumon correspondant, tandis que l'autre, suivant une marche opposée, passe sous la crosse aortique et derrière la veine cave supérieure pour gagner le poumon gauche. Dans le point où l'artère pulmonaire commune se divise de la sorte, elle se trouve reliée à l'artère aorte par une branche anastomotique, appelée *canal artériel*, qui chez le fœtus présente des dimensions considérables, mais qui se flétrit et s'oblitère peu après la naissance, de façon à se transformer en un simple cordon ligamenteux (2).

Artère
pulmonaire.

plexus très compliqués remplacent aussi les veines hypogastriques et sacrées (a).

(1) Chez le Dauphin, ainsi que chez le Marsouin, le sang de la région caudale arrive dans la veine cave par un grand plexus caudal situé dans le canal sous-rachidien. Un plexus veineux appartenant au rectum se termine dans l'extrémité postérieure de ce tronc vasculaire ; enfin il existe dans la région lombaire, de chaque côté, trois autres plexus veineux. On trouve aussi des réseaux analogues dans la tête, et plus particulièrement autour de l'évent et à la mâchoire inférieure (b).

(2) Nous verrons, dans une autre partie de ce cours, que le canal artériel ou canal de Botal est constitué par la portion terminale de l'arc vasculaire inférieur qui était primitivement

(a) Voyez Carus et Otto, *Tab. Anat. compar. illustr.*, par. VI, pl. 8, fig. 4.
(b) Baer, *Ueber das Gefäss-System des Braunfisches* (*Nova Acta Acad. Nat. curios.*, 1835, t. XVII, p. 395, pl. 19).

Chez quelques Mammifères, tels que le Phoque, cette communication entre l'artère pulmonaire et l'aorte persiste pendant fort longtemps après la naissance ; mais chez l'adulte elle n'existe chez aucun Animal de cette classe, si ce n'est dans quelques cas tératologiques (1).

Chez la plupart des Mammifères aquatiques, tels que le Marsouin, le Phoque, la Loutre et le Castor, l'artère pulmonaire

une des crosses aortiques, et qui donne ensuite naissance aux artères pulmonaires (a). Il va déboucher dans l'aorte, vers le niveau de l'origine de l'artère sous-clavière droite (b), et chez le fœtus il est très large ; mais lorsque la respiration pulmonaire s'est établie, le sang cesse bientôt d'y passer, et vers le troisième jour il est d'ordinaire obstrué par un caillot, puis il s'oblitère et se transforme en un cordon ligamenteux. Quelquefois ce canal reste ouvert, et cet état tératologique est généralement accompagné d'un trouble dans la circulation, qui constitue la maladie appelée *cyanose*.

(1) Rapp a trouvé le canal artériel ouvert chez des Phoques âgés d'environ trois mois ; mais ce vaisseau était oblitéré chez tous les individus adultes dont il a fait l'anatomie (c), ainsi que dans ceux examinés par plusieurs autres naturalistes (d). Un cas de per-

sistance de cette anastomose chez un Phoque adulte a été observé par M. Poelman (e).

M. Jackson a trouvé le canal artériel perméable chez un jeune Cachalot (f), et Eichward a rencontré la même particularité chez un jeune Marsouin (g) ; mais chez l'adulte ce passage n'existe plus, ni chez ce Cétacé, ni chez le Dauphin commun (h).

Ce canal de communication entre l'artère pulmonaire et l'aorte était resté ouvert jusque dans l'âge adulte chez un Singe hurleur, disséqué par M. Poelman (i).

Chez les Mammifères, où l'aorte se divise en deux troncs, le Cheval, par exemple, c'est à l'aorte postérieure que l'artère pulmonaire se trouve attachée par le cordon ligamenteux résultant de l'oblitération du canal artériel (j).

(a) Voyez Burdach, *Traité de physiologie*, t. III, p. 519, pl. 4, fig. 3.
(b) Voyez Bourgery, *Anat. descript.*, t. VIII, pl. 13, fig. 3, et pl. 14.
— Martin Saint-Ange, *Circulation du sang considérée chez le fœtus*, fig. 1 et 15.
(c) Voyez Meckel, *Anatomie comparée*, t. IX, p. 440.
(d) Malacarne, *Saggio di splancnografia de encefalotomia della Foca* (Mem. della Soc. ital., t. XII, 2e partie, p. 44, pl. 1).
(e) Poelman, *Note sur un cas de communication entre l'artère pulmonaire et l'aorte descendante* (Ann. de la Soc. de médecine de Gand, 1845, fig.).
(f) Jackson, *Dissection of a Spermaceti Whale* (Boston Journal of Nat. Hist., 1845, t. V, p. 148).
(g) Eichwald, *Observationes nonnullæ circa fabricam Delphini phocœnæ* (Mém. de l'Acad. des sc. de Saint-Pétersbourg, 1819 et 1820, t. IX, p. 445).
(h) Rapp, voy. Meckel, *loc. cit.*
(i) Poelman, *Op. cit.*, fig.
(j) Chauveau, *Anatomie des Animaux domestiques*, fig. 147.

présente, près de son origine, une dilatation considérable (1) ; mais, du reste, la disposition de ce vaisseau est à peu près la même chez tous les Animaux de cette classe. Au moment de pénétrer dans les poumons, chacune de ses branches se subdivise en deux ou plusieurs rameaux, et ceux-ci suivent à peu près le même trajet que les canaux bronchiques dont ils longent la face postérieure et inférieure. Chaque lobule pulmonaire reçoit ainsi une branche artérielle, mais celle-ci n'y plonge pas, elle se loge dans les fissures comprises entre les lobules et se distribue à plusieurs de ceux-ci (2). Enfin, leurs dernières ra-

(1) Meckel, *Anat. comp.*, t. IX, p. 450. — Stannius et Siebold, *Manuel d'anat. comp.*, t. II, p. 486.

(2) Reisseisen et Krause supposaient que les branches terminales de l'artère pulmonaire pénétraient dans l'intérieur des lobules et donnaient à chacune des cellules dont ces lobules se composent un ramuscule particulier, de façon à constituer pour chaque cellule ou veinule pulmonaire un réseau capillaire spécial (a) ; mais les recherches de M. Schrœder van der Kolk, de M. Rainey et de quelques autres anatomistes, ont fait voir que ces vaisseaux n'offrent pas cette disposition (b). L'artériole, en arrivant au lobule avec la bronche correspondante, n'accompagne pas celle-ci quand elle constitue le conduit intralobulaire ou entonnoir (c), mais se place plus superficiellement entre ce lobule et ses voisins, de façon que ces ramifications peuvent se répandre sur deux ou plusieurs de ceux-ci. C'est même principalement à cause de cette position extralobulaire des petits ramuscules vasculaires que la distinction entre les lobules est si nette vers la surface du poumon.

Il est aussi à noter que les ramuscules terminaux de l'artère pulmonaire se distribuent exclusivement aux parois des cellules ou des cavités infundibuliformes des lobules, et ne contribuent pas à former le réseau capillaire des bronches ; mais ce lacis s'anastomose avec celui dépendant des artères bronchiques (d).

(a) Reisseisen, *De fabrica pulmonum commentatio*, p. 17.
— Krause (voyez Huschke, *Traité de splanchnologie, Encyclop. anat.*, t. V, p. 253).
(b) Adriani, *Dissert. de subtiliori pulmonum structura*, p. 46 et suiv., pl. 1.
— Rainey, *On the Minute Structure of the Lungs* (*Trans. of the Med. Chir. Soc.*, t. XXVIII).
— T. Williams, *Respiration* (Todd's *Cyclop. of Anat. und Physiol.*, Suppl., p. 273).
— Bowmann et Todd, *Physiological Anatomy*, t. II, p. 392.
— Kölliker, *Éléments d'histologie*, p. 578.
(c) Voyez tome II, page 323.
(d) Voyez Reisseisen, *Op. cit.*
— Adriani, *Op. cit.*
— Rossignol, *Rech. sur la structure intime des poumons*, p. 64 (Acad. de méd. de Bruxelles).
— Williams, *Respiration* (Todd's *Cyclop. of Anat.*, Suppl., p. 275).
L'opinion contraire a été soutenue par M. N. Guillot (*Vaiss. particul. des poumons des phthisiques*, dans l'*Expérience*, 1838) et par M. Heale (*Researches on the Distribution of the Blood Vessels, in th Lungs*, in *Abstracts of Papers communicated to the Royal Soc.*, 1853, t. VI, p. 315).

mifications s'étendent irrégulièrement sur les cellules dont ces lobules se composent et y donnent naissance à un plexus capillaire des plus riches.

Capillaires pulmonaires.

Ce lacis forme une seule couche dans l'épaisseur des cloisons intercellulaires, de façon à être en rapport avec l'air par ses deux surfaces opposées. Il se compose de vaisseaux si petits, que les globules de sang ne paraissent pouvoir y passer qu'à la file sur un seul rang, et les mailles formées par les anastomoses de ces capillaires microscopiques sont extrêmement serrées (1).

Veines pulmonaires.

§ 26. — Les ramuscules veineux qui sortent de ce réseau capillaire ne correspondent pas aux branches terminales des artères et ne dépendent pas chacun d'un lobule en particulier, mais naissent de distance en distance, de façon à circonscrire des aires assez régulières, et convergent dans les fissures interlobulaires. Les troncs résultant de leur réunion ne suivent pas davantage le trajet des artères, mais se dirigent d'une manière

(1) M. Kölliker évalue le diamètre de ces capillaires entre $0^{mm},01$ et $0^{mm},007$ chez l'Homme, où les globules du sang ont aussi environ $0^{mm},007$.

D'après le même physiologiste, les mailles arrondies ou ovalaires du réseau capillaire formé par ces artérioles ont entre $0^{mm},005$ et $0^{mm},018$ de diamètre (a).

Le réseau provenant d'une même branche artérielle se répand sur plusieurs cellules, souvent huit ou dix.

Dans quelques cas tératologiques on a vu le sang arriver aussi aux poumons de l'Homme par une branche de l'aorte descendante (b), disposition qui rappelle ce que nous avons trouvé dans l'état normal chez les Serpents (c); et il est à noter que chez les phthisiques, à mesure que les capillaires de la petite circulation s'oblitèrent et se détruisent, il s'établit souvent des communications vasculaires entre les poumons et les diverses branches aortiques circonvoisines (d).

(a) Kölliker, *Traité d'histologie*, p. 519.
(b) Meckel, *Ueber einige merkwürdige Gefässabweichungen* (*Deutsches Archiv für die Physiol.*, t. VI, p. 453, pl. 3).
(c) Voyez ci-dessus, page 449.
(d) Schrœder van der Kolk, *Observ. anatomico-pathologica*, fasc. 1, p. 84.
— Natalis Guillot, *Description des vaisseaux particuliers qui naissent dans les poumons tuberculeux* (*l'Expérience*, n° du 25 avril 1838).

indépendante vers la face interne des poumons pour en sortir au-dessous du point d'immersion du système bronchique (1).

La disposition des veines pulmonaires qui se rendent du poumon au cœur est également différente de celle des artères correspondantes. Chaque lobe pulmonaire ne fournit qu'un tronc veineux, mais ceux-ci restent en général indépendants et vont déboucher isolément dans l'oreillette. Ainsi, il y a chez l'Homme deux veines pulmonaires à gauche et deux ou même quelquefois trois de ces vaisseaux à droite (2). Cette dernière disposition est constante chez plusieurs Mammifères, et chez quelques-uns de ces Animaux on voit entrer dans le cœur trois veines pulmonaires de chaque côté (3). D'autres fois cependant la concentration de ces vaisseaux est portée plus loin que chez l'Homme, et chez un petit Rongeur, connu sous le nom de Hamster, ils se réunissent même tous en un seul tronc (4).

(1) En général, dans les ouvrages d'anatomie humaine, on décrit ces veines comme étant satellites des artères pulmonaires, et l'on signale avec soin cette circonstance qu'une même branche de celle-ci n'est jamais accompagnée par deux veines, comme cela a ordinairement lieu pour les artères de la grande circulation ; mais l'idée que l'on donne ainsi de la distribution des vaisseaux sanguins dans l'intérieur des poumons n'est pas exacte. La différence dans la direction des artères et des veines a été bien indiquée par M. Addison (a).

(2) En général, chez l'Homme, les deux veines pulmonaires supérieures du côté droit se réunissent en un seul tronc, de façon que l'oreillette ne reçoit de chaque côté que deux de ces vaisseaux.

(3) Chez quelques Quadrumanes (tels que le *Cebus capiccina* et le *Lemur albifrons*), ainsi que chez le Castor, il y a deux veines pulmonaires à gauche et trois à droite.

Chez le Coati (*Nasua*), l'oreillette droite reçoit de chaque côté trois veines pulmonaires (b).

(4) M. Owen a signalé l'existence d'un seul tronc pulmonaire commun chez le Dugong (c).

Chez le Daman, les veines pulmonaires se réunissent en une paire de troncs terminaux (d). Meckel a vu chez le Cheval un autre mode de grou-

(a) Addison, *Observ. on the Anatomy of the Lungs* (*Medico-chirurg. Trans.*, 1841, t. XXIV, p. 151).
(b) Meckel, *Anatomie comparée*, t. IX, p. 431.
(c) Owen, *Notes on the Dugong* (*Proceed. of the Zool. Soc. of London*, 1838, p. 35).
(d) Meckel, p. 431.

III.   39

Chez l'Homme, toutes ces veines sont dépourvues de valvules ou n'en présentent que de très imparfaites ; mais, chez quelques grands Quadrupèdes, on trouve ces replis membraneux bien développés là où deux branches se réunissent sous un angle aigu (1).

Résumé.

§ 27. — En résumé, nous voyons donc que, dans la classe des Mammifères, l'appareil circulatoire est toujours constitué d'après un même plan. La totalité du sang, qui, après avoir servi à l'entretien du travail nutritif dans la profondeur des divers organes, arrive dans les cavités droites du cœur, est envoyée aux poumons, où ce liquide subit l'influence vivifiante de l'air, puis revient dans les cavités gauches du cœur pour retourner dans le système capillaire général par l'intermédiaire de l'artère aorte et de ses branches. Chaque molécule de sang, pour revenir à son point de départ dans l'appareil circulatoire, parcourt donc un double circuit, et passe successivement dans les vaisseaux nourriciers ou vaisseaux de la grande circulation, et dans les vaisseaux respiratoires ou vaisseaux de la petite circulation. Une moitié de chacun de ces systèmes de conduits est parcourue par le sang artériel, l'autre moitié par le sang vei-

pement de ces vaisseaux : les veines pulmonaires antérieures restant distinctes, et celles de la paire postérieure se réunissant en un tronc commun (a); mais cette disposition ne paraît pas être constante, car la plupart des anatomistes n'en parlent pas (b).

(1) On ne trouve pas de valvules dans les veines pulmonaires du Cochon, où ces vaisseaux se réunissent presque à angle droit ; mais, chez le Bœuf, elles sont bien distinctes.

Chez l'Homme, les veines pulmonaires se laissent facilement injecter du centre vers la périphérie, et la plupart des auteurs considèrent ces vaisseaux comme étant complétement dépourvus de valvules (c) ; mais Meckel et quelques autres anatomistes y ont trouvé des valvules rudimentaires (d).

(a) Meckel, loc. cit.
(b) Chauveau, Anatomie des Animaux domestiques, p. 566.
(c) Mayer, Ueber die Klappen in den Lungenvenen (Zeitschrift für Physiologie von Treviranus, 1820, t. III, p. 155).
(d) Cruveilhier, Anatomie descriptive, t. III, p. 14.

neux, et c'est dans les deux réseaux de vaisseaux capillaires placés entre les deux moitiés de ces cercles irrigatoires que le sang change de caractère et devient alternativement veineux ou artériel. Enfin nous avons vu aussi que dans cette classe, de même que chez les Oiseaux, la disposition de l'appareil circulatoire est telle que ces deux sortes de sangs ne se mêlent nulle part. Mais, avant la naissance, les choses ne se passent pas de la même manière, et la plus grande portion du sang qui arrive au cœur par les veines caves pénètre dans l'aorte sans avoir passé préalablement dans les vaisseaux de la petite circulation. Je ne pourrais, sans anticiper trop sur l'histoire du développement de l'embryon, expliquer dans ce moment comment la circulation générale s'effectue chez le fœtus ; je réserverai donc cette question pour une autre partie de ce Cours, et, sans m'arrêter davantage sur l'étude anatomique de l'appareil irrigatoire, je passerai maintenant à l'examen du mécanisme à l'aide duquel le courant sanguin y est établi et des circonstances qui influent sur la rapidité avec laquelle ce courant parcourt l'organisme vivant ; ou, en d'autres mots, après avoir décrit, comme je viens de le faire, le système hydraulique des Animaux, je m'occuperai des phénomènes physiologiques dont cet appareil est le siége. Pour compléter cette étude, il nous faut effectivement examiner ces parties quand elles sont en mouvement aussi bien que lorsqu'elles sont en repos, et, dans la prochaine Leçon, je commencerai ces investigations en m'occupant d'une manière spéciale du jeu de la pompe foulante constituée par le cœur.

ADDITIONS.

VINGT-DEUXIÈME LEÇON.

Page 151, note n° 1. — Depuis l'impression de cette note, l'illustre naturaliste de Berlin, que la science vient de perdre, Johannes Müller, a publié, sur la structure des Ptéropodes, de nouvelles observations qui justifient pleinement la réserve avec laquelle j'ai cru devoir parler de la communication signalée par quelques zoologistes, comme existant entre le système veineux de ces Mollusques et l'extérieur. En effet, le péricarde communique avec l'extérieur par l'intermédiaire du sac bojanien, ainsi que l'avait constaté M. Gegenbauer ; mais Müller a trouvé que le canal branchio-cardiaque ne débouche pas dans la cavité péricardique, et la traverse pour pénétrer jusque dans l'oreillette du cœur. Le sang ne se répand pas dans le péricarde, et le liquide contenu dans cette poche ne paraît pas pouvoir arriver dans le système circulatoire (Müller, *Bemerkungen aus der Entwickelungsgeschichte der Pteropoden, aus dem Monatsbericht der Akad. der Wissensch. zu Berlin, 1857*).

FIN DU TOME TROISIÈME.

TABLE SOMMAIRE DES MATIÈRES

DU TOME TROISIÈME.

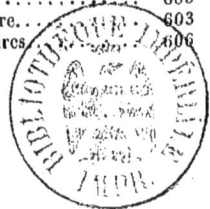

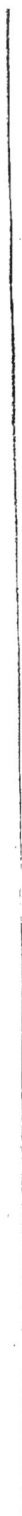

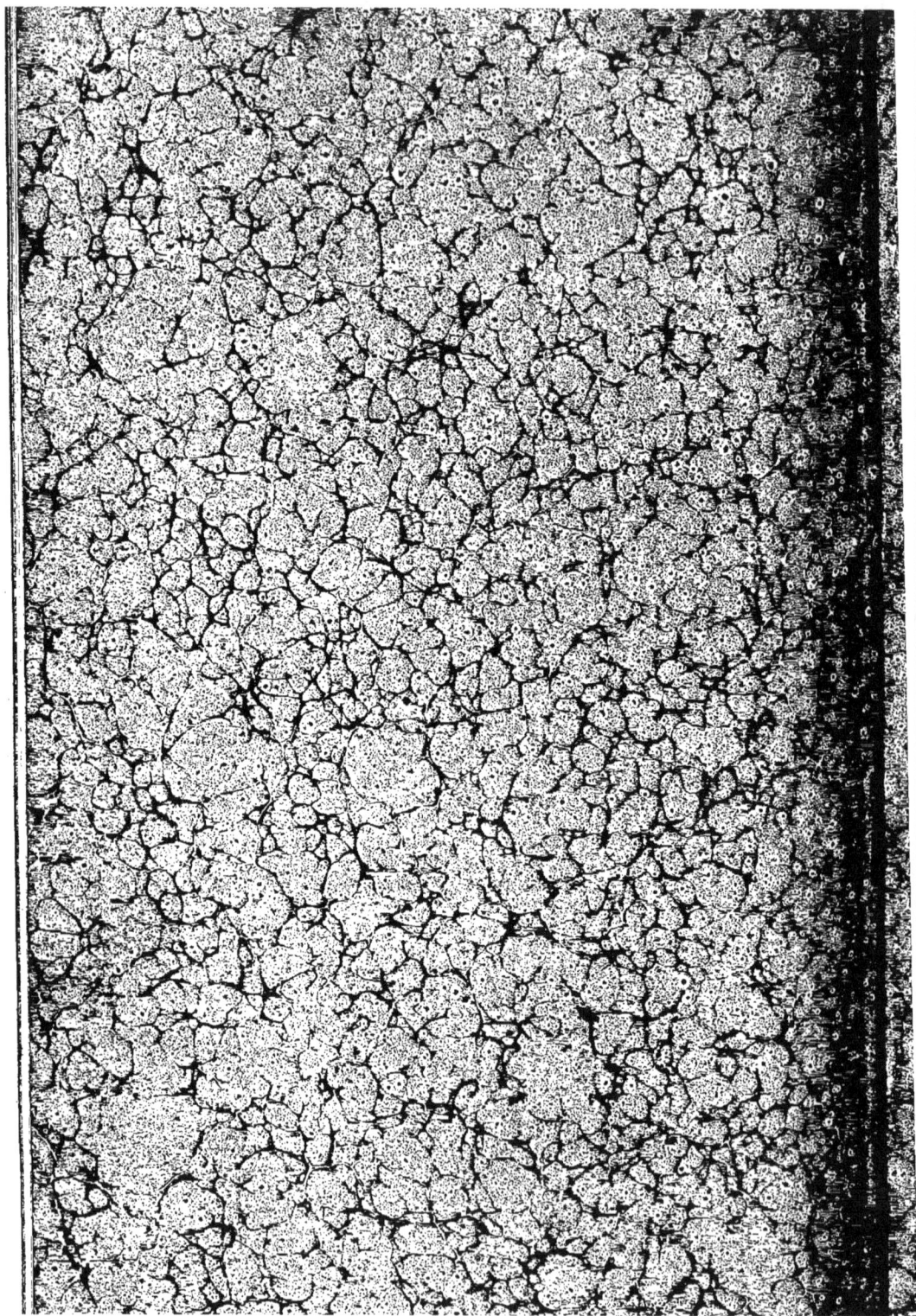